当代妇产科学临床
诊治基础与进展

李 勇 等/编著

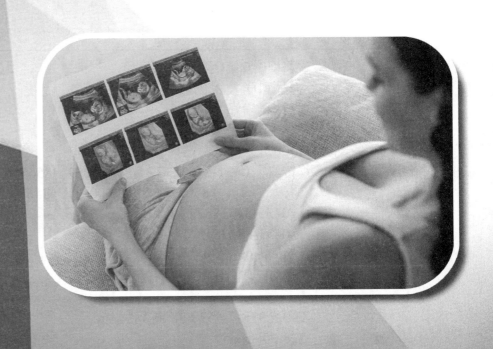

吉林科学技术出版社

图书在版编目（CIP）数据

当代妇产科学临床诊治基础与进展 / 李勇等编著
. -- 长春：吉林科学技术出版社, 2018.4
ISBN 978-7-5578-3846-1

Ⅰ. ①当… Ⅱ. ①李… Ⅲ. ①妇产科学 Ⅳ. ①R71

中国版本图书馆CIP数据核字(2018)第075534号

当代妇产科学临床诊治基础与进展

出 版 人　李　梁
责任编辑　孟　波　孙　默
装帧设计　李　磊
开　　本　889mm×1194mm　1/16
字　　数　1384千字
印　　张　43
印　　数　1-3000册
版　　次　2019年5月第1版
印　　次　2019年5月第1次印刷

出　　版　吉林出版集团
　　　　　吉林科学技术出版社
发　　行　吉林科学技术出版社
地　　址　长春市人民大街4646号
邮　　编　130021
发行部电话/传真　0431-85635177　85651759　85651628
　　　　　　　　　　　　 85677817　85600611　85670016
储运部电话　0431-84612872
编辑部电话　0431-85635186
网　　址　www.jlstp.net
印　　刷　三河市天润建兴印务有限公司

书　　号　ISBN 978-7-5578-3846-1
定　　价　228.00元

前　言

　　妇产科学作为医学领域的一个重要分支,近年来得到了快速发展。为了适应我国医疗制度的改革和满足广大妇产科医师的实际需要,进一步提高临床妇产科医师的诊断技能和治疗水平,我们特组织了一批长期从事临床一线工作的专家,结合他们多年的临床经验,编写了这本《当代妇产科学临床诊治基础与进展》。

　　本书旨在提高住院医生、基层医生对妇产科常见病、多发病的诊断思维和处理能力。书中详细介绍了妊娠常见疾病,分娩并发症,外阴阴道、女性生殖系统肿瘤,妊娠滋养细胞疾病,保健与妇产科常用检查等相关内容。按临床诊疗路径依次展开,剖析疾病的病因、诊断、鉴别诊断和治疗的全过程,基本涵盖了妇产科主要知识点,并反映了最新学科动态,希望能对广大妇产科医务工作者在临床诊疗工作中有所帮助。

　　本书的编写集结了多位具备丰富临床经验的妇产科专家和该领域优秀的年轻骨干医师,他们在百忙之中反复组稿、修改、审订,力求为广大读者呈现一本对妇产科知识阐述全面的临床规范诊疗参考用书。由于全书参与编写人员众多,故文笔文风殊难一致,加之编写时间较短及篇幅所限,疏漏之处恐在所难免,不妥之处敬盼诸位同道及广大读者斧正,不胜感激。

目　　录

基础篇

第一章　女性生殖生理及内分泌调节 ……………………………………………………（ 1 ）

第一节　女性生殖生理特点 ……………………………………………………………（ 1 ）

第二节　女性生殖内分泌调节 …………………………………………………………（ 4 ）

第三节　子宫内膜及其他生殖器官的周期性变化 ……………………………………（ 9 ）

第二章　女性生殖遗传及调节 …………………………………………………………（14）

第一节　女性生殖遗传 …………………………………………………………………（14）

第二节　女性生殖神经-内分泌调节 …………………………………………………（17）

第三节　女性生殖的免疫调节 …………………………………………………………（19）

第四节　神经-内分泌-免疫相互影响 ………………………………………………（24）

第三章　妇科常用诊断技术 ……………………………………………………………（27）

第四章　妇科常见手术 …………………………………………………………………（34）

第五章　产科特殊检查 …………………………………………………………………（43）

第六章　产科手术 ………………………………………………………………………（48）

第七章　妇产科的内镜检查 ……………………………………………………………（57）

第一节　羊膜镜检查 ……………………………………………………………………（57）

第二节　胎儿镜检查 ……………………………………………………………………（59）

第三节　阴道镜检查 ……………………………………………………………………（61）

第四节　宫腔镜检查 ……………………………………………………………………（65）

第五节　腹腔镜检查 ……………………………………………………………………（69）

妇科篇

第八章　女性生殖内分泌疾病 …………………………………………………………（74）

第一节　女性性分化和性发育异常 ……………………………………………………（74）

第二节　经前期综合征 …………………………………………………………………（85）

第三节　功能失调性子宫出血 …………………………………………………………（90）

第四节　痛经 ……………………………………………………………………………（96）

第五节　闭经 ……………………………………………………………………………（100）

第六节　多囊卵巢综合征 ………………………………………………………………（105）

第七节　高泌乳素血症 ………………………………………………………（110）

第八节　绝经综合征 …………………………………………………………（115）

第九章　女性生殖系统炎症 ………………………………………………………（127）

第一节　外阴及阴道炎 ………………………………………………………（127）

第二节　宫颈炎 ………………………………………………………………（132）

第三节　盆腔炎 ………………………………………………………………（137）

第四节　女性生殖器结核 ……………………………………………………（156）

第五节　女性性传播疾病 ……………………………………………………（158）

第六节　盆腔瘀血综合征 ……………………………………………………（166）

第十章　女性生殖器肿瘤 …………………………………………………………（174）

第一节　外阴癌 ………………………………………………………………（174）

第二节　阴道癌 ………………………………………………………………（182）

第三节　子宫颈癌前病变 ……………………………………………………（193）

第四节　子宫颈癌的诊断 ……………………………………………………（202）

第五节　子宫颈癌的治疗 ……………………………………………………（206）

第六节　子宫颈癌筛查技术及展望 …………………………………………（221）

第七节　子宫肌瘤 ……………………………………………………………（229）

第八节　子宫内膜癌 …………………………………………………………（231）

第九节　子宫肉瘤 ……………………………………………………………（233）

第十节　卵巢恶性肿瘤 ………………………………………………………（235）

第十一节　输卵管肿瘤 ………………………………………………………（251）

第十一章　妊娠滋养细胞疾病 ……………………………………………………（260）

第一节　葡萄胎 ………………………………………………………………（260）

第二节　妊娠滋养细胞肿瘤 …………………………………………………（265）

第三节　耐药性及复发性妊娠滋养细胞肿瘤 ………………………………（273）

第四节　胎盘部位滋养细胞肿瘤 ……………………………………………（276）

第十二章　子宫内膜异位性疾病 …………………………………………………（284）

第一节　子宫内膜异位症与疼痛 ……………………………………………（284）

第二节　复发性子宫内膜异位症 ……………………………………………（289）

第三节　EMS 的恶变 ………………………………………………………（294）

第四节　子宫内膜异位症基础及临床研究进展 ……………………………（295）

第五节　子宫内膜异位症的诊断和治疗规范 ………………………………（318）

第六节　子宫腺肌病 …………………………………………………………（324）

第十三章　女性生殖器官发育异常 ………………………………………………（328）

第十四章　不孕症及辅助生殖技术 ………………………………………………（336）

第一节　子宫性不孕 …………………………………………………………（336）

第二节　输卵管性不孕 ………………………………………………………（342）

第三节　免疫性不孕 …………………………………………………………（347）

第四节　子宫内膜异位症与不孕症 …………………………………………（355）

第五节　习惯性流产的诊治 …………………………………………………………（367）

第六节　辅助生殖技术 ………………………………………………………………（371）

产科篇

第十五章　正常妊娠 ……………………………………………………………………（379）

第一节　妊娠生理 ……………………………………………………………………（379）

第二节　妊娠诊断 ……………………………………………………………………（387）

第三节　孕期监护 ……………………………………………………………………（389）

第十六章　出生缺陷的预防与诊断 ………………………………………………（394）

第一节　产前咨询与预防 ……………………………………………………………（394）

第二节　产前筛查 ……………………………………………………………………（399）

第三节　产前诊断 ……………………………………………………………………（404）

第四节　孕期用药 ……………………………………………………………………（408）

第十七章　产科并发症 …………………………………………………………………（417）

第一节　妊娠剧吐 ……………………………………………………………………（417）

第二节　过期妊娠 ……………………………………………………………………（418）

第三节　流产 …………………………………………………………………………（420）

第四节　妊娠期高血压疾病 …………………………………………………………（423）

第五节　早产 …………………………………………………………………………（428）

第六节　母儿血型不合 ………………………………………………………………（431）

第七节　胎儿窘迫 ……………………………………………………………………（432）

第八节　死胎 …………………………………………………………………………（433）

第十八章　胎儿发育异常 ………………………………………………………………（435）

第一节　胎儿生长受限 ………………………………………………………………（435）

第二节　巨大胎儿 ……………………………………………………………………（438）

第三节　胎儿畸形 ……………………………………………………………………（439）

第四节　多胎妊娠 ……………………………………………………………………（443）

第十九章　胎盘及其附属物异常 …………………………………………………（453）

第一节　前置胎盘 ……………………………………………………………………（453）

第二节　胎盘早剥 ……………………………………………………………………（457）

第三节　胎膜病变 ……………………………………………………………………（461）

第四节　脐带异常 ……………………………………………………………………（468）

第五节　羊水量异常 …………………………………………………………………（470）

第二十章　妊娠合并症 …………………………………………………………………（476）

第一节　妊娠合并先天性心脏病 ……………………………………………………（476）

第二节　妊娠合并甲状腺功能亢进症 ………………………………………………（489）

第三节　妊娠糖尿病 …………………………………………………………………（497）

第四节　糖尿病酮症酸中毒 ……………………………………………………………………（505）

第五节　糖尿病高渗性状态 ………………………………………………………………………（508）

第六节　糖尿病孕妇分娩新生儿合并症及产前干预 ……………………………………………（510）

第七节　妊娠合并病毒性肝炎 ……………………………………………………………………（515）

第八节　妊娠合并尿路感染 ………………………………………………………………………（519）

第九节　妊娠期肝内胆汁淤积症 …………………………………………………………………（520）

第十节　妊娠合并急性阑尾炎 ……………………………………………………………………（525）

第十一节　妊娠合并子宫肌瘤 ……………………………………………………………………（527）

第十二节　妊娠合并卵巢肿瘤 ……………………………………………………………………（531）

第十三节　妊娠急性脂肪肝 ………………………………………………………………………（534）

第二十一章　正常分娩 ……………………………………………………………………………（539）

第一节　分娩动因 …………………………………………………………………………………（539）

第二节　决定分娩的因素 …………………………………………………………………………（541）

第三节　枕先露的分娩机制 ………………………………………………………………………（547）

第四节　先兆临产及临产的诊断 …………………………………………………………………（548）

第五节　正常产程和分娩的处理 …………………………………………………………………（549）

第六节　新生儿处理 ………………………………………………………………………………（558）

第二十二章　异常分娩 ……………………………………………………………………………（565）

第一节　产力异常 …………………………………………………………………………………（565）

第二节　骨产道异常 ………………………………………………………………………………（567）

第三节　软产道异常 ………………………………………………………………………………（569）

第四节　胎位异常 …………………………………………………………………………………（569）

第五节　胎儿因素 …………………………………………………………………………………（573）

第二十三章　分娩期并发症 ………………………………………………………………………（575）

第一节　羊水栓塞 …………………………………………………………………………………（575）

第二节　围生期肺栓塞及易栓症 …………………………………………………………………（589）

第三节　子宫破裂 …………………………………………………………………………………（597）

第四节　子宫翻出 …………………………………………………………………………………（600）

第五节　脐带异常 …………………………………………………………………………………（602）

第六节　下生殖道损伤 ……………………………………………………………………………（607）

第七节　产后出血的处理 …………………………………………………………………………（609）

第二十四章　产褥期及其疾病 ……………………………………………………………………（615）

第一节　正常产褥 …………………………………………………………………………………（615）

第二节　产褥感染 …………………………………………………………………………………（618）

第三节　产褥期抑郁症 ……………………………………………………………………………（622）

第四节　晚期产后出血 ……………………………………………………………………………（626）

第五节　产褥期中暑 ………………………………………………………………………………（627）

保健篇

第二十五章　女性各期保健 …………………………………………………（630）

　第一节　围生期保健 ………………………………………………………（630）

　第二节　围绝经期保健和绝经后期保健 …………………………………（639）

第二十六章　儿童保健适宜技术 ……………………………………………（649）

第二十七章　儿童早期综合发展指导 ………………………………………（657）

参 考 文 献 …………………………………………………………………（677）

基础篇

第一章　女性生殖生理及内分泌调节

第一节　女性生殖生理特点

一、卵巢功能的兴衰

卵巢的生理功能是产生卵子和女性激素(雌二醇和黄体酮);两种功能与卵巢内连续、周而复始的卵泡发育成熟、排卵和黄体形成相伴随,成为卵巢功能期不可分割的整体活动。在女性一生中,卵巢的大小和功能根据促性腺激素的强度有所变化;其功能的兴衰还与卵巢本身所含卵子的数量及伴随排卵的卵泡消耗有关。女性一生卵巢功能的兴衰,按胎儿期、新生儿期、儿童期、成人期4个时期分述。

(一)胎儿期卵巢

人类胎儿期卵巢的发生分4个阶段,包括:①性腺未分化阶段;②性腺分化阶段;③卵原细胞有丝分裂及卵母细胞形成;④卵泡形成阶段。

1.性腺未分化阶段　大约在胚胎的第5周,中肾之上的体腔上皮及其下方的间充质增生,凸向腹腔形成生殖嵴。生殖嵴的上皮细胞向内增生伸入间充质(髓质),形成指状上皮索即原始生殖索,此为性腺内支持细胞的来源,此后原始生殖索消失。原始生殖细胞来自卵黄囊壁内,胚胎第4周仅有1000～2000个细胞,胚胎第6周移行到生殖嵴。

生殖细胞在移行过程增殖,至胚胎第6周原始生殖细胞有丝分裂至10000个,至胚胎第6周末性腺含有生殖细胞和来自体腔上皮的支持细胞及生殖嵴的间充质;生殖细胞是精子和卵子的前体,此时性腺无性别差异,称为原始性腺。

2.性腺分化阶段　胚胎第6～8周,性腺向睾丸或向卵巢分化取决于性染色体。Y染色体上存在一个性别决定区(SRY),它使原始性腺分化为睾丸。当性染色体为XX时,体内无决定睾丸分化的基因,原始性腺在胚胎第6～8周向卵巢分化,生殖细胞快速有丝分裂为卵原细胞为卵巢分化的第一征象;至16～20周卵原细胞达到600万～700万。

3.卵母细胞形成　胚胎11～12周,卵原细胞开始进入第一次减数分裂,此时卵原细胞转变为卵母细胞。至出生时,全部卵母细胞处减数分裂前期的最后阶段——双线期,并停留在此阶段;抑制减数分裂向前推进的因子可能来自颗粒细胞。卵母细胞减数分裂的激活第一次是在排卵时(完成第一次减数分裂),第二次是在精子穿入时(完成第二次减数分裂)。卵母细胞经历二次减数分裂,每次排出一个极体,最后形成成熟卵细胞。

4.卵泡形成阶段　第18～20周卵巢髓质血管呈指状,逐渐伸展突入卵巢皮质。随着血管的侵入,皮质细胞团被分割成越来越小的片段。随血管进入的血管周围细胞(间充质或上皮来源为颗粒细胞前体)包绕卵母细胞形成始基卵泡;始基卵泡形成过程与卵母细胞减数分裂是同步的,出生时所有处在减数分裂双线期的卵母细胞均以始基卵泡的形式存在。但卵母细胞一旦被颗粒细胞前体包绕,卵泡即以固定速率进入自主发育和闭锁的轨道。

至出生时卵巢内生殖细胞总数下降至 100 万～200 万个,生殖细胞的丢失发生生殖细胞有丝分裂、减数分裂各个阶段以及最后卵泡形成阶段。染色体异常将促进生殖细胞的丢失,一条 X 染色体缺失(45,X)者的生殖细胞移行及有丝分裂均正常,但卵原细胞不能进入减数分裂,致使卵原细胞迅速丢失,出生时卵巢内无卵泡,性腺呈条索状。

(二)新生儿期卵巢

出生时卵巢直径 1cm,重量约 250～350mg,皮质内几乎所有的卵母细胞均包含在始基卵泡内;可以看到不同发育程度的卵泡,卵巢可呈囊性,这是因为出生后 1 年内垂体促性腺素中的卵泡刺激素持续升高对卵巢的刺激,出生 1～2 年促性腺激素水平下降至最低点。

(三)儿童期卵巢

儿童期的特点是血浆垂体促性腺激素水平低下,下丘脑功能活动处抑制状态,垂体对促性腺激素释放激素不反应。但是儿童期卵巢并不是静止的,卵泡仍以固定速率分期分批自主发育和闭锁;当然,由于缺乏促性腺素的支持,卵泡经常是发育到窦前期即闭锁;因此,此期卵泡不可能有充分的发育和功能表现。但卵泡闭锁使卵泡的残余细胞加入到卵巢的间质部分,并使儿童期卵巢增大。

(四)成年期(青春期-生殖期-围绝经期-绝经后期)

至青春期启动时,生殖细胞下降到 30 万～50 万个。在以后 35～40 年的生殖期,将有 400～500 个卵泡被选中排卵,每一个卵泡排卵将有 1000 个卵泡伴随生长,随之闭锁丢失。至绝经期卵泡仅剩几百个,在绝经前的最后 10～15 年,卵泡丢失加速,这可能与该期促性腺素逐渐升高有关。

在女性生殖期,由卵泡成熟、排卵及黄体形成组成的周而复始活动是下丘脑-垂体-卵巢之间相互作用的结果;下丘脑神经激素、垂体促性腺素及卵泡和黄体产生的甾体激素,以及垂体和卵巢的自分泌/旁分泌共同参与排卵活动的调节。

二、女性一生各阶段的生理特点

女性一生根据生理特点可按年龄划分为新生儿期、儿童期、青春期、性成熟期、围绝经期、绝经后期及老年期 6 个阶段。掌握女性各个生理阶段的特点,对各个生理时期的生殖健康保健十分重要。

(一)新生儿期

出生后 4 周内称新生儿期。女性胎儿在母体内受胎盘及母体性腺所产生的女性激素影响,出生时新生儿可见外阴较丰满,乳房隆起或有少许泌乳,出生后脱离胎盘循环,血中女性激素水平迅速下降,可出现少量阴道流血;这些生理变化短期内均自然消退。

(二)儿童期

从出生 4 周到 12 岁左右称儿童期。此期生殖器由于无性激素作用,呈幼稚型,阴道狭长,约占子宫全长的 2/3,子宫肌层薄。在儿童期后期(8 岁以后),下丘脑促性腺激素释放激素(GnRH)抑制状态解除,GnRH 开始分泌,垂体合成和分泌促性腺激素,卵巢受垂体促性腺激素作用开始发育并分泌雌激素。在雌激素作用下逐步出现第二性征发育和女性体态;卵巢内卵泡在儿童期由于自主发育和后期在促性腺激素的作用下耗损,至青春期生殖细胞下降至 30 万个。

（三）青春期

自第二性征开始发育至生殖器官逐渐发育成熟获得生殖能力（性成熟）的一段生长发育期。世界卫生组织（WHO）将青春期年龄定为10～19岁。这一时期的生理特点是：

1.**第二性征发育和女性体态**　乳房发育是青春期的第一征象（平均9.8岁），以后阴毛腋毛生长（平均10.5岁）；至13～14岁女孩第二性征发育基本达成年型。骨盆横径发育大于前后径；脂肪堆积于胸部、髋部、肩部形成女性特有体态。

2.**生殖器官发育（第一性征）**　由于促性腺激素作用卵巢逐渐发育增大，卵泡发育开始和分泌雌激素，促使内、外生殖器开始发育。外生殖器从幼稚型变为成人型，大小阴唇变肥厚，色素沉着，阴阜隆起，阴毛长度和宽度逐渐增加，阴道黏膜变厚并出现皱襞，子宫增大，输卵管变粗。

3.**生长突增**　在乳房发育开始2年以后（11～12岁），女孩身高增长迅速，每年约增高5～7cm，最快可达11cm，这一现象称生长突增；与卵巢在促性腺激素作用下分泌雌激素，以及与生长激素、胰岛素样生长因子的协同作用有关。直至月经来潮后，生长速度减缓；与此时卵巢分泌的雌激素量增多，具有促进骨骺愈合的作用有关。

4.**月经来潮**　女孩第一次月经来潮称月经初潮，为青春期的一个里程碑；标志着卵巢产生的雌激素已足以使子宫内膜增殖，在雌激素达到一定水平而有明显波动时，引起子宫内膜脱落即出现月经。月经初潮为卵巢具有产生足够雌激素能力的表现，但由于此时中枢对雌激素的正反馈机制尚未成熟，因而卵泡即使能发育成熟也不能排卵。因此，初潮后一段时期内因排卵机制未臻成熟，月经一般无一定规律，甚至可反复发生无排卵性功能失调性子宫出血。

5.**生殖能力**　规律的周期性排卵是女性性成熟并获得生殖能力的标志。多数女孩在初潮后需2～4年建立规律性周期性排卵；此时女孩虽已初步具有生殖能力，但整个生殖系统的功能尚未完善。

（四）性成熟期

性成熟期一般在18岁左右开始，历时30年；每个生殖周期生殖器官各部及乳房在卵巢分泌的性激素周期性作用下发生利于生殖的周期性变化。

（五）围绝经期

1994年世界卫生组织将围绝经期定义为始于卵巢功能开始衰退直至绝经后一年内的一段时期。

卵巢功能开始衰退一般始于40岁以后，该期以无排卵月经失调为主要症状，可伴有阵发性潮热、出汗等，历时短至1～2年，长至十余年；若长时间无排卵，子宫内膜长期暴露于雌激素作用，而无孕激素保护，故此时期妇女为子宫内膜癌的高发人群。至卵巢功能完全衰竭时，则月经永久性停止，称绝经。中国妇女的平均绝经年龄为50岁左右。

绝经后卵巢内卵泡发育及雌二醇的分泌停止，此期因体内雌激素的急剧下降，血管舒缩症状加重，并可出现神经精神症状；表现为潮热出汗、情绪不稳定、不安、抑郁或烦躁、失眠等。

（六）绝经后期及老年期

绝经后期是指绝经一年后的生命时期。绝经后期的早期虽然卵巢内卵泡耗竭，卵巢分泌雌激素的功能停止，但卵巢间质尚有分泌雄激素功能，此期经雄激素外周转化的雌酮成为循环中的主要雌激素。肥胖者雌酮转化率高于消瘦者。由于绝经后体内雌激素明显下降，特别是循环中雌二醇降低，出现低雌激素相关症状及疾病，如心血管疾病、骨矿含量丢失等。但由于雌酮升高，以及其对子宫内膜的持续刺激作用，该期仍可能发生子宫内膜癌。妇女60岁以后机体逐渐老化，进入老年期。卵巢间质的内分泌功能逐渐衰退，生殖器官渐萎缩，此时骨质疏松症甚至骨折发生率增加。

（李林萍）

第二节　女性生殖内分泌调节

在脑部存在两个调节生殖功能的部位,即下丘脑和垂体。多年来的科学研究已揭示了下丘脑-垂体-卵巢激素的相互作用与女性排卵周期性的动态关系;这种动态关系涉及下丘脑-垂体生殖激素对卵巢功能的调节,以及卵巢激素对下丘脑-垂体分泌生殖激素的反馈调节,此为下丘脑-垂体-卵巢(H-P-O)的内分泌调节轴。近年研究还发现垂体和卵巢的自分泌/旁分泌在卵巢功能的调节中起重要作用。

在女性生殖周期中卵巢激素的周期性变化对生殖器官的作用,使生殖器官出现有利于生殖的周期性变化。在灵长类,雌性生殖周期若未受孕,则最明显的特征是周期性的子宫内膜脱落所引起的子宫周期性出血,称月经。因而,灵长类雌性生殖周期也称月经周期。

(一)下丘脑促性腺激素释放激素

1.化学结构　GnRH是控制垂体促性腺激素分泌的神经激素,其化学结构由10个氨基酸(焦谷氨酸、组氨酸、色氨酸、丝氨酸、酪氨酸、甘氨酸、亮氨酸、精氨酸、脯氨酸及甘氨酸)组成。

2.产生部位及运输　GnRH主要是由下丘脑弓状核的GnRH神经细胞合成和分泌。GnRH神经元分泌的GnRH经垂体门脉血管输送到腺垂体。

3.GnRH的分泌特点及生理作用　下丘脑CnRH的生理分泌称持续的脉冲式节律分泌,其生理作用为调节垂体FSH和LH的合成和分泌。

4.GnRH分泌调控　GnRH的分泌受来自血流的激素信号的调节,如垂体促性腺激素和性激素的反馈调节,包括促进作用的正反馈和抑制作用的负反馈。控制下丘脑GnRH分泌的反馈有长反馈、短反馈和超短反馈。长反馈是指性腺分泌到循环中的性激素的反馈作用;短反馈是指垂体激素的分泌对下丘脑GnRH分泌的负反馈;超短反馈是指GnRH对其本身合成的抑制。另外,来自中枢神经系统更高中枢的信号还可以通过多巴胺、去甲肾上腺素、儿茶酚胺、内啡肽及五羟色胺和褪黑素等一系列神经递质调节GnRH的分泌。

(二)垂体生殖激素

腺垂体分泌的直接与生殖调节有关的激素有促性腺激素和催乳素。

1.促性腺激素　包括FSH和LH,它们是由腺垂体促性腺激素细胞分泌的。FSH和LH均为由α和β两个亚基组成的糖蛋白激素,LH的相对分子量约为28000,FSH的相对分子量约为33000。FSH、LH、HCG和TSH四种激素的α亚基完全相同、β亚基不同。α亚基和β亚基均为激素活性所必需的,单独的α亚基或β亚基不具有生物学活性,只有两者结合形成完整的分子结构才具有活性。

2.催乳素　主要由垂体前叶催乳素细胞合成分泌,泌乳素细胞占垂体细胞总数的1/3～1/2。另外,子宫内膜的蜕膜细胞或蜕膜样间质细胞也可分泌少量的催乳素。催乳素能影响下丘脑-垂体-卵巢轴,正常水平的催乳素对卵泡的发育非常重要。过高的催乳素水平会抑制GnRH、LH和FSH的分泌,抑制卵泡的发育和排卵,导致排卵障碍。因此,高催乳素血症患者会出现月经稀发和闭经。

垂体催乳素的分泌主要受下丘脑分泌的激素或因子调控。多巴胺是下丘脑分泌的最主要的催乳素抑制因子,它与催乳素细胞上的D_2受体结合后发挥作用。多巴胺能抑制催乳素mRNA的表达、催乳素的合成及分泌,它是目前已知的最强的催乳素抑制因子。一旦下丘脑多巴胺分泌减少或下丘脑-垂体间多巴胺转运途径受阻,就会出现高催乳素血症。下丘脑分泌的催乳素释放因子包括促甲状腺素释放激素(TRH)、血管加压素、催产素等。TRH能刺激催乳素mRNA的表达,促进催乳素的合成与分泌。原发性甲状腺功能减退者发生的高催乳素血症就与患者体内的 TRH 升高有关。血管加压素和催产素对催乳素分泌的影响很小,可能不具有临床意义。

许多生理活动都可影响体内的催乳素水平。睡眠后催乳素分泌显著增加,直到睡眠结束。醒后分泌减少。一般说来,人体内催乳素水平在早晨 5:00～7:00 最高,9:00～11:00 最低,下午较上午高。精神状态也影响催乳素的分泌,激动或紧张时催乳素分泌显著增加。另外,高蛋白饮食、性交和哺乳等也可使催乳素分泌增加。

（三）卵巢生理周期及调节

本小节将阐述卵巢内卵泡发育、排卵及黄体形成至退化的生理周期中变化及调节,以及垂体促性腺激素与卵巢激素相互作用关系;卵巢内激素关系与形态学和自分泌,旁分泌活动的关系使卵巢活动周而复始。

【卵泡的发育】

近年来随着生殖医学的发展,人们对卵泡发育的过程有了进一步的了解。目前认为卵泡的发育成熟过程跨越的时间很长,仅从有膜的窦前卵泡发育至成熟卵泡就需要 85 天。

始基卵泡直径约 $30\mu m$,由一个卵母细胞和一层扁平颗粒细胞组成。新生儿两侧卵巢内共有 100 万～200 万个始基卵泡,青春期启动时有 20 万～40 万个始基卵泡。性成熟期每月有一个卵泡发育成熟,女性一生中共有 400～500 个始基卵泡最终发育成成熟卵泡。

初级卵泡是由始基卵泡发育而来的,直径大于 $60\mu m$,此期的卵母细胞增大,颗粒细胞也由扁平变为立方形,但仍为单层。初级卵泡的卵母细胞和颗粒细胞之间出现了一层含糖蛋白膜,称为透明带。透明带是由卵母细胞和颗粒细胞共同分泌形成的。

初级卵泡进一步发育,形成次级卵泡。次级卵泡的直径小于 $120\mu m$,由卵母细胞和多层颗粒细胞组成。

初级卵泡和次级卵泡均属窦前卵泡。随着次级卵泡的进一步发育,卵泡周围的间质细胞生长分化成卵泡膜,卵泡膜分为内泡膜层和外泡膜层两层。Gougen 根据卵泡膜内层细胞和颗粒细胞的生长,把有膜卵泡的生长分成 8 个等级,具体如下:

次级卵泡在第一个月经周期的黄体期进入第 1 级,1 级卵泡仍为窦前卵泡。约 25 天后在第 2 个月经周期的卵泡期发育成 2 级卵泡,此时颗粒细胞间积聚的卵泡液增加融合成卵泡腔,因此这种卵泡被称为窦腔卵泡,从此以后的卵泡均为窦腔卵泡。卵泡液中含有丰富的类固醇激素、促性腺激素和生长因子,它们对卵泡的发育具有极其重要的意义。20 天后在黄体期末转入第 3 级,14 天后转入第 4 级,4 级卵泡直径约 2mm。10 天后,在第 3 个月经周期的黄体晚期转入第 5 级。5 级卵泡为卵泡募集的对象,被募集的卵泡从此进入第 6、7、8 级,每级之间间隔 5 天。

1.初始募集　静止的始基卵泡进入到卵泡生长轨道的过程称为初始募集,初始募集的具体机制尚不清楚。目前认为静止的始基卵泡在卵巢内同时受到抑制因素和刺激因素的影响,当刺激因素占上风时就会发生初始募集。FSH 水平升高可导致初始募集增加,这说明 FSH 能刺激初始募集的发生。但是始基卵泡上没有 FSH 受体,因此 FSH 对初始募集的影响可能仅仅是一种间接影响。

一些局部生长因子在初始募集的启动中可能起关键作用,如生长分化因子-9(GDF-9)和 kit 配体等。GDF-9 是转化生长因子/激活素家族中的一员,它由卵母细胞分泌,对大鼠的初始募集至关重要。GDF-9 发生基因突变时,大鼠的始基卵泡很难发展到初级卵泡。kit 配体是由颗粒细胞分泌的,它与卵母细胞和颗粒细胞上的 kit 受体结合。kit 配体是初始募集发生的关键因子之一。

2.营养生长阶段　从次级卵泡到 4 级卵泡的生长过程很缓慢,次级卵泡及其以后各期卵泡的颗粒细胞上均有 FSH、雌激素和雄激素受体。泡膜层也是在次级卵泡期形成,泡膜细胞上有 LH 受体。由于卵泡上存在促性腺激素受体,所以促性腺激素对该阶段的卵泡生长也有促进作用。

不过促性腺激素对该阶段卵泡生长的影响较小。即使没有促性腺激素的影响,卵泡也可以发展成早期窦腔卵泡。与促性腺激素水平正常时的情况相比,缺乏促性腺激素时卵泡生长的更慢,生长卵泡数更少。

由于该阶段卵泡的生长对促性腺激素的依赖性很小,可能更依赖卵巢的局部调节,如胰岛素样生长因子和转化生长因子 β 等,因此 Gougeon 称为营养生长阶段。

3.周期募集　在黄体晚期,生长卵泡发育成直径 2～5mm 的 5 级卵泡。绝大部分 5 级卵泡将发生闭锁,只有少部分 5 级卵泡在促性腺激素(主要是 FSH)的作用下,可以继续生长发育并进入到下个月经周期的卵泡期。这种少部分 5 级卵泡被募集到继续生长的轨道的过程,就称为周期募集。

4 级卵泡以后的各级卵泡的生长对促性腺激素的依赖很大,如果促性腺激素水平比较低,这些卵泡将发生闭锁。另外,雌激素也能促进这些卵泡的生长,因此雌激素有抗卵泡闭锁的作用。在青春期前也有卵泡生长,但是由于促性腺激素水平低,这些生长卵泡在周期募集发生前都闭锁了。在青春期启动后下丘脑-垂体-卵巢轴被激活,促性腺激素分泌增加,周期募集才开始成为可能。

在黄体晚期,黄体功能减退,雌孕激素水平下降,促性腺激素水平轻度升高。在升高的促性腺激素的作用下,一部分 5 级卵泡被募集,从而可以继续生长。由此可见,周期募集的关键因素是促性腺激素。

4.促性腺激素依赖生长阶段　周期募集后的卵泡的生长依赖促性腺激素,目前认为 5 级以后卵泡的生长都需要一个最低水平的 FSH,即"阈值"。只有 FSH 水平达到或超过阈值时,卵泡才能继续生长,否则卵泡将闭锁。因此 5 级及其以后的卵泡生长阶段被称为促性腺激素依赖生长阶段。雌激素对该阶段卵泡的生长也有促进作用,雌激素可使卵泡生长所需的 FSH 阈值水平降低。

5.优势卵泡的选择　周期募集的卵泡有多个,但是最终只有一个卵泡发育为成熟卵泡并发生排卵。这个将来能排卵的卵泡被称为优势卵泡,选择优势卵泡的过程称为优势卵泡的选择。

优势卵泡的选择发生在卵泡早期(月经周期的第 5～7 天)。目前认为优势卵泡的选择与雌激素的负反馈调节有关,优势卵泡分泌雌激素的能力强,其卵泡液中的雌激素水平高。一方面,雌激素能在卵泡局部协同 FSH,促进颗粒细胞的生长,提高卵泡对 FSH 的敏感性。另一方面,雌激素对垂体 FSH 的分泌具有负反馈抑制作用,使循环中的 FSH 水平下降。卵泡中期,随着卵泡的发育和雌激素分泌的增加,FSH 分泌减少。优势卵泡分泌雌激素能力强,对 FSH 敏感,因此其生长对 FSH 的依赖较小,可继续发育。分泌雌激素能力低的卵泡,其卵泡液中的雌激素水平低,对 FSH 不敏感,生长依赖于高水平的 FSH,FSH 水平下降时它们将闭锁。

6.排卵　成熟卵泡也被称为 Graffian 卵泡,直径可达 20mm 以上。成熟卵泡破裂,卵母细胞排出,这个过程称为排卵。排卵发生在卵泡晚期,此时雌二醇水平迅速上升并达到峰值,该峰值水平可达 350pg/ml 以上。高水平的雌二醇对下丘脑-垂体产生正反馈,诱发垂体 LH 峰性分泌,形成 LH 峰。LH 峰诱发排卵,在 LH 峰出现 36 小时后发生排卵。

排卵需要黄体酮和前列腺素。排卵前的 LH 峰诱导颗粒细胞产生孕激素受体,孕激素受体缺陷者存在排卵障碍,这说明孕激素参与排卵的调节。排卵前的 LH 峰激活环氧合酶(COX-2)的基因表达,COX-2 合成增加,前列腺素生成增多。前列腺素缺乏会导致排卵障碍,这说明前列腺素也参与排卵的调节。

排卵过程的具体机制尚不清楚,下面把目前的一些认识做一简介。LH 峰激活卵丘细胞和颗粒细胞内的透明质酸酶的基因表达,透明质酸酶的增加使卵丘膨大,目前认为卵泡膨大是排卵的必要条件之一。LH 峰还激活溶酶体酶,在溶酶体酶的作用下排卵斑形成。孕激素的作用是激活排卵相关基因的转录,前列腺素参与排卵斑的形成过程。排卵斑破裂是蛋白水解酶作用的结果,这些酶包括纤溶酶原激活物和基质金属蛋白酶等。

7.卵泡闭锁　在每一个周期中都有许多卵泡生长发育。但是,最终每个月只有一个卵泡发育为成熟卵泡并排卵,其余的绝大多数(99.9%)卵泡都闭锁了。在卵泡发育的各个时期都可能发生卵泡闭锁。卵泡闭锁属于凋亡范畴,一些生长因子和促性腺激素参与其中。

【卵母细胞的变化】

在卵泡发育的过程中,卵母细胞也发生了重大变化。随着卵泡的增大,卵母细胞的体积也不断增大。始基卵泡的卵母细胞为处于减数分裂前期Ⅰ的初级卵母细胞,LH 峰出现后进入到减数分裂中期Ⅰ,排卵前迅速完成第一次减数分裂,形成 2 个子细胞:次级卵母细胞和第一极体。次级卵母细胞很快进入到减数分裂中期Ⅱ,且停止于该期。直到受精后才会完成第二次减数分裂。

【卵泡发育的调节】

FSH 是促进卵泡发育的主要因子之一,窦前期卵泡和窦腔卵泡的颗粒细胞膜上均有 FSH 受体,FSH 本身能上调 FSH 受体的基因表达。FSH 能刺激颗粒细胞的增殖,激活颗粒细胞内的芳香化酶。另外 FSH 还能上调颗粒细胞上 LH 受体的基因表达。LH 受体分布于卵泡膜细胞和窦期卵泡的颗粒细胞上,它对卵泡的生长发育也很重要。LH 的主要作用是促进卵泡膜细胞合成雄激素,后者是合成雌激素的前体。

雌激素参与卵泡生长发育各个环节的调节,颗粒细胞和卵泡膜细胞均为雌激素的靶细胞。雌激素能刺激颗粒细胞的有丝分裂,促进卵泡膜细胞上 FSH 受体和 LH 受体的基因表达。雌激素在窦腔形成和优势卵泡选择的机制中居重要地位。雄激素在卵泡发育中的作用目前尚不清楚,但临床上有证据提示,雄激素过多可导致卵泡闭锁。

(四)卵巢的自分泌/内分泌

卵泡内还有许多蛋白因子,如抑制素、激活素、胰岛素样生长因子等,它们也参与卵泡发育的调节,但是具体作用还有待于进一步的研究。

1.抑制素、激活素和卵泡抑素　属同一家族的肽类物质,由颗粒细胞在 FSH 作用下产生的。抑制素是抑制垂体 FSH 分泌的重要因子。激活素的作用是刺激 FSH 释放,在卵巢局部起增强 FSH 的作用。卵泡抑素具有抑制 FSH 活性的作用,此作用可能通过与激活素的结合。

抑制素是由 α、β 两个亚单位组成,其中 β 亚单位主要有两种,即 $β_A$ 和 $β_B$。α 亚单位和 $β_A$ 亚单位组成的抑制素称为抑制素 A($αβ_A$),α 亚单位和 $β_B$ 亚单位组成的抑制素称为抑制素 B($αβ_B$)。激活素是由构成抑制素的 β 亚单位两两结合而成,由两个 $β_A$ 亚单位组成的称为激活素 A($β_Aβ_A$),由两个 βB 亚单位组成的称为激活素 β($β_Bβ_B$),由一个 $β_A$ 亚单位和一个 $β_B$ 亚单位组成的称为激活素 AB($β_Aβ_B$)。近年又有一些少见的 β 亚单位被发现,目前尚不清楚它们的分布和作用。

在整个卵泡期抑制素 A 水平都很低,随着 LH 的出现,抑制素 A 的水平也开始升高,黄体期达到峰值,其水平与黄体酮水平平行。黄体晚期抑制素水平很低,此时 FSH 水平升高,5 级卵泡募集。卵泡早期,FSH 水平升高,激活素和抑制素 B 水平也升高。卵泡中期抑制素 B 达到峰值,此时由于卵泡的发育和抑制素 B 水平的升高,FSH 水平下降,因此发生了优势卵泡的选择。优势卵泡主要分泌抑制素 A。排卵后,黄体形成,黄体主要分泌激活素 A 和抑制素 A。因此卵泡晚期和黄体期,抑制素 B 水平较低。绝经后,卵泡完全耗竭,抑制素分泌也停止。除卵巢外,体内其他一些组织器官也分泌激活素,因此绝经后妇女体内的激活素水平没有明显的变化。由于抑制素 B 主要由早期卵泡分泌,因此它可以作为评估卵巢储备功能的指标。同样的道理,抑制素 A 可以作为评估优势卵泡发育情况的指标。

2.胰岛素样生长因子(IGF)　为低分子量的单链肽类物质,其结构和功能与胰岛素相似,故称之。IGF有两种:IGF-Ⅰ和IGF-Ⅱ。循环中的IGF-Ⅰ由肝脏合成(生长激素依赖),通过循环到达全身各组织发挥生物效应。近年,大量研究表明,体内多数组织能合成ICF-Ⅰ,其产生受到生长激素或器官特异激素的调节。卵巢产生的IGF量仅次于子宫和肝脏。在卵巢,IGF产生于卵泡颗粒细胞和卵泡膜细胞,促性腺素对其产生具有促进作用。

IGF对卵巢的作用已经阐明,IGF受体在人卵巢的颗粒细胞和卵泡膜细胞均有表达。已证明IGF-Ⅰ具有促进促性腺素对卵泡膜和颗粒细胞的作用,包括颗粒细胞增殖、芳香化酶活性、LH受体合成及抑制素的分泌。IGF-Ⅱ对颗粒细胞有丝分裂也有刺激作用。在人类卵泡细胞,ICF-Ⅰ协同FSH刺激蛋白合成和类固醇激素合成。在颗粒细胞上出现LH受体时,IGF-Ⅰ能提高LH的促黄体酮合成作用及刺激颗粒细胞黄体细胞的增殖。ICF-Ⅰ与FSH协同促进排卵前卵泡的芳香化酶活性。因此,IGF-Ⅰ对卵巢雌二醇和黄体酮的合成均具有促进作用。另外,IGF-Ⅰ的促卵母细胞成熟和促受精卵卵裂的作用在动物实验中得到证实;离体实验表明,IGF-Ⅰ对人未成熟卵具有促成熟作用。

有6种ICF结合蛋白(IGFBPs),即IGFBP-1到IGFBP-6,其作用是与IGF结合,调节IGF的作用。游离状态的IGFs具有生物活性,与IGFBP结合的IGFs无生物活性。另外,IGFBPs对细胞还具有与生长因子无关的直接作用。卵巢局部产生的IGFBP其基本功能是通过在局部与IGFs结合,从而降低IGFs的活性。

IGF的局部活性还可受到蛋白水解酶的调节,蛋白水解酶可调节IGFBP的活性。雌激素占优势的卵泡液中IGFBP-4浓度非常低;相反雄激素占优势的卵泡液中有高浓度的IGFBP-4;蛋白水解酶可降低IGFBP的活性及提高IGF的活性,这是保证优势卵泡正常发育的另一机制。

3.抗米勒激素　由颗粒细胞产生,具有抑制卵母细胞减数分裂和直接抑制颗粒细胞和黄体细胞增殖的作用,并可抑制EGF刺激的细胞增殖。

4.卵母细胞成熟抑制因子(OMI)　由颗粒细胞产生具有抑制卵母细胞减数分裂的作用,卵丘的完整性是其活性的保证,LH排卵峰能克服或解除其抑制作用。

5.内皮素-1　是肽类物质,产生于血管内皮细胞,以前称之为黄素化抑制因子;具有抑制LH促进的黄体酮分泌。

(五)黄体

排卵后卵泡壁塌陷,卵泡膜内的血管和结缔组织伸入到颗粒细胞层。在LH的作用下,颗粒细胞继续增大,空泡化,积聚黄色脂质,形成黄色的实体结构,称为黄体。颗粒细胞周围的卵泡膜细胞也演化成卵泡膜黄体细胞,成为黄体的一部分。如不受孕,黄体仅维持14天,以后逐渐被结缔组织取代,形成白体。受孕后黄体可维持6个月,以后也将退化成白体。

LH是黄体形成的关键因素,研究表明它对黄体维持也有重要的意义。在黄体期,黄体细胞膜上的LH受体数先进行性增加,以后再减少。但是即使在黄体晚期,黄体细胞上也含有大量的LH受体。缺少LH时,黄体酮分泌会明显减少。

在非孕期,黄体的寿命通常只有14天左右。非孕期黄体退化的机制目前尚不清楚,用LH及其受体的变化无法解释。有作者认为可能与一些调节细胞凋亡的基因有关。

【下丘脑-垂体-卵巢轴激素的相互关系】

下丘脑-垂体-卵巢轴是一个完整而协调的神经内分泌系统。下丘脑通过分泌GnRH控制垂体LH和FSH的释放,从而控制性腺发育和性激素的分泌,卵巢在促性腺激素作用下,发生周期性排卵并伴有卵巢性激素分泌的周期性变化;而卵巢性激素对中枢生殖调节激素的合成和分泌又具有反馈调节作用,从而使循环中 LH 和 FSH 呈密切相关的周期性变化。

性激素反馈作用于中枢使下丘脑 GnRH 和垂体促性腺激素合成或分泌增加时,称正反馈;反之使下丘脑 GnRH 和垂体促性腺激素合成或分泌减少时,称负反馈。

循环中雌激素当低于 200pg/ml 时对垂体 FSH 的分泌起抑制作用(负反馈);因此,在卵泡期,随卵泡发育,由于卵巢分泌雌激素的增加,垂体释放 FSH 受到抑制,使循环中 FSH 下降。当卵泡接近成熟,卵泡分泌雌激素使循环中雌激素达到高峰,当循环中雌激素浓度达到或高于 200pg/ml 时,即刺激下丘脑 GnRH 和垂体 LH、FSH 大量释放(正反馈),形成循环中的 LH、FSH 排卵峰。然后成熟卵泡在 LH、FSH 排卵峰的作用下排卵,继后黄体形成,卵巢不仅分泌雌激素,还分泌黄体酮。黄体期无论是垂体 LH 和 FSH 的释放还是合成均受到抑制作用,循环中 LH、FSH 下降,卵泡发育受限制;黄体萎缩时,循环中雌激素和孕激素水平下降。可见下丘脑-垂体-卵巢轴分泌的激素的相互作用是女性生殖周期运转的机制,卵巢是调节女性生殖周期的重要环节。若未受孕,卵巢黄体萎缩,致使子宫内膜失去雌、孕激素的支持而萎缩、坏死,引起子宫内膜脱落和出血。因此月经来潮是一个生殖周期生殖的失败及一个新的生殖周期开始的标志。

（李林萍）

第三节　子宫内膜及其他生殖器官的周期性变化

一、子宫内膜周期性变化及月经

（一）子宫内膜的组织学变化

子宫内膜在解剖结构上分为基底层和功能层。基底层靠近子宫肌层,对月经周期中激素变化没有反应;功能层是由基底层再生的增殖带,在月经周期受卵巢雌、孕激素的序贯作用发生周期性变化,若未受孕则功能层在每一周期最后脱落伴子宫出血,临床上表现为月经来潮。以月经周期为 28 天为例来描述子宫内膜的组织学形态变化。

【增殖期】

子宫内膜受雌激素影响,内膜的各种成分包括表面上皮、腺体和腺上皮、间质及血管均处在一个增殖生长过程,称为增殖期。与卵巢的卵泡期相对应,子宫内膜的增殖期一般持续 2 周,生理情况下可有 10～20 天波动。子宫内膜厚度自 0.5mm 增加到 3.5～5.0mm,以腺体增殖反应最为明显。根据增殖程度一般将其分为早、中和晚期增殖三个阶段。增殖期早期(28 天周期的第 4～7 天),腺体狭窄呈管状,内衬砥柱状上皮,间质细胞梭形,排列疏松,胞质少,螺旋小动脉位于内膜深层;增殖期中期(28 天周期的第 8～10 天),腺体迅速变长而扭曲,腺上皮被挤压呈高柱状,螺旋小动脉逐渐发育,管壁变厚;增殖晚期(28 天周期的第 11～14 天),相当于卵泡期雌激素分泌高峰期,子宫内膜雌激素浓度也达高峰,子宫内膜腺体更加弯曲,腺上皮细胞拥挤,致使细胞核不在同一平面而形成假复层,此时腺体向周围扩张,可与邻近腺体紧靠,朝内膜腔的子宫内膜表面形成一层连续的上皮层,含致密的细胞成分的内膜基质此时因水肿变疏松。内膜功能层上半部,间质细胞胞质中含极丰富的 RNA,而下半部的间质细胞仅含少量 RNA,此两部分以后分别成为致密层和海绵层;螺旋小动脉在此期末到达子宫内膜表面的上皮层之下,并在此形成疏松的毛细管网。雌激素作用的子宫内膜生长的另一重要特征是纤毛和微绒毛细胞增加;纤毛发生在周期的第 7～8 天,随着子宫内膜对雌激素反应性增加,围绕腺体开口的纤毛细胞增加,对内膜分泌期的分泌活动十分重要;细胞表面绒毛的生成也是雌激素作用的结果,绒毛是细胞质的延伸,起到增加细胞表面营养物质交换的作用。增殖期是以有丝分裂活动为特征,细胞核 DNA 增加,胞质 RNA 合成增加,在子宫的上 2/3 段的子宫内膜功能层即胚泡常见的着床部位最为明显。

【分泌期】

排卵后,子宫内膜除受雌激素影响外,主要受黄体分泌的黄体酮的作用;子宫内膜尽管仍受到雌激素的作用,但由于黄体酮的抗雌激素作用,使子宫内膜的总高度限制在排卵前范围(5~6mm)。上皮的增殖在排卵后 3 天停止,内膜内其他各种成分在限定的空间内继续生长,导致腺体进行性弯曲及螺旋动脉高度螺旋化。另外黄体酮作用的另一重要特征是使子宫内膜的腺体细胞出现分泌活动,故称为分泌期。根据腺体分泌活动的不同阶段,将分泌期分为早、中和晚期三个阶段。分泌期早期(28 天周期的第 16~19 天),50%以上的腺上皮细胞核下的细胞质内出现含糖原的空泡,称核下空泡,为分泌早期的组织学特征;分泌期中期(28 天周期的 20~23 天),糖原空泡自细胞核下逐渐向腺腔移动,突破腺细胞顶端胞膜,排到腺腔,称顶浆分泌,为分泌中期的组织学特征,此过程历经 7 天。内膜分泌活动在中期促性腺素峰后 7 天达高峰,与胚泡种植时间同步。周期的第 21~22 天为胚泡种植的时间,此时另一突出的特征是子宫内膜基质高度水肿,此变化是由于雌、孕激素作用于子宫内膜产生前列腺素使毛细血管通透性增加所致。分泌晚期(28 天周期的第 24~28 天),腺体排空,见弯曲扩张的腺体,间质稀少,基质水肿使子宫内膜呈海绵状;此时表层上皮细胞下的间质分化为肥大的前脱膜细胞,其下方的间质细胞分化为富含松弛素颗粒的颗粒间质细胞;排卵后第 7~13 天(月经周期的第 21~27)子宫内膜分泌腺扩张及扭曲最明显;至排卵后第 13 天,子宫内膜分为三带:不到 1/4 的组织是无变化的基底层,子宫内膜中部(约占子宫内膜的 50%)为海绵层,含高度水肿的间质和高度螺旋化动脉以及分泌耗竭扩张的腺体。在海绵层之上的表层(约占 25%高度)是致密层由水肿肥大的呈多面体的间质细胞呈砖砌样致密排列。

【月经期】

即为子宫内膜功能层崩解脱落期。在未受孕情况下,黄体萎缩,雌孕激素水平下降,子宫内膜失去激素支持后最明显的变化是子宫内膜组织的萎陷和螺旋动脉血管明显的舒缩反应。在恒河猴月经期观察到性激素撤退时子宫内膜的血管活动顺序是:随着子宫内膜的萎陷,螺旋动脉血流及静脉引流减少;继而血管扩张;以后是螺旋动脉呈节律的收缩和舒张;血管痉挛性收缩持续时间一次比一次长,且一次比一次强,最后导致子宫内膜缺血发白。

组织分解脱落机制如下:

1.血管收缩因子　上述这些变化开始于月经前 24 小时,导致内膜缺血和淤血;接着血管渗透性增加,白细胞由毛细血管渗透到基质,血管的舒张变化使红细胞渗出至组织间隙,血管表面凝血块形成。此时,分泌期子宫内膜上因组织坏死释放的前列腺素 $PCF_{2\alpha}$ 及 PGF_{E2} 水平达到最高;来自腺体细胞的前列腺素 $PGF_{2\alpha}$ 及脱膜间质细胞的内皮素-I 是强效血管收缩因子,血小板凝集产生的血栓素 A(TXA_2)也具有血管收缩作用,从而使经期发生血管及子宫肌层的节律性收缩,而且全内膜血管收缩在整个经期呈进行性加强,使内膜功能层迅速缺血坏死崩解。

2.溶酶体酶释放　在内膜分泌期的前半阶段,一些强效的组织溶解酶均限制在溶酶体内,这是因为黄体酮具有稳定溶酶体膜的作用。伴随雌、孕激素水平的下降,溶酶体膜不能维持,酶释放到内皮细胞的细胞质,最后到细胞间隙,这些活性酶将消化细胞导致前列腺素的释放,红细胞外渗,促进组织坏死和血栓形成。

3.基质金属蛋白酶家族　具有降解细胞外基质及基底膜的各种成分,包括胶原蛋白、明胶等。当黄体酮从子宫内膜细胞撤退时引起基质金属蛋白酶的分泌,从而导致细胞膜的崩解及细胞外基质的溶解。

4.细胞凋亡　有相当证据表明细胞因子中,肿瘤坏死因子(TNF)是引起细胞凋亡的信号。月经期子宫内膜细胞上 TNF-α 的分泌达到高峰,可抑制子宫内膜的增殖引起细胞凋亡;引起黏连蛋白的丢失,而黏连蛋白的丢失引起细胞间联系的中断。

(二)月经临床表现

正常月经具有周期性,间隔为 24～35 日,平均 28 日;每次月经持续时间称经期,为 2～6 日;出血的第 1 日为月经周期的开始。经量为一次月经的总失血量,月经开始的头 12 小时一般出血量少,第 2～3 日出血量最多,第 3 日后出血量迅速减少。正常月经量为 30～50ml,超过 80ml 为月经过多。尽管正常月经的周期间隔、经期及经量均因人而异,但对有规律排卵的妇女(个体)而言,其月经类型相对稳定。月经类型包括周期间隔、经期持续日数及经量变化特点等的任何偏转,均可能是异常子宫出血,而非正常月经。经期一般无特殊症状,但由于前列腺素的作用,有些妇女下腹部及腰骶部有下坠不适或子宫收缩痛,并可出现腹泻等胃肠功能紊乱症状。少数患者可有头痛及轻度神经系统不稳定症状。

二、其他部位生殖器官的周期性变化

(一)输卵管的周期变化

输卵管在生殖中的作用是促进配子运输、提供受精场所和运输早期胚胎。输卵管可分为 4 部分:伞部、壶腹部、峡部和间质部。每一部分都有肌层和黏膜层,黏膜层由上皮细胞组成,包括纤毛细胞和分泌细胞。

伞部的主要功能是拾卵,这与该部位的纤毛细胞的纤毛向子宫腔方向摆动有关。壶腹部是受精的场所,该部位的纤毛细胞的纤毛也向子宫腔方向摆动。峡部的肌层较厚,黏膜层较薄。间质部位于子宫肌壁内,由较厚的肌层包围。

拾卵是通过输卵管肌肉收缩和纤毛摆动实现的,卵子和胚胎的运输主要靠输卵管肌肉收缩实现的,纤毛运动障碍可造成输卵管性不孕。肌肉收缩和纤毛活动受卵巢类固醇激素的调节。雌激素促进纤毛的生成;孕激素使上皮细胞萎缩,纤毛脱落。

输卵管液是配子和早期胚胎运输的介质,输卵管液中的成分随月经周期发生周期性变化。

(二)子宫颈黏液的周期变化

子宫颈黏液(CS)主要由子宫颈内膜腺体的分泌物组成,此外还包括少量来自子宫内膜和输卵管的液体以及子宫腔和子宫颈的碎屑和白细胞。子宫颈黏液的分泌受性激素的调节,随月经周期发生规律变化。

【子宫颈黏液的成分】

子宫颈黏液由水、无机盐、低分子有机物和大分子的有机物组成。水是子宫颈黏液中最主要的成分,约占总量的 85%～95%。无机盐占总量的 1%,其主要成分为氯化钠。低分子有机化合物包括游离的单糖和氨基酸,大分子的有机化合物包括蛋白质和多糖。

【羊齿植物叶状结晶】

羊齿植物叶状结晶(简称羊齿状结晶)是由蛋白质或多糖与电解质结合而成的。羊齿状结晶并不是子宫颈黏液所特有的,它可以出现在含有电解质、蛋白质或胶态溶液中,如鼻黏液、唾液、羊水、脑脊液等。一般在月经周期的第 8～10 天开始出现羊齿状结晶,排卵前期达到高峰。排卵后,在孕激素的作用下羊齿状结晶消失。

【子宫颈分泌的黏液量】

子宫颈腺体的分泌量随月经周期发生变化。卵泡早中期子宫颈每日可分泌黏液 20～60mg，排卵前分泌量可增加 10 倍，每日高达 700mg。在子宫颈黏液分泌量发生变化的同时，子宫颈黏液的性质也发生了变化。此时的子宫颈黏液拉丝度好，黏性低，有利于精子的穿透。排卵后子宫颈黏液分泌量急剧减少，黏性增加。妊娠后黏液变得更厚，形成黏液栓堵住子宫颈口，可防止细菌和精子的穿透。

（三）阴道上皮周期变化

阴道黏膜上皮细胞受雌、孕激素的影响，也发生周期变化。雌激素使黏膜上皮增生，脱落细胞群中的成熟细胞数量相对增加。孕激素使阴道黏膜上皮细胞大量脱落，中层细胞数量增加。因此我们可以根据阴道脱落细胞来评价女性生殖内分泌状况。

（四）乳房周期性变化

雌激素作用引起乳腺管的增生，而黄体酮则引起乳腺小叶及腺泡生长。在月经前 10 日，许多妇女有乳房肿胀感和疼痛，可能是由于乳腺管的扩张，充血以及乳房间质水肿。月经期由于雌、孕激素撤退，所有这些变化的伴随症状将消退。

【临床特殊情况的思考和建议】

本章介绍了有关垂体与卵巢激素之间的动态关系及女性生殖的周期性特征。与卵巢组织学及自分泌/旁分泌活动相关联的激素变化，使女性生殖内分泌调节系统得以周而复始的周期性运行；此不仅涉及垂体促性腺激素对卵巢卵泡发育、排卵及黄体形成的调节作用，而且涉及伴随卵巢上述功能活动和形态变化的激素分泌对垂体促性腺激素的合成和分泌的反馈调节。女性生殖器官在激素周期性作用下，发生着有利于支持生殖的变化，女性的月经生理则包含卵巢激素作用下的子宫内膜变化和出血机理及相关联的临床表现。而激素对生殖器官的生物学效应常用于临床判断有无激素作用和激素作用的程度。对上述生殖周期中生理调节机制的理解是对女性内分泌失常及其所导致的生殖生理功能障碍诊断和处理的基础。对本章生殖生物学的有关知识的充分理解，并且融会贯通，则不仅有益于临床上正确判断疾病和合理治疗的临床思考，而且是临床上遇到难题解决问题创意思维所必备的基础。

规律的月经是女性生殖健康和女性生殖内分泌功能正常运行的标志。一旦出现月经失调，则为生殖内分泌失调的信号。妇科内分泌医生对每一例月经失调的临床思考与其他疾病的共同点是首先找病因即诊断，然后考虑对患者最有利的治疗。但是，由于月经失调对妇女健康影响的特殊性，比如出现影响健康的慢性贫血甚至危及生命的子宫大出血，或由于长期无排卵月经失调使子宫内膜长期暴露于雌激素作用，而无孕激素保护，导致子宫内膜增生病变，如简单型增生、复杂型增生、不典型增生甚至癌变，则必须先针对当时情况处理，前者先止血，后者应先进行转化内膜的治疗。对无排卵性的子宫出血的止血往往采用性激素止血，选用哪类激素止血还应根据患者出血时出血量多少及子宫内膜厚度等因素来决定，对子宫内膜增生病变则需采用对抗雌激素作用的孕激素治疗以转化内膜。临床上，常常是不同的治疗方案可获得相同的治疗效果。因此，并不要求治疗方案的统一，但治疗原则必须基于纠正因无排卵导致的正常月经出血自限机制的缺陷，采用药物逆转雌激素持续作用导致的病变，以及选择副作用最小的药物，最小有效剂量达到治疗目的的应是最佳治疗方案。

月经失调的病因诊断则需基于病史和生殖内分泌激素的测定，比如有精神打击、过度运动、节食等应激病史的患者，促性腺激素 LH 低于 3IU/L 者则可判断为应激所致的低促性腺激素性月经失调，此类患者往往开始表现为月经稀少，最后闭经；伴有阵发性潮热症状患者，测定促性腺激素 FSH 水平高于 15IU/L 者，则判断为卵巢功能衰退引起的月经失调，FSH 高于 30IU/L 则判断为卵巢功能衰竭。上述疾病的诊断是基于下丘脑-垂体-卵巢轴激素的动态关系。应激性低促性腺激素闭经者应对其进行心理疏导，去除应激原;无论是低促性腺激素性或卵巢功能衰退引起的促性腺激素升高的月经失调,存在低雌激素血症者应给予雌激素替代,雌激素替代是低雌激素患者的基本疗法,这是因为雌激素不仅是维持女性生殖器官发育的激素,而对女性全身健康如青少年骨生长,骨量蓄积及成年人骨量的维持及心血管健康都是必须的。但是,有些月经失调患者如多囊卵巢综合征,常存在多种激素分泌异常、交互影响的复杂病理生理环路,因而治疗应着眼于初始作用,或从多个环节阻断病理生理的恶性循环,后者为综合治疗。

综上所述,月经失调是女性生殖内分泌失常的信号,生殖内分泌失常的病因诊断需要检查维持正常月经的生殖轴功能(生殖激素水平)及有无其他内分泌腺异常干扰。对生殖内分泌失常治疗的临床思考,则不仅仅是去除病因,还应考虑到生殖内分泌失常对女性健康的影响,如月经失调引起的子宫异常出血和子宫内膜病变的治疗;雌激素替代的治疗适合于低雌激素的卵巢功能低落者;正常月经来潮及促进排卵功能恢复的治疗则应针对病因的个体化治疗。因此生殖内分泌失常的治疗往往是病因治疗、激素治疗、促进排卵功能的恢复三方面,需个性化,据病情实施。

(钱木英)

第二章　女性生殖遗传及调节

女性生殖遗传所涵盖的内容非常广泛。凡是涉及与女性生殖有关的、采用遗传学技术进行研究，或者采用遗传学理论进行解释，从而为改善和维持女性生殖健康服务的内容，都包括在女性生殖遗传的内涵之中。

第一节　女性生殖遗传

很多种疾病可以通过相应的基因由父母传递至婴儿，这类疾病统称为遗传性疾病。常见的遗传性疾病包括：①由于各种具有重要生理功能的酶类异常而导致的营养和代谢性疾病，例如苯丙酮尿症等；②由于控制肿瘤发生的基因异常而导致的各种肿瘤；③血液系统疾病，如镰刀状红细胞性贫血等；④神经系统疾病和智力发育异常，例如各种类型的智障；⑤运动系统疾病，例如各种类型的骨骼、软骨和肌肉发育不良和肌肉进行性萎缩等；⑥其他类型的遗传性疾病。

经典的女性生殖遗传是采用遗传咨询的手段和家谱分析的方法进行遗传性疾病的研究，也就是通过对遗传性疾病的患者或有待排除的缺陷基因携带者的家族史、生育史进行详细询问，从而明确缺陷基因在其家族中逐代传递的情况和可能向下一代传递的方向和发生概率等。在现代遗传学研究领域中，采用各种先进的技术手段，对染色体和基因进行研究，从而获得知识和信息的速度大大加快，为攻克很多难以解决的疑难问题创造了重要条件。其中，人类基因组计划的完成为女性生殖遗传相关研究的迅速发展奠定了良好的基础。

在女性生殖遗传领域和其他遗传相关领域，针对遗传性疾病进行研究的过程中，人们发现有一些遗传性疾病是有一个基因所控制的，如果这个基因由于突变等原因而丧失了功能，就会导致疾病的发生。这类疾病称为单基因遗传性疾病。与此相对，由于多个基因发生缺陷或突变而发生的遗传性疾病，称为多基因遗传性疾病。

由于单基因遗传性疾病的原因比较简单，为便于研究和取得突破，研究者往往优先针对单基因遗传性疾病进行研究。但是，由于更多的遗传性疾病是由多个基因控制的，针对这些疾病遗传学机制的研究是科学家所必须面对的挑战。

一、遗传咨询

遗传咨询是指由医生或遗传学研究人员通过与遗传性疾病患者、高危人群，或者对患者及对其家族的疾病史能够提供正确信息的家族成员进行交谈，从而对遗传性疾病发生或再发生的风险和防治上所面临的问题进行正确评估。在此基础上，可做出恰当的对策选择，并在咨询医生或研究人员的帮助下，实施可达到最佳防治效果的措施。

遗传咨询是最基本、最有效的遗传学研究手段。由于遗传病的多样性、复杂性等特征,不论预防、诊断、治疗、预后和再发风险的评估,以及对策的选择和执行等,都是极其复杂的。针对某一病例遗传咨询相关问题的解决,往往不是一个或少数几个医生所能完成的。通常需要从事基础和临床医学这两个方面研究的人员通力协作,方能达到最佳效果。从我国实际情况出发,应加强遗传咨询专业人员队伍建设,加大相关人才培养的力度。另外,遗传咨询门诊应有儿科医生、妇科医生和医学遗传学专业人员联合出诊为宜,各方面力量并重。在高等医学院校的附属医院中,应创造条件组成有这样人员构成特征的队伍,并可通过会诊等方式争取获得内科、外科、神经科、眼科、耳鼻喉科等专科医生的配合支持。必要时还可以通过远程会诊等方式获得专家或特殊检验机构的帮助。在考虑到资源集中、合理、有效利用的前提下,以高等医学院校的附属医院和其他研究机构为基础,尽可能多地在各地区设立遗传医学中心是十分必要的。

二、遗传学筛查

遗传学筛查是指检测人群中异常基因或异常染色体的携带者。其目的是:检出容易患遗传病的高风险个体,使患者可以脱离容易导致遗传病发生的不利环境,或尽量消除基因突变对其身体结构和机能的影响。遗传学筛查是医务工作者及时采取必要的措施,预防、诊断和早期治疗遗传病的重要基础。以苯丙酮尿症等导致代谢紊乱的疾病为例,早期筛查发现,从而调整患者或携带者的饮食结构,可以达到消除疾病对身体影响的效果。以容易患遗传性乳腺癌、卵巢癌的BRCA1、BRCA2等基因突变携带者为例,筛查发现后可达到疾病预防和早期诊断、早期治疗的目的。而癌症的早期诊断和早期治疗,是提高疗效、争取治愈、杜绝复发的关键。以某些可导致不可逆性中枢神经系统损害的遗传病为例,出生前诊断并采取子宫内治疗,是争取治愈,避免发生永久性并发症的关键。

三、遗传性不孕

不孕或不育是指不能生育。从广义上说,"不育"这个词既指生育力低下,又指绝对不育。在生物学上,不育意味着生育力低下;在统计学上,不育是指实际产子数显著减少。

遗传因素可造成生育力的下降,可使生育年龄的妇女处于亚生育力状态或完全不能生育的状态。其中有些妇女可能表现为流产、早产等,有些妇女表现为不孕。这里仅以不孕为例进行阐述。

遗传性不孕是指遗传因素造成的不孕。遗传异常是引起不孕的重要因素之一。有报道遗传因素引起的不孕高达不孕症咨询患者的30%。主要涉及性分化过程中性染色体组成、性腺分化、性激素和功能等因素。遗传物质(基因和染色体)对不孕的影响十分复杂。对人类生育力的影响情况可分为四类。

1.有"致死因子"的个体。这些个体因带有致死基因或致死性染色体畸变,不能活到生育年龄,所以不育。这些基因突变或染色体畸变也是引起流产、早产、死胎、新生儿或婴儿死亡的主要原因之一。致死或亚致死性的染色体异常类型包括大多数染色体三体、多倍体(三倍体、四倍体)以及非整倍体类型。

2.遗传性精神病或躯体异常的个体,因不能建立正常的两性关系而不育。这些个体包括大多数唐氏综合征患者和进收容机构的一些染色体异常的患者。

3.虽然带有异常的遗传因子,但是一般情况尚可的个体。其不育原因是携带有影响了性腺或其他生殖器官发育的基因或染色体。这些人能结婚,但是无生育能力。

4.异常的遗传因素对生育力的影响较轻,受影响的个体仅表现为生育力降低,但是仍可能成功妊娠和分娩。只是从统计学角度而言,妊娠的失败率显著增高。有时需要借助于各种临床辅助生育技术。

正常情况下,性染色体组成首先奠定了性别的区分。性腺分化、内、外生殖器官分化都在整个胚胎期完成,基本建立了整套的生殖器官系统,出生时肉眼完全可辨认胎儿男性或女性。儿童期生殖器官系统仍处于幼稚状态,至青春期随着大脑发育和生殖内分泌系统功能的逐步完备,性功能也逐渐完备,进入性发育成熟期即生育期。在性分化和发育过程中,任何环节受到损害,都有可能影响正常生育功能而造成不孕后果。

在遗传性不孕中,染色体异常是造成不孕的重要因素。这是因为与单个的或几个基因异常相比,染色体异常可能影响到大量的,甚至是惊人数量的基因,因此通常所造成的相应的生理功能危害也更大。

染色体异常可分为染色体数目异常和结构异常。染色体异常可导致女性卵巢发育不全、闭经、乳房不发育、女性第二性征发育不良等,严重影响女性的生育能力。

染色体数目异常是染色体在减数分裂或有丝分裂过程中由于某些原因发生了不分离,因而生殖细胞的染色体数目发生异常:一部分配子多一条染色体,另一部分配子少一条染色体。大多数染色体数目异常的受精卵在胚胎期或胎儿期即被淘汰,表现为流产或死胎。有时染色体异常属于非致死性的,胎儿可娩出并能存活。性染色体不分离时可表现为生殖系统结构和功能的异常。染色体结构异常种类繁多,包括染色体长臂、短臂或片段的缺失、异位、断裂,等等。

正常女性性染色体为XX,而男性为XY。无论染色体数目或结构异常,都可能影响性腺,导致性腺发育异常而发生遗传性不孕症。

特纳综合征的核型是45,XO,仅有一条X性染色体。主要临床表现为:身材矮小、性腺发育异常,呈条索状,以及躯体异常等。身材矮小的特征是性成熟期年龄时身材仍矮小,身高多在150cm以下。大多数表现为原发性闭经、不孕、第二性征发育不全、阴毛及腋毛稀少、乳房小。眼距宽、内眦赘皮、腭弓高、小颌、盾形胸、肘外翻、第四指骨短、心血管畸形,如主动脉弓狭窄、肾畸形、皮肤多痣、骨质疏松、弓形足等。确诊依靠染色体检查。治疗是采用小剂量雌激素治疗促进身体生长和第二性征发育成熟。临床上常采用雌激素周期性替代治疗。由于雌激素可能导致骨骺过早闭合,不利于身材的发育,故年龄小于13岁的患者不宜使用。有小子宫的患者,在周期的后半期可加用黄体酮类药物,以诱发撤退性子宫出血,对患者心理和生理上均可起到良好的作用。

XO/XY性腺发育不全(XO/XY),或称为混合性性腺发育不全,是指一侧是发育不全的睾丸,对侧却为发育不全的卵巢。

四、与遗传有关而不宜生育的疾病

由于某些遗传性疾病患者的后代发生同样疾病的几率很高,并且这些疾病可造成严重的功能障碍或明显畸形,将会给家庭和社会带来沉重的负担。所以,这些疾病的患者都不宜生育。这些疾病包括:

1.严重的显性遗传性疾病　包括视网膜母细胞瘤、强直性肌营养不良、遗传性痉挛性共济失调、遗传性软骨发育不良等。这些疾病属于显性遗传,父母之一有病,子女约有半数会发病。这些疾病都会造成严重的功能障碍和明显畸形,不能正常工作、学习和生活,并给家庭和社会带来沉重的负担,所以,这些疾病的患者都不宜生育。

2.严重的隐性遗传性疾病　包括肝豆状核变性、苯丙酮尿症、糖原累积病、先天性全色盲、小头畸形等。男女双方如果有一方是隐性遗传性疾病患者,所生子女约有可以不发病,而只是成为携带者。如果双方都是同样隐性遗传病患者,子女就会和父母一样患上同样的疾病。

3.严重的多基因遗传性疾病　包括精神分裂症、躁狂型精神病、抑郁型精神病、原发性癫痫病、唇裂、腭裂、先天性心脏病等。这类疾病的种类很多。它们的发生与遗传有密切的关系。如果患者的父母或兄弟姐妹中也有人患病,那么其子女发病的几率非常高。所以这种情况下最好不要生育。

五、女性生殖系统肿瘤与遗传

女性生殖系统肿瘤,例如卵巢癌、子宫颈癌和乳腺癌等,从遗传学和流行病学的角度,几乎都可以划分为散发性肿瘤和遗传性肿瘤两类。散发性肿瘤主要是由于环境中导致癌肿发生的因素所造成的。这类肿瘤一般发病年龄较晚,无多个家族成员群集发病的特点。遗传性肿瘤主要是与遗传因素有关的,与控制肿瘤发生的基因缺陷、基因突变等因素有关。这类肿瘤的发病年龄一般较年轻,往往一个家族中有多个成员有发病,所以又称为家族性肿瘤,例如家族性乳腺癌、家族性卵巢癌等。

由于 BRCA1、BRCA2 基因缺陷所造成的乳腺癌、卵巢癌就具有家族中有多名成员发生肿瘤的特征。由于这些家族中未患病的成员往往可能是缺陷基因的携带者,因此随着年龄增高,这些成员发生癌症的几率也显著高于一般人群。对于这样的高危人群,采取适当的严密监测措施,有助于及早发现乳腺癌、卵巢癌等恶性肿瘤,从而及时治疗,提高治疗效果。

（李林萍）

第二节　女性生殖神经-内分泌调节

生殖过程是在内分泌系统和神经系统调控下进行的。在控制正常生育功能的系统中,存在下丘脑-垂体-性腺轴这样一个调节主干。在女性即为下丘脑-垂体-卵巢轴。

下丘脑内部分细胞既能产生和传导神经冲动,又能合成和分泌激素,其产物被称为神经激素。下丘脑是脑和垂体之间最后的一段通路,由此构成一种神经-内分泌-递质系统,控制着人类的内分泌和生殖功能。

一、下丘脑的神经细胞和所分泌的神经激素

神经元和神经胶质细胞是神经系统的重要组成部分。神经元是高度分化的细胞,具有特异性的细胞突起。其中有接受功能的称为树突,有传导功能的称为轴突。神经胶质细胞也具有树状突起,使细胞呈星形,又称星型细胞。它可调节神经元的功能,其数量约为神经元的 9 倍。下丘脑可分泌一些肽类神经递质。这些递质包括:促甲状腺释放激素(TRH)、促肾上腺皮质释放激素、生长抑制素、促性腺激素释放激素(GnRH)、血管升压素和缩宫素等。这些激素可作用于脑的多个区域,发挥神经递质作用,并参与调控食物摄取、情绪行为和性行为。

此外,甾体激素通过中枢神经系统的靶细胞对垂体促性腺激素释放和抑制因子起反馈调节作用,是协调神经内分泌活动和行为功能的一种必要联系。

与雌激素结合的神经元主要集中在视前区和下丘脑区。雌激素受体及其 mRNA 在视前区和弓状核之间的密度最高。雌激素受体有 α 和 β 亚型之分。其中 α 亚型分布在弓状核区,而 β 亚型分布于室旁核。两者的转录和活化特性不同。17β 雌二醇与 α 型雌激素受体结合起抑制作用,而与 β 型雌激素受体结合则起激活作用,可激活转录。现已知下丘脑可合成雌激素,说明中枢神经系统可以合成甾体激素。不仅如

此,脑中激素浓度可高出外周血中 10 倍,证明中枢神经系统可以不依赖肾上腺和性腺合成甾体激素。

由此可见,神经系统和内分泌系统是相互影响,共同发挥生殖调控作用的。

二、内分泌系统、激素和生殖激素

内分泌系统由内分泌腺和分散存在于若干器官组织的内分泌细胞所组成,担负着信息传递的功能。内分泌系统与神经系统的信息传递不同点是:内分泌系统依靠分泌高效能的活性物质,经过血液或组织液传递信息,发挥调节作用。所分泌的活性物质即激素。主要调节生殖功能的激素称为生殖激素。根据其化学结构特征,这些激素可分为类固醇(甾体)激素、肽类激素、蛋白质激素和胺类激素等。

三、下丘脑-垂体-卵巢轴

下丘脑-垂体-卵巢轴构成一个神经-内分泌轴系。一方面,从上到下,下丘脑调节垂体功能,垂体调节卵巢功能,卵巢所分泌的卵巢激素再作用于多种靶器官如子宫、阴道等;另一方面,从下到上,卵巢通过其分泌的激素可影响垂体和下丘脑。这种方式称为反馈。起兴奋或增强作用的称为正反馈;起抑制或减弱作用的称为负反馈。正是由于这种从上到下和从下到上的正常调控,才得以维持女性正常的神经内分泌和生殖功能。

下丘脑具有多方面的重要功能。其中十分突出的是它的神经-内分泌功能。下丘脑上与中枢神经系统,下与腺垂体和神经垂体有非常密切的联系。下丘脑内的一些神经元既有神经细胞功能,又有合成和分泌激素的功能。这些细胞接受中枢神经系统其他部位传来的神经信息,发挥换能神经元的作用,也就是把神经信息转换为激素信息,向下传递。因而下丘脑是联系神经调节与体液调节的关键部位。

随着研究的逐步深入,这个表格的内容会逐步丰富。

垂体包括腺垂体和神经垂体。其中腺垂体位于垂体前叶,神经垂体位于垂体后叶。

腺垂体门脉循环:两侧颈内动脉的分支进入下丘脑后,围绕正中隆起和漏斗柄构成毛细血管丛,即门脉循环的初级毛细血管丛,再汇合成门静脉干,进入海绵窦。这些毛细血管网受神经的高度支配,这是腺垂体门脉循环与肝门脉循环相似的特点。在下丘脑弓状核神经分泌细胞所合成的激素沿其轴突转运至正中隆起,在末梢分泌后进入初级毛细血管丛,从而转运至腺垂体,在次级毛细血管网部位与腺垂体细胞接触而调节其功能。人类垂体前叶的血供约 $80\% \sim 90\%$ 来自长门静脉,其余来自短门静脉。有学者认为,垂体门脉循环中也有逆向血流,从而腺垂体激素可反向转运至下丘脑神经核而起到反馈调节作用(即短反馈)。

腺垂体对血液供应的需求量很大。在产后大出血等情况下,腺垂体缺血导致大量细胞坏死时,可出现相应的垂体功能低下所造成的内分泌紊乱综合征,即所谓席汉氏综合征。

神经垂体或称垂体后叶,是脑基底部的延伸,是下丘脑室旁核和视上核的大神经细胞(因细胞大而得名)的轴突终末部位。在大神经细胞内可合成两种激素:缩宫素(OXT)和血管加压素(VP)。其中血管加压素又名抗利尿激素(ADH)。这两种激素通过轴突由转运蛋白转运,到达神经垂体,在神经末梢释放。在神经垂体中无腺细胞,不能合成激素。因此,所谓神经垂体激素是指上述室旁核和视上核的大神经细胞合成的激素,经转运贮存于神经垂体,在此分泌进入血液循环的激素。

四、激素与激素受体的作用特征

每种激素都有其特异性的受体,称为激素受体。激素受体分布于靶器官、靶组织或靶细胞中。激素通过与其特异性受体结合而发挥生理效应。这种结合具有很高的特异性和高效性。

在神经.内分泌信息传递和调节机制中,深入研究也取得了很大进展。在下丘脑-垂体-卵巢轴相关激素中,已证实下丘脑产生的促性腺激素释放激素(GnRH)与腺垂体中促性腺激素细胞的 GnRH 受体特异性地结合;腺垂体产生的促性腺激素与靶器官(如卵巢、肾上腺、甲状腺等)中靶细胞(如卵泡膜细胞和颗粒细胞等)的受体(如 FSH 受体和 LH 受体)特异性结合;卵巢的甾体激素与靶器官(如子宫等)中的靶细胞(如子宫内膜细胞)的受体(如雌激素受体和孕激素受体等)特异性地结合。激素与受体结合后产生激素效应。在反馈机制中通常也是通过与相应受体结合而发挥效应的。

研究发现,每一种受体分子均包含三个功能区:一是与激素结合的激素结合域;二是调节域;三是与 DNA 结合、转导激素信息的 DNA 结合域。

激素本身有合成、储存、分泌、降解等变化。由于激素的生物学效能很强,因此在其发挥作用后,应及时被降解、消除其影响。否则将对机体造成损害。激素受体也有合成、降解等过程。激素或其他调节因素可使激素受体合成增加或减少,从而加强即上调节或减弱即下调节激素的效应。此外,肽类激素有被细胞内吞的作用,即这些激素结合于细胞膜的受体后,相应的细胞膜部分内陷,形成凹陷,进而形成细胞内的包裹小泡,并被溶酶体所降解。这也是下调节机制的一种类型。

（刘海萍）

第三节 女性生殖的免疫调节

妊娠是一个极其复杂的生理过程,生殖免疫学的观点则认为正常妊娠胚胎和胎儿作为半同种异体移植物植入母体内不被母体免疫系统排斥,而是生长发育直至分娩则是一种精细而复杂的母,胎免疫调节过程。在这个过程中,母体免疫系统内部各细胞之间、免疫细胞与免疫分子之间以及母体免疫系统和胎儿相互作用构成一个相互协调、相互制约的网络,使免疫应答维持合适的强度,从而维持一种特殊类型的外周免疫耐受即妊娠免疫耐受状态。一旦这种免疫耐受状态机制遭受破坏,发生紊乱,将导致病理妊娠的产生。

一、滋养层抗原与生殖调节

（一）HLA 与生殖调节

HLA(人类白细胞抗原)是迄今为止发现最具多态性的抗原系统。1954 由 Dausset 首次发现并提出。20 世纪 70 年代末以来,逐渐发现并证实 HLA 与人类生殖调节存在着密切关联,HLA 在维持人类正常妊娠和导致病理妊娠如反复自然流产(RSA)、先兆子痫、胎儿宫内生长受限疾病中的作用也逐渐被人们认识。

作为母体免疫识别和应答的直接靶细胞,滋养层细胞表面 HLA 的表达受到严格的调控。研究发现,在妊娠期间滋养细胞有独特的 HLA 表达模式,HLA-G 主要表达在绒毛外滋养细胞上,在合体滋养细胞上只有少量表达或没有表达,合体滋养细胞和细胞滋养细胞表面都缺乏经典的 HLA-Ⅰ、HLA-Ⅱ类分子的表达。这种独特的 HLA 表达模式尤其是 HLA-G 的表达可能在维持正常妊娠和导致病理妊娠的机制中发挥重要作用。多个领域的研究证实了 HLA-G 在"免疫豁免"中所起的重要作用。HLA-G 维持正常妊娠的主要机制:它可与蜕膜 NK 细胞杀伤抑制性受体(KIR)结合,传递抑制信号,从而避免滋养细胞遭受 NK 细胞的攻击。早孕时期,若 HLA-G 表达下降,使滋养细胞侵蚀分化过程受阻,滋养细胞不易侵入子宫蜕膜及重铸螺旋动脉,绒毛着床过浅,血管发育欠佳,不能有效的供应胎盘营养,使胎盘生长发育受限,可导致 FGR、先兆子痫、流产等。若 HLA-G 表达过高,滋养细胞侵蚀力过强,甚至有发生滋养细胞肿瘤的可能。

研究发现夫妇间 HLA 共容性增加可增加 RSA 的风险。1977 年 Komlos 最早提出 HLA 位点共容性与反复自然流产(RSA)的发生有关。与 RSA 有关的位点主要有 HLA-DQA1、HLA-A、HLA-DR、HLA-DQ 等位点。HLA 共容性增大导致流产的机制,目前认为可能是 HLA 共容性增大使胚胎 HLA 的纯合性增加,母胎间 HLA 的差异缩小,使母胎的免疫识别免疫反应出现紊乱,对胎儿产生不利影响。另外,由于 TLX 抗原(滋养细胞淋巴细胞交叉反应抗原基因,TLX antigen)与 HLA 基因位点密切连锁,HLA 共容性增大导致夫妇间 TLX 的共容性也相应增大,导致母体产生封闭抗体不足,最终可引起流产。临床已经证实主动免疫治疗的机制之一即是诱导封闭抗体的产生。此外人们研究还发现 RSA 患者存在易感基因和易感基因单元型,虽然各家报道的易感基因和单元型有差异,但这些易感基因和单元型均与 HLA-Ⅱ区域中 DQB1 基因的第二外显子编码的 57 位氨基酸非天冬氨酸有关。

表达于滋养层的其他非经典的 HLA 分子还有 HLA-F 和 HLA-E,但它们的确切作用仍有待证实。部分研究提示,HLA-E/肽复合物可以通过抑制 CD94/NKG2 细胞受体来抑制 NK 细胞,并进一步通过与 T 细胞受体的相互作用来诱导 CD8$^+$ T 细胞的细胞毒作用,而有关 HLA-F 功能研究还较欠缺。

(二)Fas/FasL 与生殖调节

Fas 属于 TNFR/NGFR(肿瘤坏死因子受体/神经生长因子受体)超家族、与细胞凋亡有关的 Ⅰ 型跨膜蛋白,主要以膜受体形式存在。FasL(Fas 配体)是属于 TNF 家族的 Ⅱ 型膜蛋白,是 Fas 的天然配体。Fas 与 FasL 结合可向细胞内传递死亡信号,引起细胞凋亡。在人类妊娠的前三个月及终末期胎盘上,合体层及滋养层上均有 FasL 的表达。这表明 Fas/FasL 可能与妊娠与分娩有关。在妊娠早期,FasL 分布在子宫蜕膜,以防止母体活化的 T 细胞与胚胎组织接触,而在妊娠晚期,随胎儿免疫系统的成熟,FasL 在滋养细胞表面分布增加,除了防止母体细胞的作用外,同时防止胎儿 T 细胞与母体组织的反应。正常妊娠母胎界面 T 细胞大量表达 Fas,且有 T 细胞凋亡的证据。Fas 与 FasL 系统的防护机制主要通过诱导特异性的 T 细胞凋亡,从而产生对胎儿抗原的免疫耐受,最终形成妊娠免疫耐受。胎盘 FasL 的表达可能通过诱导母体循环中免疫细胞的凋亡,允许滋养细胞侵入子宫肌层而逃避免疫识别,使胎儿移植物得以存活,而表达 Fas 的浸润性滋养细胞同样可以与表达 FasL 的 T 细胞结合诱导凋亡,从而限制其浸润深度,从而避免滋养细胞肿瘤的发生。赵爱民等的研究发现给自然流产小鼠输注经 FasL 修饰的 DC 细胞能明显降低胚胎丢失率,诱导妊娠免疫耐受,从动物实验验证了 Fas 与 FasL 系统在维持妊娠和导致流产中的作用。

(三)共刺激信号与生殖调节

共刺激信号在 T 细胞的活化、增殖及其免疫效应的发挥中起重要作用,如共刺激分子表达异常则可导致 T 细胞的异常活化,从而导致母体免疫系统过强攻击体内的胎儿造成病理性妊娠。目前研究最多的是共刺激信号为 CD28/CTLA-4-B7(CD80、CD86)分子。CD28、CTLA-4 与 B7 均属膜表面蛋白,其中 CD28 在人外周血中表达于 95% 的静息 CD4$^+$ T 细胞和 50% 的静息 CD8$^+$ T 细胞表面,CTLA-4 表达于活化的 T 细胞,而 B7 主要表达于抗原提呈细胞上。滋养细胞表面有 B7 分子表达。研究已证实 B7/CD28 可促使 Th1/Th2 平衡向 Th2 为主转化(有利于妊娠),B7/CTLA4 可诱导这一平衡向 Th1 为主偏离(对妊娠有害）。CD28、CTLA-4 与 B7 在妊娠早期蜕膜细胞上呈组成性表达，尤其是 CTLA-4 的高表达，通过诱导母体 T 细胞"无能"及诱导 CD4$^+$CD25$^+$T 调节细胞的分化而产生保护效应，诱导胎儿抗原特异性的免疫耐受。蜕膜 CD86 过表达或 CTLA-4 低表达，均会导致人类早期妊娠失败。

二、母胎界面免疫细胞与生殖调节

（一）NK 细胞

蜕膜 NK(dNK)细胞是蜕膜基底免疫细胞的主要骨髓源性细胞群，在基因型、表型和功能上有别于其他外周 NK 细胞，也称子宫 NK(uNK)，uNK 在月经周期及妊娠前后的变化最为显著，增生期 uNK 的数量与 T 细胞的数量相似，约占 45%，而到分泌中期及妊娠早期 uNK 细胞的数量显著增加可达 70%，但在孕 20 周后 uNK 明显减少，至孕晚期完全消失。uNK 表面标志与外周血的也有不同，按其功能分为两种亚型。一种表型为 CD56$^+$CD16$^-$，约占 90%，对胚胎有免疫防护作用，另一种表型为 CD56$^+$CD16$^+$，约占 10%，具有免疫排异杀伤功能。研究证实正常妊娠 uNK 的表型多为 CD56$^+$CD16$^-$。uNK 细胞可通过以下机制维持正常妊娠：①免疫抑制；②分泌 CSF-1、CM-CSF、G-CSF、TGF-3、LIF 等细胞因子促进滋养细胞生长和胚胎生长发育，起到免疫营养作用；③清除异常的胎盘细胞；④防止病毒的垂直传播。现已研究证实 NK 细胞功能的发挥主要依赖于其能够表达多种与 MHC 或非 MHC 类配体结合的受体。妊娠可以上调 NK 细胞抑制性受体的表达。当蜕膜 NK 细胞抑制性受体和滋养细胞上非经典的 HLA-G/E 分子的相互作用减弱，母胎界面上 NK 细胞激活性信号占优势，NK 细胞即会对滋养细胞表现出免疫攻击作用，从而导致自然流产的发生。此外，uNK 细胞还可通过与滋养层上非经典的 MHCI 类分子——HLA-E 和 HLA-G 相互作用，参与蜕膜形成和子宫血管的重铸。这在正常妊娠中起着非常重要的作用，uNK 细胞的这种功能缺陷可引起子宫胎盘缺血，从而导致胎儿宫内生长受限、死产、先兆子痫等。

（二）T 细胞

研究发现正常增生期子宫内膜中 T 淋巴细胞占 45%，分泌期及妊娠早期由于 uNK 细胞数量的增加，T 细胞的含量相对减少，主要为 αβT 细胞，其次为 γδT 细胞，仅占 5%～10%。研究发现妊娠早期蜕膜及外周血中的 γδT 细胞显著增加，外周血优先表达 WY9V82T 细胞亚群，而蜕膜以 Vγ1Vδ1T 细胞亚群为主，健康妇女 Vγ1Vδ1T 细胞显著多于 Vγ9Vδ2T 细胞，而 RSA 患者则相反，Vγ9Vδ2T 细胞显著多于 Vγ1Vδ1T 细胞。γδT 细胞维持妊娠和导致流产的机制主要为：①正常妊娠时，具有潜在毒性的 Vγ9Vδ2T 细胞通过其表面表达的杀伤抑制性受体 CD94 分子与滋养细胞表面的非经典 HLA-G、HLA-E 的结合途径，诱发产生抑制性信号，对胚胎不产生免疫排斥反应，而在病理情况下，由于滋养细胞非经典 HLA-G、HLA-E 表达欠缺，Vγ9Vδ2T 细胞的毒性作用方才显露出来，从而影响胚胎发育导致流产。②调节 Th1/Th2 型细胞因子的平衡，已经证实 Vγ9Vδ2T 细胞和 Vγ1Vδ1T 细胞亚群的性质截然不同，前者主要为 Th1 型，后者为 Th2 型。

近年来，CD4$^+$CD25$^+$调节性 T 细胞(Treg)成为研究的热点。蜕膜 CD4$^+$CD25$^+$调节性 T 细胞在保护胎儿免遭母胎界面同种异体免疫攻击中发挥重要作用。研究发现，与正常妊娠妇女相比，URSA 患者外周血和蜕膜中 CD4$^+$CD25$^+$调节性 T 细胞的表达频率明显降低。将正常妊娠模型小鼠(BALB/c CBA/J)的 CD4$^+$CD25$^+$调节性 T 细胞过继转输给自然流产模型小鼠(CBA/J DBA/2)，不仅可显著降低孕鼠的自然流产率，而且孕鼠淋巴细胞的增殖能力和分泌 γ 干扰素的功能明显受到抑制。阻断蜕膜内 T 细胞的协同刺激信号后，能扩大辅助性 T 淋巴细胞 Th2 型免疫效应，同时扩增了外周血 CD4$^+$CD25$^+$调节性 T 细胞，这可能与维持妊娠免疫耐受状态有关。

（三）巨噬细胞

研究表明增生期子宫内膜巨噬细胞比例约占 $10\%\sim15\%$，分泌期及妊娠早期受高水平激素的影响，巨噬细胞快速向蜕膜趋化与聚集，其数量增加约占 $20\%\sim25\%$，同时分泌多种细胞因子，包括 IL-1、IL-6、IL-10、TGF-β、TNF-α、CSF-1、PCE_2、NO、IDO（吲哚胺氧化酶）等，这些因子参与子宫局部细胞因子的网络形成，调节细胞的代谢、生长、分化尤其是滋养细胞的功能、抑制免疫反应、松弛子宫平滑肌，从而影响胚胎的着床及其后的生长发育。研究发现胚泡着床后子宫巨噬细胞立即重新分布，整个孕期巨噬细胞留驻在距着床部位相对较远处。多数巨噬细胞表达 MHC-Ⅱ类抗原（Ⅰa），执行抗原递呈功能，活化后的巨噬细胞能更有效地清除微生物和异常细胞，巨噬细胞如不能及时清除凋亡的滋养细胞，则凋亡的滋养细胞蓄积，可促使胎儿抗原"泄漏"，引发针对胎儿抗原的免疫攻击，并影响细胞因子的合成、释放，促进 Th1 型反应，抑制 Th2 型反应，并可进一步促使细胞凋亡。巨噬细胞表面协同刺激因子 CD80、CD86 表达上调，抗原递呈能力增强，也可刺激 Th1 介导的细胞免疫反应，引发母胎间免疫攻击，导致 URSA 的发生。学者们普遍认为巨噬细胞在母胎界面的免疫耐受形成中起枢轴作用。巨噬细胞参与母胎界面免疫耐受的形成主要与其诱导蜕膜中 T 细胞凋亡、抗原递呈功能下降、调节 Th1/T2、Th3 细胞因子比例以及吞噬凋亡细胞功能增强有关，而其表面表达的 FasL、共刺激信号 CD80/CD86 分子及 TSPS1-CD47-CD36 三元体结构等可能是调节巨噬细胞功能，维持妊娠免疫耐受的关键因素。

三、细胞因子与生殖调节

（一）TH1/丁H2 型细胞因子与生殖调节

Th1 主要分泌 IL-2、TNF 和 IFN 等细胞因子（Th1 型因子），介导细胞免疫。Th2 主要分泌 IL-4、IL-10 和 TGF 等细胞因子（Th2 型因子）促进体液免疫，介导同种排斥反应的免疫耐受，抑制 Th1 反应。已有大量证据表明，Th1 型因子对胚胎着床、滋养细胞生长、胚胎发育和胎儿生长是有害的，而 Th2 型因子可促进胚胎的生长发育。无论是给流产孕鼠还是正常孕鼠注射 Th1 型因子均可明显增加胚胎丢失率。在小鼠和人类正常妊娠和流产外周血及蜕膜中 Th1/Th2 型因子的表达也呈现不同的模式，流产偏向 Th1，正常妊娠偏向 Th2。目前国内外关于这方面的研究结果和观点基本一致，即正常妊娠时，Th1/Th2 平衡变化向以 Th2 型因子为主的模式转化，当这一平衡偏向 Th1 时，则可能影响胚胎及胎儿的生长发育，严重时可导致流产，主动免疫治疗的机制之一即是促使 Th1/Th2 平衡从 Th1 向 Th2 转化，使妊娠获得成功，已得到临床验证。

（二）补体系统与生殖调节

当人类胚胎植入子宫内膜后，并不发生炎症反应，这与补体系统存在正常的调节机制有关。其中有两种补体调节因子，即衰变加速因子（DAF）和膜辅助因子蛋白（MCP），在保护胎儿和维持妊娠方面起重要作用。在胎盘发育过程中 DAF 表达始终呈上调趋势，贯穿于妊娠全过程。在小鼠实验中发现，与人 DAF 功能类似的 Cny 基因表达下调，可引起小鼠自然流产的发生。

（三）趋化因子

趋化因子（CK）是一组唯一作用于 G 蛋白耦连受体超家族的细胞因子。CK 受体属七次跨膜受体家族，表达于多种免疫活性细胞如淋巴细胞、树突状细胞、中性粒细胞、单核细胞以及其他炎症细胞表面。CK 与相应 CK 受体结合后引发胞内复杂的信号转导级联反应，包括特异性趋化作用，行使调控免疫细胞定向迁移和相互作用的生物学功能及活化不同效应细胞的其他功能。研究发现，胚胎种植时 CK 是最先由子宫内膜细胞产生并达到一定峰值的分子，参与胚泡附着、侵入内膜并促进滋养层细胞的增殖和分化。蜕膜组织可表达多种 CK 及 CK 受体。Th1 细胞上特异性表达 CCR5 和 CXCR3，而 Th2 细胞上特异性表达

CCR3；CCL3/CCR5 使 Th0 细胞向 Th1 型分化，CCLA/CCR3 使 Th0 细胞向 Th2 型分化。母胎界面的 CK 在募集 T 细胞的过程中与 T 细胞表面的 CK 受体结合诱导其分化，参与形成了母胎界面的 Th2 型免疫优势而保证妊娠的成功。已经证实蜕膜 NK 细胞表面高表达 CXCR3 和 CXCR4，绒毛及蜕膜细胞高表达配体 CXCL10 和 CXCL12；配体与受体结合后，促进循环的 NK 细胞活化为 $CD56^+CD16^-$ NK 细胞，并被招募至蜕膜形成 $CD56^+CD16^-$ NK 细胞优势。

（四）黏附分子与生殖调节

黏附分子是重要的免疫分子之一，主要参与淋巴细胞黏附、活化和协同刺激。研究表明，VCAM-1（血管细胞间黏附分子）表达增加与妊娠期高血压病的发病有关。少数体外实验发现，应用 APA（抗磷脂抗体）或者抗 β2GP1 抗体与血管内皮细胞共培养促进了 VCAM-1、ICAM 及 E 选择素等黏附分子的高表达，Pierangeli SS 及 Espinola RG 等人研究发现 VCAM-1 等黏附分子参与了 APA 免疫损伤。我们课题组的研究发现，不同途径免疫所产生的自然流产模型胎盘组织中 VCAM-1 的表达均显著增加，进一步从动物实验证实 VCAM-1 与自然流产的发病有关，胎盘组织中 VCAM-1 表达增加造成流产的原因可能与 VCAM-1 表达增加引起外周免疫活性细胞向子宫局部募集并产生免疫反应有关。

四、自身免疫与生殖调节

临床上，人们很早就发现一些自身免疫性疾病如 SLE、皮肌炎、混合性结缔组织病、干燥综合征等患者 RSA、先兆子痫、胎儿宫内生长受限等发生率明显增加。随后的研究发现 RSA 患者体内存在自身抗体，且检出率较对照组明显增加。Cleicher 和 ElRoeiy 于 1988 年首次提出自身免疫性生殖失败综合征的概念，即为一组临床表现为不孕或流产或子宫内膜异位症，同时血清中存在一种或一种以上的自身抗体症候群，目前一致认为这类不孕、RSA、先兆子痫等患者的本质即是一种自身免疫病。现已明确自身免疫功能异常可导致严重的生殖功能紊乱。

最具典型意义的是关于 RSA 的免疫发病机制研究。已知与 RSA 有关的自身抗体多种，其中非器官特异性抗体如抗磷脂抗体（APA）最为关联、研究最多。当具有 APA 相关的血栓形成、血小板减少、RSA 等临床表现时，统称为 APS（抗磷脂综合征）。

APA 是一组针对各种带有负电荷的磷脂及其结合蛋白成分而产生的自身抗体，结合蛋白主要有 2 糖蛋白-I（2GP-I）、凝血酶原、蛋白 C、Annexin V（胎盘抗凝蛋白）以及血小板和内皮细胞抗原。现已证实 APA 导致流产的机制是使得血液呈高凝状态和血栓形成。血栓形成的机制主要通过下列途径：①干扰 β_2GP-I 的抗凝血活性；②作用于血管内皮上的磷脂成分，抑制血管内皮细胞释放花生四烯酸释放及前列腺素产生，同时损伤血管内皮，使前列环素 PGI_2/TXA_2 比例失衡，导致血管收缩；③作用于血小板的磷脂成分，诱导血小板聚集、黏附与活化；④影响胎盘抗凝蛋白在绒毛细胞的转运；⑤刺激滋养细胞合成血栓素，促进血栓形成；⑥导致纤溶系统受损、损害激活的蛋白 C 的活性、抑制磷脂酶 2 的活性、抑制血管内皮细胞表面硫酸乙酰肝素的抗凝作用。APA 除了影响患者的凝血功能外，还发现与其导致血栓形成无关的致病机制，主要有：①干扰细胞信息传导；②直接抑制细胞滋养细胞分化；③直接干扰受精卵的发育、着床和胚胎的生长。因此，APA 可与种植前胚胎直接作用，发生临床上难以确认的流产。这些非血栓因素与促血栓形成作用可合并发生，亦可单独作用。

目前 APA 与 RSA 的关系已得到肯定，持续高滴度的 APA 和 β_2GP-II 阳性将导致 RSA，临床上已将 APA 及 β_2CP-I 的检测阳性作为 APS 的诊断的必备条件之一，而采用免疫抑制和抗凝治疗效果满意。

（徐广立）

第四节　神经-内分泌-免疫相互影响

免疫学是当前最活跃、取得突破性成果最多、发展最快的学科之一。随着免疫学的迅速发展和认识水平的逐步提高,人们越来越清楚地注意到:不仅神经系统与内分泌系统相互作用,密不可分,免疫系统(包括多种细胞和分子)与神经、内分泌系统也是相互影响、相互融合,不能断然割裂开来的。人们较早地意识到,情绪低落等情况可导致人或动物的免疫功能处于低下状态的,提示神经系统对免疫系统具有影响作用。另外,在免疫学研究范畴内,很多细胞因子也具有激素的特征,例如效能高、作用迅速,可被及时降解和清除,等等。因此传统的激素理论、内分泌理论已经远远不能涵盖神经-内分泌-免疫的相互影响。这方面的知识正随着研究的日益深入而迅速增多。

一、女性生殖健康与神经免疫内分泌学

生命科学研究在广度和深度上飞速发展,导致传统的学科界限日趋模糊,并不断衍生和分化出新的学科。神经免疫内分泌学的形成和建立即是如此。这门学科横跨神经、免疫和内分泌三大传统意义上的系统,集中研究系统间的多重往返联系及其生理或病理意义,着重研究系统间的信息交流和影响因素。

从女性生殖健康的角度上看神经-内分泌-免疫相互的影响,主要应注意:在研究和从事相关研究和临床工作中,应该以整体的眼光看待神经-内分泌-免疫的相互作用和对女性生殖健康的影响。

人类有关神经系统和内分泌系统影响机体免疫功能的感性认识由来已久。古希腊医生 Galen 曾注意到忧郁的妇女比乐观的妇女更易罹患癌症。祖国医学对七情(喜、怒、忧、思、悲、恐、惊)与疾病的关系也早有直觉和经验性的描述,并上升到中医理论的高度,指导具体的临床预防和诊治活动。情绪因素至少可部分地影响机体的抗病能力,从而加速或减缓疾病的发生和发展。西方医学的许多早期观察均说明应激性刺激可导致疾病或促进发病。1919 年,Ishigami 的研究工作为以前的经验积累提供了直接的实验证据。他发现在慢性结核病患者,情感挫折可明显削弱机体对结核杆菌的吞噬能力,并提出情绪性应激可导致免疫抑制。此后,受巴甫洛夫学说的影响,Metalnikov 等于 1924 年证明,经典式条件反射可改变免疫反应,说明免疫系统也接受神经系统高级中枢的有力影响。这一事实得到反复证实,并已成为心理神经免疫学的重要研究领域。

1936 年,Selye 分析了各种伤害性刺激对机体的影响,发现缺氧、冷冻、感染、失血、中毒和情绪紧张等均可引起肾上腺皮质肥大,胸腺萎缩,外周血淋巴细胞减少等变化。他将这些征候称为"应激"。

根据第二次世界大战结束后的统计和研究,战争期间孕妇流产、早产等妊娠失败的发病率远远高于和平时期。研究结果表明,恐惧、担忧等情绪对神经系统产生不利影响,进而影响生殖内分泌系统和免疫系统,造成流产和早产率等病理情况的发生率显著增高。成功的妊娠需要母亲和胚胎或胎儿之间建立并维持适当的免疫平衡,即处于正常的母-胎免疫耐受状态。而恐惧、担忧等情绪长时间作用,会破坏这种免疫平衡状态,进而导致妊娠失败率增高。

在恐惧、担忧、焦虑、烦躁等情绪下,或饥饿、受伤等情况下,人或动物会处于应激状态。应激状态下,神经系统、内分泌系统和免疫系统的功能状态都可能发生变化。其中神经系统影响内分泌器官,分泌激素的种类和分泌量会发生改变,并可改变免疫系统的功能状态。近年研究在动物模型中发现,建立人为的、定量控制的应激刺激,达到一定强度和持续时间的应激刺激对雌性动物的生育力和妊娠结局会产生显著

影响,会导致流产率、早产率等妊娠失败的发生率显著增高。

各种生物活性物质对神经、免疫、内分泌三大系统的作用不是独立进行的,整体条件下基本是以较完整的环路为单位,构成复杂的网络。这些环路的作用方式是正反馈和负反馈,具有调节精确、放大效应、整合效应、自限性和级联反应等特点。

二、下丘脑-垂体前叶-肾上腺皮质与单核细胞-巨噬细胞环路

此环路的主要成分是 CRH-ACTH-糖皮质激素(GC)-白细胞介素-1(IL-1)。具体环节如下:

1.下丘脑的 CRH 促进垂体前叶释放 ACTH,后者刺激 GC 大量分泌,引起血中 GC 浓度升高。

2.ACTH 和 GC 可分别抑制单核-巨噬细胞的功能,减少 IL-1 的生成。

3.受刺激后活化的单核-巨噬细胞生成 IL-1 增加,而 IL-1 则作用于下丘脑促进 CRH 释放,进而作用于垂体前叶诱导 ACTH 的分泌。也有报道 IL-1 直接刺激肾上腺皮质分泌 GC。

4.ACTH 和 GC 限制 IL-1 的进一步生成,且 ACTH 前体 POMC 还可裂解释放 α-MSH,而 α-MSH 可在中枢水平对抗 IL-1 对 CRH 分泌的刺激效应。

三、下丘脑-垂体前叶-性腺轴与胸腺环路

这一环路的主要环节如下:

1.LHRH 刺激垂体前叶释放 LH/FSH,两者引起性腺分泌雌激素、孕激素。

2.这些类固醇激素对胸腺功能有较强的抑制效应,如使胸腺体积缩小、细胞数目减少、细胞免疫功能降低等。

3.胸腺素中,thymosin β_4 可在离体条件下刺激下丘脑释放 LHRH。

4.胸腺还可分泌一种蛋白成分,强有力地抑制性腺分泌性激素。

5.LHRH 也可由胸腺上皮细胞合成。

6.卵巢中有 thymosin 原的存在。在一定条件下,卵巢释放 thymosin,发挥反馈调节作用。此外,卵巢性激素水平的高低,对其他环节产生反馈调节作用。

此外,还有其他很多环路。

四、神经、免疫和内分泌相互影响研究进展

在胚胎发育的微环境中,各种激素和细胞因子发挥作用,并在一定程度上决定了妊娠成功与否。这些激素和细胞因子作为激活剂,激活特异性转录因子,并控制细胞的增殖、分化和凋亡。其中核因子 kappa B(NF-kappa B)就是一种这样的转录因子。它是控制细胞凋亡过程的关键分子之一。有证据表明,大多数对胚胎有害的应激因素,不论其自然属性如何,往往都首先导致细胞凋亡。而 NF-kappa B 则在调节胚胎对有害应激因素的抵抗力方面,发挥重要作用。

传统意义上,类固醇激素的产生和调节是多个器官参与的、下丘脑-垂体-性腺轴控制性激素,以及下丘脑-垂体-肾上腺调控糖皮质激素的过程。然而近年研究发现,在靶器官局部也可从血液中无活性的前体或其他原料合成类固醇激素。其中在脑内可合成神经类固醇激素,在免疫系统可合成免疫类固醇激素。此外,其他激素成分如 LH 和 GnRH 以及肾上腺皮质激素和 CRH 也可在靶器官局部合成。这说明神经类固

醇激素和免疫类固醇激素可能存在局部调节的机制。系统性和局部性类固醇激素的平衡取决于生命周期的不同阶段、种系适应性等因素。因此,内分泌系统中存在着向局部合成和调节类固醇激素的转换机制。某些局部组织和器官自发性合成和调节局部的类固醇激素水平,这种调节不依赖于下丘脑-垂体-性腺轴或下丘脑-垂体-肾上腺轴。

免疫系统在炎症反应或应激因素刺激下被激活后,所产生的一系列结果中,就包括对生殖功能的抑制。对免疫-神经内分泌关系的研究,一般都采用检测皮质类固醇激素或细菌内毒素刺激对 GnRH 和 LH 脉冲性释放的影响来进行的。在这些研究中,既发现有前列腺素参与的机制,也发现有非前列腺素依赖性机制在发挥作用。

注射内毒素建立免疫应激模型,这种刺激能改变外周血中 LH 浓度。这种改变是通过影响下丘脑 Gn-RH 的分泌,或者通过抑制垂体分泌 LH 而实现的。IL-1β 在免疫应激时对于抑制 GnRH 的分泌具有重要作用。这种细胞因子对 GnRH 的抑制可能是通过神经元上 IL-1 受体而实现的,也可能是通过前列腺素或一氧化氮等其他调节因素间接实现的。

总之,这些研究结果提示,神经-内分泌-免疫是相互作用的,并对女性生殖功能产生复杂而深远的影响。

(李林萍)

第三章　妇科常用诊断技术

一、下生殖道活组织检查

（一）外阴活组织检查

【适应证】

1.外阴部赘生物或久治不愈的溃疡需明确诊断者。

2.疑有恶性病变,需明确诊断。

3.外阴特异性感染,如结核、尖锐湿疣、阿米巴病等。

4.确定外阴色素减退疾病等其他疾病,如白色病变、色素痣、皮赘等。

【禁忌证】

1.外阴急性化脓性感染。

2.月经期。

3.疑恶性黑色素瘤,应在住院、充分准备手术的情况下,做比较广泛的完整病灶切除。按冰冻切片报告,决定手术范围。

【术后注意事项】

1.注意伤口卫生,以免感染。

2.必要时药物预防感染。

（二）宫颈活组织检查

【适应证】

1.阴道镜下宫颈活检。

2.宫颈炎症反复治疗无效者,宫颈溃疡或赘生物生长,需进一步明确诊断。

【禁忌证】

1.阴道急性炎症应治愈后再取活检。

2.急性附件炎或盆腔炎。

3.月经期或宫腔流血较多者,不宜做活检,以免与活检处出血相混淆,且月经来潮时创口不易愈合,有增加内膜在切口种植的机会。

【手术注意事项】

1.临床已明确为宫颈癌,只为明确病理类型或浸润程度时可做单点取材。为提高取材准确性,可在阴道镜检指引下行定位活检,或在宫颈阴道部涂以碘溶液,选择不着色区取材。

2.所取组织应包括宫颈上皮及间质,组织大小以 0.2～0.3cm 为宜。

3.活组织取下后以带线棉塞填塞、压迫,以防出血,嘱患者 24 小时后自行取出。如取出棉塞后出血较多,应立即来院急诊处理。

4.出血活跃时,可用止血剂或止血纱布放于宫颈出血处再用棉塞压迫或电凝止血。

二、诊断性刮宫

诊断性刮宫简称诊刮,是刮取子宫内膜和内膜病灶行活组织检查,做出病理学诊断。怀疑有宫颈癌或子宫内膜癌时,需同时对宫颈管黏膜及子宫内膜分别进行刮取,简称分段诊刮。

【适应证】

1.用于原因不明的子宫异常出血或阴道排液,需证实或排除子宫内膜癌、宫颈管癌等恶性病变。

2.对于不全流产或功能失调性子宫出血长期多量出血时,彻底刮宫既有助于诊断,又有迅即止血的效果。

3.不孕症行诊断性刮宫有助于了解有无排卵,在月经周期后半期确切了解子宫内膜改变。

4.闭经,如疑有子宫内膜结核、卵巢功能失调、宫腔粘连。

5.异位妊娠的辅助诊断。

【禁忌证】

滴虫、假丝酵母菌感染或细菌感染所致急性阴道炎、急性宫颈炎,急性或亚急性盆腔炎性疾病,应先予抗感染治疗,待感染控制后再做诊刮。

【手术注意事项】

1.正确掌握刮宫的时间,不孕症或功能失调性子宫出血的患者,了解排卵情况时,应选在月经前1～2天或月经来潮24小时内刮宫,以判断有无排卵,异常子宫出血不限定时间;疑有黄体功能异常者,应在月经第5日;子宫内膜结核应于月经前1周或来潮前12小时刮宫。

2.一般不需麻醉,如精神紧张或未婚者可酌情予以镇痛剂或静脉麻醉。

3.放置子宫探针,刮匙做宫腔搔刮时,应注意子宫位置,操作应轻柔,以防损伤,引起子宫穿孔。哺乳期、绝经后及子宫患有恶性肿瘤者均应查清子宫位置并仔细操作,以防子宫穿孔。

4.为区分子宫内膜癌及宫颈管癌,应做分段诊刮。先不探查宫腔深度,以免将宫颈管组织带入宫腔混淆诊断。用小刮匙占宫颈内口至外口顺序刮宫颈管一周,将所取组织置纱布上,再探宫腔,明确子宫位置大小,然后刮匙进入宫腔刮取子宫内膜,送病理检查。若刮出物肉眼观察高度怀疑为癌组织时,不应继续刮宫,以防出血及癌扩散。若肉眼观察未见明显癌组织时,应全面刮宫,以防漏诊。

5.疑子宫内膜结核者,刮宫时要特别注意刮子宫两角部,因该部位阳性率较高。

6.刮宫止血时,应刮净内膜,以起到止血效果。

【术后注意事项】

1.长期有阴道流血者宫腔内常有感染,刮宫能促使感染扩散,术前、术后应酌情给予抗生素。

2.刮宫患者术后2周内禁性生活及盆浴,以防感染。

三、输卵管通液术

输卵管通液术是检查输卵管是否通畅的一种方法,并具有一定的治疗功效。通过导管向宫腔内注入液体,根据注液阻力大小、注入液体量、有无回流和患者感觉等判断输卵管是否通畅。可在腹腔镜直视下进行输卵管通液检查、宫腔镜下进行经输卵管口插管通液检查和腹腔镜联合检查等方法。

【适应证】

1.不孕症,男方精液正常,疑有输卵管阻塞者。

2.检验和评价输卵管绝育术、输卵管再通术或输卵管成形术的效果。

3.对输卵管黏膜轻度粘连有疏通作用。

【禁忌证】

1.内外生殖器急性炎症或慢性炎症急性、亚急性发作;体温高于 37.5℃者。

2.月经期或有不规则阴道流血者。

3.3 日内有性生活者。

4.严重的全身性疾病,如心、肺功能异常等,不能耐受手术者。

【手术注意事项】

1.月经干净 3～7 日,术前 3 日禁性生活,术前皮下注射阿托品 0.5mg。

2.在行输卵管通液术前应先做妇科检查,并取白带查滴虫、真菌及清洁度。

3.输卵管通畅顺利推注无阻力,压力维持在 60～80mmHg 以下,或开始稍有阻力,随后阻力消失,无液体回流,患者也无不适感,提示输卵管通畅;输卵管阻塞勉强注入液体即感有阻力,压力表见压力持续上升而不见下降,患者感下腹胀痛,停止推注后液体又回流至注射器内,表明输卵管不通;如液体注入而阻力较大,或有少量会反流入注射器,提示输卵管可能通而不畅。

【术后注意事项】

1.酌情给予抗生素预防感染。

2.术后 2 周禁盆浴及性生活。

3.通液术后,如有剧烈下腹痛,可能输卵管积液破裂,应严密观察。如疑有内出血,可做 B 超检查或做后穹隆或下腹穿刺,以明确诊断,并积极处理。

四、子宫输卵管碘油造影

通过导管将碘制剂由宫颈管注入到宫腔,再由宫腔注入到输卵管,在 X 线透视下了解子宫腔和输卵管的通畅情况。造影时间以月经干净 3～7 日为宜,术前 3 日禁性生活,进行造影。共摄片 2 次,在造影剂显示子宫和输卵管情况后摄片,次日再摄片观察输卵管的通畅程度和盆腔造影剂的分布情况。

【适应证】

1.原发或继发不孕要求检查输卵管是否通畅者。

2.曾行输卵管通液术,结果通畅,但半年以上仍未妊娠者;曾行输卵管通液术,结果不通或通而不畅者。

3.怀疑生殖道畸形或结核者。

【禁忌证】

1.下生殖道炎症,急性宫颈炎、阴道炎等患者。

2.急性或亚急性附件炎或盆腔炎患者。

3.全身情况不良或体温在 37.5℃以上者。

4.妊娠期、月经期或子宫出血者。

5.产后、流产、刮宫术后 6 周内患者。

6.碘过敏者。

【注意事项】

1.月经干净 3～7 日,术前 3 日禁性生活,术前皮下注射阿托品 0.5mg。

2.使用金属导管时需注意插入方向,避免暴力以免造成创伤。

3.注碘化油时用力不可过大,推注不可过快,防止损伤输卵管,透视下发现造影剂流入静脉或淋巴管应立即停止操作,取右侧卧位或坐位,以免造影剂进入左心。

4.造影后 2 周禁盆浴及性生活,可酌情给予抗生素预防感染。

五、盆腔平片检查

盆腔平片检查是常用的妇科疾病的诊断方法,目的在于了解盆腔内有无骨化或钙化的情况,有无肠梗阻、子宫穿孔,输卵管通气试验后检查膈下有无游离气体等。

【适应证】

1.可疑内生殖器结核患者,观察有无钙化点和斑点状结核阴影。

2.疑卵巢畸胎瘤患者,观察骨骼、牙齿影像或见局限性透亮影。

3.疑肠梗阻患者,观察液平面与充气扩张的肠曲。

4.输卵管通气术后不能明确其是否通畅者,观察膈下有无游离气体。

5.疑有子宫穿孔者,观察有无游离气体。

【禁忌证】

1.患者全身不适于搬动者。

2.妊娠需持续者。

【注意事项】

嘱患者在摄片前排空肠道,以免粪便干扰影像诊断。

六、盆腔 CT、MRI 检查

【适应证】

1.子宫肿瘤包括宫颈癌、子宫内膜癌、子宫肌瘤的诊断。宫颈癌和子宫内膜癌的浸润深度及范围的判定,协助分期。

2.协助观察病变大小,对放疗、化疗、抗生素等疗效反应,放疗后的纤维增生与复发肿块鉴别。

3.发现隐匿性病变,如肿瘤转移灶、盆腔、腹膜后及腹、主动脉旁肿大的淋巴结等。

4.对临床已知的肿块性质(如囊性、实质性、脂肪性、血性、脓肿)等进行鉴别,如卵巢囊肿、肿瘤及转移瘤,附件积液,血肿和脓肿。

5.对内分泌异常进行诊断,如垂体瘤。

6.CT 检查还可用于骨盆测量;当子宫内避孕装置移位时,确定节育环位置;病变定位,指引针刺活检或进行适型放射治疗。

7.MRI 检查还可用于子痫、先兆子痫与胎儿畸形,但应慎重。

【禁忌证】

1.CT 检查中放射线可能对胎儿有影响。

2.MRI 检查中射频磁场使局部升温,可能对胎儿有影响。

3.妊娠期尤其妊娠早期勿行 MRI/CT 检查。

4.全身情况不适宜搬动者勿行 MRI/CT 检查。

【注意事项】

1.检查前备以往的 X 线、CT 片、B 超等检查结果,以及病情摘要,备参考。

2.认真填写申请单的每一项,尤其是临床症状、体征、检查部位。

3.有药物过敏史,患糖尿病、心肝肾功能不全者,有可能发生过敏性休克、造影剂外渗或其他意外,故检查前须办理"同意用药"等签字手续,请患者及家属配合。

4.危重者及躁动者应先做必要的临床处理。

5.腹部 CT 检查前 1 周不做胃肠道造影,不吃含金属的药物;MRI 具有强磁场,如装有心脏起搏器,或体内有金属或磁性植物入(如避孕环),或早期妊娠的患者不能进行检查,以免发生意外;患者勿穿戴有金属的内衣,检查头、颈部的患者请在检查前日洗发,勿搽头油;检查前需更换衣服,除去项链、手表、义齿、义眼、带金属的皮带等。

6.分析 CT 图像时除部位外还要注意密度。

七、盆腔静脉造影

盆腔静脉造影是将造影剂注入盆腔静脉后再做 X 线摄片检查。常用的造影剂为 30% 醋碘苯酸钠。造影途径有:经髂总静脉插管,或穿刺子宫颈肌层、子宫底肌层多种方法。在正常状态下盆腔造影均可显影。

【适应证】

检查盆腔静脉曲张和淤血的重要方法。

【禁忌证】

1.有心、肝、肾功能不全,慢性消耗性疾病,盆腔炎症急性发作者。

2.有血栓性静脉炎或静脉曲张者。

3.碘油过敏者。

【注意事项】

1.造影术在月经净后 3~7 日进行。

2.造影前肥皂水灌肠,排空膀胱。

3.术后患者卧床休息半小时。

4.酌情给予抗生素。

5.注意排除妊娠状态。

八、盆腔动脉造影

盆腔动脉造影是将血管造影剂注入动脉后再做 X 线摄片检查。常用的造影剂为 76% 的泛影葡胺,穿刺点为右侧股动脉。

【适应证】

1.用于明确侵蚀性葡萄胎及绒毛膜癌的病灶。

2.对于子宫肿瘤与附件肿块的鉴别诊断也有一定价值。

【禁忌证】

1.凡有心、肝、肾功能不全慢性消耗性疾病,盆腔炎性疾病发作者。

2.有凝血功能障碍者。

3.对碘油过敏者。

【注意事项】

1.造影前灌肠,排空膀胱。

2.术后压迫穿刺点 30 分钟,以防出血。

3.造影后绝对卧床休息 2～3 日。

4.术后偶发淤斑、出血及局部肿块者,可在局部压迫止血,热敷,应用超短波、远红外照射以利血肿吸收。

5.酌情给予抗生素。

6.注意排除妊娠状态。

九、盆腔淋巴造影

盆腔淋巴造影术是将造影剂注入盆腔淋巴管,再做 X 线摄片,观察盆腔淋巴结及淋巴管的一种方法。常用的造影剂为油剂碘苯酯。将其注入足背淋巴管以及腹股沟、髂内外、闭孔、腹主动脉旁等区域淋巴结,以判断肿瘤浸润淋巴系统的情况。

【适应证】

1.协助诊断妇科恶性肿瘤转移至淋巴结的程度及范围,以便制定治疗方案。

2.于淋巴管内注射化疗药物,可以减少全身化疗反应,提高淋巴结转移的肿瘤患者的化疗效果。

3.宫颈癌手术放疗后,疑有宫旁复发而难以与放疗后纤维化及炎性肿块区别时,可用此法区别。

【禁忌证】

1.凡有心、肝、肾功能不全,慢性消耗性疾病,盆腔炎性疾病发作,盆腔淋巴结炎,下肢淋巴管炎者。

2.对碘油过敏者。

【注意事项】

1.由于淋巴管极细,管壁薄,耐压低,而且在循环通路上还要流经许多淋巴结,故流速极慢,必须控制造影剂的注射速度,以防淋巴管破损。

2.造影剂注入 2ml 后立即做下腹 X 线摄片,肯定造影剂注入淋巴管再继续注射,以防造影剂注入血管。

3.术后酌情给予抗生素预防感染。

4.注意排除妊娠状态。

十、妇科超声检查

利用超声诊断疾病,B 型显像法和多普勒法最常用。前者经腹探测盆腔视野广,声像清晰,经阴道(直肠)超声适于腹壁肥厚、盆腔粘连和检测卵泡。多普勒法多用于探测血流动力学的变化。

【适应证】

1.了解子宫的大小,子宫内膜的周期性变化。

2.子宫占位性病变(子宫肌瘤、子宫腺肌瘤、子宫内膜增生、子宫内膜息肉及子宫内膜癌、子宫体恶性肿瘤)情况和子宫畸形。

3.盆腔肿块卵巢肿瘤、多囊卵巢、子宫内膜囊肿、附件炎性肿块、中肾管囊肿或腹膜后肿块等,且可了解其性质为囊性、实性、混合性或多房性。

4.妊娠及其并发症情况早、中、晚期妊娠,流产,胚胎发育停滞,宫外孕,葡萄胎等。

5.子宫内膜异位症。

6.监测卵泡发育。

7.检查金属节育器的位置。

【禁忌证】

无性生活者禁止做阴道探测,可经腹部或直肠探测。

【检查前后的注意事项】

1.经腹部探测需要保持膀胱充盈。

2.检查后及时排空膀胱。

(王海燕)

第四章　妇科常见手术

一、输卵管切除术

【适应证】

1.经保守治疗无效的输卵管积水、积脓者。

2.输卵管妊娠,不适宜保留输卵管者。

3.输卵管肿瘤患者。

【禁忌证】

1.一般情况差,不能耐受手术者。

2.合并严重内、外科疾病不宜手术者。

3.盆腔急性炎症期为相对禁忌,应行药物等治疗控制炎症使之局限。

【注意事项】

围手术期酌情应用抗生素预防感染。

二、卵巢肿物切除术

【适应证】

1.卵巢赘生性良性肿瘤,如卵巢成熟型畸胎瘤、卵巢浆液性或黏液性囊腺瘤等。

2.卵巢非赘生性囊肿,如滤泡囊肿、黄体囊肿,出血性囊肿如卵巢子宫内膜异位囊肿等。

【禁忌证】

1.患者一般情况差,或合并严重内、外科疾病不能耐受手术者。

2.卵巢肿物巨大无正常卵巢组织存在者,剔除肿瘤困难,不适于此术式。

3.卵巢肿物合并感染,剔除时界限不清,剥离困难,不适于此术式。

4.卵巢黏液性或浆液性囊腺瘤有乳头形成,有潜在恶性倾向者。

5.肿瘤生长速度快,不能排除恶性肿瘤者。

【注意事项】

1.巨大卵巢囊肿自切口挽出时必须缓慢,以防腹压骤减出现血流动力学的急剧变化。

2.若囊肿剥除过程中破裂,应完整剥除囊壁,并用生理盐水充分冲洗盆腔。

3.剔除的卵巢肿物需剖视,必要时送冰冻切片检查,以排除恶性肿瘤。

4.若卵巢肿物与周围组织粘连,则应先分离粘连,恢复正常解剖关系后再剔除肿物,以免误伤其他脏器。

5.缝合创面应注意技巧,尽可能使创面呈光滑面,以减少术后粘连发生。

6.围手术期酌情应用抗生素预防感染。

三、卵巢楔形切除术

【适应证】

1.多囊卵巢综合征所致不孕、月经不调、多毛、肥胖等经保守治疗或卵巢打孔治疗无效者。

2.较小的卵巢肿瘤或怀疑卵巢病变需做病理检查者。

3.在一些恶性卵巢肿瘤患者,拟保留对侧卵巢时可行卵巢楔形切除术活检。

【禁忌证】

一般情况差,合并严重内、外科疾病,不能耐受手术者。

【注意事项】

1.卵巢切口应注意避开卵巢门及骨盆漏斗韧带。

2.术中注意保护卵巢,避免不必要的摩擦和损伤;缝合卵巢创面时应注意技巧,使创面形成光滑面,减少术后粘连形成。

3.围手术期酌情应用抗生素预防感染。

四、输卵管、卵巢切除术

【适应证】

1.卵巢良性肿瘤。

2.输卵管、卵巢恶性肿瘤,无须保留生育功能者。

3.输卵管、卵巢炎性肿块,输卵管和卵巢脓肿需手术治疗者。

4.输卵管、卵巢子宫内膜异位症需手术治疗者。

5.乳腺癌患者需去势治疗者。

【禁忌证】

一般情况差,合并严重内、外科疾病,不能耐受手术者。

【注意事项】

1.若炎性肿块或因子宫内膜异位症致骨盆漏斗韧带缩短,手术时应注意避免损伤输尿管。

2.围手术期酌情应用抗生素预防感染。

五、经腹次全子宫切除术

经腹次全子宫切除术是指切开腹壁进入盆腔,将子宫体切除,保留子宫颈的手术。

【适应证】

子宫或附件的良性病变。需切除子宫或严重盆腔粘连,但患者要求保留子宫颈者。

【禁忌证】

1.子宫或附件的良性病变,需切除全子宫时,患者要求切除宫颈,或宫颈有明显病变无法保留子宫颈者。

2.子宫颈有恶性病变,不能保留子宫颈者。

3.全身情况差,不能耐受手术者。

4.合并严重内、外科疾病不宜手术者。

【注意事项】

1.应于圆韧带内 1/3 处钳夹、切断、缝扎。

2.若保留附件者,应在子宫角部钳夹输卵管峡部及卵巢固有韧带。

3.若需切除附件,应钳夹该侧骨盆漏斗韧带。

4.膀胱需推离宫颈附着面。

5.应在宫颈内口处钳夹子宫动、静脉。

6.注意输尿管走行,以防损伤。

7.切断宫颈时,切面稍向宫颈内倾斜,使剩下的宫颈呈锥形,以利缝合。

8.宫颈残端断面妥善缝合,防止出血。

9.术后保持外阴清洁。

10.术前半小时及术后应用抗生素预防感染。

11.术后宜早期起床活动。

12.术后禁止性生活 1 个月。

六、筋膜内子宫切除术

【适应证】

1.子宫良性病变,需切除子宫者。

2.盆腔粘连严重,切除宫颈有困难者。

【禁忌证】

1.子宫恶性病变者。

2.宫颈恶性病变者。

3.附件恶性病变需做全子宫切除者。

【注意事项】

1.处理子宫动脉后,稍向下推膀胱和直肠。

2.沿宫颈内口水平,切开宫颈筋膜,深约 3～4mm。

3.筋膜内切除宫颈时,注意保持宫颈平行方向,避免切除圆锥形。

4.宫颈筋膜"8"字缝合,不留无效腔,避免术后出血。

七、经腹全子宫切除术

经腹全子宫切除术是指切开腹腔,进入盆腔,将子宫全部切除的手术。

【适应证】

1.子宫良性病变不能保留子宫者。

2.宫颈病变需切除全子宫者。

3.子宫内膜病变需切除子宫者。

【禁忌证】

1.全身情况差,不能耐受手术者。

2.合并严重内、外科疾病不宜手术者。

【注意事项】

1.切除宫颈前的注意事项同"次全子宫切除术"。

2.膀胱需下推至宫颈外口水平下约1cm。

3.钳夹主韧带、骨盆漏斗韧带时,要注意输尿管走行,以免损伤。

4.宫骶韧带可单独切断缝扎,或与主韧带一并切断缝扎。

5.切断阴道壁前,应用纱布围绕,防止切开阴道壁后分泌物溢入盆腔。

6.缝合阴道顶时为避免子宫血管的下行支出血,缝合阴道两侧角时,宜在阴道壁侧方打结。

7.阴道侧角应与主韧带残端缝合,以消灭无效腔,妥善止血。

8.术后保留导尿管24小时。

9.术后保持外阴清洁。

10.术前半小时及术后抗生素预防感染。

11.术后早期起床活动。

12.术后禁性生活6～8周。

八、经阴道全子宫切除术

【适应证】

有子宫切除指征,而无经阴道手术禁忌证者。

【禁忌证】

1.盆腔有粘连,从阴道切除全子宫有困难者。

2.子宫脱垂合并宫颈溃疡,感染明显者,应先治疗,待宫颈溃疡及炎症好转或愈合后才能手术。

3.全身情况差,不能耐受手术者。

4.合并严重内、外科疾病不宜手术者。

5.阴道明显畸形、狭窄。

【注意事项】

1.手术的关键是在于找到正确层次推开膀胱及直肠,找到膀胱腹膜反折及子宫直肠腹膜反折,将其分别剪开即进入盆腔。在分离膀胱及直肠时,要小心以免造成损伤。

2.如保留附件者,全子宫切除后,必须探查双侧附件是否正常,有无肿瘤等,以便及早发现必须切除的附件病变。

3.子宫脱垂者注意不要损伤输尿管。

4.术后保持外阴清洁,预防感染。

5.术后给予抗生素预防感染。

6.术后留置导尿管24小时。

九、子宫颈癌及子宫内膜癌手术

以往对于子宫颈癌手术,国内常用"筋膜外子宫切除术"、"次广泛子宫切除术"和"广泛子宫切除术"的概念,这种术式手术范围不太明确,建议采用国际上比较通用的 Piver Rutledge 子宫切除术 5 型分类法。为了便于国内临床医师使用,在此将 Piver Rutledge 分类并与国内有关惯用手术名称相对应。

Piver Rutledge 子宫切除术式分类:①Ⅰ型筋膜外子宫切除术;②Ⅱ型改良根治性子宫切除术;③Ⅲ型根治性子宫切除术;④Ⅳ型扩大根治性子宫切除术;⑤Ⅴ型部分廓清术。

无论是哪一类型的子宫切除术,手术切除范围的基本要求是切除标本的正常组织边缘距离肿瘤病灶最少达 1cm 以上。

(一)Ⅰ型——筋膜外子宫切除术

Ⅰ型——筋膜外子宫切除术,即紧靠宫旁切断主韧带和宫骶韧带,紧靠宫颈切开阴道穹隆部。Ⅰ型子宫切除术可经腹、经阴道或经腹腔镜切除子宫。目前在我国临床也称为扩大全子宫切除术,多强调对于早期子宫颈癌或子宫内膜癌,应切除宫旁及宫颈旁少量组织(1cm),切除子宫时要用直角钳紧靠宫颈夹闭其下方阴道切开,即将阴道穹隆黏膜切除。

【适应证】

1.宫颈上皮内瘤变Ⅲ级者。

2.宫颈癌ⅠA1 期者。

3.子宫内膜癌ⅠA 期、分化良好者。

【禁忌证】

1.宫颈癌ⅠA2 期及其以上期别者。

2.子宫内膜癌ⅠB 期及其以上期别者。

3.一般情况较差不能耐受手术者。

4.合并严重内、外科疾病不宜手术者。

【注意事项】

1.进行扩大全子宫切除术,要注意输尿管的走行,如果输尿管远离子宫颈旁组织超过 2cm 以上,切除宫颈旁组织时,不一定需要游离输尿管;若输尿管紧靠子宫颈旁组织,如切除宫旁组织 1.5cm 时,必须游离一小段(2~3cm 长)输尿管,然后推开输尿管,钳夹宫旁组织,否则会损伤输尿管。

2.其余注意事项同"经腹全子宫切除术"及"子宫次广泛切除术"。

3.术后保留导尿管 72 小时。

4.术后予抗生素预防感染。

5.术后早期起床活动。

6.术后禁性生活 2~3 个月。

(二)Ⅱ型——改良根治性子宫切除术

Ⅱ型子宫切除术,即改良根治性子宫切除术,其手术范围相当于目前临床称"次广泛子宫切除术"。较Ⅰ型子宫切除术切除更多的宫旁组织,保留远端输尿管及膀胱的血供。输尿管从输尿管隧道分离,保留完整的膀胱子宫韧带,切除 1/2 宫骶韧带及主韧带,即切除子宫包括宫骶韧带和主韧带 2cm,阴道壁 2cm,一般同时切除盆腔淋巴结。

【适应证】

1.子宫颈癌ⅠA期患者。

2.子宫内膜癌Ⅰ期患者。

【禁忌证】

1.子宫颈癌ⅠA期以上者。

2.全身情况差不能耐受手术者。

3.合并严重内、外科疾病不适于手术者。

【注意事项】

1.绝经前患者,子宫颈癌ⅠA期卵巢正常者宜于保留。子宫内膜癌患者,一般多需同时切除双附件。

2.术中分离膀胱、阴道、直肠,应小心认清解剖,以免损伤尿道或直肠。

3.游离子宫动、静脉及骶主韧带时,应认清输尿管的走行,注意不要损伤输尿管。

4.手术结束,根据情况适当留置导尿管。

5.手术后根据具体情况给予抗生素预防感染。

（三）Ⅲ型——根治性子宫切除术

Ⅲ型,即根治性子宫切除术(即 Meigs 手术)。目前我国临床也称广泛子宫切除术。切除广泛的阴道旁、宫旁组织及盆腔淋巴结,子宫动脉在髂内动脉处结扎,输尿管完全从输尿管隧道游离,膀胱子宫韧带完全切除,保留远端输尿管与膀胱上动脉之间小部分侧部组织,以减少输尿管阴道瘘的发生。宫骶韧带在靠近骶骨处切除,主韧带在靠近骨盆侧壁处切除,切除阴道上 1/3,切除盆腔淋巴结。

我国称广泛子宫切除术,Ⅲ型和Ⅳ行混为一类。在是切除子宫及子宫骶韧带和主韧带至少 3cm 以上,切除阴道壁至少 3cm 以上。

【适应证】

1.子宫颈癌ⅠB期及ⅡA期患者。

2.子宫内膜癌Ⅱ期患者。

【禁忌证】

1.全身情况差,不能耐受手术者。

2.合并严重内、外科疾病不宜手术者。

【注意事项】

1.年轻未绝经的子宫颈癌患者,卵巢正常者应予保留,可行卵巢盆腔外悬吊或移植。

2.应在输尿管外侧游离子宫动、静脉,钳夹、切断、双重结扎。

3.游离输尿管时应尽量保留输尿管营养血管。

4.分离骶韧带和主韧带时,不需过深,应尽量保留支配膀胱的感觉神经。

5.游离主韧带时注意勿损伤静脉丛,并需妥善止血。

6.髂内动脉结扎术可明显减少游离输尿管及分离主韧带时的出血。

7.术后应用抗生素预防感染。

8.术后留置尿管,留置时间根据具体情况决定。如排尿困难或者残余尿量超过 100ml,应继续留置导尿管。

（四）Ⅳ型——扩大根治性子宫切除术

Ⅳ型:即扩大根治性子宫切除术,切除更广泛的阴道旁组织和宫旁组织的切除,必要时切除髂内动脉和输尿管壁上的所有组织,与Ⅲ型广泛子宫切除术的区别在于:输尿管从膀胱子宫韧带完全游离、切除膀胱上动脉周围的组织、切除 3/4 的阴道。适用于放疗后中央型复发的病例。

【适应证】

同"Ⅲ型——根治性子宫切除术"。

【禁忌证】

同"Ⅲ型——根治性子宫切除术"。

【注意事项】

同"Ⅲ——型根治性子宫切除术"。

（五）Ⅴ型——部分廓清术

Ⅴ型：部分盆腔脏器去除术，又称部分廓清术或盆腔廓清术。包括全盆、前盆和后盆清除术。前盆清除术包括切除子宫、宫颈、阴道、膀胱和尿道。后盆清除术包括切除子宫、宫颈、阴道、直肠。全盆清除术包括切除子宫、宫颈、阴道、尿道、直肠、膀胱。有些病例还需切除远端输尿管并进行输尿管改道和结肠造瘘等。Ⅴ型手术适用于中央型复发或肿瘤包绕输尿管远端或合并膀胱阴道瘘或直肠阴道瘘病例，现在一般以放疗来代替。尽管只有少数患者可能接受这种手术，但是却给那些已经完全面临死亡的患者提供了一个 5 年生存率约 30%～60% 的治愈、生存的机会和希望。

【适应证】

主要对晚期妇科恶性肿瘤或复发妇科恶性肿瘤患者进行的除脏术。一般在只有具备妇科恶性肿瘤手术条件的医院，并由专门的妇科肿瘤医师才可以完成。

（六）宫颈广泛切除术

随着子宫颈癌发病的年轻化趋势，对年轻的早期宫颈癌患者可行保留生育功能的宫颈广泛切除术（RT）。

【适应证】

1.年龄＜40 岁，有强烈生育要求。

2.无临床器质性不孕的证据。

3.病理类型为鳞状细胞癌，腺癌慎重考虑，神经内分泌小细胞癌应除外。

4.肿瘤临床分期为 FIGO ⅠA2 期、ⅠB1 期、ⅡA1 期无血管淋巴间隙浸润（LVSI），且病灶直径≤2cm。

5.病理为中、高分化。

6.宫颈管无浸润。

7.无淋巴结转移和远处转移的证据。

【禁忌证】

1.肿瘤临床分期为 FIGO ⅠB2 期、ⅡA2 期及以上。

2.病理类型为低分化癌或神经内分泌小细胞癌。

3.宫颈管有浸润。

4.有淋巴结转移和远处转移的证据。

5.文献报道，当肿瘤直径＞2cm 时，复发的风险显著增高，复发率达 20%，因此对于病灶＞2cm 患者不适宜选择该手术。

6.文献报道，有 LVSI 患者复发率亦显著增高，故 LVSI 阳性患者不适宜选择此手术。

【注意事项】

1.手术前应对患者生育意愿及生育能力进行评估。

2.取得患者知情同意。

3.手术前应由两名及以上有经验的肿瘤医师进行三合诊检查,确定有无宫旁浸润,了解患者阴道条件及宫颈管长度,并明确临床分期。

4.手术前取得病理学诊断,并核实肿瘤浸润的深度、宽度、肿瘤细胞类型,分化程度,是否有 LVSI。

5.进行 MRI 或 CT 等影像学评估,了解肿瘤体积及间质浸润,有无宫旁浸润,有无淋巴结转移。

6.手术先行腹腔镜下(或经腹)盆腔淋巴结切除术,冰冻病理确定有无淋巴结累及,如证实有淋巴结转移,则改行广泛子宫切除术。

7.如无淋巴结转移,手术可采用经阴道的宫颈广泛切除术(RVT)或经腹的宫颈广泛切除术(ART),切除范围应包括:①切除阴道壁、阴道旁组织及骶主韧带各 2cm;②结扎切断子宫动脉的宫颈分支及阴道分支;③在子宫颈峡部 0.5～1cm 以下切除全部宫颈;④缝合子宫峡部与阴道。

8.手术中可对标本送快速冰冻切片,确认切除边缘无癌组织浸润。

9.术后定期随访,包括细胞学检查、HPV 检测,彩色多普勒阴道超声检查,影像学(CT、MRI)检查。

10.在手术完全恢复后,尽早指导妊娠。

十、卵巢癌肿瘤细胞减灭术

卵巢癌肿瘤细胞减灭术是指对卵巢癌已有转移者,应尽量切除原发病灶及转移灶,使肿瘤残余直径在 1cm 以下,必要时还需切除部分肠管、膀胱、输尿管、胆囊或脾脏等。

【适应证】

1.卵巢癌Ⅱ期及其以上,能耐受手术者。

2.原发性输卵管癌已有转移,能耐受手术者。

【禁忌证】

1.晚期卵巢癌,全身情况极度虚弱,不能耐受手术者。

2.晚期卵巢癌或输卵管癌合并严重内、外科疾病不宜手术者。

【注意事项】

1.如病灶波及膀胱腹膜,可将其从膀胱顶部剥下清除。

2.如病灶波及直肠前壁,可将其从直肠壁上分离,将子宫连同后陷凹盆腔腹膜做整块切除。

3.如肠管局部转移或肠道将近梗阻者可考虑切除部分肠管段,并行肠管端-端吻合术。如肠管浆膜上有广泛转移癌灶,一般不考虑肠管切除,能剥离的小癌灶剥离。

4.如病灶已浸膀胱壁或输尿管,估计切除部分脏器能达到切除肿瘤的目的,应考虑行部分膀胱或输尿管切除术,然后行修复或移植术。

5.如病灶转移至结肠,拟行部分肠管切除,首先应估计手术后保留的直肠长度必须至少 7cm,尽可能行结肠-直肠端-端吻合术,保留肛门;若保留的直肠长度少于 6cm,应行结肠造瘘术。

6.肝、脾横膈表面的小结节,可使用电手术器械烧灼,实现减瘤目的,而无须彻底切除。

7.脾实质转移可行脾切除术。

8.大网膜是最常见的转移部位,即使肉眼未见明显转移结节也应切除。若病灶涉及胃大弯下的网膜则需从胃大弯下缘起全部切除,若仅涉及横结肠下的网膜则可从横结肠下缘起切除网膜。

9.必须同时行盆腔淋巴结及腹主动脉旁淋巴结切除术。

10.手术结束可经阴道或腹壁放置引流管,便于术后引流。

十一、盆腔淋巴结及腹主动脉旁淋巴结切除术

盆腔淋巴结及腹主动脉旁淋巴结切除术是指对妇科恶性肿瘤患者行分期手术时,要切除盆腔淋巴结和(或)腹主动脉旁淋巴结。盆腔淋巴结切除术的范围应包括髂总、髂内、髂外、腹股沟深、闭孔窝淋巴结等,腹主动脉旁淋巴结切除应包括腹主动脉旁淋巴结和下腔静脉表面淋巴结。手术可经腹膜内或腹膜外进行,可开腹或腹腔镜下实施。

【适应证】

1.子宫颈ⅠB期者(如无复发转移高危因素者可不必行腹主动脉旁淋巴结切除术)。

2.子宫内膜癌Ⅰ期伴有复发高危因素者。

3.子宫内膜癌Ⅱ期及其以上者。

4.子宫肉瘤患者。

5.卵巢癌患者。

【禁忌证】

1.肿瘤期别较晚,不能行分期手术者。

2.合并严重内、外科疾病不能耐受手术者。

3.盆腔和或腹主动脉旁淋巴结形成块状,手术切除困难者。

【注意事项】

1.术后给予抗生素预防感染。

2.手术结束时,放置引流管进行引流,引流管引流量明显减少后可拔除。

(李林萍)

第五章　产科特殊检查

一、羊膜腔穿刺

【适应证】

1.产前诊断　有医学指征的孕 16～22 周胎儿的产前诊断,用羊水经细胞培养后,做染色体核型分析,用于诊断染色体疾病,也可进行 DNA 突变分析以诊断单基因遗传性疾病或行生化测定遗传性代谢病,指征如下:

(1)孕妇预产年龄大于或等于 35 岁。

(2)曾分娩过染色体异常的婴儿,如先天愚型。

(3)夫妇一方有染色体结构异常者。

(4)孕妇有曾生育过单基因病患儿或遗传性代谢病患儿史。

(5)母血清生化筛查高风险。

(6)超声检查发现胎儿异常。

2.判断胎儿预后　母儿血型不合,判断胎儿预后。

3.了解胎儿成熟度　对高危妊娠孕妇,因病情发展而需提前终止妊娠者,了解胎儿成熟度,结合胎盘功能测定,决定引产时间。

4.羊膜腔注药

(1)死胎引产。

(2)有终止妊娠指征的中期引产。

(3)胎儿尚未成熟而必须在短期内终止妊娠者,可经羊膜腔内注射肾上腺皮质激素,促胎肺成熟。

(4)因母儿血型不合而需作胎儿输血者。

(5)为排除胎儿体表畸形或消化道畸形等,羊膜腔内注入造影剂可显示胎儿体表形态,并当胎儿吞入造影剂后可显示胃肠道有否畸形。

5.治疗羊水过多、过少　羊水过多胎儿无明显畸形时,做羊膜腔穿刺放出适量羊水;羊水过少则向羊膜腔中注入生理盐水,以延长妊娠期限,提高胎儿存活率。

【注意事项】

1.手术需在手术室进行,要注意严格消毒,谨防感染。

2.穿刺前必须排空膀胱以防损伤,如有腹部手术史高度疑有肠粘连者,最好在超声引导下操作。

3.有条件应尽量在 B 型超声显像下进行手术,先 B 超测定胎盘位置,然后避开胎盘选择羊水较多区做穿刺,穿刺点宜在中线附近,以防因穿刺针损伤宫旁血管引起内出血。

4.进针不宜过深,以防伤及胎儿。

5.穿刺针头以 20～21 号腰穿针为宜。

6.抽出血液可能来自腹壁、子宫壁、胎盘或胎儿;应即刻将针拔出,压迫穿刺点。如出血较多或羊水已血染,应密切观察胎儿变化,如无异常变化,可等待 1 周左右待羊水内血液被吸收后,再行穿刺以免影响检查结果。

7.手术尽量做到一次成功,避免多次穿刺。

【并发症及其处理】

1.胎膜破裂是最常见的并发症,特别是在胎顶前区穿刺时更易发生,由于胎膜早破可致流产、早产,故尽量避免该区的穿刺。

2.损伤胎儿,多为刺伤胎儿胸背等处的皮肤,故有条件时宜在 B 型超声监视下或经 B 超定位后进行。

3.穿刺点出血或引起胎盘早期剥离而致出血、脐带血肿等。

4.引起羊水栓塞,如有发生及时予以抢救治疗。

5.宫内感染,一旦发生可危及母儿安全,应用大量抗生素,并及时终止妊娠,故手术需注意无菌操作。

6.引起宫缩,出现先兆早产或先兆流产征兆,需给予保胎处理。

二、胎儿宫内储备力测定

(一)胎动计数

自妊娠 18～20 周起,孕妇即感觉腹中轻微跳动,次数少。以后胎动数随孕周而逐渐增多、增强,至妊娠 29～38 周时胎动次数及强度达最高点,38 孕周后又减少。胎动次数正常,表示胎儿舒适,情况良好。当胎儿有某些疾病或胎儿、胎盘功能不良时,胎动常减少甚至消失,故胎动减少是胎儿缺氧的早期临床表现,是为了维持能量平衡的一种反应。因此,胎动计数有助于临床及早发现胎儿缺氧情况。

1.方法　因胎动次数不是均匀不变的,每日早、中、晚有一定的变化,因此胎动计数应在早、中、晚各取一定的时间计数。每段时间数为 1 小时,然后把三个数字相加乘 4,即为 12 小时的胎动数。

2.临床判断与处理　正常胎动数每 12 小时约 30～40 次,20～30 次为交界值,<20 次提示胎儿处于危险状态;或较前 3 日,12 小时胎动数减少 30%时,表示胎儿在宫内有缺氧情况。孕妇服用镇静剂后可使胎动减少,且自数胎动是一种主观感觉,可受孕妇敏感程度、腹壁肥厚、腹水、羊水过多等影响,因此胎动次数减少时,应结合其他检查,综合分析考虑。当胎动消失时,必须采取相应措施以挽救胎儿。胎动骤增而剧烈,有时是胎儿垂死挣扎的表现,但并非严重缺氧时都发生此现象。

(二)胎心监护

1.胎心监护方法及图形定义

(1)直接法(内监护):用于胎膜已破,宫口开大时,使用胎儿头皮电极(螺旋式或夹子式)固定于胎儿头皮上,可直接反映胎心率情况,同时通过宫腔内导管测量宫腔内压,不受产妇翻身活动的影响,可准确反映宫缩的强度。其缺点是宫内操作比较复杂,配件尚无国产化,故难以在临床上广泛应用。

(2)间接法(外监护):超声 Doppler 换能器和宫缩传感器放至孕妇腹壁,记录胎心率和子宫收缩的频率。本法简便,在产前或临产时均可应用,对母、胎无影响,同时可记录胎动。缺点是不能测宫腔内压,翻身活动影响记录的准确性。此法已在临床上广泛应用。

(3)检测结果

1)胎心基线率:是指一定时间胎儿的胎心率的平均值,除外加速、减速期及胎心率变异超过 25bpm。在任何一个 10 分钟内,必须存在至少 2 分钟的可辨认的基线段,否则此时段的基线不确定,需参考先前 10

分钟的胎心监护基线结果。正常胎心率为 110～160bpm。小于 110bpm 为胎儿心动过缓,大于 160bpm 为胎儿心动过速。

2)胎心基线率的变异:胎心基线在振幅和频率上的不规则波动,这种波动由胎心率曲线的波峰至波谷的测定来决定。可分为以下几类:①胎心率基线变异消失不能检测到振幅的变化。②胎心率基线轻度变异振幅变化可被检测但小于等于 5bpm。③胎心率基线中度变异振幅变化在 6～25bpm。④胎心率基线显著变异振幅变化大于 25bpm。

2.无负荷试验(NST)　观察胎动后胎心率的变化以了解胎儿在宫内的安危。试验时间一般为 20～40 分钟。

(1)反应型:胎儿情况良好,诊断标准:20 分钟内出现≥2 次的胎动;胎动时伴胎心率的加速(上升)＞15bpm;时间持续≥15 秒。此加速表现为突然上升,从起始到波峰的加速时间小于 30 秒。妊娠 32 周前,胎心率加速(上升)＞10bpm;时间持续≥10 秒。

(2)无反应型诊断标准:监护时间 40 分钟内未见胎动或有胎动但胎心率无加速反应,提示胎儿宫内窘迫的可能,但 NST 无反应型的假阳性率为 80％左右,故一次无反应后应再复查。

3.宫缩应激试验　包括自然宫缩应激试验(CST)或催产素应激试验(OCT)。

OCT 试验为:将催产素 2.5U 加入 5％葡萄糖液 500ml 中静脉滴注,从 5～10 滴/分开始,每 30 分可增加 10 滴/分直至 10 分内出现 3 次规律宫缩,每次宫缩持续 30 秒以上,质地中等强度,最大滴注速度不超过 40 滴/分。产前出血、多胎妊娠、胎儿未成熟、胎儿窘迫等禁忌作 OCT。宫缩应激试验有下述结果。

(1)早期减速(ED)

1)图形特点:胎心率通常表现为均匀的逐渐减速和恢复,与宫缩相关联。胎心率的逐渐减速,指从胎心率出现减速到最低点≥30 秒。胎心率的减速幅度,是从起始到减速的最低点来计算。减速的最低点与宫缩的峰值同时出现。在大多数情况下,减速的起始点、最低点以及减速的恢复分别与宫缩的开始、峰值、结束同时发生。

2)意义:产生的原因是胎头受压,引起颅内压上升,大脑血流减少,使迷走神经兴奋所致。若 ED 连续出现,减慢幅度大,可能与脐带受压,血流短暂中断有关,应引起重视。

(2)晚期减速(LD)

1)图形特点:胎心率通常表现为均匀的逐渐减速和恢复,与宫缩相关联。胎心率的逐渐减速,指从胎心率出现减速到最低点≥30 秒。胎心率的减速幅度,是从起始到减速的最低点来计算。减速在时间上延迟,表现为胎心率减速的最低点发生在宫缩的高峰之后。在大多数情况下,减速的起始点、最低点以及减速的恢复分别发生于宫缩的开始、峰值、结束后。

2)意义:常为胎儿胎盘储备功能欠佳,胎儿处于低氧情况下,提示有胎儿窘迫。

(3)可变减速(VD)

1)图形特点:通常表现为胎心率的突然减速,指从起始到胎心率的最低点所用时间＜30 秒。胎心率减速幅度计算指从起始到减速的最低点。胎心率的减速≥15bpm,持续时间≥15 秒。当可变减速与子宫收缩相互关联时,其起始、加深以及持续时间通常随逐次宫缩而变化。

2)意义:通常是由于脐带受压,或强烈宫缩引起的胎盘血流量突然减少,致胎儿循环血量降低所致。根据胎心率减速幅度与恢复时间长短,提示胎儿预后不良程度,一般以 U 形波减慢的胎儿缺氧最严重。轻度:胎心率下降后立即恢复,持续时间＜30 秒,V 字形;中度:胎心率下降 60～70bpm,持续 30～60 秒;重度:胎心率下降＞60bpm,持续时间＞60 秒。

4.对于胎心率图形的判读意义　胎心率图形的三级分类及意义见表 5-1。

表 5-1　胎心率图形的三级分类及意义

类型	分类	意义
Ⅰ型	胎心率图形包含以下各项： 基线率：110～160bpm 胎心率基线变异：中度 晚期：减速或可变减速：不存在 早期减速存在与否均可 加速：存与否均可	正常图形，胎儿处于正常酸碱平衡状态。可遵从常规临床操作，不需要特别处理
Ⅱ型	胎心率图形包含除外Ⅰ型和Ⅲ型的所有图形，包含： 基线率：心动过缓不伴有基线变异消失，心动过速 胎心率基线变异：轻度基线变异；不伴反复减速的基线变异消失；显著的基线变异 加速：胎儿受刺激后没有发生加速 周期或间断减速：反复可变减速伴有轻度或中度基线变异；延长减速，2～10分钟；反复晚期减速伴有中度基线变异；可变减速伴有其他特性，如恢复至基线缓慢，"基线型"或"双峰型"	为不确定图形。不能用以预测胎儿酸碱状态的异常，但目前尚无足够证据可以将其归类于Ⅰ型或Ⅲ型。Ⅱ型需要评估和继续监测并重新评估，要考虑综合的临床状况
Ⅲ型	胎心率图形包含以下任意一种情况： 胎心率基线变异消失并伴有以下任意一种情况：反复晚期减速；反复可变减速；心动过缓 正弦曲线图形	在进行监测时，预测胎儿酸碱状态异常，需要进行即时性评估。根据临床特点，采取迅速的临床处理，包括：母体吸氧，改变母亲体位，停止产程中宫缩剂应用和纠正母体低血压等

（三）胎儿生物物理评分

胎儿生物物理（BPP）评分是综合胎心电子监护及 B 型超声动态观察胎儿的某些生物物理的活动，来判断胎儿有无缺氧的一种产前监护方法。

1.指标内容　包括无负荷试验（NST）、胎儿呼吸样运动（FBM）、胎动（FM）、胎儿肌张力（FT）及羊水指数（AFI）。

2.临床意义

(1)≥8 分无胎儿宫内窘迫。

(2)5～7 分胎儿宫内窘迫可疑，24 小时内复测，如仍＜6 分考虑终止妊娠。

(3)≤5 分胎儿宫内窘迫，严重缺氧，须终止妊娠。

三、胎儿成熟度检查

（一）检查方法

1.核实孕周 36 周以后分娩的新生儿，其存活能力和足月儿相似。

2.超声测量胎头双顶径，如大于 8.5cm，胎盘Ⅲ级也是成熟指标，如胎盘Ⅱ级，有 10％的可能胎肺不成熟，尤其糖尿病患者。

3.估计胎儿体重＞2500g，提示胎儿成熟。

4.羊水检查胎儿成熟度（表 5-2）。

也可做简便的羊水震荡泡沫试验,取羊水上清液 0.5ml 加等量生理盐水 0.5ml 稀释混合,再加 95% 乙醇 1ml,然后将试管强力震荡 15 秒后,静置 15 分钟,阳性者液面有一层完整的泡沫环。阳性示胎儿肺成熟,相当于 US≥2。

表 5-2　羊水胎儿成熟度检测

测定指标	目的	判定成熟值
卵磷脂/鞘磷脂(L/S)	了解胎肺成熟度	≥2
磷脂酰甘油(PG)	了解胎肺成熟度	阳性
羊水中脂肪细胞出现率	了解胎儿皮肤成熟度	≥20%
肌酐含量	了解胎儿肾成熟度	≥176.8μmol(2mg/dl)

(二)不成熟的处理

1.单胎妊娠

(1)地塞米松:5mg,肌内注射,每日 2 次,连续 2 日。

(2)倍他米松:12mg,肌内注射,每日 1 次,连续 2 日。

(3)羊水穿刺的同时向羊膜腔内注入地塞米松 10mg。

2.双胎妊娠

(1)地塞米松 5mg,肌内注射,8 小时 1 次,连续 2 日。

(2)倍他米松 12mg,肌内注射,18 小时 1 次,连续 3 次。

（黄丹维）

第六章　产科手术

一、会阴、阴道裂伤修补术

会阴、阴道裂伤按裂伤程度的轻重分为发下几度：

1.Ⅰ度　会阴部皮肤及黏膜、阴唇系带、前庭黏膜、阴道黏膜等处有撕裂但未累及肌层者。

2.Ⅱ度　除上述组织的撕裂外，还累及骨盆底的肌肉和筋膜，如球海绵体肌，会阴深、浅横肌以及肛提肌等，如累及阴道后壁黏膜，可致后壁两侧沟向上撕裂，出血较多，缝合困难。但肛门括约肌是完整的。

3.Ⅲ度　指肛门括约肌全部或部分撕裂。

4.Ⅳ度　裂伤累及直肠阴道膈、直肠壁及黏膜。

【手术注意事项】

1.分娩后阴道壁松弛，术时应仔细检查，认清解剖关系，按撕裂的大小与深浅，将组织对合整齐，分层缝合。如阴道壁裂伤较高，无法暴露，可于顶端下方用可吸收肠线先缝合一针作牵引，然后于顶端上方 0.5～1cm 处缝合，以防撕裂的血管回缩出血形成血肿。

2.在保证有效止血的前提下，缝线不宜过紧、过密，组织间不留间隙。

3.修补完毕应常规做肛查，如发现有肠线误缝入直肠腔内时，立即拆除重缝，以防发生感染和引起肠瘘并发症。

4.会阴Ⅳ度裂伤者，缝合前用消毒液冲洗伤口，用 2-0 号可吸收线或一号丝线间断缝合直肠前壁肌层，注意勿缝穿直肠黏膜，必要时可间断缝合加强。用鼠齿钳寻找、钳夹与拉拢肛门括约肌的两端，以 1 号可吸收肠线或粗丝线间断缝合 2 针，这是Ⅳ度裂伤缝合的关键。然后缝合肛提肌，会阴深、浅横肌及球海绵体肌等组织。

【术后注意事项】

Ⅳ度裂伤修补术后注意以下各点。

1.术后进少渣饮食。

2.口服抗生素，控制肠道细菌感染。

3.缝合后住院期间每日予外阴护理 2 次；每次大、小便后清洁会阴。

4.第 4 天改普食，当日晚服缓泻剂。

5.术后禁止灌肠或放置肛管。

二、会阴切开缝合术

会阴切开缝合术是切开会阴组织以扩大外阴口的手术，为产科常用手术之一。主要目的在于防止会阴造成的分娩阻滞,以及自然分娩或手术产所引起的严重会阴损伤。方法有侧斜切开及正中切开两种,手术助产则一般多采用左侧斜切开。

【适应证】

1.初产妇阴道手术助产。

2.初产妇臀位。

3.会阴体过长、过短及伸展不良或胎儿较大。

4.早产时预防胎儿颅内出血。

5.需缩短第二产程如胎心监护异常、妊娠合并心脏病、高血压等。

6.困难的阴道瘘修补术。

【手术注意事项】

1.会阴正中切口一般不宜用于产钳术或臀牵引术,以及会阴体过短或胎儿过大者。

2.左侧斜切开术自会阴后联合中线向左侧45°方向剪开会阴,但如会阴高度膨隆时,剪开角度应为60°~70°,长约4~5cm,并切开部分肛提肌。正中切开则沿会阴后联合中间垂直切开,长约2.5~3cm,注意不要损伤肛门括约肌。

3.行产钳术时如胎儿过大,枕后位时,切口可适当增大。

4.剪刀刀面需与皮肤垂直,皮肤与阴道黏膜切口宜大小相仿。

5.较大的会阴侧斜切口时,球海绵体肌、会阴深横肌、会阴浅横肌及肛提肌一部分将被切断,因此会阴切开后出血较多,应立即采用纱布压迫止血,必要时将活跃出血点钳夹结扎止血。

6.缝合阴道黏膜应从切口顶端上方0.5~1cm处开始,以免切开处的血管回缩未能缝合引起出血。缝合肌层必须两侧对齐,关闭无效腔,缝针也不可太深,防止穿透直肠壁。缝合皮肤的丝线只求对合即可,不可扎得过紧,以免水肿疼痛。

7.缝合结束后,必须检查阴道内有无纱布遗留,做肛门直肠检查有无肠线穿透直肠壁,如有则拆除重建。

【术后注意事项】

1.保持会阴清洁。

2.常向健侧卧,以免恶露浸泡伤口。

3.术后3~5日拆线,外阴伤口肿胀疼痛者,可用95%乙醇湿敷或50%硫酸镁热敷。

【并发症及处理】

会阴切开并发Ⅳ度撕裂的处理见"会阴裂伤修补术"。

三、人工破膜术

人工破膜常用于引产、催产,了解羊水性状,有助于鉴别胎儿是否缺氧。

【适应证】

1.羊水过多者。

2.胎盘早剥或低置胎盘者。

3.因各种原因需终止妊娠,且宫颈已成熟者。

4.临产后宫口扩张3cm以上,产程进展缓慢者,头盆相称或胎位无异常者,可施行人工破膜,以加速产程。

5.决定分娩方式之前,按所流出的羊水性状,了解胎儿是否缺氧。

【禁忌证】

1.胎位异常臀位、横位等。

2.高度可疑脐带隐形脱垂或脐带先露者。

3.头盆不称、产道梗阻、宫颈不成熟者。

【手术注意事项】

1.宫颈未成熟者则引产的成功率低,先促宫颈成熟后,再决定是否破膜。

2.羊水过多者,可在破膜前先做经腹壁羊膜腔穿刺放液,或用长针头做高位破膜,使羊水沿针头缓慢流出,以防引起脐带脱垂或胎盘早剥;如羊膜腔内压力很大,胎膜很快破裂,羊水大量涌出时,可握拳置入阴道或堵塞阴道口,尽力使羊水勿流出过急。

3.钳破胎膜,观察羊水量及性状,如量不多可稍上推胎头或用手指扩张破口,以利羊水流出。羊水过少者应予重视,如羊水呈黄色或黄绿色或呈稠厚糊状深绿色均提示有胎粪污染,可能为胎儿宫内窘迫的表现,应予重视。

4.破膜后手指在阴道内检查有无脐带脱垂,同时听胎心有无变化。

【术后注意事项】

1.胎头未入盆者,应卧床休息以防脐带脱垂。

2.保存外阴清洁,臀下置无菌会阴垫。

3.如破膜 12 小时后仍未分娩者,应给予抗生素预防感染。

4.常听胎心,注意胎心音变化。

5.破膜 0.5～1 小时无规律宫缩,给予催产素点滴引产。

【并发症及处理】

如胎头先露不能与骨盆入口相衔接,在羊水涌出时,可发生脐带脱垂。一旦发生脐带脱垂,应将孕妇臀部垫高,以减轻胎先露对脐带的压迫,同时给予吸氧,胎心率正常而胎儿不能于短期内分娩者,应迅速就地进行剖宫产术。同时必须有人在阴道内将先露部持续上推,并手托脐带勿受压直至胎儿娩出,并应做好抢救新生儿的准备。

四、人工剥离胎盘术

人工剥离胎盘术是用手伸入宫腔内将胎盘剥离的手术。

【适应证】

1.第三产程已达 30 分钟,或虽未到半小时而出血已超过 200ml 以上,或有产后出血高危因素。

2.某些阴道手术产后需及早排出胎盘者。

【手术注意事项】

1.外阴必须重新消毒。术者更换手术衣及手套。

2.保持静脉通道通畅,注意产妇一般情况和血压,必要时可给予镇痛剂。

3.若胎盘与子宫壁紧密相连不能分离,可在 B 超引导下进行剥离,如考虑植入性胎盘,不应强行撕拉胎盘,以免损伤宫壁或造成不能控制的产后出血。

4.取出的胎盘必须立即检查是否完整,如有缺损应再次以手伸入宫腔清除残留的胎盘及胎膜,但尽量减少宫腔内操作次数。

5.操作必须轻柔,勿损伤子宫。

6.术时应用宫缩剂。

【术后注意事项】

1.注意宫缩及阴道出血情况,如宫缩不佳,阴道出血多需用缩宫剂。

2.应用抗生素预防感染。

五、宫腔填塞术

(一)宫腔纱布填塞术

【适应证】

子宫收缩乏力致产后出血,用宫缩剂及其他治疗方法无效者。另因前置胎盘行剖宫产术时,子宫下段收缩不佳大量出血时,应用此术或可免除子宫切除。

【手术注意事项】

1.纱布宽4～6cm,厚四层,长5～10m,将纱条毛边叠在里面或经缝制后边缘光整。

2.用碘伏或灭滴灵浸透并拧干。

3.从左至右有序填塞,并压紧不留空隙。

4.前置胎盘出血时先自宫颈往上填,其他情况先自宫底往下填,填至切口位置打结或缝合。

5.小心缝合子宫切口,建议采用切口两端连续缝合,中间3针间断8字缝合,避免缝到纱条致取出困难。

【术后注意事项】

1.加强宫缩并密切注意子宫底高度及阴道出血情况。

2.24小时应取出填塞的纱布条,取出前需静脉滴注缩宫剂,然后缓慢取出纱布条。

3.如疑有感染,取出末端的纱布条时取样,做细菌培养和药敏试验。

4.术后用广谱抗生素预防感染。

(二)宫腔水囊填塞术

【适应证】

1.阴道分娩后宫缩乏力致产后出血应用宫缩剂无效。

2.在放射介入或者手术干预之前。

3.剖宫产术中、术后或者既往有剖宫产者阴道分娩中出现产后出血也适用。

【手术注意事项】

1.根据子宫腔大小注入生理盐水500～1000ml(37℃)膨胀宫腔。

2.为防止球囊脱出,阴道内填塞无菌纱布。

3.适当将臀部抬高。

【术后注意事项】

1.加强宫缩,注意宫底高度及阴道出血情况。

2.保持适当臀高位。

3.放置24～48小时后取出。

4.在球囊填充期间预防性使用抗生素。

六、胎头负压吸引术

胎头负压吸引术是用胎头负压吸引器置于胎儿的头顶部,形成一定负压后吸住胎头,并通过牵引使儿头娩出的手术。

【适应证】

1.第二产程延长,初产妇宫口开全已达 2 小时,经产妇宫口开全已达 1 小时,无明显头盆不称,胎头已较低时。

2.胎头位置不正,只能用于枕先露,如持续性枕横位及枕后位时手法回转有困难者。

3.产妇全身情况不宜在分娩时施用负压者,如心脏病、子痫前期(中、重度)、肺结核活动期、支气管哮喘等。

4.有剖宫产史或子宫有瘢痕者。

5.胎儿窘迫者。

【禁忌证】

1.不适用于臀位、颜面位、额位等其他异常胎位。

2.头盆不称,胎儿双顶径未达到坐骨棘水平以下者。

3.胎膜未破,宫口未开全。

4.胎儿宫内发育不良及早产儿因颅骨较脆弱易受损不宜做此手术。

【手术注意事项】

1.排空膀胱,查清枕位。

2.吸引器杯放置在后囟前 3cm 处,牵拉时应使胎头俯屈(俯屈点),并与吸引器头的平面垂直牵拉,这是吸引器助产的关键。

3.可用针筒抽气形成负压,一般抽 120~150ml 空气较适合(相当于 39.23~49.03kPa 负压)。抽气必须缓慢,约每分钟制成负压 9.8kPa,使胎头在缓慢负压下形成产瘤再牵引,可减少吸引器滑脱失败,减少对胎头损伤。

4.放置后再做阴道检查,除外宫颈或阴道壁夹入。

5.牵引中如有漏气或脱落,表示吸引器与胎头未能紧密接合,应寻找原因。如无组织嵌入吸引器,需了解胎头方位是否矫正;如吸引器脱落常由于阻力过大,应改用产钳术;如系牵引方向有误,负压不够以及吸引器未与胎头紧密附着,可重新放置。

6.吸引器滑脱 3 次,或连续 3 次牵拉没有进展,应停止操作。

7.整个牵引时间不宜超过 10~20 分钟,否则增加胎儿损伤。

【术后注意事项】

1.产后检查产道,如有宫颈或阴道裂伤,应即缝合。

2.产后新生儿给予维生素 K 预防颅内出血。

3.对于牵引困难者,应密切观察新生儿有无头皮损伤,头皮血肿,颅内出血,并及时予以处理。

【并发症及其处理】

1.产妇方面

(1)阴道血肿:这是阴道壁挫伤或组织吸引入吸引器内所致。安置吸引器后必须仔细检查,有否阴道壁组织嵌入。一旦发现血肿,于血肿外侧缘用可吸收线向深处做间断缝合,或予切开清除血块,寻找活跃出血点予以结扎,然后缝合切口阴道壁。

(2)外阴、阴道及宫颈裂伤:术毕常规检查宫颈及阴道有无撕裂,有撕裂者予以缝合。

2.新生儿方面

(1)新生儿头皮水泡形成,保持新生儿皮肤干燥及清洁,预防感染。

(2)头皮血肿:胎头吸引部位的产瘤一般很快于术后 24 小时内消失。血肿多在 1 个月内吸收,不需特别处理,应避免穿刺防止感染,并应嘱咐产妇不要搓揉血肿。

(3)颅内出血:按"新生儿颅内出血"处理。

七、产钳术

利用双叶产钳放置于胎头两侧,通过牵引及旋转,协助胎头娩出,是难产手术中常用的方法。

【分类】

产钳术根据胎头位置高低和胎头旋转角度分为中位、低位、出口产钳三种。

1.出口产钳　胎头骨性部分已达盆底,宫缩间歇可于阴道口看到头皮。

2.低位产钳　胎头骨性部分达到或低于+2 水平。

3.中位产钳　胎头衔接但骨性部分在+2 水平以上。中位产钳仅限于受过专门训练的医生使用,对中位助产及旋转没有足够经验者建议选择剖宫产。

【适应证】

1.同"胎头吸引术"适应证。

2.胎头负压吸引术因阻力较大而失败时。

3.臀位产后出胎头娩出有困难者。

【禁忌证】

1.明显头盆不称,双顶径在坐骨棘水平以上者。

在临床上需特别注意枕横位时的不均倾入盆,当骨盆有狭窄时,胎头被迫单顶入盆。由于胎头明显变形,胎儿颅骨最低点部可能在坐骨棘水平或以下,造成一种假象似乎胎头已很低。但当做阴道检查时,发觉骶骨凹部比较空虚,腹部触诊胎头大径在骨盆入口平面以上,这种情况往往使产钳术很难成功,故如发现胎头有不均倾入盆者,应正确估计能否阴道分娩。

2.只能应用于顶先露及少数额前位的胎儿,偶用于臀位后出头的分娩,不适用于其他异常者。

3.胎膜未破,宫口未开全者。

【产钳的种类及选择】

产钳的种类很多,目前常用者有两种。

1.变形产钳　常用的是辛氏产钳(Simpson 产钳),即产钳具有头弯及盆弯,是应用最多的一种。适用于一般枕前位,且胎头位置较低者。

2.直形产钳　常用的是凯氏产钳(Kielland 产钳),其特点为只有较浅的头弯无盆弯,有利于胎头的旋转。钳饼较长,仅左叶上有锁扣,右叶可滑动。故适用于持续枕横位及枕后位,胎头倾势不均或变形较大者。

【手术注意事项】

1.在放置钳叶时,遇有阻力而不能向深处插入时,可能钳端在阴道穹隆部,此时切勿强行推进钳叶,必须取出检查原因,否则可能引起严重的阴道壁损伤。

2.检查产钳放置的安全位置后囟中部位于手柄中间,手柄平面上 1cm 处;钳窗中间的缝隙不能容 1 指尖;骨缝:上部为人字缝,每叶上部平面同等距离,矢状缝位于中间。

3.钳叶扣合有困难时,必须注意:①胎头方位有否误诊,这是最常见的原因,应重做检查,如胎头位置过高,应正确估计牵拉的难度,决定取舍。②胎头是否变形过大,一般弯形产钳因头弯较深,往往不易扣合,可改用直形产钳。③如果两叶产钳不在一个平面上,扣合亦困难,可用手伸入阴道内,轻轻推动位置不正确的一叶,切勿用力在钳柄上强行扣合。

4.牵引有困难(即胎头下降不明显)时,其原因可能为:①牵引方向不正确。②骨盆与胎头不相称。③不适合的胎头方位,注意切勿用强力牵引,必须查出原因进行纠正,否则易致胎儿及产道损伤。

5.牵引时产钳滑脱,其原因可能为:①产钳位置不正确,钳叶位置较浅或径线不合适。②胎头过大或过小。产钳过大或过小。不论在什么情况下,产钳滑脱对胎儿及产道都可引起严重损伤,故在扣合产钳时,必须检查钳叶位置深浅,是否紧贴胎头。并应作试牵,有滑脱可能时立即停止牵引,重新检查胎头方位及放置产钳。

6.牵引产钳时用力要均匀,按产柄方向向外略向下而后成 J 形。速度也不要过快,也不能将钳柄左右摇摆。

7.当胎头即将牵出时应立即停止用力,与助手协作,注意保护会阴,再缓慢牵出。否则易造成严重的会阴裂伤。

【术后注意事项】

同"胎头负压吸引术"。

【并发症及其处理】

1.会阴Ⅲ度撕裂见"会阴裂伤修补术"。

2.撕裂术毕常规检查宫颈、阴道两侧壁及穹隆、会阴侧切伤口有无撕裂,有撕裂者予以缝合。

3.阴道血肿切开阴道壁,清除血块,找到活跃出血点予以结扎或缝扎,缝合血肿腔及阴道壁,必要时纱布局部压迫。

4.新生儿颅内出血按"新生儿颅内出血"处理。

八、宫颈、宫腔探查术

【适应证】

1.阴道手术助产术后,应常规探查子宫颈。

2.胎盘排除后检查有缺损者或胎膜有大片残留者,应做宫腔探查。

3.部分产妇阴道分娩后需探查宫腔,如瘢痕子宫、横位内倒转术后、毁胎术后。

4.产后子宫收缩良好而阴道持续出血者,应做子宫颈、宫腔探查。

【手术注意事项】

1.外阴必须重新消毒,术者亦应更换手术衣及手套。

2.在良好照明下,以两个单叶阴道拉钩暴露宫颈,用两把无齿卵圆钳夹持宫颈,按顺时针方向交替移行,检查宫颈一周有无裂伤。如有裂伤应予缝合,其最高一针需超过裂口的顶端,防止退缩的血管出血。如裂口顶端部位过高,缝达不到顶点,可先间断缝扎一针,作为牵引后再补缝上面的裂口。

3.宫腔探查应沿宫体底部向前、后壁及两侧壁与宫角处及柔软的子宫下段,依次探查是否完整,有无撕裂。若有胎盘、胎膜残留,可手取或用卵圆钳夹住,轻轻地向外边牵引,必要时用刮匙取直到取尽为止。

4.操作尽量一次完成,避免手多次进出宫腔导致感染。

5.操作宜轻柔勿损伤子宫。

【术后注意事项】

1.术后应用抗生素预防感染。

2.预防产后出血,用宫缩剂促使子宫收缩,如出血多需补足失血量。

九、剖宫产术

剖宫产术是指妊娠 28 周后,切开腹壁与子宫壁,取出胎儿及胎盘的手术。

【适应证】

1.头盆不称:骨盆显著狭小或畸形;相对头盆不称者,经过充分试产即有良好的子宫收缩 4～8 小时,产程进展不佳,临产破膜后 2～6 小时胎头仍未入盆者。

2.软产道异常:瘢痕组织或盆腔肿瘤阻碍先露下降;宫颈水肿坚硬不容易扩张;阴道横膈者。

3.原发或继发性宫缩乏力:出现滞产或产妇衰竭,经处理无效者。

4.胎位异常:横位,额后位,高直后位,前不均倾,臀位足先露,完全臀位而有不良分娩史者,臀位且估计胎儿在 3500g 以上者。

5.产前出血:如前置胎盘、胎盘早剥。

6.瘢痕子宫:有前次剖宫产史,前次的手术指征在此次妊娠依然存在,或估计原子宫切口愈合欠佳者;子宫体部剖宫产史者;子宫肌瘤剥除病史产程中有子宫破裂风险者;子宫发育畸形矫形术后。

7.严重妊娠合并症或并发症:不能耐受分娩过程,需行选择性剖宫产术,如妊娠合并严重的心脏病、糖尿病、肾病等;重度子痫前期,肝内胆汁淤积综合征等。

8.有生殖道瘘修补或陈旧性会阴Ⅲ度撕裂修补术病史者,或有生殖器官畸形如双子宫,非孕子宫嵌顿骨盆中阻碍分娩者。

9.先兆子宫破裂:不论胎儿存活与否均应行剖宫产术。

10.高龄初产妇合并臀位。

11.胎儿窘迫:如过期妊娠,胎盘功能不良,存在胎儿窘迫,脐带绕颈或肢体,脐带脱垂有急性胎儿缺氧者。

12.胎儿珍贵:如以往有难产史又无胎儿存活者,多年不育,反复自然流产史者。

13.胎儿畸形:如双胎联胎。

【分类及其适用范围】

剖宫产术式有子宫下段剖宫产、子宫体部剖宫产、腹膜外剖宫产。

1.子宫下段剖宫产术　为目前临床上最常用的剖宫产术,切口在子宫下段,宫壁较薄,血窦少,术中出血少,也便于止血;子宫切口因有膀胱腹膜反折覆盖,伤口愈合较好,瘢痕组织少,术后与大网膜、肠管粘连或腹膜炎较少见;术后切口愈合好,再次妊娠分娩时破裂率较低,故该术式已成为目前临床上常规剖宫产术的方法。多选用子宫下段横切口术。

2.子宫体部剖宫产术　子宫体部剖宫产术又称古典式剖宫产术,切口在子宫体部,为直切口,操作简单、方便。体部切口位置较高,术时宫腔内容物易进入腹腔;缝合后子宫切口无腹膜遮盖,一旦宫腔感染易引起腹膜炎;宫体部肌层壁较厚,血窦丰富,故术中出血较多,术后愈合较差;切口易与大网膜、肠管、腹壁粘连,术后肠胀气、肠麻痹也易发生;再次分娩时较易与膀胱和腹膜粘连。古典式切口的适应证有:早产孕周小,子宫下段狭窄,发育较差,粘连致密;子宫结构异常,如下段肌瘤或子宫缩复环,也适合于某些前置胎盘或胎位异常的孕妇,如背朝下的横位、早产臀位及交锁双胎。

3.腹膜外剖宫产术 整个手术操作在腹膜外,可避免感染的宫腔内容物进入腹腔,故一般用于已有明显宫腔感染的病例。因其操作较复杂,费时亦长,有胎儿窘迫存在或胎儿巨大者,技术操作不熟练者不适用。

【手术注意事项】

1.应掌握适应证:剖宫产术有一定的并发症,故在决定手术时应根据孕妇的情况,全面综合分析,慎重考虑。

2.注意勿损伤膀胱:分层切开腹壁、腹膜、膀胱子宫反折腹膜,推膀胱时层次应分辨清楚,尤在腹膜外剖宫产时,分离膀胱是关键,应认清解剖关系,找到正确膀胱腹膜间隙,必须将膀胱筋膜切开,从左侧找到膀胱边缘开始,一旦分离出间歇后,其余则较易分离。

3.勿损伤胎儿:因子宫下段较薄,故在切开子宫壁时应逐渐深入,勿一次切透。延长子宫下段横切口可用手指撕开。如用剪刀剪,刀刃必须紧贴宫壁,并以左手示指引导。

4.子宫切口长度适宜:过大容易损伤侧旁血管丛,过小易引起撕裂,尤其是子宫下段剖宫产,宫壁薄,若横切口撕裂时甚至可波及后壁,于止血及缝合时损伤输尿管。

5.注意出血:出血多为子宫壁静脉窦出血或子宫收缩不佳所致。子宫下段横切口剖宫产时,由于该处肌壁薄,容易向两侧角撕裂,致血管裂伤易出血。手术时应注意子宫右旋转的特点,防止切口偏于左侧。切口要够大,娩出胎头时要沉着,稳妥。如有裂伤,一边吸血,一边用卵圆钳夹住裂口边缘,弄清解剖后迅速将出血点缝扎止血。缝合子宫下段横切口时,两角处应超过顶部 0.5cm,以防因血管回缩而引起出血或血肿。

6.娩出胎儿后如无特殊情况应等待胎盘自然剥离,否则子宫肌纤维尚未缩复时取出胎盘,易引起出血增多。

7.切缘正确对合后再予以缝合,子宫下段横切口时,切勿将子宫下段后壁缝于切口前缘上。

8.缝合腹膜前应探查两侧附件是否有异常。

【术后注意事项】

1.术毕应将宫腔及阴道内积血清除,可按压宫底及用手指按压阴道后壁,清除阴道内积血。

2.术后当日取平卧位,第 2 日改半卧位。

3.术后 12 小时内密切注意子宫收缩及阴道出血情况。

4.术后留置导尿管 24 小时。取出导尿管后可适当起床活动,以利恶露排出及减少腹腔脏器粘连。

5.酌情补液及应用抗生素预防感染。

【并发症及其处理】

1.出血 出血可为子宫切口出血,子宫血管裂伤及子宫收缩不佳而致,处理见"手术注意事项5"。

2.膀胱损伤 膀胱损伤多在切开腹壁腹膜、膀胱子宫反折腹膜,以及下段纵切口撕裂或娩出胎头时撕裂所致。术前应放置导尿管,注意腹膜膀胱界限,娩出胎头应沉着、稳妥,如膀胱被胎头压迫不能推下时,子宫切口位置可稍高些。一经发现膀胱损伤应即修补,膀胱破口用 0/3 号肠线作全层间断缝合,其外再用 0/3 号肠线作间断包埋缝合。

3.损伤胎儿 多为切开子宫时不谨慎所切伤,如新生儿被切开伤口较表浅,局部涂消毒药水,如切开伤口较深应予细针细线缝合。

4.宫腔感染,腹壁切口感染 如胎膜早破,术前阴道操作较多,产程较长,估计有术后感染可能时可采取腹膜外剖宫产,术中做宫腔培养,术后用广谱抗生素。注意子宫缩复及恶露情况,体温变化,血白细胞计数及分类的检查。腹壁伤口有硬结可局部物理治疗,如有化脓则清创换药。

（崔照领）

第七章　妇产科的内镜检查

第一节　羊膜镜检查

羊膜镜检查是在妊娠晚期或分娩期用羊膜镜通过宫颈透过羊膜观察羊水情况，为判断胎儿安危的检查。方法比较简单、安全，可及时发现羊水混浊和羊水过少等异常情况。

羊膜镜由一个圆锥形的金属中空管和圆钝头探芯组成，并附有特制的光源。基本结构包括：①镜管：为圆锥形，前端直径 12～36mm，长度 20cm；②镜芯：其前端与镜管吻合，呈半球形，顶端光滑；③镜头和放大装置；④光源。

一、适应证

主要用于妊娠晚期或分娩期需要了解是否存在胎儿窘迫，羊水过少和羊水混浊者。

1.妊娠晚期　孕妇发生过期妊娠、子痫前期、妊娠合并严重贫血、糖尿病、慢性肾炎、慢性高血压、胎儿生长受限等病理情况时，可出现急性或慢性胎儿窘迫，导致羊水混浊或过少。

2.分娩早期　若胎心监护异常、生物物理评分异常等，疑有胎儿窘迫存在，可行羊膜镜检查。

进行检查时，孕妇宫口应可扩张 1cm 以上，宫口无黏液及出血，并有前羊水囊，单胎头位，宫颈管不过分后屈。

二、禁忌证

1.先兆早产、前置胎盘、宫颈管过度后屈无法放入羊膜镜。

2.孕周小于 37 周者；羊水过多、臀位等。

3.有生殖道炎症者，如各种阴道炎。

4.宫颈重度糜烂者，检查时易导致接触性出血。

5.习惯性早产史或宫颈口松弛者。

三、术前准备

孕妇行 B 超检查排除羊水过多、前置胎盘等禁忌证。常规检查经过消毒处理的镜体、套管及内芯手术器械是否功能正常。正确安装，连接光源、摄像机。取膀胱截石位，按常规消毒外阴、阴道，铺无菌巾单。暴露宫颈，擦拭宫颈口及宫颈管内黏液。再以无刺激的消毒液擦拭宫颈后，用无菌棉球擦净。

四、操作步骤

1.产妇取截石位,常规冲洗消毒外阴,擦洗阴道,铺巾。

2.经阴道检查了解胎先露、头盆关系、宫口扩张情况与宫颈管长度。如宫口未开,可用手指慢慢扩张宫口,根据宫口的大小选择适合型号的羊膜镜进行检查。以能放入的最大型号羊膜镜为佳。将羊膜镜轻轻插入宫颈管内口,拔去内芯,将镜体插入套管,前端紧贴前羊水囊。

3.前后左右移动,观察。

4.检查完毕,退出镜体,关闭光源,取出套管,消毒擦拭宫颈,取下阴道窥器。

五、镜下诊断

1.羊水无色透明或乳白色,混有白色光亮的胎脂片为正常。

2.羊水呈黄色或金黄色,提示可能有母儿 Rh 血型不合、宫内胎儿溶血症,由于胎儿溶血性贫血使羊水中胆红素水平升高。

3.羊水淡黄色,半透明,可见胎脂。提示胎儿可能缺氧;羊水黄色或黄绿色,浑浊,毛发、胎脂均看不清。提示胎儿窘迫。羊水颜色越深,胎粪污染越严重,表示胎儿窘迫时间长,程度重。

4.羊水呈红褐色,为胎儿死亡已久的羊水表现或胎盘后出血穿破胎膜污染羊水所致。脓性羊水提示宫内感染;血性羊水(粉红色或鲜红色)可能为胎盘早剥。

5.过期妊娠或高位破膜无前羊水,胎膜紧贴胎先露,有时胎先露上有胎粪痕迹。

6.无脑儿(头先露)见胎儿头颅部位凹凸不平,并有小结状物。如发现羊水中有白色带状物,应判断是否脐带先露。

六、注意事项

1.检查前应耐心向孕妇解释,使孕妇充分配合;检查前仔细擦净宫颈管内分泌物及胎膜表面附着物。临产后的检查应在宫缩间歇时进行,操作应轻柔,以免刺破羊膜,发生胎膜早破,易发生上行性感染;同时防止损伤宫颈组织,避免出血影响检查结果。

2.严格无菌操作,必要时给予抗生素。减少发生破膜、出血、感染的风险。

七、并发症

1.胎膜早破   羊膜镜检查时胎膜早破的发生率与检查者的操作技术、熟练程度有关。检查应尽量安排在孕 37 周以后。

2.出血   如果没有胎盘前置,很少会大量出血。因此羊膜镜检查前必须做超声检查排除胎盘前置,还应仔细阴道检查,注意宫颈内口与阴道后穹隆部位是否可触及胎头,手指与胎头间有无海绵状胎盘组织。

3.感染   不规范的无菌操作或原有阴道炎、宫颈炎等会增加感染风险。

4.引发宫缩。

【临床特殊情况的思考和建议】

羊膜镜的检查结果会受到许多因素的干扰,往往不能单独依靠羊膜镜做出诊断,这也是羊膜镜运用于临床的限制性所在。在运用羊膜镜观察时,要尽量避免胎头高浮,因为胎头高浮时,羊水的光反射减少。如果胎发多,亦会影响结果,应左右移动羊膜镜或将先露上推。如果发现羊膜囊中有胎脂块,可以前后移动,避开胎脂,因为胎脂可影响羊水的颜色。如胎儿消化道闭锁时,即使有胎儿窘迫,羊水也不会有胎粪污染,前羊水有时并不完全反映后羊水情况。当胎头固定,如前羊膜囊内羊水清晰,也不能肯定后羊水无胎粪。胎膜不透明、胎膜表面附着血液或臀先露时均会被误诊为羊水浑浊、血性羊水及胎儿窘迫。总之,诊断胎儿窘迫不能仅依据羊膜镜检查结果判定。

（黄丹维）

第二节　胎儿镜检查

胎儿镜是用一种很细的光学纤维内窥镜通过母体腹部穿刺,经过子宫肌层进入羊膜腔,观察胎儿情况的产前诊断方法,胎儿镜检查过程中可采集脐带血和胎盘血、取胎儿组织活检、对异常胎儿进行宫内治疗甚至手术。

目前应用较多的胎儿镜是一种硬质光纤内窥镜。镜体内镜 $1.0 \sim 2.3mm$,套管直径 $2.2mm$,长度 $15 \sim 20cm$。可视角度 $55°$ 或 $70°$。可观视野 $2 \sim 4cm^2$。胎儿镜的检查器械包括 Y 套管、穿刺针、活体钳、胎血取样针、冷光源等。使用膨宫介质可以改善视觉效果或产生更大的工作空间。运用气体膨宫要谨慎。因为 CO_2 可引起不同程度的胎儿酸中毒,而且无法通过母体过度换气来纠正,可考虑 N_2O 作为替代气体。在手术时间长的情况下使用血液保温器或特制的羊膜灌注器以保持 $38℃$ 的恒温。

一、适应证

胎儿镜检查是一种有创性技术,其应用范围是有限的。主要包括:

1. 疑有胎儿畸形或有分娩畸形儿史　这些畸形有明显外形改变,通过直接观察可诊断,如唇裂、腭裂、多指畸形、软骨发育不良、外生殖器畸形、多肢体,以及大片血管瘤、开放性神经管畸形、内脏外翻、脐膨出、腹壁裂、内脏翻出、联体双胎等。

2. 可经胎儿血液进行诊断的疾病　如胎儿宫内病毒感染、地中海贫血、镰刀型贫血、血友病、半乳糖血症、黏多糖累积症等。

3. 需通过胎儿活组织检查进行诊断的先天性疾病　如大泡性皮肤松解症、鱼鳞样红皮病、斑状鳞癣或片状鳞癣病等需获取胎儿皮肤活检。有胎儿肝脏疾病或与胎儿肝酶代谢有关的疾病者,需获取胎儿肝脏组织活检。胎儿假性肥大性肌营养不良症、进行性脊椎肌萎缩等需获取胎儿肌肉组织活检。

4. 可经宫内治疗的胎儿疾病　胎儿镜下激光凝结绒毛膜板血管可有效治疗双胎输血综合征;严重胎儿溶血性贫血,需宫内输血;胎儿脑积水,需放置引流管,降低颅内压;胎儿泌尿道梗阻,需放置引流管,减轻肾脏的压迫萎缩。在胚胎发育早期,胎儿的免疫系统尚未完全建立,胎儿镜可以输送基因或细胞进入胎儿的体内,达到治疗目的。不过目前开展基因或细胞治疗的例数还非常少。

5. 双胎中-胎死亡或畸形,选择性减胎以保护存活的正常胎儿　若运用氯化钾心内注射畸形胎儿,应考虑到药物可经胎盘吻合支到达另一个正常胎儿。可选择胎儿镜下行脐带结扎。

二、禁忌证

1.孕妇 Rh 阴性,丈夫 Rh 阳性者。

2.有出血倾向的孕妇如严重子痫前期、妊娠合并血小板减少症等。

3.妊娠期有流产或早产先兆者。

4.可疑宫内感染者。

5.有严重妊娠合并症者。

三、检查时间与方法

胎儿镜检查时间常选择在妊娠 16～24 周期间进行。妊娠 16 周前胎儿太小,羊水量少,很难观察和取样。晚期妊娠羊膜腔相对变小,胎儿体表观察困难。妊娠 16～18 周最适合胎儿镜观察胎儿外形;妊娠 18～22 周,适合行胎儿血液取样。在国外也有运用胚胎镜的报道,即在 12 周前,最好是孕 9 周时,将内窥镜插入胚外体腔,穿过绒毛贴着羊膜进行观察。不过胚胎镜窥针只可直视,开角范围有限,只能行部分性外观观察。

手术需做好术前准备,包括孕妇排空膀胱,常规腹部备皮;术前 10 分钟予以镇静药,使孕妇镇静并减少胎儿活动的目的。B 超检查确定胎位、胎儿大小、胎盘位置和羊水量,选择穿刺点。孕妇取平卧位,常规消毒铺巾,于选择的穿刺点局部浸润麻醉后,皮肤切开 2～5cm,深达皮下,切口与子宫表面垂直。套管针经切口刺入羊膜腔,先抽取羊水 15ml 送检,再插入胎儿镜观察胎儿体表及外形。根据检查目的,或抽取脐带血或进行胎儿组织活检。操作完毕,套管和胎儿镜同时拔出,穿刺部位用纱布压迫止血。超声观察穿刺点有无活动性出血,胎心率是否正常,以及孕妇血压、心率及有无子宫收缩、羊水渗漏等情况。

四、并发症

1.感染:严格的无菌操作可降低感染风险。对术后发热、下腹部压痛、羊水细菌培养阳性、血白分升高等改变要引起重视。

2.出血:手术可损伤腹部及子宫体血管。手术后数小时内出现腹部疼痛者应重视。

3.胎死宫内、流产、早产,胎盘和脐带损伤以及羊水渗漏为主要原因。

4.羊水渗漏:穿刺后羊水由穿刺点漏出羊膜囊外,沿子宫壁向下由宫颈口流出。若术后阴道流水增多,在阴道后穹隆取样发现 pH 大于 7 或有羊齿状结晶,即可诊断。羊水渗漏一般可自愈,不需特别处理。

五、注意事项

1.检查要有重点,有目的观察;操作必须严格无菌。

2.选择恰当的穿刺点,一般不选择子宫下段,因为子宫下段收缩性差,穿刺后易羊水渗漏或出血。穿刺尽量避开胎盘,穿刺点下有充分的羊水池。

3.术后详细观察孕妇生命体征外,预防感染。

4.若有宫缩,可予以宫缩抑制剂,在一般情况下,不应用宫缩抑制剂,因为子宫松弛易发生羊水渗漏,不利于子宫伤口的愈合。

【临床特殊情况的思考和建议】

1.激光凝结绒毛膜板血管治疗双胎输血综合征的临床价值　双胎输血综合征(TTTS)是指单绒毛膜双胎的胎盘间存在动-静脉吻合支时,血液从动脉向静脉单向分流,使一个胎儿成为供血儿,另一个成为受血儿。TTTS可导致供血儿羊水过少、贫血、发育迟缓、甚至死亡。受血儿会羊水过多、血容量多、体重增加,出现充血性心力衰竭、水肿等。反复的羊水引流可能有一定的治疗效果,但是并不能针对性解决血管吻合这一TTTS最重要的病理现象。胎儿镜下激光(Nd:YAG)凝结绒毛膜板血管,可阻断血管吻合支,而成为针对TTTS的病因的有效治疗方法。

2.激光凝结绒毛膜板血管技术的基本要领　按照孕龄选择相应直径的胎儿镜及 $400\sim600\mu m$ 的激光纤维。寻找所有连接2根脐带的血管。将激光头以 $90°$ 尽可能接近靶血管,使用非接触技术将血管光凝。在手术中进行羊膜腔灌注可改善显像或去除碎片纤维。如果由于连接另一胎儿的血管有部分在窥镜视野之外而无法排除,则凝结其穿越胎膜处或在双胎中较大胎盘接近胎儿段的血管。研究显示,激光手术与羊水引流法比较,胎儿的存活率明显上升,神经系统患病率明显下降。在我国这一技术尚未得到普遍推广和实施,应充分重视其临床价值。

(李春红)

第三节　阴道镜检查

作为宫颈癌早诊断、早治疗的"三阶梯"程序,即细胞学-阴道镜-组织学诊断,阴道镜诊断在其中起到关键的桥梁作用。至今,它仍然是宫颈癌及癌前病变诊断的"金标准"。

1925年,德国人HansHinselman发明了阴道镜,经过后人的不断改进,由手持式放大镜发展至目前临床广泛应用的光电一体阴道镜。由于阴道镜可将所观察的外阴、阴道、宫颈局部放大10～40倍,可以观察发现肉眼看不到的较微小的病变,进行定位并活检,降低细胞学检查的假阴性和漏诊机会,有效提高阳性病变检出率,协助临床医师尽早发现下生殖道癌前病变或早期癌症,从而为下生殖道恶性肿瘤的早发现、早诊断、早治疗提供确切客观依据,提高患者的生存率,降低下生殖道晚期恶性肿瘤的发生,尤其是中晚期宫颈癌的发病率,因此阴道镜检查得到了越来越多的妇科肿瘤医师、病理医师的重视。

一、适应证

1.异常的临床症状和体征接触性出血,异常阴道排液,宫颈炎久治不愈。

2.临床检查发现外阴、阴道、宫颈可疑病灶或新生物需明确性质。

3.细胞学检查异常反复巴氏涂片Ⅱ级或Ⅱ级以上,或者TBS提示LSIL以上。

4.高危型HPV-DNA阳性,同时细胞学检查提示ASCUS。

5.外阴,阴道及宫颈的良性病变在治疗前需排除浸润性病变者。

6.宫颈锥切前确定病变范围。

7.早期宫颈癌术前了解病变范围及阴道受累情况。

8.随访下生殖道病变的动态变化及疗效评估。

9.下生殖道健康检查时,要求阴道镜检查者。

二、禁忌证

阴道镜检查无绝对禁忌证。阴道镜引导下活检的禁忌证为：

1.下生殖道及盆腔炎症急性期。

2.下生殖道活跃性出血。

3.其他不宜行活检的病理状态,如创面修复过程、严重凝血功能障碍等。

三、时间选择

1.一般于月经干净后进行检查。

2.了解颈管内病变宜于围排卵期进行。

3.怀疑癌或癌前病变者应及早检查。

四、阴道镜检查前的准备

1.询问病史、月经史,选择合适的检查时间。

2.白带常规检查及宫颈细胞学检查。

3.检查前 24 小时内不宜妇科检查、细胞学采样。

4.检查前 3 天内不宜性交或阴道冲洗用药。

五、阴道镜检查的设备

1.检查室　阴道镜检查应有专门诊室,一般在 $20m^2$,除可安放一台阴道镜装备外,还应安放标准型检查床,配聚焦冷光源灯,小手术台式推车,可安放各种辅助检查的器械及试剂。应配备必要的止血和心肺复苏设备。阴道镜检查室最好与治疗间一体化设置。

2.器械　窥阴器、纱布钳、宫颈钳、活检钳、刮匙、大棉签、纱布球和带线纱球等。

3.试剂　3％醋酸溶液、1％碘溶液、消毒溶液、10％甲醛溶液、止血海绵。

六、阴道镜检查的操作步骤

1.患者取膀胱截石位,阴道镜医师调整阴道镜镜头与患者阴道口同一水平面、距离外阴约 20cm 处,调节焦距。

2.观察外阴部,包括大小阴唇、前庭尿道口、会阴、肛周、阴阜有无赘生物,皮肤黏膜有无增厚萎缩、色素减退或沉着,对可疑部位涂醋酸液后再观察有无异常改变。

3.轻柔放置窥阴器,避免擦伤阴道宫颈上皮,宜边扩张边置入。以纱球轻卷拭去阴道内及宫颈表面分泌物。观察阴道壁及阴道穹隆有无赘生物或溃疡,宫颈的大小、形态、糜烂面积等。以 3％醋酸溶液涂布阴道壁、穹隆及宫颈,观察阴道壁及阴道穹隆有无异常白色上皮或血管,宫颈移行带类型,阴道镜图像是否满意,有无异常白色上皮、血管及腺体开口。绿色滤光镜可更清晰观察血管的形态变化。必要时可重复应用醋酸溶液。以 1% 碘溶液涂布阴道壁、穹隆及宫颈,观察有无碘不染色区域以及范围。醋酸和碘染试验观察时间分别至少在 30 秒以上,然后作出初步阴道镜诊断。

4.对外阴、阴道和宫颈可疑部位,消毒后用活检钳咬取 2～4mm 直径大小的组织数块,深度应达到间质,送病理检查,外阴活检宜局麻下进行。对宫颈图像不满意、疑有颈管病变或病变向颈管内延伸者,刮取宫颈管内膜送病理组织学检查或黏液送病理细胞学检查。

5.活检后,用纱布压迫出血。宫颈、阴道活检者,可放置止血海绵并以带尾线纱布球紧压,告知患者 24 小时后自行取出带线纱球并禁性交和盆浴 2 周。

6.详细填写或打印阴道镜检查记录和诊断报告。

七、阴道镜图像

(一)正常图像

【上皮】

1.原始鳞状上皮　镜下为光滑,均匀、粉红色的上皮。上皮下可见细小的毛细血管呈网状、树枝状或放射状排列。原始鳞状上皮醋酸作用后基本不变色,碘试验呈均匀深染的棕色改变。

2.柱状上皮　柱状上皮为单层有分泌功能的高柱状上皮,表面不规则,有长的基质乳头和深的裂隙,其透光性好,呈深红色。原始柱状上皮在正常解剖结构中位于宫颈管内,在高雌激素作用或宫颈炎症时,柱状上皮覆盖宫颈阴道部。柱状上皮醋酸作用后微微发白,呈葡萄状水肿样特征性改变,碘试验不染色。

3.移行带　原始鳞-柱状交接部和生理性鳞-柱状交接部之间的区域称为移行带。阴道镜下可以原始鳞状上皮和柱状上皮之间的区域判定移行带。阴道镜下,移行带分为三型,Ⅰ型:移行带完全可见;Ⅱ型:移行带部分可见,经过棉签、无创宫颈管扩张钳或窥器的辅助后,移行带可完全看见;Ⅲ型:大部分移行带位于宫颈管内,无法完全暴露。移行带内可以观察到以下图像:

(1)化生上皮:当鳞-柱交界位于宫颈阴道部时,暴露于阴道的柱状上皮受到阴道酸性环境影响,柱状上皮下的未分化储备细胞增生并逐渐转化为成熟鳞状上皮,柱状上皮脱落,由成熟的复层鳞状细胞替代,此过程为鳞状上皮化生。移行带内可见成熟度不一的化生上皮。较成熟的化生上皮,醋酸作用后呈现薄的云雾状白色上皮,碘试验表现为染色较深。醋酸试验反映上皮细胞增生代谢的活跃程度,碘试验可以判断细胞内的糖原含量。根据醋酸试验和碘试验的表现,可以判断化生上皮的成熟度。

(2)腺开口:散在分布于化生上皮区,开口呈圆形或椭圆形,开口周围覆盖化生上皮。根据开口周围环状白色上皮的厚度,腺开口分为五型,Ⅰ型:腺开口周围无环状白色上皮;Ⅱ型:腺开口周围规则细白环;Ⅲ型:腺开口周围呈略宽,边界模糊不隆起的白环;Ⅳ型:腺开口周围呈粗大,明显的隆起的白环;Ⅴ型:腺开口呈明显实性白点,并隆起。正常移行带内可见少量Ⅰ至Ⅱ型腺开口。

(3)异位岛:化生上皮成熟不同步导致部分柱状上皮被化生成熟的鳞状上皮分割环绕,形成"柱状上皮岛"或称"异位岛"。醋酸作用后可见鳞状上皮区域内的小片柱状上皮,涂碘后可见不染的柱状上皮外为染色均匀一致的鳞状上皮。

(4)纳氏囊肿:即宫颈腺体囊肿。为化生上皮覆盖柱状上皮的腺体开口,导致分泌物潴留、扩张形成囊肿,可见于鳞状上皮化生过程或慢性宫颈炎患者。阴道镜下可见囊肿表面覆盖树枝状血管,醋酸作用后无明显变化,碘试验可均匀染色或部分染色,穿破囊壁可见黏稠囊液流出。

【血管】

正常宫颈上皮下血管走行是平行于上皮的,由粗至细分支,呈树枝状、放射状分布,其末端交叉形成网状形态。正常的血管末端在醋酸作用下有收缩反应,10 至 20 秒后作用消失,血管舒张。

(二)异常图像

【上皮】

1.白色上皮   是指醋酸作用后出现的局灶性白色图像,无明显血管可见。根据白色上皮是否高出表面分为扁平白色上皮和微小乳头或脑回状白色上皮。上皮透明度越差,颜色越白,边界越清楚,高出表面,持续时间长不消退者,上皮的不典型性程度越重,因此,有薄白色上皮和厚白色上皮之分。少数生理状态、宫颈物理治疗后修复过程或鳞状上皮化生过程都可能形成程度不等的白色上皮。

2.白斑   是指位于宫颈表面的白色斑块,无须醋酸作用肉眼即可查见,表面平坦或略高出平面呈不规则片状,边界清楚,无异常血管。白斑多为角质生成失常,有时为尖锐湿疣、乳头状瘤,不一定与癌瘤有关,需加以鉴别。

3.镶嵌   是由不规则增生的血管被增生的上皮挤压后,将异常增生的上皮分割成多个多边形的阴道镜图像。异常增生的上皮可以是白色上皮,也可以是高型别的腺开口。典型的镶嵌图像是在醋酸作用后,基底变白,边界清楚,多见于不典型增生或原位癌。若不规则的血管扩张变形,异常增生的上皮增厚伴坏死,镜下表现如猪油状或脑回状常提示浸润癌可能。镶嵌也有细镶嵌和粗镶嵌之分,提示病变程度不同。

4.碘试验不染色的上皮   以往称碘染阴性上皮,有时易引起混淆。不成熟的化生上皮由于细胞内缺乏糖原,涂碘后呈黄色。亮黄色常提示上皮不典型程度较重。而成熟的阴道宫颈鳞状上皮含糖原,可以固定碘而染色。碘试验不染色区域往往与醋酸试验的白色上皮区相匹配,更便于病灶区域判断和选择活检部位。

5.腺开口   密集分布的Ⅲ级以上腺开口常提示 HPV 感染,醋酸作用后腺开口清晰可见,碘染色后呈花斑样或斑点状改变。宫颈原位癌或浸润癌可见 IV 型和 V 型腺开口,常伴其他异常图像改变。

【血管】

1.点状血管   位于基底乳头中的毛细血管,因受到增生组织挤压,由下方斜行或垂直达上皮表面,低倍镜下呈逗点状,高倍镜下可见血管末端扩张扭曲,似绒球或鸟巢状,典型的点状血管醋酸作用后基底变白,边界清楚,血管间距增大,严重者点子粗大,向表面突出,有时许多小点聚集成堆,呈乳头状点状血管。厚白色上皮基础上伴有粗大的点状血管提示高级别宫颈病变。

2.异型血管   是由于血管的走向与上皮形成不同的角度而构成的不同图像,表现为血管的管径粗细不等、形态不一、走向及间距高度不规则,醋酸作用后无收缩表现。阴道镜下可见:血管扩张、紊乱、螺旋状、串珠状、扭曲状、发夹状及突然中断状等。异型血管的出现常提示浸润性病变的存在。

八、值得注意的几个问题

1.阴道镜检查是根据宫颈上皮、血管的形态及细胞增生成熟程度的间接评估来诊断宫颈病变的,一种宫颈病变可有多种异常阴道镜图像改变,而一种异常阴道镜图像改变也可出现于多种宫颈病变。因此,不能简单地将某一种异常阴道镜图像改变与某种宫颈病变划等号,而应综合图像改变来判断,得出阴道镜诊断。

2.由于宫颈病变呈多灶性,加上活检范围局限,即使阴道镜引导下行宫颈活检,也应考虑更重病变存在的可能性,特别是移行带内移或病变向颈管内延伸,或阴道镜检查不满意时。

3.阴道镜检查记录和诊断报告应规范。记录和报告内容至少应包括检查指征、移行带类型、阴道镜检查满意度、正常和异常图像描述,在作出阴道镜诊断同时应对后续诊疗方案有具体的指导建议。

4.阴道镜医师是经过专业学习、经专门机构培训、有阴道镜检查资质的专业性较强的一类妇科医师,强调阴道镜医师的培训和资质认证对保证阴道镜诊断的质量控制十分重要。

九、阴道镜应用的评价和展望

阴道镜技术应用于临床后,大大提高了下生殖道癌前病变及早期癌的诊断率,创造了早期治疗的时机,提高了癌症患者的生存率,故不失为早期宫颈癌检查中的一项既方便可行又有价值的手段。阴道镜不仅能提高诊断的准确率,还能为研究下生殖道疾病的病因、病理等方面提供一定的帮助。例如阴道镜检查在对亚临床 HPV 感染的诊断中有其独到之处。因此,它在下生殖道癌前病变,尤其是宫颈癌前病变的及时诊断、指导治疗、治疗后评估以及随访等疾病诊疗的多个环节都具有十分重要的意义。

当然,还应认识到阴道镜检查有一定的局限性,例如宫颈管内癌,绝经后妇女鳞柱交界内移,无法观察到颈管内病变,必须以宫颈管搔刮弥补之,有的甚至需要宫颈锥切活检才能确诊。

阴道镜检查技术还是一门经验医学。由于 CIN 呈多中心病灶,图像又变化多样,甚至表面无异常,有时阴道镜不易完全看到整个转化区,又受炎症、出血等诸多因素的影响,阴道镜医师的经验和主观判断也存在一定差异。因此,有可能造成过高诊断,导致治疗过度;或过低诊断,导致治疗不足。

20 世纪以来,阴道镜技术发展很快,有光学阴道镜、计算机化阴道镜、电子阴道镜、光电一体阴道镜等,使阴道镜的资料储存、统计分析、会诊及远程医疗得以实现。展望阴道镜技术未来的发展,阴道镜有可能更加微型化,临床使用更方便。目前临床上,阴道镜检查仍停留在形态定性诊断水平,如何进一步量化,流程更规范一致,从而达到既可定性又可定量的更科学的诊断、分析水平,提高诊断的准确性。采用院内及科室内部网络连接,患者资料及图像数据共享,实现患者数据及诊疗信息输入输出各站点联网化将大大方便患者的诊疗过程,院际之间、地区之间阴道镜的会诊都可能在不远的将来成为现实。

（李林萍）

第四节　宫腔镜检查

宫腔镜是一种用于宫腔和宫颈管疾病诊断和治疗的内镜。应用膨宫介质扩张宫腔,通过光导玻璃纤维束和柱状透镜将冷光源经宫腔镜导入宫腔内,直接观察或由连接的摄像系统和监视屏幕将宫腔和宫颈管内图像放大显示。大多数宫腔和宫颈管病变可以在宫腔镜下同时进行诊断和治疗。

宫腔镜检查既是诊断宫腔和宫颈管疾病的金标准,也是治疗宫腔和宫颈管疾病的首选微创技术。

一、宫腔镜的适应证

（一）宫腔镜检查的适应证

1.异常子宫出血。

2.不孕症。

3.反复流产。

4.超声扫描提示宫腔、颈管占位或形态异常;子宫输卵管碘油造影发现宫腔、颈管异常影像。

5.可疑宫腔内妊娠物、异物残留或宫内节育器取出失败或残留,帮助判断并明确有无嵌顿。

6.阴道脱落细胞检查发现癌细胞或可疑癌细胞,除外宫颈或阴道来源。

7.子宫内膜癌的分期,明确是否侵犯颈管黏膜或间质。

8.诊断幼女、处女的宫颈、阴道病变。

9.宫腔镜手术后的随访。

(二)宫腔镜治疗的适应证

1.输卵管插管通液、注药(不孕症、输卵管妊娠)。

2.经宫腔镜输卵管插管行输卵管内配子移植(GIFT)。

3.子宫内膜息肉切除。

4.宫腔粘连分解。

5.子宫纵隔切开。

6.子宫黏膜下肌瘤切除。

7.宫腔异物取出。

8.子宫内膜切除或消融。

9.颈管赘生物切除。

10.宫腔镜引导下绝育手术。

11.子宫内膜癌或癌前病变范围评估。

二、宫腔镜的禁忌证

(一)绝对禁忌证

1.急性、亚急性生殖道炎症。

2.严重心肺功能不全。

(二)相对禁忌证

1.月经期及活动性子宫出血。

2.宫颈恶性肿瘤。

3.近期有子宫穿孔或子宫手术史。

三、宫腔镜手术的时间选择

一般以月经净后一周内为宜,此时子宫内膜处于增殖期,薄且不易出血,黏液分泌少,宫腔病变易见。子宫黏膜下肌瘤或子宫内膜病变,月经量多或持续不规则出血引发中重度贫血,宜止血、改善贫血后尽早进行。

四、宫腔镜检查前的准备

(一)病史

仔细询问患者的一般健康状况及既往史,注意有无严重心、肺、肝、肾等重要脏器疾患,月经不规律者须除外妊娠的可能性。

（二）体格检查

常规妇科检查除外生殖道急性、亚急性炎症,常规测量生命体征。

（三）辅助检查

白带常规检查包括:滴虫、真菌和清洁度检查,宫颈细胞学检查,血常规,凝血功能,肝肾功能,空腹血糖,肝炎标志物,梅毒筛查,HIV 检测,心电图。合并内科疾患时应行相应检查。年龄偏大(65 岁以上)的患者,应行心肺功能检查。

（四）药物准备

1.对于部分绝经后宫颈萎缩或有宫颈手术史造成宫颈狭窄难以扩张的患者,可行宫颈准备,术前 3 天口服米非司酮每日 2 次,每次 12.5mg。

2.直径大于 4cm 的 Ⅰ 或 Ⅱ 型子宫黏膜下肌瘤,为缩小肌瘤、减少血供、控制出血、改善贫血、减轻手术困难、缩短手术时间,可应用达那唑或 GnRH-a 类药物 3 个月。

3.拟行子宫内膜切除术的患者,可应用药物对子宫内膜进行预处理,以使内膜薄化,有助于获得有效的组织破坏深度而提高手术成功率。用药方法与子宫内膜异位症药物治疗相同。

五、宫腔镜检查的设备

（一）手术能源系统

1.双极电治疗系统　该系统具有气化、切割和凝固等功能。气化电极的形状可分为螺旋形、弹簧形和球形 3 种;切割电极为环形(loop)。使用生理盐水作为膨宫介质和导电体。操作时仅手术局部有电效应,人体不作为导电回路,无须在患者身体连接回流电极。该系统的优点是更安全、高效。电输出功率设置以最低有效功率为原则。一般使用气化电极的输出功率在 60～100W,切割电极为 80～120W。

2.单极电治疗系统　该系统功能与双极电治疗系统相似,但膨宫介质为不含电解质的溶液,手术时人体作为导电体,需要连接回流电极板。手术时间长的情况下,较易发生体液超负荷、低钠血症及单极电产生的"趋肤效应",可对邻近器官造成意外电损伤,须格外仔细操作。

3.Nd:YAG 激光　是一种可连续输出、具有较大功率、不被水吸收、能经石英光导纤维输送入宫腔的一种激光,其具有凝固、碳化、气化、切割等功能。治疗设备费用较为昂贵,手术时间较长。

（二）照明系统

1.冷光源。

2.导光束(光缆)。

（三）膨宫及灌流系统

1.液体膨宫装置　膨宫压力以最低有效压力为宜,一般设置在 80～195mmHg。

2.膨宫介质　分为含电解质溶液和非电解质溶液。由于含电解质溶液(0.9％氯化钠)多为等渗溶液,在一定限度内即使过量的液体吸收,患者也不一定会出现低钠血症;而非电解质液在微循环内积聚的早期即可诱发肺水肿和低钠血症。宫腔镜检查和应用双极电发生系统治疗时可使用含电解质溶液膨宫。

（四）视频系统

1.CCD(电荷耦合器)摄像机。

2.录像机。

3.监视器。

4.图文工作站。

（五）器械

1.宫腔镜：分硬性宫腔镜和软性宫腔镜，硬性宫腔镜又有直管镜和弯管镜之分。

2.宫腔电切镜。

3.微型手术器械包括活检钳、异物钳、微型剪、通液管等。

4.手术电极。

六、宫腔镜操作

1.患者排空膀胱取截石位，常规消毒铺巾，再次双合诊确认子宫位置。阴道窥器暴露宫颈，用宫颈钳钳夹牵引宫颈，消毒颈管，用探针探明宫腔方向和深度，扩张宫颈管至大于宫腔镜镜体外鞘半号即可。

2.打开液体膨宫泵，排空灌流管内气体，边向宫腔冲入膨宫液，边直视下将宫腔镜插入宫腔。灌洗宫腔内血液至液体清净，宫腔结构清晰可见。

3.按顺序观察宫腔，先观察宫腔全貌，然后宫底、双侧宫角及输卵管开口、宫腔前后壁及侧壁，退出过程中观察宫颈内口及宫颈管。

4.针对检查发现的宫腔、宫颈管疾患行相应的手术处理。

5.注意事项

（1）整个操作过程中应避免空气进入宫腔。连接管和管鞘内的气泡应排空，扩张宫颈动作轻柔，持续灌流膨宫液须专人看管。原则上尽量减少宫腔镜和手术器械反复进出宫腔的次数。

（2）宫腔镜宜在直视下边观察边进入宫腔，避免盲目进入造成颈管及宫腔内膜擦伤出血、假道形成或子宫穿孔。退出过程也需要同时观察，避免漏诊。

（3）子宫纵隔矫形手术前应行超声扫描或核磁共振检查观察子宫体外形，除外双子宫、双角子宫等畸形，必要时术中以 B 超或腹腔镜监护。避免盲目手术，造成术中子宫穿孔。

（4）宫腔粘连分解、子宫纵隔切开术后应根据情况予人工周期 2～3 月，必要时放置宫内节育器。

七、并发症及其防治

1.子宫穿孔　是宫腔镜手术中最常见的并发症。与手术者的经验、手术种类、解剖变异、既往手术史等因素有关。子宫穿孔的严重性取决于穿孔的器械和大小以及发现的时间。机械性穿孔一般发生在手术的开始阶段，很少伤及盆腹腔脏器和血管，立即停止手术保守治疗观察，必要时腹腔镜进一步检查。而电手术穿孔可能伤及邻近脏器如肠管、膀胱、输尿管和大血管，应立即剖腹探查或腹腔镜检查。为预防子宫穿孔，应严格掌握手术适应证，扩张宫颈及置入宫腔镜时动作轻柔，电气化或切割手术应在直视下进行，视野不清时切勿有切割操作。

2.心脑综合征　扩张宫颈和膨宫时均可引起迷走神经功能亢进，而出现头晕、胸闷、流汗、脸色苍白、恶心、呕吐、心率减慢等症状，称为心脑综合征。一旦发生，应及时暂停手术，予吸氧及对症处理，待情况好转后再继续操作。预防心脑综合征，可在术前半小时肌注阿托品 0.5mg。

3.低钠血症　由于大量非电解质膨宫介质被吸收入血循环，导致血容量过多及稀释性低钠血症，从而出现一系列症状和体征。表现为心率缓慢、血压升高，继而出现血压降低、恶心、呕吐、头痛、视物模糊、焦虑不安、精神紊乱和昏睡，进一步加重可出现抽搐、心血管功能衰竭甚至死亡。一旦发生，应立即停止手术,积极利尿、纠正水电解质紊乱,但忌快速、高浓度静脉补钠。预防低钠血症,除尽量用生理盐水作为膨宫介质外,术中应采用最低有效的膨宫压力,控制手术时间,膨宫液用量超过 3000ml 时、出入液量差大于 1000ml 需要特别谨慎,必要时分次手术。

4.术中出血　多由术中组织切割过深引起。子宫肌壁富含血管,血管层位于子宫内膜下 5～6mm,当切割达血管层时,可致大量出血且不易控制。对于术中出血,可用电凝止血。手术结束前,应降低膨宫压力,以确认是否有活跃性出血。宫腔镜手术切割时仔细辨认子宫浅肌层对防止术中大出血至关重要。

5.空气栓塞　是手术中罕见但致命的严重并发症。近年来,上海市已有多起宫腔镜手术引起空气栓塞而致死的病例发生。应引起高度重视。早期表现为心动过缓,血氧饱和度下降,心前区听诊闻及大水轮音、咔嗒声和汩汩声。更多气体进入后,可导致发绀,心输出量减少,低血压,呼吸急促,迅速发展为心肺衰竭,心搏骤停而死亡。防范措施包括:正压通气,减少手术器械反复进出宫腔的次数,避免头低臀高位,轻柔扩张宫颈,充分排空连接管和镜体中的空气,专人管理膨宫系统。一旦发生,应立即抢救。空气栓塞的发生起病急,抢救成功率低,后果严重,因此,空气栓塞重在预防。宫腔镜手术相关岗位人员的严格培训和管理是防止类似严重并发症发生的关键环节。

(李林萍)

第五节　腹腔镜检查

　　妇科腹腔镜是融现代妇科手术和内镜诊治技术为一体的微创妇科诊治技术,也是当今妇科医生必备的一种手术技巧。腹腔镜手术是在密闭的盆、腹腔内进行检查或治疗的内镜手术。将接有冷光源照明的腹腔镜经腹壁进入腹腔,连接摄像系统,将盆腔、腹腔内脏器官显示于监视屏幕上。手术医师通过视屏检查诊断疾病称为诊断性腹腔镜手术;在腹腔外操纵进入盆、腹腔的手术器械,在屏幕直视下对疾病进行手术治疗称为手术性腹腔镜手术。

一、适应证

　　1.诊断性腹腔镜　①怀疑盆腔子宫内膜异位症,腹腔镜检查是最佳的方法;②盆腔粘连伴有腹痛症状;③治疗无效及不明原因急、慢性腹痛和盆腔痛;④不孕、不育。可明确或排除盆腔疾病及了解输卵管外观、判断输卵管通畅程度;⑤绝经后或青春期前持续存在的<5cm 的盆腔肿块;⑥进行辅助生育技术治疗前了解输卵管阻塞与否;⑦治疗无效的痛经。

　　2.手术性腹腔镜　FIGO(国际妇产科联盟)提出在 21 世纪应有 60％以上妇科手术在内镜下完成。以下疾病是目前国内可用腹腔镜手术治疗的适应证。

　　(1)输卵管妊娠:可进行输卵管切除术或行切开输卵管去除胚胎及妊娠囊,局部注射药物治疗的手术。

　　(2)输卵管系膜囊肿切除手术。

　　(3)输卵管因素的不孕症(输卵管粘连、积水等):行输卵管粘连分离和整形、输卵管造口手术。

　　(4)卵巢良性肿瘤:可行卵巢肿瘤剥除术、患侧卵巢或附件切除术。

　　(5)多囊卵巢综合征:有生育要求患者由于排卵障碍,在药物治疗无效或在氯米芬治疗出现药物抵抗时行卵巢打孔治疗以替代卵巢楔形切除。

　　(6)子宫肌瘤:行子宫肌瘤切除术、子宫切除术及腹腔镜辅助的阴式子宫切除手术。也可行肌瘤消融术、子宫动脉阻断等手术。

（7）盆腔子宫内膜异位症：进行盆腔腹膜病灶电凝或切除，剥除卵巢子宫内膜异位囊肿，分离粘连、深部浸润型子宫内膜异位症病灶切除手术等。

（8）输卵管卵巢囊肿或盆腔脓肿：可在腹腔镜下行输卵管卵巢囊肿或盆腔脓肿切开引流、开窗或切除术，以增加抗生素疗效，缩短应用抗生素的时间及减少盆腔粘连。

（9）早期子宫内膜癌和早期宫颈癌：可在腹腔镜下行筋膜外全子宫切除或广泛全子宫切除术、保留子宫的宫颈根治手术及腹主动脉旁、盆腔淋巴结切除手术。

（10）生殖道畸形：明确诊断后行有功能内膜的残角子宫切除、人工阴道成形等手术治疗。

（11）计划生育：节育环外游取出、子宫穿孔创面修补、绝育术、绝育术后输卵管复通治疗——输卵管端端吻合手术。

（12）盆底功能障碍与妇科泌尿手术：子宫骶韧带折叠术、子宫骶骨固定术、阴道骶骨固定术、骶棘韧带固定术、阴道旁侧修补术、耻骨后膀胱尿道悬吊术或 Burch 手术。

（13）剖宫产憩室修补手术。

二、禁忌证

1.严重心血管疾病及呼吸系统疾病不能耐受麻醉者。

2.Ⅱ度以上的心脏左束支传导阻滞。

3.凝血系统功能障碍。

4.膈疝。

三、术前准备

1.详细采集病史　准确掌握诊断性或手术性腹腔镜指征。

2.术前检查　行全身体格检查、盆腔检查。辅助检查包括阴道分泌物检查、宫颈刮片细胞学检查，术前一周内心电图及胸部 X 线检查除外心血管疾病，术前 3 个月内肝肾功能检查示正常，常规进行血生化检查及乙肝病毒抗原、抗体检测。卵巢肿瘤患者常规进行 CA-125、CA-199、CA-153、CEA、AFP、HCG 等肿瘤标志物测定。

3.肠道、泌尿道、阴道准备　诊断性手术或无明显盆腔粘连的治疗性腹腔镜术前一日肥皂水灌肠或口服 20％甘露醇 250ml 及 2000ml 生理盐水或聚乙二醇电解质散溶液清洁肠道。疑有盆腔粘连的治疗性腹腔镜手术前 3 日行肠道准备：无渣半流饮食 2 日，手术前一日双份流质或禁食并根据情况补液 2000～3000ml，清洁灌肠；手术当日禁食。术前留置导尿管。拟行阴道操作者术前行阴道冲洗。

4.腹部皮肤准备　注意脐孔的清洁。

5.体位、麻醉　在手术时取头低臀高（脚高）并倾斜 15°～25°位，使肠管滑向上腹部，暴露盆腔手术野。诊断性手术可在硬膜外麻醉＋静脉辅助用药或全身麻醉下进行。手术性腹腔镜应选择全身麻醉为宜。

四、操作步骤

（一）腹腔镜检查

1.人工气腹　距脐孔旁 2cm 处用布巾钳向上提起腹壁,可直接纵向切开脐孔中央皮肤放置腹腔套管,也可用气腹针于脐孔正中处与腹部皮肤呈 90°穿刺进入腹腔,连接自动 CO_2 气腹机,以 CO_2 充气流量 1～2L/min 的速度充入 CO_2,腹腔压力达 14～15mmHg,机器自动停止充气,拔去气腹针。

2.放置腹腔套管　根据套管针外鞘直径,切开脐孔正中皮肤 10～12mm,布巾钳提起腹壁,与腹部皮肤呈 90°用套管针从切开处穿刺进入腹腔,去除套管针芯,将腹腔镜自套管鞘进入腹腔,确认腹腔镜已经进入腹腔后连接好 CO_2 气腹机,并开始充气,打开冷光源,即可见盆腔内器官。

3.置举宫器　有性生活者常规消毒外阴、阴道后,放置举宫器。

4.盆腔探查　认识正常盆腔内各器官是辨别盆腔内器官疾病和进行腹腔镜手术的基础。取头低臀高(脚高)并倾斜 15°～25°位,使肠管滑向上腹部,暴露盆腔手术野,按顺序常规检查盆腔内各器官。探查后根据盆腔内各器官疾病进行输卵管通液、卵巢活检等进一步检查。

（二）腹腔镜手术

人工气腹及进入腹腔方法同诊断性腹腔镜操作。进行腹腔镜下治疗性手术需要在腹壁不同部位穿束 0 形成 2～3 个放置手术器械的操作孔,其步骤如下:

1.操作孔穿刺　常规妇科腹腔镜手术需要进行第二、第三穿刺,一般选择在脐孔中央作 10mm 纵切口置入腹腔镜,在左右下腹部相当于麦氏切口位置的上下。根据手术需要还可以在耻骨联合上正中 2～4cm 部位进行第四穿刺。将腹腔镜直视下对准穿刺部位,通过透光,避开腹壁血管,特别是腹壁下动脉,根据手术器械直径切开皮肤 5mm 或 10mm,垂直于腹壁用 5mm 或 10mm 的套管穿刺针在腹腔镜的监视下穿刺进入盆腔。耻骨联合上的穿刺一定在膀胱空虚的条件下进行穿刺以防损伤膀胱。

2.手术操作基础　必须具备以下操作技术方可进行腹腔镜手术治疗:①用腹腔镜跟踪、暴露手术野;②熟悉腹腔镜下组织解剖结构;③组织分离;④注水分离;⑤组织切开;⑥止血;⑦套圈结扎;⑧腔内打结、腔外打结;⑨缝合;⑩掌握各种电能源手术器械及其他能源使用技术如激光、超声刀、血管闭合系统等。

3.手术操作原则　按经腹手术的操作步骤进行腹腔镜下手术。

4.手术结束　用生理盐水冲洗盆腔,检查无出血,无内脏损伤,停止充入 CO_2 气体,并放尽腹腔内 CO_2 气体,取出腹腔镜及各穿刺点的套管鞘,10mm 以上的穿刺切口需要缝合。

五、术后处理

1.穿刺口　用无菌创可贴覆盖。

2.导尿管　手术当日需要留置导尿管。根据手术方式决定术后留置导尿管时间。

3.饮食　术后数小时后恢复正常饮食。

4.抗生素　根据手术类型决定抗生素应用预防感染。盆腔炎及盆腔脓肿引流者可适当延长抗生素使用时间。

六、并发症及其防治

1.大血管损伤　妇科腹腔镜手术穿刺部位临近腹膜后腹主动脉、下腔静脉和髂血管,损伤这些大血管,可能危及患者生命,应该严格避免此类并发症发生。一旦发生,应立即中转开腹止血,修补血管。

2.腹壁血管损伤　腹壁下动脉损伤是较严重的并发症。第二或第三穿刺应在腹腔镜直视下避开腹壁血管进行。对腹壁血管损伤应及时发现并在腹腔镜监视下电凝或进行缝合止血。

3.术中出血　出血是手术性腹腔镜手术中最常见的并发症,特别是进行腹腔镜全子宫切除时容易发生。手术者应熟悉盆腹腔解剖、熟练掌握手术操作技术、熟练应用各种腹腔镜手术能源。

4.脏器损伤　主要指与内生殖器官邻近的脏器损伤,如膀胱、输尿管及直肠损伤,多在手术操作不熟练或由于组织粘连导致解剖结构异常时容易发生。未能在手术中发现的肠道损伤,特别是脏器电损伤将导致术后数日发生肠瘘、腹膜炎,严重者可导致全身感染、中毒性休克。患者预后差。

5.与 CO_2 气腹相关的并发症　皮下气肿、术后上腹部不适及肩痛是常见的与腹腔 CO_2 气腹有关的并发症。上腹部不适及右肩疼痛,是由于 CO_2 气腹对膈肌刺激所致,术后数日内症状减轻或消失。如手术中发现胸壁上部及颈部皮下气肿,应该及时检查各穿刺孔是否存在腹腔气腹皮下泄漏并及时降低气腹压力以防 CO_2 气体蓄积体内。

6.其他术后并发症　穿刺口不愈合、穿刺口痛、术后尿潴留可发生于手术后,但较少出现。

【临床思考】

1.免气腹腹腔镜手术(GLO)　免气腹腔镜是利用特殊的腹壁支撑系统暴露盆、腹腔,来进行盆、腹腔疾病的诊断和治疗的一种方法。因无须腹腔内注入 CO_2,避免了 CO_2 气腹引起的并发症,以及 CO_2 泄漏带来的问题,且对于合并心、肺功能异常的患者有一定的优越性。

2.经阴道注水腹腔镜(ThL)　经阴道注水腹腔镜是将特制的气腹针-扩张套管穿刺针经阴道后穹隆置入盆腔后,置入内窥镜,借助生理盐水膨胀介质,可以观察不孕妇女盆腔解剖和输卵管病变的微创诊断方法。用于评价不孕患者输卵管通畅度及其与卵巢间的解剖关系和子宫形态,以替代创伤较大的标准腹腔镜检查。子宫后倾、固定,直肠子宫陷凹封闭,易致穿刺失败和直肠穿孔,应作为 ThL 手术禁忌证。有腹腔镜指征者,不宜再试行 ThL。

3.机器人腹腔镜　一种以"达·芬奇机器人"命名的特殊腹腔镜设备系统。与传统腹腔镜相比,在于该系统能提供三维视图和更加灵巧的机械臂。借助该系统,可以精确地处理病变及其周围组织,减少手术并发症,完成传统手术不能完成的手术;同时,也可减轻手术者的体力消耗。机器人腹腔镜手术也有一定的缺陷,比如不能通过手术器械触摸病灶,肿瘤分期手术中不能同时完成上腹部和下腹部的手术,必须术中更换体位与系统方向。另外,手术者需经特殊的训练,而且价格昂贵,临床应用存在局限性。

4.单孔腹腔镜手术　是指通过一个皮肤切口完成的手术操作,其目的是将手术相关的并发症和手术疤痕进一步降低。单孔腹腔镜手术曾有许多不同的名称,现在国际学术界将其统称为腹腔镜内镜单切口外科手术(LESS)。LESS 将腹腔镜手术的切口数目降到最低,在安全实施手术的基础上实现美观最大化,目前被认为是腹腔镜手术的最新进展。

(1)优势:LESS 手术中手术器械及设备经脐孔进入腹腔,利用脐部皱襞遮挡手术切口,该技术损伤小、无瘢痕。经脐单孔腹腔镜技术是传统腹腔镜手术由四孔、三孔、两孔改为一孔后,角度变为零,对主刀医生在经验和技巧上提出了新挑战。经脐单孔腹腔镜微创技术与传统腹腔镜腹部微创手术比较,更具有突出的微创性、美观性、术后少疼痛等特性。

凭借以上优势,单孔腹腔镜下微创手术已在胆囊切除术、胃底折叠术、阑尾切除术、减肥手术等领域占据一席之地,同时在妇科手术中得以应用,从而受到越来越多妇科医师的认同与患者的欢迎。

(2)适应证:由于单孔腹腔镜手术操作难度相对较大,对病例的选择标准也比较严格:一般状况良好,无严重盆腔粘连,相对简单的手术如输卵管结扎术,子宫穿孔修补术,节育环外游取环术,不孕不育患者盆腔粘连松解及伞端造口术,盆腔炎症性疾病,如卵巢及输卵管脓肿行附件切除术,卵巢良性肿瘤手术,如单纯囊肿、巧克力囊肿及卵巢畸胎瘤患者卵巢囊肿的剥除术、切除术及异位妊娠行腹腔镜输卵管切除术;输卵管异位妊娠行输卵管线性切开取胚胎术等。

(3)局限性:单孔腹腔镜手术操作受到孔道数目的限制,手术部位局限,对邻近脏器的牵引也有一定困难,同时因器械置入部位相对集中,器械和光源同轴难以形成操作三角,器械相互干扰,影响操作及手术视野,一般通常采取具有一定弯曲度并且可以灵活调节方位的特殊手术器械,以降低术者的操作难度。由于器械和光源同轴,在一定程度上会影响术者对深度和距离的判断,从而增加了手术难度。此外,患者体型对手术操作的影响也较大,如对于肥胖患者、身材较高患者,手术较为困难。通过临床实践发现,使用悬吊器及有效的分解,可在一定程度上扩大视野。而机器人手术也不失为一种有效的解决方案,尤其当术者在实施一些精细操作时,更能凸显机器人"精准"的优势。

现阶段应用 LESS 的初步经验显示出,这种手术方式具有良好的术后恢复,术后疼痛减轻和拥有更好的美容效果,具有广泛的应用前景。但 LESS 要求由经验丰富的腹腔镜医生实施,以保证患者的安全。

目前,单孔腹腔镜手术切口相关并发症发生率较低,但仍存在切口疝、切口感染等问题。故术中应有效保护切口,术后切口关闭应确实、严密。

(李林萍)

妇科篇

第八章　女性生殖内分泌疾病

第一节　女性性分化和性发育异常

一、女性生殖系统的分化

生殖系统的分化是一个复杂的过程,它包括三个方面:即性腺、生殖道和外生殖器的分化。下面介绍女性生殖系统的分化。

(一)卵巢的发生

女性的性腺是卵巢,它和睾丸一样均起源于原始性腺。在胚胎的第 4 周,卵黄囊后壁近尿囊处出现原始生殖细胞,原始生殖细胞体积较大,起源于内胚层。在胚胎的第 5 周,中肾内侧的体腔上皮及其下面的间充质细胞增殖,形成一对纵形的生殖腺嵴。生殖腺嵴表面上皮向其下方的间充质内增生,形成许多不规则的细胞索,我们称为初级性腺索。在胚胎的第 6 周原始生殖细胞经背侧肠系膜移行至初级性腺索内,这样就形成了原始性腺。原始性腺无性别差异,将来既可以分化成卵巢,也可以分化成睾丸,因此我们又称之为未分化性腺。

目前认为决定原始性腺分化方向的因子是位于 Yp11.3 的 Y 染色体性别决定区(SRY)。在 SRY 不存在时,原始性腺自然向卵巢方向分化。DAX-1 是卵巢发生的关键基因,DAX-1 编码的蛋白是核受体大家族中的一员,当该基因发生突变时,患者会发生性反转(与剂量有关,故称为剂量敏感性反转,DSS)和先天性肾上腺发育不良(AHC)。

在胚胎的第 10 周,初级性索向原始性腺的深部生长,形成不完善的卵巢网,以后初级性索与卵巢网均退化,被血管和间质所替代,形成卵巢的髓质。此后,原始性腺表面上皮再次增生形成新的细胞索,称为次级性索。次级性索较短,分布于皮质内,故又被称为皮质索。在胚胎的第 16 周,皮质索断裂成许多孤立的细胞团,这些细胞团就是原始卵泡。原始卵泡中央是一个由原始生殖细胞分化来的卵原细胞,周围是一层由皮质索细胞分化来的卵泡细胞。胚胎期的卵原细胞可以分裂增生,它们最终分化成初级卵母细胞,初级卵母细胞不具备增生能力。卵泡之间的间充质形成卵巢的间质。在妊娠 17~20 周,卵巢分化结束。

(二)女性内生殖器的发生

女性内生殖器起源于副中肾管,副中肾管又称米勒管。男性内生殖器起源于中肾管,中肾管又称沃夫管。在胚胎期,胎儿体内同时存在中肾管和副中肾管。决定内生殖器分化的因子是睾丸支持细胞分泌的抗米勒管激素(AMH)和睾丸间质细胞分泌的雄激素,AMH 抑制米勒管的分化,中肾管的分化依赖雄激素。

卵巢分泌的雄激素量不能满足中肾管发育的需要,因此中肾管逐渐退化。另外卵巢不分泌 AMH,米勒管便得以发育。米勒管的上段分化成输卵管,中段发育成子宫,下段发育成阴道的上 1/3。阴道的下 2/3 起源于尿生殖窦。

(三)外生殖器的发生

外生殖器起源于尿生殖窦。在胚胎的第 8 周,尿生殖窦的颅侧中央出现一个突起,称为生殖结节;尾侧有一对伸向原肛的皱褶,称为生殖皱褶,生殖皱褶的两侧还有一对隆起,称为生殖隆起。生殖结节、生殖皱褶和生殖隆起是男女两性外生殖器的始基,它们具有双相分化潜能。决定胎儿外阴分化方向的决定因子是雄激素。胎儿睾丸分泌的睾酮在 5α-还原酶作用下转化成二氢睾酮,二氢睾酮使尿生殖窦向男性外生殖器方向分化。如果尿生殖窦未受雄激素的影响,则向女性外生殖器方向分化。

对女性胎儿来说,由于体内的雄激素水平较低,尿生殖窦将发育成女性外阴。生殖结节发育成阴蒂,生殖皱褶发育成小阴唇,生殖隆起发育成大阴唇。另外,阴道的下 2/3 也起源于尿生殖窦。

二、性发育异常

性发育异常(DSD)包括一大组疾病,这些疾病的患者在性染色体、性腺、外生殖器或性征方面存在一种或多种先天性异常或不一致,临床上最常见的表现是外生殖器模糊和青春期后性征发育异常。在诊断性发育异常时,既往使用的一些术语,如两性畸形、真两性畸形、假两性畸形、睾丸女性化综合征等,由于具有某种歧视性意味,现已废弃不用。

(一)分类

DSD 的分类较为复杂,目前倾向于首先根据染色体核型分成 3 大类,即染色体异常型 DSD、46,XX 型 DSD 和 46,XY 型 DSD,然后再根据性腺情况和激素作用情况进行具体诊断。

(二)诊断

性发育异常的诊断较为复杂,临床上根据体格检查、内分泌测定、影像学检查、染色体核型分析进行诊断,必要时可能需要腹腔镜检查或剖腹探查。

【体格检查】

体格检查重点关注性征的发育和外阴情况。

1.无性征发育　幼女型外阴、乳房无发育,说明体内雌激素水平低下,卵巢无分泌功能。这有两种可能:卵巢发育不全或者下丘脑或垂体病变导致卵巢无功能。

多数先天性性腺发育不全是由 Turner 综合征和单纯性性腺发育不全引起的。Turner 综合征除了有性幼稚外,往往还有体格异常,如身材矮小、蹼颈、后发际低、皮肤多黑痣、内眦赘皮、眼距宽、盾形胸、肘外翻、第四和第五掌(跖)骨短等表现。单纯性性腺发育不全患者没有体格异常。

先天性低促性腺激素性性腺功能低下也没有体格发育异常。极个别可伴有嗅觉的丧失,我们称之为 Kallmann 综合征。

2.有性征发育,无月经来潮　提示有生殖道发育异常可能。青春期有第二性征的发育,说明卵巢正常,下丘脑-垂体-卵巢轴已启动。如生殖道发育正常,应该有月经的来潮;如无月经的来潮则提示有生殖道发育异常可能。当检查发现子宫大小正常,且第二性征发育后出现周期性腹痛,应考虑为处女膜或阴道发育异常如处女膜闭锁、先天性无阴道或阴道闭锁。子宫未发育或子宫发育不全时,往往无周期性腹痛,如先天性无子宫、始基子宫和实质性子宫等米勒管发育异常等。

3.外生殖器异常　又称外阴模糊,提示可能有性腺发育异常、雄激素分泌或作用异常等。如果患者性腺为卵巢,有子宫和阴道,外阴有男性化表现,则可能为46,XX型DSD中的雄激素过多性性发育异常,如21-羟化酶缺陷等。如果患者性腺为睾丸,没有子宫和阴道,外阴有女性化表现,则很可能是46,XY型DSD,如雄激素不敏感综合征等。

临床上一般采用Prader方法对异常的外生殖器进行分型:Ⅰ型,阴蒂稍大,阴道与尿道口正常;Ⅱ型,阴蒂增大,阴道口变小,但阴道与尿道口仍分开;Ⅲ型,阴蒂显著增大,阴道与尿道开口于一个共同的尿生殖窦;Ⅳ型表现为尿道下裂;Ⅴ型,阴蒂似正常男性。

【影像学检查】

包括超声、CT和MRI等,通过影像学检查可了解性腺和生殖道的情况。

【内分泌测定】

测定的激素包括FSH、LH、PRL、雌二醇、孕烯醇酮、黄体酮、17α-羟黄体酮、睾酮、雄烯二酮、二氢睾酮、硫酸脱氢表雄酮和去氧皮质酮(DOC)等。

性腺发育不全时,FSH和LH水平升高,先天性低促性腺激素性性腺功能低下者的促性腺激素水平较低,米勒管发育异常和尿生殖窦发育异常者的促性腺激素水平处于正常范围。

雄激素水平较高时应考虑46,XX型DSD中的21-羟化酶缺陷和11β-羟化酶缺陷、46,XY型DSD和染色体异常型DSD。黄体酮、17-羟黄体酮和DOC对诊断先天性肾上腺皮质增生症引起的DSD很有帮助。睾酮/二氢睾酮比值是诊断5α-还原酶缺陷的重要依据,雄烯二酮/睾酮比值升高是诊断17β-脱氢酶的依据之一。

【染色体检查】

对所有怀疑DSD的患者均应做染色体检查。典型的Turner综合征的染色体为45,X,其他核型有45,X/46,XX、46,XXp-、46,XXq-、46,XXp-/46,XX、46,XXq-/46,XX等。单纯性性腺发育不全的核型为46,XX或46,XY。女性先天性肾上腺皮质增生症的染色体为46,XX,雄激素不敏感综合征的染色体为46,XY。卵睾型DSD的染色体核型有三种:46,XX、46,XX/46,XY和46,XY;其中最常见的是46,XX。

【性腺探查】

卵睾型DSD的诊断依赖性腺探查,只有组织学证实体内同时有卵巢组织和睾丸组织才能诊断。卵睾型DSD的性腺有三种:一侧为卵巢或睾丸,另一侧为卵睾;一侧为卵巢,另一侧为睾丸;两侧均为卵睾。其中最常见的为第一种。对含有Y染色体的DSD者来说,性腺探查往往是诊断或治疗中的一个必不可少的步骤。

(三)治疗

性发育异常处理的关键是性别决定。婴儿对性别角色还没有认识,因此在婴儿期改变性别产生的心理不良影响很小,甚至没有。较大的孩子在选择性别时应慎重,应根据外生殖器和性腺发育情况、患者的社会性别及患者及其家属的意愿选择性别。

【外阴整形】

外阴模糊者选择做女性时往往需要做外阴整形。

手术的目的是使阴蒂缩小,阴道口扩大、通畅。阴蒂头有丰富的神经末梢,对保持性愉悦感非常重要,因此现在都做阴蒂体切除术,以保留阴蒂头及其血管和神经。

【性腺切除】

体内存在睾丸组织或Y染色体的患者在选择做女性后,首要的治疗是切除双侧睾丸组织或性腺组织,因为性腺组织可能发生癌变。

【性激素治疗】

包括雌激素治疗和孕激素治疗。原则是有子宫者需要雌孕激素治疗,无子宫者单用雌激素治疗。

性激素治疗的目的是促进并维持第二性征的发育、建立规律月经、防止骨质疏松的发生。常用的雌激素有戊酸雌二醇和妊马雌酮,孕激素有醋酸甲羟黄体酮等。

【皮质激素治疗】

先天性肾上腺皮质增生症者需要皮质激素治疗。

三、Turner 综合征

Turner 综合征是最常见的先天性性腺发育不全,大约每 2000 个女性活婴中有 1 例。1938 年 Turner 对 7 例具有女性表型,但有身材矮小、性幼稚、肘外翻和蹼颈的患者做了详细的描述,这是历史上第一次对该疾病的临床表现做详尽的描述,故该疾病后来被命名为 Turner 综合征。

(一)发病机制

Turner 综合征属于染色体异常型 DSD,其发生的根本原因是两条 X 染色体中的一条完全或部分缺失。目前认为两条完全正常的 X 染色体是卵巢正常发生的前提,如果缺少一条 X 染色体或者一条 X 染色体有部分基因的缺失,就可以造成先天性卵巢发育不全。由于 X 染色体上有许多功能基因,如果这些基因缺少,就会引起一系列的器官发育异常或体格发育异常。

核型为 45,X 的患者临床表现最典型。嵌合型的临床表现差异很大,取决于正常细胞系和异常细胞系的比例。正常细胞系所占比例越大,临床症状就越轻。染色体结构异常的患者的临床表现与其缺失的基因有关,与体格发育有关的基因位于 X 染色体短臂上,因此短臂缺失会导致身材矮小,而长臂缺失不会导致身材矮小。正常的卵巢功能需要两条完整的 X 染色体,因此 X 染色体的任何结构异常都可以导致卵巢发育不全或卵巢早衰。Xq25 远端的功能基因较少,因此该部分的缺失引起的症状较轻。

(二)临床表现

Turner 综合征最典型的临床表现是身材矮小和性幼稚。另外部分患儿还可能有一些特殊的体征,如皮肤较多的黑痣、蹼颈、后发际低、盾状胸、肘外翻和第 4、5 掌(跖)骨短等。

【身材矮小】

许多 Turner 综合征患儿出生身高就偏矮,儿童期身高增长较慢,比正常同龄人的平均身高低 2 个标准差以上。到青春期年龄后,无生长加速。典型的 Turner 综合征者的身高一般不超过 147cm。

以前认为 Turner 综合征者的身材矮小与生长激素缺乏有关,目前多数认为患儿体内不缺少生长激素。研究已证实 Turner 综合征者的身材矮小是由 X 染色体短臂上的身材矮小同源盒基因(SHOX)缺失所致。如果 SHOX 基因不受影响,患儿就不会出现身材矮小。

【骨骼发育异常】

许多 Turner 综合征者存在骨骼发育异常,临床上表现为肘外翻、不成比例的腿短、盾状胸、颈椎发育不良导致的颈部较短、脊柱侧凸和第 4、5 掌(跖)骨短等。

Turner 综合征者异常的面部特征也是由骨骼发育异常造成的,这些异常特征包括:下颌过小、上腭弓高、内眦赘皮等。

Turner 综合征的骨骼发育异常是骨发育不全的结果,目前尚不清楚 Turner 综合征者骨发育不全的具体机制,推测可能与 X 染色体缺陷导致的结缔组织异常有关。

【淋巴水肿】

Turner 综合征者存在淋巴管先天发育异常,从而发生淋巴水肿。有的患儿出生时就有手、足部的淋巴水肿,往往经过数日方可消退。颈部淋巴水肿消退后就表现为蹼颈,眼睑下垂和后发际低也是由淋巴水肿引起的。

【内脏器官畸形】

20%～40%的 Turner 综合征患者有心脏畸形,其中最常见的是二叶式主动脉瓣、主动脉缩窄和室间隔缺损等。约 1/4 的患者有肾脏畸形,如马蹄肾以及肾脏结构异常等。许多研究提示 Turner 综合征者的心脏畸形和肾脏畸形可能与这些部位的淋巴管发育异常有关。

【生殖系统】

患儿为女性外阴,有阴道、子宫。性腺位于正常卵巢所在的部位,呈条索状。典型的 Turner 综合征患者到青春期年龄后,没有乳房发育,外阴呈幼女型,但患者可以有阴毛。有些 Turner 综合征患者(染色体核型为嵌合型者)可以有第二性征的发育,但往往来过几次月经后就发生闭经。

条索状性腺由结缔组织组成,不含卵泡。在胚胎期,Turner 综合征患者的原始性腺分化为卵巢。但是由于没有两条完整的 X 染色体,结果在胎儿阶段卵巢内的卵泡就被耗竭,到出生时,两侧卵巢已被结缔组织所替代。

【其他内分泌系统异常】

Turner 综合征患者甲状腺功能低下的发生率比正常人群高,一项对平均年龄为 15.5 岁的 Turner 综合征者的调查发现,约 22%的患者体内有甲状腺自身抗体,其中约 27%的患者有甲状腺功能减退。另外,胰岛素拮抗在 Turner 综合征患者中也常见,随着患者的年龄增加,她们发生糖尿病的风险也增加,肥胖和生长激素治疗会使糖尿病发病风险进一步增加。

【其他临床表现】

许多患者的皮肤上有较多的黑痣,这些黑痣主要分布在面、颈胸和背部。大部分患儿智力发育正常,但也有部分患者有不同程度的智力低下。

肝功能异常较常见,有研究发现 44%的患者有肝酶升高。儿童期患者常有中耳炎反复发作,这与有关骨骼发育异常有关,许多患者因此出现听力障碍。

(三)内分泌检查

常规测定血 FSH、LH、PRL、睾酮和雌二醇水平。

(四)染色体核型分析

对疑似 Turner 综合征者,常规做染色体核型分析,目的有两个:①明确诊断;②了解有无 Y 染色体以指导治疗。

(五)治疗

Turner 综合征治疗的目的是治疗先天性畸形、改善最终身高、促进第二性征的发育、建立规律月经、减少各种并发症的发生。

【治疗先天性畸形】

有些先天性畸形,如心血管系统。患者如有心血管方面的畸形,需要外科医生进行评价和治疗。在外科医生认为不需要特殊治疗后,再给予相应的内分泌治疗。

【性激素治疗】

目的是促进并维持第二性征的发育,维护正常的生理状况,避免骨质丢失。为最大限度改善患者的身高,一般在开始的 2～3 年采用小剂量的雌激素,这样可以避免骨骺过早愈合。以后再逐步加大雌激素剂量,一般要维持治疗二三十年。单用雌激素会导致子宫内膜增生症,增加子宫内膜癌的发病风险,加用孕激素可消除该风险。第一次加用孕激素往往在使用雌激素 6～12 个月以后或第一次有阴道出血(未使用孕激素)后。以后定期加用孕激素,每周期孕激素使用的天数为 7～14 天。

【生长激素治疗】

虽然 Turner 综合征患者的身材矮小不是由生长激素缺乏引起,但是在骨骺愈合前及时给予生长激素治疗对改善身高还是有益的。一般说来,生长激素治疗可以使患者的最终身高增加 5～10cm。

【其他治疗】

含 Y 染色体的 Turner 综合征患者的性腺容易恶变为性腺母细胞瘤和无性细胞瘤,恶变率为 20%～25%,恶变通常发生在儿童期和青春期。因此建议这些患者及时手术切除两侧的性腺组织。

四、45,X/46,XY 综合征

染色体核型为 45,X/46,XY 的性腺发育不全者最初被称为混合性性腺发育不全,因为这些患者体内的性腺一侧为条索状性腺,另一侧为发育不全的睾丸。后来发现染色体核型为 45,X/46,XY 患者的临床表现差别很大,从类似典型的 Turner 综合征到类似正常男性、从混合性性腺发育不全到真两性畸形都有可能出现,这些表现千差万别的疾病唯一的共同点是染色体核型,故它们被统称为 45,X/46,XY 综合征(一般不包括真两性畸形)。

(一)临床表现

染色体核型异常导致性腺发育异常。根据性腺发育情况,内生殖器可有不同表现。如果两侧均为条索状性腺,那么患者就表现为 Turner 综合征;如果只有发育不全的睾丸,就表现为两性畸形;如果有发育较好的睾丸,患者多数按男孩抚养,此类患者往往因男性不育而在男性科就诊。

来妇产科就诊的患者或者表现为 Turner 综合征,或者表现为更像女性的两性畸形。

(二)诊断和鉴别诊断

根据体格检查、影像学检查、内分泌测定和核型分析不难诊断。

(三)治疗

来妇产科就诊的患者往往从小按女性抚养,性腺为条索状性腺或发育不良的睾丸,因此治疗的目的是切除性腺,使患者按女性正常生活。

【切除性腺】

无论是条索状性腺还是发育不全的睾丸均容易发生恶变,因此不管性腺发育程度,均予以切除。

【外阴矫形术】

对外阴模糊者,予以整形,使之成为女性外阴。

【激素替代治疗】

激素替代治疗的方案与 Turner 综合征类似。要强调的是如果患者体内没有子宫,就不需要补充孕激素。

五、卵睾型性腺发育异常

当体内同时有卵巢组织和睾丸组织时,称为卵睾型 DSD。

（一）发病机制

患者的染色体核型有 46,XX、46,XY 和 46,XX/46,XY,其中最常见的核型是 46,XX,其次是 46,XY 和 46,XX/46,XY。在睾丸分化过程中起重要作用的基因是 SRY,如果 X 染色体上携带 SRY 基因,就很容易解释发病机制。但是大多数核型为 46,XX 的卵睾型 DSD 患者体内并未找到 SRY 基因,目前认为可能的机制有:

1.常染色体或 X 染色体上与性别决定有关的其他基因发生了突变。

2.性腺局部存在染色体嵌合。

3.SRY 基因调控的下游基因发生了突变。

46,XX/46,XY 嵌合型可能是双受精或两个受精卵融合的结果,46,XX 核型使部分原始性腺组织向卵巢组织方向分化,46,XY 核型使部分性腺组织向睾丸组织方向分化,因此患者表现为卵睾型 DSD。核型为 46,XY 的卵睾型 DSD 的卵巢发生机制还没有很满意的解释,有作者认为原始性腺组织的 SRY 突变是主要原因。SRY 突变导致了原始性腺组织上既有 SRY 正常的细胞,又有 SRY 突变的细胞,前者使部分原始性腺组织分化成睾丸组织,后者使部分原始性腺组织分化成卵巢组织。

（二）诊断和鉴别诊断

诊断卵睾型 DSD 需要有组织学证据,因此性腺探查是必需的手段。另外,一些辅助检查对诊断也有帮助。如超声发现卵泡样回声时,可以提示卵巢组织的存在。注射 HMG 后,如果雌激素水平升高,提示存在卵巢组织。注射 HCG 后,如果睾酮水平升高,提示存在睾丸组织。

染色体为 46,XX 的卵睾型 DSD 主要与先天性肾上腺皮质增生症相鉴别。由于 95% 的先天性肾上腺皮质增生症为 21-羟化酶缺陷,因此测定 17-羟黄体酮可以鉴别。染色体为 46,XY 的卵睾型 DSD 主要与雄激素不敏感综合征和 5α-还原酶缺陷等 46,XY 型 DSD 相鉴别。

（三）治疗

卵睾型 DSD 处理的关键是性别决定。从纯粹的生理学角度上来讲,染色体为 46,XX 者,多建议选择做女性。对选择做女性的卵睾型 DSD 者,需要手术切除体内所有的睾丸组织。如果性腺为睾丸,则行睾丸切除术。如果性腺为卵睾,则切除卵睾的睾丸部分,保留卵巢部分。在有的卵睾中,睾丸组织与卵巢组织混在一起,没有界限,此时需要行卵睾切除术。术后需要做 HCG 试验,以了解是否彻底切除睾丸组织。

按女性抚养的患者,还要做外阴整形术,使外生殖器接近正常女性的外生殖器。选择做男性的患者,应切除卵巢组织、子宫和阴道,使睾丸位于阴囊内。如果睾丸发育不全,可能需要切除所有的性腺,以后补充雄激素。

六、21-羟化酶缺陷

21-羟化酶缺陷是最常见的先天性肾上腺皮质增生症,约占 CAH 总数的 90%～95%。21-羟化酶缺陷既影响皮质醇的合成,也影响醛固酮的合成。由于 21-羟化酶缺陷者的肾上腺皮质会分泌大量的雄激素,因此女性患者可出现性分化或性发育异常。根据临床表现 21-羟化酶缺陷可分为 3 种:失盐型肾上腺皮质增生症、单纯男性化型和非典型肾上腺皮质增生症,后者又被称为迟发性肾上腺皮质增生症。

（一）临床表现

21-羟化酶缺陷的临床表现差别很大,一般说来 21-羟化酶缺陷的表现与其基因异常有关,基因突变越严重,酶活性受损越大,临床表现也越重。

【失盐型】

失盐型患者的酶缺陷非常严重,体内严重缺少糖皮质激素和盐皮质激素。出生时已有外阴男性化,可表现为尿道下裂。患儿在出生后不久就会出现脱水、体重下降、血钠降低和血钾升高,需要抢救。目前能在患儿出生后1~2天内明确诊断,进一步的治疗在儿科和内分泌科进行。

【单纯男性化型】

21-羟化酶缺陷较轻的女性患者,如果在胎儿期发病,就表现为性发育异常,临床上称为单纯男性化型。另外,儿童期过高的雄激素水平可以促进骨骼迅速生长,骨骺提前闭合,因此患者的最终身高往往较矮。许多患者往往是因为原发闭经来妇产科就诊,此时她们的骨骺已经闭合,因此任何治疗对改善身高都没有意义。

【迟发型】

迟发型21-羟化酶缺陷在青春期启动后发病,临床表现不典型。患者在青春期启动前无异常表现。青春期启动后患者出现多毛、痤疮、肥胖、月经稀发、继发闭经和多囊卵巢等表现,易与多囊卵巢综合征相混淆。

(二)内分泌测定

患者典型的内分泌变化是血雄激素和17-羟黄体酮水平升高。

【单纯男性化型】

患者的促性腺激素在正常卵泡早期范围。黄体酮、睾酮、硫酸脱氢表雄酮(DHEAS)和17-羟黄体酮均升高。其中最有意义的是17-羟黄体酮的升高。正常女性血17-羟黄体酮水平不超过2ng/ml,单纯男性化型21-羟化酶缺陷者体内的血17-羟黄体酮水平往往升高数百倍,甚至数千倍。

【迟发型】

FSH水平正常、LH水平升高、睾酮水平轻度升高、DHEAS水平升高。部分患者的17-羟黄体酮水平明显升高,这对诊断有帮助。但是也有一些患者的17-羟黄体酮水平升高不明显(<10ng/ml),这就需要做ACTH试验。静脉注射ACTH 60分钟后,迟发型21-OHD患者体内的血17-羟黄体酮水平将超过10ng/ml。

(三)单纯男性化型21-羟化酶缺陷的治疗

应尽可能早地治疗单纯男性化型21-羟化酶缺陷。肾上腺皮质分泌的过多的雄激素可加速骨骺愈合,因此治疗越晚,患者的最终身高越矮。另外,早治疗还可避免男性化体征加重。

【糖皮质激素】

糖皮质激素是治疗21-羟化酶缺陷的特效药。补充糖皮质激素可以负反馈地抑制ACTH的分泌,从而降低血17-羟黄体酮、DHEAS和睾酮水平。

常用的糖皮质激素有氢化可的松、强的松和地塞米松。儿童一般使用氢化可的松,剂量为每天10~20mg/m^2,分2~3次服用,最大剂量一般不超过25mg/($m^2 \cdot$ d)。由于强的松和地塞米松抑制生长作用较强,因此一般不建议儿童使用。成人每天使用氢化可的松37.5mg,分2~3次服用;强的松7.5mg/d,分2次服用;或者地塞米松0.40~0.75mg,每天睡觉前服用1次。

在应激情况下,需要把皮质醇的剂量增加1~2倍。在手术或外伤时,如果患者不能口服,就改为肌内注射或静脉给药。

患者怀孕后应继续使用糖皮质激素,此时一般建议患者使用氢化可的松或强的松,根据患者的血雄激素水平进行剂量调整,一般把雄激素水平控制在正常范围的上限水平。如患者曾行外阴整形术,分娩时应选择剖宫产,这样可以避免外阴损伤。分娩前后应该按应激状态补充糖皮质激素。

需要终身服用糖皮质激素。开始治疗时可采用大剂量的药物,在17-羟黄体酮水平下降后逐步减量到最小维持量。不同的患者,最小维持量不同。

【手术治疗】

外生殖器异常者可通过手术纠正。

【生育问题】

绝大多数患者经糖皮质激素治疗后,可恢复正常排卵,因此可以正常受孕。对女性患者来说,需终身服药,怀孕期间也不可停药。因为如果孕期不治疗的话,即使怀孕的女性胎儿没有21-羟化酶缺陷,依然会发生女性外阴男性化。

经糖皮质激素治疗后,如果患者没有恢复排卵,可以使用氯米芬、HMG和HCG诱发排卵。

七、11β-羟化酶缺陷

11β-羟化酶(CYP1181)缺陷也会引起先天性肾上腺皮质增生症,但是其发病率很低,约为210HD发病率的5%。

CYP1181基因位于8号染色体的长臂上,与编码醛固酮合成酶的基因(CYP1182)相邻。CYP1181的生理作用是把11-脱氧皮质醇转化成皮质醇,把11-去氧皮质酮转化成皮质酮。当CYP1181存在缺陷时,皮质醇合成受阻,ACTH分泌增加,结果肾上腺皮质增生,雄激素分泌增加。另外,醛固酮合成也受影响,但由于11-去氧皮质酮在体内积聚,11-去氧皮质酮有盐皮质激素活性,因此患者不仅没有脱水症状,反而会出现高血压。

11β-羟化酶缺陷的临床表现有雄激素水平升高、男性化和高血压等。11β-羟化酶缺陷最容易与21-羟化酶缺陷相混淆,两者的血17-羟黄体酮水平均升高。11β-羟化酶缺陷患者体内的11-脱氧皮质醇和去氧皮质酮水平升高,有高血压;而21-羟化酶缺陷患者没有这些表现。

11β-羟化酶缺陷的治疗与单纯男性化型21-羟化酶缺陷的治疗相似,以糖皮质激素治疗为主。如果使用糖皮质激素后,血压还不正常,就需要加用抗高血压药。

八、雄激素不敏感综合征

雄激素不敏感综合征(AIS)又被称为雄激素抵抗综合征,其发生的根本原因是雄激素受体(AR)基因发生了突变。由于雄激素受体位于X染色体上,因此AIS为X连锁隐性遗传病。

(一)临床表现

完全性雄激素不敏感综合征的临床表现较单一,不同患者间的差别不大。部分性雄激素不敏感综合征的临床表现与雄激素受体缺陷程度有关,个体间的差异很大。

【完全性雄激素不敏感综合征】

由于AR基因异常,导致胚胎组织对雄激素不敏感。中肾管分化受阻,最后退化。缺少雄激素的影响,尿生殖窦发育成女性外阴,有大阴唇、小阴唇和阴道,外观与正常女性没有差别。许多患者伴有单侧或双侧腹股沟疝,仔细检查疝囊时可发现睾丸。完全性雄激素不敏感综合征者的睾丸可位于腹腔、腹股沟管或阴唇内,病理学检查常可见大量无生精功能的曲细精管。无附睾和输精管,无子宫和输卵管,阴道为盲端。极少数患者有发育不良的输卵管和子宫,可能是睾丸功能不足造成的。

由于完全性雄激素不敏感综合征者为女性外阴,因此出生后按女孩抚养。进入青春期后,患者与正常女性的差异开始显现出来。完全性雄激素不敏感综合征者有正常发育的乳房,但没有阴毛、腋毛和月经。另外,患者的身高可能较一般女性高。

内分泌测定发现患者的血 FSH 水平正常,LH 水平升高,睾酮水平达到正常男性水平,雌激素水平可达到卵泡早、中期水平。雄激素不敏感综合征者体内的雌激素是由睾酮在周围组织转化而来的。雄激素不敏感综合征患者的睾丸分泌的大量睾酮虽然不能通过 AR 发挥生物学效应,但是它却可通过周围组织的芳香化酶转化为雌激素,在雌激素的作用下,患者表型为女性。

【部分性雄激素不敏感症】

部分性雄激素不敏感综合征的临床表现差异非常大。外阴可以从类似于正常女性的外生殖器到类似于正常男性的外生殖器,跨度很大。与完全性雄激素不敏感综合征相比,部分性雄激素不敏感综合征最大的特点是有不同程度的男性化。男性化程度差的患者可表现为尿道下裂、阴蒂增大,甚至可有带盲端的阴道。男性化程度好的患者可仅表现为男性不育或男性乳房发育。

男性化程度差的 PAIS 患者出生后一般按女孩抚养,而男性化程度好的部分性雄激素不敏感症患者出生后一般按男孩抚养。因此前者一般来妇产科就诊,而后者则去泌尿外科就诊。按女孩抚养的部分性雄激素不敏感综合征者进入到青春期以后,可有乳房发育,但没有月经来潮。此时患者男性化体征往往更明显,如声音较粗、可有喉结、皮肤较粗、体毛呈男性分布和阴蒂肥大等。

部分性雄激素不敏感综合征患者的激素水平与完全性雄激素不敏感综合征患者相似。

(二)治疗

雄激素不敏感综合征的治疗关键是性别选择。完全性雄激素不敏感综合征和男性化程度差的部分性雄激素不敏感综合征患者,从小按女孩抚养,社会和患者都认为她们是女孩(即社会性别和心理性别均为女性),因此她们中的绝大多数都选择将来做女性。完全性雄激素不敏感综合征患者在选择性别时一般不会遇到的心理障碍,而部分性雄激素不敏感症患者在选择性别时应注意其心理变化,尽量避免不良心理影响。

【手术治疗】

在部分性雄激素不敏感症患者选择做女性后,首要的治疗是切除双侧睾丸,因为异位的睾丸尤其是位于腹腔内的睾丸由于长期受到体内相对较高的体温的作用可能发生癌变。

对完全性雄激素不敏感综合征患者来说,由于睾丸分泌的激素对青春期体格发育和女性第二性征发育均有重要意义,因此建议在青春期第二性征发育后再行睾丸切除术。

完全性雄激素不敏感综合征患者不存在外阴畸形,不需要做外阴整形术。部分性雄激素不敏感综合征患者往往有明显的外阴畸形,因此在切除性腺的同时还需要做外阴整形术。

【雌激素治疗】

性腺切除后应给予雌激素替代治疗以维持女性第二性征。由于患者没有子宫,因此只需要补充雌激素,不需要补充孕激素。如戊酸雌二醇 1～2mg,每天 1 次,连续服用;或者结合雌激素 0.625mg,每天 1 次,连续服用。在使用雌激素期间,应注意定期检查乳房和骨密度。

九、5α-还原酶缺陷

5α-还原酶位于细胞的内质网膜上,其生理作用是催化类固醇激素 $\Delta^{4,5}$-双键的加氢还原反应。睾酮(testosterone,T)在 5α-还原酶的作用下转化成二氢睾酮(DHT),二氢睾酮是人体内活性最强的雄激素。在胚胎期,尿生殖窦在二氢睾酮的作用下发育成男性外生殖器。对男性胎儿来说,如果 5α-还原酶有缺陷,二氢睾酮生成不足,那么就会出现两性畸形,临床上表现为外阴模糊,该疾病称为5α-还原酶缺陷。

(一)临床表现

患者染色体均为46,XY,有正常或基本正常的睾丸。患者没有子宫和卵巢。由于缺乏二氢睾酮,外阴发育异常。出生时阴茎很小,类似增大的阴蒂。阴囊呈分叉状,尿道开口于会阴,阴道呈一浅凹。睾丸位于腹股沟或分叉的阴囊内。

出生前绝大多数患者按男孩抚养,这些患者将来会去泌尿科就医,因此本文对这些患者将不多赘述。少数按女孩抚养的患者在青春期由于睾酮分泌增加,将出现男性的第二性征,如男性体毛生长、男性体态、阴蒂增大呈正常阴茎及无乳房发育等。

内分泌测定会发现患者的血促性腺激素水平和睾酮水平与正常男性相似。但是双氢睾酮水平明显下降,因此T/DHT比值升高。在青春期后,正常男性的T/DHT比值约为10左右,而5α-还原酶缺陷者可高达30以上。hCG刺激后,T明显升高,但DHT无改变,因此T/DHT比值将进一步升高,该试验对诊断有帮助。

(二)诊断与鉴别诊断

男性化程度差的、按女孩抚养的5α-还原酶缺陷患者主要与部分性雄激素不敏感综合征患者相鉴别。

(三)处理

早期诊断最为重要。早期诊断可以避免按女孩抚养,因为患者在青春期后可发育为基本正常的男性。有许多按女孩抚养的患者在青春期后被迫改变社会性别为男性。

对选择社会性别为女性的患者,最好在青春期前切除睾丸,以免将来出现男性第二性征。青春期给予雌激素替代治疗。成年后如性生活有困难,可以做阴道成形术。

【临床特殊情况的思考和建议】

1.何时考虑存在性分化异常　来妇产科就诊的DSD患者往往按女孩抚养或体征更像女孩,她们往往因为原发闭经来就诊。在诊断原发闭经时,我们需要做体格检查、生殖器检查、超声检查和内分泌测定(常规包括FSH、LH、PRL和睾酮)。如果检查结果出现以下任何一种情况时,都应考虑DSD:

(1)促性腺激素水平升高;

(2)生殖器发育异常;

(3)睾酮水平异常高(>2ng/ml)。

一旦怀疑存在DSD的可能,就需要做以下检查:

(1)测定17-羟黄体酮和去氧皮质酮;

(2)影像学检查进一步评估性腺究竟是卵巢还是睾丸;

(3)染色体检查。

通过以上检查仍不能确定具体的病因时应做腹腔镜检查或剖腹探查。

2.黄体酮在诊断先天性肾上腺皮质增生症中的作用　许多医院没有条件测定17-羟黄体酮,我们可以用黄体酮测定来代替。女性单纯男性化型21-羟化酶缺陷患者体内的黄体酮水平往往达到黄体期水平,这可以用于女性单纯男性化型21-羟化酶缺陷的诊断。

(李林萍)

第二节 经前期综合征

经前期综合征(PMS)又称经前紧张症(PMS)或经前紧张综合征(PMTS),是育龄妇女常见的问题。PMS是指月经来潮前7~14天(即在月经周期的黄体期),周期性出现的躯体症状(如乳房胀痛、头痛、小腹胀痛、水肿等)和心理症状(如烦躁、紧张、焦虑、嗜睡、失眠等)的总称。PMS症状多样,除上述典型症状外,自杀倾向、行为退化、嗜酒、工作状态差甚至无法工作等也常出现于PMS。由于PMS临床表现复杂且个体差异巨大,因此诊断的关键是症状出现的时间及严重程度。PMS发生于黄体期,随月经的结束而完全消失,具有明显的周期性,这是区分PMS和心理性疾病的重要依据;上述心理及躯体症状只有达到影响女性正常的工作、生活、人际交往的程度才称为PMS。

一、历史、概念及在疾病分类学中的位置

有关PMS的定义、概念以及其在疾病分类学中的位置在相当一段时间并无定论。Dalton(1984)的定义为"经前再发症状,月经后期则缺乏症状"。美国精神病协会(APA)出版的诊断统计手册第三修订版(DSM-Ⅲ-R,1987)用"黄体后期心境恶劣障碍(LLPDD)"来概括经前出现的一组症状,后来在诊断统计手册第四版(DSM-Ⅳ,1994)更名为"经前心境恶劣障碍(PMDD)"。国际疾病分类系统将大多数疾病实体按他们的主要表现分类,PMS被包括在"泌尿生殖疾病"类目之下,犹如伴发于女性生殖器官和月经周期的疼痛或其他状态一样。因此国际上两大分类系统对PMS作了不同的处理,DSM认为它可能是一种心境障碍,ICD则视为妇科疾病。中国精神疾病分类方案与诊断标准第二版修订(CCMD-2-R,1995)将PMS列入"内分泌障碍所致精神障碍"类目中,认为PMS"能明确内分泌疾病性质",但命名为经期精神障碍(经前期紧张综合征)。

PMS的临床特点必须考虑:①在大多数月经周期的黄体期,再发性或循环性出现症状;②症状于经至不久缓解,在卵泡期持续不会超过一周;③招致情绪或躯体苦恼或日常功能受累或受损;④症状的再发,循环性和定时性,症状的严重性和无症状期均可通过前瞻性逐日评定得到证实。

二、流行病学研究

PMS的患病率各地报道不一,这与评定方法(回顾性或前瞻性)、调查者的专业、调查样本人群、症状严重水平不一,以及一些尚未确定的因素有关。在妇女生殖阶段可发生,初潮后未婚少女的患病率低,产后倾向出现PMS。

美国妇产科学会指出,一般认为20%~40%妇女在经前体验到一些症状,只有5%对工作或生活方式带来一定程度的显著影响。

对生活方式不同(包括修女、监狱犯人、女同性恋者)的384名妇女进行147项问卷研究,结果发现家庭主妇和教育水平低者有较多的水潴留,自主神经症状和负性情感,但年龄、种族、性偏向、显著的体育活动、婚姻状态或收入与PMS的发生率不相关。双生儿研究显示单卵双生儿发生PMS的同病率为94%,双卵双生儿为44%,对照组为31%。另一项来自462对妇女双生儿的研究亦支持Dalton等的结果,并认为PMS是具遗传性的。口服避孕药(OC)似可降低PMS的发生率。爱丁堡大学于1974年调查3298名妇

女,其中 756 人服用 OC,2542 人未服,结果发现口服 OC 者较少发生 PMS。月经长周期(>40 日)和周期不规律者 PMS 发生率低,而且主要表现为躯体症状如胃痛、背痛和嗜睡。月经周期长度在 31~40 天者体验到较多的经前症状,而且躯体症状和情绪症状均明显。短而不规律的月经周期妇女则经前症状主要表现为情绪症状,如抑郁、紧张和激惹。

　　PMS 与产后抑郁症呈正相关,已得到证实。Dalton 报告 610 例 PMS 妇女中,56% 在产后出现抑郁症。一些妇女回忆 PMS 是继产后抑郁症之后发生的,另一些则报告受孕前出现 PMS,但 PMS 的严重程度却在产后抑郁症减轻后加重。

　　PMS 与围绝经期综合征的相关性也为多数学者研究证实。PMS 与围绝经期综合征均有心理症状及躯体症状,均可表现为与卵巢激素水平波动相关的烦躁、抑郁、疲惫、失眠及乳房胀痛、水肿等,在激素水平稳定后(月经结束及绝经后数年)原有症状及体征消失。在经前期和围绝经期原有的抑郁等心理疾患可表现增强,因此 PMS 和围绝经期抑郁均需和原发心理疾病相鉴别。除了临床表现的相关性,围绝经期综合征和 PMS 在流行病学上也密切相关。Harlow 等的研究发现,围绝经期综合征的女性在抑郁流行病学评分(CES-D)中表现为明显抑郁者,多数患有 PMS。同样 Becker 等用视觉模拟评分(VAS)评价女性的心情状态,也发现女性围绝经期的情绪感受与既往经前期的心境变化明显相关。Freeman 等的研究认为患有 PMS 的女性在围绝经期出现抑郁、失眠、性欲低下的可能性大,因此 PMS 在一定程度上可以预测围绝经期抑郁的出现。在易感人群中,PMS 和围绝经期抑郁不但易相继出现,还常常同时发生。围绝经期女性,患有围绝经期抑郁的较未患者出现月经周期相关症状及 PMDD 的明显增多。在 Richards 等的研究中有 21% 的围绝经期抑郁患者同时伴有中度以上的 PMDD,而仅有 3% 的围绝经期非抑郁女性出现这一疾病。此外,患有 PMS 及围绝经期抑郁的女性也常伴有其他激素相关的情绪异常如产褥抑郁,及其他激素非相关的心理疾患如抑郁症。

　　经前期综合征与精神疾病关系受到妇科学家、心理学家、精神病学家较多的重视与研究。妇女复发性精神病状态,不论是认知、情感或混合功能障碍均易于在经前复发。Schukit 和 Wetzel 报告类似结果,情感性疾病患者不仅 PMS 发生率高(72%),症状严重,出现经前不适症状亦较正常人多,并且现存的情感症状在经前趋向恶化。精神分裂症患者往往在经前恶化,急性精神病症状掩盖了经前不适,导致对检出 PMS 发生率带来困难。多数研究指出,经前期和月经期妇女自杀较之其他阶段多,但这些资料的取得多系回顾性。Mackinnon 的研究并非回顾性,而系死后病理检查子宫内膜改变以确定月经周期。他们指出,黄体期自杀者增多,其高峰在黄体期的早、中期,死于黄体中期者约占 60%;与其他死亡者比较,自然死亡发生于黄体期者占 84%,意外事故为 90%,自杀为 89%,提示在月经周期后半期内妇女容易死于自杀、外伤、中毒和疾病。

三、病因与发病机制

　　近年研究表明,PMS 病因涉及诸多因素的联合,如社会心理因素、内分泌因素及神经递质的调节等。但 PMS 的准确机制仍不明,一些研究结果尚有矛盾之处,进一步的深入研究是必要的。

(一)社会心理因素

　　情绪不稳定及神经质、特质焦虑者容易体验到严重的 PMS 症状。应激或负性生活事件可加重经前症状,而休息或放松可减轻之,均说明社会心理因素在 PMS 的发生或延续上发挥作用。

(二)内分泌因素

　　1.孕激素　英国妇产科学家 Dalton 推断 PMS 是由于经前孕酮不足或缺陷,而且应用孕酮治疗可以获得明显效果。然而相反的报道则发现 PMS 妇女孕酮水平升高。Hammarback 等对 18 例 PMS 妇女连续二月逐日测定血清雌二醇和孕酮,发现严重 PMS 症状与黄体期血清这两种激素水平高相关。孕酮常见的副反应如心境恶劣和焦虑,类似普通的经前症状。

这一疾病仅出现于育龄女性,青春期前、妊娠期、绝经后期均不会出现,且仅发生于排卵周期的黄体期。给予外源性孕激素可诱发此病,在激素替代治疗(HRT)中使用孕激素建立周期引发的抑郁情绪和生理症状同 PMS 相似;曾患有严重 PMS 的女性,行子宫加双附件切除术后给予 HRT,单独使用雌激素不会诱发 PMS,而在联合使用雌孕激素时 PMS 复发。相反,卵巢内分泌激素周期消失,如双卵巢切除或给予促性腺激素释放激素激动剂(GnRHa)均可抑制原有的 PMS 症状。因此,卵巢激素尤其是孕激素可能与 PMS 的病理机制有关,孕激素可增加女性对甾体类激素的敏感性,使中枢神经系统受激素波动的影响增加。

2.雌激素

(1)雌激素降低学说:正常情况下雌激素有抗抑郁效果,经前雌激素水平下降可能与 PMS,特别是经前心境恶劣的发生有关。Janowsky 强调雌激素波动(中期雌激素明显上升,继之降低)的作用。

(2)雌激素过多学说:持此说者认为雌激素水平绝对或相对高,或者对雌激素的特异敏感性可招致 PMS。Morton 报告给妇女注入雌激素可产生 PMS 样症状。Backstrom 和 Cartenson 指出,具有经前焦虑的妇女,雌激素/孕酮比值较高。雌孕激素比例异常可能与 PMS 发生有关。

3.雄激素　Lahmeyer(1984)指出,妇女雄激素来自卵巢和肾上腺。在排卵前后,血中睾酮水平随雌激素水平的增高而上升,且由于大部分来自肾上腺,故于围月经期并不下降,其时睾酮/雌激素及睾酮/孕激素之比处于高值。睾酮作用于脑可增强两性的性驱力和攻击行为,而雌激素和孕酮可对抗之。经前期雌激素和孕酮水平下降,脑中睾酮失去对抗物,这至少与一些人 PMS 的发生有关,特别是心境改变和其他精神病理表现。

(三)神经递质

研究表明在 PMS 女性中血清性激素的浓度表现为正常,这表明除性激素外还可能有其他因素作用。PMS 患者常伴有中枢神经系统某些神经递质及其受体活性的改变,这种改变可能与中枢对激素的敏感性有关。一些神经递质可受卵巢甾体激素调节,如 5-羟色胺(5-HT)、乙酰胆碱、去甲肾上腺素、多巴胺等。

1.乙酰胆碱(Ach)　Janowsky 推测 Ach 单独作用或与其他机制联合作用与 PMS 的发生有关。在人类 Ach 是抑郁和应激的主要调节物,引起脉搏加快和血压上升,负性情绪,肾上腺交感胺释放和止痛效应。Rausch 发现经前胆碱能占优势。

2.5-HT 与 γ-氨基丁酸　经前 5-HT 缺乏或胆碱能占优势可能在 PMS 的形成上发挥作用。选择性 5-HT 再摄取阻断剂(SSRLS)如氟西汀、舍曲林问世后证明它对 PMS 有效,而那些主要作用于去甲肾上腺素能的三环抗抑郁剂的效果较差,进一步支持 5-HT 在 PMS 病理生物学中的重要作用。PMDD 患者与患 PMS 但无情绪障碍者及正常对照组相比,5-HT 在卵泡期增高,黄体期下降,波动明显增大,因此 Inoue 等认为,5-HT 与 PMS、PMDD 出现的心理症状密切相关。5-羟色胺能系统对情绪、睡眠、性欲、食欲和认知具有调节功能,在抑郁的发生发展中起到重要作用。雌激素可增加 5-HT 受体的数量及突触后膜对 5-HT 的敏感性,并增加 5-HT 的合成及其代谢产物 5-羟吲哚乙酸的水平。有临床研究显示选择性 5-HT 再摄取抑制剂(SSRIs)可增加血液中 5-HT 的浓度,对治疗 PMS/PMDD 有较好的疗效。

另外,有研究认为在抑郁、PMS、PMDD 的患者中 γ-氨基丁酸(GABA)活性下降,Epperson 等用磁共振质谱分析法测定 PMDD 及正常女性枕叶皮质部的 GABA、雌激素、孕激素等水平发现,PMDD 者卵泡期 GABA 水平明显低于对照组;同时 Epperson 等认为 PMDD 患者可能存在 GABA 受体功能的异常。PMS

女性黄体期异孕烷醇酮水平较低,而异孕烷醇酮有 GABA 激活作用,因此低水平的异孕烷醇酮使 PMS 女性 GABA 活性降低,产生抑郁。此外,雌激素兼具增加 GABA 的功能及 GABA 受体拮抗剂的双重功能。

3.类鸦片物质与单胺氧化酶　Halbreich 和 Endicott 认为内啡肽水平变化与 PMS 的发生有关。他们推测 PMS 的许多症状类似类鸦片物质撤出。目前认为在性腺类固醇激素影响下,过多暴露于内源性鸦片肽并继之脱离接触可能参与 PMS 的发生。持单胺氧化酶(MAO)学说则认为 PMS 的发生与血小板 MAO 活性改变有关,而这一改变是受孕酮影响的。正常情况下,雌激素对 MAO 活性有抑制效应,而孕酮对组织中 MAO 活性有促进作用。MAO 活性增强被认为是经前抑郁和雌激素/孕激素不平衡发生的中介。MAO 活性增加可以减少有效的去甲肾上腺素,导致中枢神经元活动降低和减慢。MAO 学说可解释经前抑郁和嗜睡,但无法说明其他众多的症状。

4.其他　前列腺素可影响钠潴留,以及精神、行为、体温调节及许多 PMS 症状,前列腺素合成抑制剂能改善 PMS 躯体症状。一般认为此类非甾体抗炎药物可降低引起 PMS 症状的中介物质的组织浓度起到治疗作用。维生素 B_6 是合成多巴胺与五羟色胺的辅酶,维生素 B_6 缺乏与 PMS 可能有关,一些研究发现维生素 B_6 治疗似乎比安慰剂效果好,但结果并非一致。

四、临床表现

历来提出的症状甚为分散,可达 200 项之多,近年研究提出大约 20 类症状是常见的,包括躯体、心理和行为三个方面。其中恒定出现的是头痛、疼痛、肿胀、嗜睡、易激惹和抑郁,行为笨拙,渴望食物。但表现有较大的个体差异,取决于躯体健康状态,人格特征和环境影响。

(一)躯体症状

1.水潴留　经前水潴留一般多见于踝、小腿、手指、腹部和乳房,可导致乳房胀痛、体重增加、面部虚肿和水肿,腹部不适或胀满或疼痛,排尿量减少。这些症状往往在清晨起床时明显。

2.疼痛　头痛较为常见,背痛、关节痛、肌肉痛、乳房痛发生率亦较高。

3.自主神经功能障碍　常见恶心、呕吐、头晕、潮热、出汗等。可出现低血糖,许多妇女渴望摄入甜食。

(二)心理症状

主要为负性情绪或心境恶劣:

1.抑郁　心境低落、郁郁不乐、消极悲观、空虚孤独,甚至有自杀意念。

2.焦虑、激动　烦躁不安,似感到处于应激之下。

3.运动共济和认知功能改变　可出现行动笨拙、运动共济不良、记忆力差、自感思路混乱。

(三)行为改变

可表现为社会退缩,回避社交活动;社会功能减低,判断力下降,工作时失误;性功能减退或亢进等改变。

五、诊断与鉴别诊断

(一)诊断标准

PMS 具有三项属性(经前期出现;在此以前无同类表现;经至消失),诊断一般不难。

美国国立精神卫生研究院的工作定义如下:一种周期性的障碍,其严重程度是以影响一个妇女生活的一些方面(如为负性心境,经前一周心境障碍的平均严重程度较之经后一周加重 30%),而症状的出现与月经有一致的和可以预期的关系。这一定义规定了 PMS 的症状出现与月经有关,对症状的严重程度做出定量化标准。

(二)诊断方法

前瞻性每日评定计分法目前获得广泛应用,它在确定 PMS 症状的周期性方面是最为可信的,评定周期需患者每天记录症状,至少记录 2 至 3 个周期。

(三)鉴别诊断

1.月经周期性精神病 PMS 可能是在内分泌改变和心理社会因素作用下起病的,而月经周期性精神病则有着更为深刻的原因和发病机理。PMS 的临床表现是以心境不良和众多躯体不适组成,不致发展为重性精神病形式,可与月经周期性精神病区别。

2.抑郁症 PMS 妇女有较高的抑郁症发生风险以及抑郁症患者较之非情感性障碍患者有较高的 PMS 发生率已如上述。根据 PMS 和抑郁症的诊断标准,可作出鉴别。

3.其他精神疾病经前恶化 根据 PMS 的诊断标准与其他精神疾病经前恶化进行区别。

须注意疑难病例诊断过程中妇科、心理、精神病专家协作的重要性。

六、治疗

PMS 的治疗应针对躯体、心理症状、内在病理机制和改变正常排卵性月经周期等方面。此外,心理治疗和家庭治疗亦受到较多的重视。轻症 PMS 病例采取环境调整、适当膳食、身体锻炼、改善生活方式、应激处理和社会支持等措施即可,重症患者则需实施以下治疗。

(一)调整生活方式

包括合理的饮食与营养、适当的身体锻炼、戒烟、限制盐和咖啡的摄入。可改变饮食习惯,增加钙、镁、维生素 B₆、维生素 E 的摄入等,但尚没有确切、一致的研究表明以上维生素和微量元素治疗的有效性。体育锻炼可改善血液循环,但其对 PMS 的预防作用尚不明确,多数临床专家认为每日锻炼 20～30 分钟有助于加强药物治疗和心理治疗。

(二)心理治疗

心理因素在 PMS 发生中所起的作用是不容忽视的。精神刺激可诱发和加重 PMS。要求患者日常保持乐观情绪,生活有规律,参加运动锻炼,增强体质,行为疗法曾用以治疗 PMS,放松技术有助于改善疼痛症状。生活在经前综合征妇女身边的人,如父母、丈夫、子女等,要多关心患者,对她们在经前出现的心境烦躁,易激惹等给以容忍和同情。工作周围的人也应体谅她们经前发生的情绪症状,在各方面予以照顾,避免在此期间从事驾驶或其他具有危险性的作业。

(三)药物治疗

【精神药物】

1.抗抑郁药 5-羟色胺再摄取抑制剂(SSRIs)对 PMS 有明显疗效,达 60％～70％且耐受性较好,目前认为是一线药物。如氟西汀(百忧解)20mg 每日一次,经前口服至月经第 3 天。减轻情感症状优于躯体症状。

舍曲林剂量为每日 50～150mg。三环类抗抑郁药氯丙咪嗪是一种三环类抑制 5 羟色胺和去甲肾上腺素再摄取的药物,每天 25～75mg 对控制 PMS 有效,黄体期服药即可。SSRIs 与三环类抗抑郁药物相比,无抗胆碱能、低血压及镇静等副作用,并具有无依赖性和无特殊的心血管及其他严重毒性作用的优点。SSRIs 除抗抑郁外也有改善焦虑的效应,目前应用明显多于三环类。

2.抗焦虑药　苯二氮草类用于治疗 PMS 已有很长时间,如阿普唑仑为抗焦虑药,也有抗抑郁性质,用于 PMS 获得成功,起始剂量为 0.25mg,1 天 2~3 次,逐渐递增,每日剂量可达 2.4mg 或 4mg,在黄体期用药,经至即停药,停药后一般不出现戒断症状。

【抑制排卵周期】

1.口服避孕药　作用于 H-P-O 轴可导致不排卵,常用以治疗周期性精神病和各种躯体症状。口服避孕药对 PMS 的效果不是绝对的,因为一些亚型用本剂后症状不仅未见好转反而恶化。就一般病例而论复方短效单相口服避孕药均有效。国内多选用复方炔诺酮或复方甲地孕酮。

2.达那唑　一种人工合 17α-乙炔睾酮的衍生物,对下丘脑-垂体促性腺激素有抑制作用。100~400mg/d 对消极情绪、疼痛及行为改变有效,200mg/d 能有效减轻乳房疼痛。但其雄激素活性及致肝功能损害作用,限制了其在 PMS 治疗中的临床应用。

3.促性腺激素释放激素激动剂(GnRHa)　GnRHa 在垂体水平通过降调节抑制垂体促性腺激素分泌,造成低促性腺激素水平及低雌激素水平,达到药物切除卵巢的疗效。有随机双育安慰剂对照研究证明 GnRHa 治疗 PMS 有效。单独应用 GnRHa 应注意低雌激素血症及骨量丢失,故治疗第 3 个月应采用反加疗法克服其副作用。

4.手术切除卵巢或放射破坏卵巢功能　虽然此方法对重症 PMS 治疗有效,但卵巢功能破坏导致绝经综合征及骨质疏松性骨折、心血管疾病等风险增加,应在其他治疗均无效时酌情考虑。对中、青年女性患者不宜采用。

【其他】

1.利尿剂　PMS 的主要症状与组织和器官水肿有关。醛固酮受体拮抗剂螺内酯不仅有利尿作用,对血管紧张素功能亦有抑制作用。剂量为 25mg 每天 2~3 次,可减轻水潴留,并对精神症状亦有效。

2.抗前列腺素制剂　经前子宫内膜释放前列腺素,改变平滑肌张力,免疫功能及神经递质代谢。抗前列腺素如甲芬那酸 250mg 每天 3 次,于经前 12 天起服用。餐中服可减少胃刺激。如果疼痛是 PMS 的标志,抗前列腺素有效。除对痛经、乳胀、头痛、痉挛痛、腰骶痛有效,对紧张易怒症状也有报告有效。

3.多巴胺拮抗剂　高催乳素血症与 PMS 关系已有研究报道。溴隐亭为多巴胺拮抗剂,可降低 PRL 水平并改善经前乳房胀痛。剂量为 2.5mg,每日 2 次,餐中服药可减轻副反应。

【临床特殊情况的思考和建议】

由于经前期综合征临床表现复杂且个体差异巨大,因此诊断的关键是症状出现的时间及严重程度。PMS 发生于黄体期,随月经的结束而完全消失,具有明显的周期性。轻症 PMS 病例通过调整环境、改善生活方式、提供社会支持等予以治疗。重症患者尤其伴有明显负性情绪或心境恶劣如焦虑、抑郁、甚至有自杀意念等,应及时与精神疾病科联系,协作管理治疗,包括采用抗抑郁、抗焦虑药物的治疗。

(柳发勇)

第三节　功能失调性子宫出血

功能失调性子宫出血(简称功血)是调节生殖的神经内分泌机制失调所引起的子宫异常出血。临床表现为周期不规则、经量过多、经期过长,其生殖器官无明显器质性病变。功血可发生于月经初潮至绝经前的任何年龄,50% 发生于绝经前期,育龄期占 30%,青春期占 20%。功血分为排卵型及无排卵型两类,约 85% 的病例属于无排卵型,此型多见于青春期、绝经期患者。

　　功血为妇科的常见病、多发病,在祖国医学中分见于崩漏、月经先期、月经过多、经期延长等范畴。其产生的原因有先天禀赋不足,忧思过度,饮食劳倦,感受湿热寒邪;或经期、产后余血未净,又感受外邪;或手术创伤,又受寒、湿、热邪郁遏致瘀,瘀阻冲任,血不归经而妄行。其病症有虚实之分。虚者多为肝、脾、肾三脏气血阴阳虚弱,以致冲任不固,不能制约经血。实证多为血热或血瘀阻滞胞络,使经血不循常道而妄行。本病预后较好,但有 10%~15% 的子宫内膜不典型增生过长者,可转化为子宫内膜癌。

【诊断】

　　1.临床表现　无排卵型功血者,子宫不规则出血,特点是月经周期紊乱,经期长短不一,出血量时多时少,甚至大量出血,有时先有数周或数月停经,然后发生阴道不规则流血,血量往往较多,持续 2~3 周或更长时间,不易自止,有时一开始即为阴道不规则流血,有时为月经频发;有排卵型功血者,常表现为类似正常月经的周期性出血,但短于 21 天,可有不孕或早期流产史,出血期无下腹疼痛或其他不适。如出血多或时间长者,常伴有失血性贫血症状。

　　2.妇科检查　子宫及附件无阳性体征发现,出血时子宫较软,青春期功血可有单侧或双侧卵巢囊性增大。

　　3.诊断性刮宫　子宫内膜病理检查,无排卵型功血者,无分泌期出现,可见增生期变化或增生过长,如单纯增生过长、腺囊型增生过长、腺瘤型增生过长和不典型增生过长;有排卵型功血者,可见"混合型子宫内膜"或"分泌期子宫内膜,分泌功能欠佳"。

　　4.基础体温(BBT)测定　无排卵型功血者大多数呈单相型;有排卵型功血者 BBT 呈双相型,但上升缓慢,上升幅值<0.3℃,黄体期上下波动较大,或下降较早,高温相缩短,不到 12 天。

　　5.宫颈黏液结晶检查　无排卵型功血者,经前仍出现羊齿状结晶。

　　6.阴道脱落细胞涂片检查　无排卵型功血者,涂片中角化细胞占 40%~60%,一般表现为中高度雌激素影响;有排卵而黄体不健者涂片中脱落细胞堆积,皱褶不佳。

　　7.激素测定　雌、孕激素测定,可确定有无排卵及黄体功能状况。无排卵型功能失调性子宫出血,雌、孕激素无周期性波动,孕激素始终停留在增殖期水平;黄体功能不全者,血中孕激素分泌量不足;黄体萎缩不全者,月经期血中黄体酮分泌量仍高。

　　8.B超检查　观察卵泡的发育、有无排卵等情况。

【鉴别诊断】

　　1.与妊娠有关的各种子宫出血　如流产、异位妊娠、葡萄胎等,除有停经史外,尚有妊娠反应,且妊娠试验阳性,妇科检查、超声波检查及诊刮病理检查有助于鉴别。

　　2.损伤性出血　有损伤病史,伴外阴局部疼痛,妇科检查时可见外阴血肿,外阴皮肤或阴道口黏膜裂伤。

　　3.肿瘤　卵巢性腺间质肿瘤(如颗粒细胞瘤和卵泡膜细胞瘤)、阴道或宫颈部恶性肿瘤、黏膜下肌瘤和滋养叶细胞肿瘤,以及子宫内膜癌等均可引起不正常的阴道出血,可通过妇科检查、超声波检查、实验室检查、诊断性刮宫病理检查等加以鉴别。

　　4.生殖器炎症　如子宫内膜炎、子宫肌炎、慢性盆腔结缔组织炎等常伴有阴道非正常出血及白带增多,盆腔区隐痛,多有流产或宫腔手术史,妇科检查有炎性体征;子宫内膜结核常有结核病史及低热、盗汗、乏力、消瘦等症状。诊断性刮宫、B超、盆腔平片、子宫造影等可协助诊断。

　　5.子宫内膜异位症及子宫腺肌病　虽亦有经量增多,经期延长及月经不规则史,但主要特征为逐渐加重的继发性痛经,于经前开始,经期剧烈,并持续至经后数天。妇科检查时子宫增大,或有痛性结节。

　　6.子宫内膜息肉或子宫黏膜下肌瘤　常有阴道不规则出血,或出血量多,妇科检查无阳性体征时应做诊断性刮宫、宫腔镜或子宫碘油造影以助诊断。

7.产后出血疾病　产后有较长时间出血,妇科检查可见子宫复旧不全,通过 B 超、诊刮了解有无胎盘残留、息肉等情况,以助诊断。

8.全身性疾病　如血液病、营养不良、肝损害、甲状腺功能亢进或低下、肾上腺皮质功能失调等。通过询问病史、体格检查、超声波检查、实验室检查等可明确诊断。

9.其他　性激素类药物使用不当所致子宫出血者,可通过询问病史明确诊断。

【辨证要点】

1.辨出血的期、量、色、质　阴道流血不规则,量多势急,继而淋沥不止,色淡质清,多属虚证;经血非时暴下,血色鲜红或紫红,血质稠黏,多为血热;经血淋沥不止,量或多或少,色紫黑有块,或有腥臭,多属湿热;经来无期,断断续续,或久漏不止,色紫黯有块,多属血瘀阻滞。

2.辨症状　头晕耳鸣,面色萎黄,神疲乏力,手足心热,舌红,苔少,脉细数,或腰酸肢冷,便溏溲清,舌淡胖,脉沉弱者,多属虚证;口渴喜饮,头晕面赤,心烦少寐,少腹刺痛拒按,苔黄,舌红或紫黯有瘀点,脉弦滑或涩而有力者,多属实证。

3.详审病史　青春期或围绝经期妇女多属无排卵型功血,以虚证居多;育龄期妇女多属有排卵型功血,以实证居多;有精神紧张、情绪刺激史,或用激素药不当者,实证居多;有慢性病者,虚证居多。

4.妇科检查　内、外生殖器均属正常范围,亦可见宫颈口松,子宫稍大、柔软,青春期功血可有单侧或双侧卵巢囊性增大。

【治疗】

(一)现代治疗

1.药物治疗

(1)止血:一般情况下对于大量出血者,如果性激素剂量应用恰当,6 小时内即明显见效,24～48 小时内出血停止,若 96 小时以上不能止血,应考虑有无器质性病变。

①雌激素:己烯雌酚 1～2mg,每 6～8 小时口服 1 次,或苯甲酸雌二醇 2mg 肌内注射,每 6～8 小时 1次,血止后逐渐减量,每 3 日减量 1 次,每次减药量不超过原用量 1/3,直至维持量,己烯雌酚的维持量为每天 0.5～1mg。2 周后开始加用孕激素,用黄体酮 10mg 肌内注射,每日 1 次,或甲羟黄体酮 6～10mg 口服,每日 1 次,共 7～10 日停药。雌、孕激素同时停药,停药后 3～5 天会发生撤退性出血。目前临床也常用倍美力,每片 0.625mg,每次服 2.5mg,用法同上,维持量每天为 1.25mg;亦可服用戊酸雌二醇,每片 1mg,每次 2～4mg,用法同上,维持量每天 1mg。

②孕激素:炔诺酮 5～7.5mg,或甲地黄体酮 8mg,或甲羟黄体酮 8～10mg,每 6 小时口服 1 次。出血停止或明显减少后改为 8 小时 1 次,以后每 3 日递减 1/3 直至维持量,持续用到血止后 20 日左右。用药期间若有突破性出血,可配伍应用己烯雌酚 0.1mg 或炔雌醇 0.005mg,每日 1 次。短效避孕药,每次 1 丸,每日 4 次,血止后递减至维持量,每日 1 丸,共 20 日停药。若是少量不断出血,可用黄体酮 20mg 肌内注射,每日 1 次,共 3～5 日。亦可选用妈富隆或敏定偶。

③雄激素:围绝经期患者可加用丙酸睾酮 25～50mg,每日肌内注射 1 次,共 5 天。或甲睾酮 5mg,每日 1～2 次,于月经周期第 10～20 天舌下含化,共 10 天。亦可选用三合激素每次 2ml 肌内注射,每 8～12 小时 1 次,血止后递减至维持量,每 3 天肌内注射 1 次,共用 20 天停药。

④抗前列腺素药物:出血期间服用氟芬那酸 200mg,每日 3 次。

⑤其他止血药:氨甲苯酸(PAMBA),每支 0.1g(10ml),每次 0.2～0.4g 加入 10% 葡萄糖注射液或生理盐水 100ml 中,缓慢静脉注射或静脉滴注。6-氨基己酸(EACA),初用量 4～6g,加入 5%～10% 葡萄糖注

射液或生理盐水 100ml 中稀释静滴,15～30 分钟滴完。氨甲环酸 0.25～0.5g 溶于 25％葡萄糖注射液 20ml 中,静脉注射;口服 0.25g,每日 3 次。酚磺乙胺 0.25～0.75g 静脉注射或肌内注射(注意不可与氨基己酸混合注射,以免引起中毒);口服每次 0.25g,每日 3 次。卡巴克洛,肌内注射每次 5～10mg;口服每次 2.5～5mg,每日 3 次。催产素 10U,肌内注射或加入 5％葡萄糖注射液 100ml 内静脉滴注。

(2)调整月经周期:其目的一方面是使子宫内膜发生周期性变化以减少出血,另一方面暂时抑制下丘脑-垂体-卵巢轴,使之能恢复正常月经和内分泌调节。

①雌、孕激素序贯法:己烯雌酚 1mg 或炔雌醇 0.05mg,于出血第 5 日起,每晚 1 次,连服 22 日,至服药第 18 日,每日加用黄体酮 10mg 肌内注射或甲羟黄体酮 6～10mg 口服,共 5 天。连续使用 3 个周期。

②雌、孕激素合并应用:己烯雌酚 0.5mg 及甲羟黄体酮 4mg,于出血第 5 日起同时服用,每晚 1 次,连服 22 日。

③口服避孕药:复方炔诺酮片(避孕药Ⅰ号)、复方甲地黄体酮片(避孕药Ⅱ号)、复方三相口服避孕药(三相片),任选一种,于出血第 5 日开始,每晚 1 丸,共 22 日,连用 3 个周期。亦可服倍美盈,月经周期的第 1～14 天每日口服 1 片栗色片,周期的第 15～28 天每日口服 1 片淡蓝色片。或服克龄蒙。

(3)促排卵:适用于青春期和育龄期功血患者。

①氯米芬:于出血第 5 日起,每晚服 50mg,连续 5 日。若排卵失败,下个周期可重复用药,剂量逐步增至每日 100～150mg,但不宜长期使用。

②人绒毛膜促性腺激素(HCG):监测卵泡发育接近成熟时,连续 3 日肌内注射 HCG,剂量依次为 1000U、2000U 及 5000U。

③人绝经期促性腺激素(HMG):出血干净后每日肌内注射 HMG 1～2 支,至卵泡发育成熟停用,换用 HCG 5000～10000U,每日肌内注射 1 次,共 2～3 日。必须注意监测有无卵巢过度刺激综合征的发生。

④促性腺激素释放激素(GnRH):先进行预治疗约 8 周时间,达到垂体去敏感状态,导致促性腺激素呈现低水平,继而性腺功能低下时,再给予 GnRH 脉冲治疗或应用 HMG 及 HCG,可达 90％的排卵率。

2.手术治疗　年龄超过 40 岁,诊断性刮宫病理报告为子宫内膜腺瘤型增生过长或子宫内膜不典型增生过长时,应予子宫切除术。对顽固性功血及子宫切除术有禁忌证者,可予电凝或激光等行子宫内膜去除术。

(二)辨证治疗

1.肝肾阴虚证

证候:经血非时而下,出血量少或多,淋沥不断,血色鲜红,质稠,头晕耳鸣,腰膝酸软,手足心热,颧赤唇红,舌红苔少,脉细数。

治法:滋阴益肝肾,固冲止血。

方药举例:育阴汤加减。熟地黄、山药、续断、桑寄生、海螵蛸、龟板、白芍各 12g,阿胶、山茱萸各 10g,牡蛎(先煎)30g。

加减:若阴虚有热者酌加生地黄 15g,麦冬、地骨皮各 10g;若血多或出血日久可加白茅根 30g,旱莲草 12g,花蕊石 30g,蒲黄、藕节炭、棕榈炭各 12g。

2.脾肾阳虚证

证候:经血非时而下,量多如崩或淋沥不尽,色淡质稀,神疲气短,腰酸乏力,畏寒肢冷,小便清长,大便溏薄,面色萎黄,舌淡胖,苔薄白,脉沉弱。

治法:温肾健脾,固冲止血。

方药举例:右归丸加减。熟地黄、淮山药、当归、杜仲炭、枸杞子各 12g,山茱萸、附子、鹿角胶各 10g,肉桂 6g,菟丝子 15g。

加减:若出血量多可加龙骨(先煎)15g,牡蛎(先煎)30g,海螵蛸 12g,棕榈炭 12g,五倍子 4.5g 以止血;气虚可加黄芪 15g,白术 12g 益气止血;若阴道大量出血,肢冷汗出,昏厥不知人,脉微细欲绝者,急宜参附汤,回阳固脱。

3.血热妄行证

证候:经血非时而下,量多如崩或淋沥不断,血色深红,质稠,心烦少寐,渴喜冷饮,头晕面赤,舌红苔黄,脉滑数。

治法:清热凉血,固冲止血。

方药举例:清热固经汤加减。地骨皮、阿胶、黄芩、栀子各 10g,炙龟板、藕节炭、棕榈炭、地榆各 12g,牡蛎、生地黄各 30g,甘草 6g。

加减:若肝郁化火可加龙胆草 10g,牡丹皮、醋炒香附、蒲黄各 12g;若感受湿热之邪可酌加蒲公英 30g,黄柏 12g,七叶一枝花 30g。

4.血瘀阻滞证

证候:经血非时而下,量或多或少,淋沥不净,血色紫黯有块,小腹隐痛拒按,舌紫黯或有瘀点,脉涩有力。

治法:活血祛瘀,固冲止血。

方药举例:祛瘀止崩方加减。川芎、五灵脂、炮姜各 10g,当归、桃仁各 12g,生蒲黄 15g,花蕊石 30g,三七末 3g。

加减:寒凝血瘀加淡附片、桂枝、艾叶各 10g;火热瘀结加生栀子 10g,蒲公英 30g,黄芩、制大黄各 10g;瘀重加丹参、茺蔚子、泽兰各 12g,血竭 3g。

(三)其他疗法

1.中成药

(1)宫泰冲剂:每包 12g,每次 1~2 包,每日 2~3 次。治气滞血瘀型功血。

(2)桂枝茯苓胶囊:每次 3~4 粒,每日 3 次。治阳虚血瘀型功血。

(3)三七总甙片:每片 25mg,每次 2~4 片,每日 3 次。治血瘀阻滞型功血。

(4)宫血宁胶囊:每次 1~2 粒,每日 3 次。治各型功血。

(5)右归丸:每次 6~9g,每日 2~3 次。治脾肾阳虚型功血。

(6)河车大造丸:每次 10g,每日 3 次。治肝肾阴虚型功血。

(7)人参归脾丸:每次 9g,每日 3 次。治心脾两虚型功血。

2.单方验方

(1)青功汤:生地黄、地骨皮、旱莲草、白芍、玄参、淮山药、党参、当归各 12g,茜草、红花各 6g,每日 1 剂。治疗阴虚内热型功血。

(2)复方五炭汤:棕榈炭、贯众炭、生地炭各 25g,艾叶炭、蒲黄炭、当归、白芍、阿胶(烊化)各 15g。适用于各型功血。

(3)加味生化汤:花蕊石 30g,生蒲黄 15g,当归、桃仁、五灵脂各 12g,川芎、炮姜各 10g,炙甘草 6g,三七末 3g。适用于血瘀阻滞型功血。

(4)温肾助阳止血方:当归炭、白芍、熟附片、鹿角胶、牛角腮、杜仲各 10g,熟地炭、党参、续断各 12g,炮姜 3g。适用于脾肾阳虚型功血。

(5)止崩汤:黄芪 60g,牡丹皮 10g,生地黄、白芍各 12g,三七 10g,生蒲黄、益母草、茜草、侧柏叶、海螵蛸、仙鹤草各 12g,牡蛎、花蕊石各 30g。适用于气虚血瘀型功血。

3.针灸疗法

(1)体针

①实热证:取中极、血海、隐白、曲泉、大敦穴。感受热邪加曲池,心火盛加少府,肝火内炽加太冲。均用泻法。留针 20 分钟,6 次为 1 疗程。

②虚证:取百会、关元、足三里、三阴交、隐白、阳池穴。脾虚纳少便溏加脾俞、胃俞;血虚加肝俞;肾虚加肾俞、命门。均用补法。留针 20 分钟,6 次为 1 疗程。

亦可取关元、三阴交、肝俞、脾俞、隐白穴,隐白穴用艾条灸。气虚加灸命门、气海,用补法;血热加血海、大敦,用泻法;月经量多如崩加灸百会。每日 1 次,留针 20 分钟,6 次为 1 疗程。

(2)耳针:取子宫、皮质下、内分泌、卵巢、肾穴。或用磁珠贴敷耳穴。

4.推拿疗法　取关元、气海、三阴交、阴陵泉、血海、关元俞、气海俞、八髎穴。血热加心俞、肝俞、阳陵泉、涌泉、风池、翳风;气虚加中脘、足三里、脾俞、胃俞、命门。分别用按、揉、摩、推、拿、一指禅等手法。每日 1 次,5～10 次为 1 疗程。

5.饮食疗法

(1)菟丝羊肉汤:菟丝子 20g,枸杞子、仙灵脾各 30g,羊肉 200g,羊肾 1 只,生姜 10g,红枣 10 枚。将羊肉洗净,切块;羊肾剖开,去筋膜,洗净,切片;生姜拍扁;菟丝子纱布包;将全部用料洗净,放入锅内,加清水适量,文火煮 2～3 小时,去药包,加食盐调味,饮汤吃肉。治脾肾阳虚型功血。

(2)参芪鹌鹑汤:党参 30g,黄芪 30g,白术 10g,胡桃肉 30g,鹌鹑 2 只(鲜活,约 150g)。鹌鹑宰杀,去毛及肠杂;将全部用料洗净放入锅内,加清水适量,文火煮 1.5～2 小时,加食盐调味,饮汤吃肉,随意食用。治脾肾两虚型功血。

(3)地黄山鸡汤:干地黄、侧柏叶各 30g,旱莲草、女贞子各 20g,制何首乌 30g,仙鹤草 15g,山鸡肉 150g。山鸡肉洗净,斩块;将全部用料洗净,放入锅内,加清水适量,文火煮 2～3 小时,去药包,加食盐调味,饮汤吃肉,1 天之内服完。治肝肾阴虚型功血。

【预防调护】

(一)预防

1.经期禁游泳,禁盆浴、坐浴,禁阴道冲洗、检查,禁性生活,保持外阴部清洁。

2.保持精神愉快,避免过度悲伤、恼怒或紧张。

3.经期忌冒雨涉水,避免寒冷冻伤、炎暑高温,忌食生冷及有强烈刺激性的食品。

4.经期注意劳逸结合,避免剧烈运动和重体力劳动。

5.加强避孕药的指导工作。

6.做好计划生育,做到适量、按时、正确服用避孕药,减少不必要的人流手术,对预防本病大有裨益。

(二)调护

1.出血期间避免过度疲劳和剧烈运动,保证充分休息,必要时住院治疗,严禁房事。

2.加强营养,保护脾胃,进食易消化食物,多食含铁剂、维生素 C 和蛋白质的饮食。

3.观察并记录出血的期、量、色、质的变化及病情的变化。

4.调畅情志,减少精神压力。

5.提高对本病的认识,积极配合医生治疗。

(张满凤)

第四节　痛经

痛经是指妇女正值经期或经行前后,出现周期性小腹疼痛,或伴腰骶酸痛,甚至剧痛晕厥,影响正常工作及生活的疾病。痛经是临床常见病,亦称"经行腹痛"。

有关痛经的记载,最早见于《金匮要略·妇人杂病脉证并治》:"带下,经水不利,少腹满痛,经一月再见者,土瓜根散主之。"指出瘀血内阻而致经行不畅,少腹胀痛,1个月后周期性再出现的痛经特点,并用活血化瘀的土瓜根散治疗。《诸病源候论·妇人杂病诸候》首立"月水来腹痛候",认为"妇人月水来腹痛者,由劳伤气血,以致体虚,受风冷之气,客于胞络,损冲任之脉……其经血虚,受风冷,故月水将来之际,血气动于风冷,风冷与血气相击,故令痛也",为研究本病的病因病机奠定了理论基础。《妇人大全良方》认为痛经有因于寒者,有气郁者,有血结者,病因不同,治法各异,所创良方温经汤治疗实寒有瘀之痛经至今常用。《景岳全书·妇人规》有云:"经行腹痛,证有虚实。实者或因寒滞,或因血滞,或因气滞,或因热滞;虚者有因血虚,有因气虚。然实痛者,多痛于未行之前,经通而痛自减;虚痛者,于既行之后,血去而痛未止,或血去而痛益甚。大都可按可揉者为虚,拒按拒揉者为实。"详细归纳了本病的常见病因,且提出了根据疼痛时间、性质、程度辨虚实的见解,对后世临证颇有启迪。其后《傅青主女科》《医宗金鉴·妇科心法要诀》进一步补充了肝郁化火、寒湿、肝肾亏损为患的病因病机,以及宣郁通经汤、温脐化湿汤、调肝汤、当归建中汤等治疗方药。

本病的临床特征是伴随月经周期而发作,表现为小腹疼痛,或伴腰骶酸痛。故本节所述痛经应具备此特征。至于异位妊娠破裂、先兆流产,或卵巢囊肿蒂扭转等病证导致的下腹痛,均不属于本病范畴,在诊断痛经时应进行鉴别。

西医学原发性痛经、子宫内膜异位症、子宫腺肌病、盆腔炎性疾病或宫颈狭窄等引起的继发性痛经可参照本病辨证治疗。

【病因病机】

痛经病因有生活所伤、情志不和、六淫为害,痛经的病位在冲任与胞宫,其发生与冲任、胞宫的周期性生理变化密切相关。病因病机可概括为"不荣则痛"或"不通则痛",其证重在明辨虚实寒热。若素体肝肾亏损,气血虚弱,经期前后,血海满而溢泄,气血骤虚,冲任、胞宫失养,故"不荣则痛";若由于肝郁气滞、寒邪凝滞、湿热郁结等因素导致的瘀血阻络,客于胞宫,损伤冲任,气血运行不畅,故"不通而痛"。

1.寒凝血瘀　经期产后,感受寒邪,或过食生冷,或迁居寒冷之地,寒邪客于胞宫,血得寒则凝,以致瘀阻冲任,血行失畅。经前、经期气血下注冲任,加重胞脉气血壅滞,"不通则痛",发为痛经。

2.气滞血瘀　素性抑郁,忧思郁怒,肝郁气滞,气滞血瘀,滞于冲任、胞宫而作痛;若血不循经,滞于胞宫,日久成瘀,阻碍气机流畅。气滞与血瘀相互为病,最终导致"经水不利"而腹痛发作。《张氏医通·妇人门》云:"经行之际……若郁怒则气逆,气逆则血滞于腰腿心腹背胁之间,遇经行时则痛而加重。"

3.湿热蕴结　素体湿热内蕴,或经期、产后调养不慎,感受湿热邪气,与血相搏,流注下焦,蕴结胞中,气血凝滞,"不通则痛",发为痛经。

4.气血虚弱　脾胃素虚,化源匮乏,或大病久病或失血过多,气血不足,胞脉空虚,经期或行经后气血亏虚益甚,故冲任、胞宫失于濡养而发病;兼气虚推动无力,血行迟缓,冲任经脉不利,亦可发病。正如《景岳全书·妇人规》云:"凡人之气血犹源泉也,盛则流畅,少则壅滞,故气血不虚则不滞。"

5.肝肾亏损　素禀虚弱,或房劳多产,或久病耗损,导致肝肾亏虚,精亏血少,水不涵木;经后血海空虚,冲任、胞宫失去濡养，"不荣则痛"发为痛经。如《傅青主女科》中所述："妇人有少腹疼于行经之后者，人以为气血之虚也，谁知是肾气之涸乎。"

痛经发病因素较为复杂，而且相互交错或重复出现，常非单一因素所致。如肾气亏虚，精血亏少，血为气之母，精血不足，则气血虚弱；又如素禀虚弱，肝肾阴虚，水不涵木，肝气郁滞，气血不行而发病。

【诊断】

1.病史　既往有经行腹痛史；精神过度紧张，经期产后冒雨涉水、过食寒凉，或有不洁房事等情况；子宫内膜异位症、子宫腺肌病、盆腔炎性疾病、宫颈狭窄等病史或妇科手术史。

2.症状　腹痛多发生在经行前 1～2 天，行经第 1 天达高峰，疼痛多呈阵发性、痉挛性，或呈胀痛或伴下坠感。疼痛常可放射至腰骶部、肛门、阴道及大腿内侧。痛甚者可伴面色苍白，出冷汗，手足发凉，恶心呕吐，甚至昏厥等。也有少数于经血将净或经净后 1～2 天始觉腹痛或腰腹痛者。

3.检查

(1)妇科检查：功能性痛经者，检查多无明显异常。部分患者可见子宫体极度屈曲，或宫颈口狭窄。子宫内膜异位症者多有痛性结节，或伴有卵巢囊肿；子宫腺肌病者子宫多呈均匀性增大，或伴有压痛；盆腔炎性疾病可有子宫或附件压痛等征象；有妇科手术史者，多有子宫粘连、活动受限等。

(2)辅助检查：①盆腔 B 超检查有助于诊断子宫内膜异位症、子宫腺肌病、盆腔炎性疾病，排除妊娠、生殖器肿瘤等。②血液检查，如血常规白细胞计数是否增高，有助于诊断盆腔炎性疾病。另外，盆腔 MRI 检查、腹腔镜、子宫输卵管碘油造影、宫腔镜等检查有助于明确痛经的病因。

【鉴别诊断】

痛经应与异位妊娠、宫内妊娠流产、黄体破裂、卵巢囊肿蒂扭转、盆腔炎性疾病、急性阑尾炎等疾病鉴别。

【辨证论治】

(一)辨证要点

痛经辨证首先要根据疼痛发生的时间、部位、性质及疼痛程度，明察病位，分清寒热、虚实，在气、在血。一般而言，痛在小腹正中，多为胞宫瘀滞；痛在少腹一侧或两侧，病多在肝；痛连腰骶，病多在肾。经前或经行之初疼痛者多属实，月经将净或经后疼痛者多属虚。详查疼痛的性质、程度是本病辨证的重要内容，掣痛、绞痛、灼痛、刺痛，疼痛拒按多属实；隐痛、空痛、按之痛减多属虚；坠痛虚实兼有；绞痛、冷痛，得热痛减多属寒；灼痛，得热痛剧多属热。胀甚于痛，时痛时止多属气滞；痛甚于胀，持续作痛多属血瘀。

一般而言，本病实证居多，虚证较少，亦有证情复杂，实中有虚，虚中有实，虚实夹杂者，需知常达变。临证需结合月经期、量、色、质、伴随症状、舌、脉等综合分析。

(二)治疗原则

痛经的治疗，应根据证候在气、在血，寒热、虚实的不同，以止痛为核心，以调理胞宫、冲任气血为主，或补气，或活血，或散寒，或清热，或补虚，或泻实。具体治法分两步：经期重在调血止痛以治标，及时缓解，控制疼痛；平素辨证求因以治本。标本缓急，主次有序，分阶段治疗。

痛经在辨证治疗中，应适当选加相应的止痛药以加强止痛之功。如寒者选加艾叶、小茴香、肉桂、吴茱萸、桂枝；气滞者选加香附、枳壳、川楝子；血瘀者选加三七粉、血竭、莪术、失笑散；热者选加牡丹皮、黄芩等。

(三)分型论治

1.寒凝血瘀证

主要证候：经前或经期，小腹冷痛拒按，得热痛减，或周期后延，经血量少，色暗有块；畏寒肢冷，面色青白;舌暗,苔白,脉沉紧。

证候分析:寒客胞宫,血为寒凝,瘀滞冲任,血行不畅,故经前或经期小腹冷痛;寒得热化,瘀滞暂通,故得热痛减;寒凝血瘀,冲任失畅,可见周期后延,经色暗而有块;寒邪内盛,阻遏阳气,故畏寒肢冷,面色青白。舌暗,苔白,脉沉紧,均为寒凝血瘀之候。

治法:温经散寒,化瘀止痛。

方药:少腹逐瘀汤(《医林改错》)。

少腹逐瘀汤:肉桂,小茴香,干姜,当归,川芎,赤芍,蒲黄,五灵脂,没药,延胡索。

少腹逐瘀汤主治"小腹积块疼痛"或"经血见时,见腰酸少腹胀,或经血一月见三五次,接不断,断而又来,其色或紫,或黑,或块,或崩漏,兼少腹疼痛,或粉红兼白带,皆能治之"。方中肉桂、干姜、小茴香温经散寒;当归、川芎、赤芍养营活血;蒲黄、五灵脂、没药、延胡索化瘀止痛。寒散血行,冲任、子宫血气调和流畅,自无疼痛之虞。

若小腹冷痛较甚,加艾叶、吴茱萸散寒止痛;若寒凝气闭,痛甚而厥,四肢冰凉,冷汗淋漓,加附子、细辛、巴戟天回阳散寒;若伴肢体酸重不适,苔白腻,或有冒雨、涉水、久居阴湿之地史,乃寒湿为患,应酌加苍术、茯苓、薏苡仁、羌活以健脾除湿。

2.气滞血瘀证

主要证候:经前或经期,小腹胀痛拒按,月经量少,经行不畅,色紫暗有块,块下痛减,胸胁、乳房胀痛;舌紫暗,或有瘀点,脉弦涩。

证候分析:肝失条达,冲任气血郁滞,经血不利,"不通则痛",故经前或经期小腹胀痛拒按;冲任气滞血瘀,故经量少,经行不畅,色暗有块;块下气血暂通,则疼痛减轻;肝郁气滞,经血不利,故胸胁、乳房胀痛。舌紫暗,或有瘀点,脉弦涩,均是气滞血瘀之候。

治法:行气活血,化瘀止痛。

方药:膈下逐瘀汤。

若肝气夹冲气犯胃,痛而恶心呕吐者,加吴茱萸、法半夏、陈皮和胃降逆;小腹坠胀不适或前后阴坠胀不适,加柴胡、升麻行气升阳;郁而化热,心烦口苦,舌红苔黄,脉数者,加栀子、郁金清热泻火。

3.湿热蕴结证

主要证候:经前或经期,小腹疼痛或胀痛不适,有灼热感,或痛连腰骶,或平时小腹痛,经前加剧,月经量多或经期长,色暗红,质稠或有血块;平素带下量多,色黄稠臭秽,或伴低热,小便黄赤;舌红,苔黄腻,脉滑数或濡数。

证候分析:湿热蕴结冲任,阻滞气血运行,经前或经期气血下注冲任,加重气血壅滞,故见小腹疼痛或胀痛,有灼热感,痛连腰骶,或平时小腹痛,经前加剧;湿热损伤冲任,迫血妄行,故见经量多,或经期长;血为热灼,故色暗红,质稠或有血块;湿热下注,伤于带脉,带脉失约,故带下量多,黄稠臭秽;湿热熏蒸,故低热,小便黄赤。舌红,苔黄腻,脉滑数或濡数,均为湿热蕴结之候。

治法:清热除湿,化瘀止痛。

方药:清热调血汤(《古今医鉴》)加车前子、败酱草、薏苡仁。

清热调血汤:黄连,牡丹皮,生地黄,白芍,当归,川芎,红花,桃仁,延胡索,莪术,香附。

清热调血汤主治"经水将来,腹中阵阵作痛,乍作乍止,气血俱实"。方中黄连清热燥湿;牡丹皮、生地黄、白芍清热凉血;当归、川芎、桃仁、红花活血化瘀;延胡索、莪术、香附行气活血止痛。加车前子、败酱草、薏苡仁,意在增强原方清热除湿之功。

若月经过多或经期延长者,酌加槐花、地榆、马齿苋以清热止血;带下量多者,酌加黄柏、椿白皮以清热除湿。

4.气血虚弱证

主要证候:经期或经后,小腹隐痛喜按,月经量少,色淡质稀;神疲乏力,头晕心悸,面色苍白,失眠多梦;舌质淡,苔薄,脉细弱。

证候分析:气血不足,冲任亦虚,经行之后,血海更虚,胞宫、冲任失于濡养,故经期或经后小腹隐隐作痛,喜按;气血两虚,血海未满而溢,故经量少,色淡质稀;气虚中阳不振,故神疲乏力;血虚则无以养心神,荣头面,故见头晕心悸,失眠多梦,面色苍白。舌淡,苔薄,脉细弱,均是气血两虚之候。

治法:益气养血,调经止痛。

方药:圣愈汤(《医宗金鉴·妇科心法要诀》)。

圣愈汤:人参,黄芪,熟地黄,白芍,当归,川芎。

圣愈汤主治"月经先期,虚甚者"。方中人参、黄芪补脾益气;熟地黄、白芍、当归、川芎养血和血。气充血沛,子宫、冲任复其濡养,自无疼痛之患。

若月经夹有血块者,酌加蒲黄、五灵脂以活血止痛;若伴有经行便溏,腹痛严重者,可去当归,加茯苓、炒白术以健脾止泻;失眠多梦,心脾虚者,酌加远志、合欢皮、夜交藤,以养心安神;若伴畏寒肢冷,腰腹冷痛,可加肉桂、小茴香、艾叶散寒止痛。

5.肝肾亏损证

主要证候:经期或经后,小腹绵绵作痛,喜按,伴腰骶酸痛,月经量少,色淡暗,质稀;头晕耳鸣,面色晦暗,失眠健忘,或伴潮热;舌质淡红,苔薄白,脉沉细。

证候分析:肾气虚损,精血本已不足,经期或经后,血海更虚,胞宫、冲任失养,故小腹隐隐作痛,喜按,腰骶酸痛;肾虚冲任不足,血海满溢不多,故月经量少,色淡质稀;肾精亏虚,不能上荣头窍,故头晕耳鸣,面色晦暗,失眠健忘;肾水亏于下,肝木失养,则肝阳亢于上,故可伴潮热。舌淡红,脉薄白,脉沉细,均为肝肾亏损之象。

治法:补养肝肾,调经止痛。

方药:益肾调经汤(《中医妇科治疗学》)。

益肾调经汤:巴戟天,杜仲,续断,乌药,艾叶,当归,熟地黄,白芍,益母草。

益肾调经汤主治"经来色淡量少,经后少腹疼痛,两胁作胀,腰部酸软"。方中巴戟天、杜仲、续断补肾壮腰,强筋止痛;乌药温肾散寒,艾叶温经暖宫;当归、熟地黄、白芍滋阴养血,益母草活血调经。诸药合用,肾气实、筋骨坚,阴血充沛,子宫、冲任得以濡煦,则疼痛自止。

【其他疗法】

1.中成药治疗

(1)元胡止痛片每次3片,每日3次,口服。适用于气滞血瘀证。

(2)少腹逐瘀胶囊每次3粒,每日3次,口服。适用于寒凝血瘀证。

(3)八珍益母丸每次6g,每日2次,口服。适用于气血虚弱兼有瘀滞证。

(4)散结镇痛胶囊每次3粒,每日3次,口服。适用于血瘀证。

2.针灸治疗

(1)实证毫针泻法,寒邪甚者可用艾灸。主穴:三阴交、中极。配穴:寒凝者加归来、地机;气滞者加太冲;腹胀者加天枢、气海穴;胁痛者加阳陵泉、光明;胸闷者加内关。

(2)虚证毫针补法,可加用灸法。主穴:三阴交、足三里、气海。配穴:气血亏虚加脾俞、胃俞;肝肾不足加太溪、肝俞、肾俞;头晕耳鸣加悬钟。

【临证要点】

痛经表现为周期性小腹部疼痛，诊断时必须排除与妊娠和内、外、其他妇科疾病有关的腹痛疾患。一般而言，痛经实证居多，虚证较少，但发病因素较为复杂，而且相互交错或重复出现，临床上多有虚实夹杂。因此，临证之时应辨证求因，对证施治。

【预后与转归】

中医药治疗痛经疗效良好。功能性痛经，经及时、有效治疗，可以痊愈；属于器质性病变所引起者，虽病程缠绵，难获速效，但辨证施治亦可取得较好的消减疼痛的作用。

（庞聪慧）

第五节   闭经

原发性闭经是指女性年逾 16 岁，虽有第二性征发育但无月经来潮，或年逾 14 岁，尚无第二性征发育及月经。继发性闭经是指月经来潮后停止 3 个周期或 6 个月以上。闭经古称"经闭""不月""月事不来""经水不通"等。

本病首见于《黄帝内经》。《素问·阴阳别论》曰："二阳之病发心脾，有不得隐曲，女子不月。"《素问·评热病论》曰："月事不来者，胞脉闭也，胞脉者属心而络于胞中，今气上迫肺，心气不得下通，故月事不来也。"《素问·腹中论》载有治疗血枯经闭第一首方剂"四乌鲗骨一藘茹丸"。历代医家对本病的病因病机和证治多有论述。

本病以持续性月经停闭为特征，临床常见，属于疑难性月经病，病程较长，病机复杂，治愈难度较大。妊娠、哺乳和围绝经期，或月经初潮后 1 年内发生月经停闭，不伴有其他不适症状者，不作闭经论。因先天性生殖器官发育异常，或后天器质性损伤而闭经者，药物治疗很难奏效，不属本节讨论范围。

西医学病理性闭经，可参照本病辨证治疗。

【病因病机】

闭经的病因病机首分虚实两类。虚者多因精血匮乏，冲任不充，血海空虚，无血可下；实者多为邪气阻隔，冲任瘀滞，脉道不通，经不得下。

1.肾虚　素禀肾虚，或早婚多产，房事不节；或久病、惊恐伤肾，可致肾精亏损而血少，肾气虚弱而气衰，冲任不充，血海不能满盈，则月经停闭。

2.脾虚　脾胃素虚，或饮食劳倦；或忧思过度，损伤脾运，则气血生化乏源，冲任空虚，血海不能满盈，致使月经停闭。

3.精血亏虚　素体精血亏虚，或数伤于血，精不化气；或大病久病，营阴耗损，冲任血少，胞脉空虚，血海不能满盈，致使月经停闭。

4.气滞血瘀　素性抑郁，或七情所伤，肝气郁结，久则气滞血瘀，冲任瘀阻，胞脉不通，经血不得下行，遂致月经停闭。

5.寒凝血瘀　经期产后，感受寒邪；或过食生冷；或淋雨涉水，寒湿之邪客于冲任，凝涩胞脉，经血不得下行，遂致月经停闭。

6.痰湿阻滞　素体肥胖，痰湿偏盛，或饮食劳倦，脾失健运，内生痰湿下注冲任，壅遏闭塞胞脉，经血不得下行，遂致月经停闭。

【诊断】

1.病史　有月经初潮延迟及月经后期病史；或反复刮宫史、产后出血史、结核病史；或过度紧张劳累、过度精神刺激史；或有不当节食减肥史；或有环境改变、疾病影响、使用药物（避孕药、镇静药、抗抑郁药、激素类）、放化疗及妇科手术史等。

2.症状　女性年逾16岁，虽有第二性征发育但无月经来潮，或年逾14岁，尚无第二性征发育及月经；或月经来潮后停止3个周期或6个月以上。应注意体格发育和营养状况，有无厌食、恶心，有无周期性下腹疼痛，有无体重改变（肥胖或消瘦），有无婚久不孕、痤疮、多毛、头痛、复视、溢乳、烘热汗出、烦躁、失眠、阴道干涩、毛发脱落、畏寒肢冷、性欲减退等症状。

3.检查

(1)全身检查：注意观察患者体质和精神状态，形态特征和营养状况，全身毛发分布和身高、体重，女性第二性征发育情况等。

(2)妇科检查：了解内外生殖器官发育情况，有无缺失、畸形、肿块或萎缩。先天发育不良、原发性闭经者，尤需注意外阴发育情况，有无处女膜闭锁及阴道病变，可查及子宫偏小、畸形等；子宫过早萎缩，多见于下丘脑、垂体病变或卵巢早衰；同时应注意有无处女膜闭锁及阴道、卵巢等病变。

(3)辅助检查：①血清激素，如卵巢激素（E_2、P、T）、促性腺激素（FSH、LH）、催乳素（PRL）及甲状腺、肾上腺功能测定，对于诊断下丘脑-垂体-卵巢性腺轴功能失调性闭经具有意义。②基础体温（BBT）测定、宫颈黏液结晶和阴道脱落细胞检查，有助于诊断卵巢性闭经。③超声及影像学检查，B超检查，可了解子宫、卵巢大小及卵泡发育、内膜厚薄等情况；子宫输卵管碘油造影可间接了解内生殖器情况及其病变；必要时可行CT、MRI检查。④诊断性刮宫手术，或宫腔镜、腹腔镜检查等，均可协助判断闭经的原因。

【鉴别诊断】

1.生理性闭经　妊娠期、哺乳期月经停闭多属于生理性闭经。年龄在12~16岁的女性，月经初潮1年内发生月经停闭，或44~54岁之间的妇女出现月经停闭，无其他不适症状，可不作闭经论。

2.闭经的鉴别诊断　闭经涵盖了许多西医妇科疾病，如多囊卵巢综合征、卵巢早衰、闭经泌乳综合征、席汉综合征等，临床治疗前需根据病史、症状体征和辅助检查加以鉴别，明确诊断。

【辨证论治】

(一)辨证要点

本病应根据病因病机、诊断要点，结合鉴别诊断与四诊信息辨别证候虚实。一般而论，年逾16岁尚未行经，或已行经而又月经稀发、量少，渐至停闭，并伴腰膝酸软，头晕眼花，面色萎黄，五心烦热，或畏寒肢冷，舌淡脉弱等者，多属虚证；若既往月经基本正常，而骤然停闭，伴胸胁胀满，小腹疼痛，或脘闷痰多，形体肥胖，脉象有力等者，多属实证。

(二)治疗原则

闭经的治疗原则，虚者补而通之，或补肾滋肾，或补脾益气，或填精益阴，大补气血，以滋养精血之源；实证者泻而通之，或理气活血，或温经通脉，或祛痰行滞，以疏通冲任经脉；虚实夹杂者当补中有通，攻中有养；皆以恢复月经周期为要。切不可一味滥用攻破或峻补之法，以犯虚虚实实之戒。若因其他疾病而致经闭者，又当先治他病，或他病、调经并治。

(三)分型证治

1.肾虚证

(1)肾气虚证

主要证候：月经初潮来迟，或月经后期量少，渐至闭经；头晕耳鸣，腰膝酸软，小便频数，性欲降低；舌淡红,苔薄白,脉沉细。

证候分析:肾气不足,精血衰少,冲任气血不充,血海空虚,不能按时满盈,故月经初潮来迟,或后期量少,渐至停闭;肾虚不能化生精血,髓海、腰府失养,故头晕耳鸣,腰膝酸软;肾气虚则阳气不足,故性欲降低;肾气虚而膀胱失于温化,故小便频数。舌淡红,苔薄白,脉沉细,均为肾气虚之征。

治法:补肾益气,养血调经。

方药:大补元煎加丹参、牛膝。

若闭经日久,畏寒肢冷甚者,酌加菟丝子、肉桂、紫河车以温肾助阳,调冲任;夜尿多者,酌加金樱子、覆盆子以温肾缩尿。

(2)肾阴虚证

主要证候:月经初潮来迟,或月经后期量少,渐至闭经;头晕耳鸣,腰膝酸软,或足跟痛,手足心热,甚则潮热盗汗,心烦少寐,颧红唇赤;舌红,苔少或无苔,脉细数。

证候分析:肾阴不足,精血亏虚,冲任气血不充,血海不能满溢,故月经初潮来迟,或后期量少,渐至停闭;精亏血少,不能濡养空窍、外府,故头晕耳鸣,腰膝酸软,或足跟痛;阴虚内热,故手足心热;虚热迫津外泄,故潮热盗汗;虚热内扰心神,则心烦少寐;虚热上浮,则颧红唇赤。舌红,苔少或无苔,脉细数,均为肾阴虚之征。

治法:滋肾益阴,养血调经。

方药:左归丸。

若潮热盗汗者,酌加青蒿、鳖甲、地骨皮以滋阴清热;心烦不寐者,酌加柏子仁、丹参、珍珠母以养心安神;阴虚肺燥,咳嗽咯血者,酌加沙参、白及、仙鹤草以养阴润肺止血。

(3)肾阳虚证

主要证候:月经初潮来迟,或月经后期量少,渐至闭经;头晕耳鸣,腰痛如折,畏寒肢冷,小便清长,夜尿多,大便溏薄,面色晦暗,或目眶暗黑;舌淡,苔白,脉沉弱。

证候分析:肾阳虚衰,脏腑失于温养,精血化生乏源,冲任气血不充,血海不能满溢,故月经初潮来迟,或后期量少,渐至停闭;肾阳虚衰,阳气不布,故畏寒肢冷;肾阳虚不足以温养髓海、外府,故头晕耳鸣,腰痛如折;肾阳虚膀胱气化失常,故小便清长,夜尿多;肾阳虚不能温运脾阳,运化失司,故大便溏薄;肾阳虚其脏色外现,故面色晦暗,目眶暗黑。舌淡,苔白,脉沉弱,均为肾阳虚之征。

治法:温肾助阳,养血调经。

方药:十补丸(《济生方》)加佛手、川芎。

十补丸:熟地黄,山茱萸,山药,鹿茸,茯苓,牡丹皮,泽泻,附子,肉桂,五味子。

十补丸主治肾阳虚损,精血不足。方中以六味地黄丸加附子、肉桂,温补脾肾阳气;鹿茸助元阳,填精髓,调冲任,使天癸渐至,血海渐盈;五味子敛肺生津益肾,兼收诸药温燥之性。

若腰痛如折,畏寒肢冷,性欲淡漠者,酌加淫羊藿、菟丝子以温阳益肾;若大便溏薄,面肢浮肿者,酌加黄芪、桂枝以温阳益气利水;面色晦暗兼有色斑,少腹冷痛者,酌加蒲黄、香附以温阳活血理气。

2.脾虚证

主要证候:月经停闭数月;神疲肢倦,食少纳呆,脘腹胀满,大便溏薄,面色淡黄;舌淡胖有齿痕,苔白腻,脉缓弱。

证候分析:脾虚生化无力而乏源,冲任气血不足,血海不能满溢,故月经停闭数月,面色淡黄;脾虚运化失司,湿浊内生而渐盛,故食少纳呆,脘腹胀满,大便溏薄;脾主四肢,脾虚中阳不振,故神疲肢倦。舌淡胖有齿痕,苔白腻,脉缓弱,均为脾虚之征。

治法：健脾益气，养血调经。

方药：参苓白术散（《太平惠民和剂局方》）加泽兰、怀牛膝。

参苓白术散：人参，白术，茯苓，白扁豆，甘草，山药，莲子肉，桔梗，薏苡仁，砂仁。

参苓白术散主治脾胃虚弱，食少便溏，气短咳嗽，肢倦乏力。方中以四君子汤合山药健脾益气，使运化复常，气血有源；泽兰、怀牛膝活血调经；白扁豆、莲子肉、薏苡仁祛湿止泻；桔梗宣肺宽胸，祛痰利咽；砂仁开胃醒脾，化湿行气，以助脾胃健运。

若兼见腰膝酸软，五更泻，小便频数者，乃脾肾阳虚，酌加肉豆蔻、巴戟天以温阳止泻；若腹痛而泄泻，伴胸胁、乳房胀痛者，为脾虚而肝气乘之，酌加防风、白芍、柴胡以平肝止痛。

3.精血亏虚证

主要证候：月经停闭数月；头晕目花，心悸少寐，面色萎黄，阴道干涩，皮肤干枯，毛发脱落，生殖器官萎缩；舌淡，苔少，脉沉细弱。

证候分析：精血亏虚，冲任气血衰少，血海不能满溢，故月经停闭；精血乏源，上不能濡养脑髓清窍而头晕目花，下不能荣养胞宫而生殖器官萎缩；精不化气，气不生津，故阴道干涩；血虚内不养心神，故心悸少寐；外不荣肌肤，故皮肤干枯，毛发脱落，面色萎黄。舌淡，苔少，脉沉细弱，均为精血亏虚之征。

治法：填精益气，养血调经。

方药：归肾丸加北沙参、鸡血藤。

若精血亏虚日久，渐至阴虚血枯经闭者，兼见形体羸瘦，骨蒸潮热，或咳嗽唾血，两颧潮红，舌绛苔少或无苔，脉细数；治宜滋肾养血，壮水制火，可选用补肾地黄汤（《陈素庵妇科补解》）。若精血亏虚日久，渐至阳虚血枯经闭者，兼见神疲倦怠，面色苍白，畏寒肢冷，性欲淡漠，舌淡，脉沉缓；治宜温肾养血，益火之源，可选用四二五合方（《刘奉五妇科经验》）。

4.气滞血瘀证

主要证候：月经停闭数月，小腹胀痛拒按；精神抑郁，烦躁易怒，胸胁胀满，嗳气叹息；舌紫暗或有瘀点，脉沉弦或涩而有力。

证候分析：气机郁滞，气滞血瘀，冲任瘀阻，血海不能满溢，故停闭不行；瘀阻胞脉，故小腹胀痛拒按，胸胁胀满；气机不畅，肝气不舒，故精神抑郁，烦躁易怒，嗳气叹息。舌紫暗或有瘀点，脉沉弦或涩而有力，也为气滞血瘀之征。

治法：行气活血，祛瘀通经。

方药：膈下逐瘀汤（《医林改错》）。

膈下逐瘀汤：当归，川芎，赤芍，桃仁，红花，枳壳，延胡索，五灵脂，乌药，香附，牡丹皮，甘草。

膈下逐瘀汤主治积聚成块，疼痛不移，属血瘀之证。方中以桃红四物汤去熟地黄之滋腻，养血活血；枳壳、乌药、香附行气通络；延胡索、五灵脂疏通血脉，化瘀定痛；牡丹皮凉血消瘀；甘草调和诸药。全方理气活血，使经血畅行。

若烦急，胁痛或乳房胀痛，舌尖边红者，酌加柴胡、郁金、栀子以疏肝清热；口干渴，大便干结，脉数者，酌加黄芩、知母、大黄以清热泻火；若肝郁气逆，水不涵木，闭经而兼见溢乳，心烦易怒，头痛，腰膝酸软，舌红苔薄，脉弦而尺弱；治宜疏肝回乳，益阴通经，方用逍遥散（《太平惠民和剂局方》）酌加川楝子、炒麦芽、川牛膝、生地黄。

5.寒凝血瘀证

主要证候：月经停闭数月，小腹冷痛拒按，得热则痛缓；形寒肢冷，面色青白；舌紫暗，苔白，脉沉紧。

证候分析：寒邪客于冲任，与血相搏，血为寒凝而瘀塞，冲任瘀阻，血海不能满溢，故经闭不行；寒客胞中，血脉不畅，"不通则痛"，故小腹冷痛拒按，得热后血脉暂通，故腹痛得以缓解；寒邪伤阳，阳气不达，故形寒肢冷,面色青白。舌紫暗,苔白,脉沉紧,也为寒凝血瘀之征。

治法:温经散寒,活血通经。

方药:温经汤。

若小腹冷痛重者,酌加艾叶、小茴香、香附温经暖宫止痛;四肢不温,畏寒者,酌加制附子、吴茱萸、肉桂温经助阳通经。

6.痰湿阻滞证

主要证候:月经停闭数月,带下量多,色白质稠;形体肥胖,胸脘满闷,神疲肢倦,头晕目眩;舌淡胖,苔白腻,脉滑。

证候分析:痰湿阻于冲任,壅遏血海,经血不能满溢,故经闭不行;痰湿下注,损伤带脉,故带下量多,色白质稠;痰湿内盛,清阳不升,故头晕目眩,形体肥胖;痰湿困阻脾阳,运化失司,故胸脘满闷,神疲肢倦。舌淡胖,苔白腻,脉滑,也为痰湿阻滞之征。

治法:豁痰除湿,活血通经。

方药:丹溪治湿痰方(《丹溪心法》)。

丹溪治湿痰方:苍术,白术,半夏,茯苓,滑石,香附,川芎,当归。

丹溪治湿痰方主治痰湿经闭。方中苍术、半夏化痰除湿;白术、茯苓健脾祛湿;滑石利湿而通窍;当归、川芎、香附养血活血行气。全方可使痰湿除而胞脉无阻,经血自通。

若胸脘满闷重者,酌加瓜蒌、枳壳、郁金宽胸理气;面目、肢体浮肿者,酌加益母草、泽泻、泽兰除湿化瘀;腰膝酸软者,酌加川续断、菟丝子、杜仲补肾气,强腰膝。

【其他疗法】

1.中成药治疗

(1)八珍益母丸每次6g,每日2次,口服。适用于气血两虚证。

(2)坤泰胶囊每次2g,每日3次,口服。适用于阴虚火旺证。

(3)桂枝茯苓丸每次6g,每日1～2次,口服。适用于气滞血瘀证。

(4)少腹逐瘀胶囊每次3粒,每日3次,口服。适用于寒凝血瘀证。

2.耳穴治疗　可行耳穴贴敷辅助治疗。每次双耳各选取2～3穴,以王不留行籽贴敷耳穴。嘱患者每日用拇指、示指按压耳穴3～4次,至耳廓潮红,3天换贴1次,一般3～5次为1疗程。

3.月经周期疗法　药物撤退性出血引导月经来潮后,可按月经周期阴阳消长转化规律重建周期,即模拟月经周期的经后期、经间(排卵)期、经前期、行经期施以中药调周治疗。

【临证要点】

闭经以持续性月经停闭为特征,诊断需考虑除外妊娠,可做妊娠试验,必要时经腹部或阴道B超检查加以确认。闭经涵盖了西医学排卵障碍相关的多种疾病,如多囊卵巢综合征、闭经泌乳综合征、卵巢早衰、席汉综合征等。临床确立闭经的中医诊断同时,尚需通过血清激素测定、B超检查、头颅CT、MRI等,做出相应的西医诊断,以进一步明确病位病性和疾病特点,提高疗效。

本病月经停闭时间长,治疗有一定难度。治疗期间应注意患者证候变化,借助测量基础体温,定期复查激素,B超监测卵泡发育及有无排卵等,观察疗效。证候无明显改善时,应嘱患者采取避孕措施,避免计划外的意外妊娠或妊娠失败。

闭经常责之于肝、脾、肾、心,最终导致肾-天癸-冲任-胞宫轴功能失调,而以肾虚为主。肾在月经产生中起主导作用,即所谓"经水出诸肾"。

【预后与转归】

闭经的预后与转归取决于病因、病位、病性、体质、环境、精神状态、饮食等诸多因素。若病因简单,病损脏腑单一,病程短者,一般预后尚好,月经可行。但恢复排卵和重建周期需要时间,有难度。若病因复杂,多脏腑受累,病程久者,则较难治愈。

闭经各证候之间有一定联系,可相兼或转化,使病情日趋复杂,治疗更加棘手。情志、环境等诸多因素均可导致疾病反复。闭经久治不愈,可导致不孕症,或引发性功能障碍、代谢障碍、心血管疾患等其他疾病。实证闭经治宜行气活血通经,药后月经来潮或有经来先兆,疗效较好;但不可久用通经之法,避免一味活血变生他证。

(庞聪慧)

第六节　多囊卵巢综合征

多囊卵巢综合征(PCOS)又称 S-L 综合征,是一种多以月经稀发、月经过少、继发闭经、无排卵、不孕、多毛、肥胖、卵巢多囊性增大为特征的综合征。S-L 综合征是育龄女性最常见的内分泌紊乱性疾病,典型表现为卵巢多囊性改变、高雄激素血症和黄体生成素(LH)/卵泡刺激素(FSH)比值增高,并常伴有随年龄增长而日益明显的胰岛素抵抗或高胰岛素血症和高脂血症。中医无此病名,根据其临床表现,属中医"月经不调"、"闭经"、"不孕"、"癥瘕"等范畴。

多囊卵巢综合征的发病原因迄今尚未统一,常考虑与肾上腺皮质功能亢进(肾上腺因素、细胞色素 P450c17α 调节机制失常、胰岛素样生长因子异常、肥胖)、遗传因素(X 染色体异常)、下丘脑-垂体功能失调等有关。情绪、环境的因素可能成为本病诱因。

中医认为本综合征的病机为肾虚、痰凝、血瘀、肝郁、阴虚。肾虚,冲脉失养,以致月经后期甚至闭经或不孕;痰凝或血瘀,胞脉受阻,冲脉不通,故月经不调、不孕;肝郁化火或阴虚内热,热伤冲脉,冲脉失调则发生月经不调或不孕。

本病预后,由于长期排卵功能障碍,长期持续受雌激素作用,子宫内膜增生过长,有发生子宫内膜癌的危险。由于胰岛素抵抗或高胰岛素血症,PCOS 患者易发生 Ⅱ 型糖尿病、高脂血症、高血压、妊娠高血压、妊娠糖尿病。PCOS 患者随着年龄增长,卵巢趋于衰老过程中,卵泡数减少,导致 PCOS 卵泡簇减少,卵泡产生的抑制素 B 减少,使抑制素 B 与 FSH 达到新的平衡,从而使月经周期趋于规律,与楔形切除卵巢使 PCOS 患者月经规则原理一致。

【诊断】

1.月经异常和不孕,月经稀发居多,闭经次之,偶见功能失调性子宫出血。多发生在青春期,为初潮不规则月经的继续。多数为长期无排卵,有时可有偶发排卵或流产史。

2.多毛,痤疮,极少数有男性化征象(声音低调、阴蒂肥大)。多毛以性毛为主,如阴毛的分布常延及肛周、腹股沟或上伸至腹中线,尚有上唇细须或乳晕周围有长毛出现等。此多为雄激素征象。

3.代谢失调致肥胖或微胖。

4.血内分泌检测

(1)LH 与 FSH 失常,血 LH 值升高,FSH 相当于早期卵泡期水平,LH/FSH ≥ 2.5~3。

(2)雄激素过多,血睾酮升高,雄烯二酮升高,脱氢表雄酮(DHEA)、硫酸脱氢表雄酮(DHAS)也略有升高。

(3)雌酮与雌激素失常,E_2 水平波动小,无正常月经周期性变化,E_1 水平增加,$E_1/E_2 > 1$。

5.基础体温多数为持续性单相。

6.阴道脱落细胞无周期性变化。

7.B超检查显示双侧卵巢增大,多个卵泡囊性变。

8.妇科检查可扪及卵巢增大,呈囊性。

9.腹腔镜检查见双侧卵巢增大,表面包膜增厚、光滑、呈灰白色光泽,其下滤泡鼓起,有新生血管,未见黄体。

10.显微镜下卵巢病理多见卵泡内膜细胞层肥厚增殖和间质细胞增生。

注:1、4、7是必有项目,三项均具备时可诊断为PCOS。

【鉴别诊断】

1.肾上腺疾病

(1)肾上腺功能亢进

①柯兴综合征:月经失调、满月脸、向心性肥胖、紫纹多毛。血LH正常;皮质醇水平高,无昼夜波动;雄激素增多,小剂量地塞米松无抑制作用。

②肾上腺肿瘤或癌:产生大量17-酮类固醇,DHEA升高,雄烯二酮升高,促肾上腺皮质激素(ACTH)降低,不被大剂量地塞米松抑制。做B超、MRI、CT检查能定位。

(2)肾上腺酶缺乏症

①迟发型21-羟化酶缺陷:也有多毛、月经紊乱、不孕、雄激素增多。不同之处在于17-羟黄体酮明显增高,ACTH的诱发有过度反应,伴ACTH-皮质素昼夜波动规律。

②3β-羟类固醇脱氢酶-异构酶缺乏症:特征为导致类固醇代谢沿着Δ^5途径发展。分泌缺乏患者不至于婴儿期死亡,可生存达成年。确诊依据为ACTH兴奋试验,结果显示Δ^5类固醇代谢途径比率高于Δ^4类固醇的代谢途径,Δ^5雄激素升高,Δ^4雄激素在正常范围。月经失调、多毛与PCOS相似。

③11-羟化酶轻度减少症:类似21-羟化酶减少的症候群和征象。常伴有高血压、11-去氧皮质酮升高,特别是在ACTH兴奋试验后。

2.卵巢疾病

(1)卵泡膜细胞增殖症:其特征是雄激素水平高于PCOS;雌酮水平增高;LH及FSH水平正常或经常低于正常妇女;用氯米芬治疗的效果较差。

(2)卵巢雄激素肿瘤:男性细胞瘤、门细胞瘤、肾上腺残迹瘤或癌能产生大量雄激素,一般是单侧性的,可做B超、CT、MRI加以定位。

3.高催乳素血症　PRL、DHEA水平高,促性腺素正常或偏低,雌激素水平偏低,虽雄激素升高,但很少出现多毛和痤疮。少数患者伴有垂体腺瘤。

4.甲状腺功能亢进或减退　常伴甲状腺功能亢进及减退症状,测甲状腺素即可鉴别。

5.胰岛素抵抗　PCOS并发抗胰岛素抵抗者,可出现黑棘皮症,表现为肥胖、雄激素过多、闭经、后颈及腋下皮肤出现局部色素沉着。

【辨证要点】

1.辨症状　形体肥胖,精神倦怠,为痰湿阻滞;口干便秘,舌红少津,为阴虚内热;腰酸腹痛,皮肤粗糙,属肾亏血瘀;心火口干,带下增多,大便秘结,多属肝郁化火。

2.辨体征　常见多毛、肥胖、男性化体征。

【治疗】

(一)现代治疗

1.控制体重　饮食调节加适当有氧运动以控制体重。

2.药物治疗

(1)氯米芬:适用于 PCOS 中 FSH 偏低,具有一定的雌激素水平。口服,每日 25～50mg,月经第 3～5 天始,连服 5 天,以诱导排卵。

(2)HCG:B 超卵泡监测,卵泡直径 20mm 左右,达成熟时,一次性肌内注射 HCG 5000～10000U,促排卵。若多个卵泡达成熟期,慎用或不用,以防止出现卵巢过度刺激征。

(3)地塞米松:适用于肾上腺雄激素分泌过多症。0.25mg,每晚 1 次,口服。泼尼松龙及氢化可的松亦可用于治疗。

(4)螺内酯:用于高雄激素、无排卵月经失调。月经第 5～21 天应用,每次 20mg,每日 2 次,口服。

(5)溴隐亭:用于伴高催乳素血症者。每次 1.25mg,每日 1～2 次,逐渐增至每次 2.5mg,每日 2～3 次。注意用量大时恶心呕吐加剧。

(6)二甲双胍:用于高胰岛素血症、胰岛素抵抗、肥胖。每次 0.25～0.5g,每日 3 次,餐中服药。肝肾功能不全、酗酒、心功能不全、严重感染致低氧血症为用药禁忌。亦可选用罗格列酮。

(7)泰尔丝(异维 A 酸丸):用于面部痤疮明显者,该药能缩小皮脂腺组织,抑制皮脂腺活性,减少脂分泌。每次 10mg,每日 2 次,饭后服用,3 个月为 1 疗程。本品不能与维生素 A 或四环素同时服用。孕妇、哺乳期妇女、肝肾功能不全及高血脂患者禁用。

(8)达英-35:适用于雄激素分泌过多,多毛、痤疮者。每日 1 片,连服 21 天,停药 7 天后开始服下一周期药,期间通常发生撤退出血。一般在该周期停药后 2～3 天开始出血,而在开始下一周期用药时出血尚未结束。3 个周期为 1 疗程。

3.手术治疗　适用于药物治疗无效者。

(1)腹腔镜下穿刺各个卵泡或予电凝与激光,使卵泡液外溢,血中雌、雄激素水平下降,调整下丘脑-垂体-卵巢的功能。

(2)双侧卵巢楔形切除,降低来源于卵巢的雄激素,同时对并发输卵管粘连、扭曲者做粘连分离;伴小囊肿者,做囊肿切除;对残留卵泡行穿刺或显微手术。注意如过多切除卵巢有功能的组织,日后易发生卵巢早衰。

(二)辨证治疗

1.肾阳虚证

证候:月经稀发、稀少甚至闭经,不孕,面色㿠白,形寒肢冷,腰膝酸软,乳房发育差,舌淡苔薄白,脉沉细。

治法:温肾壮阳,化痰软坚。

方药举例:金匮肾气丸加减。熟地黄 12g,山茱萸 12g,仙灵脾 12g,菟丝子 12g,肉桂 3g,制附子 6g,浙贝母 12g,穿山甲(先煎)12g,石菖蒲 12g,丹参 15g,香附 10g。

加减:近排卵期,加红花 10g,皂角刺 12g;近月经期,加川牛膝 12g,益母草 15g,泽兰 12g;兼脾虚,加党参 15g,白术 12g;兼痰湿,加制南星 12g,法半夏 12g,山慈菇 12g,青礞石(先煎)12g;兼血瘀,加三棱 10g,莪术 10g。

2.肾阴虚证

证候:月经先后不定期,不孕,腰酸乏力,手足心热,头晕耳鸣,舌红苔薄,脉细数。

治法:补肾滋阴。

方法举例:知柏地黄丸加减。知母 12g,生熟地黄各 12g,山茱萸 12g,女贞子 15g,旱莲草 15g,枸杞子 15g,赤白芍各 12g,柴胡 6g,丹参 15g。

加减:肝火旺,加牡丹皮10g,栀子12g;心火旺,加黄连3g,远志6g;口干,加天花粉12g,麦冬12g;便秘,加火麻仁10g;兼痰,加浙贝母10g,法半夏10g,山慈菇10g;兼瘀,加穿山甲(先煎)12g,三棱10g,莪术10g,皂角刺12g。

3.痰湿阻滞证

证候:月经稀发、稀少或闭经,不孕,体胖多毛,头晕胸闷,四肢倦怠,苔白腻,脉滑或沉。

治法:健脾燥湿,化痰通络。

方药举例:苍附导痰汤加减。苍术12g,香附12g,法半夏10g,夏枯草12g,制南星12g,浙贝母12g,石菖蒲12g,皂角刺12g,当归12g,川芎10g,菟丝子12g,仙灵脾12g,山楂15g。

加减:痤疮,加牡丹皮12g,栀子12g或龙胆草6g;经期将至,加泽兰12g,川牛膝12g,益母草15g;痰多,形体肥胖,多毛明显,加山慈菇12g,穿山甲(先煎)12g;卵巢增大,包膜厚者,加穿山甲(先煎)12g,海藻15g,三棱10g,莪术10g。

4.气滞血瘀证

证候:经量少,经血不畅,闭经或崩漏,不孕,小腹、胸胁、乳房胀痛,舌紫黯或边有瘀点,脉沉涩。

治法:活血化瘀,理气行滞。

方药举例:膈下逐瘀汤加减。桃仁10g,柴胡10g,赤芍12g,当归12g,丹参20g,穿山甲(先煎)12g,香附12g,红花10g,三棱10g,莪术10g,川牛膝12g,仙灵脾15g,菟丝子12g。

加减:便秘,加生大黄(后下)6g;痤疮,加牡丹皮10g,栀子12g或龙胆草6g;乳胀明显,加橘叶核各10g;经期,减三棱、莪术。

5.肝郁化火证

证候:月经稀发甚至闭经,不孕,形体壮实,毛发浓密,面部痤疮,胸胁胀满,心烦易怒,口苦咽干,大便秘结,苔薄黄,脉弦。

治法:清肝泻火。

方药举例:龙胆泻肝汤加减。龙胆草6g,栀子12g,黄芩10g,柴胡6g,车前子(包煎)12g,当归12g,泽泻10g,生地黄12g,川楝子12g,白术10g,白芍15g,甘草6g。

加减:便秘,加生大黄(后下)6g;肥胖明显,加石菖蒲12g,制南星12g,山楂15g;近排卵期,加红花10g,皂角刺12g;兼血瘀,加三棱10g,莪术10g,穿山甲(先煎)12g;兼阴虚,加天花粉12g,麦冬12g。

6.阴虚内热证

证候:月经异常、月经稀发或淋沥不尽或闭经,不孕,多毛,口干,大便干结,舌红苔薄,脉细数。

治法:养阴清热调经。

方药举例:瓜石散加减。全瓜蒌(切)12g,石斛12g,黄连3g,天花粉12g,瞿麦12g,麦冬12g,龟板(先煎)12g,生地黄15g,川牛膝12g,车前子(包煎)12g,益母草15g,知母12g。

加减:月经淋沥,加失笑散(包煎)3g,参三七10g;经水不行,加红花10g,泽兰12g。

(三)其他疗法

1.中成药

(1)礞石滚痰丸:每次3g,每日2次。治痰湿阻滞型PCOS。

(2)桂枝茯苓丸:每次6g,每日3次。治疗气滞血瘀型PCOS。

(3)血府逐瘀口服液:每次1支,每日2次。治疗气滞血瘀型PCOS。

(4)龙胆泻肝丸:每次5g,每日2次。治疗肝郁化火型PCOS。

(5)芎芳丸:每次6g,每日3次。治疗痰湿阻滞型PCOS。

（6）二陈丸：每次 6g，每日 3 次。用于痰湿阻滞型 PCOS。

（7）调经促孕丸：每次 6g，每日 2 次。治疗肾虚型 PCOS。

2.中药人工周期疗法

（1）促卵泡汤：当归 10g，山药 15g，菟丝子 12g，熟地黄 12g，肉苁蓉 10g，丹参 15g。肾阳虚，加仙茅 10g，仙灵脾 15g，巴戟天 10g；肾阴虚，加女贞子 12g，旱莲草 12g，制首乌 12g。

（2）促排卵汤：当归 12g，丹参 15g，桃仁 10g，红花 10g，香附 6g，鸡血藤 12g，茺蔚子 12g，赤芍 12g。肾阳虚，加续断 12g，桂枝 3g；肾阴虚，加熟地黄 12g，枸杞子 15g。

（3）促黄体汤：龟板（先煎）12g，熟地黄 12g，制首乌 12g，菟丝子 12g，肉苁蓉 12g，丹参 15g，当归 12g，淮山药 15g。肾阳虚，加阿胶（烊化）10g，续断 12g，仙灵脾 15g；肾阴虚，加枸杞子 12g，女贞子 12g，旱莲草 12g。

（4）活血调经汤：当归 12g，熟地黄 12g，丹参 15g，赤芍 12g，泽兰 12g，川芎 6g，香附 6g，茺蔚子 12g。

3.单方验方

（1）归肾慈皂汤（李祥云经验方）：当归 12g，熟地黄 12g，山药 15g，杜仲 12g，山茱萸 12g，菟丝子 15g，紫石英 15g，仙灵脾 15g，巴戟天 12g，山慈菇 12g，皂角刺 12g，夏枯草 12g，浙贝母 12g。用于肾亏痰阻型PCOS。

（2）天癸方：石菖蒲 10g，虎杖 10g，知母 10g，龟板（先煎）10g，麦冬 10g，黄精 10g，当归 10g，补骨脂 10g，马鞭草 10g，仙灵脾 15g，生地黄 15g，桃仁 10g。用于 PCOS 中高雄激素、高胰岛素血症。

（3）补肾疏肝化痰方：熟地黄 12g，山药 15g，补骨脂 10g，仙灵脾 15g，山茱萸 6g，杜仲 10g，柴胡 6g，当归 10g，白芍 10g，苍术 10g，山慈菇 10g，皂角刺 10g。肾阳虚加附子 6g，肉桂 3g；肾阴虚去仙灵脾、苍术，加龟板（先煎）10g，石斛 10g。

（4）补肾逐瘀汤：当归 10g，熟地黄 12g，山茱萸 6g，仙灵脾 15g，肉苁蓉 12g，锁阳 10g，胡芦巴 12g，泽兰 12g，三棱 10g，莪术 10g，夏枯草 12g，香附 10g，延胡索 15g，丹参 15g。用于肾亏瘀阻型 PCOS。

（5）滋阴降火方：生地黄 15g，知母 10g，龟板（先煎）10g，栀子 10g，生甘草 6g。体重增加、痤疮，加胆南星 10g，法半夏 10g，茯苓 10g，陈皮 6g，桃仁 10g；溢乳、高催乳素血症，加柴胡 6g，八月札 6g，何首乌 10g，陈皮 6g，牡丹皮 10g，谷、麦芽各 15g；雄激素升高、多毛，加川牛膝 15g，牡丹皮 10g，大黄（后下）6g，地骨皮 10g。

（6）单方：凌霄花 30g，煎水长期服用，活血通经。

（7）散瘕丸：海藻、生牡蛎、皂角刺、穿山甲、红花等制成丸药，每服 6g，每日 3 次，消瘕散结促排卵。

4.针灸疗法

（1）体针：取关元、中极、子宫、三阴交、大赫穴，于月经周期第 14 天始，每日 1 次，每次留针 30 分钟，连续 3～5 天，平补平泻法或加电针。腰酸加肾俞、气海，补法；肥胖，加丰隆、脾俞，平补平泻法；肝郁气滞，加肝俞、厥阴俞、期门，平补平泻法；面部痤疮，加行间，泻法；气滞血瘀加归来、合谷、血海、行间，泻法。

（2）耳穴贴敷：取子宫、卵巢、肾上腺穴，用王不留行籽或磁珠穴位贴敷，压迫刺激。

5.推拿疗法

（1）肝俞、脾俞、肾俞、三阴交穴，一指禅法，2～3 分钟；

（2）中极、关元穴，五指并拢，按压 5～7 分钟；子宫穴，点法按摩，3 分钟；

（3）痰湿阻滞，沿下肢足太阴脾经循行部位，直擦法，5～7 分钟；

（4）肝郁化火，沿下肢足厥阴肝经循行部位，直擦法，5～7 分钟。

6.饮食疗法

(1)枸杞子 30g,温水浸泡 20 分钟;猪腰 1 对,去白筋;共入砂锅,加水 500ml,煮熟,趁热吃。用于肾虚型 PCOS。

(2)生山楂 30g,当归 15g,红花 10g,煎汤,加红糖少许调味。用于血瘀型 PCOS。

(3)薏苡仁 30g,陈皮 5g,大米 50g,煮粥。用于痰湿阻滞型 PCOS。

(4)甲鱼 1 只,去头,刮去壳砂;枸杞子 45g,黄芪 30g,再加葱、姜、糖、盐等佐料,炖熟,吃肉、枸杞子及汤。用于肾虚型 PCOS。

(5)枸杞子 30g,核桃肉 30g,大米 50g,煮成粥,放白糖少许。用于肾虚型 PCOS。

【预防调护】

(一)预防

1.青春期月经不调应及时治疗。

2.注意饮食,勿过食肥甘油腻、生冷辛辣燥热之物。

3.形体肥胖者要控制饮食,加强体育运动,防止体重过度增加。

4.避免工作学习过度紧张,保持心情舒畅。

5.有糖尿病家族史者,更要控制饮食,注意体育锻炼,一旦月经异常即要及时治疗。

(二)调护

1.树立信心,战胜疾病。

2.泻火通便,保持大便通畅。

3.经行量少、经行不畅者可服益母红糖姜水(益母草 30g,红糖适量,生姜 5g,煎水后弃渣服用)。

4.经期勿食生冷,勿冒雨受寒,以防寒邪入里。

(张满凤)

第七节　高泌乳素血症

高泌乳素血症是各种原因引起的垂体泌乳素细胞分泌过多,导致血循环中泌乳素升高为主要特点,表现为非妊娠期或非哺乳期溢乳,月经紊乱或闭经。高泌乳素血症在生殖功能失调中 9%～17%。

一、PRL 生理功能

泌乳素(PRL)是垂体前叶分泌的一种多肽激素,由于人泌乳素单体的糖基化及单体的聚合呈多样性,所以人泌乳素在体内以多种形式存在,包括小分子泌乳素、糖基化泌乳素、大分子泌乳素、大大分子泌乳素,其生物活性与免疫反应性由高至低以此类推。由于泌乳素在体内呈多样性,因此出现血泌乳素水平与临床表现不一致的现象。有些女性尽管体内血泌乳素水平升高,但却无溢乳、月经失调等症状;而部分女性尽管血泌乳素不升高,但出现溢乳、月经失调等症状。前者可能是大分子或大大分子泌乳素增加所致,后者可能是小分子泌乳素的分泌相对增加,而大分子或大大分子泌乳素分泌相对减少所致。

泌乳素的生理作用极为广泛复杂。在人类,主要是促进乳腺组织的发育和生长,启动和维持泌乳、使乳腺细胞合成蛋白增多。泌乳素能影响下丘脑-垂体-卵巢轴,正常水平的 PRL 对卵泡发育非常重要,然而过高水平 PRL 血症不仅对下丘脑 GnRH 及垂体 FSH、LH 的脉冲式分泌有抑制作用,而且还可直接抑制卵泡发育,导致排卵障碍,影响卵巢合成雌激素及孕激素,临床上表现为月经稀发或闭经。另外,PRL 和自身免疫相关。人类 B、T 淋巴细胞、脾细胞和 NK 细胞均有 PRL 受体,PRL 与受体结合调节细胞功能。PRL 在渗透压调节上也有重要作用。

二、PRL 生理变化

1.昼夜变化 PRL 的分泌有昼夜节律,睡眠后逐渐升高,直到睡眠结束,因此,早晨睡醒前 PRL 可达到一天 24 小时峰值,醒后迅速下降,上午 10 点至下午 2 点降至一天中谷值。

2.年龄和性别的变化 由于母体雌激素的影响,刚出生 1 周的婴儿血清 PRL 水平高达 $100\mu g/L$ 左右,4 周之后逐渐下降,3～12 个月时 PRL 降至正常水平。青春期 PRL 水平轻度上升至成人水平,可能与雌激素分泌相关。成年女性的血 PRL 水平始终比同龄男性高。妇女绝经后的 18 个月内,体内的 PRL 水平逐渐下降 50%,但接受雌激素补充治疗的妇女下降较缓慢。在高 PRL 血症的妇女中,应用雌激素替代疗法不引起 PRL 水平的改变。

3.月经周期中的变化 在月经周期中 PRL 水平有昼夜波动,但周期性变化不明显,卵泡期与黄体期相仿,没有明显排卵前高峰,正常 PRL 值$<25\mu g/L$。

4.妊娠期的变化 孕 8 周血中 PRL 值仍为 $20\mu g/L$,随着孕周的增加,雌激素水平升高刺激垂体 PRL 细胞增殖和肥大,导致垂体增大及 PRL 分泌增多。在妊娠末期血清 PRL 水平可上升 10 倍,超过 $200\mu g/L$。正常生理情况下,PRL 分泌细胞占腺垂体细胞的 15%～20%,妊娠末期可增加到 70%。

5.产后泌乳过程中的变化 分娩后血 PRL 仍维持在较高水平,无哺乳女性产后 2 周增大的垂体恢复正常大小,血清 PRL 水平下降,产后 4 周血清 PRL 水平降至正常。哺乳者由于经常乳头吸吮刺激,触发垂体 PRL 快速释放,产后 4～6 周内哺乳妇女基础血清 PRL 水平持续升高。6～12 周基础 PRL 水平逐渐降至正常,随着每次哺乳发生的 PRL 升高幅度逐渐减小。产后 3～6 个月基础和哺乳刺激情况下 PRL 水平的下降主要是由于添加辅食导致的哺乳减少。如果坚持哺乳,基础 PRL 水平会持续升高,并有产后闭经。

6.应激导致 PRL 的变化 PRL 的分泌还与精神状态有关,激动或紧张时泌乳素明显增加。许多生理行为可影响体内泌乳素的水平。高蛋白饮食、性交、哺乳及应激等均可使泌乳素水平升高。情绪紧张、寒冷、运动时垂体释放的应激激素包括 PRL、促肾上腺皮质激素(ACTH)和生长激素(GH)。应激可以使得 PRL 水平升高数倍,通常持续时间不到 1 小时。

三、病因

1.下丘脑疾患 下丘脑分泌的催乳素抑制因子(PIF)对催乳素分泌有抑制作用,PIF 主要是多巴胺。颅咽管瘤压迫第三脑室底部,影响 PIF 输送,导致催乳素过度分泌。其他肿瘤如胶质细胞瘤、脑膜炎症、颅外伤引起垂体柄被切断、脑部放疗治疗破坏、下丘脑功能失调性假孕等影响 PIF 的分泌和传递都可引起泌乳素的增高。

2.垂体疾患 是高催乳素血症最常见的原因。垂体泌乳细胞肿瘤最多见,空蝶鞍综合征、肢端肥大症、垂体腺细胞增生都可致催乳素水平的异常增高。按肿瘤直径大小分微腺瘤(肿瘤直径$<1cm$)和大腺瘤(肿瘤直径$\geq1cm$)。

3.其他内分泌、全身疾患 原发性和(或)继发性甲状腺功能减退症,如假性甲状旁腺功能减退、桥本甲状腺炎、多囊卵巢综合征、肾上腺瘤、CH 腺瘤、ACTH 腺瘤等,以及异位 PRL 分泌增加如未分化支气管肺癌、胚胎癌,子宫内膜异位症、肾癌可能有 PRL 升高。肾功能不全、肝硬化影响到全身内分泌稳定时也会出现 PRL 升高。乳腺手术、乳腺假体手术后、长期乳头刺激、妇产科手术如人工流产、引产、死胎、子宫切除术、输卵管结扎术、卵巢切除术等 PRL 也可异常增高。

4.药物影响　长期服用多巴胺受体拮抗剂如酚噻嗪类镇静药:氯丙嗪、奋乃静。儿茶酚胺耗竭剂抗高血压药:利血平、甲基多巴。甾体激素类:口服避孕药、雌激素。鸦片类药物:吗啡。抗胃酸药:H_2-R 拮抗剂——西咪替丁(甲氰咪胍)、多潘立酮(吗丁啉)。均可抑制多巴胺转换,促进 PRL 释放。药物引起的高PRL 血症多数血清 PRL 水平在 $100\mu g/L$ 以下,但也有报道长期服用一些药物使血清 PRL 水平升高达$500\mu g/L$,而引起大量泌乳、闭经。

5.胸部疾患　如胸壁的外伤、手术、烧伤、带状疱疹等也可能通过反射引起 PRL 升高。

6.特发性高催乳激素血症　催乳素多为 $60\sim100ug/L$,无明确原因。此类患者与妊娠、服药、垂体肿瘤或其他器质性病变无关,多因患者的下丘脑-垂体功能紊乱,从而导致 PRL 分泌增加。其中大多数 PRL 轻度升高,长期观察可恢复正常。血清 PRL 水平明显升高而无症状的特发性高 PRL 血症患者中,部分患者可能是巨分子 PRL 血症,这种巨分子 PRL 有免疫活性而无生物活性。临床上当无病因可循时,包括 MRI或 CT 等各种检查后未能明确泌乳素异常增高原因的患者可诊断为特发性高泌乳素血症,但应注意对其长期随访,对部分伴月经紊乱而 PRL 高于 $100\mu g/L$ 者,需警惕潜隐性垂体微腺瘤的可能,应密切随访,脑部CT 检查发现许多此类疾病患者数年后常发展为垂体微腺瘤。

四、临床表现

1.溢乳　患者在非妊娠和非哺乳期出现溢乳或挤出乳汁,或断奶数月仍有乳汁分泌,轻者挤压乳房才有乳液溢出,重者自觉内衣有乳渍。分泌的乳汁通常是乳白、微黄色或透明液体,非血性。仅出现溢乳的占 27.9%,同时出现闭经及溢乳者占 75.4%。这些患者血清 PRL 水平一般都显著升高。部分患者催乳素水平较高但无溢乳表现,可能与其分子结构有关。

2.闭经或月经紊乱　高水平的泌乳素可影响下丘脑-垂体-卵巢轴的功能,导致黄体期缩短或无排卵性月经失调、月经稀发甚至闭经,后者与溢乳表现合称为闭经,溢乳综合征。

3.不育或流产　卵巢功能异常、排卵障碍或黄体不健可导致不育或流产。

4.头痛及视觉障碍　微腺瘤一般无明显症状;大腺瘤可压迫蝶鞍隔出现头痛、头胀等;当腺瘤向前侵犯或压迫视交叉或影响脑脊液回流时,也可出现头痛、呕吐和眼花,甚至视野缺损和动眼神经麻痹。肿瘤压迫下丘脑可以表现为肥胖、嗜睡、食欲异常等。

5.性功能改变　部分患者因卵巢功能障碍,表现低雌激素状态,阴道壁变薄或萎缩,分泌物减少,性欲减低。

五、辅助检查

1.血清学检查　血清 PRL 水平持续异常升高,大于 $1.14nmol/L(25\mu g/L)$,需除外由于应激引起的PRL 升高。FSH 及 LH 水平通常偏低。必要时测定 TSH、FT_3、FT_4、肝、肾功能。

2.影像学检查　当血清 PRL 水平高于 $4.55nmol/L(100\mu g/L)$ 时,应注意是否存在垂体腺瘤,CT 和MRI 可明确下丘脑、垂体及蝶鞍情况,是有效的诊断方法。其中 MRI 对软组织的显影较 CT 清晰,因此对诊断空蝶鞍症最为有效,也可使视神经、海绵窦及颈动脉清楚显影。

3.眼底、视野检查　垂体肿瘤增大可侵犯和(或)压迫视交叉,引起视盘水肿;也可因肿瘤损伤视交叉不同部位而有不同类型视野缺损,因而眼底、视野检查有助于确定垂体腺瘤的部位和大小。

六、诊断

根据血清学检查 PRL 持续异常升高,同时出现溢乳、闭经及月经紊乱、不育、头痛、眼花、视觉障碍及性功能改变等临床表现,可诊断为高泌乳素血症。诊断时应注意某些生理状态如妊娠、哺乳、夜间睡眠、长期刺激乳头、性交、过饱或饥饿、运动和精神应激等,PRL 会有轻度升高。因此,临床测定 PRL 时应避免生理性影响,在 10~11 时取血测定较为合理。PRL 水平显著高于正常者一次检查即可确定,当 PRL 测定结果在正常上限 3 倍以下时至少检测 2 次,以确定有无高 PRL 血症。诊断高泌乳激素血症后必须根据需要做必要的辅助检查,以进一步明确发病原因及病变程度,便于治疗。

七、治疗

应该遵循对因治疗原则。控制高 PRL 血症、恢复女性正常月经和排卵功能、减少乳汁分泌及改善其他症状(如头痛和视功能障碍等)。

1.随访　对特发性高泌乳素血症、泌乳素轻微升高、月经规律、卵巢功能未受影响、无溢乳且未影响正常生活时,可不必治疗,应定期复查,观察临床表现和 PRL 的变化。

2.药物治疗　垂体 PRL 大腺瘤及伴有闭经、泌乳、不孕不育、头痛、骨质疏松等表现的微腺瘤都需要治疗,首选多巴胺激动剂治疗。

(1)溴隐亭:为麦角类衍生物,为非特异性多巴胺受体激动剂,可直接作用于垂体催乳素细胞,与多巴胺受体结合,抑制肿瘤增殖,从而抑制 PRL 的合成分泌,是治疗高泌乳素血症最常用的药物。为了减少药物不良反应,溴隐亭治疗从小剂量开始渐次增加,即从睡前 1.25mg 开始,递增到需要的治疗剂量。如果反应不大,可在几天内增加到治疗量。常用剂量为每天 2.5mg~10mg,分 2~3 次服用,大多数病例每天 5mg~7.5mg 已显效。剂量的调整依据是血 PRL 水平。达到疗效后可分次减量到维持量,通常每天 1.25mg~2.50mg。溴隐亭治疗可以使 70%~90% 的患者获得较好疗效,表现为血 PRL 降至正常、泌乳消失或减少、垂体腺瘤缩小、恢复规则月经和生育。若 PRL 大腺瘤在多巴胺激动剂治疗后血 PRL 正常而垂体大腺瘤不缩小,应重新审视诊断是否为非 PRL 腺瘤或混合性垂体腺瘤、是否需改用其他治疗(如手术治疗)。溴隐亭治疗高 PRL 血症、垂体 PRL 腺瘤不论降低血 PRL 水平还是肿瘤体积缩小,都是可逆性的,只是使垂体 PRL 腺瘤可逆性缩小,长期治疗后肿瘤出现纤维化,但停止治疗后垂体 PRL 腺瘤会恢复生长,导致高 PRL 血症再现,因此需长期用药维持治疗。

溴隐亭副作用:主要有恶心、呕吐、眩晕、疲劳和体位性低血压等,故治疗应从小剂量开始,逐渐增加至有效维持剂量,如患者仍无法耐受其胃肠道反应,可改为阴道给药,经期则经肛门用药。阴道、直肠黏膜吸收可达到口服用药同样的治疗效果。约 10% 的患者对溴隐亭不敏感、疗效不满意,对于药物疗效欠佳,不能耐受药物不良反应及拒绝接受药物治疗的患者可以更换其他药物或手术治疗。

新型溴隐亭长效注射剂克服了因口服造成的胃肠道功能紊乱,用法是 50~100mg,每 28 日一次,是治疗泌乳素大腺瘤安全有效的方法,可长期控制肿瘤的生长并使瘤体缩小,副作用较少,用药方便。

(2)卡麦角林和喹高利特:若溴隐亭副反应无法耐受或无效时可改用具有高度选择性的多巴胺 D_2 受体激动剂卡麦角林和喹高利特,它们抑制 PRL 的作用更强大而不良反应相对减少,作用时间更长。对溴隐亭抵抗(每天 15mg 溴隐亭效果不满意)或不耐受溴隐亭治疗的 PRL 腺瘤患者改用这些新型多巴胺激动剂仍有 50% 以上有效。喹高利特每天服用一次 75～300μg;卡麦角林每周只需服用 1～2 次,常用剂量 0.5mg～2.0mg,患者顺应性较溴隐亭更好。

(3)维生素 B_6:作为辅酶在下丘脑中多巴向多巴胺转化时加强脱羟及氨基转移作用,与多巴胺受体激动剂起协同作用。临床用量可达 60～100mg,每日 2～3 次。

3.手术治疗　若溴隐亭等药物治疗效果欠佳者,有观点认为由于多巴胺激动剂能使肿瘤纤维化形成粘连,可能增加手术的困难和风险,一般建议用药 3 个月内实施手术治疗。经蝶窦手术是最为常用的方法,开颅手术少用。手术适应证包括:

(1)药物治疗无效或效果欠佳者。

(2)药物治疗反应较大不能耐受者。

(3)巨大垂体腺瘤伴有明显视力视野障碍,药物治疗一段时间后无明显改善者。

(4)侵袭性垂体腺瘤伴有脑脊液鼻漏者。

(5)拒绝长期服用药物治疗者。

(6)复发的垂体腺瘤也可以手术治疗。

手术后,需要进行全面的垂体功能评估,存在垂体功能低下的患者需要给予相应的内分泌激素替代治疗。

4.放射治疗　分为传统放射治疗和立体定向放射外科治疗。传统放射治疗因照射野相对较大,易出现迟发性垂体功能低下等并发症,目前仅用于有广泛侵袭的肿瘤术后的治疗。立体定向放射外科治疗适用于边界清晰的中小型肿瘤。放射治疗主要适用于大的侵袭性肿瘤、术后残留或复发的肿瘤;药物治疗无效或不能坚持和耐受药物治疗副作用的患者;有手术禁忌或拒绝手术的患者以及部分不愿长期服药的患者。放射治疗疗效评价应包括肿瘤局部控制以及异常增高的 PRL 下降的情况。通常肿瘤局部控制率较高,而PRL 恢复至正常则较为缓慢。即使采用立体定向放射外科治疗后,2 年内也仅有 25%～29% 的患者 PRL恢复正常,其余患者可能需要更长时间随访或需加用药物治疗。传统放射治疗后 2～10 年,有 12%～100% 的患者出现垂体功能低下;1%～2% 的患者可能出现视力障碍或放射性颞叶坏死。部分可能会影响瘤体周围的组织而影响垂体的其他功能,甚至诱发其他肿瘤,损伤周围神经等,因此,放射治疗一般不单独使用。

5.其他治疗　由于甲状腺功能减退、肾衰竭、手术、外伤、药物等因素引起的高泌乳素血症,则对因进行治疗。

八、高泌乳素血症患者的妊娠相关处理

1.基本的原则　是将胎儿对药物的暴露限制在尽可能少的时间内。

2.妊娠期间垂体肿瘤生长特点　妊娠期间 95% 微腺肿瘤患者、70%～80% 大腺瘤患者瘤体并不增大,虽然妊娠期泌乳素腺瘤增大情况少见,但仍应该加强监测,垂体腺瘤患者怀孕后未用药物治疗者,约 5% 的微腺瘤患者会发生视交叉压迫,而大腺瘤出现这种危险的可能性达 25% 以上,因此,于妊娠 20、28、38 周定期复查视野,若有异常,应该及时行 MRI 检查。

3.垂体肿瘤妊娠后处理　在妊娠前有微腺瘤的患者应在明确妊娠后停用溴隐亭,因为肿瘤增大的风险较小。停药后应定期测定血 PRL 水平和视野检查。正常人怀孕后 PRL 水平可以升高 10 倍左右,患者血PRL 水平显著超过治疗前的 PRL 水平时要密切监测血 PRL 及增加视野检查频度。

对于有生育要求的大腺瘤妇女,需在溴隐亭治疗腺瘤缩小后再妊娠较为安全。目前认为溴隐亭对妊娠是安全的,但仍主张一旦妊娠,应考虑停药。所有患垂体 PRL 腺瘤的妊娠患者,在妊娠期需要每 2 个月评估一次。妊娠期间肿瘤再次增大者给予溴隐亭仍能抑制肿瘤生长,一旦发现视野缺损或海绵窦综合征,立即加用溴隐亭可望在 1 周内改善缓解,但整个孕期须持续用药直至分娩。对于药物不能控制者及视力视野进行性恶化时,应该经蝶鞍手术治疗需要并根据产科原则选择分娩方式。高 PRL 血症、垂体 PRL 腺瘤妇女应用溴隐亭治疗,怀孕后自发流产、胎死宫内、胎儿畸形等发生率在 14% 左右,与正常妇女妊娠情况相似。

4.垂体肿瘤哺乳期处理　没有证据支持哺乳会刺激肿瘤生长。对于有哺乳意愿的妇女,除非妊娠诱导的肿瘤生长需要治疗,一般要到患者想结束哺乳时再使用 DA 激动剂。

【临床特殊情况的思考和建议】

1.溴隐亭用药问题　在初始治疗时,血 PRL 水平正常、月经恢复后原剂量可维持不变 3～6 个月。微腺瘤患者即可开始减量;大腺瘤患者此时复查 MRI,确认 PRL 肿瘤已明显缩小(通常肿瘤越大,缩小越明显),PRL 正常后也可开始减量。减量应缓慢分次(2 个月左右一次)进行,通常每次 1.25mg,用保持血 PRL 水平正常的最小剂量为维持量。每年至少 2 次血 PRL 随诊,以确认其正常。在维持治疗期间,一旦再次出现月经紊乱或 PRL 不能被控制,应查找原因,如药物的影响、怀孕等,必要时复查 MRI,决定是否调整用药剂量。对小剂量溴隐亭维持治疗 PRL 水平保持正常、肿瘤基本消失的病例 5 年后可试行停药,若停药后血 PRL 水平又升高者,仍需长期用药,只有少数病例在长期治疗后达到临床治愈。

2.视野异常治疗问题　治疗前有视野缺损的患者,治疗初期即复查视野,视野缺损严重的在初始治疗时可每周查 2 次视野(已有视神经萎缩的相应区域的视野会永久性缺损)。药物治疗满意,通常在 2 周内可改善视野;但是对药物反应的时间,存在个体差异,视力视野进行性恶化时应该经蝶鞍手术治疗。

3.手术治疗后随访问题　手术后 3 个月应行影像学检查,结合内分泌学变化,了解肿瘤切除程度。视情况每半年或一年再复查一次。手术成功的关键取决于手术者的经验和肿瘤的大小,微腺瘤的手术效果较大腺瘤好,60%～90% 的微腺瘤患者术后 PRL 水平可达到正常,而大腺瘤患者达到正常的比例则较低。手术后仍有肿瘤残余的患者,手术后 PRL 水平正常的患者中,长期观察有 20% 患者会出现复发,需要进一步采用药物或放射治疗。

(柳发勇)

第八节　绝经综合征

绝经是每个妇女生命进程中必经的生理过程。多数国家调查表明,妇女自然绝经的平均年龄为 50 岁左右。随着人类期望寿命的延长,妇女超过三分之一的生命将在绝经后期度过。据统计,在占我国总人口约 11% 的 40～59 岁的妇女中,50% 以上存在不同程度的绝经相关症状或疾病。绝经相关问题和疾病严重困扰广大中老年妇女的身心健康。确立围绝经期治疗对策,改善围绝经期与绝经后期妇女的生活质量是妇产科工作者义不容辞的职责。

一、定义

绝经综合征是指妇女绝经前后出现性激素波动或减少所致的一系列躯体及精神心理症状。绝经分为自然绝经和人工绝经。自然绝经指卵巢内卵泡生理性耗竭所致的绝经;人工绝经指两侧卵巢经手术切除或受放射或化学治疗所致的绝经。人工绝经患者更易发生绝经综合征。

有关绝经名词的定义与分期:生殖衰老的基础是卵巢内始基卵泡储备逐渐耗竭,它有一个渐进、累积的过程。1994 年 WHO 将这一时期命名为"绝经过渡期",定义为"绝经前从临床特征、内分泌、生物学方面开始出现趋向绝经的变化,直到最终月经时止",此后的生命期定义为绝经后期。绝经是指妇女一生中最后一次月经,只能回顾性地确定,当停经达到或超过 12 个月,认为卵巢功能真正衰竭,以至月经最终停止。绝经后 5 年内一般定义为绝经后早期,5 年后为绝经后晚期。对绝经过渡期的研究认为,准确认识绝经过渡期的分期、月经改变与卵巢组织学、激素变化、临床症状的关系有助于临床治疗的研究和制订治疗策略。

STRW 为国际第一个标准化绝经过渡期分期系统,其对绝经过渡期早期和晚期的定义:35 岁后,即往月经规则,月经失去规律,出现周期长度>7 天,但<2 个月,提示过渡期早期开始;当停经 2~11 个月,提示进入绝经过渡期晚期。围绝经期是指绝经前后一段时期,自临床特征、内分泌学及生物学开始出现绝经征象(40 岁左右)持续至最后一次月经后 1 年。围绝经期起点与绝经过渡期的起点一致,而终点不同。

二、围绝经期与绝经后期的内分泌变化

妇女一生中卵细胞的储备功能在胎儿期已成定局,出生后不再增加。经历绝经过渡期与绝经,卵巢储备功能也经历下降至衰竭的过程,内分泌出现一系列改变。

1.促性腺激素　绝经过渡期 FSH 水平升高,呈波动型,与卵巢分泌的抑制素水平有关。FSH 对抑制素的负反馈抑制较 LH 敏感。绝经后 FSH 增高 10~20 倍(>30IU/L),LH 约增加 3 倍,于绝经后 1~3 年达最高值,以后稍有下降。

2.促性腺激素释放激素　下丘脑弓状核分泌的 GnRH,于绝经后水平升高。与垂体分泌的促性腺激素 FSH、LH 释放一致,呈脉冲式释放。

3.雌激素　绝经过渡期雌激素水平呈波动状态,当 FSH 升高对卵泡过度刺激时可使 E_2 分泌过多,导致早期雌激素水平高于正常卵泡期水平。当卵泡生长发育停止时,雌激素水平下降。绝经后卵巢不再分泌雌激素,循环中雌二醇(10~20pg/ml)多来自雌酮的外周转化;雌酮(30~70pg/ml)主要来自雄烯二酮的外周转化。转化的部位主要在肌肉和脂肪,肝、肾、脑等组织也可促使转化。

4.黄体酮　绝经过渡期卵巢尚有排卵功能,但黄体功能不全,黄体酮分泌减少;绝经后卵巢停止分泌黄体酮。

5.雄激素　绝经后雄激素来源于卵巢间质细胞及肾上腺,总体雄激素水平下降。其中雄烯二酮主要来源于肾上腺,量约为绝经前的 1/2。卵巢主要产生睾酮,由于升高的 LH 对卵巢间质细胞的刺激增加,使睾酮水平较绝经前无明显下降。

6.抑制素　围绝经期妇女血抑制素浓度下降,较雌二醇下降早且明显。通过反馈抑制垂体 FSH 和 GnRH 对自身受体的升调节,使抑制素水平与 FSH 水平呈负相关。绝经后卵巢分泌的抑制素极低,FSH 升高。

7.催乳素　绝经后催乳素水平变化不大,有人认为 FSH、LH 升高会使催乳素下降。

8.甲状旁腺素(PTH)　由甲状旁腺分泌,雌激素与其相拮抗,并共同参与体内血钙平衡的调节,雌激素水平下降,甲状旁腺激素升高。

9.降钙素(CT)　由甲状腺滤泡细胞分泌,受雌激素刺激分泌增加,二者呈正相关,绝经后减少。

10.生长激素(GH)　随年龄增加而减少。

11.β-内啡肽　绝经后明显降低。

以上内分泌改变会对绝经妇女产生一系列生理与心理改变,激素补充治疗可以改善低雌激素状态,对延缓各系统衰老有一定作用。

三、潮热病因机制

潮热是典型的更年期症状,也是围绝经期妇女最主要的主诉。绝经期妇女潮热发生率高达75%,历来研究者研究更年期症状的发病机理,往往从潮热病因机制研究入手。

1.血管舒缩功能变化　围绝经期由于雌激素等内分泌的变化,可引起体表及末梢血管舒缩功能改变,末梢血管扩张,血流增加,引起潮热发生。其可能机制为绝经后雌激素缺乏,反馈性地引起去甲肾上腺素能神经元活性增强从而激发下丘脑视前区GnRH神经元的释放活性,引起与之相毗邻体温调节神经元散热机能的激活,人体出现活跃的潮红发作。

2.体温调节中枢异常　下丘脑体温调节中枢是体温调节的关键,温敏神经元与冷敏神经元起着调定点的作用。当机体温度偏离调定点,体温调节中枢会及时发出指令,调控效应器的产热和散热状况,直至达到与调定点相适应的水平。体温偏离调定点需要达到阈值才能激活体温调节中枢,但在围绝经期,这个阈值范围缩小,导致女性体温调节过度敏感,出现血管扩张、潮热、发汗症状。

3.其他神经递质的作用　雌激素的部分作用是通过神经递质来调节实现的,主要是β-内啡肽、去甲肾上腺素以及5-羟色胺。

随着卵巢功能的下降,雌激素减少,下丘脑β-内啡肽活性也下降,对去甲肾上腺素抑制作用减弱。研究发现血浆去甲肾上腺素代谢产物在潮热发作前期以及发作时升高,认为其可诱发潮热。另有研究显示,绝经过渡期5-羟色胺水平高于育龄期,绝经后升高更明显,但随绝经期延长逐渐减低,时间上与潮热的出现高峰期吻合,因此认为5-羟色胺升高及活性增强与潮热的发生有关。但亦有不同的报道,患者使用5-羟色胺受体再摄取抑制剂治疗抑郁时,观察到潮热症状减轻。5-羟色胺通过与受体结合发挥作用,已发现5-羟色胺受体的7种类型及15个亚型,其作用机制复杂。可能由于雌激素减少或波动,导致5-羟色胺亚型受体平衡破坏,引起体温调节中枢不稳定和GnRH神经元兴奋,导致LH升高与潮热发生。有关神经递质的作用还需深入研究。

四、临床表现

1.早、中期症状

(1)月经紊乱:在一项绝经过渡期女性的研究中,82%女性存在闭经、月经稀发和(或)月经过少,18%存在月经过多、月经不规则出血或月经频发。后者发现19%的患者组织学上有癌前病变和恶性变。此期无排卵功血往往先有数周或数月停经,然后有多量出血,也可一开始即为阴道不规则出血。严重出血或出血时间长可导致贫血,休克和感染。一些妇女也可伴随潮热、出汗、情绪改变等更年期症状。

(2)血管舒缩症状:潮热可视为卵巢功能衰退的标志性症状。自然绝经潮热发生率在75%以上,约持续1~2年,25%妇女将持续4~5年或更长。手术绝经潮热发生率更高,往往在手术后一周内开始。

患者有时感自胸部向颈及面部扩散的阵阵上涌热浪,同时上述部位皮肤有区域性弥散性或片状发红,伴有出汗,汗后又有畏寒。潮热突然出现,可持续数秒到数十秒,甚至达1个小时,通常约1~2分钟,发作次数由每周1~2次到每天数次至数十次。发作的频率、严重程度以及持续时间个体差异很大,发作多在凌晨乍醒、黄昏或夜间、活动、进食、穿衣、盖被过多、热量增加的情况下或情绪激动时,伴头痛、心悸。症状严重者影响情绪、工作、睡眠,困扰患者使之感到痛苦。82%的患者此症状持续 1 年左右,有时还能维持到绝经后 5 年,在绝经前及绝经早期较严重,随绝经时间进展,发作频度及强度亦渐渐减退,最后自然消失。

(3)精神神经症状:情绪症状如烦躁、焦虑、抑郁等;记忆力可减退及注意力不能集中。

据统计绝经妇女中精神神经症状发生率为 58%,其中抑郁 78%、淡漠 65%、激动 72%、失眠 52%。约有 1/3 有头痛、头部紧箍感、枕部和颈部疼痛向背部放射。也有人出现感觉异常,常见的有走路漂浮、登高晕眩、皮肤划痕、瘙痒及蚁走感,咽喉部异物梗阻(俗称梅核气)。

(4)泌尿生殖道萎缩症状:绝经后生殖器官各部均出现萎缩性变化,阴道黏膜变薄,阴道脱落细胞检查以底、中层细胞为主。阴道黏液分泌减少、干燥、阴道缩小狭窄可致性生活困难及反复阴道感染。绝经妇女泌尿道平滑肌和条纹肌有明显退行性改变,膀胱肌纤维化,膀胱容量减少,排尿速度减慢,残余尿量增多。Alroms 及 Torrens 曾对 50 岁前后女性进行了排尿试验,<50 岁者,排尿速度>75ml/s,>50 岁者,排尿速度>18ml/s,每秒排尿少于 15ml,即有尿道梗阻存在。尿道和膀胱黏膜变薄,抵抗力下降可发生尿路感染,脏器脱垂;尿道缩短及萎缩性改变可致尿失禁。

2.远期症状

(1)骨密度降低与骨质疏松:绝经后骨矿含量将以每年 3%～5%的速率丢失,头 5 年丢失最快,并将持续 10～15 年。流行病学调查显示绝经后骨质疏松症严重威胁妇女的健康及生活质量,据统计年龄超过 50 岁的女性一生可遭受一次或更多次椎体骨折者占 30%;如发生髋部骨折则有 30%的患者可能因并发症如静脉栓塞、感染等原因死亡,30%的患者可能致残。

雌激素对骨质疏松的防治作用通过以下骨代谢调节实现:①与成骨细胞和破骨细胞上的雌激素受体结合,直接抑制破骨细胞的溶酶体酶活性,降低其在骨切片上产生陷窝的能力;②调节成骨细胞产生的细胞因子,其中包括 IL-1、IL-6、TNF 等溶骨因子,从而改变破骨细胞的功能;③促进降钙素分泌,抑制骨吸收;④调节骨对甲状旁腺素(PTH)的敏感性,减少低钙对 PTH 的刺激,抑制 PTH 分泌,减少骨吸收。⑤提高 1α 羟化酶活性,使 $1,25(OH)_2O_3$ 合成增加,促进钙吸收和骨形成。

(2)心血管疾病:雌激素通过对脂代谢的良性作用改善心血管功能并抑制动脉粥样硬化。妇女绝经前冠心病发病率明显低于同龄男性,绝经后冠心病发病率及并发心肌梗死的死亡率随年龄增加,成为妇女死亡的主要原因。

多数研究表明,雌激素可降低心血管疾病的发病率及死亡率。雌激素对心血管的保护作用主要表现为预防动脉粥样硬化斑块形成、稳定或缩小动脉粥样硬化斑块,并减少发生栓塞的危险性。其中 30%～50%归于对脂代谢的有利影响,其他包括雌激素对动脉壁细胞的作用,对糖代谢及对生长因子和细胞因子的调控等。

有关雌激素补充治疗对心血管疾病的影响,目前主张在机会窗口内应用有防治作用。

(3)阿尔茨海默病(AD):表现为老年痴呆、记忆丧失、失语失认、定向计算判断障碍及性格行为情绪改变。阿尔茨海默病脑病理改变呈弥漫性脑萎缩,累及额、顶、颞、枕各叶。组织学形态呈现神经纤维缠结、老年斑痕、颗粒空泡变性。脑血流量减少,低氧可抑制脑中乙酰胆碱的合成。雌激素通过改善脑血流量、刺激中枢神经系统乙酰胆碱代谢,增加发育型的胶质细胞数量而支持神经功能。体内随机对照神经显像实验表明,在年轻女性和中年女性:脑功能受到卵巢功能的正常的变化的调节;卵巢激素的急速丧失会增加神经元细胞膜的破裂;卵巢功能的急速抑制与对记忆至关重要的脑区的激活下降有关。

五、诊 断

根据临床表现包括年龄、病史、症状及体格检查,诊断较易确定。为便于对症状的严重程度进行评估,在临床及研究工作中采用了评分的方法对绝经综合征进行量化。Kupperman 及 Greene 症状评分标准是较广泛采用的方法之一。

【辅助检查】

1.阴道细胞学涂片　显示底、中层细胞为主。

2.血激素测定

(1)雌激素:雌二醇低于 20pg/ml,或 150pmol/L,但围绝经期妇女血 E_2 也可不低。

(2)促性腺激素:FSH 大于 40IU/L(国际单位/升)

3.盆腔超声检查　可展示子宫和卵巢全貌,帮助排除妇科的器质性疾病。

围绝经期也是许多器质性疾病的好发阶段,因此应认真地进行鉴别诊断,应与冠心病、高血压病、甲状腺功能亢进、精神病以及经前紧张症相鉴别。

六、综合治疗

围绝经期妇女健康是重要的公共健康问题。针对围绝经期妇女的健康问题应采取多学科、多层次的综合干预措施。妇女从开始进入围绝经期就应该重视围绝经期保健,积极预防和处理围绝经期综合征。激素补充治疗(HRT)是围绝经期及绝经后妇女综合保健措施中重要的一项,近几年的多项临床研究更加深我们对其正确应用的认识。其他措施主要包括心理保健、合理饮食、锻炼、戒烟酒、日光照射、非激素药物治疗如降糖降血脂及抗骨质疏松类药物等。

【激素补充疗法】

激素补充治疗(HRT)是当机体缺乏性激素,并因此发生或将会发生健康问题时外源性地给予具有性激素活性的药物,以纠正与性激素不足有关的健康问题。HRT 是针对与绝经相关健康问题的必要医疗措施。"HRT"这一术语包括了雌激素、孕激素、联合疗法和替勃龙等各种激素治疗。

1.激素补充治疗认识的进展

(1)以往的认识及 WHI 研究结果带来的冲击:我们已认识到 HRT 对绝经妇女的有利之处,如对绝经过渡期的月经失调有调节作用;迅速缓解血管运动功能不稳定状态;减少骨量的迅速丢失;减少老年痴呆发生率。也认识到 HRT 对子宫内膜癌、乳腺癌、血栓性疾病可能造成的风险。1998 年以前多数学者认为,预防冠状动脉粥样硬化性心血管疾病(CHD)是绝经后妇女选用 HRT 的重要指征,且应尽早、长期应用。但 2002 年 7 月 WHI 以及 1998 年 HERS 循证医学的研究结果进一步提示,HRT 不应该用于心血管疾病的一级和二级预防。WHI 中期报告显示雌、孕激素联合组冠心病相对危险增加 29%,脑卒中风险增加 41%,乳腺癌风险增加 26%;单用雌激素组不增加乳腺癌、冠心病的发生率,降低了骨折的风险,与雌孕激素联合治疗组相似,增加了卒中的风险。

(2)国际绝经学会就 WHI 研究结果表达的观点:经历了 2002 年夏天 WHI 研究的中期叫停事件,有关激素治疗与临床心脏保护、乳腺癌风险、大脑老化等有关信息,在女性、医护人员和媒体中引起巨大的困惑和担忧。随着进一步分析与冷静思考,许多国家的绝经学会均相继发表了观点。国际绝经学会(IMS)执行委员会于 2003 年 12 月举行的第四届 IMS 工作会议上,讨论并着重阐明以下观点:

WHI试验的妇女年龄50～79岁,平均63.3岁,平均为绝经后12年,受试妇女很少(<10%)是处于绝经后关键的头5年。因此不能推广应用于绝经过渡期妇女,这些妇女一般都有症状,开始治疗时一般≤55岁。WHI研究对象与年龄状况不支持WHI作为心血管病一级预防的临床研究,因为许多人入组时已有亚临床的血管或者心血管疾病。这也是以往HRT显示心血管保护作用的观察性研究与未能显示该作用的WHI研究的主要区别。

作为随机对照研究的标准应用实践,WHI的结果不能扩大应用于未设计参加的人群。目前关于激素治疗对绝经过渡期妇女的心脏保护作用的有效研究仅限于流行病学和观察性研究,而且与实验室和动物实验研究结果是一致的,均提示绝经过渡期开始雌激素治疗可能具有心脏保护作用。

基于以上观点,IMS建议继续现有的全球所接受的激素治疗,没有新的理由对HT期限做强行限制,包括强迫停止那些已经开始激素治疗且症状得到缓解的围绝经期妇女的治疗。继续用药应每年进行利弊评估、咨询、知情、个体化用药,适时进行乳腺造影和生殖道检查以除外病变。认为HT的并发症仍是一个重要的问题,HT相关的深静脉血栓与肺栓塞、乳腺癌以及结肠癌、骨折等发生的利弊均是医生与病员需探讨的主题。同时也指出老年男女应用激素或激素替代物将是延缓衰老和提高生活质量的重要措施之一。

2007年国际绝经学会就WHI等大型临床实验再次分层分析后公布的结果,再次阐述了激素治疗的益处与风险。中华医学会绝经学组与全国相关领域专家继2003年公布经讨论发表的HRT临床应用指南后,于2006年再次对指南进行了讨论和修订。强调HT是针对与绝经相关健康问题的必要措施;使用HT必须有明确的适应证、并排除禁忌证;必须低剂量、个体化;尽量从绝经早期开始用药;没有必要限制HT的期限,应用HT应至少于每年进行1次个体化危险/受益评估,应根据评估情况决定疗程的长短,并决定是否继续或长期应用;应定期监测。

2.激素替代治疗的临床应用   激素替代治疗已有半个多世纪的国内外临床应用的历史,近年来国际上大规模随机对照的临床研究,更从循证医学方面丰富了人们的认识。随着对WHI临床研究资料分层再分析,近期国际绝经协会、亚太更年期协会及我国中华医学会妇产科分会绝经学组均相继发表了新的立场观点,为HT的临床应用作出了指南性的意见。

(1)激素治疗的利弊分析

1)激素治疗的益处

①更年期症状:HT仍然是对血管舒缩症状和雌激素缺乏引起的泌尿生殖道症状最有效的治疗方法。生活质量和性功能是治疗衰老时考虑的最关键的因素。使用个体化的HT(包括在需要时使用雄激素)既可以改善性功能也可以改善总的生活质量。

②绝经后骨质疏松:HT可以降低所有骨质疏松相关性骨折的发生率,包括椎骨、髋骨骨折,甚至对骨折低风险发生率的患者也有效。根据关于疗效、花费和安全性的最新资料,对绝经后妇女特别是小于60岁的妇女,HT可以作为适合的一线治疗来防止骨折风险增加和阻止过早绝经的妇女骨质丢失。不推荐单纯为了预防骨折而在60岁以上的人群中开始使用HT。

③心血管疾病:是导致绝经后妇女患病和死亡的主要原因。主要的初级预防方法(除了戒烟和控制饮食)有:减轻体重、降低血压、控制血糖和血脂。有证据表明,如果从绝经前后就开始使用HT并且长期持续(经常作为"机会窗口"被提到),可能有心血管保护作用。HT可以显著降低糖尿病的风险,并且通过改善胰岛素抵抗状态,对其他心血管疾病的风险因素如高血脂和代谢征也有效。

④其他的益处:HT对结缔组织、皮肤、关节和椎间盘都有益。EPT可以减少结肠癌的风险。最近,体内随机对照神经显像实验表明,在年轻女性和中年女性,脑功能受到卵巢功能的正常的变化的调节;卵巢激素的急速丧失会增加神经元细胞膜的破裂;卵巢功能的急速抑制与对记忆至关重要的脑区的激活功能

下降有关。在绝经前后或在比较年轻的绝经后妇女中使用 HT，可能降低阿尔茨海默病的风险，对此还需进一步临床研究证实。

2）激素治疗的风险

①乳腺癌：不同国家乳腺癌的发病率也不同。因此，现有的资料不一定具有普遍性。乳腺癌和绝经后激素治疗的相关程度仍有争论。HT 相关的乳腺癌可能风险很小（小于每年 0.1%）。乳房摄片密度基础值和乳腺癌发病风险有关。这不一定适用于由激素治疗引起的乳房摄片密度增加。联合雌孕激素治疗会引起乳房摄片密度的增加，这可能会妨碍对乳房摄片作出诊断性的解释。

②子宫内膜癌：使用无对抗的雌激素会对子宫内膜产生剂量依赖性的刺激。有子宫的妇女需补充使用孕激素。雌孕激素连续联合治疗可以使子宫内膜增生和内膜癌的发病率比普通人更低一些。采用直接的宫内释放系统可能有更多的优点。低/极低剂量的雌孕激素治疗方案可以使子宫内膜刺激更小，出血也更少。

③血栓栓塞和心血管事件：和 HT 相关的严重的静脉血栓栓塞风险随着年龄增加（尽管 60 岁以前很小），并与肥胖和血栓形成倾向正相关。较晚使用标准剂量 HT 的人可能冠状动脉事件的风险会有短暂的轻度增加。脑卒中的风险和年龄有关。在 60 岁以后 HT 可能会增加中风的风险。

总之，HT 的安全性很大程度上依赖于年龄，小于 60 岁者安全性较高。在有明确指征的情况下使用，有很多潜在益处，而且风险很小。

（2）激素治疗的适应证、禁忌证、慎用情况

1）中华医学会妇产科学分会绝经学组 2006 年通过的激素治疗适应证

①绝经相关症状（A 级推荐）；

②泌尿生殖道萎缩相关的问题（A 级推荐）；

③有骨质疏松症的危险因素（含低骨量）及绝经后骨质疏松症（A 级推荐）。

2）禁忌证

①已知或怀疑妊娠；

②原因不明的阴道出血；

③已知或怀疑患有乳腺癌；

④已知或怀疑患有与性激素相关的恶性肿瘤；

⑤患有活动性静脉或动脉血栓栓塞性疾病（最近 6 个月内）；

⑥严重肝肾功能障碍；

⑦血卟啉症、耳硬化症、系统性红斑狼疮；

⑧脑膜瘤（禁用孕激素）。

3）慎用情况

①子宫肌瘤；

②子宫内膜异位症；

③子宫内膜增生史；

④尚未控制的糖尿病及严重高血压；

⑤有血栓形成倾向；

⑥胆囊疾病、癫痫、偏头痛、哮喘、高催乳素血症；

⑦乳腺良性疾病；

⑧乳腺癌家族史。

（3）激素治疗药物、途径、剂量的选择

1）雌激素：推荐应用天然雌激素。天然口服给药有结合雌激素（倍美力 0.3～0.625mg/d）、戊酸雌二醇（补佳乐）或微粒化雌二醇 1～2mg/d。长效雌三醇制剂有尼尔雌醇（国产）1～2mg/2w。经皮肤制剂有雌二醇凝胶，每日涂抹 1.25～2.50g（含 17β-雌二醇 0.75～1.50mg）；雌二醇贴剂如松奇，每贴含半水合雌二醇 1.5mg，活性成分释放为 50μg 17β-雌二醇/24 小时，作用时间为 7 天，每周更换一次，每次 1/2～1 贴。经阴道制剂有倍美力软膏、雌三醇软膏欧维婷、更宝芬胶囊与乳膏等。雌激素经阴道给药，多用于治疗下泌尿生殖道局部低雌激素症状。在仅用于治疗外阴阴道症状时，应首选阴道局部用药，此时短期应用可不加用孕激素。

非口服 HRT（经皮肤治疗系统）是近年来 HRT 取得的重要进展，尤其适用于患慢性肝胆、胃肠道疾患等不能耐受口服给药的绝经妇女。非口服的雌激素和孕激素避开了肝脏的首过效应，因而对肝脏刺激较小，对代谢的影响小，因此在降低心血管和静脉血栓形成的风险方面较为有利。

2）孕激素：天然孕激素，有微粒化黄体酮如琪宁、益马欣等，每日剂量 200～300mg，每周期 10～12 天或 100mg/d 连续服用，可有效保护内膜。地屈黄体酮是最接近天然黄体酮的药物 10～20mg/d。合成孕激素有 19-去甲基睾酮衍生物如醋炔诺酮 1mg/d，17α-羟黄体酮衍生物如甲羟黄体酮 2.5～5mg/d，后者雄激素活性较低，对肝代谢影响较小，较接近天然黄体酮。建议使用天然黄体酮或接近天然黄体酮的孕激素。

3）雄激素：甲睾酮 1.25～2.5mg/d，动物试验及绝经前妇女去势后用雄激素可能提高性欲。雄激素有肝损、水钠潴留、男性化及对血脂的不利影响，现已不推荐应用。安雄（十一酸睾酮）口服有效而对肝脏无毒性作用。此药口服后经肠道吸收，然后通过淋巴系统进入血液循环。临床研究证实每天口服安雄 80mg，可有效治疗男子更年期综合征。目前在国内市场，尚无适合绝经后妇女使用的雄激素补充制剂。替勃龙具有雌、孕、雄激素三种活性作用，诊断雄激素不足的绝经妇女可酌情选用。

4）其他：克龄蒙和芬吗通是雌、孕激素周期序贯复方制剂。克龄蒙由 11 片戊酸雌二醇（2mg/片）和 10 片戊酸雌二醇（2mg/片）加醋酸环丙黄体酮（1mg/片）组成；芬吗通（含两种剂型）由 14 片 17β-雌二醇（1mg/片或 2mg/片）和 14 片 17β-雌二醇（1mg/片或 2mg/片）加地屈黄体酮（10mg/片）组成。复方制剂配伍的雌、孕激素各有其优势特点且患者服用方便。

替勃龙，其结构为 7-甲基异炔诺酮，口服后在体内迅速代谢为 $\triangle^4$ 异构体、3α-OH 和 3β-OH 三种代谢产物，具有雌、孕、雄激素三种活性作用。有人称为仿性腺药物。欧洲剂量为 2.5mg/d。国内剂量为 1.25～2.5mg/d。替勃龙是一个具有组织特异性的甾体。"组织特异性"是指激素药物对不同的组织和器官有不同的临床效果，除了对骨骼、心血管参数、萎缩性阴道炎等绝经症状有良好的作用外，且不刺激内膜增生，不增加乳房图像密度及乳房胀痛发生率。与传统的 HRT 不同，有子宫的绝经后妇女应用替勃龙治疗时不需要再使用孕激素对抗内膜的增殖。由于含雄激素活性，替勃龙可更有效地改善情绪，提高性欲。

选择性雌激素受体调节制（SERM）是一类人工合成的类似雌激素的化合物，选择性地作用于不同组织的雌激素受体，起类似雌激素或抗雌激素作用。有他莫昔芬、雷诺昔芬（易维特）及其一系列衍生物。他莫昔芬具有抗雌激素及雌激素的双重效应，长期应用可能导致内膜的增生过长与内膜癌。新一代的 SERM 制剂如雷诺昔芬等可以保护心血管、减少骨质丢失、抑制乳腺癌生长、不刺激子宫内膜增殖，目前用于绝经后骨质疏松症。但它不能解除围绝经期妇女潮热、出汗症状，也不能防治泌尿生殖道萎缩症状。

剂量推荐选择最低有效剂量。使用低于标准剂量的制剂可以使很大比例的患者维持生活质量。目前还缺乏关于使用低剂量对骨折风险和心血管相关性的长期资料。尽管减少骨质丢失的量和雌激素的剂量有关，但是对大多数妇女来说，使用低于标准剂量的制剂也可以对骨指数产生积极的影响。妇女 HOPE 研究中的低剂量成分同样可以改善绝经症状，提供适当的子宫内膜保护作用，对脂质、脂蛋白、凝血因子、糖代谢的改变有良好的作用。

（4）HRT方案

1）单用雌激素：仅运用于子宫已切除的患者。

2）雌、孕激素合用：主要目的是防止子宫膜增生及内膜腺癌，具体方案：

①周期序贯法：雌激素21～28天，后期加孕激素10～14天，停药后有撤退性流血。主要应用于绝经过渡期及围绝经期雌激素水平降低妇女。

②连续序贯法：连续应用雌激素，每月加孕激素10～14天。一般有撤退性出血。

③连续联合法：连续应用雌、孕激素而不间断，孕激素剂量可减少。更适用于绝经年限较长的妇女。方法简便，阴道出血率低，依从性好。

④周期联合法：连续应用雌、孕激素各25天，停药撤退后再重复。

（5）HRT过程中的医疗监护：初剂4～8周，以后3～6个月复查，了解疗效、顺应性及副反应。监测指标包括：血压、体重、乳腺、血脂、骨密度、盆腔及肝胆超声等，如有合并症患者应进行多科协作管理。注意患者的不规则阴道流血，应行超声检查了解子宫内膜厚度，必要时行内膜活检及诊断性刮宫，排除子宫内膜过度增生或子宫内膜癌。一般子宫内膜厚度<5mm者可采用HRT。关于乳腺监测应教会患者自检。随访时医生应进行叩诊，乳房超声检查，必要时行乳腺X线检查。推荐至少每年1次盆腔B超、血糖、血脂及肝肾功能检查；乳房检查也应至少每年进行一次，根据患者的具体情况，酌情调整检查频率。

目前我国使用HT人群仍较少（在国内城市妇女中的使用率不到5％），顾虑及恐惧较多。在有明确指征的情况下，HT是有很多潜在益处的，而且风险很小。只要合理掌握HT适应证、禁忌证和慎用情况；权衡利弊、低剂量、个体化；尽量从绝经早期开始用药，多学科协作管理，注意随访及监护；并与其他健康措施联合使用，HT是安全的，围绝经期妇女妇女可以从HT中受益，提高生活质量。

【非性激素治疗】

1.植物雌激素（PE）　是指植物中存在的非甾体雌激素类物质，结构与雌激素类似，可与雌激素受体结合，产生一系列雌激素样和（或）抗雌激素样活性。植物雌激素主要分为三类：异黄酮、香豆素、木脂素。研究得比较多的是异黄酮，主要包括大豆苷原、染料木黄酮、黄豆黄素，它们的结构与雌激素相似。

大豆异黄酮是人类膳食中最主要的植物雌激素来源，主要存在于大豆及其制品中。自20世纪50年代以来，大豆功能食品的保健和治疗作用越来越受到医学界的重视。流行病学研究已证实大豆产品可降低心血管疾病与癌症风险，美国食品和药品管理（FDA）已认可大豆蛋白降低胆固醇及心血管疾病风险的功效。2000年第一届国际性健康食品配料展中，含大豆异黄酮的食品被宣传为具有六大作用：即妇女保健、心血管疾病保健、降血脂、改善骨质疏松症、增强免疫功能和预防癌症。然而植物雌激素对治疗潮热及骨质疏松的保护作用，以及对子宫内膜与乳腺组织的抗雌激素作用，并未被所有研究证实。现有证据尚不足以证实异黄酮可以作为围绝经期妇女雌激素治疗的替代品，对可能的负面作用，如促进雌激素敏感性肿瘤发展、损害认知功能、影响生殖功能、影响新生婴儿神经系统和生殖系统的发育，也被反复的争论。目前我国人群中多将植物雌激素作为保健品使用，并常被推荐给那些接受传统激素替代治疗有禁忌证的妇女，或者被作为HRT的一种安全自然的方法，这是值得注意和应谨慎的。青少年和生育期妇女不主张补充植物雌激素。目前我国尚缺乏人群中应用的较大样本的临床资料，对植物雌激素种类、成分、剂量及疗效、安全性的研究将从循证医学基础上有助于阐明其在围绝经期妇女健康中的地位。

2.植物药　升麻的药用价值在历史上早有记载，其制剂可抑制下丘脑/垂体轴，减少LH的释放，从而缓解围绝经期血管舒缩症状。通过激动中枢5-羟色胺受体、多巴胺受体和阿片受体，从而解除焦虑、烦躁、失眠和抑郁等症状。升麻制剂选择性对雌激素β受体有轻微的激动作用，但对子宫无雌激素样作用。临床应用已证实植物药缓解围绝经期症状的作用。但其在我国市场上应用时间不长,对其长期应用的疗效与安全性研究仍是必要的。其作用机制也有待深入研究。

希明婷属中国药典收载的升麻属提取物,主要用于女性围绝经期综合征中出现的潮热、出汗、失眠、焦虑、抑郁等症状的改善。莉芙敏属美国药典收载的黑升麻根茎的异丙醇提取物,属类叶升麻属。均为源于天然的、非性激素的植物药物。莉芙敏的临床应用已超过半个世纪时间,在国际上接受了多角度临床研究和多层次基础研究,已获得 WHO 植物药手册、美国植物药手册、德国药典认可,是治疗围绝经症状的一种安全有效的新选择。

3.中医药及针灸治疗　中医药对更年期综合征进行个体化辨证论治有悠久的历史,很多临床研究报道中医药疗效显著,且不良反应及潜在的危险性少。更年期病机总属阴阳失调,肾阴肾阳不足,但以肾阴虚为多见,且亦有心脾等脏器功能失调。更年期综合征的中医治则:补肾柔肝,清泻心火,调整肾阴阳,以滋肾阴为主,疏肝理气,宁心泻火。

针刺对神经内分泌系统起综合调节作用,可以使紊乱的自主神经功能恢复正常。临床治疗以针刺及耳穴贴压为主,具有很好的镇静安神,止痛等效果。

更年期综合征病因病机、辨证分型、疗效评定尚缺乏统一标准,发病机制研究有待进一步深入。

4.选择性 5-羟色胺再摄取抑制剂(SSRIs)　是经过检验对潮热最有效的代替雌激素的药物。SSRIs 最大可改善 $50\%\sim60\%$ 的潮热症状,其效应似乎是短期的。SSRIs 改善情绪的作用不依赖于对潮热的效应。用于治疗更年期综合征时,SSRIs 不会对性欲产生不良影响。长期应用可能会产生撤退症状,因此不应该突然停药。

5.非激素类抗骨质疏松及降血脂药物　如二磷酸盐、降钙素、钙和维生素 D 等抗骨质疏松药,非激素类降血脂药物等,对不适合激素治疗的患者是有效的选择。

6.健康的生活方式

(1)运动疗法:可增加食欲,加强消化功能,促进思维运动,能有效地预防和治疗神经紧张、失眠、烦躁及忧郁等更年期易产生的神经性不良症状。长期从事有氧运动是绝经后女子骨质疏松干预的最积极疗法;定期运动可以降低总的死亡率以及减少由心血管疾病引起的死亡。IMS 最新推荐:最佳锻炼方式是每周至少 3 次,每次至少 30 分钟,强度达中等。另外,每周增加 2 次额外的抗阻力练习会得到更多的益处。

(2)禁烟和限酒:妇女吸烟可伴发过早绝经,易发生压力性尿失禁。吸烟是老年妇女认知功能减退及骨质疏松症的重要危险因素。少量饮酒可有利于预防冠心病的发生;中等量饮用红酒对认知功能具有保护作用。但多量饮酒可损害肝脑等其他脏器,增加高血压发病率及增加体重指数,影响认知功能,增加骨折危险。

(3)合理营养和平衡膳食:是延缓衰老、预防慢性非传染性疾病以及减少并发症的主要措施。富含钙和维生素、低盐及适量蛋白质的膳食有助于防治骨质疏松。更年期妇女膳食宜:食物多样、谷类为主、油脂适量、粗细搭配、多吃新鲜蔬菜和水果、清淡少盐或少糖饮食、饥饱适当,三餐合理。

(4)精神与心理保健:精神愉快是健康的核心,可增强机体抵抗力。应重新认识老龄概念,树立自信、自立、自强的新观念,保持年轻时的心态。要维护好和谐的家庭关系;培养广泛兴趣,陶冶情操;提高对社会环境和自然环境的适应能力,保持乐观豁达情绪。美国消费者协会对 4246 名 50~93 岁的老人调查发现维持性生活与长寿有一定关系,围绝经期、老年期妇女需要适度的性生活。可设立性咨询机构,开设绝经期保健门诊,必要时可予局部雌激素治疗改善阴道干燥、性交困难的症状。

制定与落实合理的生活方式需要多学科协作与管理。这是花费少,而获益确切的干预措施,应在群体中积极宣传,并持之以恒。

7.社区支持 应健全并发挥各级医疗机构及三级妇幼保健网的作用,尤其应以社区为单位,开展健康教育,建立更年期妇女保健档案,根据需求,有计划有组织地提供多学科多层次的连续性保健与干预措施。

绝经与衰老是影响更年期妇女健康的重要原因。通过积极的综合干预策略,我们可以预防和治疗绝经相关疾病,延缓衰老;提高更、老年妇女的生活质量。

【临床特殊情况的思考和建议】

1.关于"时间窗"的理念 这是近年来对 HRT 的应用时机认识的新的进展并认识到应用时机的选择与心血管疾病获益有关。《中华医学会妇产科学分会绝经学组 2009 年指南》建议,对具有适应证的妇女,在卵巢功能开始衰退并出现相关症状时即可开始应用 HRT,包括绝经过渡期及绝经后期。WHI 研究结果显示,激素治疗后心血管疾病发生率升高,该研究人群主要为 60 岁以上老年妇女。护士健康研究和 WHI 根据年龄分层研究的结果显示,对于没有心血管疾病的妇女,绝经后 5 年内开始 HRT 其心肌梗死的风险降低 52%～55%。2006、2007 年发表的新的研究结果显示,WHI 的研究人群中 60 岁以下者经单纯雌激素补充治疗(ERT)后减少 50%冠状动脉钙化、显著降低冠状动脉风险 34%,并显著降低所有小于 60 岁患者的总死亡率 30%。对已患有冠状动脉疾病或有亚临床动脉粥样硬化的老年女性,在开始激素治疗的第一年中,冠状动脉事件增多(被称为"早期危害");而大量基础研究及流行病学资料提示女性冠状动脉粥样硬化斑块形成及钙化在 60 岁后明显增加,因此从绝经早期开始 HRT 治疗将更为安全,风险更低,获益更多,特别是对女性冠心病的保护作用。因此,在 2009 年《绝经过渡期和绝经后激素治疗临床应用指南》(简称"《指南 2009》")中明确提出,对于小于 60 岁无心血管疾病的近期绝经的女性(被称为"时间窗"),开始 HRT 不会引起早期危害,并能够降低心血管疾病的发生率和死亡率。2011 年国际绝经协会指南推荐中还指出,早期使用 HRT 可降低阿尔茨海默病风险。对于从未使用过 HRT 的 60 岁以上妇女,一般不推荐启动 HRT。

2.HRT 使用期限 关于 HRT 的使用期限的问题,以往 HERS 和 WHI 研究结果发表后的一段时期,国内外学者基本不主张长期应用 HRT,认为长期(＞4 年)应用必须考虑有关疾病发生的相对危险性。但有很多临床病例资料显示,如果一味限制使用 HRT 的期限,可能会影响 HRT 对患者的长期获益。我们也遇到不少患者应用 HRT 很好地控制了自主神经紊乱症状、泌尿生殖道萎缩及骨密度降低导致的骨痛,在停用 HRT 后症状出现反复,需要重新开始治疗。因此,在国际绝经协会及《指南 2009》中均提到,应用 HRT 时,应个体化用药,且在综合考虑治疗目的和危险的前提下,使用能达到治疗目标的最低有效剂量,没有必要限制 HRT 的期限。应用 HRT 应至少每年进行一次个体化危险/受益评估,应根据评估情况决定疗程的长短,并决定是否长期应用,在受益大于危险时,即可继续给予 HRT。60 岁以上的妇女是否继续HRT 应根据总体的危险-获益分析决定。

3.HRT 应选择使用最低有效剂量 使用低于标准剂量的制剂可以使很大比例的患者维持生活质量。尽管减少骨质丢失的量和雌激素的剂量有关,但是对大多数妇女来说,使用低于标准剂量的制剂也可以对骨指数产生积极的影响。低/极低剂量的雌孕激素治疗方案可以使子宫内膜刺激更小,出血也更少。对于观察性队列研究的分析表明雌激素剂量较低时中风风险较小,特别是当绝经后不久便开始使用较低剂量雌激素时。另外,使用非口服治疗其风险性可能会更低。妇女 HOPE 研究中的低剂量成分同样可以改善绝经症状,提供适当的子宫内膜保护作用,对脂质、脂蛋白、凝血因子、糖代谢的改变有良好的作用。循环中较低水平的孕激素如果对乳腺癌发生的风险有任何不利影响的话,也被认为较少。《指南 2009》建议:可以考虑应用较现有标准用法更低的剂量,比如每日口服结合雌激素 0.3～0.45mg 或戊酸雌二醇 0.5～1mg、替勃龙 1.25mg、经皮每日释放 17β-雌二醇 25μg 或等量制剂。复方合剂倍美罗每片含 0.3mg CEE/1.5mg MPA,安今益含 17β-雌二醇 1mg,屈螺酮 2mg,均体现了使用最低有效剂量雌孕激素的治疗理念。

4.注意个体化应用原则   激素补充治疗须规范化应用,使患者最大获益并使风险降至最低:掌握适应证、禁忌证;绝经早期开始使用;个体化;使用最低有效剂量;推荐应用天然雌激素、天然与接近天然孕激素;进行必要的监护;没有必要限制 HRT 的期限,但应至少每年进行一次个体化危险/受益评估。HRT 必须个体化量身订制。HRT 的使用应该同个体的治疗目标、利益及风险一致。考虑因素包括:是否有子宫;年龄;卵巢功能衰退情况;风险因素包括:心血管危险因子(高血压,糖尿病,左室肥大,脂代谢紊乱,吸烟等)、一级亲属患乳癌者、骨密度,骨折危险程度和症状等。

对于有完整子宫的妇女,在应用雌激素时,应同时加用适量的孕激素以保护子宫内膜,酌情采用雌孕激素序贯法或连续联合的治疗方案。对已行手术绝经并已切除子宫的妇女可仅采用雌激素补充疗法。当情绪、性功能明显受影响时,也可使用替勃龙治疗。每年应进行一次个体化危险/受益的评估,内容应包括体格检查、盆腔检查、病史更新、全身实验室检查(尤其是肝、肾功能、血脂等以及与症状相关的检查)和影像学检查,以及生活方式的讨论,并确定是否继续应用 HRT 或调整方案。

5.降低 HRT 风险   HRT 风险主要为乳腺癌、子宫内膜癌、血栓栓塞和心血管事件,通过规范化和个体化使用,可使 HRT 风险降至最低。

(1)乳腺癌:乳腺癌和绝经后激素治疗的相关程度仍有争论。乳房摄片密度基础值和乳腺癌发病风险有关。这不一定适用于由激素治疗引起的乳房摄片密度增加。联合雌孕激素治疗会引起乳房摄片密度的增加,这可能会妨碍对乳房摄片作出诊断性的解释。WHI 针对平均年龄 63 岁的老年妇女研究证实雌孕激素联合治疗组应用 5 年以上对乳腺癌发生的负面影响增加,但其危险也是很小的(小于每年 0.1%,属于罕见的类别,其风险类似肥胖与每日饮酒超过 2 个标准饮量)。但单用雌激素组达 7 年不会增加乳腺癌发生危险,甚至稍有下降。国际绝经学会也指出"与合成孕激素相比,微粒化黄体酮和地屈黄体酮联合口服或经皮吸收雌激素治疗 4 年以上甚至 8 年并不增加乳腺癌风险或降低其风险",表明不同药物选择对乳腺的作用和影响是不全相同的。

(2)子宫内膜癌:使用无对抗的雌激素会对子宫内膜产生剂量依赖性的刺激,有子宫的妇女必须补充使用孕激素。研究显示,雌孕激素连续联合治疗方案可以使子宫内膜增生和内膜癌的发病率比普通人还更低一些。

(3)血栓栓塞和心血管事件:和 HT 相关的严重的静脉血栓栓塞风险随着年龄增加(尽管 60 岁以前很小),并与肥胖和血栓形成倾向正相关。较晚使用标准剂量 HT 的人可能冠状动脉事件的风险会有短暂的轻度增加。中风的风险和年龄有关。在 60 岁以后 HT 可能会增加中风的风险。目前已有研究证实经皮雌激素避免了肝脏首过效应,对肝脏刺激较小,对代谢的影响小,因此在降低心血管和静脉血栓形成的风险方面较为有利,可不增加血栓栓塞风险;孕激素的种类如天然与接近天然孕激素较合成孕激素对血栓栓塞风险有较好的影响;有关雌孕激素的低剂量和极低剂量联合制剂较以往标准剂量均影响更小,更为安全。《指南 2009》也指出单用雌激素可能对冠状动脉有更多的益处,需要加用孕激素的女性,尽可能选用对心血管系统无不良作用的孕激素(天然黄体酮,地屈黄体酮、屈螺酮)。

(李　勇)

第九章　女性生殖系统炎症

第一节　外阴及阴道炎

外阴炎主要指外阴的皮肤与黏膜的炎症。女性外阴皮肤比较薄,外阴部暴露于外,又与阴道、尿道、肛门毗邻,经常受阴道分泌物、月经血、尿液和粪便的刺激,使外阴比较湿润,容易感染产生炎症。各种病原微生物如病毒、细菌、真菌、原虫等都可以引起女性外阴的炎症。婴幼儿和老年人由于生理上的特点,外阴部也容易产生炎性变化。按发病原因外阴炎可分为特异性和非特异性两大类。特异性外阴炎将在阴道炎中介绍,现在讨论非特异性外阴炎。

一、非特异性外阴炎

由一般化脓性细菌引起的外阴炎称为非特异性外阴炎,多为混合性细菌感染,常见的病原菌有金黄色葡萄球菌、乙型溶血性链球菌、大肠杆菌、变形杆菌、厌氧菌等。临床上可分为单纯性外阴炎、毛囊炎、外阴脓疱病、外阴疖病、蜂窝织炎及汗腺炎等。

1.单纯性外阴炎　单纯性外阴炎症是指外阴部皮肤在各种致病因子的作用下,外阴部皮肤黏膜组织发生的非特异性炎症。

(1)病因:主要的致病因素是单纯的细菌感染。常见的细菌有大肠杆菌、类白喉杆菌、金黄色葡萄球菌和溶血性链球菌。宫颈或阴道发炎时,阴道分泌物流出,刺激外阴可引起外阴炎;穿着透气性差的化纤内裤,外阴皮肤经常湿润或糖尿病、尿瘘、粪瘘患者外阴长期被尿液、大便浸渍均可继发感染而导致外阴炎。

(2)临床表现:炎症多发生于小阴唇内、外侧及大阴唇,甚至整个外阴部,急性期主要表现为外阴充血、水肿、糜烂,患者有灼热感、疼痛、瘙痒、行走困难等,严重者可以发生湿疹、溃疡或脓疱,甚至蜂窝织炎,有时可伴有腹股沟淋巴结肿大、压痛。慢性患者,由于长期刺激,可出现皮肤增厚、粗糙、皲裂,有时呈苔藓化或色素减退。

(3)治疗:

①去除病因:急性期应卧床休息,避免性生活,停用引起外阴部激惹的外用药品,积极治疗宫颈炎、阴道炎;保持外阴部的清洁、干燥,改穿棉质透气的内裤;有尿瘘或粪瘘的患者行修补术;糖尿病尿液引起的外阴炎则应治疗糖尿病。

②局部治疗:1∶5000高锰酸钾溶液坐浴,每次15～30min,每日2～3次。坐浴后局部涂金霉素或1%硫酸新霉素软膏,或可的松软膏等。

③物理疗法:非特异性外阴炎可用物理治疗,如红外线疗法,急性期控制后隔日照射1次,直至痊愈;超短波疗法,无热量每次5～6min,每日1次,炎症逐渐控制后可改用微热量,每日1次,每次5～8min;微波治疗,每次5～10min,每日或隔日1次。对亚急性或慢性采用超短波治疗,隔日1次;红外线疗法,每次

20～30min,每日1次,8～12次为一疗程。同时行1:5000高锰酸钾液坐浴,水温40℃左右,每次15～30min,5～10次为一疗程,均有一定的疗效。

2.外阴毛囊炎

(1)病因:为细菌侵犯毛囊及其所属皮脂腺引起的急性化脓性感染。病原体为金黄色葡萄球菌、表皮葡萄球菌及白色葡萄球菌。多见于手术前备皮之后。当全身抵抗力下降,外阴局部不洁或肥胖表皮摩擦受损均可诱发此病。

(2)临床表现:毛囊口周围红肿、疼痛,毛囊口有白色脓头,中央有毛发通过。脓头逐渐增大,呈锥形隆起,数日后结节中央组织坏死变软,出现黄色小脓栓,再过数日脓栓脱落,排出脓液,炎症逐渐消退,但常反复发作。

(3)治疗

①保持外阴清洁,勤换内裤,勤洗外阴,避免进食辛辣食物或饮酒。

②病变较广泛时,可口服头孢类、大环内酯类抗生素。已有脓疱者,可用消毒针刺破,并局部涂1%新霉素软膏或2%的莫匹罗星软膏,亦可涂2%的碘酊或1%的甲紫。

3.外阴疖病

(1)病因:由金黄色葡萄球菌或白色葡萄球菌引起。

(2)临床表现:开始时毛囊口周围皮肤轻度充血,逐渐形成高于周围皮肤的紫红色硬结,皮肤表面紧张,有压痛,硬结边缘不清楚,称为外阴疖病,常伴腹股沟淋巴结肿大,以后疖肿中央变软,表面皮肤变薄,并有波动感,继而中央顶端出现黄白色点,不久溃破,脓液排出后,疼痛减轻,红肿消失,逐渐愈合。

(3)治疗:保持外阴清洁,早期用1:5000高锰酸钾溶液坐浴后涂敷抗生素软膏,以促使炎症消散或局限化,亦可用红外线照射以促使疖肿软化。有明显炎症或发热者应口服抗生素,有人主张用青霉素10万～40万U加入0.5%普鲁卡因10～20ml作封闭治疗,封闭时应在疖边缘外2～3cm处注射。当疖肿变软,有波动感时,应切开引流。切口要适当大,以便脓液及坏死组织能顺利排出。但切忌挤压,以免炎症扩散。

4.外阴急性蜂窝织炎

(1)病因:为外阴皮下、筋膜下肌间隙或深部蜂窝组织的一种急性弥漫性炎症。致病菌以溶血性链球菌为主,其次为金黄色葡萄球菌及厌氧菌。炎症由皮肤或软组织损伤引起。

(2)临床表现:特点是病变不易局限化,迅速扩散,与正常组织无明显界限。浅部的急性蜂窝织炎局部明显红肿、剧痛,并向四周扩大,病变中央常因缺血坏死。深部的蜂窝织炎,局部红肿不明显,只有局部水肿和深部压痛,疼痛较轻,但病情较严重,有高热、寒战、头痛、全身乏力、白细胞计数升高,压迫局部有捻发音。蜂窝组织和筋膜有坏死,以后可有进行性皮肤坏死,脓液恶臭。

(3)治疗:早期采用头孢类或青霉素类抗生素口服或静滴。局部可采用热敷或中药外敷,若不能控制,应作广泛多处切开引流(切忌过早引流),切除坏死组织,伤口用3%过氧化氢溶液冲洗和湿敷。

5.外阴汗腺炎

(1)病因:常见病原菌是金黄色葡萄球菌、大肠杆菌、链球菌、变形杆菌、假单孢菌等。多发生于青春期后和生育年龄的患者,外阴部汗腺分泌旺盛,分泌物黏稠,加上致病菌的感染,使腺管堵塞,导致外阴汗腺炎。有痤疮的患者容易罹患本症,且常反复发作。

(2)临床表现:外阴部有多个有压痛的红色肿块,以后软化,化脓后会穿破。如果未经治疗或治疗不彻底,会继续感染、发作。表现为在原处或其他好发部位,每隔一段时间就出现相同的感染,严重时会形成窦道或瘢痕。

(3)治疗:保持外阴清洁,教育子女了解外阴清洁的重要性,避免穿尼龙内裤。早期治疗可用1:5000

高锰酸钾溶液温热坐浴,每日 2～3 次。外阴清洁保持干爽,严重时口服或肌注抗生素,形成脓疱时切开排脓。反复感染有瘢痕或窦道形成的病例,可以考虑切除瘢痕或窦道。

二、念珠菌性外阴炎

念珠菌性外阴炎是指念珠菌在女性外阴部生长、繁殖并引起外阴的皮肤产生的炎症。既往将这类疾病都称为霉菌性外阴炎,但这类病原菌的新名称是真菌,故使用真菌性外阴炎或念珠菌性外阴炎较合适。

1.病因　病原菌基本上都是寄居于阴道或肠道内的白色念珠菌或光滑念珠菌,外阴的病变与阴道的病变常常同时存在,所以经常称为外阴阴道念珠菌病。

2.临床表现　念珠菌性外阴炎的最常见症状是白带增多,外阴及阴道内有烧灼感,伴有严重的瘙痒以及性交疼痛。体格检查时发现外阴皮肤湿润,常常有抓痕,并有成群存在的小丘疹、水疱或湿疹样糜烂。皮损多见于大阴唇之间及阴蒂部,个别患者有溃疡形成。患者的瘙痒症状往往比较严重,影响工作和睡眠,有时亦可伴有尿频、尿痛等症状。

3.诊断　将白带在显微镜下进行检查,发现真菌孢子和假菌丝即可确诊。对可疑病例,应行真菌培养。

4.治疗　外阴单纯的真菌感染以局部治疗为主。口服咪唑类抗真菌药效果较好。局部可使用达克宁霜或 1% 甲紫外涂。合并有念珠菌性阴道炎的患者主要应治疗阴道炎。久治不愈者,应检查血糖以排除糖尿病。

三、婴幼儿外阴炎

1.病因　婴幼儿外阴皮肤特别嫩、薄,自我防护功能不健全,且常有尿液浸泡,加上护理不当,很容易感染,产生婴幼儿外阴炎。最常见的细菌是化脓性球菌、链球菌、大肠杆菌、白喉杆菌以及淋球菌、念珠菌、滴虫或蛲虫等,常通过母亲或其他护理人员的手、衣物、浴盆、浴巾等传播;亦可由于卫生习惯不良,外阴不洁,或外阴部因蛲虫引起瘙痒而抓伤等导致侵入而发生炎症。

2.临床表现　主要表现为患儿外阴部皮肤红肿、疼痛、瘙痒,分泌物较多,致使婴幼儿烦躁不安及哭闹。检查可见外阴、阴蒂部红肿,尿道口或阴道口充血、水肿或破溃,严重时可致小阴唇粘连,因阴唇粘连覆盖尿道口,尿液由粘连部上方或下方裂隙排出,婴幼儿排尿时因尿液刺激致使疼痛加重而哭闹。如果检查不仔细,会误诊为泌尿生殖道畸形。用棉签取分泌物作涂片和细菌培养有助于诊断。

3.治疗

(1)注意卫生,不穿开裆裤,减少外阴受污染机会。婴幼儿大小便后要清洗外阴,避免使用刺激性强的肥皂。外阴清洁后可局部采用婴儿浴粉或氧化锌(锌氧粉),以保持外阴干燥。

(2)清水清洗外阴后,局部使用抗生素软膏或眼膏涂抹。对于年龄稍大的幼儿,可以使用 1∶10000 的高锰酸钾稀释液坐浴。要注意幼儿外阴部皮肤非常薄嫩,所以高锰酸钾溶液要非常淡,并向家属交代,配制时一定要在所有高锰酸钾颗粒全部溶解后方可坐浴,以免高浓度的药液或未完全溶解的高锰酸钾颗粒灼伤皮肤,坐浴后擦干外阴,可选用下列药物涂敷:40% 的紫草油纱布;炉甘石洗剂;15% 的氧化锌;瘙痒明显者可用 10% 氢化可的松软膏。

(3)阴唇粘连时,使用碘伏消毒后,可用两大拇指将两侧阴唇向外、向下轻轻按压促使粘连分离。分离后的创面每日涂擦 40% 的紫草油或凡士林软膏,以免再度粘连,直至上皮完全长好为止。如果粘连比较紧,难以分离的话,可以局部使用雌激素软膏(倍美力软膏),涂抹 10～14d,使局部上皮增生,粘连会自行分离。一般不主张使用手术分离,因为手术所导致的创伤,可以使局部再次发生粘连。如长期不愈合可换用抗生素软膏涂抹。

四、老年性阴道炎

1.病因　老年性阴道炎常见于绝经前、后的妇女。老年妇女由于卵巢功能衰竭,雌激素水平降低,阴道壁的弹性组织减少,阴道黏膜萎缩变薄,阴道上皮内糖原含量减少,阴道内 pH 值上升,呈碱性,抵抗力弱,杀灭病原菌的能力降低,加之血供不足,当受到刺激或被损伤时,毛细血管容易被破坏,出现阴道不规则点状出血,如细菌侵入繁殖,可引起老年性阴道炎;此外,不注意外阴的清洁卫生,性生活频繁,营养不良,尤以维生素 B 缺乏等也易患此病。

2.临床表现　绝经前、后阴道分泌物增多,分泌物常呈水样,由于感染的病原菌不同,分泌物可呈泡沫状、脓性,也可带有血性。患者可有下腹坠胀不适及阴道灼热感,外阴瘙痒、灼热感。炎症侵犯尿道时,可伴有尿频、排尿痛等泌尿系统症状,患者常因这些症状前来就诊。

妇科检查可见阴道黏膜萎缩,皱襞消失,上皮菲薄,阴道黏膜充血,有点状出血,严重时形成表浅溃疡。分泌物呈水样,脓性有臭味,如不及早治疗,若溃疡面相互粘连,阴道检查分离时可引起出血,粘连严重时可导致阴道闭锁。部分阴道闭锁致分泌物引流不畅,形成阴道或宫腔积脓。长期炎性刺激时可引起阴道黏膜结缔组织纤维化,致使阴道狭窄。

3.诊断　根据临床表现老年性阴道炎不难诊断,但必须除外滴虫性阴道炎或念珠菌性阴道炎。妇科检查阴道红肿、溃烂者须警惕子宫恶性肿瘤及阴道癌的存在,可作局部刮片或活体组织检查以明确诊断。

4.治疗　原则上应提高机体及阴道的抵抗力,抑制细菌的生长。

(1)冲洗阴道:保持外阴清洁和干燥,分泌物多时可用 1％乳酸或 0.5％醋酸或 1∶5000 高锰酸钾溶液坐浴或冲洗阴道,每日 1 次以抑制细菌的繁殖。

(2)雌激素制剂全身给药:维尼安(尼尔雌醇),每半个月 2.5～5mg 口服;倍美力(妊马雌酮),每日 0.625mg 口服;补佳乐(戊酸雌二醇),每日 1～2mg 口服;克龄蒙(每片含戊酸雌二醇 2mg,醋酸环丙黄体酮 1mg),每日 1 片;诺更宁(每片含雌二醇 2mg,醋酸炔诺酮 1mg),每日 1 片。以上药物可任意选用一种。需注意在用此类药前须检查乳腺及子宫内膜,如有乳腺增生或癌,或子宫内膜增生或癌者禁用。

(3)雌激素制剂阴道局部给药:己烯雌酚 0.5mg,每晚 1 次,7d 为一疗程或用倍美力阴道软膏 0.5～2g/d,7d 为一疗程。

(4)抗生素软膏或粉剂阴道局部给药:冲洗阴道后,局部给甲硝唑或氟哌酸0.2g栓剂,每日 1 次,共 7～10d,放入阴道深部,也可放吡哌酸栓剂 200mg,隔日 1 次,共 5～7d。亦可局部给甲硝唑、氟嗪酸、磺胺异噁唑、氯霉素局部涂抹,隔日 1 次,7 次为一疗程。

(5)注意营养:给高蛋白食物,并给维生素 B 及维生素 A,有助于阴道炎的消退。

五、婴幼儿阴道炎

1.病因　婴幼儿卵巢尚未发育,阴道细长,黏膜仅由数层立方上皮组成,阴道上皮糖原很少,阴道 pH 6.0～7.5,故对细菌的抵抗力弱,阴道杆菌极少,而杂菌较多,对微生物的侵犯特别敏感,极易产生婴幼儿阴道炎。婴幼儿阴道炎常与外阴炎并存,多见于 1～5 岁的幼女,80％为大肠杆菌属感染,此外,葡萄球菌、链球菌、变形杆菌、淋球菌、滴虫、霉菌也可引起感染。年龄较大儿童阴道内异物亦常致继发性感染。

2.临床表现　主要症状为阴道口处见脓性分泌物,味臭。由于阴道分泌物刺激可导致外阴瘙痒,患者常用手指搔抓外阴,甚至哭闹不安。检查可见外阴红肿、破溃、前庭黏膜充血。慢性外阴炎可致小阴唇互相粘连,慢性阴道炎可致阴道闭锁。

3.诊断　根据症状、体征,临床诊断并不困难。应取分泌物找滴虫、霉菌或作病菌培养。应用小指作肛门检查以确定阴道内有无异物。体检时一定要轻柔、详细,最好先做一次全身的体格检查,除外慢性疾病或皮肤疾病,也可以借此机会取得患者家属和患儿的信任。检查外阴阴道时可以取膀胱截石位或胸膝位。用棉签到阴道获取分泌物标本进行病原学检查时,重要的是不要将处女膜弄破,也不要使患儿感到不适。如果分泌物不多,应该使用生理盐水棉签,在阴道壁上粘取即可。怀疑有阴道异物时,一定要先进行肛查,或者服用一些镇静药之后再进行检查,必要时在麻醉下进行检查或将宫腔镜放入阴道进行检查。

4.临床类型与治疗

(1)非特异性外阴阴道炎:最常见。治疗主要是改善卫生状态,避免刺激,保持外阴干燥。

(2)念珠菌性外阴阴道炎:症状与体征和成人相似,但常常可以见到外阴和肛周有白斑或花纹。有真菌感染者应排除糖尿病或免疫功能低下等情况。确诊要依靠显微镜下发现真菌的假菌丝和孢子,或者进行真菌培养。治疗可以使用局部抗真菌药或者口服氟康唑 4.5mg/kg,一次性口服。

(3)阴道异物:一旦阴道内分泌物呈脓性,有恶臭,带有血液,则要高度怀疑有阴道异物。治疗原则是无损伤地将异物取出。一般都应该在麻醉下进行。

(4)滴虫性阴道炎:临床表现与成人相似。

(5)淋球菌感染:主要引起阴道炎,少数也继发外阴炎。受到性侵犯的儿童,发生率可以高达 5%～20%。绝大多数病例都是经过性传播,非性传播的病例虽然也有,但是非常罕见。因此,一旦儿童受到性侵犯,即使没有脓性分泌物,也应该常规进行细菌涂片和培养。由于淋病往往是多部位感染,所以取材时也应该多部位取材,即除了外阴阴道外,还应该在直肠、口咽等部位取材,进行培养。治疗上可以使用头孢曲松(头孢三嗪)125mg,一次性肌注。或者口服红霉素乳剂,每天50mg/kg,每日 4 次,连续 10～14d。

(6)衣原体感染:多数病例,没有任何症状。婴儿可经垂直传播获得感染。确诊应该主要根据阴道和直肠的分泌物培养结果。婴幼儿感染,可使用红霉素进行治疗,对＞8 岁的儿童,可以考虑使用阿奇霉素或米诺环素(美满霉素)治疗。

(7)生殖器疱疹:发生在儿童身上的生殖器疱疹,可以由单纯疱疹病毒 Ⅰ 型、Ⅱ 型引起,临床表现与成人的极其相似。主要通过密切接触尤其是性接触传播。围手术期垂直传播引起的病例非常少见。确诊应该根据对可疑病变进行病毒培养。对于病情严重的病例,应静脉注射阿昔洛韦。

(8)尖锐湿疣:最近几年,尖锐湿疣在儿童中的发生率大幅度上升。病毒可以经过产道感染给新生儿。由于许多病例会自发消退,所以对于新发生的病例,可以先观察 3～6 个月的时间。对于复发病例,应该予以治疗。绝大多数小儿都无法容忍局部治疗的疼痛,所以治疗时应该使用镇静药物。最常见的治疗方法是使用激光、冷冻、电烙或微波灼除局部病变。

除对症治疗外,尚应注意:保持外阴清洁、干燥。如阴道分泌物较多,应在尿布内垫上消毒棉垫并经常更换棉垫与尿布。年龄较大的儿童不要穿开裆裤以减少摩擦。婴幼儿大小便后用 1∶10000 高锰酸钾温热水冲洗外阴,年龄较大的小儿可用 1∶5000 高锰酸钾温热水坐浴,每日 3 次。外阴擦干后,可用下列药物:15%氧化锌粉、15%滑石粉、炉甘石洗剂、紫草油。瘙痒剧烈时可用制霉菌素软膏或氢化可的松软膏,外阴及阴道口可适量涂抹雌激素(倍美力)霜剂或软膏,也可口服己烯雌酚 0.1mg,每晚 1 次,连服 7d。

六、阿米巴性阴道炎

阿米巴性阴道炎常继发于肠道的阿米巴病,原发于阴道的几乎没有。由于生活条件的改善,该病已经非常罕见。肠道阿米巴滋养体随大便排出后,可以直接感染外阴和阴道。阿米巴依靠其伪足及其分泌的组织溶解酶直接侵犯阴道黏膜,造成黏膜的坏死,形成溃疡。常侵犯的部位是阴道,其次是宫颈和外阴。由于患阿米巴病的患者体质都比较虚弱,所以生殖道的继发感染较常见。

1.临床表现　主要为多量阴道分泌物,呈血性、浆液性或黄色黏液脓性,具有腥味,外阴、阴道因分泌物的刺激而有疼痛或痒感,形成溃疡时溃疡周围边缘隆起,基底呈现黄色坏死碎片,易出血,溃疡可散在或融合成片,有的病例由于阴道或宫颈结缔组织反应明显,可呈肿瘤样增生,极易误诊为恶性肿瘤或结核。外阴发生溃疡时,会有很强的刺痛感;由于常常合并有溃疡存在,所以很容易误诊为外阴癌或宫颈癌。

2.诊断　本病发病较少,但根据有腹泻或痢疾的病史,注意观察典型症状阴道有溃疡,也可作出诊断。确诊须作涂片检查找到阿米巴滋养体;阴道溃疡行活体组织病理检查,可找到阿米巴原虫。如这两项皆为阴性,可进行培养,培养法即将阴道及宫颈的分泌物作特殊培养,本法的阳性率较前两种方法为高,但需要一定的人力及技术。

鉴别诊断,须与梅毒、淋巴肉芽肿、结核等鉴别,须依靠活体组织病理检查确诊。

3.治疗　本病确诊后以全身用药为主。

(1)甲硝唑(灭滴灵):0.2~0.4g,每日3次,10~14d为一疗程,对阿米巴原虫有杀灭作用,毒性小,疗效高,本药口服后有效血浓度可维持12h。本药也可制成片剂或栓剂,每片或每栓200mg置于阴道内,每日1次,10d为一疗程。

(2)依米丁(盐酸吐根碱):能干扰阿米巴虫的分裂与繁殖,但不能杀灭包囊,故不能消灭其传播感染的能力。口服后常引起恶心、呕吐,故多用肌内注射药,1mg/(kg·d),最大剂量不超过60mg/d,分2次肌内深部注射,连用6d为一疗程。本药毒性大,排泄缓慢,易发生蓄积中毒,对老、弱、孕妇、婴儿以及重症心、肾、肝疾病者不宜使用。

(3)氯喹:每日0.6g,分2次服,连服2d后改为0.3mg,每日1次,2~3周为一疗程。服药后可有食欲减退、恶心、呕吐、腹泻等反应。

(4)替硝唑:本品为抗阿米巴药,用量每次500mg,口服,每日4次,3d为一疗程。服药后会发生一过性白细胞减少。

(5)奥硝唑(氯醇硝唑):对肠内、外阿米巴疾病均有效,孕期禁用,口服每次500mg,每日4次,3d为一疗程。

(6)二氯尼特:本品又称安特酰胺,能直接杀灭阿米巴原虫,对肠内、外阿米巴均有效,可与依米丁或氯喹合用。口服每日3次,每次500mg,10d为一疗程。

局部用药每日冲洗阴道1次,用1%乳酸或1:5000高锰酸钾液,冲洗后擦干,上甲硝唑200mg,每日1枚,7~10d为一疗程。

(鲁红红)

第二节　宫颈炎

宫颈炎为妇科常见的疾病,占妇科门诊总数的40%~50%。1972~1976年北京市普查25万已婚妇女,宫颈炎占45.84%。宫颈炎多发生于生育年龄的妇女。老年人也有随阴道炎而发病的,临床上一般将宫颈炎分为急性和慢性两种类型。

一、急性子宫颈炎

急性子宫颈炎多见于不洁性交后,产后、剖宫产后引起的宫颈损伤,人工流产术时,一些宫颈手术时扩张宫颈的损伤或穿孔,以及诊断性刮宫时宫颈或宫体的损伤等,病原体进入损伤部位而发生的感染,如产褥感染,感染性流产等。此外,医务人员不慎在产道内遗留纱布,以及不适当的使用高浓度的酸性或碱性药液冲洗阴道等均可引起急性子宫颈炎。

1.病原体　最常见的病原体为淋球菌及沙眼衣原体,淋球菌感染时 45%～60% 常合并沙眼衣原体感染,其次为一般化脓菌,如葡萄球菌、链球菌、大肠杆菌以及滴虫、念珠菌、阿米巴原虫等。淋球菌及沙眼衣原体可累及子宫颈黏膜的腺体,沿黏膜表面扩散的浅层感染。其他病原体与淋球菌不同,侵入宫颈较深,可通过淋巴管引起急性盆腔结缔组织炎,致病情严重。

2.病理　急性宫颈炎的病理变化可见宫颈红肿,颈管黏膜水肿,组织学表现可见血管充血,子宫颈黏膜及黏膜下组织、腺体周围见大量嗜中性粒细胞浸润,腺腔内见脓性分泌物,这种分泌物可由子宫口流出。

3.临床表现　淋菌性宫颈炎和沙眼衣原体性宫颈炎主要侵犯宫颈管内黏膜腺体的柱状上皮,如直接向上蔓延则可导致上生殖道黏膜感染。一般化脓菌则侵入宫颈组织较深,并可沿两侧宫颈淋巴管向上蔓延导致盆腔结缔组织炎。淋菌性或一般化脓菌性宫颈炎表现为脓性或脓血性白带增多,下腹坠痛、腰背痛、性交疼痛和尿路刺激症状,体温可轻微升高。如感染沿宫颈淋巴管向周围扩散,则可引起宫颈上皮脱落,甚至形成溃疡。本病常与阴道炎症同时发生,也可同时发生急性子宫内膜炎。

妇科检查见宫颈充血、红肿,颈管黏膜水肿,宫颈黏膜外翻,宫颈触痛,脓性分泌物从宫颈管内流出,特别是淋菌性宫颈炎时,尿道、尿道旁腺、前庭大腺亦可同时感染而有脓液排出。沙眼衣原体性宫颈炎则症状不典型或无症状,有症状者表现为宫颈分泌物增多,点滴状出血或尿路刺激症状,妇科检查宫颈口可见黏液脓性分泌物。

4.诊断　根据病史、症状及妇科检查,诊断急性宫颈炎并不困难,关键是确定病原体。疑为淋球菌感染时,应取宫颈管内分泌物作涂片检查(敏感性 50%～70%)或细菌培养(敏感性 80%～90%),对培养可疑的菌落,可采用单克隆抗体免疫荧光法检测。检测沙眼衣原体感染时,可取宫颈管分泌物涂片染色找细胞质内包涵体,但敏感性不高,培养法技术要求高,费时长,难以推广,目前推荐的方法是直接免疫荧光法(DFA)或酶免疫法(EIA),敏感性在 89%～98%。注意诊断时要考虑是否合并急性子宫内膜炎和盆腔炎。

5.治疗　以全身治疗为主,抗生素选择、给药途径、剂量和疗程则根据病原体和病情严重程度决定。目前,淋菌性宫颈炎推荐的首选药物为头孢曲松,备用药物有大观霉素、青霉素、氧氟沙星、左氧氟沙星、依诺沙星等,治疗时需同时加服多西环素(强力霉素)。沙眼衣原体性宫颈炎推荐的首选药物为阿奇霉素或多西环素,备用药物有:米诺环素、氧氟沙星等。一般化脓菌感染最好根据药敏试验进行治疗。急性宫颈炎的治疗应力求彻底,以免形成慢性宫颈炎。

二、慢性子宫颈炎

慢性子宫颈炎多由急性子宫颈炎转变而来,往往是急性宫颈炎治疗不彻底,病原体隐居于子宫颈黏膜内形成慢性炎症。急性宫颈炎容易转为慢性的原因主要由于宫颈黏膜皱褶较多,腺体呈葡萄状,病原体侵入腺体深处且极难根除,导致病程反复、迁延不愈所致。阴道分娩、流产或手术损伤宫颈后,继发感染亦可表现为慢性过程,此外不洁性生活、雌激素水平下降、阴道异物(如子宫托)均可引起慢性宫颈炎。其病原体一般为葡萄球菌、链球菌、沙眼衣原体、淋球菌、厌氧菌等。也有患者不表现急性症状,直接发生慢性宫颈炎。

1.病理　慢性子宫颈炎表现为宫颈糜烂、宫颈息肉、宫颈黏膜炎、宫颈腺囊肿以及宫颈肥大。

(1)宫颈糜烂:宫颈糜烂是慢性宫颈炎的一种形式,宫颈糜烂形成的原因有 3 种。①先天性糜烂,指女性胎儿在生殖系统发育时受母体性激素影响,导致鳞、柱交界向外迁移,宫颈外口为柱状上皮覆盖。正常时新生儿出生后糜烂仅存在较短时间,当来自母体的雌激素水平下降后即逐渐自然消退,但亦有个别患者糜烂长期持续存在,先天性糜烂的宫颈形状往往是正常或稍大,不甚整齐,宫颈口多为裂开。②后天性糜烂,指宫颈管内膜柱状上皮向阴道方向增生,超越宫颈外口所致的糜烂,仅发生于卵巢功能旺盛的妊娠期,产后可自行消退。患者虽诉白带增多,但为清澈的黏液,病理检查在柱状上皮下没有炎症细胞浸润,仅见少数淋巴细胞,后天性糜烂的宫颈往往偏大,宫颈口正常或横裂或为不整齐的破裂。糜烂面周围的境界与正常宫颈上皮的界限清楚,甚至可看到交界线呈现一道凹入的线沟,有的糜烂可见到毛细血管浮现在表面上,表现为局部慢性充血。③炎症性糜烂,是慢性宫颈炎最常见的病理改变,宫颈阴道部的鳞状上皮被宫颈管柱状上皮所替代,其外表呈红色,所以不是真正的糜烂,故称假性糜烂,光镜下可见黏膜下有多核白细胞及淋巴球浸润,间质则有小圆形细胞和浆细胞浸润,黏膜下结缔组织的浅层为炎性细胞浸润的主要场所,宫颈的纤维组织增生。宫颈管黏膜也有增生,突出子宫颈口外形成息肉状。

根据糜烂表面可分为几种不同类型:①单纯型,此型糜烂面的表面系一片红色光滑面,糜烂较浅,有一层柱状上皮覆盖;②颗粒型,此型的糜烂面的组织增生,形成颗粒状;③乳头型,糜烂组织增生更明显,形成一团成乳头状。

根据糜烂区所占宫颈的比例可分 3 度:①轻度糜烂,系糜烂面积占整个宫颈面积的 1/3 以内;②中度糜烂,系糜烂面积占宫颈的 1/3～2/3;③重度糜烂,系糜烂面积占宫颈的 2/3 以上。

此外,在幼女及未婚妇女有时见宫颈红色,细颗粒状,形似糜烂,但无炎症,是颈管柱状上皮外移,不应称为糜烂。

宫颈糜烂在其修复的过程中,柱状上皮下的基底细胞(储备细胞)增生,最后分化为鳞状上皮,邻近的鳞状上皮也可向糜烂面的柱状上皮生长,逐渐将腺上皮推移,最后完全由鳞状上皮覆盖而痊愈。糜烂的愈合呈片状分布,新生的鳞状上皮生长于炎性糜烂组织的基础上,故表层细胞极易脱落而变薄,稍受刺激又可恢复糜烂,因此愈合和炎症的扩展交替发生,不容易彻底治愈。这种过程是受到卵巢内分泌、感染、损伤及酸碱度的影响。两种上皮细胞在争夺中不断地增生、增殖,而起到不同的变化。

①基底层细胞增生:系基底层与基底旁层形成一界限清楚的厚层,其中细胞质明显嗜碱,细胞层次清楚,都是成熟的细胞。

②储备细胞增生:是在宫颈部表面或腺体内的柱状上皮细胞与基底层之间有 1～2 层细胞增生,这些细胞为多角形或方形,细胞质有空泡,并稍嗜碱,胞核较大,呈圆形或椭圆形,染色质分布均匀,很少核分裂,这些细胞系储备细胞增生,如储备细胞超过 3 层,则系储备细胞增殖。

③鳞状上皮化生:在宫颈部常有鳞状上皮细胞的化生,也是储备细胞的增殖,细胞核成熟,细胞分化良好,细胞间桥形成,深层细胞排列与基底层成直角,而浅层细胞的排列则与表面平行。鳞状上皮化生可能是柱状上皮部分或全部被鳞状上皮所代替,从而形成不规则大小片,层次不清的上皮层,这一过程可在宫颈部上,也可在腺腔内发生。

④分化良好的正常鳞状上皮细胞:化生前阶段的上皮细胞则形成波浪式和柱状的上皮细胞团,伸入纤维组织,并可在宫颈管的腺体内看到。

(2)宫颈息肉:由于炎症的长期刺激,使宫颈管局部黏膜增生,自基底层逐渐向宫颈外口部突出,形成一个或多个宫颈息肉。息肉色红,呈舌形,质软而脆,血管丰富易出血。蒂细长,长短不一,多附着于颈管外口或颈管壁内,直径 1cm 左右。镜下见息肉表面覆盖一层柱状上皮,中心为结缔组织,伴充血、水肿,及炎性细胞浸润,极易复发。息肉的恶变率不到 1%。

(3)宫颈黏膜炎:宫颈黏膜炎又称宫颈管炎,病变局限于子宫颈管黏膜及黏膜下组织。宫颈阴道部上皮表面光滑。宫颈口可有脓性分泌物堵塞。由于子宫颈黏膜充血增生,可使子宫颈肥大,可达正常宫颈的2～3倍,质硬。宫颈黏膜炎常与糜烂、腺囊肿同时发生。

(4)宫颈腺囊肿:在宫颈糜烂愈合的过程中,新生的鳞状上皮覆盖宫颈腺管口或伸入腺管,将腺管口阻塞,腺管周围的结缔组织增生或瘢痕形成,压迫腺管,使腺管变窄甚至阻塞,腺体分泌物不能引流形成子宫颈腺囊肿。检查时见宫颈表面突出多个数毫米大小白色或青白色小囊肿,内含无色黏液。

(5)宫颈肥大:由于慢性炎症的长期刺激,宫颈组织充血、水肿,腺体和间质增生,还可能在腺体深部有黏液潴留形成囊肿,使宫颈呈不同程度的肥大,但表面多光滑,有时可见到潴留囊肿突起。最后由于纤维结缔组织增生,使宫颈硬度增加。

(6)宫颈外翻:由于分娩、人工流产或其他原因发生宫颈损伤,宫颈口撕裂,未及时修补,以后颈管内膜增生并暴露于外,即形成宫颈外翻。检查子宫颈口增宽,横裂或呈星状撕裂,可见颈管下端的红色黏膜皱褶,宫颈前、后唇肥大,但距离较远。

2.临床表现　慢性宫颈炎主要表现为白带增多,常刺激外阴引起外阴不适和瘙痒。由于病原体种类、炎症的范围、程度和病程不同,白带的量、颜色、性状、气味也不同,可为乳白色黏液状至黄色脓性,如伴有息肉形成,可有白带中混有血,或宫颈接触性出血。若白带增多,似白色干酪样,应考虑是否合并念珠菌性阴道炎;若白带呈稀薄泡沫状,有臭味,则应考虑滴虫性阴道炎。如有恶臭则多为厌氧菌的感染。严重感染时可有腰骶部疼痛、下腹坠胀,由于慢性宫颈炎可直接向前蔓延或通过淋巴管扩散,当波及膀胱三角区及膀胱周围结缔组织时,可出现尿路刺激症状。较多的黏稠脓性白带有碍精子上行,可导致不孕。妇科检查可见宫颈不同程度的糜烂、肥大、宫颈裂伤,有时可见宫颈息肉、宫颈腺体囊肿、宫颈外翻等,宫颈口多有分泌物,亦可有宫颈触痛和宫颈触血。

3.诊断　宫颈糜烂在诊断上不困难,但需与宫颈上皮内瘤样变、早期浸润癌、宫颈结核、宫颈尖锐湿疣等鉴别,还需与淋病、梅毒等鉴别,因此应常规进行宫颈刮片细胞学检查,细胞涂片尚可查出淋菌、滴虫、真菌,能做到与一般慢性宫颈炎鉴别。目前已有电脑超薄细胞检测系统,准确率显著提高。必要时须做病理活检以明确诊断,电子阴道镜辅助活检对提高诊断准确率很有帮助。宫颈息肉、宫颈腺体囊肿及宫颈尖锐湿疣可根据病理活检确诊。

(1)阴道镜检查:在宫颈病变部涂碘后在碘不着色区用阴道镜检查,如见到厚的醋酸白色上皮及血管异形可诊断为宫颈上皮内瘤样变,在这类病变区取活体组织检查诊断早期宫颈癌准确率高。

(2)活体组织检查:为最准确的检查方法,可检出宫颈湿疣、癌细胞、结核、梅毒等,从而与一般慢性宫颈炎糜烂鉴别,详见活体组织检查。

4.治疗　须做宫颈涂片先除外宫颈上皮内瘤样变及早期宫颈癌后再进行治疗。治疗方法中以局部治疗为主,使糜烂面坏死、脱落,为新生鳞状上皮覆盖,病变深者,疗程需6～8周。

(1)物理治疗

①电熨:此法较简便,适用于糜烂程度较深、糜烂面积较大的病例。采用电灼器或电熨器对整个病变区电灼或电熨,直至组织呈乳白色或微黄色为止。一般近宫口处稍深,越近边缘越浅,深度为2mm并超出病变区3mm,深入宫颈管内0.5～1.0cm,治愈率50%～90%不等。术后涂抹磺胺粉或呋喃西林粉,用醋酸冲洗阴道,每日1次,有助于创面愈合。

治疗后阴道流液,有时呈脓样,须避免性交至创面全部愈合为止,需时6周左右。术后阴道出血多时可用纱布填塞止血。

②冷冻治疗:国内先后有十几个省市应用冷冻治疗。冷冻治疗术是利用制冷剂,快速产生低温,使糜烂组织冻结、坏死、变性而脱落,创面经组织修复而达到治疗疾病的目的。

操作方法:选择适当的冷冻探头,利用液氮快速达到超低温(-196℃),使糜烂组织冻结、坏死、变性而脱落,创面修复而达到治疗目的。一般采用接触冷冻法,选择相应的冷冻头,覆盖全部病变区并略超过其范围2～3mm,根据快速冷冻、缓慢复温的原则,冷冻1min、复温3min、再冷冻1min。进行单次或重复冷冻,治愈率80%左右。

冷冻治疗后,宫颈表面很快发生水肿,冷冻后7～10d,宫颈表层糜烂组织形成一层膜状痂皮,逐渐分散脱落。

③激光治疗:采用Co激光器使糜烂部分组织炭化、结痂,痂皮脱落后,创面修复达到治疗目的。激光头距离糜烂面3～5cm,照射范围应超出糜烂面2mm,轻症的烧灼深度为2～3mm,重症可达4～5mm,治愈率70%～90%。

④微波治疗:微波电极接触局部病变组织时,瞬间产生高热效应(44～61℃)而达到组织凝固的目的,并可出现凝固性血栓形成而止血,治愈率在90%左右。

⑤波姆光治疗:采用波姆光照射糜烂面,直至变为均匀灰白色为止,照射深度2～3mm,治愈率可达80%。

⑥红外线凝结法:红外线照射糜烂面,局部组织凝固,坏死,形成非炎性表浅溃疡,新生鳞状上皮覆盖溃疡面而达到治愈,治愈率在90%以上。

物理治疗的注意事项:①治疗时间应在月经干净后3～7d进行。②排除宫颈上皮内瘤样病变、早期宫颈癌、宫颈结核和急性感染期后方可进行。③术后阴道分泌物增多,甚至有大量水样排液,有时呈血性,脱痂时可引起活动性出血,如量较多先用过氧化氢溶液(双氧水)清洗伤口,用消毒棉球局部压迫止血,24h后取出。④物理治疗的持续时间、次数、强度、范围应严格掌握。⑤创面愈合需要一段时间(2～8周),在此期间禁止盆浴和性生活。⑥定期复查,随访有无宫颈管狭窄。

(2)药物治疗:适用于糜烂面积小和炎症浸润较浅的病例。

①硝酸银或重铬酸钾液:强腐蚀剂,方法简单,配制容易,用药量少,适宜于基层医院。

②免疫治疗:采用重组人干扰素α-2a(商品名奥平),每晚1枚,6d为一疗程。近年报道用红色奴卡放射线菌细胞壁骨架N-CWs菌苗治疗慢性宫颈炎,该菌苗具有非特异性免疫增强及抗感染作用,促进鳞状上皮化生,修复宫颈糜烂病变达到治疗效果。将菌苗滴注在用生理盐水浸透的带尾无菌棉球上,将棉球置于宫颈糜烂的局部,24h后取出,每周上药2次,每疗程10次。

③宫颈管炎时,根据细菌培养和药敏试验结果,采用抗生素全身治疗。

(3)手术治疗:宫颈息肉可行息肉摘除术或电切术。对重度糜烂,糜烂面较深及乳头状糜烂,或用上述各种治疗方法久治不愈的患者可考虑用宫颈锥形切除术,锥形切除范围从病灶外缘0.3～0.5cm开始,深入宫颈管1～2cm,锥形切除,压迫止血,如有动脉出血,可用肠线缝扎止血,也可加用止血粉8号、明胶海绵、凝血酶、巴曲酶(立止血)等止血。此法因出血及感染,现多不采用。

(李焕香)

第三节　盆腔炎

一、概述

盆腔炎(PID)是妇女常见的疾病,即女性内生殖器(子宫体部、输卵管、卵巢)及其周围的结缔组织、盆腔腹膜炎症的总称,多发生于产后、剖宫产后、流产后以及妇科手术后,细菌进入创面感染而得病,发病可局限于一个部位、几个部位或致整个盆腔脏器,有急性及慢性盆腔炎之分。急性者发病危急,症状严重,可因败血症危及生命,慢性者症状时好时坏,反复发作,影响患者的身心健康及工作。根据病原体的差异,盆腔炎又可分为两大类,一类为特异性盆腔炎,包括由淋球菌、结核杆菌等所致的炎症;另一类为非特异性盆腔炎。

1. 发病率　盆腔炎是一种较常见的妇科疾病。在一些性生活紊乱及性病泛滥的国家中,此症尤为常见。据美国1983年的统计,该国全年约有85万妇女患盆腔炎,其中需住院治疗者约为20万人。国内因医疗条件的限制或对妇科小手术的无菌操作重视不足以及宫内节育器的广泛应用等原因,盆腔炎仍较多见,但目前尚无对发病率的较大量统计数字可资参考。

2. 病原体　多年来已知淋球菌、结核杆菌、较常见的葡萄球菌、溶血性链球菌以及大肠杆菌等是导致盆腔炎的主要致病菌,但某些寄生虫,如丝虫、血吸虫以及流行性腮腺炎病毒亦偶可感染盆腔生殖器官。

近年来,由于涂片、培养技术以及血清免疫学的改进和提高,对导致盆腔炎的病原体不断有了新的发现和认识。目前一般认为盆腔炎的病原体可以分为以下两大类。①内源性病原体:即指这些病原体在正常情况下即寄生于阴道中,但不致病。这是由于阴道内存在着大量革兰阳性、厌氧阴道杆菌,而这些杆菌通过对阴道黏膜细胞中糖原的发酵作用而产生大量乳酸,维持阴道在酸性(pH 4～5)状态,从而使原可致病的病原体不产生危害,但一旦环境改变(如pH上升)或条件有利(如组织有损伤),这些病原体即活跃起来而产生破坏作用。此外,血供障碍及组织坏死则有利于厌氧菌的繁殖与生长,并起致病作用。②外源性病原体:即细菌、沙眼衣原体、寄生虫等。

(1)需氧菌

①葡萄球菌:为较多见的病原体,属革兰阳性球菌,其中以金黄色葡萄球菌致病力最强,多于产后、剖宫产后、流产后或妇科手术后,细菌通过阴道上行感染至宫颈、子宫、输卵管黏膜。本菌对一般常用的抗生素可产生耐药,根据药物敏感试验用药较为理想,耐青霉素酶的金黄色葡萄球菌对头孢噻吩(先锋霉素Ⅰ)、万古霉素、克林霉素(氯洁霉素)、氯霉素等敏感。

②链球菌:也属革兰阳性球菌,其中以乙型链球菌致病力最强,能产生溶血素及多种酶,使感染扩散,本菌对青霉素敏感,但这种细菌是新生儿败血症的主要病原菌,偶可成为致命感染的病原菌。此菌可在成年女性阴道内长期寄居。有报道妊娠后期此类菌在阴道的携带率为5%～29%。

③大肠杆菌:为肠道的寄生菌,是革兰阴性菌,一般不致病,但如机体抵抗力极低,或因外伤等,大肠杆菌侵入肠道外组织或器官时,可引起严重的感染甚至产生内毒素休克。大肠杆菌常与其他致病菌混合感染。本菌对卡那霉素、庆大霉素、头孢噻吩(先锋霉素Ⅰ)、羧苄西林等敏感,但易产生耐药菌株,使用时宜先作药敏试验。

此外,在需氧性致病菌中尚有淋球菌、阴道嗜血杆菌等。

(2)厌氧菌:是盆腔感染的主要菌种之一,主要来源于结肠、直肠、阴道及口腔黏膜。本菌数量较大,在肠腔中厌氧菌与需氧菌的数量比为 100:1。国外一些先进的医院已将厌氧菌的检测列为细菌学检测的常规。在妇产科方面常见的病原菌有以下几种。

①消化链球菌:属革兰阳性菌,易滋生于产后子宫内膜坏死的蜕膜碎片或残留的胎盘中,其内毒素毒力较大肠杆菌为低,可能破坏青霉素的 β-内酰酶,对青霉素有抗药性,还产生肝素酶,溶解肝素,促进凝血,可致血栓性静脉炎。

②脆弱类杆菌:系革兰阴性菌,有报道在严重盆腔感染中主要的厌氧菌是脆弱类杆菌,这种感染的恢复期很长,伴有恶臭。本菌对甲硝唑、头孢菌素、多西环素等敏感,对青霉素易产生耐药。

③产气荚膜梭状芽孢杆菌:系革兰阴性菌,多见于创伤组织感染及非法堕胎等后的感染。分泌物恶臭,组织内有气体,易产生中毒性休克。

以上 3 种厌氧菌为最常见者,其特点为易形成盆腔脓肿,感染性血栓静脉炎,脓液有粪臭及气泡,70%~80%盆腔脓肿可培养出厌氧菌,本菌对克林霉素、头孢菌素、甲硝唑等均敏感。

(3)性传播的病原体:如淋菌、沙眼衣原体、支原体等。

(4)病毒感染:如巨细胞病毒是疱疹病毒所属的一组病毒,受感染的细胞内有包涵体,体积增大,病原体在 plf<5,20%乙醚,紫外线照射 5min 后完全灭活。身体极度衰弱及免疫功能低下的患者易受感染。孕妇患此病可引起死胎、流产及早产。

(5)寄生虫:血吸虫、丝虫均可成为盆腔炎的感染源,但这类感染较为罕见,仅偶见于此类寄生虫病的高发地区。

(6)流行性腮腺炎病毒:多年来已知此种病毒可致卵巢炎。腮腺炎较少发生在成年人,而腮腺炎患者合并有腮腺炎病毒卵巢炎者,仅占极少数且所引起的症状不明显,故易被忽视。

3.有关检查病原体的几个问题

(1)取标本检查病原体可以通过:作阴道后穹穿刺取盆腔液或脓液,作培养或涂片检查,但经穿刺所发现的细菌有可能是阴道污染菌而非真正的致病菌;作腹腔镜或剖腹探查,在直视下取输卵管伞端或盆腔脓肿的脓液作培养或涂片检查;在宫颈管内取分泌物作培养或涂片检查,如发现有某种病原体亦可为盆腔炎的致病原提供一些线索;对较严重的盆腔炎患者,应常规作血液培养检查,如能培养出细菌,则应认为是致病菌,因其受到污染的机会较少。

(2)近年来对厌氧菌的检查有了不少改进,如应用气体色谱法以辨认厌氧菌,方法简便而可靠;涂片染色的改进及免疫荧光检查法的应用均大大提高了发现厌氧菌的准确性。拟杆菌属(尤其是脆弱拟杆菌)、梭状芽孢杆菌属,以及消化链球菌等均为导致严重盆腔炎的厌氧菌。不断改进厌氧菌的培养技术以提高其发现率,对正确诊断与有效治疗盆腔炎极为重要。

(3)盆腔炎症往往是一种以上病原体所致的混合感染,即使是特异性盆腔炎,如淋球菌或结核杆菌所致的盆腔炎也往往并非单一的细菌感染,很可能合并有其他病原体,常为需氧菌与厌氧菌的混合感染。在所培养出的细菌中厌氧菌占 60%~70%。严重的盆腔炎症或已形成盆腔脓肿者常是大肠杆菌与某种厌氧菌的混合感染,恶臭的脓液是由于厌氧菌而非大肠杆菌所致。在瑞典有人发现 25%的淋菌性输卵管炎患者的脓液中可同时培养出沙眼衣原体。在其他国家亦有类似的报道。因此,在治疗急性盆腔炎时,应经常考虑到混合感染的存在,合理使用抗生素。

4.传染途径

(1)经淋巴系统蔓延:细菌经外阴、阴道、宫颈创伤、宫体创伤处的淋巴管侵入内生殖器及盆腔腹膜、盆腔结缔组织等部分,可形成产后感染,流产后感染,手术后感染,或宫内放置避孕器后的感染。严重的宫颈炎,如宫颈癌所引起的炎症,往往通过淋巴而感染盆腔结缔组织。丝虫病亦可通过淋巴管而引起盆腔急性淋巴管炎甚至盆腔器官炎症,但这种情况较罕见。

(2)直接蔓延:弥漫性腹膜炎、阑尾炎,以及急性肠憩室炎均可直接影响盆腔生殖器官。经腹进行的妇科手术,尤其是伴有结肠损伤时,可引起严重的盆腔感染。严重的直肠感染时,细菌亦偶可穿过肠壁而直接感染盆腔器官,即使是较简单的经腹全子宫切除术,亦可导致阴道残端上部的盆腔结缔组织炎。经阴道进行子宫切除术,则更有此种可能。

(3)经血循环传播:大多数的盆腔结核感染,其结核菌是由肺或其他器官的结核灶经血液传播的。较罕见的流行性腮腺病毒所致的卵巢炎也是经血液传播,血吸虫卵沉积于输卵管,也是血行感染的结果,而全身性的菌血症亦可导致盆腔炎症。

(4)沿生殖道黏膜上行蔓延:大多数盆腔炎系病原体侵入外阴、阴道后,沿黏膜面经宫颈内膜、子宫内膜、输卵管内膜,至卵巢及盆腔发生感染。不仅淋球菌是沿黏膜上升至输卵管,其他病原体也是如此。动物实验证实结扎输卵管即不再发生输卵管炎症。在正常情况下,阴道及宫颈外口寄生有大量致病菌,但由于处在强酸性的环境中而不致病,宫颈内口以上则是无菌的。宫颈管经常为黏稠的黏液所堵塞,成为有效的屏障,使阴道内的细菌不易上升至宫腔而致病。一旦阴道内的酸碱度发生改变或宫颈管的黏液变得稀薄或消失,则阴道内的细菌即可上升至宫腔。月经来潮时宫颈黏液被冲出,月经血中和了阴道的酸度,有利于阴道菌丛的活跃与上升。原仅停留在前庭大腺或宫颈处的淋球菌常在月经后沿黏膜上升而导致输卵管炎。

近年来,对阴道细菌上升的机制又有新的阐释,认为细菌的上升可能与以下3种因素有关:

①精子可成为携带病原体的媒介:研究发现有些盆腔炎患者是有性交频繁或不洁性生活史的已婚或未婚青年妇女,但并无性病感染,因而认为盆腔炎与过频的性生活有关。另一些学者则通过电镜检查在精子头部发现有大肠杆菌、淋球菌、支原体、弓形虫或巨细胞病毒等可致病的病原体,而当精子通过宫颈屏障进入宫腔及输卵管时,即将这些病原体带入而导致炎症的发生。

②滴虫可作为媒介:一些学者在子宫腔、输卵管腔甚至在盆腔液中发现滴虫的存在。由电镜检查发现在滴虫的表面附着有大量细菌;在培养滴虫时可同时培养出大量革兰阴性菌或厌氧菌。提示滴虫感染并非是一种仅产生瘙痒而无足轻重的炎症;滴虫很可能是一种可携带其他病原体上升到宫腔及输卵管引起炎症的重要媒介。

③被动运输:有人发现在阴道内放置的炭微粒可于短时间内进入宫腔甚至输卵管,认为子宫的收缩以及横膈呼吸运动所引起的腹腔负压可将阴道内的微粒吸入宫腔,推测存在于阴道内的病原体也可能被这种负压吸入宫腔,从而导致盆腔炎。

宫内避孕器的应用已成为最重要的节育措施之一,有关宫内避孕器的安放与盆腔炎的发生之间有密切关系的文献报道越来越多。据国外的大量统计数字表明:安放宫内避孕器的妇女,其盆腔炎的发病率5～10倍于不安放的对照组,炎症多发生在安放的初期。放线菌是较常见的致病菌。安放盾形或带尾丝宫内避孕器的妇女,盆腔炎的发病率又明显高于安放环形避孕器者。另一个有意义的观察结果是采用阴道隔或宫颈帽避孕的妇女,其盆腔炎的发病率则低于用药物避孕者。这些事实说明宫内避孕器确系导致盆腔炎的重要诱因,而在性交时加一道宫颈屏障(采用宫颈帽,阴道隔)可以减少上行性感染的机会。

5.病理特点　盆腔生殖器官及其周围组织应作为一个整体来看待,因为子宫与输卵管相邻而其内腔相通,输卵管与卵巢及盆腔腹膜均互相邻近,盆腔腹膜与盆腔的结缔组织仅一膜相隔且有淋巴相通。因此,一个盆腔器官的炎症,尤其是较严重的炎症,极少孤立存在而不影响其邻近器官及组织。严重的子宫内膜炎往往伴有输卵管炎;较严重的输卵管炎,其管腔内的炎性分泌物由伞端排出后极易累及卵巢及盆腔腹膜,导致后二者的炎症,而严重的输卵管卵巢炎亦多伴有盆腔结缔组织炎。但盆腔结缔组织炎则除病情严重者外,可仅局限于子宫旁及腹膜后的结缔组织而不影响盆腔内其他生殖器官,故盆腔结缔组织炎一般不影响患者的生殖功能。在急性盆腔炎中以输卵管最常受累,且病理改变较明显,而其邻近器官的受累程度可轻重不一。

6.诊断盆腔炎注意事项

(1)仔细询问病史,了解患者是否有宫内避孕器,了解其性生活史。

(2)将宫颈口、后穹穿刺或腹腔镜检查所取得的分泌物做细菌涂片及培养(包括厌氧菌培养)检查,同时作药敏试验以期能较准确地了解致病的病原体,明确炎症的性质和采取有效药物进行治疗。

(3)常规作超声检查以了解盆腔内有无包块。

7.治疗原则

(1)对急性盆腔炎患者,应给予积极、彻底的治疗,以防止炎症变为慢性,后者较顽固,且将影响生育功能。

(2)针对病原体进行治疗。盆腔炎多为混合感染,如细菌培养阳性,可根据药敏试验而选用最有效的抗生素治疗。一般联合使用广谱抗生素和抗厌氧菌药物。

(3)对有炎性包块的患者,如用抗生素治疗效果不明显应立即考虑手术治疗。

8.盆腔炎的预防　盆腔炎多来自产后,剖宫产、流产以及妇科手术操作后,因此须作好宣教工作,增强孕期的体质,减少分娩时局部的损伤,严格消毒。月经期生殖器官的抵抗力较弱,容易感染及出血,在月经期间应避免手术操作。手术前应详细检查患者的体质,有无贫血及其他脏器的感染灶等。此外尚须注意有无性乱史。国外报道盆腔炎的高危因素为:①受教育<12年;②妊娠>0次;③分娩>0次;④自然流产>0次;⑤在调查前30d内>1个男性性伴侣;⑥初次性交年龄<18岁;⑦有淋病史;⑧前次月经期有性交史;⑨有阴道冲洗史等。建议月经期避免性交,限制性对象,鼓励使用避孕套以避免发生盆腔炎。宫腔放避孕器的最初2个月患盆腔炎的危险可增加2倍,建议有这种手术操作的妇女应给予抗生素预防感染。国内尚未见到患盆腔炎的高危因素的资料,但也应作好宣传,如月经期避免性交及手术操作,避免性乱等。

二、子宫内膜炎

子宫内膜炎是妇科常见疾病,当炎症发展至严重阶段时可影响子宫肌层,成为子宫内膜-肌炎。子宫内膜炎分急性子宫内膜炎及慢性子宫内膜炎两种。

1.急性子宫内膜炎

(1)病因:急性子宫内膜炎发病多与妊娠有关,如产褥感染及感染性流产,且这两类感染又常是子宫内膜炎中最严重的类型。宫腔手术及放置宫内避孕器时细菌侵入也易发生感染。坏死性的内膜息肉、黏膜下子宫肌瘤或子宫内膜癌也有可能导致急性子宫内膜炎。此外,一些妇女在月经期、身体抵抗力虚弱时性交,或医务人员错误地在不适当的情况下(如宫腔或其他部位的脏器已有感染)进行刮宫术,宫颈糜烂的电熨术,输卵管通液或造影术等均可由于细菌的侵入发生急性子宫内膜炎。

病原体大多为寄生于阴道及宫颈的菌群,最常见者为链球菌、葡萄球菌、大肠杆菌、淋菌、衣原体及支原体、厌氧菌等,细菌可突破子宫颈的防御机制侵入子宫内膜发生急性炎症。据美国纽约市的报道"带环受孕"者偶可导致非常严重的感染甚至死亡,而在死亡者中发现致死的细菌是大肠杆菌(占60%)、副大肠杆菌(占10%)、葡萄球菌(占10%),其余为其他病菌。

(2)病理:子宫内膜炎时子宫内膜充血、水肿,有炎性渗出物和血染。重度炎症内膜的表面可有脓性渗出物,内膜坏死脱落,形成溃疡,并可向下蔓延而感染子宫肌层,在其中形成多发性小脓肿,内膜呈灰绿色,坏死,在镜下可见子宫内膜中有大量散在的多核白细胞浸润,细胞间隙内充满液体,毛细血管扩张,严重者细胞间隙内可见细菌。分泌物可有臭味,如果宫颈开放,引流通畅,可很快消除宫腔内的分泌物而治愈,但也有炎症向深部侵入形成子宫肌炎及输卵管炎或因宫颈口肿胀,引流不畅形成宫腔积脓者。

（3）临床表现：除在分娩或流产后所发生的急性子宫内膜炎,由于宫腔内有较大的创面或部分胎盘残留或因细菌的致病力强而可以导致较严重的临床症状外,其他原因所引起的急性子宫内膜炎多属轻型,这与宫腔有开口通向阴道,有利于炎性分泌物的引流有关。急性子宫内膜炎患者可表现为轻度发热、下腹痛、白带增多等现象,白带可以是血性的,如系厌氧菌感染则可有恶臭。检查时子宫可有轻度压痛。如未能及时处理则内膜炎有可能向肌层发展成为子宫肌炎,肌层内出现多发性小脓肿,并可进一步发展为输卵管卵巢炎、盆腔腹膜炎、盆腔结缔组织炎、盆腔静脉炎,甚至可发展成为败血症。此时,患者体温明显升高,可达39～40℃,子宫增大、压痛,宫旁有增厚及触痛,下腹部有明显压痛。

（4）治疗：须采用全身治疗及局部治疗。

①全身治疗：本病全身治疗较重要,须卧床休息,给予高蛋白流质饮食或半流质饮食,体位以头高脚低为宜,因有利于腔内分泌物的引流。

②抗生素治疗：在药物敏感试验未出结果前,选择广谱抗生素,如青霉素,氨基糖苷类抗生素如庆大霉素、卡那霉素等对需氧菌有效的药物,以及对厌氧菌有效的甲硝唑进行治疗。如无效时,可根据细菌培养敏感试验结果,更换敏感药物。

庆大霉素：80mg肌内注射,每8小时1次,同时加用甲硝唑0.4g每日3次口服,若宫腔内无残留的胎盘组织、宫内避孕器、黏膜下肌瘤等抗生素治疗数日后炎症都能迅速得到控制。

先锋霉素：可用第三代产品即头孢哌酮（先锋必）,它的抗菌谱广,可将此1g溶于10%葡萄糖溶液500ml内,同时加入地塞米松5～10mg,静脉滴注,经3d治疗后体温下降病情好转时,改服头孢唑啉（先锋霉素Ⅴ号）0.25g每日4次,皮质激素也应逐渐减量,直至急性症状消失。

如对青霉素过敏,可换用林可霉素,静脉滴注量为300～600mg/次,每日2次,体温平稳后,可改口服用药,每日1.5～2g分次给药,持续1周,病情稳定后可停药。

氟哌酸：对变形杆菌、绿脓杆菌具有强大的抗菌作用,服药后可广泛分布于全身,对急性子宫内膜炎有良好的治疗作用。用量每日3次,每次0.28g,共10～14d,或氧氟沙星200mg静脉滴注,每日2～3次,对喹诺酮类药物过敏者最好不用。

国外对急性子宫内膜炎患者通常住院治疗,以解除症状及保持输卵管的功能,所给抗生素有两个方案：a.头孢西丁（噻酚甲氧头孢菌素）2g,静脉注射,每6小时1次,或头孢菌素2g,静脉注射,每12小时1次,加多西环素100mg,每12小时1次口服或静脉注射,共4d,症状改善后48h,继续使用多西环素100mg,每日2次,共10～14d口服,此方案对淋菌及衣原体感染均有效。b.克林霉素,900mg静脉注射,每8小时1次,庆大霉素2mg/kg静脉或肌内注射,此后给1.5mg/kg每8小时1次,共4d,用药48h后,如症状改善,继续用多西环素100mg,每日2次口服,共给药10～14d,此方案对厌氧菌及兼性革兰阴性菌高度有效。使用上述方案治疗后,体温下降,或症状消失48h后患者可出院,继续服用多西环素100mg,每12小时1次,共10～14d,对淋球菌及衣原体感染均有效。

③手术治疗：急性子宫内膜炎应避免手术,以免炎症扩散,但如宫颈引流不畅,或宫腔内积留分泌物,或老年妇女宫腔积脓时,须在给大量抗生素的同时清除宫腔残留物,或扩张宫颈使宫腔分泌物引流通畅。经超声或诊刮怀疑有黏膜下肌瘤或息肉存在时,应考虑经宫腔镜切除或手术切除子宫。

在个别情况下,急性子宫内膜炎可急剧发展,炎症范围超越子宫内膜而达子宫肌层以至盆腔器官及腹膜等处成为弥漫性急性盆腔炎,治疗方法见输卵管卵巢炎。

2.慢性子宫内膜炎　由于子宫内膜有生理上的周期性剥脱,而子宫腔又可通过宫颈口向外开放,有利于分泌物的引流,故慢性子宫内膜炎不常见,症状亦不甚明显,仅有少部分患者因防御机制受损,或病原体作用时间过长,或对急性炎症治疗不彻底而形成。

(1)病因

①阴道分娩后、剖宫产术后有少量胎膜或胎盘残留,或胎盘附着部的子宫复旧不全,常是引起慢性子宫内膜炎的原因。

②宫内避孕器:宫内避孕器的刺激常可引起慢性子宫内膜炎。

③更年期或绝经期后:由于体内雌激素水平降低,子宫内膜与阴道黏膜均变得菲薄,易受病菌的侵袭,发生慢性子宫内膜炎。在临床上老年性子宫内膜炎与阴道炎往往并存。

④宫腔内有黏膜下肌瘤、息肉、子宫内膜腺癌等时,子宫内膜易受细菌感染发生炎症。

⑤子宫内膜虽有周期性剥脱,但其基底层并不随之剥脱,一旦基底层有慢性炎症即可长期感染内膜的功能层,导致慢性子宫内膜炎。结核性子宫内膜炎是最常见的慢性炎症。

⑥长期存在的输卵管卵巢炎或严重的子宫颈炎可以导致慢性子宫内膜炎。

⑦无明显诱因的慢性子宫内膜炎也可能存在。病原体多来自阴道内的菌群。

(2)病理:慢性子宫内膜炎的内膜间质常有大量浆细胞及淋巴细胞,内膜充血、水肿,有时尚可见到肉芽组织及纤维样变,大量浆细胞的存在是病理诊断慢性子宫内膜炎的依据之一,但有时内膜细胞增生、经前期内膜的蜕膜样改变以及大量淋巴细胞的存在可能影响对浆细胞的辨认。近年来有用免疫过氧化物酶,对免疫球蛋白G进行染色,可清楚地辨认浆细胞的特性,从而有助于诊断慢性子宫内膜炎,但内膜中浆细胞少或缺乏,并不能否定慢性子宫内膜炎的存在。

老年性子宫内膜炎的内膜变得菲薄,其中见不到或仅见少量腺体,间质部可出现大片的纤维或肉芽组织。

(3)临床表现:慢性子宫内膜炎患者常诉有不规则阴道出血或月经不规则,有时有轻度下腹痛及白带增多。此症的主要症状是:①不规则月经或子宫出血;②约半数患者有下腹痛或坠胀感;③白带增多;④少数患者可能有发热。

主要体征是:①子宫有触痛,可能增大;②宫旁组织可能有增厚及触痛。约有20%的慢性子宫内膜炎患者可以完全无症状,而是由于医师诊断为其他妇科疾病行诊刮时所发现。

老年性子宫内膜炎患者常有绝经期后出血,兼有白带增多,白带往往较稀薄且可能为血性。但遇有此种情况应首先排除宫颈癌或子宫内膜的恶性肿瘤。另外,在使用宫内避孕器者、有非婚性生活史的年轻妇女、妊娠次数>3次者,以及宫颈慢性炎症的患者中发病率较高。

(4)治疗:慢性子宫内膜炎在治疗上应去除诱因,如在阴道分娩后、剖宫产后、人工流产后疑有胎膜胎盘残留者,如无急性出血,可给抗生素3～5d后行刮宫术清除可能残留的胎膜、胎盘组织;有宫内避孕器者,应取出宫内避孕器;如有子宫内膜息肉、黏膜下肌瘤,可根据情况做相应的处理。对老年性子宫内膜炎患者,除在行诊刮时注意扩张宫颈口以利引流外,给予小剂量雌激素。

3.宫腔积脓　宫腔积脓不常见,易被忽略或误诊。不论是急性或慢性子宫内膜炎所导致的宫颈阻塞,如宫腔内的炎性分泌物不能外流或引流不畅,即可形成宫腔积脓。

造成宫颈管狭窄阻塞的原因可能与宫颈恶性肿瘤、尤其是放疗后患者,宫颈电烙、冷冻或宫颈锥切、严重的慢性宫颈炎、阴道炎所导致的瘢痕形成,以及老年妇女的宫颈萎缩等有关。

患者的主要症状是下腹坠痛、发热。但由于慢性子宫内膜炎而逐渐形成的宫腔积脓也可以无明显症状。妇科检查时可发现子宫增大,柔软,有触痛,宫旁结缔组织可有明显增厚,并可有附件的炎性包块同时存在。老年妇女如有以上情况尤应想到有宫腔积脓的存在。

以宫腔探针探入宫腔时,如有脓液流出,诊断即可确立,但应同时轻取宫腔组织以了解有无恶性肿瘤存在。有时由于宫颈管瘢痕较多,管腔弯曲,探针不易插入,故需耐心操作。一旦诊断确立,将宫颈扩张,脓液即可顺利外流。如引流不够满意可在宫颈管内放置橡皮管引流,以防止颈管在短期内又发生阻塞,影响脓液的排出。如引流通畅,症状即迅速消失,抗生素的应用与否,可根据引流后的疗效而定。对老年患者,可给予倍美力或补佳乐口服7～10d。

三、输卵管卵巢炎、盆腔腹膜炎

1.急性输卵管炎、卵巢炎、盆腔腹膜炎　在盆腔生殖器官与盆腔组织的炎症中以输卵管炎最常见。由于相互邻近的关系,往往是输卵管炎、卵巢炎以及盆腔腹膜炎甚至盆腔结缔组织炎同时并存,互相影响,而单纯的输卵管炎甚为少见。

输卵管卵巢炎与盆腔腹膜炎很可能是输卵管炎在发展过程中的不同阶段在病因、临床表现、诊断与治疗各方面都有很多共同之处,故在本节中将一并加以叙述。

(1)病因及发病机制:据国内外报道本病常见,多为混合感染。主要病原体有淋球菌、沙眼衣原体、大肠杆菌、克雷白杆菌、变形杆菌、需氧性链球菌、厌氧菌(类杆菌、梭状芽孢杆菌、消化球菌、消化链球菌、放线菌)等。国外以淋菌及沙眼衣原体感染为最多,其次为厌氧菌及需氧菌的混合感染。国内则以厌氧菌、需氧菌最多。

①在产后、流产后细菌通过胎盘剥离面或残留的胎盘、胎膜、子宫切口等至肌层、输卵管、卵巢、盆腔腹膜发生炎症。当全身免疫功能降低时,隐匿在阴道皱襞内的厌氧菌即开始活跃,并进入上生殖道发生感染。在急性盆腔炎患者的后穹穿刺液中以及盆腔腹膜炎患者抽出的脓液中均可培养出厌氧菌,以类杆菌、消化球菌、消化链球菌最常见。产褥感染败血症的血培养厌氧菌阳性者占1/3,以消化球菌、消化链球菌和脆弱类杆菌最多见。脆弱类杆菌的内毒素毒力较大肠杆菌为低,但它能产生破坏青霉素的β-内酰胺酶,对青霉素有抗药性,还产生肝素酶,溶解肝素,促进凝血,导致引起发生血栓静脉炎和迁徙性脓肿。消化球菌与消化链球菌除单独感染外,常与其他细菌混合感染,消化链球菌中,厌氧性链球菌是产褥期脓毒血症中最易发现的细菌,随着抗生素的有效应用这种病已明显减少。产气荚膜杆菌(属梭状芽孢杆菌)在感染性流产中能见到,有时可引起严重后果。但有时也可表现为一般良性无并发症的后果。

②月经期性交:月经期子宫内膜的剥脱面有扩张的血窦及凝血块,均为细菌的良好滋生环境,如在月经期性交或使用不洁的月经垫,可使细菌侵入发生炎症。

③妇科手术操作后:未经严格消毒而进行的输卵管通液、碘油造影与刮宫手术,经腹腔镜进行输卵管电烙绝育术与其他经腹妇科手术均有可能导致急性输卵管卵巢炎;作妇科手术时误伤肠道或对感染性流产进行吸刮术不慎将子宫穿破,则可先导致严重的急性盆腔腹膜炎,然后炎症波及输卵管与卵巢,偶尔亦可见子宫内膜炎未治愈时,放置宫内避孕器致严重的急性盆腔炎者。近年来由于宫内避孕器的广泛应用,不少急性输卵管卵巢炎、盆腔腹膜炎都是因此而发生。宫内避孕器所致的子宫内膜炎或输卵管卵巢炎有时是放线菌感染。

④邻近器官炎症的蔓延:邻近器官的炎症最常见者为急性阑尾炎、腹膜炎、结肠憩室炎等可分别引起邻近一侧的输卵管卵巢炎,但此种情况较为少见。

⑤慢性炎症急性发作:如有慢性输卵管炎、卵巢炎,在未治愈前有性生活或不洁性交等可引起炎症的

急性发作。

⑥全身性疾病：由血液传播的常是结核性炎症，全身性菌血症亦偶可引起输卵管卵巢炎。流行性腮腺炎则可经血行感染卵巢，引起单纯的卵巢炎，这也是较罕见的现象。

⑦淋菌及沙眼衣原体：多为上行性急性感染，继发于宫颈炎、尿道炎或前庭大腺炎等上行感染输卵管及卵巢。

寄生虫病，如血吸虫、丝虫，甚至蛔虫、绦虫卵均可经血行而积聚于输卵管壁或卵巢中引起所谓肉芽肿性输卵管卵巢炎，在血吸虫病高发地区偶可见到血吸虫卵性输卵管卵巢炎症。

（2）发病高危因素：性活动、避孕措施及社会诸因素与急性盆腔炎的发生有关。

①性活动：急性盆腔炎的发生其危险性与性活动有关，研究发现16岁前开始性生活的妇女较更晚期者的急性盆腔炎的发病次数高2倍，性交频率与患盆腔炎的次数呈正相关。15～19岁感染过沙眼衣原体的妇女较30～40岁的妇女再次感染衣原体的危险性高8倍。性伴侣数增加，患盆腔炎的危险性也相应增加。

②避孕措施：研究发现采用避孕套或避孕膜达2年以上的妇女较短于2年者患盆腔炎低23%。社会层次及经济水平较高的妇女由于性交的年龄较晚，以及长期用工具避孕，较低层次者发生盆腔炎的概率平均减少一半。口服避孕药可减轻患者输卵管炎的病变程度，长期服用口服避孕药者较未服用者患盆腔炎的危险性减少50%，使用宫内避孕器者较不使用者患盆腔炎的相关危险性提高了2.5～7.3倍，说明不同避孕措施对患盆腔炎的危险性不同。

③阴道冲洗：常行阴道冲洗的妇女，由于阴道冲洗改变了阴道的环境，使其不能抗御病原菌的侵袭，同时也可能将阴道宫颈的致病菌冲入宫腔致使盆腔炎发生的危险性增加。有学者指出：曾被沙眼衣原体感染的性伴侣可致妇女的盆腔炎反复发作。

④细菌性阴道病：上生殖道感染的患者中有66%的患者合并有细菌性阴道病。

⑤人工流产术：人工流产术前曾患阴道炎或术前有盆腔炎的妇女流产术后患盆腔炎的危险性明显增加。

（3）病理

①急性输卵管炎、卵巢炎、输卵管卵巢脓肿：一般由化脓菌引起，病变多通过子宫颈的淋巴播散至子宫颈旁的结缔组织，首先侵及输卵管浆膜层再达肌层，输卵管内膜受侵较轻，或可不受累。病变是以输卵管间质炎为主，由于输卵管管壁增粗，可压迫管腔变窄，轻者管壁充血、肿胀，重者输卵管肿胀明显，且有弯曲，并有含纤维素性渗出物，引起周围的组织粘连。炎症如经子宫内膜向上蔓延时，首先为输卵管内膜炎，输卵管黏膜血管扩张、淤血，黏膜肿胀，间质充血、水肿及大量中性多核白细胞浸润，黏膜血管极度充血时，可出现含大量红细胞的血性渗出液，称为出血性输卵管炎，炎症反应迅即蔓延至输卵管壁，最后至浆膜层。输卵管变得红肿、粗大，近伞端部分的直径可粗达数厘米。管腔内的炎性分泌物易经伞端外溢导致盆腔腹膜炎及卵巢周围炎。重者输卵管内膜上皮可有退行性变或成片脱落，引起输卵管管腔粘连闭塞或伞端闭塞，如有渗出液或脓液积聚，可形成输卵管积脓，肿大的输卵管可与卵巢紧密粘连而形成较大的包块，临床上称之为输卵管卵巢炎性包块或附件炎性包块。卵巢表面有一层白膜包被，很少单独发炎，卵巢多与输卵管伞端粘连，发生卵巢周围炎，也可形成卵巢脓肿，如脓肿壁与输卵管粘连穿通形成输卵管卵巢脓肿，脓肿可发生于初次感染之后，但往往是在慢性附件炎反复发作之后形成。脓肿多位于子宫后方及阔韧带后叶及肠管间，可向阴道、直肠穿通，也可破入腹腔，发生急性弥漫性腹膜炎。

②急性盆腔腹膜炎：盆腔腹膜的受累程度与急性输卵管炎的严重程度及其溢出物多少有关。盆腔腹膜受累后，充血明显，并可渗出含有纤维蛋白的浆液。可形成盆腔脏器的粘连，渗出物聚集在粘连的间隙

内,可形成多数的小脓肿,或聚集在子宫直肠窝内形成盆腔脓肿,脓肿破入直肠则症状减轻,如破入至腹腔则可引起弥漫性腹膜炎,使病情加重。

（4）临床表现:根据病情及病变范围大小临床表现有所不同,发热及下腹痛是典型的症状,患者可先有发热然后感下腹痛,也可能两种症状同时发生。发热前可先有寒战、头痛,体温高达 39～40℃。下腹部剧痛为双侧,或病变侧剧痛。如疼痛发生在月经期期则可有月经的变化,如月经量增多,月经期延长;在非月经期疼痛发作则可有不规则阴道出血,白带增多等现象。由于炎症的刺激,少数患者也可有膀胱及直肠刺激症状,如尿频、尿急、腹胀、腹泻等。

检查时患者有急性病容,辗转不安,体温常在 38℃ 以上,可高达 40℃ 或更高,呈弛张热或稽留热,脉搏明显加速,面部潮红,唇干。病初起时下腹一侧触痛可较另一侧明显,如已发展为较严重的盆腔腹膜炎时则整个下腹有触痛及反跳痛,患者因疼痛而拒按。妇科检查见阴道充血,宫颈充血,有触痛,分泌物多,呈黄白色或脓性,有时带恶臭,阴道穹隆有触痛,子宫增大,压痛,活动受限,双侧附件增厚或触及包块,压痛明显。

急性输卵管卵巢炎患者可伴发肝周围炎（Fitz-Hush-Curtis 综合征）,临床表现为右上腹或右下胸部痛,颇似胆囊炎或右侧胸膜炎的症状。淋菌或沙眼衣原体感染均可能引起此种情况。其病理特点是在腹腔镜或剖腹探查直视下,可见到肝脏包膜有纤维素斑,横膈浆膜面有小出血点,而最典型的表现是在肝脏表面和横膈间见有琴弦状粘连带。据报道,此综合征的发生率最高可达 30%,如不注意,可被误诊为急性胆囊炎。

（5）诊断:对患急腹症的妇女,详细询问病史,了解有无安放宫内避孕器、发病前有无流产、有无过频的性交或经期性交、曾否作过宫颈小手术等,再结合临床表现,诊断急性输卵管卵巢炎及急性盆腔腹膜炎当无困难,但在临床实际工作中此症的误诊率仍高达 30%。诊断该病除根据病史及临床检查外,尚应作相关的实验室检查,包括血、尿及宫颈分泌物涂片和培养找细菌（包括厌氧菌）,阴道后穹穿刺如有脓液,则诊断更明确。可作涂片找淋球菌、沙眼衣原体及其他化脓菌。

多年来已知某些生殖器官的黏膜,如输卵管及宫颈管黏膜等可产生一种有别于胰腺所产生的淀粉酶,此种生殖淀粉酶与唾液淀粉酶不易区别。数年前,瑞典有人发现在直肠子宫陷窝处的腹水中存在着非胰腺产生的淀粉酶,包括生殖与唾液淀粉酶,称为同种淀粉酶,其正常值为 300U/L,当输卵管黏膜发炎时,则腹水中的同种淀粉酶的含量明显降低,降低的程度与炎症的严重程度成正比,可降至 40U/L。该学者对可疑急性输卵管炎患者进行试验,取患者阴道后穹穿刺液及其血液作同种淀粉酶试验,结果腹水同种淀粉酶值/血清同种淀粉酶的比值＜1.5 者,多数均被手术证实为急性输卵管炎。此法已被证明是对急性输卵管炎较可靠的诊断方法。国外有人发现急性输卵管炎患者的后穹穿刺腹水中白细胞计数远远高于非此症患者,并认为如能将在后穹抽出的腹水同时作上述两项检查,则诊断准确率可进一步提高。

（6）鉴别诊断:须与急性阑尾炎、卵巢囊肿蒂扭转、异位妊娠、盆腔子宫内膜异位症等鉴别。

①急性阑尾炎:右侧急性输卵管卵巢炎易与急性阑尾炎混淆。一般而言,急性阑尾炎起病前常有胃肠道症状,如恶心、呕吐、腹泻等,腹痛多初发于脐周围,然后逐渐转移并固定于右下腹。检查时急性阑尾炎仅麦氏点有压痛,左下腹则不痛,体温及白细胞增高的程度不如急性输卵管卵巢炎。如系急性输卵管卵巢炎,则疼痛起于下腹左右两侧,右侧急性输卵管卵巢炎者,常在麦氏点以下压痛明显,妇科检查子宫颈常有举痛,双侧附件均有触痛。但临床上二者同时发生者也偶可遇到。如诊断不能肯定,应尽早作剖腹探查,否则阑尾穿孔后不仅对患者危害极大,其所形成的局限性腹膜炎或脓肿也将与严重的急性输卵管卵巢炎及盆腔炎难以区别。

②卵巢囊肿蒂扭转:卵巢囊肿蒂扭转可引起急性下腹痛伴有恶心、甚至呕吐。扭转后囊腔内常有出血

或伴感染,则可有发热,故易与输卵管卵巢炎混淆。仔细询问病史及进行妇科检查,并借助 B 超可明确诊断。

③异位妊娠或卵巢黄体囊肿破裂:异位妊娠或卵巢黄体囊肿破裂均可发生急性下腹痛并可能有低热,但异位妊娠常有停经史,有腹腔内出血,患者面色苍白,急性病容,甚至呈现休克,尿 HCG 呈阳性,而急性输卵管卵巢炎多无这些症状,阴道后穹穿刺,抽出为陈旧性血液则诊断明确。卵巢黄体囊肿仅限于一侧,块状物界限明显。

④盆腔子宫内膜异位症:患者在经期有剧烈下腹痛,经量增多,多合并不孕病史,须与输卵管卵巢炎鉴别,妇科检查子宫可增大,盆腔有结节状包块,可通过 B 超及腹腔镜检查作出诊断。

(7)治疗

1)全身治疗:较重要,患者应卧床休息,予以高蛋白流食或半流食,取头高脚低位以利子宫腔内及宫颈分泌物排出体外,盆腔内的渗出物聚集在子宫直肠窝内而使炎症局限。补充液体,纠正电解质紊乱及酸碱平衡,高热时给予物理降温。

2)抗生素治疗:近年来由于新的抗生素不断问世,对细菌培养的技术提高以及药物敏感试验的配合,急性炎症可彻底治愈。由于本病多为混合性感染,一般在药物敏感试验作出以前,先使用需氧菌及厌氧菌兼顾的抗生素联合用药,但要求抗生素达到足量,给药途径以静脉滴注收效快。抗生素选择原则如下:

青霉素类:代表药物有青霉素 G,剂量 240 万～1200 万 U/d,静滴,主要针对革兰阳性或阴性球菌;氨苄西林,剂量 2～6g/d,静滴,主要针对大肠杆菌;阿莫西林-克拉维酸钾,剂量 1.2～2.4g/d,静滴,抗菌谱更广,能抑制 β-内酰胺酶活性;氨苄西林-舒巴坦 3.0～9.0g/d,静滴;替卡西林-克拉维酸钾,3.2～9.0g/d,静滴。哌拉西林:又称氧哌嗪青霉素,对多数需氧菌及厌氧菌均有效,每日 4～12g,分 3～4 次静注或静滴,严重感染每日可用 16～24g。

头孢菌素类抗生素:①第一代头孢菌素,对革兰阳性菌有效,代表药物有头孢唑啉(先锋 V)2～4g/d,静滴;头孢拉定(先锋 VI)2～4g/d,静滴。对第 1 代头孢菌素敏感的细菌有 B 族溶血性链球菌、葡萄球菌、大肠杆菌等。②第一、二代头孢菌素,对革兰阳性菌抗菌力较第一代强,对革兰阴性菌的抗菌谱较第一代有所扩大。代表药物有头孢呋辛 1.5～3g/d,静滴;头孢西丁 2～4g/d,静滴;头孢替安 1.0～2.0g/d,静滴。③第三代头孢菌素,对 B-内酰胺酶较第二代稳定,其抗菌谱更广、更强,不良反应更少。代表药物有头孢噻肟钠 2g/d,静滴;头孢哌酮 2～4g/d,静滴;头孢他定 4～6g/d,静滴;头孢曲松钠 2～4g/d,静滴;头孢曲松 2～4g/d,静滴;头孢唑肟 1～2g/d,静滴;头孢甲肟 1～2g/d,静滴。

氨基糖苷类抗生素:对革兰阴性菌效果良好,代表药物有庆大霉素 16 万～24 万 U/d,静滴;阿米卡星 0.4～0.8g/d,静滴;硫酸阿米卡星 0.2～0.4g/d,静滴;妥布霉素 80～240mg/d,静滴。

大环内酯类抗生素:对革兰阳性菌、沙眼衣原体有较强作用。代表药物有红霉素 1.2～1.8g/d,静滴;交沙霉素 800～1200mg/d,口服;罗红霉素 300～450mg/d 口服;克拉霉素 500～1000mg/d,静滴;阿奇霉素 500mg/d。

喹诺酮类抗生素:目前有多个品种应用于临床,其抗菌谱广,对革兰阳性、阴性等菌均有抗菌作用,且具有较好的组织渗透性。现多选用第三代喹诺酮类抗生素,代表药物有氧氟沙星 200～400mg/d,静滴或 400～800mg/d,口服;环丙沙星 400～800mg/d,静滴或 500～1000mg/d,口服;培氟沙星(甲氟哌酸)800mg/d,静滴或口服;洛美沙星 600mg/d,口服;左氧氟沙星 200～400mg/d,口服。此外,喹诺酮类药物中近年来发展的妥舒沙星、斯帕沙星和左氟沙星,这 3 种药对革兰阳性菌、厌氧菌、衣原体、支原体的活性比环丙沙星强,妥舒沙星对金黄色葡萄球菌的活性是环丙沙星的 8 倍,左氟沙星是氧氟沙星的左旋体,其活性较氧氟沙星大 1 倍,毒副作用更小,这些药物标志着喹诺酮向高效能低毒性的活性药物迈进。

其他:①克林霉素,又称氯洁霉素,与氨基糖苷类药物(常用庆大霉素)联合,克林霉素每次600mg,每6小时1次,静脉滴注,体温降至正常后改口服,每次300mg,每6小时1次。克林霉素对多数革兰阳性和厌氧菌(如类杆菌,消化链球菌等)有效。与氨基糖苷类药物合用有良好的效果。但此类药物与红霉素有拮抗作用,不可与其联合。②林可霉素,其作用与克林霉素相同,用量每次300~400mg,每日3次,肌内注射或静脉滴注。克林霉素及林可霉素对厌氧菌如脆弱类杆菌、梭形杆菌,消化球菌及消化链球菌均敏感,对输卵管卵巢脓肿用克林霉素的疗效优于单用青霉素。③甲硝唑1.0~2.0g/d,静滴。④替硝唑0.8g/d,静滴。⑤多诺环素200mg/d,口服。

急性输卵管炎、卵巢炎及盆腔腹膜炎可供选择的抗感染治疗方案如下:

①头孢呋辛1.5g,静滴或头孢曲松钠1g,静滴或头孢噻肟1~2g,静滴或头孢哌酮1~2g,静滴或头孢他定2~3g,静滴或头孢甲肟1g,静滴,每日2次,连用7~14d;同时加用多西环100mg口服,每日2次,服用7d或阿奇霉素1g顿服(特别是合并沙眼衣原体感染时)。

②氧氟沙星或左氧氟沙星200mg,静滴,联合甲硝唑0.5g或替硝唑0.4g静滴,每日2次,连用7~14d。

③克林霉素1.2g,静滴,联合阿米卡星或奈替米星0.2g,静滴,每日2次,连用7~14d。

④替卡西林+克拉维酸1.2g,静滴,每日2次,加用阿米卡星0.2g或奈替米星0.2g,静滴,每日2次,连用7~14d。

⑤青霉素G 560万~1200万U、庆大霉素16万~24万U加甲硝唑1.0g,静滴,连用7~14d。

除静脉给药外,最近有学者主张局部抗感染治疗,即在腹部或阴道B超引导下后穹或下腹部穿刺,将抗炎药物头孢曲松1.0~2.0g和甲硝唑0.5g注入盆腔内,保留局部穿刺管,每日注药1次,3~7d为一疗程。

若以上治疗后症状无明显好转,高热持续不退,则可能有输卵管积脓或输卵管卵巢脓肿形成,其治疗见盆腔脓肿部分。

美国疾病控制中心(CDC)对盆腔腹膜炎的治疗分两步:一步是门诊治疗,第二步为住院治疗。门诊治疗的患者多为轻症盆腔炎,先控制住淋球菌,给头孢西丁250mg一次性肌注,然后再给多西环素100mg,每日2次,共10~14d,或给氟哌酸800mg,口服,服药后48~72h再检查,如治疗不理想,则需住院治疗。第二阶段治疗为控制沙眼衣原体、需氧菌及厌氧菌,建议用口服多西环素100mg,每日2次,共用10~14d;或四环素500mg,每日4次,共服10~14d,如患者对药物过敏,则可给红霉素500mg,每日4次,共用药10~14d,如有厌氧菌,可同时加用甲硝唑500mg口服,每日4次。门诊治疗疗效不佳须住院治疗,其性伴侣也应作检查,如有性传播性疾病,也应积极接受治疗。住院治疗的指征:①病情严重,已形成脓肿;②门诊治疗效果不佳或无效;③孕期;④诊断不明确;⑤放置宫内避孕器者。住院治疗方案如下:第一方案,头孢西丁2g静脉注射,每6小时1次;或头孢替坦2g,静脉注射,每12小时1次,加多西环素100mg口服或静脉注射每12小时1次,直至体温下降或症状消失48h后,病轻者可出院并给多西环素100mg口服,每12小时1次,共10~14d。第二方案为克林霉素900mg,静脉注射,每8小时1次,加庆大霉素2mg/kg负荷量静脉注射或肌内注射,然后再给维持量1.5mg/kg静脉注射或肌内注射,每8小时1次。第二方案与第一方案同,即治疗至患者退热及症状消失后48h可出院,并给克林霉素450mg,每5小时1次,口服,共10~14d,或给多西环素100mg,每12小时1次,口服,共10~14d。头孢西丁及头孢替坦对淋球菌及衣原体有效,对B族链球菌、厌氧及需氧革兰阴性细菌均有良好的效果。克林霉素对淋球菌、B群链球菌、沙眼衣原体最有效,庆大霉素联合克林霉素对需氧菌及革兰阴性菌有好效果。

此外,氨曲南为一种β-内酰胺类抗生素,如患者有肾功能不全,可代替庆大霉素,用量为2g,静脉给药,每8小时1次。

3)中药治疗:采用活血化瘀、清热解毒的中药,如银翘解毒汤、安宫牛黄丸、紫雪丹等。

4)手术治疗:经药物治疗48～72h,体温持续不降,肿块加大,或有中毒症状,应及时手术排脓,年轻妇女要考虑保留卵巢功能,对体质衰弱患者的手术范围须根据具体情况决定。如为盆腔脓肿或为盆腔结缔组织脓肿,可经腹部或阴道切开排脓,同时注入抗生素。如脓肿位置较表浅,系盆腔腹膜外脓肿向上延伸超出盆腔者,于髂凹处扪及包块时,可在腹股沟韧带上方行切开引流。

输卵管卵巢脓肿,经药物治疗有效,脓肿局限后,也可行手术切除肿块。

脓肿破裂后,患者突然觉得腹部剧痛,伴高热、寒战,并有恶心、呕吐、腹胀、拒按等情况时应立即实行手术,剖腹探查。

2.慢性输卵管炎、卵巢炎、盆腔腹膜炎　慢性输卵管炎、卵巢炎、盆腔腹膜炎多为急性附件炎未彻底治疗或患者体质较差,病程迁延所致,但沙眼衣原体感染时,由于呈亚急性表现,症状多不明显而易被人们忽略,以致形成慢性炎症。

(1)病理:慢性输卵管卵巢炎、盆腔腹膜炎可以发生以下几种病理改变。

①慢性输卵管卵巢炎:多为双侧性,输卵管多增粗、变硬且黏膜多处可发生粘连而导致管腔闭塞,但管腔亦可仅有重度狭窄而仍然保持贯通。镜检下可发现黏膜间质有浆细胞与淋巴细胞浸润。输卵管的增粗程度不一,但由于其变硬,做妇检时可扪到有如索状物,而正常的输卵管一般是扪不到的。慢性卵巢炎多与输卵管炎同时发生,乃慢性输卵管炎波及卵巢与卵巢粘连形成炎性包块,如输卵管重度增粗且与卵巢、盆腔腹膜、肠曲、大网膜等发生重度粘连时,则可以形成较大的炎性包块,但两侧包块的大小可有明显差异。如慢性炎症伴有反复的急性发作,则包块可继续增大且粘连越紧而不利于手术切除。

②输卵管积水:为慢性输卵管炎症中较为常见的类型。"水"可以有两种来源:①输卵管因炎症而发生峡部及伞端粘连,阻塞后,易形成输卵管积脓,将输卵管的管腔扩大,当管腔内的脓细胞及坏死组织经分解而被噬噬细胞清除后,最终成为水样液体;②管腔的两端因粘连而阻塞后,黏膜细胞的分泌液即积存于管腔内,越积越多,管腔内黏膜细胞虽因受压而变扁平但并未完全丧失功能,其结果是大量水样液体积存于管腔中形成输卵管积水。积存的水多为清澈液体,但亦偶可稍呈血性液,在水中已无细菌存在。

输卵管积水多为双侧性,但一侧可明显大于另一侧,呈曲颈瓶样,越近伞端越粗,最大直径可达十余厘米。管壁菲薄,表面光滑,与周围组织粘连较少是其特点,故可以峡部为轴而发生扭转,一般在手术探查前,输卵管积水扭转不易与卵巢囊肿蒂扭转相鉴别。在临床上偶可遇到由于管内积水多,管内压力增高致使积水的输卵管与子宫腔有小孔相通,因而患者可有阵阵阴道排液的现象,此种情况有时需与输卵管癌相鉴别,因后者的主要症状之一是自宫颈口阵阵排出液体。必须指出,并非所有的输卵管积水都是由于炎症所致,如输卵管结扎绝育术后,亦偶可导致输卵管积水。

③输卵管卵巢囊肿:若输卵管有积脓而卵巢亦已形成脓肿且逐渐增大,两者之间的间隔可以穿通而成为一个整体,脓液液化后即形成输卵管卵巢囊肿。有时积液的输卵管因与卵巢有粘连而与后者中的卵泡囊肿相贯通亦可形成一个较大的输卵管卵巢囊肿。不论此种囊肿是如何形成的,剖腹探查时可见到该侧输卵管已大部分被破坏变薄,而卵巢则被压扁,附于输卵管卵巢囊肿的基底部。

④输卵管积脓。

⑤峡部结节性输卵管炎:为一种特殊类型的输卵管炎,多在输卵管峡部有黄豆大小硬结,有时亦可见于壶腹部。常为双侧性。由于结节较硬,在作妇科检查时多可扪到,故在临床上不难作出诊断。

结节的形成是由于输卵管黏膜受炎症刺激侵入管壁,引起肌壁增生而致。亦有人认为其发生机制与子宫腺肌病的病因相似而不一定是炎症。如在肌壁间有子宫内膜腺体而其周围又发现有间质,则可以诊断为腺肌瘤。

⑥慢性盆腔腹膜炎，炎症蔓延至盆腔腹膜，腹膜充血、水肿而逐步增厚，炎性分泌物可沿其周围组织渗透，渗透至子宫直肠陷凹时，局部组织变硬、变厚。

(2)临床表现：全身症状不明显，可以表现为下腹部坠痛、腰骶部胀痛、性交痛或痛经等。疼痛是由于盆腔内组织充血，盆腔器官有粘连所致，故常于经前或劳动后加重。患者往往因长期下腹不适或腰骶部痛致全身健康受到影响。有时可伴尿频，白带增多，月经量多，周期不准，经期延长等症状。慢性输卵管卵巢炎常因其与周围组织粘连而不孕，即使可以受孕，发生输卵管妊娠的机会亦较多。

据报道，如对急性输卵管卵巢炎治疗不及时不彻底，其中有一部分患者在 1~2 年后可发生骶髂关节炎，引起骶髂部的持续疼痛，此种关节炎的晚期可以用 X 线片诊断，但在早期则 X 线片上并无关节炎的特征显示，可用定量的放射性同位素锝扫描加以发现。

慢性输卵管卵巢炎的另一特点是可有反复急性发作。发作的原因可能为重复感染，也可能因患者机体抵抗力降低致使潜伏的细菌重新活跃。每次发作后均使输卵管卵巢、盆腔腹膜以及周围器官的粘连更紧密而逐渐发展成为较大的包块，以致症状越来越明显。

作妇科检查时常发现子宫多为后倾，活动性受限，甚至完全固定。在宫旁或后方可触及增粗的输卵管或其中的结节或输卵管与卵巢炎所形成的包块，并有触痛，如合并有盆腔结缔组织炎则宫骶韧带增厚，触痛明显。如仅有输卵管积水，则可扪到壁薄的囊样物，且可能推动而无触痛，故甚难与卵巢囊肿鉴别。输卵管卵巢囊肿一般较输卵管积水大，固定于子宫一侧。检查时如发现为固定的囊块，则提示有此种囊肿的可疑。

(3)诊断：在询问病史时如发现患者以往曾有急性盆腔炎病史，诊断多无困难。如患者除不育外症状不严重，检查时仅发现宫旁组织稍增厚而无包块，则可进行输卵管通液检查，如证明输卵管不通，慢性输卵管炎的诊断即基本上可以确立。但尚需进一步明确有无结核性输卵管炎的可能。

鉴别诊断须与子宫内膜异位症、卵巢肿瘤、盆腔结核等鉴别。

(4)治疗：慢性炎症患者由于经常有下腹坠痛，思想顾虑重，应加强宣传，解除思想顾虑，加强营养，作好体质锻炼，避免重体力劳动。

①药物治疗

透明质酸酶：给 1500U 或糜蛋白酶 5mg 肌内注射，隔日 1 次，5~10 次为一疗程，有利于炎症及粘连的吸收，个别患者如出现全身或局部过敏反应，应停用药。

封闭疗法：能阻断恶性刺激，改善组织营养，如髓前封闭，每次用 0.25% 普鲁卡因 40ml，每周 1~2 次，每疗程 4~5 次；或用阴道侧穹隆封闭，即在距子宫颈 1cm 处刺入侧穹隆 2~3cm 深，每侧缓慢注射 0.25% 普鲁卡因 10ml，每日 1 次，每疗程 6~7 次。

抗生素治疗：可选用治疗急性输卵管卵巢炎的药物。应用抗生素的依据是，在此类慢性病患者的输卵管内尚可残存有少量致病菌，抗生素可将其杀灭，且可防止复发。在用抗生素的同时，可加用肾上腺皮质激素，治疗一段时间后一些患者的症状可明显减轻甚至消失，少数患者的输卵管可以复通，但这不等于患者已被根治，输卵管复通后，亦不等于即可受孕。对这些患者仍需继续随访检查。

②物理疗法：可促进盆腔组织局部血液循环，改善局部组织的新陈代谢，以利炎症的吸收和消退。

激光治疗：利用激光治疗的特点，消炎、止痛以及促进组织的修复作用。

超短波疗法：用下腹腰部对置法，或将阴道电极置于阴道内，微热量或温热量，每次 15~20min，每日 1 次，或隔日 1 次，12~15 次为一疗程。

微波治疗：因机体组织对微波吸收率高，其穿透力较弱，产热均匀，可准确限定治疗部位，操作方便，对慢性炎症用圆形或矩形电极横置于下腹部，距离 10cm，功率 80~100w，每次 15~20min，每日 1 次，10~20

次为一疗程。

石蜡疗法:用腰-腹法,使用蜡饼或蜡袋置于下腹部及腰骶部,每次 30min 或用蜡栓放置阴道内,隔日 1 次,10～15 次为一疗程。

热水坐浴:一般用 1∶5000 高锰酸钾液或中药洁尔阴坐浴,水温约为 40℃,每日 1 次,5～10 次为一疗程,每次 10～20min。

此外,尚有中波直流电透入法、紫外线疗法等物理疗法。应用理疗治疗慢性盆腔炎性疾病时应注意禁忌证:月经期及孕期;生殖器官有恶性肿瘤;伴有出血;内科合并症,如心、肝、肾功能不全;活动性结核;高热;过敏性体质等情况时均不应作理疗。

③手术治疗

手术指征:年龄较大、已有子女者。症状明显者,影响身体健康及工作,尤以盆腔已形成包块者;有反复急性发作史而经非手术治疗效果不佳者;较大的输卵管卵巢囊肿或输卵管积水者;年龄较轻,婚后不孕,其他功能正常、输卵管梗阻但未形成包块,盼望生育者。

手术范围:

全子宫切除:对输卵管卵巢囊肿、输卵管积水,如已有子女,年龄超过 40 岁者,可行全子宫切除及病灶切除术,但需保留一侧卵巢或部分卵巢。但双侧附件已形成包块者(包括输卵管积水、输卵管卵巢囊肿)宜作全子宫及双侧附件切除术。

年轻患者迫切希望生育,如单侧或双侧输卵管均不通,根据情况可作输卵管复通术。手术中应同时将输卵管、卵巢周围可见到的粘连带全部分离。进行输卵管复通手术时,必须肯定炎症是非结核性的,否则不可能成功。

慢性炎症患者经以上方法治疗后,有可能使输卵管通而不畅,以致发生输卵管妊娠。此种情况在临床上并不罕见,应高度重视。

四、盆腔结缔组织炎

盆腔结缔组织(又称纤维结缔组织)是腹膜外的组织,位于盆腔腹膜后方、子宫两侧以及膀胱前间隙等处。这些部位的结缔组织之间并无界限,盆腔腹膜后的结缔组织与整个腹膜后(上达肾周围)的结缔组织相连,在阔韧带下方的宫旁组织(即主韧带)及宫颈骶骨韧带中均含有较多的结缔组织兼有少许平滑肌细胞。盆腔结缔组织炎(又称蜂窝织炎)多初发于宫旁结缔组织,然后播散至其他部位。

盆腔结缔组织炎可以分为原发性与继发性两种类型。原发者系指炎症初发时仅限于盆腔结缔组织,但如炎症严重可以穿透腹膜而波及盆腔腹膜或通过输卵管系膜而影响输卵管及卵巢;继发者则指先有严重的输卵管卵巢及盆腔腹膜炎,再播散至盆腔结缔组织。现主要讨论原发性盆腔结缔组织炎,又分为急性与慢性两类。

1.急性盆腔结缔组织炎

(1)病因:急性盆腔结缔组织炎多由于手术损伤所致。扩张宫颈术时之宫颈撕伤;全子宫切除(尤其是经阴道者)术后阴道断端周围之血肿及感染;人工流产术中误伤子宫或宫颈侧壁以及分娩或手术产时造成的宫颈或阴道上端撕伤等,均易导致急性盆腔结缔组织炎。妊娠期间盆腔结缔组织常有增生并充血,一旦发生感染,往往迅速扩散至大部分的盆内结缔组织,导致较严重的盆腔结缔组织炎。病原体多为通常寄生于阴道内的需氧或(及)厌氧菌,包括链球菌、葡萄球菌、大肠杆菌、厌氧菌、淋球菌、衣原体、支原体等。

①链球菌:为革兰阳性链球菌,其中以乙型链球菌致病力强,能产生溶血素和多种酶,使感染扩散。此

类细菌感染的脓液较稀薄,呈淡红色,量较多。本菌对青霉素敏感。B族溶血性乙型链球菌常见于产后子宫感染及新生儿致命性感染。

②葡萄球菌:常见于产后、剖宫产后、妇科手术后的感染。分金黄色、白色、柠檬色3种,致病力强。脓液色黄、稠、无臭,对一般常用的抗生素易产生耐药,须根据药敏试验用药较理想,耐青霉素金黄色葡萄球菌对头孢噻吩、克林霉素、万古霉素及氯霉素等较敏感。

③大肠杆菌:革兰阴性菌,本菌一般不致病,但如机体衰弱、外伤或手术后,也可引起较严重的感染,常与其他细菌发生混合感染。脓液稠厚并带有粪臭。对氨苄西林、阿莫西林、头孢菌素及氨基糖苷类抗生素均有效,但易产生耐药菌株,最好根据药敏试验用药。

④厌氧菌:细菌多来源于结肠、直肠、阴道及口腔黏膜,易形成盆腔脓肿、感染性血栓静脉炎,脓液有气泡,带粪臭。有报道,70%～80%脓肿的脓液可培养出厌氧菌,用药应采用兼顾厌氧菌及需氧菌的抗生素,如青霉素、克林霉素、甲硝唑等。

脆弱类杆菌:为革兰阴性杆菌,常伴有严重感染形成脓肿。脓液常带粪臭,显微镜下,可见到多形性、着色不均匀的革兰阴性杆菌,本菌对青霉素、第一代先锋霉素及氨基糖苷类药物不敏感,对甲硝唑敏感。

消化道链球菌与消化球菌:为革兰阳性球菌,致病力较强,多见于产后、剖宫产后、流产后的输卵管炎、盆腔结缔组织炎。脓液带粪臭,可见到革兰阳性球菌,本菌对青霉素敏感。

⑤性传播疾病的病原体:淋球菌、衣原体及支原体是近年急性盆腔结缔组织炎的常见病原体。

(2)病理:急性盆腔结缔组织炎一旦发生,局部组织出现水肿、充血,并有大量白细胞及浆细胞浸润,临床上常发现发炎处有明显的增厚感。炎症初起时多在生殖器官受到损伤的同侧宫旁结缔组织中,如自子宫颈部的损伤浸润至子宫颈的一侧盆腔结缔组织,逐渐可蔓延至盆腔对侧的结缔组织、盆腔的前部分。发炎的盆腔结缔组织容易化脓,发展形成大小不等的脓肿,急性盆腔结缔组织炎如未能获得及时有效的治疗,炎症可通过淋巴向输卵管、卵巢或髂窝处扩散,或向上蔓延而导致肾周围脓肿。由于盆腔结缔组织与盆腔内血管接近,故结缔组织炎亦可引起盆腔血栓性静脉炎。现在广谱抗生素较多,群众对疾病的认识有所提高,发展至血栓性静脉炎者已不多见。

如阔韧带内已形成脓肿未及时切开脓肿引流,脓肿可向阴道、膀胱、直肠自行破溃,高位脓肿也可向腹腔破溃引起全身性腹膜炎、脓毒症使病情急剧恶化,但引流通畅后,炎症可逐渐消失。

(3)临床表现:炎症初期,患者可有高热及下腹痛,体温可达39～40℃。如在发病前患者曾接受过经腹或经阴道进行的子宫全切术,或手术虽小但有损伤阴道上端、宫颈以及子宫侧壁时,则所引起的炎症往往是盆腔结缔组织炎。如已形成脓肿,除发热、下腹痛外,常见有直肠、膀胱压迫症状,如便意感、排便痛、恶心、呕吐、排尿痛、尿意频数等症状。

在发病初期妇科检查,子宫一侧或双侧有明显的压痛及边界不明显的增厚感,增厚可达盆壁,子宫略大,活动性差,触痛。如已形成脓肿或合并有子宫附件炎时,则因脓肿向下流入子宫后方,阴道后穹常触及较软的包块,且触痛明显。如患者系在子宫切除术后发病,则有时可在阴道的缝合处见有少许脓性或脓血性渗出物,提示阴道周围组织已发生感染。

(4)诊断:根据病史、临床症状及妇科检查所见诊断不难,但有时须与以下疾病进行鉴别:

①输卵管妊娠破裂:有停经史、阴道少量出血、下腹痛突然发生,面色苍白,急性病容,腹部有腹膜刺激症状,尿HCG(+)、后穹穿刺为不凝血。

②卵巢囊肿蒂扭转:突发的一侧下腹痛,有或无卵巢肿瘤史,有单侧腹膜刺激症状,触痛明显,尤其在患侧子宫角部,妇科检查子宫一侧触及肿物及触痛。

③急性阑尾炎:疼痛缓慢发生,常有转移性右下腹部疼痛,麦氏点触痛明显。

（5）治疗：对急性盆腔结缔组织炎的治疗，主要依靠抗生素，所用药物与治疗急性输卵管卵巢炎者相同。诊断及时用药得当，一般均可避免脓肿的形成或炎症的进一步扩散。

①抗生素治疗：可用广谱抗生素如青霉素、氨基糖苷类抗生素、林可霉素、克林霉素、多西环素及甲硝唑等。待抗菌敏感试验得出后，改用敏感的抗生素。

如在用抗生素治疗的过程中患者的高热不退，则除应改变所用药物外，尚应考虑有无隐匿的脓肿（如肾周围脓肿）或（及）盆腔血栓性静脉炎的可能，而给予相应的处理。

②腹腔镜治疗：一旦患者病情比较复杂，怀疑有脓肿形成；或者经药物治疗72h，不但无效病情反而加重；或者盆腔炎反复多次发作；疑有脓肿破裂，与阑尾炎无法鉴别的患者均可使用腹腔镜探查术，进行诊断与治疗。

腹腔镜探查时，首先要确定病变最严重的部位，以判断病情。取盆腔内渗出物或脓液送细菌培养加药敏试验，有助于术后选用抗生素。腹腔镜探查术在以前是一种单纯的诊断措施，但是最近几年，使用腹腔镜冲洗术治疗盆腔炎性疾病，不仅可以大大缩短抗生素使用时间，而且可以防止术后盆腔脏器粘连。在急性期，尤其是使用了几天抗生素的患者，脏器之间的粘连一般都不是很致密，使用钝性的拨棒可以将绝大多数粘连分离开来。由于腹腔镜手术对腹腔脏器的损伤小，术后发生严重粘连的病例较少。腹腔镜术中应注意，有的患者由于病程长，下腹部腹壁与肠管之间有粘连，应警惕在进行侧孔穿刺时，容易伤及肠管。应掌握手术指征。

③手术治疗：手术治疗盆腔炎性疾病，往往弊大于利，在绝大多数情况下，不要轻易采用手术治疗，以免炎症扩散或出血，且术后容易形成严重的肠粘连、输卵管粘连，导致慢性腹痛等。但有些情况须作以下处理：

宫腔内残留组织，阴道出血时，首先应积极消炎，如无效或出血较多时，在用药控制感染的同时，用卵圆钳小心谨慎地清除宫腔的内容物，而避免做刮宫术；子宫穿孔时如无肠管损伤，可不必剖腹修补；宫腔积脓时，应扩张宫口使脓液引流通畅；有IUD时应及时取出。

有明显脓肿形成，或者怀疑有脓肿破裂，或者与外科疾病无法鉴别等，应该及时进行外科手术探查，切除病变器官，进行引流。

2.慢性盆腔结缔组织炎　　慢性盆腔结缔组织炎多由于急性盆腔结缔组织炎治疗不彻底，或患者体质较差，炎症迁延形成。

（1）病因与病理：宫颈淋巴管直接与宫旁结缔组织相通，故慢性盆腔结缔组织炎常继发于较严重的慢性宫颈炎，也常是宫颈癌的并发症之一。此症也可能是由于在急性阶段治疗不彻底所致，因而病原体可能尚存活于病灶之中。

本病的病理变化在急性期以充血、水肿为主，成为慢性炎症后，则以纤维组织增生为主，逐渐使结缔组织变为较坚硬的瘢痕组织，与盆壁相连，甚至可使盆腔内出现"冰冻骨盆"的状态。子宫固定不能活动，或活动度受限制，子宫常偏于患侧的盆腔结缔组织。

（2）临床表现：轻度慢性盆腔结缔组织炎可无症状；偶于身体劳累时有腰痛，下腹坠痛感。性交痛是此症的常见症状，这是由于盆腔内的结缔组织所处的位置较低，易受到刺激之故。妇科检查，子宫多呈后倾屈，三合诊时触及宫骶韧带增粗呈条索状，触痛，双侧的宫旁组织肥厚，触痛如为一侧者则可触及子宫移位，偏于患侧，如已形成冰冻骨盆，则子宫可以完全固定。

（3）诊断与鉴别诊断：根据有急性盆腔结缔组织炎史、临床症状与妇科检查，诊断不难，但须与子宫内膜异位症、结核性盆腔炎、卵巢癌以及陈旧性子宫外孕等鉴别。

①子宫内膜异位症：多有痛经史，妇科检查可能触到子宫旁有结节，或子宫两侧有包块。B型超声及腹

腔镜检查有助于诊断。

②结核性盆腔炎：多有其他脏器的结核史，腹痛常为持续性，偶有闭经史，常有子宫内膜结核、腹胀，偶有腹部包块，X线检查下腹部可见有钙化灶，包块位置较慢性盆腔结缔组织炎高。

③卵巢癌：包块为实质性，表面不规则，常有腹水，患者一般健康状态较弱，晚期癌也有下腹痛，与慢性盆腔结缔组织炎不同，诊断有时困难，腹腔镜检查及病理活体组织检查有助于诊断。

④陈旧性宫外孕：多有闭经史及不规则阴道出血，腹痛偏于患侧，妇科检查子宫旁有粘连的包块，触痛，腹腔镜检查有助于诊断。

（4）治疗：由于慢性盆腔结缔组织炎往往继发于慢性宫颈炎，故应对后者进行积极治疗。对慢性盆腔结缔组织炎可用物理治疗，以减轻疼痛。与物理治疗合用效果较好，但抗生素不能长期使用。慢性盆腔结缔组织炎经治疗后症状可减轻，但容易复发，尤其在月经期后、性交后以及体力劳动后，因此应做好解释工作，使患者配合治疗。

五、盆腔脓肿

盆腔脓肿多由急性盆腔结缔组织炎未得到及时的治疗，化脓形成盆腔脓肿，这种脓肿可局限于子宫的一侧或双侧，脓液流入于盆腔深部，甚至可达直肠阴道隔中。输卵管积脓、卵巢积脓、输卵管卵巢脓肿所致的脓肿也属盆腔脓肿的范畴。这些脓肿虽各有其特点，但亦有不少相同之处。

1.病因　盆腔脓肿形成的病原体多为需氧菌、厌氧菌、淋球菌、衣原体、支原体等，而以厌氧菌为主，在脓液培养中最常发现的是类杆菌属的脆弱类杆菌、大肠杆菌，近年来发现放线菌属（尤其是依氏放线菌属）是导致盆腔脓肿的常见病原体，其与宫内避孕器的安放有关，这种病原体不易培养，故用一般方法培养未能培养出病原体，并不等于病原体不存在。

输卵管积脓是由急性输卵管炎发展而成，当输卵管的伞部及峡部因炎症粘连而封闭后，管腔的脓液即越积越多，可以形成较大的腊肠状块物；单纯的卵巢脓肿较少见，在排卵时如输卵管有急性炎症并有分泌物，则后者可经卵巢的排卵处进入卵巢中而逐渐形成脓肿，大者有拳头大小或更大；在急性输卵管炎发生的初期其伞端尚未封闭，管内的炎性分泌物可外溢到盆腔内的卵巢、盆腔腹膜及盆腔中的其他器官周围，如脓性分泌物被因炎症而有广泛粘连的输卵管与卵巢所包围积存其中，即可发展成为输卵管卵巢脓肿，此种脓肿的周围尚可有大网膜、肠管及盆腔腹膜等组织与之粘连。

以上三种脓肿在盆腔内所处的位置一般较高，而与盆腔底部有一定的距离。

如输卵管内的脓液积聚于子宫直肠陷凹处，或严重的盆腔腹膜所渗出的脓液大量流入盆腔则将形成盆腔底部的脓肿，其上方可为输卵管、卵巢、肠曲所覆盖；急性盆腔结缔组织炎如未得到及时的治疗，亦往往化脓而形成脓肿，此种脓肿虽可局限于子宫的一侧，但其下端往往位置较低，且脓液可流入阴道直肠隔中，形成肿块。

以上两种脓肿均处于盆腔底部，是"真正"的盆腔脓肿。

2.临床表现　盆腔脓肿形成后，患者多有高热及下腹痛，而常以后者为主要症状，体温可达39℃左右。也有部分患者发病弛缓，脓肿形成过程较慢，症状不明显，甚至有无发热者。妇科检查时可在子宫的一侧或双侧扪及包块，或在子宫后方子宫直肠窝处触及包块并向阴道后穹膨隆，有波动感和明显触痛，有时子宫与脓肿界限不清。此外，直肠受脓肿的刺激可有排便困难，排便时疼痛，便意频数等。常伴周围血白细胞数升高及红细胞沉降率增高。

盆腔脓肿可自发破裂，脓液大量流入腹腔内引起严重的急性腹膜炎甚至脓毒血症、败血症以致死亡，这是盆腔脓肿的最严重并发症。急性盆腔结缔组织炎所导致的盆腔脓肿偶有可能自发地穿破阴道后穹，也可能破入直肠，脓液由阴道或肠道大量排出，患者的症状可迅速缓解。现广谱抗生素较多，病原体对抗生素敏感，形成盆腔脓肿者已大为减少，但无治疗条件的地区，仍有这种疾病。

3.诊断　如在产后、剖宫产术后、人工流产术后或其他宫颈手术后，患者发生高热、下腹痛，妇科检查，盆腔深部触及包块，触痛，有波动感，白细胞计数增高，血沉快，多可确诊。后穹穿刺抽出脓液可明确诊断。应将脓液作普通及厌氧菌培养，以明确病原体的类型，进行针对性的抗菌药物治疗。此外，可应用 B 型超声、CT 等协助诊断。

位置较高的宫旁炎性包块，单凭妇科检查甚难确定包块是否为脓肿，而进行阴道后穹穿刺亦不安全，须借助于辅助诊断方法。

（1）超声检查：临床上怀疑为脓肿的包块，用超声检查，可以发现包块内有多种回声区，提示包块内有液体（脓液）。此法为非损伤性检查，简便易行，可靠性可高达 90% 以上。

（2）计算机断层扫描（CT）：应用此法以诊断腹腔脓肿可获得 100% 的准确率。但此法费用昂贵，尚不能普遍应用。

（3）放射性同位素扫描：近年来有人采用镓或铟标记的白细胞作扫描以诊断腹腔脓肿，取得较高的准确率。但目前临床上较少应用。

4.治疗

（1）一般治疗：患者卧床休息，床头抬高，使脓液沉积于子宫直肠陷凹，注意营养，给高蛋白半流食。

（2）药物治疗：由于多种广谱抗生素的出现，选用的药物应对厌氧菌（尤其是脆弱类杆菌）有效，最好是广谱药。目前常用于治疗盆腔脓肿的药物是克林霉素，甲硝唑以及第三代头孢菌素，如头孢西丁等，甲硝唑可给 0.4g，每日 3 次，连服 7～14d。头孢西丁 2g 静注，每 6 小时 1 次，然后再给多西环素 100mg，每 12 小时 1 次口服，症状缓解体温已下降至正常后，尚须继续用药 1 周以上，以巩固疗效，也可免于手术治疗。克林霉素在脓肿内可达到较高的浓度，这是由于多核白细胞可以将此药带入脓肿中，从而使其发挥疗效。衣原体感染用庆大霉素、克林霉素、多西环素治疗盆腔脓肿极有效，痊愈率可达 90% 以上。

药物的应用一般仅限于治疗较早期的输卵管卵巢脓肿。如经药物治疗，虽取得疗效，但所遗留的包块尚大时，常需再用手术将病灶切除。在药物治疗的过程中必须随时警惕脓肿破裂的可能。如脓肿突然发生自发性破裂，脓液大量溢入腹腔中，可以危及生命，此时必须立即进行手术治疗。

（3）手术治疗：多用于药物治疗无效者。

①脓肿切开引流：对位置已达盆底的脓肿，常采用后穹切开引流方法予以治疗。可先自阴道后穹穿刺，如能顺利吸出大量脓液则自该穿刺部位作切开排脓后插入引流管，如脓液已明显减少可在 3d 后取出引流管。脓液大量引流后，患者的症状可以迅速缓解。在应用引流法的同时应加用抗生素。

此种方法对治疗急性盆腔结缔组织炎所致的脓肿，尤其是对子宫切除术后所形成的脓肿，一旦脓液全部引流，患者即可达到治愈的目的。但如系腹腔内的脓肿，即使引流只能达到暂缓症状的目的，常需在以后剖腹探查将病灶切除，其时盆腔组织的急性炎症阶段已过，手术较安全易行。

②手术切除脓肿：不少人认为除可以很容易经阴道引流的盆腔脓肿外，其他各类腹膜腔内的脓肿，包括输卵管积脓、卵巢脓肿以及输卵管卵巢脓肿等，进行手术切除是最迅速而有效的治疗方法。患者入院经 48～72h 的抗生素治疗后即可进行手术。采用此种方法除可以迅速取得疗效外，尚可避免脓肿破裂所引起的严重后果。但即使在术前采用抗生素治疗 2～3d，手术时仍应注意操作轻柔，避免伤及肠道，或使脓液溢入腹腔内。

手术范围应根据患者情况而定。患者年轻、尚未生育者，应仅切除患侧病灶，保留对侧附件。如患者，已有子女,且年龄较大,则应作双侧附件及全子宫切除术,使不再复发。如术时发现双侧附件均已严重破坏,则不论患者年龄大小均宜将双侧附件及全子宫切除。术后可用激素替代治疗。

六、盆腔血栓性静脉炎

1.病因　盆腔血栓性静脉炎一般继发于以下各种情况:妇科感染、手术(宫颈癌根治术、盆腔淋巴结清扫术、外阴癌根治术等)后、术前盆腔放疗、长期卧床休息致盆腔静脉血液回流缓慢、手术时血管壁损伤或结扎等,产后胎盘剥离处许多栓塞性小血管是细菌滋生的良好场所,厌氧性链球菌及类杆菌等侵犯盆腔静脉丛,可能产生肝素酶降解肝素,促进血凝,可导致盆腔血栓性静脉炎。

2.临床表现　盆腔血栓性静脉炎可累及卵巢静脉,子宫静脉、髂内静脉甚至髂总静脉或阴道静脉,尤其以卵巢血栓性静脉炎最常见。常为单侧,由左卵巢静脉向上扩散至左肾静脉甚至左侧肾脏,右侧可扩散至下腔静脉。常在术后或产后 1 周左右出现寒战、高热,持续数周不退,伴下腹一侧或双侧疼痛,并向肋脊角、腹股沟、腰部放射。检查下腹深压痛,妇科检查宫颈举痛,宫旁触痛,或触及疼痛明显的静脉丛,术后或产后发热不退应想到此病。

3.诊断　根据病史、症状及体征即可作出初步诊断,为了解血栓性静脉炎的部位、范围及通畅程度,则需进一步检查。

①多普勒超声血液图像检查:可了解静脉是否通畅,有无血栓形成。

②下肢静脉造影:了解血栓部位、范围、形态及侧支循环形成情况。

③血浆 D-二聚物(D-dimer):静脉血栓形成时,D-二聚物浓度升高,<0.5mg/L,可除外此病。

④碘-纤维蛋白原摄取试验(FUT):血栓形成中对[131]碘-纤维蛋白原的摄取率明显升高,可采用体外-闪烁计数器测定[131]碘标记的纤维蛋白含量,来诊断血栓性静脉炎。

⑤其他:采用测定下肢静脉压、温度记录法、实时二维超声显像、CT 或 MRI 等均有助于诊断。

4.治疗

(1)一般治疗:绝对卧床休息(平卧位),高热者物理降温,补液,注意水、电解质平衡,给予支持治疗。

(2)积极抗感染:选择对需氧菌和厌氧菌有较强作用的抗生素联合应用。

(3)抗凝疗法:持续高热不退,在大剂量抗生素联合应用的同时,可加用肝素治疗。每 6 小时静滴肝素 50mg,连用 10d,使部分凝血酶时间维持于正常值的 1.5~2 倍。急性期除用肝素外,亦可用华法林口服,第一日 10mg,第二日 5mg,第三日减量为 2.5mg 维持,使凝血酶原时间维持在正常值的 1.5 倍。抗凝疗法应在患者恢复正常生活后才能停止。

(4)手术治疗:仅用于少数患者。手术指征为:①药物治疗无效;②脓毒血症继续扩展;③禁忌使用抗凝疗法者。

手术范围包括双侧卵巢静脉结扎或下腔静脉结扎。病程中一旦发现盆腔脓肿,立即行后穹切开引流术或剖腹切开脓肿引流术。术中根据盆腔感染的性质、范围和患者自身情况决定是否切除子宫及双侧附件,术后仍需给予支持治疗和抗感染治疗,并根据病情决定是否继续应用抗凝疗法。

七、盆腔其他感染

1.放线菌病　是真正的慢性盆腔炎性疾病之一,由衣氏放线菌引起。该病好发于 20~40 岁生育年龄的妇女。衣氏放线菌存在于正常人口腔、牙垢、扁桃体与咽部等,属于正常菌群,该菌系条件致病菌,当人体抵抗力降低时才对人类致病,对其他哺乳动物不致病。绝大多数放线菌继发于阑尾炎、胃肠道感染以及带宫内节育器者,文献报道大约占宫内节育器者的15％,而不使用宫内节育器者体内非常少见,原因尚不清楚。

病理表现主要是输卵管卵巢的炎症,开始为局部组织的水肿,以后逐渐发展成中心性坏死、脓肿,在输卵管腔内充满大量的坏死物质,周围组织增生,管腔呈现出腺瘤样改变。肉眼可见脓液中有黄色颗粒,显微镜下呈特征性的硫磺样颗粒,从中心向四周有放射状排列的菌丝。可见单核细胞浸润,也可以有巨细胞出现。

妇科检查可发现约半数患者的双侧附件增厚伴有压痛,症状有时容易与阑尾炎甚至卵巢恶性肿瘤混淆。主要采用青霉素或磺胺药物,持续治疗10～12个月。对这两种药物过敏者也可选用四环素、克林霉素或林可霉素。

2.结核性输卵管炎。

3.异物性输卵管炎　主要发生于输卵管碘油造影后,也可以继发于其他阴道内异物,如淀粉、滑石粉或无机油之后。

4.血吸虫病　由血吸虫引起,少见。病理上在输卵管卵巢产生非特异性炎症,显微镜下可见虫卵周围有肉芽肿样反应,伴有巨细胞和上皮样细胞。临床表现为盆腔疼痛、月经不调以及原发不孕。在组织中发现有虫卵结节可以确诊。血吸虫病疫区的患者要考虑这种病的可能。

5.麻风杆菌性输卵管炎　非常罕见。组织学上与结核性输卵管炎类似,需行结核杆菌培养才能加以鉴别。

6.肉芽肿样病　非常罕见,易误诊为输卵管癌。

（王素娟）

第四节　女性生殖器结核

女性生殖器结核好发于20～40岁妇女,常继发于肺结核、肠结核或腹膜结核。盆腔结核中以输卵管结核为最多见,占85％～95％。子宫内膜结核常由输卵管结核蔓延而来。宫颈结核很少见,常由子宫内膜结核蔓延,或经淋巴或血循环传播。卵巢结核可由血行传播或输卵管结核蔓延而来。

【诊断标准】

1.症状和体征

(1)结核中毒症状如疲劳、乏力、低热、盗汗、食欲欠佳及白带增多等症状。

(2)下腹疼痛。

(3)不孕。

(4)月经不调、发病初期月经量过多,以后月经稀少或闭经、痛经。

(5)妇科检查见两侧输卵管增厚成索条状或与卵巢粘连成块,表面不平或有硬结节(钙化或干酪样坏死),或盆腔界限不清之肿物,有时还伴腹水。

2.辅助检查

(1)子宫输卵管碘油造影有以下特征:

①子宫腔变形、狭窄或畸形,边缘呈锯齿状或有龛影。

②输卵管多发性狭窄,呈念珠状,或管腔细小而僵直。

③输卵管峡部阻塞呈牛角形或中段阻塞,碘油进入输卵管间质(说明有溃疡或瘘管形成)。

④碘油逆行进入淋巴管、血管、静脉丛。

⑤盆腔中多处钙化点。

(2)子宫内膜病理检查或宫颈活检:子宫内膜病理检查或宫颈活检是诊断子宫内膜结核最可靠的依据。于经前1周或月经来潮12小时内做诊刮。当可能为急性感染时,应在诊刮前、后肌内注射链霉素0.75g,每日1次同时口服异烟肼及利福平,直至获得病理报告结果。可疑宫颈结核时,应做宫颈活检。

①腹腔镜检查:若同时可疑腹腔内有结核感染时应慎用。

②胸部X线片:必要时做消化道或泌尿系统X线检查,以便发现原发灶。

(3)鉴别诊断:应与慢性盆腔炎、子宫内膜异位症、卵巢肿瘤、宫颈癌相鉴别。

【治疗原则】

(1)急性期至少应休息3个月。

(2)抗结核药物的选择原则:

①临床表现为活动期时,常需两三种抗结核药物联合应用,如链霉素＋异烟肼,治疗半年到1年,以后停链霉素改为对氨基水杨酸和异烟肼合用4～6个月,然后再单用异烟肼半年,总疗程2年左右。病情严重时也可用3种药物联合治疗。

②生殖器结核已稳定者,可口服异烟肼1年。

③如果对第一线药物产生耐药,或因不良反应不能继续用药时,则可选用利福平或乙胺丁醇。目前常用异烟肼、利福平、乙胺丁醇联用1年的方法。

(3)用药剂量:考虑到目前结核杆菌的耐药问题,建议在应用联合方案中考虑新药的使用,如氟喹诺酮等。

(4)孕妇用药:按孕妇用药等级,乙氨丁醇属B,异烟肼属C,利福平属C,而链霉素属D。考虑到早孕期未治疗结核对孕妇及胎儿危害大于药物危害时,应考虑药物治疗。

(5)手术治疗指征:

①盆腔包块,经药物治疗后有缩小,但不能完全消退者。

②抗结核治疗无效或治疗后又有反复发作者。

③子宫内膜抗结核药物治疗无效者。

④久治不愈的结核性瘘管患者。

⑤术前、术后抗结核治疗:为避免手术时感染扩散及减轻粘连有利于手术,术前应用抗结核药物1～2个月,术后根据结核活动情况,病灶是否切净,继续用药6～12个月,以期彻底治愈。

⑥手术以全子宫及双附件切除为宜,年轻妇女尽量保留卵巢功能,但手术不易彻底,有观点认为应做卵巢切除,术后应用HRT治疗。

　　　　　　　　　　　　　　　　　　　　　　　　　　　　　　　　　　　(黄丹维)

第五节　女性性传播疾病

一、淋病

淋病是由淋病奈瑟菌感染所致。淋病奈瑟菌为革兰阴性双球菌,侵犯柱状上皮及移行上皮导致泌尿生殖系统化脓性感染。

【诊断标准】

1.临床表现

(1)有无保护性交或性伴有淋病感染史。

(2)潜伏期一般为 3~7 日,发病初期女性常无明显症状。

(3)首先出现的症状有尿频、尿急、尿痛、排尿困难、黄色脓性白带等。

(4)妇科检查:尿道口充血、流脓。大阴唇后部前庭大腺部位叩及硬块,局部红肿、触痛,轻挤压即可挤出少许脓液。宫颈感染后,宫口见脓性分泌物,宫颈充血、糜烂,与一般宫颈炎的体征相似。

2.辅助检查

(1)播散性淋病时,外周血白细胞及中性粒细胞增多。

(2)分泌物涂片检查:长无菌棉签插入尿道口内和宫颈管内旋转两圈,并停留半分钟,取出棉签做涂片,染色后在多核白细胞内找到 6 对以上肾形革兰阴性双球菌。急性感染时在多核白细胞内、外都可见革兰阴性双球菌。

(3)有条件可行分泌物培养,即取宫颈管或阴道分泌物做淋病奈瑟菌培养。

【治疗原则】

1.下生殖道淋病(包括宫颈内膜或直肠淋病奈瑟菌感染)的治疗

(1)首选治疗(选择以下方案之一):鉴于耐青霉素淋病奈瑟菌日益增多,现青霉素已不作首选。

①头孢曲松 250mg,肌内注射,共 1 次。

②环丙沙星 500mg,口服,共 1 次。

③氧氟沙星 400mg,口服,共 1 次。

④头孢克肟 400mg,口服,共 1 次。

(2)备选治疗:用于不能应用头孢曲松的患者,选择以下方案之一。

①大观霉素 2g,肌内注射,共 1 次。

②诺氟沙星 800mg,口服,共 1 次。鉴于亚洲地区淋球菌对喹诺酮类药物多耐药,故尽量不选用。

以上几种方案治疗同时均应用抗沙眼衣原体治疗,如:

①强力霉素 100mg,口服,每日 2 次,连用 7 日。

②阿奇霉素 1g,顿服。

(3)注意事项:

①治疗淋病,多考虑有效的单次剂量治疗。

②对所有淋病患者,均应做有关梅毒及 HIV 血清学试验。

③对所有淋病患者的性伴均应进行检查,并选用针对淋病奈瑟菌和沙眼衣原体两种病原体的药物进

行治疗。

④如有 IUD 影响疗效时可取出。

2.成人播散性淋病奈瑟菌感染

(1)首选治疗(选择以下方案之一):

①头孢曲松 1g,肌内注射或静脉注射,每 24 小时 1 次。

②头孢唑肟 1g,静脉注射,每 8 小时 1 次。

③头孢噻肟 1g,静脉注射,每 8 小时 1 次。

以上三种方案治疗同时均需抗沙眼衣原体治疗,同上。

(2)注意事项:

①对 β-内酰胺类抗生素过敏的患者,改用大观霉素 2g,肌内注射,每 12 小时一次。

②建议住院治疗,特别是对服从治疗不可靠、诊断未肯定、有化脓性关节积液或其他并发症的患者。同时检查是否合并有心内膜炎或脑膜炎。

③鉴于 40% 以上患者合并沙眼衣原体感染,故应同时抗沙眼衣原体治疗。

④确实无并发症患者,在所有症状消退 24~48 小时后,可以出院,并继以口服疗法,以完成疗程(抗菌治疗总时间为 1 周),可采用:头孢呋肟酯 500mg,口服,每日 2 次。或阿莫西林(羟氨苄青霉素)500mg,口服,每日 3 次。加棒酸 250mg,口服,每日 3 次。或环丙沙星 500mg,口服,每日 2 次。

⑤淋病奈瑟菌所致脑膜炎和心内膜炎,需应用对致病菌株敏感的有效药物,大剂量静脉给药进行治疗。如头孢曲松 1~2g,静脉滴注,每 12 小时 1 次。治疗必须在专家指导下进行。大多数学者认为淋病奈瑟菌性脑膜炎的疗程为 10~14 日,而治疗淋病奈瑟菌性心内膜炎,则疗程至少 4 周。

3.妊娠合并单纯泌尿系、宫颈内膜或直肠淋病奈瑟菌感染

(1)对 STI 高危孕妇首次围产期检查时,均应做宫颈淋病奈瑟菌涂片及培养;并同时做沙眼衣原体、梅毒与 HIV 检测。即便治疗后应在妊娠末期再做淋病奈瑟菌、沙眼衣原体、梅毒检测试验。

(2)首选头孢曲松治疗,对 β-内酰胺类药物过敏者,用大观霉素。

(3)孕妇禁用四环素族(如强力霉素等)和喹诺酮类(如氧氟沙星等)。

(4)同时治疗沙眼衣原体感染,选择红霉素或阿莫西林进行治疗,如不耐受可选用阿奇霉素 1g,顿服。

(5)治疗结束后 7 日,采集宫颈和直肠标本进行淋病奈瑟菌培养。

(6)未治疗淋病非剖宫产指征。可在产时、产后立即治疗。

4.新生儿淋病奈瑟菌感染

患淋病经或未经治疗母亲的婴儿,为高危感染对象,需要常规进行检查和治疗。局部 1% $AgNO_3$ 或 0.5% 红霉素眼药膏或 1% 四环素眼药膏可预防新生儿眼炎,但不能治疗其他部位感染,故提倡全身用药。

(1)首选治疗:头孢曲松 25~50mg/kg(勿超过 125mg),单次静脉滴注或肌内注射。

(2)注意事项:

①应予使用生理盐水或眼用缓冲溶液冲洗双眼。

②单独局部应用抗生素治疗无效。

③父母双方,均应检查和治疗。

④凡治疗效果不能令人满意的患者,均应考虑本病同时并存沙眼衣原体感染。

5.较大儿童淋病奈瑟菌感染

(1)单纯尿道、外阴阴道或直肠淋病奈瑟菌感染:

①首选治疗:头孢曲松 125mg,单次静脉注射或肌内注射。

②备选治疗(适用于不能应用头孢曲松的患者)大观霉素 40mg/kg(最大量 2g),单次肌内注射。

(2)淋病并发症的处理。

1)体重<45kg:

①菌血症和关节炎:头孢曲松 50mg/kg(最大量 1g),静脉注射,每日 1 次,连用 7 日。

②脑膜炎:头孢曲松 50mg/kg(最大量 2g),静脉注射,每日 1 次,连用 10～14 日。

2)体重≥45kg:

①应接受成人的治疗剂量。

②对直肠炎和咽炎,应使用头孢曲松。

③对 β-内酰胺类药物过敏的儿童,应予使用大观霉素。

④应检测患儿是否存在梅毒和沙眼衣原体重叠感染。

⑤不用喹诺酮类药治疗。

⑥对年龄达 8 岁或更大的患童,应给予强力霉素 100mg,口服,每日 2 次,连用 7 日,以增加抗衣原体感染的作用。

二、尖锐湿疣

尖锐湿疣是女性性传播性疾病之一,由人乳头状瘤病毒引起,通过破损的皮肤、黏膜而致。主要为性接触传染。

【诊断标准】

1.临床表现

(1)潜伏期 1～8 个月,平均 3 个月。

(2)早期时无明显症状。

(3)病灶主要发生在大、小阴唇,处女膜、宫颈、阴道、会阴部、肛门等。

(4)病灶表现为软性、粉红色或灰白色疣状丘疹,表面凹凸不平,继续增生形成乳头状、菜花样和鸡冠样增生物,甚至融合成大团块。

(5)局部瘙痒,破溃后有渗出液,并伴继发感染。

(6)妊娠期患病,疣体迅速增大,分娩后病灶即明显萎缩。

2.辅助检查　常规不需要辅助检查。

(1)阴道脱落细胞涂片巴氏染色后见挖空细胞、角化不良细胞。

(2)阴道镜检查见泡状、山峰状、结节状指样隆起、白色斑块等。

(3)PCR 检测 HPV-DNA。

(4)病理检查:必要时行病变活检,应注意与假性湿疣鉴别。

【治疗原则】

患者及性伴应同时治疗。外阴、宫颈的尖锐湿疣,基本属良性病变,因此治疗的目的为美观及防止性传播,治疗手段以不给患者带来危害为原则。

1.局部药物治疗

(1)5%氟尿嘧啶软膏,每日搽局部 1～2 次。

(2)3%酞丁胺霜,每日搽局部 2 次。

(3)20%足叶草酯酊,每周局部涂 1～2 次,注意保护周围皮肤黏膜,涂药后 2～4 小时洗去药液。本药有致畸作用,孕妇忌用。

(4)30％～50％三氯醋酸,每周局部涂 1～2 次,涂后用生理盐水棉签洗净药液。

2.物理治疗

(1)电灼:用高频电针或电刀烧灼,适用于较小的宫颈或阴道疣块。

(2)冷冻:液氮治疗 1～3 次,治愈率达 90％。适用于较平坦的湿疣。

(3)激光:常用 CO_2 激光,一次即可治愈,治愈率达 95％。适用于表浅性尖锐湿疣。

3.手术治疗　较大的带蒂疣块可考虑手术治疗。为防止复发,术后需配合其他治疗。

4.免疫治疗　少数顽固病例,若上述各方法效果不明显,可用以下方法治疗。

(1)α-干扰素,外用,每次 1 粒,隔日 1 次,共 6～10 次。

(2)干扰素-α2b 500 万 IU 疣灶局部注射。

(3)干扰素-α2a 300 万 IU,皮下注射,每周 3 次,共 4 周。

5.注意事项

(1)避免无保护性交。

(2)治疗结束后,每月随访 1 次。

(3)治疗后复发或重复感染者,应积极治疗,并追查其配偶或性伴。

三、生殖器疱疹

生殖器疱疹是由单纯疱疹病毒引起的一种女性生殖道性病。约 90％的患者是由疱疹病毒Ⅱ型引起,10％由Ⅰ型引起。其传染途径是:与生殖器疱疹患者有性接触(包括口唇接触)。

【诊断标准】

1.病史　曾有不洁性交史,患者曾有疱疹感染史或为带病毒者,或性伴有疱疹或其感染史。

2.临床表现

(1)原发性生殖器疱疹:①局部瘙痒、灼热、疼痛等。②外阴、大小阴唇、阴道黏膜、宫颈等处出现大小不等的水疱,破溃后形成表浅溃疡,疼痛,病损融合成大片,明显压痛。③在发病前后,患者有头痛、低热、寒战、腹痛、恶心、腹股沟淋巴结肿大等。④病损可累及口、唇、咽喉、尿道、膀胱甚至直肠等黏膜。⑤症状一般持续 6～7 天逐渐缓解,病损 3～6 周完全消除。

(2)复发性生殖器疱疹:原发感染疱疹消退后,约半数患者在 1～4 个月复发,症状较初发时为轻,水疱较小,溃疡较少,愈合时间短,一般 7～10 日消退,亦可无病灶,但排毒。

(3)孕妇感染后,胎儿同时感染者,其中复发性疱疹的围产期传播率低。①孕早期生殖器疱疹经胎盘传播率低,主要是妊娠末期尤其是分娩期生殖器仍有疱疹病灶,或虽无病灶但有排毒者,胎儿经产道传染率高,如感染可导致新生儿疱疹病毒感染。②孕后期出现病毒血症或播散性疱疹病毒感染,除口、眼、皮肤黏膜疱疹外,可并发脑炎、肝脾肿大,致死胎或致残。

(4)病损部位混合感染合并葡萄球菌、真菌、链球菌等。疱疹病毒也可侵入骶前感觉神经鞘内,引起腰骶部神经炎、横贯性脊髓炎导致患者背部、会阴部及下肢放射性疼痛。

3.辅助检查　实验室检测帮助不大,主要靠患者典型病史及临床表现必要时可采用以下方法确诊,但一般实验室均不能做。

(1)脱落细胞学检查:于病损基底部取材做涂片,巴氏染色;查嗜酸性包涵体,阳性率为 38％～50％。

(2)病毒培养:水疱期病毒培养阳性率可达 80％。

（3）酶联吸附试验或放射免疫测定检测病毒抗原。

（4）核酸杂交技术检测病毒类型等。

（5）电镜检查病毒类型等。

【治疗原则】

1.一般治疗

（1）保持病损部位清洁及疱疹壁完整、干燥,每日用生理盐水清洗 2～3 次,用卫生巾吸干水分。

（2）合并细菌感染时,应用敏感抗生素对症治疗。

（3）局部疼痛者可用 5％盐酸利多卡因软膏或口服止痛片或用疱疹净软膏涂抹或溶液湿敷。

（4）3％～5％阿昔洛韦软膏或溶液,每 3～4 小时涂 1 次。

2.抗病毒治疗

（1）严重患者,口服阿昔洛韦片每次 200mg,每日 5 次,连服 7～10 日。

（2）复发患者的治疗,可选用以下方案之一:

①阿昔洛韦:400mg,每日 3 次,连服 5 日,或 200mg,每日 5 次,连服 5 日。

②伐昔洛韦:300mg,每日 2 次,连服 5 日。

③复发≥6 次/年,阿昔洛韦:400mg,每日 2 次,连服 6 月;或伐昔洛韦 300mg,每日 2 次,连服 1 年。

3.注意事项

（1）避免不洁性交。

（2）避免与疱疹病毒患者或带病毒者有性接触,避孕套不能完全防止病毒传播。

（3）复发性患者在前驱症状期口服阿昔洛韦,可能对患者有部分或完全性的保护作用。

（4）孕妇患疱疹病毒感染,早期需区别原发及复发,因早期胎儿感染率低,晚期如生殖器有病灶应行剖宫产。但如破膜时间达 4 小时以上者,不必行剖宫产。对生殖器无病灶者,产程中也要尽量避免有创性操作,如人工破膜、胎头皮电极或取血、胎头负压吸引及产钳等。

四、梅毒

梅毒是由梅毒螺旋体引起的性传播性疾病。

【诊断标准】

1.病史　有不洁性交史、梅毒感染史、配偶感染史及生母患梅毒等。

2.临床表现

（1）一期梅毒:①妇女一旦被感染,潜伏期为 6～8 周。②初起时见患处有单个结节称硬下疳,无痛、不痒,伴局部淋巴结肿大。③一侧或双侧肿大腹股沟淋巴结,常为数个,大小不等、质硬、不粘连、不融合、无痛感,可自行消退。④妇科检查于大、小阴唇,阴阜、阴道口、阴道、宫颈、会阴等处见硬下疳,为无痛性红色炎性丘疱疹,圆形,直径 0.5～1cm,边缘整齐,表面色红或暗红,略隆起,表面破损,渗出液结成黄色或灰色痂,如生橡胶样硬,无压痛。如不予治疗,在 3～8 周内硬下疳即自然消失。

（2）二期梅毒:①初次感染后 7～10 周或硬下疳出现后 3 周出现流感样综合征（60％～90％）及全身淋巴结肿大（50％～85％）。②皮肤及黏膜病灶,表现为斑疹、丘疹、鳞屑性皮疹、脓疱疹等。常呈对称性,掌跖易见暗红斑及脱屑性斑丘疹;外阴及肛周多见湿丘疹及扁平湿疣。口腔见黏膜斑。③浅表淋巴结肿大。④病损在 2～6 周自然消失。进入早期潜伏梅毒期,常无明显症状及体征,也可反复发做出现二期梅毒的症状、体征。

(3)三期梅毒(或晚期梅毒):①结节性梅毒疹呈结节状、暗红色、稍隆起、浸润性、坚硬结节。结节消退留有萎缩性瘢痕。②树胶肿呈单发、不对称皮下硬结,逐渐增大,中心坏死,形成深溃疡,分泌黏稠脓液,状如树胶。③黏膜梅毒,表现为黏膜白斑、树胶肿、穿孔等。④骨梅毒形成骨膜炎。⑤内脏梅毒形成肝、心血管及神经系统等内脏梅毒。

(4)潜伏梅毒(隐性梅毒):1年内为早期潜伏梅毒,超过1年即为晚期潜伏梅毒。潜伏梅毒无临床症状和体征,仅梅毒血清学检查阳性。

(5)妊娠合并梅毒:孕妇发现活动性或潜伏性梅毒称为妊娠合并梅毒。

(6)胎传梅毒(先天梅毒):①早期先天梅毒(2岁以内),与成人二期梅毒相似。皮损表现为红斑、丘疹、糜烂、水疱、大疱等。可表现为梅毒性鼻炎和喉炎、骨软骨炎、淋巴结肿大、肝脾肿大、贫血等。②晚期先天梅毒(2岁以上),与成人三期梅毒相似。其特征为间质性角膜炎、赫秦生齿、神经性耳聋等,也可表现皮肤黏膜树胶肿及骨膜炎。

3.实验室检查

(1)暗视野显微镜检查:刮取皮损组织液或淋巴结穿刺液滴在玻片上,盖上载玻片暗视野显微镜检查,见梅毒螺旋体,即可明确诊断。一期、二期、胎传梅毒时均可找到梅毒螺旋体。

(2)梅毒血清学试验如感染不足2~3周,非梅毒螺旋体抗原试验呈阴性,4周复查呈阳性。二期、三期、胎传梅毒妊娠合并梅毒患者梅毒血清学检查为阳性。

(3)脑积液检查神经梅毒时脑积液白细胞$>5\times10^6$/L、蛋白质>50mg/L,性病研究实验室试验(VDRL)阳性。

(4)组织病理检查取病损送病理检查即可明确诊断。

【治疗原则】

(1)梅毒的治疗原则包括及时、及早规范化的足量治疗,并应在治疗后进行足够长时间的追踪观察。

(2)对在前3个月内接触过有传染性梅毒患者的性伴进行检查、确诊及治疗,早期梅毒患者在治疗期间禁止性生活。

(3)早期梅毒患者在治疗后1年内每3个月复查1次,此后每半年复查1次,共连续随诊2~3年。随诊期间不应妊娠。如发现RPR滴度上升或复发应及时增加剂量治疗。晚期梅毒患者在治疗后应延长随诊时间,神经梅毒患者和心脏梅毒患者常常需要终生随访。

(4)抗梅毒药物治疗:首选青霉素。对无青霉素过敏患者,应用青霉素系各期梅毒的首选疗法。应用的制剂、剂量和疗程随梅毒的病期而有所不同。

【药物治疗】

1.一期、二期梅毒以及病程不到1年的潜伏梅毒患者

(1)首选治疗:苄星青霉素240万U,单次肌内注射。

(2)青霉素过敏者,可选用:①强力霉素100mg,口服,每日2次,连用14日。②四环素500mg,口服,每日4次,连用14日。③红霉素500mg,口服,每日4次,连用14日。

2.晚期梅毒、病程超过1年或病程不明者

(1)首选治疗:苄星青霉素240万U,肌内注射,每周1次,连用3周(共720万U)。

(2)青霉素过敏者:①强力霉素100mg,口服,每日2次,连用14日。②四环素500mg,口服,每日4次,连用28日。③红霉素500mg,口服,每日4次,连用28日。

3.神经梅毒患者　任何病期的梅毒,均可引起中枢神经系统病变。神经系统损害的临床迹象(如视觉、听觉症状及颅神经瘫痪)可通过脑脊液(CSF)检查而确诊。

（1）首选治疗：水剂结晶青霉素总量1800万～2400万U/d，分200万～400万U，静脉注射，每4小时1次，连用10～14日。

（2）替换治疗：水剂普鲁卡因青霉素240万U，肌内注射，每日1次，加丙磺舒500mg，口服，每日4次，两药合用，连用10～14日。

4.妊娠期梅毒　梅毒患者妊娠后可能发生以下情况：

（1）在孕前6～12个月感染而未经治疗的梅毒，常引起晚期流产或死胎。

（2）虽经治疗但不彻底或治疗后血清RPR未转阴性者妊娠后可出现LBW、早产儿及先天梅毒新生儿。

（3）当潜伏晚期患者妊娠时，新生儿可能外表正常，血清学试验阴性，表现为潜伏期先天性梅毒，在儿童后期或成人早期发现临床症状及血清学阳性。

（4）梅毒感染治疗5年后就可能生出健康新生儿，治疗年数愈长，生出健康新生儿机会愈多。所有孕妇，均应做梅毒血清学筛选，最好于早孕期首次产前检查时进行。对梅毒高危孕妇，在妊娠末3个月时应再次筛查，并于临产时重复1次。

（5）妊娠任何阶段，凡青霉素不过敏的孕妇，均应首选青霉素治疗，对不同梅毒期的剂量与疗程，与非妊娠患者相同。

（6）青霉素过敏孕妇应采取脱敏后青霉素治疗。孕妇忌用红霉素、四环素和强力霉素，因其不能防治胎儿先天梅毒，故不用作妊娠期梅毒的治疗。头孢类药物对先天梅毒的防治效果尚不确切，故亦不用于妊娠期梅毒的治疗。

（7）妊娠期接受治疗的梅毒患者因J-H反应及（或）早产、胎儿窘迫危险增加，故需住院。治疗前给予地塞米松，治疗过程如果发现有任何胎动异常或宫缩现象，应及时处理。

（8）已接受梅毒治疗的孕妇：每个月应做一次定量非梅毒螺旋体性血清学试验，如持续升高3个月，或滴度增加4倍，或再现一期、二期病灶，应给予复治。产后随诊复查同非妊娠患者。

5.先天性梅毒　先天性梅毒（胎传梅毒）主要是母亲早期梅毒，通过胎盘传染胎儿。

（1）非梅毒螺旋体性血清学阳性母亲（经血清螺旋体抗原试验证实）所生的婴儿，若母亲符合下列情况，则其婴儿应进行有关梅毒的检测估价。

①患梅毒而未经治疗者。

②产前开始进行梅毒治疗不到1个月者。

③妊娠期曾应用红霉素、青霉素或其他抗生素进行梅毒治疗者。

④经抗梅毒治疗后，非梅毒螺旋体性抗体滴度未获预期降低者。

⑤缺乏充分抗梅毒治疗证据者。

⑥已进行治疗，但在妊娠期疗程与剂量不足或不明，随诊复查的血清学检测不清者。在母亲的血清学情况未查清以前，婴儿不应让其出院。

（2）符合上述条件婴儿，有关临床和实验室的检测评估应包括：①全面体检，脐血（必要时取婴儿静脉血检查）血清学检查将抗体滴度与母血比较，血常规、血小板、肝功能等，查找先天性梅毒的迹象。②非梅毒螺旋体性抗体滴度检测。③脑脊液检查，包括细胞计数、蛋白分析及VDRL试验。④长骨X线检查。⑤临床需要进行的其他检查（如胸部X线检查）。⑥行FTA-ABS试验或TPHA试验。

（3）婴儿若具有下列情况则应予以治疗：①任何活动性梅毒表现（体检或X线检查）。②脑脊液性病研究试验（CSF-RPR试验）阳性。③不论脑脊液的血清学检查结果如何，而呈现脑脊液检查异常（如白细胞计数$>5\times10^6$/L，或蛋白$>500g$/L）者。④非梅毒螺旋体性血清抗体滴度较其母亲的滴度增高4倍及以上。⑤经FTA-ABS试验或TPHA试验检测为阳性者。⑥即使有关检测均属正常，若其母亲的梅毒未经治疗，或者经治疗后有复发或再感染依据者。

（4）首选治疗方案如下：①水剂结晶青霉素 10 万～15 万 U/(kg·d)，以静脉注射，5 万 U/kg，每日 2 次×7 天，以后每日 3 次×3 天。②或水剂普鲁卡因青霉素肌内注射，5 万 U/kg，每日 1 次，连用 10 日。

（5）注意事项：

①若治疗曾中断 1 日以上，则整个疗程必须重新从头开始。

②所有显症梅毒患儿，均应进行眼科检查。

③凡需做检测评估的婴儿，经评估后未发现任何需进行治疗指标者，则属于先天性梅毒低危对象。若不能确保密切随诊复查，则婴儿应予苄星青霉素 5 万 U/kg，单次肌内注射治疗。

④血清阳性未加治疗的婴儿，于生后 1、2、3、6 和 12 个月时进行严密追踪复查。未获感染者，则非梅毒螺旋抗体滴度从 3 个月龄应逐渐下降，至半岁时应消失。若发现其滴度保持稳定或增高，则应对患婴重新检测评估，并彻底治疗。此外，未获感染者，梅毒螺旋体抗体可能存在长达 1 年之久，若超过 1 年仍然存在，则该婴儿应按先天性梅毒治疗。

⑤必须随诊已予治疗的婴儿，亦应注意观察非梅毒螺旋体抗体滴度逐步下降情况；该抗体滴度至 6 个月龄时应已消失。不选用梅毒螺旋体试验监测，因该试验可终身阳性。已经证实脑脊液细胞数增高的婴儿，应每 6 个月复查 1 次，直至脑脊液细胞计数正常为止。如果 2 年后细胞计数仍不正常，或每次复查无下降趋势者，则该婴儿应予复治，亦应 6 个月检查 1 次，若脑脊液性病研究试验反应仍阳性，应予复治。

⑥新生儿期以后，凡发现有梅毒的患儿，均应做脑脊液检查，以排除先天性梅毒。凡考虑有先天性梅毒或病变已累及神经系统者，应采用水剂结晶青霉素 5 万 U/kg，静脉注射，每 4～6 小时一次，连用 10～14 日。年龄较大的儿童，经肯定为获得性梅毒且神经系统检查正常者，可应用苄星青霉素 5 万 U/kg，单剂（最大剂量 240 万 U）肌内注射治疗。有青霉素过敏史的儿童，应做皮肤试验，必要时进行脱敏。追踪复查应按前述要求进行。

五、沙眼衣原体感染

沙眼衣原体引起的女性生殖道感染是一种性传播性疾病。衣原体只感染黏膜柱状上皮及移形上皮，不向深层侵犯。本病以性传播为主。

【诊断标准】

1.临床表现

（1）有不孕史及衣原体感染史。

（2）宫颈感染后，宫颈肥大、充血，并有黏液性白带。

（3）急性尿路感染可有尿频、尿痛、无菌尿等。

（4）前庭大腺红肿、压痛等。

（5）感染上行蔓延以致发生子宫内膜炎，伴持续性发热、月经过多、阴道不规则流血、下腹痛。

（6）急性输卵管炎的症状，不如淋病奈瑟菌及厌氧菌感染者明显。无发热，但持续时间较长。黏膜破坏可引起异位妊娠及不孕等。也可导致盆腔炎、盆腔炎块或脓肿等。

（7）新生儿经阴道分娩感染衣原体后可发生衣原体结膜炎及肺炎。

2.辅助检查

（1）宫颈分泌物涂片：吉姆萨染色找包涵体。

（2）免疫学诊断：采用酶联免疫法单克隆抗体免疫荧光直接涂片法，检测宫颈上皮细胞内沙眼衣原体抗原，其敏感性及特异性均高。

（3）组织培养法：方法复杂，无法在临床应用。

【治疗原则】

（1）阿奇霉素 1g，单次口服。

（2）多西环素 100mg，每日 2 次，口服，共 7～10 日。

（3）红霉素 500mg，每日 4 次，口服，共 7 日。如不耐受，可半量口服，共 14 日。

（4）氧氟沙星 300mg，每日 2 次，口服，共 7 日。妊娠期禁用。

（5）性伴同时治疗。

（李林萍）

第六节　盆腔瘀血综合征

　　盆腔瘀血综合征（PCS）是一类由于盆腔静脉回流受阻引起以慢性下腹痛、坠胀感以及腰骶痛为主诉的妇科疾病。该病最早在 1949 年由 Taylor 首先总结 105 例患者的临床表现及手术所见，用"盆腔血管的瘀血和充血"为题，对盆腔瘀血综合征的病因学、病理学、病理生理、临床表现及预防、治疗等方面给予系统全面的阐述，所以又将本病称为 Taylor 综合征。但该病提出后并未立刻得到一致认可，不少学者把盆腔瘀血综合征的临床表现归因于炎症、子宫骶韧带的痉挛状态、盆腔组织的痛觉过敏以及盆腔血管功能障碍等，应用过各种诊断名称。直到 1958 年以后随着盆腔静脉造影的应用，直观地显示出患者盆腔静脉充盈、扩张以及血流明显减慢的特征，才使盆腔瘀血综合征这一疾病得到认可。

　　现已公认为盆腔瘀血综合征为引起女性慢性盆腔痛的最重要的原因之一。

【流行病学】

　　本病好发于生育年龄妇女，尤其是生育过的妇女，最常见于 25～40 岁妇女，未生育过的妇女有报道本病的，而绝经后妇女则罕见本病。曾报道本病发生与输卵管绝育术相关，有资料显示 60 例盆腔瘀血综合征患者中 58 例接受过输卵管绝育术，认为绝育术改变了盆腔静脉血流分布，造成了本病的发生。但由于现有关于输卵管绝育术的研究并未比较患者在术前、术后盆腔静脉血流的变化，故不能肯定其患盆腔瘀血综合征与手术直接相关。有关本病的确切发生率并无权威统计，国内曾报道 2000 年 1 月至 2007 年 11 月在某医院行腹腔镜手术的住院病例约 39882 例，其中排除生理性血管扩张（如妊娠、引产）诊断为盆腔瘀血综合征共 26 例（0.065%）。而从本病的诊治情况看，多数患者选择在门诊接受药物治疗，住院比例本来就低，故该数值不能代表盆腔瘀血综合征真正的发病率。国外也未见有关盆腔瘀血综合征的发病率报道，只能从与它密切相关的慢性盆腔痛的发病率间接了解：英国有报道表明慢性盆腔痛是行诊断性腹腔镜检查的第一位病因，而妇科门诊就诊的患者中 10% 为慢性盆腔痛患者，由于慢性盆腔痛中约 60% 归为盆腔瘀血综合征引起，故而可间接推断盆腔瘀血综合征的就诊率。而推测盆腔瘀血综合征的发病率是远远高于其就诊率的，这一方面与本病缺乏特异性的临床表现，患者的认知程度不够有关；另一方面还与本病缺乏简便易行的诊断方法，以及医务人员对本病的重视程度不够有关。

【病理生理】

　　盆腔瘀血综合征的病因目前尚不明确。和男子相比，女性盆腔循环在解剖学、循环动力学和力学方面有很大的不同。任何使盆腔静脉血流出盆腔不畅或受阻的因素，均可致成盆腔静脉瘀血。它可能与盆腔静脉机械性扩张造成血流瘀滞有关，也可能与卵巢分泌激素失调有关，目前更公认的是机械因素与内分泌因素共同作用的结果。

1.女性盆腔静脉解剖学特点 主要表现为静脉丛数量增多和构造薄弱。

(1)盆腔有丰富的静脉丛:往往数条盆腔静脉伴行一条盆腔动脉,呈丛状分布;盆腔的中等静脉如子宫静脉、阴道静脉和卵巢静脉,一般是2~3条静脉伴随一条同名动脉,卵巢静脉甚至可多达5~6条,形成蔓状静脉丛,弯曲在子宫体两侧后方,直到它们流经骨盆缘前才形成单一的卵巢静脉。

(2)盆腔静脉之间有丰富的吻合支:盆腔各静脉之间有较多的吻合支,形成蔓状静脉丛,如阴道静脉丛、子宫静脉丛、卵巢静脉丛、膀胱静脉丛和直肠静脉丛;盆腔静脉丛之间又存在纵向和横向的吻合支,例如在子宫、输卵管、卵巢静脉间有许多吻合支,在输卵管系膜内,有子宫静脉与卵巢静脉的吻合支,并形成网状的静脉分布,再与外侧的卵巢静脉丛吻合。起源于盆腔脏器黏膜、肌层及其浆膜下的静脉丛,汇集成两支以上的静脉,流向粗大的髂内静脉丛。所以盆腔脏器之间的静脉循环互相影响。一个静脉丛内血流异常会引流到其他静脉丛,通过其他静脉丛发挥代偿功能,例如,膀胱、生殖器官和直肠三个系统的静脉丛彼此相通,由于缺少瓣膜,故三者间任何一个系统的循环障碍,皆可影响到其他两个系统。而一旦失代偿,则出现盆腔瘀血综合征。

(3)盆腔静脉壁薄且缺乏瓣膜:与四肢静脉相比,盆腔静脉缺乏一层由筋膜组成的静脉外鞘,使得其弹性减低,盆腔的中小静脉只在它进入大静脉前才有瓣膜,且超过1/3的经产妇还常有瓣膜功能不全。盆腔静脉穿行在盆腔疏松的结缔组织之中,受压后易扩张,加之盆腔静脉内血流缓慢,易发生血流瘀滞甚至逆流。

(4)卵巢静脉的解剖特点:从解剖上看,卵巢静脉有其特殊性,右侧卵巢静脉直接在肾静脉水平回流入下腔静脉,而左侧卵左侧卵巢静脉丛汇总至左卵巢静脉,再流入左肾静脉。两根卵巢静脉都有非常多的交通支,而通常左侧卵巢静脉内压力高,且约15%缺乏静脉瓣,而右侧的约6%缺乏静脉瓣,故左侧更易发生静脉血流瘀滞。此外,部分患者由于腹膜后静脉解剖学变异,产生胡桃夹综合征,而引起左肾静脉高压,导致左卵巢静脉反流而致病。

2.引起盆腔静脉血流瘀滞的原因

(1)特殊生理时期盆腔器官供血增加的需要:在某些生理情况下,例如月经期、排卵期、妊娠期,以及性生活过程中,盆腔器官充血,需要静脉引流的血液总量增多,导致盆腔瘀血。但是需指出的是:孕妇与产褥期妇女虽然盆腔静脉血流瘀滞,却很少有盆腔痛的症状。

(2)某些病理状态下的盆腔充血:例如盆腔子宫内膜异位症、盆腔炎症(尤其是慢性盆腔炎形成输卵管卵巢囊肿者),以及中、重度子宫颈糜烂、盆腔肿瘤(包括子宫肌瘤等)及盆腔手术后等,盆腔充血、盆腔血流量增加而引起盆腔瘀血。而输卵管绝育术后发生的盆腔瘀血综合征可能与实施的绝育术式是否损伤了输卵管系膜内的静脉有关。ELMinaw采用经子宫盆腔静脉造影,对Pomeroy法、电凝法、Falope环、Uchida法和经阴道Pomeroy法5种不同绝育方法进行比较。16例Pomeroy结扎者术前盆腔静脉造影显示静脉循环正常,术后有12例发生阴道、子宫静脉曲张,7例卵巢静脉曲张。经腹腔镜电凝法绝育术后,盆腔瘀血症发生率也很高。以Uchida抽心包埋法对盆腔静脉循环的影响最小。

(3)体位或呼吸变化引起盆腔瘀血:例如长期站立位、慢性咳嗽、便秘和屏气搬重物等,都会直接或间接导致中心静脉压增高,盆腔静脉扩张迂曲,引流受阻,可引起局部组织及相关器官的瘀血、水肿。有报道26例盆腔瘀血综合征有8例患者为教师,估计其患病与长时间站立有关。此外,报道显示子宫后位也是导致盆腔瘀血综合征的重要因素。子宫后倾在妇科患者中占15%~20%,而75%~100%的盆腔瘀血综合征患者体检时都发现子宫呈后位改变,活动但可伴有触痛。认为子宫后位时子宫卵巢血管丛随子宫体下降屈曲在骶凹的两侧,使静脉压力增高,回流受阻,以致静脉处于瘀血状态。而通过各种手段使子宫复位后往往可以使盆腔疼痛好转或消失。

（4）雌激素的影响：有学者报道在盆腔瘀血综合征的发病中雌激素起一个静脉扩张剂的作用，妊娠期间因大量雌、孕激素的影响，再加上增大的子宫对子宫周围静脉的压迫，可引起子宫周围静脉及输卵管-卵巢静脉显著扩张、增粗。故早婚、早育及孕产频繁，产后或流产后得不到适当的休息和恢复者，易患盆腔瘀血综合征。除流行病学证据外，抗雌激素治疗有一定疗效也支持该理论。

（5）精神因素：盆腔瘀血综合征的某些症状如：抑郁、忧伤、心情烦躁、易疲劳、慢性疼痛、腰痛、性感不快等，在很大程度上与患者的精神状态有关，可能系因自主神经功能紊乱的结果。但精神因素是否在盆腔瘀血综合征的发病中起作用尚存争议。Taylor 曾指出精神紧张会引起自主神经系统功能失调，表现为平滑肌痉挛，以及子宫卵巢静脉血流瘀滞，经子宫静脉造影也显示造影剂滞留在子宫与卵巢静脉里。

【病理】

病理诊断在盆腔瘀血综合征的诊断中并非必须，因本病而行全子宫与双附件切除术的病例也不多，相应的病理特征并不显著。大体病理所见可无特异性病变发现，子宫可表现为均匀增大，子宫肌层及浆膜下静脉瘀血，宫颈水肿增大；卵巢往往水肿；子宫静脉和卵巢静脉扩张迂曲。镜下，典型的盆腔瘀血综合征表现为：子宫内膜间质水肿，静脉充盈、扩张；卵巢一般较大，囊状，水肿样。

【诊断】

盆腔瘀血综合征的患者往往主诉多，体征有时不明显，与症状不符，缺乏特异性的临床表现，故而给诊断带来困难，并容易造成误诊。"三痛二多一少"为其临床特点，即下腹盆腔坠痛、腰背疼痛、深部性交痛；月经量多、白带增多；妇科检查阳性体征少。本病的诊断缺乏简便易行的方法，主要依据临床表现与辅助检查。

1.临床表现　本综合征的主要特点是慢性盆腔疼痛，疼痛往往是在月经前一周就开始加重，一般为钝痛，久坐、久站、劳累、性交后更明显，月经来潮第一、二天则明显减轻。有少数患者为慢性持续性疼痛，或表现为继发性痛经：可自排卵时起，到月经末期结束。除慢性盆腔疼痛外，白带多、便秘、心情烦躁、夜梦多，多噩梦，亦为本综合征的常见症状。几乎 90% 以上的患者不同程度地有上述症状。部分患者还出现肠道激惹症状。此外，患者还常有月经过多，经前期乳房胀痛，经前期排便痛，以及膀胱刺激症状等。症状分述如下：

（1）慢性下腹痛：盆腔瘀血综合征患者多数表现为慢性耻骨联合上区弥漫性疼痛，或为两侧下腹部疼痛，常常是一侧较重，并同时累及同侧或两下肢，尤其是大腿根部或髋部酸痛无力，开始于月经中期，有少数患者偶尔表现为急性发作性腹痛。

（2）低位腰痛：疼痛部位相当于骶臀区域水平，少数在骶骨下半部，常伴有下腹部疼痛症状。经前期、长久站立和性交后加重。

（3）瘀血性痛经：几乎半数以上患者有此症状。特点是月经前数天即开始出现下腹痛、腰骶部痛或盆腔内坠胀痛，有的还逐渐转为痉挛性疼痛，到月经来潮的前一天或第一天最严重，月经第二天以后明显减轻。

（4）性感不快：患者可有深部性交痛，严重者可持续数天，难以忍受，以致对性生活产生恐惧或厌倦。

（5）极度疲劳感：患者往往整天感到非常疲劳，劳动能力明显下降。

（6）白带过多：一半以上的患者有白带过多的症状。白带多为清晰的黏液，无感染征。

（7）月经改变：部分患者有月经过多的改变，还有一部分患者表现为月经量反较前减少，但伴有明显的经前期乳房痛。

（8）瘀血性乳房痛：70% 以上的患者伴有瘀血性乳房疼痛、肿胀，多于月经中期以后出现，至月经前一天或月经来潮的第一天达高峰，月经过后症状减轻或完全消失。有的患者乳房疼痛较盆腔疼痛为重，以至成为就诊的主诉。

（9）外阴阴道坠痛：部分患者有外阴和阴道内肿胀、坠痛感，或有外阴烧灼、瘙痒感。

（10）膀胱刺激症状：约有1/3以上患者在经前期有明显的尿频，常被怀疑为泌尿道感染，但尿常规检查正常。对某些症状严重的患者进一步做膀胱镜检查，可发现膀胱三角区静脉充盈、充血和水肿。个别患者由于瘀血的小静脉破裂可导致血尿。

（11）直肠坠痛：部分患者有不同程度的直肠坠感、直肠痛或排便时直肠痛，以经前期较明显，尤以子宫后位者较多见。

（12）自主神经系统的症状：绝大多数盆腔瘀血综合征患者都伴有程度不等的自主神经系统的症状，表现为心情烦躁、易激惹、情绪低落、夜梦多、枕后部痛等神经系统症状；或有心悸、心前区闷胀不适等心血管系统症状；或觉气短、呃气、腹胀及排气不畅等；或全身各处不明的酸痛不适，如肩关节痛、髋关节痛，手指发紧感，或眼球胀感等。

2.体格检查　患者的体征与上述主观症状的严重程度不相称，腹部检查的唯一体征是压痛，多数位于耻骨联合与髂前上棘连线的中外三分之二的范围，疼痛一般不显著，无腹肌紧张及反跳痛。大腿与臀部可有静脉曲张。妇科检查时会阴可见静脉充盈甚至曲张，阴道黏膜常有紫蓝着色，宫颈肥大、水肿，周围黏膜紫蓝着色，有时可在宫颈后唇看到充盈的小静脉，分泌物多，子宫后位，可稍大呈球形，也可正常大小；卵巢可囊性增大，子宫、宫旁、宫骶韧带有触痛是本综合征最突出的征象。部分患者自觉乳房内有硬结，但检查只是扣及乳头下方弥漫性肿大的乳腺组织，多伴有不同程度的触痛。

3.辅助检查

（1）彩色超声多普勒：可观察子宫旁动静脉的血流信息，静脉丛的分布范围、形态，测量管径与静脉流速。由于该检查无创伤、直观、简便、重复性好，已成为诊断盆腔瘀血综合征和观察疗效的首选方法之一。

经腹二维超声检查应用较早，但由于受膀胱充盈程度、肠道气体的干扰及腹壁脂肪厚度等因素的影响，检出率较低。经阴道超声由于高频探头直接靠近宫颈，其对盆腔瘀血综合征的检出率要优于经腹超声。近年来，随着超声技术的发展，三维超声成像可对盆腔血管进行全面扫查，立体成像，通过3D工具对所获取的原始三维数据进行重复编辑、切割和处理，可从不同角度或空间动态观察血管分布、形态和范围，以判断盆腔静脉曲张的病变程度。

本病典型的二维超声表现为：子宫可轻度增大，肌层内可见较细管道样不均质表现，部分病例卵巢体积增大，子宫、宫颈静脉、两侧卵巢静脉迂曲扩张；表现呈"串珠状"或"蜂窝状"无回声区；增多、迂曲、扩张的盆腔静脉呈"蚯蚓"状聚集成团，血管直径增粗。彩色多普勒血流显像（CDFI）为红、蓝相间的彩色血流团块信号，血流较缓，色彩较暗，彩色斑块之间以交通支连接形成不规则的"湖泊"样彩色斑。脉冲多普勒显示为连续、低速、无波动静脉频谱。加用能量图（CDE）能补充彩色多普勒在低速血流和取样角度不好等血流信号不佳的图像，同时能区分盆腔内血管与其他血液性病变。

盆腔瘀血综合征在B超下可分为轻、中、重度：正常情况下盆腔静脉走向规则，无明显迂曲，直径＜0.4cm。①轻度：可见静脉平行扩张，静脉丛较局限，静脉内径0.5～0.7cm，静脉丛范围≤2.0cm×3.0cm，静脉流速7cm/s，子宫静脉窦＜0.3cm；②中度：静脉聚集成类圆形蜂窝状团块，静脉内径0.7～0.9cm，静脉丛范围（3.0cm×4.0cm）～（4.0cm×5.0cm），静脉流速4～7cm/s，子宫静脉窦0.3～0.4cm；③重度：为静脉不规则囊状怒张，静脉丛团增大，并可见2～3组静脉丛同时受累，相互连通成大片的静脉丛，静脉内径0.9～1.1cm，静脉丛范围≥4.0cm×3.0cm，静脉流速≤3.0cm/s，子宫静脉窦0.5～0.6cm。

（2）盆腔静脉造影：可直观显示盆腔静脉丛的轮廓，是盆腔瘀血综合征的确诊手段。

具体做法：在月经干净后5～7天内，使用16号18cm长穿刺针，刺入子宫底肌壁0.4～0.6cm，然后连接到高压注射器上,以 0.7ml/min 的速度连续注射 76％的复方泛影葡胺溶液 20ml。当造影剂注射完毕后充盈最佳时快速照片 1 张,然后每隔 20 秒摄片 1 张,直到注射完毕后 60 秒,至少 4 张,也可以拍到盆腔造影剂完全廓清为止。

正常情况下造影剂在盆腔内的廓清时间为 20 秒内,而盆腔瘀血综合征时盆腔静脉曲张,造影剂在盆腔的廓清时间延长。根据盆腔静脉造影的结果,Beard 等将盆腔瘀血综合征分为轻型和重型两类,前者卵巢静脉直径 5～8mm,造影剂廓清时间 20～40 秒,后者卵巢静脉直径＞8mm,造影剂廓清时间超过 40 秒。另有学者将盆腔瘀血综合征分为轻、中和重三型,具体标准如下:轻型指卵巢静脉直径 10～15mm,造影剂廓清时间 20～40 秒;中型指卵巢静脉直径 16～20mm,造影剂廓清时间 40～60 秒;重型指卵巢静脉直径＞20mm,造影剂廓清时间超过 60 秒。用卵巢静脉最大直径、造影剂廓清时间以及卵巢静脉丛瘀血程度等三项指标进行评分诊断盆腔瘀血综合征的敏感性和特异性分别为 91％和 89％。

盆腔静脉造影还可以通过数字减影技术。将动脉导管插入髂内动脉,注射泛影葡胺等造影剂,录制造影显像全过程或在盆腔血管开始显像时开始拍摄第 1 张片,每 10～20 秒拍摄 1 张,直到造影剂注射后 60 秒。两种方法的判断标准基本相同。该检查较普通的盆腔静脉造影更为清晰全面,诊断明确,但操作复杂,费用较高,故临床应用尚未推广。

有学者经比较造影与盆腔超声、MRI 及腹腔镜等检查方法后,认为造影更为经济有效。且造影除用于本病的诊断外,还可用于静脉栓塞治疗。

(3)逆行卵巢静脉造影术:该方法采用经股静脉穿刺后选择性地对双侧卵巢静脉进行造影检查,可以明确盆腔静脉的充盈程度,有学者认为,逆行卵巢静脉造影术是盆腔瘀血综合征诊断的最可靠方法,此外,它还可用于治疗。逆行卵巢静脉造影诊断盆腔瘀血综合征的诊断标准:卵巢静脉增粗扩张,直径＞10mm,子宫静脉丛扩张,卵巢周围静脉丛扩张;盆腔两侧静脉交叉明显丰富以及外阴阴道静脉丛充盈。

(4)腹腔镜检查:属微创检查,是目前诊断盆腔瘀血综合征最好的方法之一。本病在腹腔镜下的典型表现为子宫后位,表面呈紫蓝色瘀血状或黄棕色瘀血斑及浆膜下水肿,可看到充盈、曲张的子宫静脉,两侧卵巢静脉丛像蚯蚓状弯曲在宫体侧方,可以不对称,有时一侧卵巢静脉怒张呈静脉瘤样;阔韧带静脉增粗、曲张,可伴输卵管系膜血管增粗、充盈,直径可达 0.8～1.0cm,举宫成前位后或可见阔韧带底部腹膜裂隙。有的裂隙较小,还有的后腹膜菲薄、裂隙较大,可见充盈、曲张的子宫静脉从裂隙处隆起膨出。但如镜检时盆部抬高,则不一定能看到上述静脉曲张的表现。

(5)放射性核素扫描(ECT):通过肘静脉注射放射性铟(^{113m}In)洗脱液 74MBq,给药后 10 分钟和延迟 1 小时后排尿后应用彩色扫描仪各扫描 1 次,以脐孔为热点,从耻骨联合扫描到脐。正常情况下,给药 10 分钟后扫描可见双侧髂总、髂内、髂外动静脉的清晰、匀称的显影,耻骨上可见子宫血管影;1 小时后扫描,盆腔内无局部异常放射性浓聚区。而盆腔瘀血综合征患者,盆腔内各段血管影粗糙,边缘欠光滑,可见局部异常放射性浓聚区。如果异常放射性浓聚区直径超过 25mm,彩色色级与腹部大血管影相同,则可以诊断盆腔瘀血综合征;如果浓聚区直径 25mm,彩色色级虽然低于大血管影但高于本底Ⅲ级者提示盆腔瘀血,结合其他临床方法可以确定诊断。本方法简单、无创,但费用高,诊断符合率高达 98.6％。

(6)断层扫描(CT)和核磁共振(MRI):通过 CT 或 MRI 可以直接测量盆腔内大的静脉(子宫及卵巢静脉)的直径,如果单侧或者双侧卵巢静脉直径超过 7mm,则提示有盆腔瘀血综合征的可能,若同时合并临床症状或其他影像学指标,则可以作出诊断。但 CT 的主要缺陷是不能指明血流方向,但可判断静脉的管腔是否狭窄以及各交通支的分布情况。相比 CT 而言,MRI 的主要优点在于无辐射,可作动态多维显影,故而能观察到卵巢静脉的血流速度与方向。

(7)单光子发射计算机断层(SPECT):通过静脉注射亚锡焦磷酸 10mg,30 分钟后注射高锝(^{99m}Tc)酸盐 740MBq,于注射后 30、60 和 90rain 分别采集盆腔前位、后位放射性计数各 2 分钟,在盆腔血池图像中分别勾画出盆腔静脉丛感兴趣区和髂血管区感兴趣区,求出各单位像素计数进行比较,取前、后位平均值,以注射后 90 分钟时盆腔静脉丛和髂血管每个像素内放射性计数比值确定瘀血程度,0.80～0.97 为轻度瘀血,0.98～1.15 为中度瘀血,＞1.16 为重度瘀血。

【鉴别诊断】

如前所述,盆腔瘀血综合征的临床表现缺乏特异性,容易误诊。有学者曾报道 28 例盆腔瘀血综合征分别误诊为慢性盆腔炎(12 例),子宫内膜异位症(8 例),神经官能症(8 例),误诊时间为 7 天～3 个月。18 例患者经妇科盆腔 B 超检查确诊,10 例经腹腔镜检查确诊。26 例行盆腔静脉造影,其中 24 例有不同程度的造影剂廓清时间延长,余 2 例因碘过敏试验阳性未行盆腔静脉造影。临床上,最常与本病混淆的疾病如下所述:

1.慢性盆腔炎 与盆腔瘀血综合征同样好发于育龄妇女,可表现为下腹痛、腰骶部疼痛、痛经、白带多等症状。鉴别要点:慢性盆腔炎患者常有继发不育史及反复急性发作史,妇科检查盆腔增厚,可有炎性包块形成,抗感染治疗常有效;盆腔瘀血综合征往往患者自觉症状严重,但并不影响受孕,该病患者往往继某次生产或流产后无感染史的情况下,不久就出现上述慢性盆腔疼痛等症状,其症状与妇科检查所见不相符,抗感染治疗无效。腹腔镜检查如见到盆腔内炎性病变及粘连有助于慢性盆腔炎的诊断。

2.子宫内膜异位症与子宫腺肌病 子宫内膜异位症或子宫腺肌病亦多见于育龄妇女,是引起慢性盆腔痛的常见原因之一。其下腹痛、痛经、性交痛、肛门坠胀等症状与盆腔瘀血综合征相似。临床鉴别要点:子宫内膜异位症或子宫腺肌病患者痛经为进行性加剧,常伴有不育,妇科检查往往有典型的体征发现:即于子宫后壁、宫骶韧带、后穹隆常可扪及触痛性结节,有时附件区可扪及囊性包块。中度及重度子宫内膜异位症或子宫腺肌病与盆腔瘀血综合征的鉴别诊断比较容易,而轻度子宫内膜异位症无典型症状。常需借助腹腔镜检查方可确诊。

3.盆腔包块 如子宫肌瘤、卵巢囊肿(包括多囊卵巢综合征等)或盆腔后壁肿块压迫髂静脉或髂静脉内血栓形成引起盆腔静脉扩张时应与本病鉴别,但该病特点是单侧静脉扩张,往往妇科检查时可扪及盆腔包块,辅助超声检查不难鉴别。

4.神经官能症 盆腔瘀血综合征患者中部分有头晕、心悸、失眠、乏力等自主神经功能紊乱的症状,需与该病鉴别。辅以妇科 B 超检查、腹腔镜检查及盆腔静脉造影有助于鉴别诊断。

【预防】

采取预防措施,可避免或减少盆腔瘀血综合征的发生。

1.提倡计划生育 早婚、早育、性生活过度及生育过多使生殖器官解剖与生理功能不能充分恢复,易引起本病。

2.重视体育锻炼 运动,包括产后或流产后适当进行体育锻炼,能促进静脉回流,加快血液循环,有效预防盆腔静脉瘀血。

3.注意劳逸结合 避免过度疲劳,对长期从事站立或坐位工作者,应开展工间操及适当的体育活动。

【治疗】

目前尚无有确切疗效的方法。治疗以前,应分析病因并认真判断病情的严重程度。轻症患者多不需用药物治疗。可针对其有关病因,给予卫生指导,使患者对本症的形成及防治有充分的理解,并通过休息和调节体位缓解盆腔血流瘀滞。重症患者需采用药物治疗,严重者酌情选用介入或手术治疗。

1.药物治疗

(1)孕激素:高剂量孕激素,如醋酸甲羟黄体酮30mg,口服,每天 1 次,治疗 3～6 个月,据报道有一定疗效,但停药后往往症状复发。国外学者报道达芙通 10mg,口服,每天 2 次,持续 6~12 个月,在最后 3 个月,症状开始明显缓解,疼痛评分(VAs)在治疗后第 6 个月起明显降低。国内也有类似报道,但仅 4 例不能得出结论,用药期间需定期监测肝功能。

(2)避孕药:可用以孕激素为主,含有低剂量雌激素的避孕药,效果尚不明确。而一项对长效皮下埋植避孕针地索高诺酮缓释剂的前瞻性对照研究表明,它可有效缓解盆腔瘀血综合征患者的不适症状,自用药第 6 个月起显效,持续观察一年疗效未减。但该研究样本数较小(用药组 12 例,对照组 13 例),结论仅供参考。

(3)GnRH 类似物:多数报道认为,采用 GnRH 类似物可取得与孕激素治疗相当的疗效。一项土耳其开展的前瞻性随机对照试验对 47 位确诊为盆腔瘀血综合征的患者随访了一年,比较醋酸戈舍瑞林(3.6mg,皮下注射,6 个月)与醋酸甲羟黄体酮(30mg,口服,6 个月)的疗效,发现无论在客观指标(血管造影)的改善上,还是在主观指标(如疼痛的缓解、性功能的改善,以及焦虑与抑郁的减轻)好转程度上戈舍瑞林都显著优于醋酸甲羟黄体酮。但 GnRH 类似物的花费更高,且长期应用可有与雌激素水平低下相关的严重副作用,故实际应用中还需慎重。而有关应用该药更远期的随访还未见报道。

(4)中药:根据"通则不痛"的道理,采用活血祛瘀的治疗原则(如丹参、红花、川芎、当归、桃仁、蒲黄、炒灵脂等)及推拿疗法,均有一定的效果。国内有关中药治疗本病取得疗效的不少,有报道对 38 例盆腔瘀血综合征,给予地奥司明(微粒化黄酮类化合物,改善微循环)1.0g,每天 2 次,于每日午、晚饭后口服,连用 3 个月;同时静脉滴注复方丹参 16ml+10%葡萄糖液 500ml,每日 1 次,10 天为一疗程,疗程间隔 10 天,治疗 2~3 个疗程,以疼痛缓解 4 周无复发为标准,有效率为 81.6%。但病例数较小,需扩大样本并辅以长期随访才能得出有效结论。

(5)止痛治疗:多学科的心理治疗联合镇痛治疗也是很重要的,有报道认为,醋酸甲羟黄体酮联合止痛治疗更为有效。

2.介入治疗 适合病情较重,影响日常生活,而保守治疗无效者。

(1)卵巢静脉栓塞:经股静脉或经皮向双侧卵巢静脉内注入血管硬化剂,或采用 5~15mm 的不锈钢圈进行卵巢静脉和临近扩张的盆腔静脉的栓塞,该方法创伤较小,但应由有经验的医生操作,文献报道的有效率在 60%~100%,其技术失败主要与解剖变异有关。有作者比较栓塞与全子宫加卵巢切除的疗效,发现栓塞更为有效,但该报道仅为一年内的疗效,更远期的疗效未见报道。有学者建议将其作为盆腔静脉瘀血综合征的首选治疗方法。

Kwon 等报道 67 例盆腔瘀血综合征患者使用卵巢静脉线圈栓塞,其中 1 例发生线圈游走至肺循环,另一例线圈游走至左肾静脉,当时即取出,并未发生临床并发症,总的疼痛显著缓解率达 82%(55/67)。

(2)卵巢动脉灌注:有学者采用经皮腹壁下动脉穿刺,在 X 线透视下将导管远端置于卵巢动脉起始点、腰 1~2 水平,行动脉灌注。用 5%葡萄糖 200ml+复方丹参注射液 20ml,每日灌注 1 次,连续 15~20 天,共治疗 30 例盆腔瘀血综合征患者,其腹痛症状缓解率达 80%,优于对照组的 30%缓解率。

3.手术治疗 适合病情较重,影响日常生活,而药物保守治疗以及介入治疗无效者。

(1)圆韧带悬吊术、骶韧带缩短术及阔韧带裂伤修补术:用手术将后倒的子宫维持在前倾位,理论上能使肥大的子宫体及子宫颈缩小,盆腔疼痛等症状大为减轻。方法是,将圆韧带分为三段,一折三,将三段缝成一条加强的圆韧带子宫附着部,外侧端缝在腹股沟内环处。如术中发现阔韧带裂伤,还可同时进行修补,从宫颈与宫颈旁腹膜连接处开始,用 4 号丝线间断缝合逐渐向外修补。国内有学者对 35 例盆腔瘀血综合征患者行了电视腹腔镜辅助下的圆韧带缩短术,术后随访 6 个月至 1 年,其腹痛、白带增多等症状明显改善或全部消失,尤其性交痛与盆底坠痛的症状在术后 2 个月全部消失。但也有报道 13 例患者采用该术式,术后2例分别于2年、3年出现复发,再次行全子宫切除术而获治愈阔韧带筋膜横行修补术;术后分娩需行剖宫产,否则会使手术失败。

(2)全子宫双附件切除术:对于40岁以上已完成生育,而又病情严重者,可以作此选择。可同时切除曲张的盆腔静脉,特别是子宫静脉及卵巢静脉,但创伤较大,有报道约1/3的患者术后仍有下腹痛不能缓解,提示盆腔瘀血综合征的发病仍有更复杂的因素存在。

【临床特殊情况的思考和建议】

1.影像学证据在诊断盆腔瘀血综合征的价值　盆腔瘀血综合征的诊断缺乏简洁有效的手段,需结合患者的临床表现与影像学检查结果。但对于长期的慢性盆腔痛,多次检查未发现器质性病变的患者,B超检查应重视宫旁血管的扩张程度。如临床表现提示本病可能,而又不能排除其他器质性病变引起的慢性盆腔痛时,均可建议患者接受腹腔镜检查,及早明确诊断,必要时可结合其他有创检查(如盆腔静脉造影)以进一步明确诊断。

2.各种影像检查临床应用　超声简便、无创可作为盆腔瘀血综合征筛查的首选方法,B型超声诊断盆腔瘀血综合征的手术证实符合率为76%,而结合彩色多普勒技术的诊断符合率高达97%,但是阴性结果并不能除外盆腔瘀血综合征的可能。X线盆腔静脉造影、腹腔镜和ECT虽然也是诊断该病的可靠方法,但操作相对复杂,都有一定的损伤及限制条件;尤其ECT检查,设备要求较高,不易在基层医院普及开展。

3.提高影像学检查的诊断率　应用影像学方法诊断盆腔瘀血综合征,一定要结合盆腔静脉、盆腔静脉丛和盆腔静脉血流的特点,同时不要忘记影响盆腔血流的各种因素。所以诊断时一定要注意患者体位、呼吸、妊娠史和妊娠状况、月经周期和盆腔器质性疾病。例如,为提高逆行卵巢静脉造影诊断的敏感性,患者进行检查时应该处于半立位,同时做Valsalva动作(即深吸气后屏气,再用力做吹气动作,并持续10秒以增加腹压)。

4.治疗手段的选择　一般先采用非侵袭性的药物治疗手段,如前述的各类激素治疗,无效者采用介入治疗,更严重者采用手术治疗。手术方式的选择需考虑患者的年龄、生育要求、症状严重程度、前期是否接受过正规药物治疗等。无论采用药物或手术治疗,均需重视对患者的心理治疗。此外,目前有关本病的研究都是小样本的短期随访报道,应鼓励各大医疗机构开展各种大样本多中心的随机对照临床试验,并进行长期随访,以提供更可靠的资料指导临床医生针对性地选择最佳治疗方案。

(黄丹维)

第十章　女性生殖器肿瘤

第一节　外阴癌

外阴恶性肿瘤少见,仅占女性生殖道肿瘤的5％,据美国癌症协会统计,2007年美国新发病例3490人,死于外阴癌病例880人。许多医师可能从未遇到过外阴癌患者。虽然偶有病人无症状,但大多数外阴癌患者会以外阴部瘙痒、疼痛或者持续性包块不消退甚至破溃而就诊。临床上,非妇科肿瘤专业医师常会忽视了外阴肿瘤的存在而仅经验性地认为炎症的可能性大,常常先按炎症处理,而没有进行适当的体检或组织活检,以致病人从症状出现到外阴癌被确诊的时间常被延误。Jones等报道,88％的外阴鳞癌患者从出现症状到确诊的时间间隔超过6个月,其中31％的妇女在诊断外阴癌之前至少已就诊3次以上,27％的妇女曾被医师经验性地给予雌激素和皮质激素。外阴常被角化的鳞状上皮覆盖,大多数外阴癌为鳞状细胞癌,因此,我们当前了解的流行病学、播散方式、预后因素和生存数据等资料基本来源于鳞癌的回顾性分析和少量的前瞻性研究。恶性黑色素瘤是第二种常见的外阴肿瘤,此外还有许多相对少见的外阴恶性肿瘤,包括基底细胞癌、腺癌、汗腺癌、佩吉特(Paget)病或异位乳房组织病和更为少见的软组织肉瘤,包括平滑肌肉瘤、恶性显微组织细胞瘤、脂肪肉瘤、血管肉瘤、横纹肌肉瘤、上皮肉瘤和卡波西肉瘤。外阴肿瘤也会继发于膀胱、直肠、肛门等邻近生殖器官的肿瘤。传统的外阴癌治疗方法是行根治性外阴切除术,包括单纯外阴切除(原发灶切除)、腹股沟股淋巴结切除及必要时盆腔淋巴结的切除。近年来研究发现,术后放疗对高危病人可以提高生存率,甚至也有报道认为,辅以术后放疗和同步放化疗可以极大程度地弥补晚期肿瘤患者的不满意根治性切除,放疗和化疗以及生物治疗的进步某种程度上使得外阴癌的手术范围相对缩小了。当今对外阴癌的治疗更强调多手段的综合治疗而不是仅仅做大范围的外阴切除,从而满足了患者保持外阴解剖学上常态及性功能的要求,使得治疗更加个性化、人性化。

一、流行病学

以往外阴癌多发生于绝经后妇女,但最近报道提示,外阴癌有明显的年轻化趋势。有研究发现,外阴癌患者中伴有高血压、糖尿病、肥胖者较多,因此推测其可能与外阴癌有关,但也有研究持否定观点,认为仅仅是伴随年龄而出现的改变,不具有特异性。

某些感染因素可能与外阴癌相关,这些感染包括肉芽肿性感染、单纯疱疹病毒感染及人乳头瘤病毒(HPV)感染。有作者发现,腹股沟肉芽肿、性病性淋巴肉芽肿或外阴梅毒与外阴癌存在相关性,提示有性传播疾病的妇女可能会有较高的外阴癌发病风险,Kaufman等也证实了血清学阳性的Ⅱ型疱疹病毒感染者与外阴原位癌有相关性。尽管不少研究提示,外阴癌与性传播疾病感染之间可能存在相关性,但始终未能分离出相关病毒抗原,以致于无法确定两者之间的因果关系。

随着对 HPV 病毒研究的不断深入,近年来,越来越多的证据提示外阴癌及外阴湿疣样病变与潜在的 HPV 感染相关,HPV-DNA 也已从浸润性外阴癌和原位癌组织中分离出来,自此确定了外阴 HPV 感染与外阴癌的相关性。HPV 可有众多亚型,现已证实与外阴癌相关的亚型有 HPV16,HPV6,HPV33 型,其中 HPV16 型感染最为常见。HPV-DNA 可在 70%～80% 的上皮内病灶中被发现,但在浸润性病灶中的发现率仅有 10%～50%,提示浸润性外阴癌可能不完全是 HPV 感染所致,临床上及组织学上也发现因 HPV 感染引起的外阴癌有别于无 HPV 感染者,故应分别对待。Brinton 等发现,有生殖道湿疣史、异常巴氏涂片史及吸烟史的妇女患外阴癌的风险明显升高,其中既有吸烟史又有生殖道湿疣史者患外阴癌的风险上升 35 倍,有慢性免疫抑制者和浸润性外阴癌也有一定相关性,因此,认为 HPV 感染与非特异性免疫抑制可能均为外阴癌的致病因素。目前越来越多的观点倾向于吸烟、非特异性免疫抑制可能是外阴癌发展过程中的辅助因子,它可以使 HPV 感染更容易实现,进而导致外阴癌。

外阴营养不良、硬化性苔藓等慢性外阴感染性病变以及鳞状上皮内瘤变,尤其是原位癌,这两种因素均可能是外阴浸润性鳞癌的癌前病变。Carli 等的研究发现,32% 的无 HPV 感染的外阴癌病人实际上是与外阴硬化性苔藓有关,提示硬化性苔藓可能是外阴癌的癌前病变,但 Hart 等进行的一项大样本的回顾性病理学复习并没有发现从硬化性苔藓到外阴癌的转化证据。在一项对外阴原位癌病人的观察研究中发现,8 例未被治疗者中有 7 例在 8 年内进展为浸润癌,而在 105 例接受治疗的患者中只有 4 人在 7～18 年进展为浸润癌,但随后对 405 例外阴 II～III 级上皮内瘤变病例的研究中,Jones 等发现,在 1.1～7.3 年(平均 3.9 年),3.8% 的经过治疗病例及 10 例未被治疗的病例均发展为浸润癌。虽然一些上皮内瘤变可能自然消退,但持续存在或进展为浸润癌的病人仍不在少数。最近来自美国和挪威的发病率数据分析显示,从 20 世纪 70～90 年代,外阴原位癌的发生率上升了 2～3 倍,但并未看到外阴浸润癌的发生率相应上升。对此不同的解释是:①受感染的妇女随访年限还未达到患浸润性病变的年限;②浸润前病变的积极治疗阻止了向浸润癌的发展;③原位癌和浸润癌的起因不太相关。Trimble 等推断外阴鳞癌也许是异源性病因学产生的结果,根据他们的研究,具有基底样或疣状特征的两个组织学亚型的癌与 HPV 感染相关,而角化型鳞状细胞癌与 HPV 不相关,而且,基底样或疣状癌与经典的宫颈癌危险因素也相关,包括初次性交的年龄、性伴侣的数目、先前异常的巴氏涂片、吸烟和较低的社会经济地位等,而在一些病例中角化型鳞癌和这些因素的相关性不明显。

Flowers 等发现,与 HPV 阳性的外阴癌相比较,HPV 阴性的外阴癌更容易出现 p53 抑癌基因的突变。p53 是个抑癌基因,具有调控细胞生长和增生的功能,外阴癌的发生可能与 p53 基因失活有关,这种失活在 HPV 阴性的外阴癌中是基因突变导致,而在 HPV 阳性的外阴癌中则是通过 HPV 基因产物的表达所致。Mitchell 等在对 169 例外阴浸润癌的研究中发现,约有 13% 的外阴癌是继发于生殖道鳞状上皮新生物的,这种继发于原发肿瘤的外阴癌与 HPV 感染明显相关,也说明一些鳞状上皮病变起初始于性传播病毒,这种病毒具有感染整个下生殖道而产生瘤样病变的能力。

二、播散方式

外阴癌的播散方式有 3 种:局部蔓延、经淋巴转移及血行转移。外阴皮下组织中淋巴系统十分发达,因此,外阴癌极易出现区域性淋巴结转移。有研究显示,当外阴癌病灶浸润<1mm 时很少累及淋巴系统,但病灶浸润 2～3mm 时常累及淋巴系统,当癌浸润>10mm 时 50% 以上可出现局部淋巴结转移。通常外阴癌从原发灶扩散至区域淋巴结遵循逐级规则,很少跳跃性转移,外阴癌灶首先转移至表浅腹股沟淋巴结和股淋巴结,再扩散至深部腹股沟和盆腔淋巴结,但偶尔也可出现直接累及深部腹股沟淋巴结、闭孔淋巴结而直接向上转移至盆腔各组淋巴结的情况,特别是当病灶累及阴蒂周围时。晚期病人的皮下淋巴管系统被广泛侵犯,可导致下腹壁或大腿间的皮肤呈现明显的炎症卫星状病灶出现。肺转移是外阴和阴道癌血行转移最常见的转移部位。

三、临床表现及诊断

大多数外阴癌病人均有外阴瘙痒、干燥等不适主诉,体检可见外阴部与其主诉相对应部位存在不同类型的病变,如白斑样、苔藓样、皲裂破溃样、溃疡状、弥漫湿疹样、湿疣样等,仅通过症状和体检来确定为外阴癌常常困难,因其表现并不具有特异性,不能与外阴良性病变所区别,因此,外阴癌的诊断必须通过活检而作出。活检的部位也有推敲,通常单一的、局限的病灶活检,其部位选择不困难,但在慢性外阴营养不良、弥漫性白斑、多点异常性病变或佩吉特病的病人选择合适的活检部位是困难的,有时不得不行多点活检。对于仅有较小单一可疑病灶的病人可在局麻下完整切除病灶,即达到活检目的又兼顾了治疗。组织活检尽量包括可疑的表皮病灶及皮下组织,以便于浸润癌的病理和深度能被准确评估。如前所述,临床医生在门诊处理外阴癌病人时,因常常不会在第一时间进行活检而导致诊断延误,使得一些妇女丧失了早期诊治的大好时机,影响预后。晚期病人主要表现为局部疼痛、出血和来源于肿瘤的渗液,有腹股沟淋巴结转移或远处转移病灶者可还出现相应的症状。

外阴癌病人的病情评估主要包括病变范围,如原发肿瘤的测量、有否累及毗邻器官或骨膜、腹股沟淋巴结累及的可能性等,以及有否内科合并症等。盆腔检查一直是外阴和阴道癌局部扩散程度评估最重要的方法。病灶定位、肉眼形态、累及部位、可见深度和触摸肿瘤质地等须仔细记录并做肿瘤图解,肿瘤是否紧挨中线结构也应该被记录。影像学检查,特别是磁共振能被用来评估膀胱或病灶下方组织的深部浸润,直肠镜或膀胱尿道镜检查也可用来确认影像学证据,包括膀胱、尿道、肛门或直肠的累及。虽然 CT 对于检测盆腔和腹股沟淋巴结有所帮助,但普通 CT 对于局部解剖提供的信息较少。外阴或阴道癌患者都必须有详细的病史和体检,胸部 X 线检查、全血常规和生化检查也应作为初始评估。影像学检查虽然有助于治疗计划的制定,但不能更改 FIGO 分期。

四、临床分期及病理分类

外阴癌的 FIGO 分期由 1970 年的临床分期修改为 1988 年的手术分期,随着临床研究的不断深入,至 2009 年再次修正分期(表 10-1)。

表 10-1　外阴癌 2009 FIGO 手术分期

Ⅰ	肿瘤局限于外阴,淋巴结未转移
Ⅰ A	肿瘤局限于外阴或会阴,最大径线≤2cm,间质浸润≤1.0mm[1]
Ⅰ B	肿瘤最大径线>2cm 或局限于外阴或会阴,间质浸润>1.0mm[1]
Ⅱ	肿瘤侵犯下列任何部位:下 1/3 尿道、下 1/3 阴道、肛门,淋巴结未转移
Ⅲ	肿瘤有或(无)侵犯下列任何部位:下 1/3 尿道、下 1/3 阴道、肛门,有腹股沟-股淋巴结转移
Ⅲ A	①1 个淋巴结转移(≥5mm),或②1～2 个淋巴结转移(<5mm)
Ⅲ B	①≥2 个淋巴结转移(≥5mm),或②≥3 个淋巴结转移(<5mm)

ⅢC	阳性淋巴结伴囊外扩散
Ⅳ	肿瘤侵犯其他区域(上 2/3 尿道,上 2/3 阴道)或远处转移
ⅣA	①肿瘤侵犯下列任何部位:上尿道和(或)阴道黏膜、膀胱黏膜、直肠黏膜、或固定在骨盆壁,或②腹股沟一股淋巴结出现固定或溃疡形成
ⅣB	任何部位(包括盆腔淋巴结)的远处转移

(1)浸润深度指肿瘤从表皮乳头上皮最深处至间质受累最深浸润点的距离

五、预后因素

外阴鳞癌的发病率较高,病例资料较多,所以肿瘤发病与预后的相关性分析也较透彻,预后的评估也就较详细。外阴鳞癌中主要的预后因素包括肿瘤直径、肿瘤浸润深度、淋巴结的播散和远处转移,这些在 FIGO 分期中都有所体现,是肿瘤复发和死亡的最重要预后因素。Wharton 等在 1975 年提出了外阴癌的微浸润概念,并且建议对于浸润深度<5mm 的小肿瘤免于腹股沟淋巴结手术切除,但随后的报道发现 10%～20% 符合此标准的病人有隐匿的腹股沟淋巴转移,随即废除了腹股沟淋巴结不需切除的理念。对于微浸润肿瘤与腹股沟淋巴转移的相关性,一致的意见是以肿瘤浸润<1mm 为界。这也反映了 FIGO 分期中将浸润<1mm 分为 ⅠA 期的道理所在。在一项对 1342 例不同病灶直径、无淋巴结转移患者的预后研究中发现,无论病灶大小均有相近的生存率(≤2cm 94%;2.1～4cm 82%;4.1～6cm 83%;6.1～8cm 82%;>8cm 88%);另一项对 578 例患者的研究显示,同为病灶直径<2cm 者,其浸润深度不同,淋巴结状态就完全不同(淋巴结转移率:≤1mm0;1～2mm 7.7%;2～3mm 8.3%;3～5mm 26.7%;>5mm 34.2%),说明病灶大小不是独立的预后因素,也不再是腹股沟淋巴结切除术的指征,而浸润深度要比病灶大小和淋巴结转移的关系更密切,因此术前活检应包含部分皮下组织,以判断皮下浸润深度来决定是否切除淋巴结。

淋巴结状态是最重要的独立预后因素,与临床分期及预后密切相关。腹股沟淋巴结有否转移是外阴癌的独立预后因子,有报道显示,有腹股沟淋巴结转移者在初始治疗后的 2 年内大多复发,预示着长期生存率可能减少 50%。手术前临床预测淋巴结转移是不准确的,通过影像学检测手段如 MRI,CT,PET 和超声等试图评估腹股沟股淋巴结的转移也不满意,均没有足够高的阴性预测价值来取代以手术方式切除腹股沟淋巴结所作出的评估准确,因此,目前仍然强调系统地切除腹股沟淋巴结,而不是取样或活检。至于淋巴结播散是单侧还是双侧,许多报道表明,单侧和双侧淋巴结转移的生存率没有差异,双侧淋巴结转移并不是一个独立的预后因素,而阳性淋巴结数目的多少是影响预后的重要因素。一项 609 例外阴癌的研究显示,淋巴结阳性数目与 5 年生存率极其相关(阴性:90.9%;1～2 个阳性:75.2%;3～4 个阳性:36.1%;5～6 个阳性:19%;>7 个阳性:0),但在 1988 年的 FIGO 分期中却没有体现,2009 年的 FIGO 分期中对此作出了细致规定。2009 版分期对病理报告的要求极高,要求病理报告要包括阳性淋巴结的数量、大小和是否囊外扩散,因为阳性淋巴结的大小和是否囊外扩散也是影响预后的重要因素,研究显示,淋巴结大小及是否囊外扩散,其 5 年生存率明显不同(直径<5mm:90.9%;直径 5～10mm:41.6%;直径>10mm:20.6%;局限囊内:85.7%;囊外扩散:25.0%)。

关于局部复发风险,虽然与肿瘤体积和范围有关,但更重要的是与手术切除边缘是否足够有关。DeHullu 等报道在外阴癌切缘≤8mm 的 40 个外阴癌中 9 个局部复发,而切缘>8mm 的病人没有局部复发;Heaps 等在病理组织切片中也发现,显微镜下切缘少于 8mm 时局部复发率明显上升,认为病理边缘距离≤8mm 是局部复发的重要预测因子,因此,建议在未固定的组织中切除边缘至少要达到1cm。为了帮助手术医生设计手术切缘,Hoffman 等测量了外阴浸润性鳞癌的肉眼边缘及显微镜下病灶的边缘,结果发现肉眼和显微镜下的边缘几乎一样,因此,手术医生仅凭肉眼判断病灶边缘并在其外>1cm 作为切缘即可。

六、治疗

(一)外阴鳞癌的治疗

在 1940~1950 年推崇的双侧腹股沟股淋巴结切除的根治性外阴切除术较以往的生存率明显提高,特别是对于小肿瘤和阴性淋巴结患者,长期生存率可达 85%~90%。然而,这种根治手术也带来了相应的术后并发症增加,如伤口裂开和淋巴水肿等。近年来,手术强调个体化治疗,许多妇科肿瘤专家认为,较小的肿瘤可以采用缩小的根治手术方式,故建议对于低危人群缩小手术范围,这样做明显的好处是有效保留未受累的外阴组织、减少了手术并发症;在高危人群,基于宫颈鳞癌的治疗方法,联合放疗、手术和化疗的多重模式治疗正在逐渐探索中;对于出现播散的晚期病例,治疗方法仍欠满意。

1.不同分期的治疗

(1)ⅠA 期肿瘤:肿瘤基质浸润≤1mm 的 ⅠA 肿瘤多发生在年轻病人,以多灶性浸润前病灶为主,但上皮内病灶中隐蔽的浸润也常见,常与 HPV 感染有关。外阴肿瘤基质浸润≤1mm 时其淋巴转移的风险很小,故这类病人的腹股沟淋巴结转移可被忽略。手术切缘要保证在正常组织外 1cm 以上,这样能明显减少局部复发。由于与 HPV 感染相关,可能会伴有下生殖道弥漫性病灶存在,故在切除病灶之前整个下生殖道和外阴应被仔细评估,以避免假复发或在其他外阴部位出现新的病灶,术后应对病人进行仔细随访检查。

(2)传统的 Ⅰ和Ⅱ期(2009 版的Ⅰ期)肿瘤:处理是包括双侧腹股沟股淋巴结切除的根治性切除术,手术去除了原发灶、周边一定宽度的正常组织、外阴真皮淋巴管和区域淋巴结,这样处理后可获得较好的长期生存和 90% 的局部控制率。但根治性手术也有明显的缺点,包括因正常外阴组织的减少及形态的改变带来的外观和性功能的影响、50% 的切口裂开、30% 的腹股沟并发症发病率(裂开、淋巴囊肿、淋巴管炎)和 10%~15% 下肢淋巴水肿的发生率,另外,10%~20% 的淋巴结阳性病人术后补充放疗也增加了淋巴水肿的发生率。因此,如何扬长避短、减少术后并发症发病率并且增强病人的生存信心,就成为外阴癌手术方式改良与否的关键。一些专家建议对于较小的外阴肿瘤行缩小范围的根治手术,该手术对腹股沟的处理倾向于保守:患侧的表浅腹股沟淋巴结通常被作为淋巴转移的前哨淋巴结,仅在靠中线处(如阴蒂、会阴体)的病灶处理时才行双侧腹股沟浅淋巴结切除术,术中病理检查淋巴结若阴性,则不再做进一步其他淋巴结的切除及术后治疗。有报道这种缩小范围的根治手术在ⅠA 期患者可获得超过 90% 的生存率,但另一些相对保守的专家认为,随便缩小手术范围存在诸多潜在危险,如外阴皮肤的潜在复发,腹股沟淋巴结的不充分评估,可能存在的阳性淋巴结转移未被切除等。已发表的经验性报告显示,这种手术的患侧腹股沟处理失败率≤5%,而对侧腹股沟处理失败的概率几乎罕见,因此,这种手术方式仍有应用的可行性。鉴于目前还没有随机的前瞻性研究进行评估,故何种外阴根治术更好仍难以确定。表浅腹股沟淋巴结作为前哨淋巴结的相关研究已不罕见,结论仍不一致,如果能够提供适当的敏感度和特异度,广泛淋巴结切除手术也许会被摒弃。

(3)Ⅱ~Ⅳ期肿瘤:2009 版的Ⅱ期肿瘤的定义扩展到邻近的黏膜,Ⅲ期扩展到腹股沟淋巴结。处于这些期别的肿瘤常是大块的,但一些体积虽小、侵犯重的肿瘤也可见。Ⅱ期肿瘤有可能通过根治手术治愈,例如根治性外阴切除及受累的盆腔脏器部分切除或廓清术,有报道为得到阴性手术切缘,手术切除远端尿道≤1.5cm 时不影响膀胱控制功能,但对于Ⅳ期肿瘤而言,做到满意切除十分困难,因此对于这种估计难以切净的晚期肿瘤患者,近来更多倾向于联合治疗,如放疗或放化疗结合手术治疗。一些回顾性和前瞻性研究显示,外阴癌对放疗是有效的并且对晚期患者接受联合治疗模式较为合适,过度的根治性切除手术仅用于选择性病人。虽然采用超大性手术、放疗和化疗的联合方式有治愈可能性,但权衡利弊,ⅣB 期病人一般仍选择姑息治疗。

(4)淋巴结阳性肿瘤病人:对于淋巴结阳性病人的处理策略仍不明确。在区域淋巴结的处理上,放疗能在控制或消灭小体积淋巴结上有重要作用,手术切除大块融合淋巴结也可改善区域状况并有可能加强术后补充放疗治愈疾病的概率。Hyde 等在一个多元分析中发现,将有阳性腹股沟淋巴结的病人分为手术仅行腹股沟大块淋巴结切除及手术行全部腹股沟淋巴结切除两组,术后均予放疗比较其预后情况,结果显示手术淋巴结切除的方式没有预后意义(大块淋巴结切除与整个腹股沟淋巴结切除)。对于初始治疗经历了双侧腹股沟股淋巴结切除有阳性淋巴结、特别是超过一个阳性淋巴结的病人,可能从术后对腹股沟区域和下盆腔放疗中获益。对于有盆腔淋巴结阳性病人的处理,术后放疗优于大范围的手术。术后病率在表浅和深部腹股沟淋巴结切除加放疗的模式中容易出现,慢性腹股沟和下肢并发症率在此类病人中常见,主要是淋巴水肿。

仅行表浅淋巴结切除发现有阳性淋巴结时可有几种处理方法:①不再进一步手术。②继续扩展淋巴结切除,包括同侧深部淋巴结和(或)对侧的腹股沟淋巴结。③术后放疗。由于外阴癌表现的多样性,治疗的个性化选择是需要的。如果术后对腹股沟淋巴结的放疗是必需的,那么限制性切除肉眼阳性的淋巴结是合理的,因为这样可以缩小根治手术和后续放疗后导致的淋巴水肿的可能性,但对明显增大的可疑淋巴结仍主张术中切除。术后放疗要有仔细的治疗计划,可用 CT 测量残留病灶及需要照射的腹股沟淋巴结深度,以求精准。目前,应用选择性腹股沟淋巴结切除和精确的术后辅助放疗达到了良好的局部控制率并减少术后并发症的发病率。

(5)复发癌:不考虑初始治疗,外阴癌的复发有 3 种情况:外阴局部、腹股沟区域和远处。局部复发的外阴癌结局较好,当复发限制在外阴并且能够切除肉眼肿瘤边缘时,无瘤生存率仍能达到 75%。如果一些复发远离原发灶或原发灶治疗非常成功数年后再复发,这种情况可以认为是新发病灶,而不是疾病进展。腹股沟处的复发是致命的,很少有病人能通过大块切除病灶和局部放疗来被挽救。有远处转移的病人只能用全身化疗及姑息性放疗,疗效不佳。

2.手术治疗 经典术式为根治性外阴切除术+双侧腹股沟股淋巴结切除术。

3.放疗(放射治疗,简称放疗) 以往认为放疗对外阴癌的作用不大,且局部皮肤放疗反应大以至于病人的依从性极差,很难完成放疗剂量,故放疗效果不加。随着放疗技术及放疗理念的进步,越来越多的证据表明,放疗对于局部晚期外阴癌起着非常重要的作用,是外阴癌多手段治疗不可缺少的组成部分。目前对局部晚期外阴癌及腹股沟淋巴结阳性的外阴癌患者手术后给予外阴部、腹股沟区域及下盆腔部补充放疗已基本成为常规。

(1)外阴局部的放疗:肿瘤皮肤或基底部切缘<8mm(固定后)被认为是局部复发及影响 5 年生存率的明显高危因素,术后需补充放疗。有研究报道,44 例切缘<8mm 的患者中有 21 例复发,而切缘≥8mm 的91 例患者中无 1 例复发。另外,脉管间隙浸润和深部皮下间质浸润也是局部复发风险增加的重要因素,术后也推荐补充放疗。尽管不少局部复发可以通过再次手术和或放疗得到控制,但对有限的外阴皮肤而言,二次手术再达到满意切缘的可能性已大大减少,手术比较困难,同时局部复发也有利于区域或远处扩散。目前尚没有前瞻性的临床研究来证实术后局部放疗的优势,但在有高危因素(切缘不足、深部浸润等)的选择性病例中术后对原发肿瘤床补充放疗,明显改善了外阴癌局部控制状况,减少了局部复发。

也有人建议在明显存在高危因素可能性的晚期外阴癌患者中,术前先行一定剂量的局部放疗,其理由如下:①先行放疗后肿瘤活力降低,有利于根治性手术的完成;②先行放疗后可使局部病灶减小、边缘清楚,有利于获得满意的手术切缘,而最大限度地减少尿道、肛门等重要脏器的结构及功能破坏;③对于微卫星样外阴病灶或基底固定的腹股沟淋巴结,仅靠术前放疗即可消灭微小病灶并使淋巴结松动、缩小,有利于随后的手术切除。尽管有关术前放疗的报道不多,但有限的报道已足以鼓舞人心,采用相对温和的放疗剂量对局部晚期肿瘤照射后再行手术切除,达到了满意的局部控制率,说明放疗能够明显控制大块晚期病灶,在保证良好局部控制的前提下,使得手术更趋于保守,器官保留成为可能。

最近,同步放化疗治疗外阴癌的文章不断涌现,其初衷是受到肛门癌的治疗启发,认为同步放化疗能使患者获益更大。所用的化疗药物主要有氟尿嘧啶、顺铂、丝裂霉素,在经验性的报道中普遍认为同步放化疗要好于单纯放疗,由于在外阴癌中尚无前瞻性随机的临床研究来证实此结论,但最近在晚期子宫颈鳞癌的治疗中以放疗同步顺铂化疗的方法明显改善了局部控制率及生存率,提示可能对晚期的下生殖道肿瘤均有益处。GOG101 及 GOG205 两项 II 期临床试验也均证实其益处。对于局部晚期外阴癌患者,术前同步放化疗不但可获得约 70% 的完全反应率,而且也为手术及更加个性化的手术创造了条件。

(2)区域淋巴结的放疗:手术切除腹股沟区淋巴结后再补充局部预防性放疗,对于有局部淋巴结阳性者可明显预防腹股沟区复发。在一项对 91 个病人的复习中发现,5 周内给予 45～50Gy 的腹股沟区外照射,只有 2 例复发,并发症少见,仅 1 例轻度下肢水肿,但对于局部淋巴结阴性者,术后补充局部预防性放疗意义不大。借鉴子宫颈癌的处理模式,在有放疗指征的患者,给予同步放化疗可能效果更好。

(3)放疗反应:急性放疗反应是剧烈的,35～45Gy 的常规剂量即可诱发皮炎样潮湿脱皮,但适当的局部对症治疗,急性反应常在 3～4 周治愈。坐浴、类固醇软膏涂抹和对可能伴有的念珠菌感染的治疗都能帮助病人减少不适感。照射剂量要足够,虽然大多数病人至放疗第 4 周时均有外阴皮肤黏膜炎,但权衡利弊病人通常能坚持,实在不能耐受时可暂时中断治疗,但中断的时间应该尽量短,因为容易引起肿瘤细胞的再增殖。迟发放疗反应的发病率有许多因素影响,病人常是年龄大、合并有内科并发症的,如糖尿病、先前多次手术、骨质疏松等。单纯腹股沟放疗可致下肢水肿及股骨头骨折,但淋巴水肿不是研究的主要考虑内容,股骨头骨折却是需要考虑的内容,限制股骨头处放疗受量少于 35Gy 可能会缩小这一并发症的风险,也不排除严重的骨质疏松导致股骨头并发症的可能性。

4.化疗(化学治疗,简称化疗) 有关化疗治疗外阴癌的资料有限,主要是因为:①外阴癌的发生率低;②晚期外阴癌多倾向于年龄偏大者,患者体质较弱,合并症较多,化疗的不良反应明显,使化疗的应用受到限制,导致适合化疗的人选较少;③以往外阴癌的治疗理念为多采用手术治疗,用或不用术后放疗,而化疗仅被作为一种挽救性治疗来使用;④在已行广泛手术和(或)放疗的病人复发时才用化疗,初治化疗病人少,使得患者对化疗药物的敏感性及耐受性均差;⑤治疗外阴鳞癌的化疗药物在 II 期临床试验中显示,仅多柔比星和博来霉素单药有效,甲氨蝶呤可能也有效但证据不足,顺铂显示在许多妇科肿瘤中有广泛作用,但在外阴难治性鳞癌病人的治疗中作用不大。近年来的研究显示,联合化疗用于不能手术的晚期外阴癌患者,在部分病人中出现明显效果,甚至创造了手术机会,尤其在初治患者中,其疗效明显好于顽固性、复发性患者。常用的化疗方案有 BVPM 方案(博来霉素、长春新碱、顺铂、丝裂霉素)、BMC 方案(博来霉素、甲氨蝶呤、司莫司汀),这些方案的毒性可以忍受,主要不良作用有黏膜炎(重度:21%),感染或发热(35%),博来霉素肺病(死亡 1/28 例)。

同步放化疗对晚期不能手术的外阴癌病人的报道越来越多,其原动力来自于子宫颈鳞癌的随机临床试验的阳性结果,由于局部晚期宫颈鳞癌病人采用以顺铂为基础的同步放化疗治疗获得了明显效果,有人认为对于同属下生殖道的局部晚期外阴鳞癌而言理论上也应有效,应可以借鉴子宫颈鳞癌的治疗方法。

外阴癌由于病例少,很难进行随机临床试验。最近一项对 73 例局部外阴晚期鳞癌的 GOG 研究显示,分割剂量放疗对无法切除的腹股沟淋巴结及原发灶肿瘤进行照射联合同步化疗[顺铂:75mg/m²,第 1 天;氟尿嘧啶:1000mg/(m²·d),第 1～5 天]后再手术,46％的患者达到肉眼无瘤,其余仍有肉眼癌灶者中,只有 5 例不能达到手术切缘阴性,生存资料尚不成熟,但总的趋势是持肯定态度,不良反应可以接受。Landoni 等先采用氟尿嘧啶[750mg/(m²·d),第 1～5 天]和丝裂霉素 C(15mg/m²,第 1 天)联合局部放疗(总剂量54Gy)对 58 例晚期初治患者和 17 例复发患者进行治疗,然后行局部广泛切除和腹股沟淋巴结切除,结果89％的病人完成了预计的放疗和化疗,80％出现治疗反应,72％的患者获得手术机会,并有 31％在原发灶及淋巴结上出现病理学完全反应,3 例出现治疗相关性死亡。Lupi 等以同样化疗方案及分割放疗照射(总剂量仅 36Gy)治疗 31 例病人,结果反应率达 94％(29/31),但术后病率达 65％,死亡率达 14％,在腹股沟淋巴结阳性的患者中,55％(5/9)术后病理阴性,复发率 32％。Whalen 等采用 45～50Gy 放疗联合氟尿嘧啶[1000mg/(m²·d),持续静脉滴注 96h]、丝裂霉素(10mg/m²,第 1 天)治疗 19 例临床Ⅲ～Ⅳ期的外阴癌病人,结果总反应率达 90％,局部控制率达 74％。

(二)外阴非鳞癌的治疗

1.恶性黑色素瘤　外阴恶性黑色素瘤多见于绝经后的白种妇女中,典型表现是无症状性的外阴色素沉着病灶,可单发或多发,或者表现为外阴包块,可伴有疼痛或出血,包块可以为黑色、蓝色或棕色,甚至可以为无色素型。确诊需靠活检,免疫组化染色显示 S-100 抗原阳性有助于不确定病例的诊断。外阴恶性黑色素瘤可以新发也可以起源于原已存在的外阴色素病损基础上,因此若有怀疑,任何外阴色素病变均应考虑活检。外阴恶性黑色素瘤极易出现腹股沟淋巴结及远处转移,这种转移与肿瘤浸润的深度密切相关,故外阴恶性黑色素瘤的分期也与一般的外阴癌不同,采用的是基于病变浸润深度或肿瘤厚度与预后关系的微分期系统,目前共有 3 种分期方式,但其本质基本一致。

外阴恶性黑色素瘤主要的治疗方式是行根治性外阴切除术＋双侧腹股沟股淋巴结切除术,大多数治疗失败的病例多为出现远处转移,故想通过超大范围的根治性外阴切除术来改善预后几乎是徒劳的,相反,对于一些早期发现的外阴恶性黑色素瘤病人给予相对缩小的根治性外阴切除术可能更现实,既不影响生存率,又可减少手术创面,甚至最近有人推荐仅行患侧外阴切除术或根治性外阴切除术,双侧腹股沟股淋巴结可视情况切除。病灶浸润的深度、有否溃疡形成与预后极其相关,故在制定治疗计划时应充分考虑。Look 等发现,在病灶深度≤1.75mm 的病人中无一例复发,建议对这类病人可仅行局部广泛切除术,而所有病灶深度>1.75mm 的病人尽管给予了肿瘤根治手术,但仍全部复发。局部淋巴结转移也与预后相关,在对 664 例病人的多因素分析中发现,阳性淋巴结为 0,1,≥2 个的 5 年无瘤生存率分别为 68％,29％,19％,因此认为局限于真皮层、无皮下结缔组织浸润的(相当于≤Ⅲ期)可以不做淋巴结切除。对某些高危病人,放疗对于加强局部控制可能有帮助,化疗及生物免疫治疗多用于辅助、挽救或晚期姑息性治疗,效果不确定。外阴恶性黑色素瘤患者总的生存率接近 50％。

2.外阴疣样癌　外阴疣样癌多为局部浸润,很少转移,所以仅行局部广泛切除即可治愈。复发少见,多在局部复发,通常是由于局部手术不彻底所致。

3.外阴佩吉特病　多为外阴红肿病灶,可形成溃疡,局部可有瘙痒或烧灼感,将近 15％的佩吉特病患者可伴有潜在的浸润性腺癌成分,20％～30％的病人将会有或将发展为非外阴部位的腺癌,尽管最近的报道提示继发性腺癌的发生率较低,但仍能见到其他部位的佩吉特病,如乳腺、肺、结直肠、胃、胰腺及女性上生殖道,因此,有佩吉特病的患者应注意检查、监测这些部位。佩吉特病的病程进展较慢,但真皮层的浸润常较肉眼见到的范围广,故手术切缘应比其他外阴癌的范围要广,以保证边缘切净,避免复发。一旦局部复发,只要无浸润证据可以再次局部切除,仍可达到一定疗效。

总的来说，外阴鳞癌的治疗效果较好，约 213 的患者均为早期肿瘤，5 年生存率按 FIGO 1988 年的分期，Ⅰ～Ⅱ期患者可达 80%～90%，晚期生存率较差，Ⅲ期 60%，Ⅳ期 15%。在相同原发灶大小的患者，有或没有淋巴结转移其生存率相差 50%。由于外阴非鳞癌相对罕见，可靠、有效的治疗方案及长期结局尚不十分明确。鉴于外阴部位的肿瘤相对容易发现，因此对于高危患者，如 HPV 感染者、原位癌、外阴苔藓样病变等可进行严密筛查随访，使外阴癌控制在早期时被诊断。

（王素娟）

第二节　阴道癌

一、流行病学

原发性阴道癌是一种罕见肿瘤，是指病灶来源于阴道而未累及宫颈或外阴，在女性生殖道肿瘤中发病率仅占 1%～2%，通常见到的阴道新生物 80%～90% 是通过直接转移或淋巴管或血行途径从子宫颈、外阴和（或）非女性生殖道转移而来。Creasman 等在 1998 年发表的国家肿瘤数据库（NCDB）的报告中，统计了从 1985～1994 年登记在册的诊断为阴道癌的病人共 4885 人，92% 为原位癌或浸润鳞状细胞癌或腺癌，4%黑色素瘤，3%肉瘤，1% 为其他少见肿瘤。在 NCDB 的报告中，72% 为浸润癌，28% 为原位癌；鳞癌占浸润癌的 72%，腺癌占 14%；20 岁以下几乎均为腺癌，而腺癌在老年人中非常少见。阴道癌易发生于老年人，60～70 岁是发病的高峰年龄，但阴道癌在年轻人中发病呈上升趋势，可能归咎于 HPV 感染或其他性传播疾病，在 NCDB 报告中，仅 1% 的病人＜20 岁，且超过 80% 的人是原位癌。近年来，由于宫颈细胞学或越来越严格的诊断标准，原发性阴道癌的发生率有所下降，而来源于邻近器官，例如宫颈、外阴或子宫内膜的恶性肿瘤有所上升。

1. 阴道上皮内瘤变（VAIN）和鳞状细胞癌（SCC）　鳞癌潜在的危险因素包括 HPV 感染史，宫颈上皮内瘤变（CIN），外阴上皮内瘤变（VIN），免疫抑制和盆腔放疗史。HPV 可能是鳞癌的致病原因，在 VAIN 患者中 80% 有 HPV 感染，阴道浸润性鳞癌中 60% 有 HPV 感染。Brinton 等报道的在 VAIN 和早期阴道癌的病例对照研究中发现，与对照组相比，VAIN 患者的生殖器疣发病率上升了 2.9 倍，在以往有异常巴氏涂片者中发病率上升了 3.8 倍。认为可能和高危型 HPV 感染有关。病变大都发生在上阴道段，常为多病灶性。在这些阴道上皮内瘤变和鳞癌病人中，下列风险已被证实：≥5 个性伴侣、初次性交＜17 岁、吸烟、较低的社会经济地位、有生殖器疣病史、异常细胞学史和接受过子宫切除术。Weiderpass 等发现，女性酗酒是患阴道癌明显的高危因素，这可能与生活方式例如放荡、吸烟、使用避孕药、饮食缺陷等所致的 HPV 感染有关。宫颈癌的病人有发展为阴道癌的风险，因为这些部位共同暴露于内源性和外源性的致癌物质刺激下，10%～50% 的 VAIN、阴道原位癌或阴道浸润癌患者都曾因宫颈病变接受过子宫切除或放疗，统计显示，从宫颈癌或癌前病变治疗后发展为阴道癌的平均时间为 14 年，但也有个案在宫颈癌治疗 50 年后出现阴道癌的。

盆腔放疗史是否是一个危险因子仍有争议。Boice 等报道在 45 岁之前接受过盆腔放疗的女性阴道癌风险上升 14 倍且与剂量相关，而 Lee 等则认为无关。认为有关的原因在于，有盆腔放疗史的病人多数是因为曾患宫颈癌，而宫颈癌与 HPV 感染密切相关，长期的 HPV 感染又增加了阴道鳞癌的风险，因此建议有宫颈 CIN 或宫颈癌的病人即使在手术切除子宫后也应终身监测 HPV 及阴道细胞学。此外，子宫暴露于己烯雌酚将双倍增加 VAIN 的风险性,可能的机制是移行带扩大,增加了 HPV 的感染机会。

2.黑色素瘤　恶性黑色素瘤是阴道第二常见的恶性肿瘤,占所有阴道肿瘤的 2.8%～5%。尽管常是多病灶的,但最常见的部位是下 1/3 阴道和阴道前壁。阴道黑色素瘤占所有黑色素瘤的 0.3%,每年的发病率是 0.026/100000,诊断时平均年龄为 66.3 岁。

3.透明细胞腺癌　1971 年首次报道了年轻妇女中阴道透明细胞腺癌的发生与其母在孕 16 周前应用己烯雌酚有关,其致癌机制可能是胚胎期的苗勒管发育受到影响,导致苗勒管起源的异常细胞巢残留,在青春期时受到内源性激素的刺激而出现癌变。Hicks and Piver 报道了 60%透明细胞腺癌病人在胚胎期时接触过己烯雌酚类药物,大多病例累及阴道上 1/3 前壁,此类病人从出生到 34 岁之间发病率为(0.14～1.45)/1000,几乎 90%病人在诊断时为 Ⅰ～Ⅱ 期,发病年龄 7～34 岁,中位年龄 19 岁,但也有报道年龄偏大者。幸运的是,近年来这种肿瘤发生率有所下降,因为在孕期已基本不用己烯雌酚了。

4.肉瘤　肉瘤占阴道原发癌肿的 3%,常见于成年人,阴道肉瘤中有 50%～65%表现为平滑肌肉瘤,癌肉瘤、子宫内膜间质肉瘤和血管平滑肌肉瘤少见。胚胎性横纹肌肉瘤/葡萄状肉瘤是罕见的儿童期肿瘤。盆腔放疗史是一个危险因素,特别是癌肉瘤和阴道血管平滑肌肉瘤。大多数肉瘤在晚期才被诊断,组织病理学级别是最重要的预后预测因子。

二、播散方式

大多数(57%～83%)的阴道癌前病变发生在上 1/3 阴道或穹隆部的阴道后壁,31%的病人发生在下 1/3 阴道,阴道中 1/3 的病灶不常见。阴道癌的位置在治疗计划和决定预后方面是重要因素。肿瘤可以沿阴道壁播散到宫颈或外阴,但如果初次活检宫颈或外阴为阳性,则应认为阴道是继发肿瘤。在前壁的病灶可以浸润膀胱阴道隔和尿道,后壁的病灶可累及阴道直肠隔及直肠黏膜,晚期病例中也常见向侧面扩散至宫旁组织和阴道周围组织的。阴道淋巴系统比较复杂,当病灶位于阴道下 1/3 时,淋巴引流常向下累及腹股沟淋巴结。超过 Ⅰ 期的病人淋巴结转移的风险性明显升高。虽然基于分期的淋巴结切除少见,但在早期阴道癌中淋巴结转移率并不罕见。在 Al-Kurdi 等的研究中,盆腔淋巴结转移率 Ⅰ 期为 14%,Ⅱ 期为32%;在 Davis 等的报道中 Ⅰ 期为 6%,Ⅱ 期为 26%。虽然目前没有详细的数据可提供,但估计 Ⅲ 期的发生率更高。Chyle 等随访了 10 年有局部复发的病人盆腔淋巴结受累率为 28%、腹股沟受累率为 16%,而无局部复发组分别为 4%和 2%(P<0.001),在初诊时腹股沟淋巴结阳性率从 5.3%～20%。晚期病人在初始治疗后复发时可能发生远处转移,在 Perez 等的报道中,远处转移的发生率在 Ⅰ 期 16%,Ⅱ A 期 31%,Ⅱ B 期 46%,Ⅲ 期 62%,Ⅳ 期 50%。Robboy 等报道年轻透明细胞癌患者复发时转移至肺或锁骨上淋巴结的占 35%,比宫颈或阴道鳞癌的发现率更高。

三、临床表现

1.VAIN 及原位癌　VAIN 常无症状,临床上通常是在细胞学检查、监测子宫颈癌时发现,也有部分患者因有阴道感染等可能会有阴道异常分泌物而就诊。在这些病例中,阴道上皮内瘤变好累及阴道上段,可能是宫颈鳞状上皮病变的延续。

2.浸润性鳞癌　性交后出血、不规律阴道出血是常见症状,也可出现阴道排液和排尿困难,盆腔疼痛多在晚期时出现,常与肿瘤扩散超出阴道有关。Tjalma 等对 84 例浸润性癌进行分析,55 例为鳞癌,62%的病人有阴道排液,16%有阳性细胞学,13%有包块,4%有疼痛,2%有排尿困难,10%～20%的患者没有症状,47％病灶位于阴道后壁,24％位于前壁,29％累及前后壁。

3.其他组织学类型　透明细胞癌病人最常见的症状是阴道出血(50％～75％)或异常分泌物,晚期病例可出现排尿困难和盆腔疼痛,细胞学异常仅占33％,可能与取材的部位不全面有关。透明细胞癌病灶多是外生的,位于上 1/3 阴道靠近宫颈的穹隆表面浸润性生长,手指触诊多可触及阴道穹隆黏膜下异常感可能有助于诊断,97％和黏膜腺病有关。胚胎性横纹肌肉瘤,是在儿童中最常见的恶性阴道肿瘤,表现为突出、水肿、像葡萄样包块,90％的病人在 5 岁前发病,成年人中症状多为疼痛及包块。

四、临床分期及病理分类

1.临床分期　常用的阴道癌分期系统有两个,一个为 FIGO 分期(表 10-2),另一个为 AJCC 分期,目前原发性阴道癌多采用 FIGO 临床分期。根据 FIGO 分期,肿瘤若累及子宫颈或外阴时应当分别归类于原发性宫颈癌或外阴癌,故在诊断阴道癌时需同时仔细检查宫颈及外阴情况,必要时行细胞学检查或活检。下列检查可用于 FIGO 分期评价:精确的双合诊及三合诊检查、膀胱镜、直肠镜及静脉肾盂造影,但仅凭这些检查想区分出病灶是局限于黏膜还是黏膜下,即便是有经验的检查者也相当困难。盆腔 CT,MRI 及 PET 对判断病灶浸润、淋巴结受累情况甚至精确放疗计划的制定均有帮助,但不作为临床分期依据。Perez 等在 1973 年建议将 FIGO 分期中的Ⅱ期再分为ⅡA 及ⅡB 期,但大多数研究者并不赞成这一变动,表 10-2 中我们仍将ⅡA 及ⅡB 期列出,以供参考。

表 10-2　FIGO 阴道癌临床分期

0 期	原位癌,上皮内癌
Ⅰ期	癌限于阴道壁
Ⅱ期	癌侵及阴道旁组织,但未达盆壁
ⅡA 期	阴道旁浸润,未达宫旁
ⅡB 期	宫旁浸润,未达盆壁
Ⅲ期	癌扩张达盆壁
Ⅳ期	癌超出真骨盆或侵犯膀胱或直肠黏膜、膀胱黏膜泡样水肿不属于Ⅳ期
ⅣA 期	肿瘤扩散至邻近器官或转移蔓延至真骨盆以外
ⅣB 期	扩散至远处器官

2.病理分类　大多数阴道癌均为鳞癌,其他上皮类型并不多见因为正常情况下阴道黏膜没有腺体,黑色素瘤是第二常见的阴道癌。

五、诊断

通常被怀疑为阴道恶性肿瘤的病人,经过彻底的体检,包括仔细的窥阴器检查、触诊、阴道镜、细胞学检查及对异常的内生或外生组织的活检,确诊多不困难,尤对转移、复发患者,但对阴道癌的初始诊断有时会忽视,应引起高度重视。检查时窥阴器应慢慢地旋转和退出,使整个阴道黏膜可见,特别是经常出现病灶的后壁,为方便评估整个阴道壁及病变范围,对于晚期、复发、老年等阴道暴露困难的病例,可以在麻醉下检查和活检以减少病人的不适感。宫颈活检仅用以排除原发性宫颈癌。

因为宫颈癌或癌前病变有过子宫切除或放疗的病人出现异常细胞学时应行阴道镜检查,在阴道镜染色指示下进行活检,为方便检查,对于绝经或先前放疗过的病人可在阴道镜检查前适量局部应用雌激素。

六、预后因素

1.浸润性鳞癌　疾病的分期是最重要的预后因素,Creasman等一报道的5年生存率:0期96%,Ⅰ期73%,Ⅱ期58%,Ⅲ~Ⅳ期是36%。Perez等报道的165例用放疗治疗的原发性阴道癌患者,10年无瘤生存率:0期94%、Ⅰ期75%,ⅡA期55%、ⅡB期43%,Ⅲ期32%、Ⅳ期0。病灶位置对预后的影响尚有争议,Tarraza等发现上1/3的阴道癌局部复发常见,而下1/3的阴道癌出现侧盆壁复发及远处转移相对多见;Chyle等报道阴道癌的盆腔复发率17%是在阴道上段肿瘤,36%在阴道中下段肿瘤,42%在累及整个阴道的肿瘤;一些研究也显示,阴道上段癌与阴道下段或累及整个阴道的癌相比,生存率较好、复发率较低。后壁病灶与其他部位相比预后较差,10年复发率分别为32%和19%,这可能反映了在这个部位行完全近距离放疗的困难性,但在一项大样本的研究中未能显示出原发灶位置与复发率之间的相关性。病灶大小对预后的重要性也被争议,在Chyle等的研究中,病灶最大直径<5cm的10年局部复发率为20%,而病灶最大直径>5cm的10年局部复发率为40%;在玛格丽特公主医院,直径>4cm的肿瘤预后明显差于较小肿瘤者。Perez等的研究显示,分期是盆腔肿瘤复发和5年无瘤生存的重要预测因子,但不包括Ⅰ期肿瘤病人。还有报道肿瘤的体积对生存率和局部控制有负面影响。Urbanski等认为,年龄也是预后因子,在他的研究中60岁以下患者的5年生存率为63.2%,而60岁以上者25%(P<0.001),但也有人认为年龄与预后没有统计学意义,因为这些研究中大多没有矫正老年人死于继发病的情况。组织学类型是重要的预后因子,Chyle等报道腺癌与鳞癌相比复发率较高(10年局部:52% vs 20%,远处:48% vs 10%),且10年生存率较低(20% vs 50%)。Waggoner等在患有阴道和宫颈透明细胞癌的21例病人中发现,野生型p53蛋白过度表达者比含有p53基因突变者而言有较好的预后。

2.其余组织学类型　在透明细胞癌中,远处转移常至肺和锁骨上淋巴结。分期早、肿瘤<3cm,浸润深度<3mm被认为预后较好。阴道黑素瘤比鳞癌易于远处转移。Reid等回顾了115个阴道黑素瘤病人,发现浸润深度和病灶大小(>3cm)与生存率负相关。恶性间叶细胞肿瘤较浸润癌难治,浸润深度、包膜完整性、每10个高倍镜下5个或以上的有丝分裂、肿瘤直径>3cm,细胞的异型性均与预后有关。

七、治疗

由于阴道癌较少见,有关阴道癌的自然进程、预后和治疗数据均来源于小样本回顾性研究,因此没有权威性的治疗推荐,目前关于放疗和手术的文献多为原发性阴道鳞癌。阴道癌病人的处理比较复杂,最好能在妇科肿瘤医师和放疗医师共同评估后做出个体化治疗方案,按1998年妇科肿瘤医师协会的指南要求,大多数病人仍首选放疗,对于早期和表浅病灶患者放疗可达到良好的肿瘤控制,并且保留了阴道功能。手术要充分考虑到病人的年龄、病灶范围、病灶是否局限等因素,以决定病人适合于局部切除、部分切除还是完全阴道切除。有证据表明,阴道原位癌、Ⅰ期癌和部分年轻的Ⅱ期癌患者其原发灶位于阴道上或下1/3时,仅通过手术即可能成功治疗。对较年轻的渴望保留卵巢功能和性功能的、疣状癌的、非上皮性肿瘤的及放疗后局部盆腔剂量不足的病人,手术将被考虑。为了达到足够的手术切缘以求手术彻底,手术,尤为根治性手术常需切除部分膀胱、尿道或直肠,导致尿粪排泄改道,因此相比较而言,放疗作为阴道癌的初始治疗可最大限度地治愈和改善生活质量,某种程度上替代了手术。对于许多年龄较大的病人,根治性手术也不可行。尽管放疗常作为治疗选择,但对于各期最佳的治疗方式至今尚无定论,单纯手术或放疗均可引起的并发症增加,因此缩小的手术与放疗联合的治疗模式常被考虑。腔内和组织间放疗常被用于小的表浅的Ⅰ期病灶中,外照射联合腔内和(或)组织间近距离照射常被用于较广泛的Ⅰ~Ⅱ期病人。在阴道癌中化疗的使用仅基于散在的Ⅱ期临床试验或是模仿宫颈鳞癌的治疗而来,没有更有利的化疗依据可循。

1.VAIN及原位癌的治疗　　多数研究者采用手术和药物来处理VAIN,方法从部分或完全阴道切除到比较保守的局部切除、电凝、激光消融、局部氟尿嘧啶应用或腔内近距离放疗。对于不能排除浸润癌的病人,与保守治疗失败的病人一样,手术切除是治疗的选择。各种方法的控制率相似,激光为48%~100%,阴道切除术52%~100%,局部氟尿嘧啶外涂75%~100%,放疗83%~100%,Diakomanolis等报道的52例病人中,发现部分阴道切除对于单发病灶的疗效较好而激光消融对多发病灶较好。尽管许多人赞成对以前无盆腔放疗史的病人采用部分阴道切除方法治疗局部VAIN,但对于先前因其他盆腔肿瘤接受过盆腔放疗的病人而言,行部分阴道切除瘘管的风险仍很大,此时用氟尿嘧啶局部外涂也许更有益,它可刺激鳞状上皮脱落,促使正常上皮再生。氟尿嘧啶的使用方法很多,控制率达75%~88%,推荐的Krebs等的方法为每周1~3次,持续应用10周,会阴皮肤可用氧化锌等软膏来保护以防止外阴疼痛、糜烂。近来,研究者们发现咪喹莫特治疗VAIN有效,Haidopoulos等的研究中发现,7个VAIN 2~3的病人中经咪喹莫特治疗后,6人病灶消退或降级为VAIN1,具体用药方法为阴道内每周应用5%的咪喹莫特0.25g持续3周,耐受性较好,与氟尿嘧啶相比,咪喹莫特给药方便、毒性较低,但还需大样本研究来证实。

部分或全部阴道切除也常用于VAIN的治疗中,Hoffman等对32例经历了上段阴道切除术的阴道原位癌病人进行评价,仅行手术术后随访示无瘤生存的病人占72%,复发率为17%。在这项研究中,44%先前接受了包括激光消融、局部氟尿嘧啶或局部切除治疗。9例病人在最后的病理切片中发现浸润癌,其中浸润超过3.5mm的4例患者术后补充了放疗,3例保持无瘤;<2mm浸润病灶的5例病人中,1例因为局部复发再行放疗,其余4例术后保持无瘤;其余术后病理仍为原位癌的23例病人中,19例(83%)在平均随访38个月内无肿瘤复发。28%(9/32)的病人术前未发现浸润癌,其中55%(5/9)的浸润癌需要补充术后放疗,说明术前阴道原位癌的诊断常不准确,可能与病灶范围大或多点病灶致活检不足有关,因此,临床处理时不能完全按照活检提示进行,当怀疑有可疑浸润和病灶局限于上1/3或上1/2阴道时,上段阴道切除手术应尽量保证病灶边缘离切缘>1cm。部分或全部阴道切除的主要缺点是阴道缩短或狭窄而导致的性功能变差。Hoffman等推荐手术切除病灶后不关闭黏膜,并用雌激素软膏涂抹、扩张器扩张阴道,并酌情皮肤移植,以便术后阴道狭窄降到最低程度。先前放疗是阴道切除的禁忌证,因为有较高的并发症率。

放疗被证实有效,控制率为80%~100%,与其他方法相比有较好的治愈率。采用传统的低剂量率腔内放疗技术使整个阴道黏膜的受量为50~60Gy,如果病灶多发,累及区可能接受70~80Gy的剂量,高剂量可引起阴道明显的纤维化和狭窄。在腔内放疗后,浸润癌中盆腔复发或远处转移的情况不多见。在全阴道放疗的病人中可出现直肠出血和中到重度的阴道黏膜反应,Macleod等报道了采用高剂量率腔内放疗技术对14例VAINⅢ的病人进行治疗,总剂量34~45Gy,分割剂量为每次4.5~8.5Gy,中位随访46个月,1例比人肿瘤持续存在,另一例出现肿瘤进展,总控制率为85.7%,2例出现重度阴道放疗损伤;Mock等报道了6位原位癌患者采用高剂量率腔内放疗技术治疗,100%无复发生存。鉴于高剂量率腔内放疗良好的局部控制和功能保留优势,可以考虑将其作为放疗时的治疗选择,但从目前有限的数据中还无法得出高剂量率腔内放疗使用的明确结论。

雌激素可用于绝经后或有过放疗浸润性癌已治愈的病人,由于放疗可以对卵巢功能造成影响并有可能使阴道穹隆纤维化,某种程度上也限制了放疗的应用。

总之,对于单发病灶的VAIN患者,阴道部分切除术优于激光消融,因为有大约25%的患者有浸润性鳞癌的危险性,一旦VAIN行部分阴道切除后发现为浸润癌者补充放疗则有瘘管形成的风险。激光消融和(或)局部氟尿嘧啶对于绝对排除浸润性鳞癌时可以应用。单独腔内近距离放射治疗也能提供满意的局部控制率并可保留阴道功能。

2.浸润性鳞癌及其他类型癌的治疗

（1）浸润性鳞癌的治疗

①手术治疗：通常阴道鳞癌采用放疗较多见。但有报道在经过选择的病人中手术治疗也取得了良好的结局，根治性手术后，Ⅰ期阴道鳞癌患者的生存率可达75%～100%。有手术治疗适应证的病例包括：Ⅰ～Ⅱ期病人病灶在穹隆、上1/3阴道后壁或侧壁的能被根治性阴道切除并能保证足够切缘的、能行盆腔淋巴结切除的；极表浅的病灶也许通过局部切除即可；阴道下1/3病灶行外阴阴道切除并能达到满意阴性切缘的，能行腹股沟股淋巴结切除的。若术后发现切缘不足或阳性，应被推荐辅助放疗。若还有其他部位的病灶应选用放疗，放疗后残留的孤立病灶可手术去除。Creasman等注意到手术治疗后良好的生存率，但在系列研究中发现这也许存在偏差，因为相对年轻、健康的病人更可能倾向于手术治疗，而年龄偏大、有内科合并症的患者更倾向于放疗，Rubin等报道的75例阴道癌患者的手术结局就不如放疗的好，因此需要有更大样本的前瞻性随机对照研究来做出结论，但无论如何，手术对于某些病人仍是治疗的最佳选择，原则上不论子宫切除否能做根治性外阴阴道切除的病人，尽量不做去脏术，除非放疗后中心性复发或初始治疗病灶还未达骨盆的病人，但手术应包括根治性子宫切除，因为子宫在位将限制手术操作及膀胱、直肠病灶的切除。

有研究认为，Ⅱ期病人手术效果明显优于放疗，如Stock等进行的包括100例（其中鳞癌85例）阴道癌患者的最大的单样本研究显示，40例病人单纯手术，5年生存率Ⅰ期为56%，Ⅱ期为68%；47例病人单纯放疗，5年生存率Ⅰ期为80%，Ⅱ期为31%，13例为联合治疗，总的5年生存率为47%，似乎在Ⅱ期病人手术效果更好，但研究者认为这可能与病例选择存在偏差有关，在仅行放疗的病人中以ⅡB期的病人为主，而仅行手术的病人中多数为ⅡA期病人。因此Stock建议对于癌灶位于阴道上1/3的患者，行上阴道段切除及根治性子宫切除和盆腔淋巴结切除比较适合，而对于广泛累及阴道旁的患者放疗应是首选，手术仅适用于严格选择后的个别病人。Tjalma等在55例阴道鳞癌的研究中通过多因素分析发现，只有年龄和病灶大小是预后因子，因此建议对于Ⅰ期和ⅡA期病灶较小、体质较好的阴道癌患者进行手术治疗。虽然数个研究表明选择适当的Ⅲ～Ⅳ期阴道鳞癌病人进行去脏术能达到50%的控制率，但因研究的病例样本太小，目前对晚期病例仍不主张首选去脏术，较为推崇的治疗是进行同步放化疗，尽管这种治疗模式的作用还未被明确。关于手术技术，如果进行完全性阴道切除术，专家建议行经腹和会阴联合手术，会阴切口选在耻骨膀胱宫颈筋膜，在尿道下方直肠上方，以避免静脉丛出血。切口可先腹部再会阴，但更推荐先做腹部切口，因为可以自上而下游离膀胱、尿道、直肠至会阴，分离阴道侧壁组织、游离子宫、切除淋巴结，如有不能切除的病灶，病人将免于会阴切口；若手术成功，也可用带蒂的皮肌瓣、尼龙补片联合带蒂大网膜进行阴道重建。

②放射治疗：Ⅰ期病人中，病灶厚度通常在0.5～1cm，可单发或多发，为保留阴道功能，个体化治疗是很重要的。表浅病灶可以单独用后装阴道圆筒腔内近距离放疗来治疗，整个阴道黏膜量常为60Gy，对于肿瘤累及处另加20～30Gy的量。病灶厚度＞0.5cm时，联合应用腔内后装和有单层插入的组织间插植放疗以增加深部的剂量并限制阴道黏膜放疗的过度。没有绝对的标准用于Ⅰ期病人的外照。通常认为，对于较大的、较多浸润或分化差的肿瘤常有淋巴结转移的高风险，这类病人需加用外照。整个盆腔10～20Gy，用中间挡板后，宫旁和盆腔侧壁再照45～50Gy的量。Chyle等推荐外照附加近距离放疗对于Ⅰ期患者应至少覆盖阴道旁淋巴结、大的病灶、髂内外淋巴结。通过腔内和组织间插植技术，Ⅰ期患者单独放疗能达到95%～100%的控制率，5年生存率达70%～95%。

ⅡA期病人常有晚期阴道旁病变但没有广泛的宫旁浸润。病人一律先外照，接着腔内照射。通常全盆腔接受 20Gy,挡野后另加宫旁剂量,根据侵犯厚度,再照 45～50Gy 到盆腔侧壁。给予低剂量率的腔内后装及组织间放疗联合应用至少照射 50～60Gy,超越肿瘤边缘 0.5cm,加上整个盆腔剂量,肿瘤处总剂量为 70～80Gy。Perez 等显示ⅡA 期患者接受近距离放疗联合外照的局部控制率为 70%(37/53),而单用外照或近距离放疗的局部控制率为 40%(4/10),说明联合放疗具有优越性。ⅡB 期病人因有较广泛的宫旁浸润,整个盆腔将接受 40～50Gy,中央区挡板后宫旁总剂量为 55～60Gy,再用低剂量间插植和腔内近距离放疗来追加 30～35Gy 使肿瘤区总剂量达 75～80Gy,宫旁和阴道旁外延处达 65Gy。单用放疗治疗 5 年生存率ⅡA 期可达 35%～70%,ⅡB 期为 35%～60%。

Ⅲ期疾病接受 45～50Gy 盆腔外照,可用中间挡板使宫旁到侧盆壁剂量增加至 60Gy,追加腔内近距离放疗至最小肿瘤剂量达到 75～80Gy,如果近距离照射不方便,可以用三维治疗计划缩野放疗使肿瘤剂量达到 65～70Gy。外照盆腔和腹股沟淋巴结 b 的剂量为 45～50Gy,联合低剂量率腔内放疗至阴道黏膜的最大剂量为 80～85Gy,Ⅲ期病人的总治愈率为 30%～50%。有直肠和膀胱黏膜累及或腹股沟淋巴结阳性的ⅣA 期病人,尽管少数经严格选择的病例行去脏术可能治愈,但大多数还是首选放疗,此时多选用外照姑息治疗。对于已出现全身广泛转移的ⅣB 期病人而言,放疗仅为姑息性局部控制,多采用全身化疗及支持治疗。

③化疗和同步放化疗:Ⅲ～Ⅳ期的阴道癌患者尽管给予高剂量外照和近距离放疗,但盆腔控制率仍较低,有 70%～80% 的病人病灶持续或疾病复发。对于局部晚期病人远处转移的发生率为 25%～30%,尽管远处转移比盆腔复发少见,但仅靠针对局部治疗的手术或放疗而言几乎不可能产生作用,肿瘤治疗的目的是治人,而不是治瘤。因此,我们的治疗不可能仅关注肿瘤局部,而化疗恰恰弥补了这一不足,它可经血循环作用于全身,无论什么期别,只要有远处转移可能的高危病人或已有远处转移的晚期病人,单独化疗、姑息性手术或放疗结合化疗都被推崇。常用的化疗药有氟尿嘧啶、丝裂霉素和顺铂等,与放疗合用时完全反应率可达 60%～85%,但长期疗效差异较大。Roberts 等报道了 67 例晚期阴道、宫颈和外阴癌病人,同时用氟尿嘧啶、顺铂和放疗治疗,虽然 85% 完全反应,但 61% 出现癌复发,复发中位时间仅为 6 个月,5 年总的生存率只有 22%。67 人中 9 例发生了严重的迟发并发症,其中 8 例必须手术。与在直肠和外阴癌中的使用一样,放疗加化疗可适当减少放疗的剂量,以改善器官功能和迟发的毒性。

因为病人数量有限,尚无随机对照研究评估同步放化疗的作用,进一步的研究需明确同步放化疗的治疗作用和理想的治疗方案。最近的数据表明,在宫颈鳞癌中以顺铂为基础的同步放化疗对局部控制率、总生存率、无瘤生存率等方面均有益,研究中共同的药物是顺铂,提示它可能改善放疗敏感性。基于此,相同的方法可考虑用于晚期阴道鳞癌的治疗中。

尽管放疗对浸润性阴道鳞癌的局部控制仍有限并存在放疗并发症的风险,但目前治疗的原则仍倾向于以放疗为主,酌情手术,联合化疗。在浸润性鳞癌的放疗中应特别注意确认治疗区域的完全覆盖,尤其在较大肿瘤中,既要达到局部控制的需要剂量,又要充分照顾到周围正常组织的耐受性。经仔细选择的早期病人行根治性阴道切除术可取得良好效果,但放疗仍是主要的治疗模式尤其对有多种合并症的年老病人。虽然在阴道癌的化疗方面目前尚无有力证据,但加用化疗(如顺铂周疗)作为放疗的增敏剂应被推广。

(2)其他类型癌的治疗

①透明细胞腺癌:因透明细胞腺癌患者常年轻未育,早期病人可行生育力保存的方式治疗,手术对于早期阴道透明细胞癌患者有优势,因为既可以保留卵巢功能,又可通过皮肤阴道移植成形来保留阴道功能。Herbst 等报道的 142 例Ⅰ期阴道透明细胞腺癌患者中,117 例接受了手术治疗,复发率仅 8%,存活率为 87%,而在接受放疗的病人中复发风险高达 36%,这可能与常累及阴道穹的较大病灶的Ⅰ期患者放弃手术选用放疗有关。阴道透明细胞腺癌常发生在阴道的上 1/3 及穹隆部,故手术推荐采用根治性子宫切除

和盆腔、腹主动脉淋巴结切除以及广泛的阴道切除,但对于年轻未育的早期病人,也可考虑行腹膜外淋巴结切除和略广泛的局部切除,术后辅以腔内近距离放疗而尽量不做全盆外照射,这样既可有效控制肿瘤,又可最大限度的保留卵巢、阴道的功能,待病人完成分娩后再行根治性子宫切除、阴道切除和盆腹腔淋巴结切除。Senekjian 等报道了 219 例 I 期的阴道透明细胞癌病人,其中 176 例行常规根治手术,43 例仅行局部治疗,两组的症状、分期、肿瘤位置、肿瘤大小、浸润深度、病理类型及分级等资料均相似,结果 5 年和 10 年的生存率在局部治疗组为分别为 92% 和 88%,在常规手术组分别为 92% 和 90%,但在复发率在局部治疗组明显增高,10 年复发率在局部治疗组为 45%,而在常规手术组仅为 13%,肿瘤的复发与肿瘤≥2cm、浸润深度≥3mm 有关,盆腔淋巴结转移率为 12%,因此建议对于想保留生育力的病人,治疗方式以广泛性局部切除、腹膜外淋巴结切除及术后腔内放疗为宜。在对 II 期 76 例病人的研究中显示,5 年生存率为 83%,10 年生存率为 65%,其中 22 例仅接受了手术治疗(13 例为根治性子宫及阴道切除,9 例接受去脏术),38 例仅接受放疗,12 例接受手术＋放疗,4 例接受其他治疗,结果 5 年生存率仅放疗组为 87%,仅手术组为 80%,手术＋放疗组为 85%,因此建议对于 II 期阴道透明细胞癌病人的最佳治疗应为全盆外照＋腔内放疗,但不排出对于肿瘤小、可切除的穹隆病灶进行手术治疗,以保留卵巢及阴道功能。晚期病人主要行放疗,对于最后确定行放疗的晚期患者去脏术应被限制,也可行去脏术或氟尿嘧啶、长春新碱为主的同步放化疗。

②黑色素瘤:阴道黑色素瘤因发病率低,治疗经验极少。由于黑色素瘤容易远处转移并且缺乏对其癌前病变的认识,一旦确诊治疗相当棘手。黑色素瘤对放疗不敏感,所以手术几乎成了治疗的首选,但效果不确定,尽管有报道根治性手术后的 2 年生存率可达 75%,但 5 年生存率仅为 5%～30%,即便行超大的根治手术可能改善近期生存率,但长期的生存率仍没有提高。有报道认为肿瘤大小与黑色素瘤的预后相关,中位生存时间在肿瘤<3cm 的患者中为 41 个月,而在≥3cm 的患者中为 21 个月,但长期生存率无统计学意义,也有报道黑色素瘤可能对放疗有反应,放疗剂量在 50～75Gy,但放疗反应率仅为 23.4%～24.2%,Petru 等报道了 14 例病人有 3 例获得长期生存,均为放疗或局部切除后辅助放疗,其中肿瘤≤3cm 的患者 5 年生存率为 43%,肿瘤>3cm 的患者 5 年生存率为 0%,因此作者认为,放疗对肿瘤≤3cm 的患者有效,同时放疗也能协同手术使手术范围缩小。化疗及免疫治疗对黑色素瘤的作用极其有限,但对于有远处转移者仍可应用。

③肉瘤:阴道肉瘤发病率也不高,约占阴道原发肿瘤的 3%,但常常一发现即为晚期,细胞病理分级明显影响预后,大多数阴道平滑肌肉瘤起源于阴道后壁,根治性手术切除,如后盆腔去脏术可能有治愈机会。成年人的阴道肉瘤对化疗反应不好,去脏术可能有长期生存概率。在阴道肉瘤的报道中,最大的病例报道仅为 17 例,包括 10 例平滑肌肉瘤、4 例恶性中胚叶混合瘤、3 例其他肉瘤,其中 35% 接受过先前放疗,17 例均对化疗耐药,结果仅有的 3 例生存者均为接受去脏术治疗者,5 年生存率在平滑肌肉瘤者为 36%,在恶性中胚叶混合瘤者为 17%。有报道术后补充放疗可降低局部复发率,但不改变生存率,而化疗可能对全身转移有益,借鉴子宫肉瘤的治疗方案,异环磷酰胺、顺铂、紫杉醇可以应用,多柔比星仍是平滑肌肉瘤化疗的首选。阴道胚胎横纹肌肉瘤常见于儿童,由于发病非常罕见,没有成熟的可推荐的治疗方案,但倾向于儿童发病应采用多手段联合治疗,行局部切除＋化疗±放疗以尽量避免去脏术的应用,保证患儿的生活质量。化疗可选用 VAC(长春新碱、更生霉素、环磷酰胺)方案或 VAD(长春新碱、多柔比星、达卡巴嗪)方案,根治性手术尽量慎用,除非持续或复发病例。

3.鳞癌治疗失败的因素　尽管有精心设计的放疗方案,仍有 85% 的病人可出现局部复发,且大部分局限于盆腔和阴道。局部区域复发 I 期为 10%～20%,II 期 30%～40%,III～IV 期的复发或持续存在率为 50%～70%,单独的远处复发或与局部复发相关的远处复发在局部晚期病人中为 25%～40%。复发的中位时间为 6～12 个月。一旦复发预后极差,虽经挽救治疗但很少有长期生存者。

Stanford 等显示较早的肿瘤期别和较高的放疗剂量对生存率有益,接受≤75Gy 的 16 人中有 9 人复发,＞75Gy 的 22 人中只有 3 人复发,但较大样本量的研究中没有发现放疗剂量与复发率之间存在相关性,可能与较大的肿瘤接受了较高剂量的外照和近距离放疗有关。M. D. Anderson 癌症中心也没有发现低于或高于 75Gy 的剂量和局部控制的改善或特定疾病生存率有关,有统计学意义的因素只有疾病分期和肿瘤体积。Perez 等在 ⅡA 期到 Ⅳ 期病人中,联合应用外照和近距离放疗比单用近距离放疗有较好的肿瘤控制率,而在 Ⅰ 期肿瘤中没有发现放疗方式和盆腔局部复发率之间的相关性,他们建议为了达到较好的肿瘤和盆腔控制率,治疗剂量必须达到原发灶处 70～75Gy,平均宫旁剂量 55～65Gy。此外,累及中、上段阴道的 100 个原发性阴道癌病人均没有接受选择性的腹股沟处放疗,没有人出现腹股沟股淋巴结转移,相反,累及下 1/3 阴道的 29 人中 3 人出现,累及整个阴道的 20 人中 1 人出现,其中可触及腹股沟淋巴结的用了约 60Gy 的放射治疗,仅有一人出现一个淋巴结复发,因此建议选择性腹股沟淋巴结区放疗仅被推荐在肿瘤累及阴道下 1/3 时应用。相似的报道 Stock 等也已发现。Lee 等通过对 65 例用放疗治疗的阴道癌患者的研究,证实总的治疗时间是预示盆腔肿瘤控制的最有意义的因素。包括外照和近距离照射,放疗时间如在 9 周内完成,盆腔肿瘤控制率是 97%,如果超过 9 周仅为 57%(P＜0.01),Perez 等尽管没有发现延长治疗时间对盆腔肿瘤控制的影响,但仍倡导治疗应在 7～9 周内完成。

4.并发症及其治疗　由于阴道的解剖位置紧邻直肠和泌尿道下段,手术或放疗后并发症出现的风险极大。虽然在许多回顾性研究中提到了这些并发症,但有代表性的预防或处理意见几乎没有。虽然生存率是判断预后的重要指标,但不顾并发症和生活质量的高生存率也不值得推崇。由于对标准放疗常见的急性或迟发并发症认识的提高,改善了妇科恶性肿瘤病人的生存状况,特别是阴道癌患者。高剂量率放疗的快速反应使阴道上皮丢失明显,特别是靠近放疗源的部分,临床上,急性反应包括水肿、红斑、潮湿、脱皮、混合性黏膜炎、糜烂及感染等,反应程度和持续时间依赖于病人的年龄、性激素状况、肿瘤大小、分期、放疗剂量和个人卫生等,这些通常在放疗结束后 2～3 个月消退,重症者可有进行性脉管损害、继发性溃疡和黏膜坏死,这种情况可能要 8 个月左右才能治愈。

同步放化疗增强了黏膜急性反应,对迟发反应的作用不明显,主要为剂量累及性骨髓抑制。随着时间的推移,许多病人出现一定程度的阴道萎缩、纤维化、狭窄、弹性丧失和阴道干燥,导致性交困难,重症者局部溃疡形成的坏死能促进瘘管形成导致直肠阴道瘘、膀胱阴道瘘、尿道阴道瘘。对于在阴道癌治疗中整个阴道的放疗耐受限制剂量仍不明确,Hintz 等对 16 例患者的研究显示,阴道前壁上段黏膜表面可接受的最大剂量为 140Gy,没有严重并发症或上阴道段坏死发生,而 1 例病人接受了 150Gy 后发生膀胱阴道瘘,因此他们推荐对于阴道上段前壁黏膜而言,最大耐受量为 150Gy(外照和近距离照射的总量),剂量率应＜0.8Gy/h,推荐阴道下段剂量应不超过 98Gy。阴道后壁比前壁或侧壁更易受到放疗的损伤,阴道后壁剂量应＜80Gy,以减少阴道直肠瘘的风险性。Rubin 等认为阴道黏膜发生溃疡的最高耐受量约为 90Gy,超过 100gy 即有瘘形成的可能性。华盛顿大学的一项研究显示,传统的低剂量率阴道黏膜接受 150Gy 的放疗,发生 2 级或以上并发症的概率为 15%～20%,合并严重并发症的为 8%～10%,严重并发症必须手术纠正或住院治疗。出现并发症的危险因素包括:先前有盆腔手术史、盆腔炎性疾病、免疫抑制体质、胶原血管疾病、低体重、病人年龄大、明确的吸烟史、有内科合并发症(糖尿病、高血压、心血管疾病)等。

Perez 等报道了 2～3 级并发症在 0 期和 Ⅰ 期病人中约为 5%,Ⅱ 期约为 15%。Ⅲ 和 Ⅳ 期中没有出现并发症,可能是因为病人生存时间太短以至于不足以显示治疗的并发症。最主要的并发症为直肠炎、直肠阴道瘘、膀胱阴道瘘。最小的并发症为阴道纤维化和小面积黏膜坏死,约 10% 的病人出现。Lee 等认为原发病灶的总剂量是预示严重并发症的最重要因素。Rubin 等报道的放疗后并发症发生率为 23%,包括 13%

的瘘形成、10%的膀胱炎或直肠炎。虽然有2例病人是在联合治疗后出现瘘,但研究者并不认为联合治疗并发症的发生率高于单纯放疗。

Frank等报道了193例放疗治疗者(有或无化疗),5年和10年累计主要并发症率(>2级)为10%和17%,他们发现FIGO分期和吸烟史是两个与随后发生并发症密切相关的因素,化疗似乎与并发症发生率不相关,有趣的是有主要并发症的73%的病人病灶均累及阴道后壁。对于急性阴道炎的治疗包括每日用过氧化物稀释液冲洗阴道等,可持续2~3个月直至黏膜反应消失,以后病人每周阴道冲洗1~2次持续数月,保持阴道冲洗是使病人保持阴道健康和性功能的重要方法。

5.补救治疗　对于复发性阴道肿瘤的理想治疗仍不明确。对于下段阴道的复发癌,临床处理十分尴尬。复发时再治疗要考虑的因素包括先前的治疗方法、目前疾病的扩展程度、复发部位、复发的范围、无瘤间歇期、是否有远处转移、病人年龄、体力状态以及医疗条件等。远处转移预示着不良结局,虽然化疗可能出现客观反应并且在短期生存方面有所改善,但对于长期生存、减轻症状和生活质量方面的作用仍然有限。

对只有局部复发而无远处转移的病人仍有治愈的希望,因此明确病变范围是重要的。准备补救治疗时要先通过活检来确定局部复发,如有可能,宫旁复发也用病理来证实,也可通过三联征来诊断,即:坐骨神经痛、下肢水肿、肾积水。通过体检和影像学也可提示是否有局部或远处复发,PET对复发的判断较CT及MRI更准确些,但也有假阳性和假阴性的报道。总之,对于先前行手术治疗,没有接受放疗的病人,出现孤立的盆腔或局部复发时可用外照来治疗,并且常合并近距离照射,同时行顺铂为基础的同步化疗;对于在主要或辅助放疗后的中央型复发的患者只能行根治性手术,通常行去脏术,或者对于一些病灶较小的病人,用组织内埋植剂再放疗或三维外照;化疗的反应率较低,且对生存率的影响有限,放疗后的中央性盆腔复发灶对化疗的反应率小于远处转移病灶的反应率,可能与放疗后使局部组织纤维化有关,而且先前高剂量的放疗常常损伤骨髓,使得化疗的应用受限。对肿瘤相对有效的化疗药物有异磷酰胺和多柔比星等,在一些化疗敏感的病人中化疗可能获得病情缓解。

(1)手术治疗:尽管对于准备行挽救性手术的病人事先均经过彻底的临床评估,但仍有部分病人在剖腹探查过程中发现病变已晚期而无法手术。盆腔去脏术可导致长期的功能障碍、心理改变及生活质量下降,因此医患双方均应有充分的心理准备才可应用。对于复发性阴道肿瘤在根治性盆腔手术后阴道和会阴的重建有两个目的:①恢复或创造外阴阴道功能;②通过用良好血供的健康组织替代盆腔缺失组织以减少术后并发症。

(2)放射治疗:对于先前未接受过放疗的病人应给予全盆腔外照,如可行,加用近距离放疗,通常整个盆腔受量为40~50Gy。对于阴道下1/3段或外阴复发的患者,放疗应包括腹股沟股淋巴结区域。在阴道的肉眼肿瘤处、阴道旁组织和宫旁应接受额外放疗剂量,可用组织间插植放疗,使肿瘤处剂量达到75~80Gy。用放化疗联合治疗复发病人的作用机制仍不明确,由于阴道癌复发病例罕见且表现不一,无法提供大样本研究,但从局部晚期宫颈和外阴鳞癌的资料中类推,对于盆腔孤立复发患者,联合治疗模式在局部控制和生存率方面可能有帮助。对先前曾有放疗史的患者,再次放疗需特别小心,但对于病灶体积小,有手术禁忌或拒绝行去脏术的病人,再次放疗仍应被适当考虑。

对于复发病人的放疗更强调个性化,病人的选择要合适,肿瘤的定位要准确,放疗医师的经验要丰富,应用的技术要多样。尽量做到精确放疗,利用三维技术制定治疗计划是有利的,医师还可通过超分割方案以降低延迟毒性的发生率。在一些复发灶小、边界清晰的外阴阴道或盆腔复发病人中,可以应用组织间插植技术再次放疗,局部控制率仍可达50%~75%,3级或更高的并发症率为7%~15%。在年老或糖尿病病人先前用过足量放疗治疗的患者中,若阴道复发的肿瘤小,可用永久性放疗粒子植入治疗,可能得到长久的肿瘤控制。其他可能的治疗选择包括手术和术中放，剖腹或腹腔镜下高剂量率导管的置入放疗等。

术中放疗后的再次局部复发和远处转移率分别为 20%～60%、20%～58%，3 年和 5 年的生存率很差，为 8%～25%，3 级或更高的毒性在约 35% 的病人中出现。Hockel 等报道了联合手术和放疗来治疗浸润盆腔侧壁复发的妇科恶性肿瘤患者，同时行带蒂血管组织阴道移植，以保护盆腔中空器官，减少放疗迟发反应，去脏术中盆腔器官被重建，术后用高剂量近距离放疗肿瘤床 10～14d。结果用此技术治疗的 48 例病人中，5 年时总的严重并发症率为 33%，生存率为 44%，完全的局部控制率在最初 20 人中为 60%，最后的 28 人中为 85%。

立体放疗技术(SBRT)，是一种新的采用直线加速器的高剂量分割的体外立体靶向放疗技术，其治疗原理似伽马刀，能对病灶精确定位、准确照射。依靠良好的靶向定位和病人的制动，使得肿瘤的受量高而周围正常组织的受量极小，大大减少了治疗的并发症。这种技术无创、无痛、快速、不用住院，应用得当将不影响病人的生活质量。因此可用于复发性阴道癌的治疗。

6.姑息治疗

(1)放疗：目前对于ⅣB 期病人没有治疗选择，这些病人遭受严重盆腔疼痛或阴道出血的困扰，处理阴道出血如果阴道条件允许可采用腔内近距离放疗，常可较好地控制症状，对于先前接受过放疗的病人来说，腔内剂量设定为 A 点 35～40Gy。在有选择的晚期妇科肿瘤病人中，用短疗程高剂量分割的外照方案，单次剂量为 10Gy，持续 3 次，疗程间隔 4～6 周，联合米索硝唑(RTOG 临床试验 79-05)可取得显著缓解，完成 3 个疗程后病人的总反应率为 41%，但有 45% 的病人出现难以承受的 3～4 级迟发性胃肠道毒性反应。Spanos 等报道一项Ⅱ期临床研究(RTOG85-02)采用每日分割剂量的外照方案治疗复发或转移病人，具体方案为：每次 3.7Gy，2/d，连续 2d，间隔 3～6 周为 1 个疗程，总共应用 3 个疗程，总照射剂量 44.4Gy，结果完全反应率 10.5%(15 例)，部分反应率 22.5%(32 例)，在完成了 3 个疗程放疗的 59% 的病人中总反应率为 45%，27 例生存超过 1 年，晚期并发症明显减少，12 个月内仅有 5%。在随后的Ⅲ期试验中，136 个病人在分割剂量放疗中被随机分成间隔 2 周组和间隔 4 周组，结果发现缩短放疗疗程间隔并没有导致肿瘤反应率明显改善(34%vs26%)，在 2 周间隔组中较多的病人完成了 3 个疗程的治疗，与没完成 3 个疗程的病人相比有较高的总反应率(42%vs5%)和较高的完全反应率(17%vs1%)，对于肿瘤的退缩和症状缓解取得了有意义的结果，但间隔缩短的病人有急性毒性反应增加的趋势，迟发毒性反应在两组中无明显不同。

(2)化疗：化疗治疗转移性、复发性阴道鳞癌的报道不多，且无大样本的对照研究，有限的资料也多来自于晚期、复发宫颈鳞癌的治疗报道，目前化疗，多为同步放化疗常用于不能切除的局部晚期的阴道癌病例中，有效的化疗药物有限，Evans 等报道了 7 个阴道癌患者用氟尿嘧啶[1000mg/(m²·d)，第 1～4 天]和丝裂霉素(10mg/m²，第 1 天)治疗，结合 20～65Gy 的局部放疗，结果 7 例均有反应，中位随访时间 28 个月时 66% 的病人存活。复发及远处转移的治疗局限在一些Ⅱ期临床试验中，通常在宫颈鳞癌中有效的方案在阴道鳞癌中也有效。Thigpen 在 26 例大部分先前接受过手术和放疗的晚期或复发阴道癌病人中应用顺铂(50mg/m²，3 周 1 次)治疗，结果在 22 个可评估病人(鳞癌 16 例，腺鳞癌 2 例，透明细胞癌 1 例，平滑肌肉瘤 1 例，不明确 2 例)中，1 例鳞癌患者出现完全反应(6.2%)。Muss 等报道了用盐酸米托蒽醌(12mg/m²，3 周 1 次)治疗 19 例病人，结果均无反应，中位生存时间为 2.7 个月。学者报道了 3 例晚期阴道鳞癌患者接受甲氨蝶呤、长春新碱、多柔比星和顺铂的治疗，结果 3 例均在短期内完全反应。尽管报道的反应率较低，但仍建议对阴道癌患者的化疗或同步放化疗的药物选择应包括顺铂。

(钱木英)

第三节　子宫颈癌前病变

　　子宫颈癌前病变是指子宫颈从正常发展到癌的过程中宫颈上皮组织产生的逐级改变,其中 HPV 的持续感染是促使子宫颈上皮产生这一变化的主要原因。过早的性行为、长期应用口服避孕药、经性传播的感染、免疫抑制状态、多个性伴侣、吸烟等也促成了这一变化的产生。20 世纪 70 年代 ZurHausen 首次提出 HPV 与宫颈癌的关系,认为性接触使宿主感染 HPV 是宫颈癌发病的主要因素。

一、人乳头瘤病毒

(一)人乳头瘤病毒(HPV)

　　HPV 是一组病毒的总称,其病毒形态类似,但 DNA 限制性内切酶图谱各异,核壳体蛋白质的抗原性不同。HPV 是一种双链结构的 DNA 病毒,具有噬上皮特性,在人和动物中分布广泛,有高度的特异性,其 DNA 进入宿主细胞染色体内可阻碍细胞修复和凋亡。所有 HPV 的 DNA 均含有 7 种早期基因(E1-E7)、2 种晚期基因(L-1,L-2)和长控制区(LCR)3 个部分。早期基因区可以编码 E1,E2,E4,E5,E6,E7 等早期蛋白,其功能与病毒的复制、转录、翻译调控和细胞转化有关,晚期基因区可以编码主要衣壳蛋白 L-1 和次要衣壳蛋白 L-2。长控制区含有 HPV 基因组 DNA 的复制起始点和基因表达所必需的控制元件,调控病毒基因的转录复制。已知 E6 和 E7 是高危型 HPV 的致癌基因,参与并调控宿主细胞的病毒基因表达和复制。高危型 HPV DNA 链通常在 E1 或 E2 的开放读码框内断裂,使 HPV DNA 整合入染色体脆弱区,E6 和 E7 具有促进和维持整合状态的功能。HPV E6 蛋白可阻碍细胞对 DNA 损伤的反应,负向调节细胞的生长和分化,E6 还可以激活端粒酶。E6 和 E7 所编码的蛋白可诱导细胞增殖和转化,调节细胞周期,E6 可与 p53 结合,E7 与 pRb(pRb)结合,导致这两种抑癌基因失活,改变细胞周期的正常调控,使细胞无限制生长。

　　迄今为止,已鉴定出的 HPV 亚型有 100 余种,其中能引起生殖道病变的约有 40 余种,约 20 种与癌相关,可分为低危型(6,11,40,42,43,44,53,54,61,72,81)和高危型(16,18,31,33,35,39,45,51,52,55,56,58,59,66,67,68,73,82),低危型多与良性病变有关,如生长在生殖器官附近皮肤和黏膜上的人类寻常疣、尖锐湿疣以及生长在黏膜上的乳头状瘤等,而高危型是引起宫颈上皮内瘤变(CIN)和宫颈癌的主要致病病毒,80% 的宫颈癌与 HPV 16,18,31 和 454 种类型的感染有关,50% 的宫颈癌与 HPV16 感染相关。生殖道高危型 HPV 往往感染宫颈鳞状上皮最薄、最易受损伤的鳞柱上皮交界的移行带区细胞,尤其是可能对 HPV 感染特别敏感的基底层贮备细胞。HPV 最先感染表皮基底层细胞,并随着基质干细胞向表皮细胞的分化,依次进行早期蛋白的表达、DNA 复制和晚期蛋白的表达及病毒颗粒的装配。细胞受感染后 HPV 可以先呈游离状态持续存在于染色体外,不引起任何病变或只引起良性病变和低度癌前病变,如尖锐湿疣或轻度不典型增生等,一旦病毒的 DNA 整合进入宿主细胞的染色体时上皮细胞即可发生癌变,HPV 基因组 DNA 在宫颈癌细胞中大多以整合状态存在,高危 HPV 的 E6 及 E7 蛋白促进和维持整合状态,当病毒 DNA 整合后,就不再有病毒颗粒的产生。

　　女性一生中生殖道 HPV 感染的概率约为 80%,但发生宫颈癌的概率<1%,最大易感群体是性活跃期的妇女,美国的一项研究显示,HPV 感染的高发年龄是 20~24 岁,占 44.8%。HPV 感染往往是一过性的,如果机体免疫功能正常,病毒一般 6~9 个月可以被清除,Rodriguez 等的前瞻性研究显示,大约 67% 的感

染在 12 个月内被清除,年轻女性比 30 岁以上的妇女更易清除感染,70％的年轻妇女 HPV-DNA 可在 1 年后转阴,90％在 2 年后转阴。一旦机体清除了某一型的 HPV,机体一般不再感染同一型别的 HPV,但对其他型别的 HPV 没有交叉免疫。只有高危型 HPV 持续感染且 2 年以上不能被清除时,才有可能发展为 CIN 或宫颈癌,病毒载量是影响宫颈病变及发展的重要因素。临床上将 HPV 感染分为如下 3 种情况:①潜伏感染:仅 HPV 阳性;②亚临床感染:肉眼不能发现病变,但醋酸白试验(＋)或在阴道镜下可见异常改变,有细胞形态学改变,通常无症状;③临床感染:肉眼可分辨的病变,可有症状,如生殖道湿疣和高级别瘤样病变等。

(二)目前常用于 HPV 的检测方法

1.二代杂交捕获检测(HC2)　HC2 检测的原理是将基因杂交、信号扩大后,用 RNA 探针与标本 DNA 结合,再用标记了荧光发光体的第二抗体进行显色测定。该方法可检测 13 种常见的高危型 HPV 的全长 DNA,有高度重复性,实验室要求简单,检测高度病变的敏感性达 88％～100％,阴性预测值高达 99％,较高的阴性预测值意味着如果 HC2 检测为阴性,几乎没有患病的可能,这对宫颈疾病的初筛、分流、治疗及追踪都具有重要意义,并且可以报告病毒负荷量,便于临床随访。

2.PCR-HPV-DNA 基因芯片检测　其原理为先将标本中的 HPV-DNA 经 PCR 扩增,再将放大的 HPV-DNA 与基因芯片进行杂交反应,每张芯片可含有 20 余型常见的 HPV 亚型,若标本中有相应亚型的病毒感染,则可通过 DNA 芯片扫描仪检测出阳性病毒亚型。

3.免疫组织化学法　利用抗原抗体反应和组织化学原理,在石蜡或冷冻切片的组织和细胞涂片中原位显示 HPV 抗原成分,操作简便,可做回顾性研究。以往经此方法检测的是 HPV16 及 18 的 E6 蛋白,但此方法的假阴性率较高,敏感性及特异性均比原位杂交和 PCR 低。目前用免疫组织化学法检测的为 L-1 壳蛋白。

L-1 壳蛋白检测:L-1 壳蛋白为 HPV 病毒的主要结构蛋白,也是一种糖蛋白、核蛋白,在宿主细胞质内完成翻译加工后迅速定位于细胞核中。L-1 约有 530 个氨基酸残基,其分子量为 55～60kD。L-1 壳蛋白与其他病毒的衣壳蛋白相比具有较强的保守性,这种保守性表现在两个方面:①病毒的衣壳在外界环境的作用下变异很小,而其他病毒变异较大;②不同型的 HPV 的 L-1 蛋白的氨基酸序列的同源性在 60％以上,故有利于检测的稳定性。利用抗原抗体反应和组织化学原理,用抗 L-1 壳蛋白特异抗体对组织切片或细胞学涂片进行检测,被感染的细胞核明显着色,偶尔也可见细胞质内囊泡样染色,可能为核糖体产生的 L-1 壳蛋白所致。只要出现阳性细胞即可认为存在 HPV 感染,该方法操作简单,敏感性、特异性均较高,但不能提示病毒负荷量。

(三)HPV 感染的治疗

目前没有专门针对 HPV 的治疗药物。大多数 HPV 感染者都可以自发清除其感染的 HPV,而不会出现任何继发病症,只有持续性 HPV 感染才与宫颈病变密切相关。一旦引起病变,在治疗宫颈病变后,HPV 感染负荷即可明显下降或转阴,也就是常说的:治病即治毒,这也是 HPV 感染的处理原则。主要的治疗方法包括物理消融、细胞毒药物及手术切除等。＜30 岁的妇女高危型 HPV 阳性但 TERC 基因阴性者多为一过性感染,若 hTERC 基因阳性,有癌变风险,应高度重视。

有报道 HPV 感染出现 CIN 患者经 LEEP 手术治疗后,平均 HPV 转阴时间比期待疗法组明显缩短(7.7个月 vs 19.4 个月),两组第 1 年 HPV 转阴率分别为 65％和 23％,第 2 年转阴率为 90％和 65％,有明显差异;Song 等对 67 例高危型 HPV 感染的 CINⅡ或 CINⅢ患者行宫颈锥切术,切缘均无病变,高危型 HPV 感染的有效清除率为 82.1％,而术后高危型 HPV 持续存在的患者,术前均具有较高的病毒负荷,此类患者术后还应密切随访。对于年龄＞50 岁的患者感染 HPV 后机体清除慢,复发风险高,临床上可以应用免疫制药如干扰素等治疗,通过增强人体细胞免疫、体液免疫以及各种非特异因子组成的防御系统,增加免疫调节作用,从而抑制病毒蛋白合成、诱发体内免疫系统清除 HPV 感染。

(四)HPV 疫苗及其应用

HPV 感染导致宫颈病变进而进展为宫颈癌需要相当长的一段时间,因此在体内未出现 HPV 感染前采用 HPV 疫苗进行一级预防,从源头阻止子宫颈癌的发生,理论上讲是可行的,但因 HPV 的亚型众多,要求一个疫苗涵盖众多亚型就显得相当困难。2006 年 6 月 8 日,美国食品及药品管理局批准默克公司的宫颈癌疫苗 gardasil 上市,这意味着人类抗癌战争即将进入一个划时代的新阶段。目前进入临床的预防性疫苗有默克公司的 HPV6,11,16,18 型四价疫苗及葛兰素史克公司的 cervarixHPV16 及 18 型二价疫苗。

HPV 疫苗是目前世界上第一个肿瘤疫苗,共分 3 类:一是阻止感染的预防性疫苗;二是使原有感染及相关疾病消退的治疗性疫苗;三是预防多种疾病的 HPV 嵌合疫苗。预防性疫苗是将 HPV 的晚期结构蛋白 L-1 及 L-2 作为基础诱导,产生特异性的抗 HPV 抗体,从而使机体免受 HPV 感染。这类疫苗主要用于接种尚未发生感染的人群;而治疗性疫苗,目的则是清除 HPV 感染的细胞。这种疫苗以 E6 及 E7 蛋白为基础,诱导产生特异的细胞免疫,来阻止 HPV 感染损害的连续,清除病灶;嵌合疫苗则是新的研究热点,不同型别、不同时期蛋白的嵌合,将大幅提高预防效能。

1.预防性疫苗　一般以 HPV16 主要衣壳蛋白 L-1 和次要衣壳蛋白 L-2 为靶抗原,其作用在于诱发机体产生特异性的中和抗体和有效的局部免疫反应,以阻止 HPV 的长期感染和再感染。HPV 的衣壳蛋白在真核以及原核表达系统中表达时,能自我装配或形成病毒样颗粒(VLP),其结构和抗原表位与天然的病毒颗粒十分相似。VLP 能与细胞受体结合并进入细胞,这样有利于抗原的加工呈递以及诱发较强的细胞免疫。这种疫苗的使用主要用于初次性生活前的女性,也就是尚未暴露在 HPV 感染风险之前的青少年女性,其规定接种年龄意见不一,美国 FDA 2006 年批准用于 9~26 岁的女性,不推荐用于≥26 岁女性,原则上以用于初次性生活前为妥。疫苗在 0,2,6 个月给予接种,接种后的预防效果报道也不一致。Villa 等人报道了在 552 名 16~23 岁妇女接种四价疫苗的效果,在疫苗组,HPV16,11,16,18 的持续感染率降低了 96%,有 2 组发生了 HPV 感染,安慰剂组 46 例,对 HPV 6,16,18 型的保护分别为 100%,86% 和 89%,没有 HPV11 感染的病例报道。疫苗对于由 HPV16 和 18 型导致的 CIN 有 100% 的效力,3 年时四型的血清抗体阳性率均高(6 型 94%,11 型 96%,16 型 100%,18 型 76%),与暴露于 HPV 的自然免疫反应相比,疫苗应用后抗体反应有 12~26 倍的增高。提示预防性疫苗具有满意的免疫原性和耐受性,能诱发高血清抗体滴度,可有效预防宫颈病变的发生,但也有报道效果欠佳,可能与入选者有过性生活、已存在 HPV 感染有关。至于注射预防性疫苗后的妇女是否还要进行宫颈癌筛查,回答是肯定的,因为疫苗提供的保护作用是不完全的,宫颈癌 70% 以上是由 HPV16 及 18 引起,但还有其他高危型病毒并不能被预防,其次,就目前观察到的疫苗接种后免疫效应仅达到 5 年左右,免疫力在体内持续多久仍不明确。

2.治疗性疫苗　是针对癌前病变和癌症患者的,主要包括肽类疫苗、嵌合性疫苗、重组蛋白疫苗、核酸疫苗、HPV 假病毒疫苗等。治疗性疫苗多以经修饰后去除其转化活性、但仍保留其抗原性的 HPV16 早期蛋白作为靶抗原,可诱导特异性的细胞免疫反应,被用于控制或消除感染 HPV 的良性和恶性病变,并可作为这类疾病的手术后的辅助治疗。在大多数与 HPV16 相关的宫颈癌及其癌前病变中均有 HPV16 的 E6 及 E7 蛋白持续表达,这种持续表达是肿瘤细胞转化和维持恶性特征所必需的,而正常组织中不存在这两种蛋白,因此,E6 和 E7 蛋白就成为 HPV16 相关宫颈癌及癌前病变治疗性疫苗的理想靶抗原。对中晚期宫颈癌病人手术后残留的肿瘤细胞应用这种治疗性疫苗,可以激发病人的细胞免疫来杀伤、清除肿瘤细胞和已感染 HPV 的上皮细胞,从而防止或限制肿瘤的复发和扩散。HPV 宿主的免疫反应,对控制 HPV 感染及相关病变具有十分重要的作用,对已感染了 HPV 病毒并已引起相应疾病的个体,细胞免疫比体液免疫更为重要。研究发现,感染了 HPV 的 CIN 和宫颈癌患者,普遍存在对 HPV 的低免疫状态。因此,使用疫苗,特别是联合免疫,能诱发机体产生针对 HPV 早期蛋白(E6 和 E7 转化蛋白)的细胞毒性淋巴细胞反应,从而将含有整合 DNA 的细胞或癌细胞杀伤,同时控制早期 HPV 感染的病毒增殖。它还能诱发机体产生中和抗体,以中和病毒,减少病毒感染细胞数,并帮助 CTL(肿瘤特异性杀伤 T 淋巴细胞)更好地清除病毒感染。这种中和抗体主要由具有天然空间结构的病毒壳蛋白(HPV 晚期蛋白)诱发。上述两类免疫反应建立后,就能有效地清除已有的 HPV 感染和手术后残余的癌细胞,并能预防 HPV 的再次感染,达到预防和治疗宫颈癌的目的。

大量研究显示,应用了疫苗后 HPV 的持续感染或疾病的联合发病率下降了 90%,且存在持续的有效性。所有实验疫苗的耐受性均好,只有非常少的不良反应,最常见的不良反应是治疗部位的疼痛。由于疫苗不包含活病毒,对妊娠妇女为 B 类用者,之所以没有推荐在人群中应用和普及是因为还没有足够安全的数据。哺乳期的妇女接受该疫苗是安全的,所有接受疫苗的妇女推荐根据宫颈涂片指南进行随诊。

值得一提的是,尽管动物实验及部分临床前期实验中 HPV 疫苗显示有效,但许多问题仍待解决,如疫苗的保护间隔期等。目前临床上对中晚期宫颈癌的治疗效果不理想,宫颈癌的复发率较高且治疗费用也高,在美国,每年用于宫颈癌筛查和治疗的费用约为 5.7 亿美元。因此,研制高效、廉价的 HPV 疫苗,采用特异性的免疫接种方法预防和治疗 HPV 感染及其所引起的恶性病变,对预防和治疗宫颈癌有着十分重要的意义。

二、子宫颈癌前病变

子宫颈癌前病变是指一组和宫颈浸润癌密切相关的病变,即宫颈上皮内瘤样病变(CIN),共分为 3 级。CIN Ⅰ级(轻度不典型增生):细胞异型性轻,异常增生的细胞局限于上皮层的下 1/3,中、表层细胞正常;CIN Ⅱ级(中度不典型增生):细胞异型性明显,异常增生的细胞局限于上皮层的下 2/3,未累及表层;CIN Ⅲ级(重度不典型增生和原位癌):细胞异型性显著,异常增生的细胞占据上皮层的下 2/3 以上或全层。子宫颈腺上皮内瘤样病变(CIGN)与鳞状上皮内瘤变相仿,包括腺型不典型增生和原位腺癌。

CIN 是组织病理学诊断名词,因此,其诊断一定是基于组织标本所进行的,临床上常用的标本是活检组织、子宫颈管搔刮组织和锥切组织。

(一)CIN 的检测方法

1.细胞学检查　细胞学检测并不能对 CIN 作出诊断,但它可以作为检测子宫颈癌前病变最常采用的第一个阶段,其原理是通过收集子宫颈上皮表面的脱落细胞制成细胞学涂片,经过 HE 染色后在光学显微镜下观察细胞形态,通过细胞形态的变异程度对细胞作出诊断。其优点在于:无创伤性、简单易行、价格低廉,可作为大批量人群初步筛查的方法,不足是:受取材质量的影响较大、不能精确报告异常细胞的来源及病变组织的病变程度。

(1)细胞学检查方法:目前仍在应用的细胞学检查方法主要有 2 种,传统的巴氏涂片(宫颈刮片,Pap)方法和薄层液基细胞学方法(TCT)。以往应用的是 1943 年由 Papanicolaou 提出的传统的巴氏涂片方法,尽管 50 年内几乎无改进,但仍然是过去 50 年内最好的筛查方法,但因易受取材、涂片厚薄、分泌物、血细胞污染等制片质量及阅片主观性的影响,使得巴氏涂片报告的结果差别很大,阳性预测值较低,敏感性 30%～87%,特异性 86%～100%,假阴性率较高达 15%～40%。巴氏五级分类法在相当长的一段时间内作为一种通用的诊断报告方式,也存在明显的缺点,如:对于 Ⅱ,Ⅲ 和 Ⅳ 级的分类比较模糊,其界限的确定很大程度上取决于阅片者的主观判断而缺乏统一的客观标准,从而延误了患者的最佳治疗时机。因此,巴氏涂片已不适应于现代妇科学的发展要求。自 1996 年液基细胞学技术诞生以来,细胞学制片水平有了突破性进展,并且在此基础上建立了新的阅片系统,使得细胞学诊断水平有了极大提高,癌前病变的检出率比传统巴氏涂片提高了 2.33 倍。目前常用的薄层液基细胞技术为新柏氏薄层液基细胞技术(TCT),该技术明显克服了巴氏涂片的取样、制片问题,超薄、一致的细胞层大幅度降低了不满意标本的数量,细胞形态和结构更加清晰,更易保存,黏液成分及红细胞易于溶解,杂质颗粒可被过滤,自动化制片使得细胞均匀不重叠,有利于阅片观察。

(2)TBS 阅片系统:其采用国际推行的新报告系统(1988 年提出指南,2001 年修正),是目前国际规范的细胞学诊断标准系统,有助于医师和受检者的理解。传统的巴氏五级分类诊断系统主要以癌或非癌来区分检查结果,无标本质量要求,无微生物检查项目,而 TBS 诊断标准可诊断具体到严格定义的癌及各种癌前病变,标本质量不合格的需重新取材,同时可报告微生物项目结果。

2.阴道镜检查

(1)阴道镜检查原理:阴道镜是一种介于肉眼与低倍显微镜之间的 5～40 倍的放大镜,临床上通过醋酸及碘双重染色,在阴道镜下观察醋酸白的颜色、边缘、血管特点和碘着色情况,可以观察到肉眼难以看到的较微小病变,以便于定位活检,提高检出的阳性率。阴道镜可检查下生殖道包括外阴、阴道、宫颈上皮和开放的颈管内膜,最独特的优势是可以发现肉眼看不见的异常宫颈病变及指导活检,提高诊断的准确率和 CIN 及早期宫颈癌的检出率,具有安全无创、重复性好的优点。研究表明,阴道镜作为筛查方法,诊断≥CIN Ⅱ 的敏感性和特异性分别为 81% 和 77%,低于 TCT 和 HPV DNA 检测,故通常阴道镜检查用于细胞学检查提示异常时,在其指导下进行活检比随机点活检的诊断准确性更高。但阴道镜检查也有一定的局限性,如宫颈管内病变不易观察,尤其绝经后妇女由于子宫萎缩,鳞柱交界内移,子宫颈管不易显露;对阴道镜双染色后图像的理解易带有主观性;需要有一定经验的专业技术人员等,因此有时不能做出满意评价。Gullotta 等对 190 例 CIN 病人同时进行细胞学、阴道镜检查,并与病理活检结果进行对照,结果显示细胞学的敏感性是 70%,阴道镜是 92%;Pete 等回顾性分析 1504 例 CIN 病人的细胞学、阴道镜检查结果并与组织学进行对照,结果细胞学诊断的敏感性和特异性分别是 47% 和 77%,阴道镜分别是 87% 和 15%,从中可以看出阴道镜检查的准确度并不完美,其应用意义仅在于:①在有细胞学异常时更有针对性地指导活检;②明确病变范围;③便于存档记录。

阴道镜检查前应做好如下准备:有细胞学检查结果;避开月经期;避免阴道感染引起的检测误差,可疑感染者应先进行抗感染治疗;术前 24h 尽量避免妇科检查及性生活以免影响检查效果。

(2)阴道镜检查结果判定:正常鳞状上皮:涂 3%～5% 醋酸溶液后不变色,涂碘溶液后因上皮内含有糖原可变为深棕色。绝经期妇女或幼女因雌激素水平较低,细胞内含糖原减少可出现涂碘后不着色或着色很浅的情况。正常柱状上皮:涂 3%～5% 醋酸后表面肿胀、变白,呈典型的葡萄状结构,而鳞状上皮没有此种变化,故鳞柱上皮交接清晰,易于辨认,涂碘溶液后柱状上皮一般不着色。正常转化区鳞-柱交接部上皮及柱状上皮被鳞状上皮替代过程中的化生上皮,涂醋酸后化生鳞状上皮可有轻度醋白反应,涂碘后鳞状上皮呈深棕色,柱状上皮不着色或轻度染色,化生上皮根据不同的化生阶段可表现为不着色、部分着色、深棕色。血管显示为细小发夹样或血管规则的网状结构。异常图像包括上皮及血管的异形改变,典型的"三联征"表现为醋白上皮、点状血管和镶嵌。白色上皮越厚、毛细血管的点越粗往往细胞不典型性越明显;异型血管是浸润癌的标志。

(3)注意事项

①阴道镜检查不能观察细胞的细微结构,只是通过镜下放大观察病变所引起的局部上皮及血管的形态学改变,仅提供可能的病变部位,不能确诊病变性质。凡阴道镜下怀疑宫颈、阴道病变,均应在阴道镜指

导下进行活组织检查,根据病理学结果明确诊断。

②宫颈刮片细胞学检查和阴道镜检查的联合应用,对指导宫颈活检、早期诊断宫颈癌有重要临床价值。细胞学检查阳性而活检阴性者,应做阴道镜检查。

③尽管阴道镜检查对早期宫颈癌、阴道癌及外阴癌有一定的诊断价值,但由于需要一定的设备和经验,检查一例患者需数分钟,故不适用于大规模普查工作。

(4)第11届国际阴道镜宫颈病理会议通过的新术语和分类:①正常阴道镜所见:原始鳞状上皮、柱状上皮、转化区;②异常阴道镜所见:扁平醋白上皮、致密醋白上皮、细小镶嵌、粗大镶嵌、细小点状血管、粗大点状血管、碘试验部分阳性、碘阴性、非典型血管;③阴道镜特征提示浸润癌;④不满意阴道镜检查:鳞柱交界看不见、严重炎症、严重萎缩、创伤、看不见宫颈;⑤各种杂类所见:湿疣、角化、糜烂、炎症、萎缩、脱落、息肉。

根据醋酸白颜色、边缘、血管特点和碘着色情况作出 Reid 综合评分,或 Ried 阴道镜指数(RCI)对宫颈病变进行全面、客观的量化分析。

3.子宫颈活组织检查　宫颈活组织检查是 CIN 诊断的基础,是确诊 CIN 及浸润癌的金标准,CIN 的3个分级也是基于活检作出的。主要检测方法有:单、多点活检、LEEP、冷刀锥切(CKC)、宫颈管内膜诊刮(ECC)。从诊断的全面、准确而言,应是冷刀锥切优于 LEEP 优于点活检,但各有其优缺点,应根据情况掌握。排除浸润癌时不能以点活检为依据。

4.hTERC 基因检测

(1)原理:大量针对宫颈癌的研究表明,宫颈细胞由癌前病变向癌转变的过程中几乎都伴有3号染色体长臂的扩增,其中涉及的最重要基因可能是人类染色体末端酶基因(hTERC),该基因定位在 3q26.3,其扩增可阻止细胞的凋亡,导致细胞永生。判断 HPV 感染细胞是否已由量变到质变,即子宫颈癌前病变细胞是否已转变为癌细胞时,检测 hTERC 基因有助于临床治疗的决策。hTERC 基因的检测方法是荧光原位杂交(FISH),其检测原理为:采用 TCT 低渗法制片,用已知的标记单链核酸为探针,按照碱基互补的原则,与待检材料中未知的单链核酸进行特异性结合,形成可被检测的杂交双链核酸。由于 DNA 分子在染色体上是沿着染色体纵轴呈线性排列,因而探针可以直接与染色体进行杂交从而将特定的基因在染色体上定位,通过荧光显微镜观察染色情况判断结果。

(2)结果判断:荧光显微镜下观察3号染色体着丝粒(CSP3)和 hTERC 基因双色探针杂交情况,hTERC 基因扩增细胞(阳性细胞)是指有2个以上红色信号并且绿色信号不少于2个的单间期细胞核。hTERC 基因扩增阳性细胞信号类型包括 2∶3,2∶4,2∶5,3∶3,4∶4 型等。

(3)hTERC 基因检测的意义:hTERC 基因对端粒酶的活性至关重要,而端粒酶的活性与子宫颈癌密切相关,研究表明,hTERC 基因扩增是子宫颈癌前病变发展为子宫颈浸润癌的必需因素,因此检测子宫颈癌前病变患者的 hTERC 基因,对判断癌前病变发展到浸润癌的风险度、指导临床治疗意义重大,尤其对于年轻妇女希望保留子宫的子宫颈癌前病变患者。

(二)CIN 的处理

1.CIN 的治疗方法

(1)物理治疗:主要包括电烙、冷冻、CO_2 激光治疗。电烙治疗是一种较为古老的治疗方式,疗效和冷冻类似,但病灶烧灼到一定深度时病人会有疼痛感,有时不得不加用麻醉治疗;冷冻治疗相对而言比较完美,病人极少感到疼痛,不需要麻醉,只是冷冻深度要达到 4～5mm,否则有一定失败率,文献报道失败率为8%;激光治疗使用的是 CO_2 激光,可以破坏异常细胞,通常深度可达 5～7mm,宽度超过病灶 4～5mm,激光治疗与其他消融不同,治疗后转化区依然保留。虽然3种治疗方法各有利弊,但研究显示其手术治愈率、并发症、治疗失败率均无明显区别。Mitchell 等对 390 例 CIN 患者进行了冷冻、激光、LEEP 3 种方法的前瞻性随机试验,结果发现 3 种治疗方法之间并发症、持续不变或复发率均无统计学差异。物理治疗方法适用于 CIN I 的年轻未生育病人,对妊娠的影响较小。

(2)手术治疗:主要包括冷刀锥切术、LEEP 术、部分子宫颈切除术、子宫切除术。LEEP 术最方便、快捷、无须住院、出血少,但有可能影响切缘的病理观察,多用于门诊细胞学阳性、阴道镜检查阳性者;冷刀锥切术不影响切缘的病理观察,但需要住院、麻醉、出血较 LEEP 多,多用于病灶范围较大、LEEP 难以切广切深、要求保留子宫者;部分子宫颈切除术适用于子宫颈病变面积过大,以锥切方式很难切除干净,且患者要求保留子宫者;子宫切除术多用于无须保留生育功能年龄偏大、CIN Ⅲ级、宫颈管病灶为主、hTERC 基因明显阳性者。手术切除的最大好处是既可诊断又可治疗。

2.CIN 治疗方式的选择　子宫颈的 CIN 处理并不困难,但值得注意的是要在对 CIN 进行处理之前搞清楚此 CIN 诊断是否能够代表整个子宫颈病变的最重部位,这关系到将给予的治疗是否恰当。作出子宫颈 CIN 诊断的标本主要为单点活检、随机 4 点活检、阴道镜指示下点活检及子宫颈锥切标本,其中只有锥切标本的诊断可以直接作为进行 CIN 进一步治疗的依据,阴道镜指示下的点活检的可靠性也较好,但仅凭随机 4 点活检及单点活检作出的 CIN 诊断应不能直接作为下一步治疗的依据。我们在多年的临床工作中遇到不少病人先按 CIN 给予烧灼、冷冻、激光消融等治疗,结果病情无好转,再做锥切发现病变升级,教训最深刻的是一例年轻病人,术前 4 点活检诊断为 CIN Ⅱ,因病变广泛,我们建议病人再做锥切,但病人拒绝,坚决要求行全子宫切除术,术后病理为子宫颈鳞癌伴深肌层浸润、脉管阳性,尽管补充放疗、化疗,但患者仍于 2 年后死亡。

治疗方式的选择受很多因素影响,如病人的意愿、对生育的要求及病变的程度、范围、是否宫颈管内病变等。宫颈 CIN 的各种治疗均可能引起宫颈狭窄,锥切还可能增加不良妊娠结局,如早产、胎膜早破等,故有人主张对 CIN I 及年轻未生育的妇女给予观察,但需谨慎 CIN I 的评价是否准确。

从轻度发展到重度不典型增生 2 年和 5 年的发生率分别为 2% 和 6%,从中度发展到重度不典型增生 2 年和 5 年的发生率分别为 16% 和 25%,自重度不典型增生发展为原位癌和浸润癌的相对危险性在诊断不典型增生后分别是 4.2 和 2.5。在一项 Meta 分析中,Melnikow 等发现从 ASCUS 及 LSIL 发展为 HSIL 的 2 年进展率分别为 7% 和 21%,自 ASCUS 进展为浸润癌 0.25%,LSIL 为 0.15%,HSIL 为 1.4%。AUCUS,LSIL,HSIL 的退变率分别为 68%,47% 和 35%。原位癌发展为浸润癌的概率为 12%～24%,大多数 LSIL 在 24 个月左右恢复正常,因此应行密切随访。HSIL 和原位癌应该进一步评估和积极治疗,因其进展的风险明显升高。

(1)CIN I 的治疗:若能确定仅为 CIN I 可不需治疗,严密观察,尤其对于未育者。年轻妇女的 CIN I 约 90% 以上有自然消退倾向,向高级别进展的风险较低,因此可以通过反复的细胞学监测进行观察。Bansal 等发现,持续性 CIN I 患者 6 个月后细胞学检查为 HSIL 的仅为 4%,病理组织学证实 CIN 进展的就更少;Haidopoulos 等观察到 16～20 岁 CIN I 的患者 2 年后 93% 的 CIN I 消退,故推荐 2 年内仅复查细胞学即可,2 年后细胞学异常或大于 LSIL 做阴道镜检查及活检。但若 CIN I 持续不消退、年龄>21 岁且伴有高危型 HPV 阳性、hTERC 基因阳性者,病情进展的可能性较大,应该给予适当治疗。

(2)CIN Ⅱ～Ⅲ的治疗:青少年和年轻妇女 CIN Ⅱ 的自然消退率在 39%～65%,但仍有 1/2 的病变持续或向高级别发展,CIN Ⅲ 不易消退,故应积极治疗。Parahevadis 等采用激光治疗 2130 例 CIN Ⅱ～Ⅲ 的患者,发现年龄>40 岁和 CIN Ⅲ 是治疗失败的高危因素,故认为激光等物理治疗不适用于 CIN Ⅲ。有人认为对于强烈要求保留子宫颈功能、检测高危型 HPV 和 hTERC 基因均为阴性者也可以严密随访,但根据 WHO 宫颈癌前病变指南,≥CIN Ⅱ 需要治疗,CIN Ⅱ 伴有高危型 HPV 和(或)hTERC 阳性者治疗更倾向于 LEEP,CKC,而不是物理治疗。CIN Ⅲ 有 0.7％发展为浸润癌的风险,故所有 CIN Ⅲ 均应治疗,治疗的方法以手术为主,如 LEEP,CKC 及部分子宫颈切除术,年龄较大完成生育者也可行子宫切除术。

（3）几种特殊情况的 CIN 处理

①妊娠期 CIN:育龄妇女是 CIN 的高风险人群。美国每年有 400 万孕妇,细胞学异常在 2％～7％。孕妇细胞学异常与非孕妇一样,应给予阴道镜检查,唯一不同的是,如果病变在 LSIL 以下,阴道镜检查可以等到产褥期以后。妊娠期因子宫增大,阴道充血、松弛,宫颈肥大等,行阴道镜检查有一定困难,容易出血和出现并发症。CIN Ⅱ,CIN Ⅲ 及可疑浸润癌者都应做活检。出现非典型腺细胞时,阴道镜、活检均可以做,但颈管内膜搔刮要慎重。与非妊娠期相同,CIN Ⅰ 可以观察,产后 6 周重复细胞学检查,也可检测 HPV L-1 蛋白,如为阳性,预后较好,病变消退和无进展概率较大。CIN Ⅱ 及 CIN Ⅲ 在孕期进展到浸润癌的可能性不大,妊娠晚期可重复阴道镜检查进行排除,如病变进展可做活检。检测 hTERC 基因有助于决策下一步处理,结果阴性,处理可以偏保守一些,可能与孕期内分泌改变有关;结果阳性,应密切随诊,产后 6 周根据宫颈癌筛查指南处理。

②锥切后切缘阳性的 CIN:LEEP 标本切缘阳性增加疾病持续存在的危险,可以行再次切除,但也可以给予 6 个月后复查细胞学和颈管搔刮术。Reich 等注意到 CIN Ⅲ 切缘阳性的病人 78％无进展,因此认为如果病人随访依从性好,暂不需要再次切除。如果病理为微小浸润,病人可以再次冷刀锥切或子宫切除。有报道 166 例微小浸润鳞癌的病人,进行锥切、单纯子宫切除和根治性子宫切除,30 例锥切病人病情无进展,其中有 3 例为 CIN Ⅲ;Gaducci 等回顾性观察了 Ⅰ A1 期鳞癌锥切治疗病人 143 例,随访 45 个月,病情均无进展,因此建议如果确实是微小浸润鳞癌,对于希望保留生育功能的女性,锥切可以选择。

3.治疗后的评估　CIN 治疗后大约 10％出现复发,其原因主要为 HPV 的持续感染,故监测 HPV 对复发的诊断有较高的敏感性,HPV 阴性,无瘤生存率可达 100％;HPV 阳性,无瘤生存率只有 56％,因此,HPV 可以作为 LEEP 及锥切等治疗后判断预后的重要因素。切缘是否阳性,不能成为预后判断的指标,必须 HPV 阴性或逐渐转阴,才说明治疗成功。切缘阴性,如果 HPV 持续阳性,仍有复发概率。此外 HPV 感染往往是多灶性的,外阴、阴道、宫颈均可受到感染,因此术前阴道镜检查要仔细,不要遗漏,有可能术后发现的阴道病灶术前就已存在了。除了高危 HPV 检测外,建议加入 hTERC 基因检测,综合判断尤其对切缘阳性患者意义更大。锥切手术或物理治疗之后一般 3～6 个月复诊为宜,因为宫颈 LEEP 术后 HPV 多在 6 个月内会明显下降或转阴。

三、子宫颈癌前病变的筛查

发达国家自从 1950 年引入宫颈细胞学筛查后,宫颈癌的发病率明显下降,然而在发展中国家,因筛查普及率低,宫颈癌仍然是死亡的主要原因。自从液基薄片技术应用以来,子宫颈的癌前病变及早期癌的发现率不断增加,大大降低了子宫颈癌的发生率及死亡率,统计显示,1975 年美国妇女发病率为 14.8/10 万,2006 年下降到 6.5/10 万;1990 年美国新发病例 13500 例,死亡病例 6000 例;至 2007 年美国新发病例 9710 例,死亡病例 3700 例,提示美国的子宫颈癌的发病率及死亡率均明显下降。我国的子宫颈癌发生率在 20 世纪 70 年代为 10.28/10 万,至 90 年代为 3.25/10 万,下降了 69％,但目前每年仍有 130000～150000 人发病,死亡 30000～50000 人。大多数贫穷的发展中国家妇女是子宫颈癌发病及死亡的主要人群,占总发病及死亡的 80％以上,与没有筛查制度密切相关。

中国同为发展中国家,尽管子宫颈癌的筛查在发达地区已被广大妇女所接受,但新发病例中约 1/2 以上是未做过筛查的妇女,说明宫颈癌筛查的宣传及普及力度还远远不足,尤其在边远贫困地区,因此,强调子宫颈癌的筛查是保障妇女健康和生命的重大课题,是妇产科医生的神圣责任。

1.筛查的目的、内容和时间　筛查的目的应是在正常人群中找出癌前病变、早浸癌及宫颈癌高危人群,而不是宫颈癌,因为只有及时找出可能发生癌症的人群,将其消灭在癌前病变阶段,才能真正降低子宫颈癌的发病率和死亡率。筛查的内容和起止时间均应因情况而定,不能一概而论,要考虑到当地的经济状况。在欧美等发达国家,筛查可采用每1~2年1次TCT+HC2-HPV联合检测,必要时还可测定hTERC基因;在中国的多数发达城市也可以采用上述方法进行检测,但对于较贫困地区,筛查可以2~3年1次且仅行TCT或巴氏涂片,甚至还可仅行肉眼筛查或碘-醋酸染色下的肉眼检查。2004年美国NCCN指南中建议:开始进入筛查的年龄为性生活开始后3年左右或年满21岁;对于年龄>70岁、10年内已有3次以上满意的细胞学检查且正常者,可停止筛查;但若无上述筛查历史或有不正常者,建议继续筛查;有宫颈癌病史、雌激素暴露、免疫功能障碍(HIV+)疾病者应继续长期筛查。筛查间隔推荐为:巴氏涂片检查为每年1次,TCT检查为每2年1次;30岁以后连续3次正常者2~3年1次;FDA准许的HPV-DNA检测在>30岁后开始应用,以后每次与细胞学同时检测;TCT及HPV-DNA检查不超过3年1次;同时要注意HPV感染的亚型、时间、强度。中国癌症研究基金会在2004制定的筛查策略为:起始年龄在经济发达地区为25~30岁,经济欠发达地区为35~40岁,高危人群适当提前;终止年龄为>65岁;间隔为1年1次,连续2次正常延长至2~3年1次,连续2次HPV(一),延长至5~8年1次,重点是筛查高危人群,而不是筛查次数;筛查方案为:最佳方案为TCT+HPV检测,一般方案为巴氏涂片+HPV检测,基本方案为肉眼检查,即以3%~5%冰醋酸染色(VIA),4%~5%碘液染色(VILI)后直接观察。筛查的基本程序是:细胞学、阴道镜、组织学。

2.筛查的流程　上述筛查流程是以细胞学联合HPV检测作为初始筛查项目的,2005年美国妇产科医师协会对于联合HPV检测给予了这样的理由:细胞学显示正常,且未感染HPV的女性其罹患宫颈癌或癌前病变的概率只有0.1%;HPV检测联合细胞学的筛查,对CINⅡ和CINⅢ的检出率可高达99%~100%;对于30岁以上女性同时应用细胞学和HPV检测进行筛查时两个结果都正常的女性只需在3年后进行复查;使用避孕套可能会降低HPV相关疾病的风险,并对控制HPV感染有一定作用,因此建议筛查加入HPV检测。但对于≤21岁的女性不推荐进行HPV检测,因为这个年龄组是HPV阳性的高发期,LSIL也可见到,大多会自行消退。但在成年人仅以细胞学检测作为筛查项目时,出现细胞学异常时可给予如下处理。

(1)进行高危HPV-DNA检测:如为阴性转为常规筛查,如为阳性行阴道镜检查。宫颈涂片为ASC-US但高危型HPV阴性时,病人发展到CINⅢ的可能性不大;ASC-US但高危型HPV阳性时,应做阴道镜检查,必要时活检。Sherman等在20000例女性中评估常规巴氏涂片和同时进行的HPV检测在确定发展为CINⅢ的风险中的作用。在该项研究中,发展为CINⅢ的妇女中72%细胞学异常和HPV检测阳性,在随后45个月的随访中4.5%发展为浸润癌;发展为CINⅢ的妇女涂片阴性和HPV检测阴性者,浸润癌的发生率仅0.16%,细胞学和HPV检测阴性联合使用的阴性预测值为95%,因此对于低危妇女保险系数高且可延长筛查间隔。

(2)进行检测HPVL-1蛋白:近年来的研究认为,HPVL-1衣壳蛋白具有刺激机体产生保护性抗体的作用,HPV感染后可以激发机体产生特异性体液免疫和细胞免疫,针对衣壳蛋白L的IgG和IgA中和抗体在病毒感染的早期较为重要,可能有助于病变稳定或消退,不少报道发现在ASC-US和LSIL中HPVL-1高表达的病人病变消退或无进展,而在HSIL患者中HPVL-1表达率低甚至无表达,此类患者病变大多进展。

(3)hTERC基因检测:是人类染色体末端酶基因,该基因扩增可阻止细胞凋亡,导致细胞永生,因此在细胞学异常时检测 hTERC 基因有助于判断细胞向癌转变的概率,通常病变级别愈高,阳性率愈高,癌变的概率也越高。Heselmeyer-Haddad 等采用 FISH 三色探针检测宫颈涂片中 hTERC 基因发现,阳性率在 LSIL 为 7.14%,HSIL 为 76%,认为 hTERC 基因阳性可作为预测高度病变的指标,这些病例在 1~3 年的随访中,hTERC 基因阳性的 CIN Ⅰ~Ⅱ 进展到 CINⅢ 者多于阴性病例,FISH 方法 hTERC 基因检测预测 CIN Ⅰ~Ⅱ 进展到 CINⅢ 的敏感性是 100%,特异性是 70%,表明检测 hTERC 基因可作为预测 CIN 发展的指标。

（李焕香）

第四节　子宫颈癌的诊断

一、临床诊断

1.症状与体征　子宫颈癌的发病年龄呈双峰分布,多在 35~39 岁和 60~64 岁阶段发病,平均年龄 52.2 岁。早期子宫颈癌患者可无明显症状,经常是在妇科筛查时发现。浸润性宫颈癌最常见的表现为接触性阴道出血,多见于性生活或妇科检查后。早期出血量一般较少,晚期病灶较大时出血量多,甚至表现为大出血。年轻患者也有表现为经期延长、周期缩短、经量增多等,绝经后妇女可表现为绝经后出血。白带可增多,呈白色或血性,稀薄似水样、米泔水样,有腥臭味,晚期伴有继发感染时白带可呈脓性并伴恶臭。晚期患者根据病灶范围、累积的脏器而出现一系列症状,如出现骨盆疼痛、尿频、尿急、血尿、肛门坠胀、大便秘结、里急后重、便血、下肢水肿和疼痛等。随着肿瘤转移至区域淋巴结,可出现背痛、腿肿(通常单侧)和神经性疼痛,严重者导致输尿管梗阻、肾盂积水甚至尿毒症等。疾病晚期患者可出现恶病质,表现为食欲差、消瘦、贫血、发热和全身各脏器衰竭的表现等。宫颈腺癌起自宫颈管内的黏液细胞,由于在宫颈管内生长,肿瘤往往要到很大时即所谓的桶形宫颈时才被诊断。宫颈腺癌的临床表现与宫颈鳞癌相似,但白带增多更为明显,白带常为大量黏液样或黄脓样,阴道出血可为接触性出血,或不规则阴道出血甚至大出血。宫颈肿瘤若向宫颈管内生长则宫颈外观表面上皮光滑,仅见宫颈管增粗,甚至形成空洞,若向下生长则可表现为菜花样、息肉状及乳头状增生。

2.妇科检查　窥阴器暴露子宫颈后可见子宫颈有如下几种外观形态:外生菜花型、颈管增粗桶状型、溃疡坏死型、内生型。早期宫颈癌可轻微糜烂状,晚期可结节状、溃疡或空洞形成,子宫颈腺癌时子宫颈可呈桶状。妇科双合诊、三合诊检查时可以发现:子宫颈组织触之易出血、质地坚硬、表面不平、宫颈管增粗,子宫通常正常大小,阴道上段可被肿瘤浸润变硬、挛缩、穹隆消失,宫旁主韧带、子宫骶骨韧带可能受累而增厚,严重时可形成团块状伸向盆壁或到达盆壁致子宫固定不动。宫颈癌可循淋巴引流方向逐级转移,在晚期或某些局部早期但分化极差的癌中可见腹股沟浅、股淋巴结甚至锁骨上淋巴结的转移,因此也应常规检查并记录。宫颈癌的分期有别于其他妇科肿瘤,完全根据妇科检查来作出临床分期,因此,在对病人进行检查时最好由 2 位或 2 位以上的妇科肿瘤专业医师进行双合诊及三合诊,肥胖患者最好在麻醉下检查,若怀疑宫颈癌已侵犯膀胱或直肠时,还可行膀胱镜和直肠镜检查,此两种检查参与临床分期。

3.子宫颈活组织检查　通常在细胞学检查阳性时,对可疑的宫颈部位进行足够深度的活检,以确保足够的非坏死组织而得出诊断,在肉眼看来病灶不明显的病人可在阴道镜下进行活检,病灶边缘活检可得出更好的结果。宫颈的病理组织学检查是宫颈癌诊断的金标准,其组织标本可以来源于宫颈活检、颈管刮术及宫颈锥切。从诊断的全面、准确性而言,宫颈锥切术要优于宫颈活检标本,尤其在宫颈癌前病变的诊断中,当宫颈细胞学提示阳性而子宫颈活检为阴性或为原位癌时,临床上不能排除浸润癌的可能性,此时应行子宫颈锥切术以明确诊断。环形电切术(LEEP)是冷刀锥切的替代手术,缺点在于其边缘热效应可干扰标本切缘的病理评估,但大多数研究显示此影响可以被忽略。

4.血清肿瘤标志物检测　尽管有大量报道显示肿瘤大小、浸润深度、淋巴结转移等与宫颈癌的预后密切相关,但上述信息多依赖于手术后的病理诊断,在手术前难以作出准确评价,因此,探索有价值的肿瘤标记物则有助于治疗前肿瘤进展程度的估计,从而为治疗决策提供参考。目前应用于宫颈癌的肿瘤标志物主要有 SCCA(鳞状细胞癌抗原)、CEA(癌胚抗原)、CA125(卵巢浆液性癌抗原)和 CYFRA21-1(细胞角蛋白19片段抗原21-1)。一项研究评估了156例浸润性宫颈癌患者的 SCCA,CEA 和 CY-FRA21-1 水平,发现这些血清学指标的诊断敏感性分别为43%,25%和26%,因此认为,在鳞状细胞癌中检测 SCCA 较有意义。

(1)SCCA:是1997年 Kato 和 Torigoe 首先应用的。他们采用人宫颈鳞状细胞癌的异种血清,从宫颈鳞状细胞癌组织中提纯出一种分子量为42~48kD 的糖蛋白抗原 TA-4,SCCA 是 TA 的14个亚基之一,属于丝氨酸蛋白酶抑制物家族,主要存在于鳞癌成分的宫颈癌中,对宫颈腺癌的意义较小。SCCA 释放到血浆中的含量主要取决于肿瘤的浸润性生长状况和肿瘤的大小,原发性宫颈鳞癌中57%~70%的患者SCCA 水平升高。该抗原对宫颈鳞癌并不特异,在其他鳞癌中如头颈部、食管和肺的鳞癌和皮肤病中如银屑病、湿疹,SCCA 水平也会升高。SCCA 可能是鳞状细胞癌分化的标志物,在高分化癌患者中 SCCA 升高者占78%,中分化占67%,低分化为38%,其血清水平在治疗前与分期、肿瘤大小、淋巴结状态、脉管浸润相关,以往对治疗前 SCCA 水平与预后关系的报道有不同,但目前看来 SCCA 在治疗前后的变化对预测预后和评估疗效,特别是那些进行新辅助化疗的患者来说是有用的。在对352例ⅡB~Ⅳ期宫颈鳞癌的患者应用体外照射和高剂量率的腔内近距离放疗后进行多变量分析发现,治疗前 SCCA 水平和淋巴结转移与总生存率和无瘤生存率明显相关;治疗后 SCCA 水平升高可认为是治疗失败,与生存率负相关。Reesink-Peters 等研究了早期宫颈癌患者术前 SCCA 水平,发现与正常水平的患者相比,SCCA 水平升高需要术后放疗的可能性明显增高(57%vs16%),且复发率也高(15%vs1.6%)。

(2)CYFRA21-1:是肺鳞癌中的一种肿瘤标志物,近年来其在宫颈癌中的意义也逐渐受到重视。有研究报道宫颈ⅠB~ⅡA 的鳞癌患者35%CYFRA21-1 升高,ⅡB~Ⅳ期的患者64%升高,而对照组中14%升高,在宫颈腺癌中也有63%的患者 CYFRA21-1 水平升高,但对检测宫颈鳞癌的特异性和敏感性均低于SCCA,作为随访,CYFRA21-1 在宫颈癌中仍有应用价值。单因素分析显示 CYFRA21-1 升高与 FIGO 分期、肿瘤大小相关,但多因素分析未发现相关性。目前认为 CYFRA21-1 对预测盆腔淋巴结转移、宫颈深肌层浸润的价值不及 SCCA。

(3)CA125/CEA:宫颈鳞癌妇女中仅13%~21%的患者血清 CA125 水平升高,但对于宫颈腺癌而言可能比 SCCA 作为标志物更好。据报道对于宫颈腺癌,与 CA19-9 联合检测,敏感性为60%,再加上 CEA则4敏感性可增至70%。术后监测 CA125 水平有助于判断预后及对化疗的反应。腺鳞癌患者的血清CA125,SCCA 和 CEA 水平在中晚期患者中均可升高。单独血清 CEA 在宫颈癌中作用不大,敏感性为15%,特异性为90%,宫颈腺癌患者 CEA 水平明显高于鳞癌患者。

5.影像学检查　CT 和 MRI 在宫颈癌中应用广泛,可了解疾病程度、制定治疗方案,但不能改变分期。MRI 在术前评估肿瘤大小和宫旁有无累及方面优于 CT,一项 Meta 分析显示,MRI 检测的敏感性宫旁累及为74%,淋巴结累及为60%;而 CT 检测的敏感性宫旁累及为55%,淋巴结累及为43%,同时对膀胱、直肠浸润的判断也优于 CT。PET 在检测淋巴结转移方面更好(78% vs MRI:67%),CT 和 MRI 对于检测

$<1cm$ 的主动脉旁淋巴结敏感性较差，PET 改变了这种状况，敏感性可达 84%。影像学在宫颈癌的最初确诊时很少发挥作用，仅在已确定为子宫颈癌的患者决定治疗计划时应用。

6.前哨淋巴结活检　前哨淋巴结是指最早接受肿瘤淋巴引流的淋巴结，也是最早发生转移的淋巴结。理论上，前哨淋巴结未发生转移，其他淋巴结也不存在转移，故可根据前哨淋巴结的检查结果来决定淋巴切除范围，以避免大范围的淋巴结清扫术。尽管前哨淋巴结活检不能替代系统的淋巴结切除，但由于几乎无假阳性，原则上在每一病例中都应进行。由于累及的淋巴结可导致治疗措施的改变，对于病理学家来说，判定处于最高风险的淋巴结可帮助缩小假阴性率。但前哨淋巴结的确定仍不明确，因为闭孔、骶骨前、腹股沟淋巴结可分别作为骶韧带、主韧带、阴道上段的前哨淋巴结。

其他检查包括：胸部 X 线片、肝胆脾 B 超、静脉肾盂造影等。对于临床考虑可疑膀胱或直肠肿瘤的患者，应为其预约麻醉下膀胱镜和直肠镜检查。淋巴管造影也可视情况而行。

二、转移方式

宫颈癌主要以直接扩散的方式局部蔓延，可至颈管内膜、子宫下段、宫旁、阴道壁以及少见的膀胱、直肠。其次也可通过淋巴途径转移至宫旁及盆腔淋巴结，如闭孔、髂内、髂外和髂总淋巴结。臀上、直肠上、骶骨前淋巴结也可被累及，通常可以预测扩散模式。如盆腔淋巴结阴性，腹主动脉旁淋巴结转移非常少见，反之，腹主动脉旁淋巴结可被累及，晚期还可见到锁骨上淋巴结转移。有统计显示ⅠB期宫颈癌盆腔淋巴结转移的总体风险约为 17%，Ⅱ期宫颈癌腹主动脉旁淋巴结转移风险为 16%，Ⅲ期为 25%。血行转移最常见的部位是肺、纵隔、骨和肝，其他少见部位为脾、脑和肾上腺。复发大部分发生在最初的 24 个月，平均为 17 个月。

三、FIGO 肿瘤分期

临床上宫颈癌的分期一直依据的是 FIGO 临床分期系统，是根据盆腔妇科检查和临床评估所决定的，分期一经确定不能更改，不能因为外科手术和影像学引导下的活检发现而改变临床分期，即使复发也不例外。术前没有诊断为浸润性宫颈癌而仅做了简单子宫切除术的病例不能进行临床分期，也不能包含在治疗统计中，可分开报告。子宫颈癌的临床分期始终应用的是 FIGO 分期，从 1950 年到 1994 年 FIGO 共进行了 7 次宫颈癌分期的修改，基本上都是针对Ⅰ期癌进行的，直到 2006 年 FIGO 开始了对 1994 年宫颈癌分期的第 8 次修订工作，于 2009 年 5 月正式公布了子宫颈癌的新分期。本次新分期变动不大，有些细微变动如浸润深度以 3mm 为界或以 $>3mm$ 为标准等，这些需在日常工作中加以留意，主要变化是在新分期中将ⅡA 期细分为ⅡA1 和ⅡA2 两个亚期，将侵犯阴道但宫颈病灶最大径线 $\leqslant 4cm$ 者分为ⅡA1 期，侵犯阴道宫颈病灶最大径线 $>4cm$ 者分为ⅡA2 期，以方便治疗上的描述和预后判断。由于相当部分宫颈癌仅采用放射治疗而不手术，这次修订仍未能解决将宫颈癌临床分期改为手术-病理分期的问题。但不采用手术-病理分期，又无法在分期中体现出影响预后的主要因素——淋巴结转移因素，因此，不做手术-病理分期并不代表可以忽视手术病理提示，对手术后的辅助治疗和判断预后等方面仍应充分考虑手术中的发现和术后病理结果。

四、预后因素

1.肿瘤大小及切缘　研究显示，根治性手术治疗后的Ⅰ期宫颈鳞癌患者肿瘤病灶的大小与 3 年无瘤生存率明显负相关;与肿瘤间质浸润深度也有强烈的相关性:浸润<1cm 者为 86%～94%,1.1～2cm 者 71%～75%,≥2.1cm 者 60%;无宫旁累及的患者,生存率为 84.9%,有宫旁肿瘤蔓延者为 69.6%。Rutledge 等比较了行根治性子宫切除术治疗的患者,发现ⅠB 期患者的脉管浸润和宫颈间质浸润深度与预后明显负相关;宫旁内侧累及的ⅡB 期患者明显好于宫旁外侧累及患者;单侧蔓延至盆壁的ⅢB 期患者明显好于双侧蔓延至盆壁者;手术治疗的ⅠB 期患者,无论放疗与否,切缘阳性较阴性者预后差,且切缘距离病灶的远近与复发率明显相关。

2.盆腔及腹主动脉旁淋巴结　尽管 FIGO 分期对预后有重要意义,分期越晚预后越差,但许多研究显示,盆腔及腹主动脉淋巴有无结转移对预后的影响比分期更大,而 FIGO 分期并未将淋巴结状况给予考虑。研究显示行手术治疗的患者无区域淋巴结转移者 5 年存活率≥90%,而盆腔淋巴结阳性者 5 年存活率仅为50%～60%,腹主动脉旁淋巴结阳性者仅为 20%～45%。Delgado 等报道了 545 名盆腔淋巴结阴性患者的3 年无瘤存活率为 85.6%,淋巴结阳性患者为 74.4%,因此认为淋巴结受累是影响存活率的独立危险因素,阳性淋巴结数目越多,5 年存活率越低。

3.脉管浸润　脉管浸润也是重要的预后因素,有或无脉管浸润的患者无瘤生存率分别为 77%和 89%。有作者对 101 名手术的ⅠA2～ⅡA 期宫颈癌患者的研究显示,脉管浸润与复发时间密切,脉管浸润的密度无明确意义,手术治疗的早期宫颈癌患者,术前活检标本的脉管浸润与淋巴结转移有强烈相关性。

4.缺氧和贫血　Fuso 等发现,血红蛋白水平是局部浸润性宫颈癌患者对新辅助化疗反应的强有力的预测值,血红蛋白 120g/L 可以作为判断临界值,但是否纠正了贫血就可以改善氧合状态和治疗结果,回答不确定,有数据显示仅 50%经输血提高血红蛋白的患者其肿瘤氧合状态增加,但肿瘤乏氧与肿瘤大小之间的关系提示改善供氧并不能改善结局。一系列用于纠正贫血的措施,如应用促红细胞生成素等并未显示出其优越性,甚至有报道促红素生成素组生存率反而降低,分析可能与输血降低机体的免疫功能有关。

5.生物标记物和生物显像　许多作者对可能与宫颈癌预后相关的生物标志物进行了评估,如肿瘤增殖参数、凋亡指数等,但结果不一,更不清楚如何利用这些指标改善治疗。Gaffney 等对 55 个宫颈癌患者的样本进行了 EGFR,VEGF,TOPOⅡ,COX-2 的免疫组化测定,评估其表达与预后的相关性,结果显示VEGF 和 COX-2 的染色增加与死亡风险相关。代谢性生物显像被作为可能的预后标记物也渐用于对预后的评价中,此方法是应用 F18-FDG-PET 技术,观察标准化的摄入值与无瘤生存之间的相关性,有研究发现两者间存在明显相关性,因此建议 FDG 摄入值增高患者的初始治疗可以给予更强的治疗;Grigsby 等发现在 PET 扫描显示淋巴结阴性的患者,同步放化疗与单独放疗相比没有显示优越性。

6.组织病理学　相同分期的腺癌和鳞癌生存率相似,ⅠB 期的腺癌和鳞癌患者无额外危险性,尽管腺癌患者≥3 个淋巴结转移的发生率高,但整体生存率和无瘤生存率无差异。有学者对 266 名宫颈鳞癌患者和 144 名宫颈腺癌患者进行配对分析,发现Ⅰ～Ⅱ期腺癌患者 5 年、10 年生存率明显降低;黏液性和子宫内膜样腺癌之间无预后差异;腺鳞癌较腺癌组织学上更具有侵袭性、更高的肿瘤级别和血管浸润性。

（李焕香）

第五节　子宫颈癌的治疗

一、各期子宫颈癌的治疗原则

1.原位癌　该类型基本无淋巴累及的危险,通常通过局部治疗如锥切或简单的子宫切除术即可,如果患者要求保留生育功能,倾向于应用更保守的方法,但保守治疗后残余高危 HPV 感染、HPV 病毒负荷高、切缘阳性、年龄偏大者复发率也高,如患者无生育要求可行全子宫切除术。保留子宫的副作用包括宫颈弹性下降、早产及不孕可能。锥切后如有 CINⅢ残留、颈管内切缘为 CIN 及颈管内诊刮仍阳性,则易于发展为浸润癌。锥切后颈管内诊刮阳性是预测疾病持续的最重要的相关因素,患者锥切后如颈管内诊刮阳性或原位癌锥切标本颈管内切缘阳性,应该在子宫切除术前重复锥切以免导致浸润性宫颈癌的不合适治疗。

原位腺癌的处理存在争议,有应用锥切治疗原位腺癌和Ⅰ A1 期宫颈腺癌 2 年以上无复发的报道,但锥切手术的成功需要建立在切缘阴性和无脉管浸润的基础上。Wolf 等报道 55 名妇女应用锥切治疗,80％的患者随后进行了子宫切除术,其中 33％(7/21)的锥切标本切缘阴性者在全子宫切除标本上仍有残余病变,甚至 3 名为浸润性宫颈腺癌;53％(10/19)锥切后有阳性切缘的患者在子宫切除标本中有残余病变,5 例为浸润性腺癌,因此有学者强调锥切后应行颈管内诊刮,对检测病灶残留的阳性预测值接近 100％。就锥切后切缘状态的重要作用,原位腺癌患者更推荐行冷刀锥切。原则上原位或微浸润腺癌不推荐锥切的基本原因在于腺癌多位于宫颈管内,锥切常常难以切净。

2.Ⅰ A 期癌(微浸润癌)　微浸润的定义为突破基底膜但有很少或无淋巴管累及或扩散的危险。Ⅰ A1 期报道有 0.8％的淋巴结转移率,且随着间质浸润深度增加淋巴结转移率也有所增加。Ⅰ A 期宫颈癌治疗后复发率很低,故对于宫颈微小浸润的鳞癌如需保留生育力者可以采用保守性手术治疗,但如锥切后存在复发因素,如颈管内诊刮阳性或切缘阳性,则应行子宫切除术。Ⅰ A1 期通常用锥切或子宫切除术治疗,控制率接近 100％。有脉管浸润者较无脉管浸润者肿瘤复发率高(9.7％ vs 3.2％),也是盆腔淋巴结转移的重要因素。有脉管浸润者,应采用改良根治性子宫切除＋盆腔淋巴结切除。Ⅰ A2 期的处理更有争议,但锥切是绝对不推荐作为Ⅰ A2 期的治疗方式。Ⅰ A2 期患者若脉管浸润阳性,采用保守治疗不合适,因为平均淋巴结转移率可达 5％～13％,脉管浸润并且范围广泛则预后更差。2010 年 NCCN 推荐的Ⅰ A2 期宫颈鳞状细胞癌治疗方案是改良的(Ⅱ型)根治性子宫切除术和盆腔淋巴结清扫术±腹主动脉旁淋巴结的取样,同样也可选择根治性放疗(A 点:75～80Gy),对于要求保留生育功能者也可行根治性宫颈切除术＋盆腔淋巴结清扫术±腹主动脉旁淋巴结的取样。但有学者认为,单纯的或改良的根治性子宫切除术对于Ⅰ A2 期无脉管浸润的患者已足够,也有学者认为,单纯子宫切除术＋盆腔淋巴结切除术对Ⅰ A2 期也适合。对于Ⅰ A2 期患者最值得推荐的还是改良的根治性子宫切除术＋盆腔淋巴结清扫术。对于不能手术的患者,可应用腔内放疗,有研究报道 34 名Ⅰ A 期患者,13 例仅接受腔内放疗,其余 21 例加用盆腔放疗,只有 1 例Ⅰ A 期复发,总体并发症率约 6％。对于肿瘤最大径线＞2cm 的Ⅰ A1～Ⅰ B 期患者行腹腔镜根治性子宫切除与腹式根治性子宫切除比较,二者均有很好的生存率,但腹腔镜手术对较大病灶者复发率更高。

3.Ⅰ B1～Ⅱ A1 期癌(非巨块型)　Ⅰ B1 期和Ⅱ A1 期无过度阴道累及的患者,2010 年 NCCN 作为 1 类推荐的是行根治性子宫切除＋盆腔淋巴结切除±腹主动脉旁淋巴结的取样;也可直接行盆腔放疗＋腔内近距离放疗(A 点:80～85Gy,B 点 50～55Gy);或对于要求保留生育功能者行根治性宫颈切除术＋盆腔淋巴结清扫术＋腹主动脉旁淋巴结的取样,术后根据手术情况酌情行放化疗。此期就治疗结果来说,根治性手术和全量放疗的结果相似,至于选择哪种治疗方式可根据所在医疗单位的情况、肿瘤专家的特长、病人的整体情况及肿瘤的特点而定。年轻妇女倾向于手术治疗,因为手术可以保留卵巢功能、阴道弹性及性功能,术中可将卵巢移位,避开日后可能补充放射时的射线损伤,从而预防放疗性卵巢衰竭。卵巢功能的保留与卵巢接受的辐射剂量有关。根治性子宫切除术可以经腹、经阴道或腹腔镜、机器人辅助下进行。卵巢的转移率非常低,约为 0.9%,故附件切除不是根治性子宫切除术的内容,应根据患者的年龄或其他因素具体考虑。手术最常采用的类型为Ⅱ型和Ⅲ型术式。Ⅱ型手术时间短,失血和输血率低,术后并发症和Ⅲ型相似,长期并发症Ⅱ型少于Ⅲ型。腹腔镜下根治性子宫切除术伴或不伴盆腔淋巴结切除与常规根治性子宫切除术比较具有住院时间短的优点,手术时间、并发症、获得的淋巴结数量相似,但常规标准手术的复发率低。根治性手术会缩短阴道长度,但放疗除缩短阴道长度外,还缩小阴道宽度及润滑度,这些症状均可通过激素替代和阴道扩张等方法得以减轻。

4. ⅠB2～ⅡA2 期癌(巨块型)　此期巨块型颈管内肿瘤和所谓的桶状宫颈肿瘤有更高的中央型复发、盆腔和腹主动脉旁淋巴结转移及远处扩散率。2010 年 NCCN 作为 1 类推荐的治疗为盆腔放疗＋含顺铂的同步放化疗＋腔内近距离放疗(A 点:≥85Gy);根治性子宫切除＋盆腔淋巴结切除＋腹主动脉旁淋巴结的取样被作为 2B 类推荐;而盆腔放疗＋含顺铂的同步放化疗＋腔内近距离放疗(A 点:75～80Gy)＋辅助性子宫切除术为 3 类推荐。GOG 对宫颈直径≥4cm 的 256 名患者进行了一项随机试验,分别应用全量放疗(体外照射＋腔内照射)与术前放疗＋近距离放疗＋放疗后辅助性子宫切除术(AHPRT)进行治疗,结果 3 年无瘤生存率和总体生存率分别为 79% 和 83%,进展发生率放疗组为 46%,联合手术组为 37%,但长期随访结果显示,联合手术组与放疗组相比并不能提高生存率,毒性反应两组相似。对被切除的子宫标本进行病理学评估显示 48% 无肿瘤残留,40% 有显微镜下肿瘤残留,12% 有肉眼肿瘤残留,与无肿瘤患者比较,死亡率高出 7 倍。实施 AHPRT 的主要动机是减少盆腔复发率,但其使用仍存有争议,因为整体生存率不受影响。进行 AHPRT 可能的受益者是颈管内有＞4cm 的大块病灶;宫颈管受肿瘤压迫解剖位置不清使腔内放疗置管困难、限制了近距离放疗;放疗后病灶持续存在的患者。除此之外,对处于此期的肿瘤患者,常规处理仍倾向于直接放化疗。

5. ⅡB～ⅣA 期癌(局部晚期癌)　大多数ⅡB～ⅣA 期患者直接应用根治性的放化疗,ⅠB 期患者单用放疗的 5 年生存率为 60%～65%,盆腔控制失败率为 18%～39%。多个随机临床试验及 2010 年 NCCN 指南均推荐同步放化疗,包括盆腔外照射和腔内近距离放疗联合同步化疗是ⅡB～ⅣA 期宫颈癌标准的初始治疗。常用的化疗药物包括顺铂、氟尿嘧啶、丝裂霉素、卡铂、紫杉醇和表柔比星。同步化疗方案为:顺铂 40mg/m² ,外照射期间每周 1 次;或氟尿嘧啶＋顺铂每 3～4 周 1 次。所有入选 GOG85 试验的ⅡB～ⅣA 期肿瘤患者,中位随访期 8.7 年,铂类为基础的化疗联合放疗的生存率达 55%。对肿瘤没有浸润到盆壁的ⅣA 期患者,特别是合并有膀胱阴道瘘或直肠阴道瘘者,初始治疗可选盆腔脏器廓清术,体外照射可采用四野照射或盆腔前后野照射,盆腔前后野照射为先给予全盆照射 DT 25～30Gy,以后中间挡铅 4cm×(8～10)cm 照射 DT 15～20Gy。腔内照射 A 点 DT 35～40Gy(高剂量率)。总照射的推荐剂量为 A 点 85～90Gy,B 点 55～60Gy。髂总或主动脉旁淋巴结阳性者,应考虑扩大野放疗。特别要单独提出的是对ⅡB 期宫颈癌的处理,因宫颈癌的分期完全依赖于妇瘤医生的手感,早期宫旁浸润的判断难免带有主观性,故对ⅡB 期宫颈癌的处理我们认为可有一定的灵活性,即对有些阴道穹不固定、年龄较轻、坚决要求手术者,可以在充分评估后给予手术治疗,必要时可以先期化疗 1～2 次再行手术。我们在临床工作中发现,术前诊断为可疑ⅡB 期的患者,术后病理评价时无一例主、骶韧带出现转移的,说明ⅡB 期宫颈癌的临床诊断常可能比真实分期偏重,但对估计手术后很可能存在需补充放疗因素的(局部肿瘤极大、深层浸润、脉管阳性等)仍以不手术为佳。

二、手术治疗

1.手术治疗原则　手术仅限早期病例,ⅠB1～ⅡA1 期(≤4cm),但近年来由于宫颈癌的年轻化、腺癌比例的增加及提高治疗后生活质量的要求,也有建议可以对中青年局部晚期、大癌灶(ⅠB2～ⅡB,>4cm)患者给予新辅助化疗(NACT)后手术治疗。新辅助化疗是指对宫颈癌患者先行数个疗程化疗后再行手术或放疗,以增加手术满意率,提高疗效,但这种治疗方式仍存在争议。ⅠB2～ⅡB 期宫颈癌患者在新辅助化疗缩小病灶后手术可以保留卵巢和阴道功能,对于阴道切除>3cm 时可酌情做阴道延长术。目前主要有两种方法延长阴道,即腹膜返折阴道延长术和乙状结肠阴道延长术,其术式主要来自于先天性无阴道治疗中以腹膜代阴道成形术的一些成功经验,前者较简单,后者复杂但效果较好。由于宫颈腺癌对放疗不敏感,因此只要病人能耐受手术且估计病灶尚能切除者,无论期别如何,均应尽量争取手术。

2.手术范围　宫颈癌的临床分期是以宫颈原发癌灶对宫旁主、骶韧带和阴道的侵犯而确定的,因此,宫颈癌广泛手术是以切除对宫旁主、骶韧带和阴道的宽度来确定的。手术范围包括子宫、宫颈及骶、主韧带,部分阴道和盆腔淋巴结,一般不包括输卵管和卵巢。盆腔淋巴结清扫手术范围包括双侧髂总、髂外、髂内、深腹股沟、闭孔深、浅组淋巴结,不包括腹主动脉旁淋巴结。如果髂总淋巴结阳性,应取样甚至清扫到腹主动脉旁淋巴结。

3.手术类型　共分为 5 种类型。Ⅰ型:扩大的子宫切除即筋膜外子宫切除术;Ⅱ型:次广泛子宫切除术,切除 1/2 骶、主韧带和部分阴道;Ⅲ型:广泛性子宫切除术,靠盆壁起切除骶、主韧带和上 1/3 阴道;Ⅳ型:超广泛子宫切除术,从骶、主韧带的盆壁部切除全部骶、主韧带和阴道 1/2～2/3;Ⅴ型:盆腔脏器廓清术(可包括前盆、后盆、全盆)。

4.宫颈癌根治术的手术方式

(1)经腹的子宫颈癌根治术:最为经典,由 Werthiem 奠定,几十年来,在手术操作的某些环节做了改良,目的在于术时少出血,术野清晰、干净,减少副损伤和缩短手术时间,目前已成为早期子宫颈浸润癌的主要治疗手段之一。

(2)经阴道广泛全子宫切除术和经腹膜外盆腔淋巴结切除术:经阴道广泛全子宫切除术为 Schauta 创立,可避免进腹腔对胃肠道的干扰,术后患者恢复快。但经阴道手术术野小,暴露困难,遇到宫颈癌灶较大时,切除主韧带和宫骶韧带的宽度受限,且还需改变体位行腹膜外盆腔淋巴切除,手术时间长,故仅建议在早期浸润癌不需行盆腔淋巴结切除者应用。

(3)腹腔镜下子宫颈癌根治术:尽管 CT 及 MRI 对淋巴结转移的诊断率仅有 60% 左右,但仍推荐术前 CT 和(或)MRI 在每个病例中应用,如果提示有增大的淋巴结,应给予穿刺活检,活检显示有转移,行腹腔镜手术则无意义;活检阴性,可以行腹腔镜手术,但仍有可能术中发现明显转移的淋巴结。游离这样的淋巴结即使存在血管粘连,腹腔镜技术也是可行的,但应尽量限制这种尝试,因为淋巴结可能被剥离破裂,增加肿瘤扩散的风险。此时的明智选择是:①细针穿刺,证明有转移后推荐患者进行放疗。②开腹行淋巴结大块切除术。2010 年 NCCN 指南中明确提出,对于不做手术仅行全量放化疗的患者,应在制定放疗计划前充分评估盆腔及腹主动脉旁淋巴结,以明确放射野范围。因此,腹腔镜手术的第一优势即是在微创的前提下准确评估区域淋巴结,从而帮助决定治疗方案。腹腔镜手术的第二优势是,对于较早期患者腹腔镜手术比经腹行子宫颈癌根治术具有创伤小、术后恢复快的优点。

机器人手术应用于妇科恶性肿瘤虽还不到 10 年,但发展迅速。2005～2006 年由 Marchal 与 Reynolds 两位医生分别进行了机器人妇科恶性肿瘤手术的淋巴结清扫,其中包括 11 例子宫颈癌,清除淋巴结平均数目为11~15个。2006年,挪威的Sert和Abeler用机器人进行了世界首例广泛性全子宫切除术。到目前为止,此类手术的报道均为小样本(10~20例),总体的平均手术时间在3.5~6.5h,失血量平均为81.0~355ml,清扫淋巴结数目平均为8~27个。对于宫颈癌的机器人手术目前仍在探索中。

(4)保留神经功能的根治性子宫切除术:传统的根治性子宫切除术中因盆底支配膀胱、直肠的自主神经受损,影响其器官功能,如术后膀胱收缩功能降低、出现尿潴留,直肠功能降低、出现排便困难等,因此近年来,保留神经功能的宫颈癌根治术受到重视。宫颈癌根治术时,保留盆腔内脏神经、盆腔神经丛以及膀胱背侧神经支,对术后膀胱功能的恢复至关重要。日本的小林隆最早在宫颈癌开腹手术中提出保留膀胱神经,可以减少术后尿潴留的发生,主要方法是在切除主韧带时识别并推开盆腔交感神经,此后他又提出了保护盆内脏神经丛的手术步骤,这种保留神经的术式称为"东京术式"。在未保留神经的患者中,37%术后1个月有尿潴留;而保留了一侧或双侧神经的患者,尿潴留率仅为10%。德国学者Hockel等则提出宫颈癌广泛子宫切除术中利用吸脂术保护神经的建议。虽然手术中保留膀胱神经有许多优点,但对保留神经与广泛手术之间是否存在矛盾,是否同时保留了较多的宫旁组织而增加宫颈癌的复发机会,尚存争议。

(5)根治性子宫颈切除术:根治性宫颈切除术是近年来兴起的一种新的术式,作为治疗早期宫颈癌保留生育功能的手术,适用于有强烈生育要求的、临床分期为ⅠA期、病灶直径<2cm,浸润深度<3mm,无脉管浸润、行腹腔镜淋巴活检后无淋巴结受累的早期浸润性宫颈癌的年轻患者。2009年的NCCN将此手术的适应证扩大至病灶直径≤4cm的ⅠB1~ⅡA1期患者,对此我个人表示反对,因为肿瘤体积过大时往往肌层浸润深,淋巴转移的风险相对较高,且肿瘤过大时经阴道操作困难,宫颈旁、阴道旁组织难以切净,增加了复发的风险。首先开创根治性宫颈切除术的是Dangent D,他在1987年进行了经阴道切除宫颈和宫旁组织(经阴道根治性宫颈切除术,VRT)以及上段阴道切除,在宫颈子宫结合处放置环扎带,以及腹腔镜下盆腔淋巴结切除术(LPL)。Plante等报道了72名应用VRT+LPL术治疗的患者,中位年龄为32岁,74%未产,术后31名妇女共妊娠50次,早期和中期流产率为16%和40%,72%的妊娠达到了晚期,整体早产率为16%~19%,总体复发率为4%。Marchiole等将病灶<2cm的患者分别行VRT+LPL与根治性经阴道子宫切除术+LPL进行了比较,结果显示,术中并发症相似(2.5% vs 5.8%),术后并发症(21.2% vs 19.4%),复发率也相似,分别为5.2% vs 8.5%。该术式的术前评估包括:①复核病理切片,明确浸润深度、宽度、组织类型及细胞分化程度;②必要时进行CT或MRI检查,充分估计宫颈管长度,确定宫颈内口至病变的距离,除外宫旁、宫体浸润或扩散以及淋巴结转移;③应在手术前麻醉下再次进行认真窥视及三合诊,进行临床分期核对,了解阴道宽度及显露情况,为手术实施提供依据。

手术步骤分四步:①腹腔镜下盆腔淋巴结切除,并行第一次冷冻病理检查,淋巴结阴性则手术继续,若阳性则改为放疗或放、化疗;②根治性子宫颈切除,从切除标本或从残余宫颈上取组织,第二次冷冻病理检查,切缘阴性表明范围已够;③子宫颈内口环扎,以预防宫颈过短或内口松弛造成的功能不全而致晚期流产及早产;④缝接残余宫颈和阴道黏膜,形成新的宫颈。该手术的主要并发症为:宫颈内口松弛、宫颈管狭窄、流产、早产等。

(6)盆腔和腹主动脉淋巴结切除术:对于盆腔淋巴结无论影像学检查、腹腔镜评估及冷冻切片(前哨淋巴结和其他盆腔淋巴结冷冻切片)均未显示累及的患者,在根治性手术时是否需要腹主动脉旁淋巴结切除仍有争议。若盆腔淋巴结阴性,主动脉旁淋巴结累及的危险很小,则不推荐行腹主动脉旁淋巴结切除;如果在最初的腹腔镜分期中发现盆腔淋巴结受累,则应行腹主动脉旁淋巴结切除。淋巴结受累数目≤2个根治性手术是合理的选择,如果受累淋巴结数>2个,应放弃根治性子宫切除术,改为同步放化疗是最好的选择。如果盆腔淋巴结累及在最终病理学检查时才被发现(非最初的冷冻切片或假阴性的冷冻切片),二次手术时应行腹主动脉旁淋巴结切除。

三、放射治疗

（一）放疗的原则与指征

1.放疗的原则　宫颈癌的放疗根据目的不同主要分为根治性放疗、术后辅助性放疗及局部姑息性放疗。放疗方式主要有体外照射及经阴道腔内后装近距离放疗。腔内放射的目的是控制局部病灶,体外放射则用以治疗盆腔淋巴结及宫颈旁组织等处的病灶。早期病例多以腔内放疗为主,体外放疗为辅;中期病例内外各半;晚期病例则以体外放疗为主,腔内放疗为辅。之所以这样分配内、外照射的比例是因为:早期患者病灶局限,盆腔转移的概率极小,将主要放疗剂量集中于腔内近距离,有利于最大限度地杀灭肿瘤细胞,而对周围正常组织的损伤最小;对于晚期患者,整个盆腔甚至腹主动脉旁都可能有病灶累及,并且距离宫颈原发灶越远的转移灶其细胞活力可能越强,因此,加强外围照射,有效控制肿瘤的继续转移,可能要比控制宫颈原发灶的意义更大。目前标准的宫颈癌根治性放疗方案为盆腔体外照射加腔内近距离照射,同时应用铂类为基础的化疗。至于先体外后腔内、先腔内后体外还是二者同期进行应因人而异,临床上最常用的方法是体外、腔内同期进行。

目前宫颈癌根治性放疗的计划设计基本上还是基于妇科盆腔检查进行的,与其他部位肿瘤基于影像学表现有所区别。主要是因为:①目前的影像学技术(包括 PET-CT)还不能很好显示盆腔内妇科肿瘤病变。②靶区在盆腔,GTV(肿瘤区)、CTV(临床靶区)PTV(计划靶区)难区分。③影像学表现至今未被作为分期依据。因此,妇科检查对制定根治性放疗计划仍很重要。

2.放疗的适应证　放射治疗是宫颈癌治疗的重要手段,各期宫颈癌均可采用放射治疗,但ⅡA期以前多以手术治疗为主,ⅡB期及以后则以放疗为主。早期患者根治术后如存在手术切缘不净、淋巴结转移、宫旁浸润等高危因素时需术后辅助同步放化疗;如有深层间质浸润、淋巴血管间隙受侵等应给予术后辅助性盆腔放疗。由于宫颈腺癌对放疗不敏感,只要病人能耐受手术且估计病灶尚能切除者,应尽量争取手术。

3.放疗的禁忌证　骨髓抑制、周围血白细胞总数 $<3\times10^9/L$,血小板 $<70\times10^9/L$;肿瘤广泛转移、恶病质、尿毒症;急性或亚急性盆腔炎时;急性肝炎、精神病发作期、严重心血管疾病未获控制者;宫颈癌合并卵巢肿瘤,应先切除卵巢肿瘤后再行放疗。

4.个性化放疗原则　病人的个体情况有所不同(如身体素质、以往病史、对射线的耐受性及解剖情况等),肿瘤的部位、形状、体积、放疗敏感性、瘤床情况及病理类型亦各异,因此设计治疗计划时必须具体考虑。在治疗过程中还要根据病人及肿瘤反应的具体情况调整治疗方案。多年来,在临床放疗过程中实施个体化治疗中积累了不少经验,如:①早期浸润癌仅单纯腔内放疗即可,如需体外照射可依据宫旁情况及病人体型将放射野的长度、宽度及形状适当调整;②宫颈局部体积大可增加局部剂量或先给予消瘤量,小宫颈者可减少局部剂量;③阴道侵犯多、阴道狭窄、宫颈呈空洞、合并炎症的可从全盆照射开始,并可增加全盆照射剂量,相应减少腔内治疗剂量;④阴道浸润严重及孤立转移者可附加阴道塞子或模子进行腔内放疗;⑤晚期宫颈癌(如冷冻骨盆)可考虑采用以体外为主的治疗方式;⑥小宫体或宫颈残端癌可增加体外剂量或增加阴道剂量,因为残端短无法行颈管放疗;⑦子宫偏位者,应调节体外剂量,以弥补远离子宫侧的宫旁剂量不足。

（二）放疗与手术联合

适用于早期宫颈癌(ⅠA～ⅡA)病例,有 3 种方式。

1.术前放疗　目的之一在于缩小肿瘤及减少手术时医源性播散,在广泛子宫切除术前给予部分剂量的放量,适用于:①ⅠB2,ⅡA2 期宫颈癌有较大的外生型肿瘤;②ⅡA 期宫颈癌累及阴道较多;③病理细胞为差分化;④黏液腺癌、鳞腺癌;⑤桶状形宫颈癌。目的之二为不适合广泛性手术但全量放疗后子宫局部控制不佳而补充放疗后辅助性子宫切除术(AHPRT)。

2.术中放疗　由于技术原因和防护问题等已较少应用。

3.术后放疗　术后给予补充体外照射或腔内后装治疗,继续消除可疑残存病灶,控制病情发展,提高治疗效果。适用于:①盆腔及(或)腹主动脉旁淋巴结阳性;②切缘距病灶<3mm;③深肌层浸润;④血管、淋巴管间隙受侵;⑤不良病理类型或癌组织分化差等。需要特别注意:常规放疗中,盆腔外照射总量40~50Gy;腔内照射用单独阴道施源器,每次源旁5~10mm处5~7Gy,共3~4次,总量一般不超过24Gy。

有报道在ⅠB~ⅡA期仅采用标准放疗的患者5年生存率ⅠB期为85%~90%,ⅡA期为6526~75%;而此期行根治性手术治疗后发现有宫旁累及、切缘阳性和(或)淋巴结阳性需要术后补充放疗的比率ⅠB1期为54%(62/114)、ⅠB2期为84%(40/55),尽管生存率无差异,但术后补充放疗组发生严重并发症率明显高于直接放疗组(28% vs 12%,P=0.0004),其原因可能为手术容易造成盆腔小肠粘连,使固定于盆腔的部分小肠接受较大的放疗剂量引起肠壁纤维化、肠坏死、甚至肠梗阻、肠瘘。因此有学者建议对ⅠB~ⅡA期患者术前也需要仔细评估,对于术后极有可能需要补充放疗者最好放弃手术,选用一种方法(手术或放疗)治疗,而不是两种方法(手术+放疗)治疗可能更好。术后有复发高危因素者采用同步放化疗(CCRT)可以改善生存率,化疗方案为氟尿嘧啶+顺铂或单用顺铂,其他可选择的药物有异环磷酰胺、紫杉醇、拓扑替康、吉西他滨等。髂总或主动脉旁淋巴结阳性者,应考虑扩大野放疗。

辅助性术后盆腔放疗分为中危组(局部肿瘤大、间质浸润深、脉管浸润阳性)与高危组(盆腔淋巴结阳性、边缘靠近病灶或阳性、宫旁浸润)。回顾性和前瞻性分析显示,在完成根治性手术的中、高危组患者中,辅助性术后盆腔放疗明显改善骨盆控制率及无瘤生存率。在高风险的病人中加入化疗作用更明显。

(1)中危组(局部肿瘤大、间质浸润深、脉管浸润阳性):荷兰的一项回顾性研究观察了51例中危组、淋巴结阴性的肿瘤患者,其中34例接受了放疗而17例未接受。结果放疗组5年无瘤生存率为86%,对照组为57%。GOG92将277例术后淋巴结阴性的患者加或不加术后辅助盆腔放疗进行比较,140例未加放疗,137例根治性子宫切除术后存在间质浸润>1/3,LVSI(+),肿瘤直径>4cm,3项中≥2项的患者给予术后补放疗,全盆外照46~50.4Gy,未使用近距离放疗,平均随访5年,结果显示,加用放疗组复发率显著下降(15%vs28%),Cox模型分析表明,放疗组的复发风险降低了44%。在附加的随访和数据成熟后,Rotman等从GOG92中得出最后结论,与观察组相比,放疗组的复发危险性下降了46%(P=0.007),进展或死亡的风险也有所下降(P=0.009)。尤其令人惊奇的是术后放疗对腺癌或腺鳞癌患者的作用,放疗组只有8.8%的复发率,而对照组是44%,放疗组有强烈的改善生存率的趋势,但尚未达到统计学意义(P=0.074)。但有严重或威胁生命的不良反应在放疗组高达7%,对照组仅为2.1%。即便如此,术后放疗作为手术后的有效补救措施,权衡利弊,仍推荐有中危因素者补充放疗。

(2)高危组(盆腔淋巴结阳性、边缘靠近病灶或阳性、宫旁浸润):盆腔淋巴结转移可能与病灶大小、间质深度侵犯、毛细血管或脉管累及相关,属术后辅助盆腔放疗的指征。美国西南肿瘤协作组领导的一项SWOG/GOG/RTOG临床试验对手术后有盆腔淋巴结转移、宫旁累及、切缘阳性的ⅠA2,ⅠB或ⅡA期患者加用或不加用CCRT进行了研究,127例患者给予盆腔外照加氟尿嘧啶、顺铂同步化疗,116例患者仅给予盆腔外照射治疗,中位随访时间为43个月。结果显示,放疗加同步顺铂、氟尿嘧啶化疗的3年生存率为87%,而单独放疗组的3年生存率仅为77%,差异有显著意义,PFS(P=0.003),OS(P=0.007)。化疗似乎可以减少盆腔和盆腔外的复发,但化疗组急性毒性反应更多见,权衡利弊,认为术后补充全盆照射+含铂同步化疗+/-阴道近距离放疗患者明显获益,因此,NCCN将手术后存在高危因素的患者术后补充放化疗作为1类推荐。Monk等进一步分析了这项随机试验的数据,以评估病人在哪些分组的辅助治疗中更有好处,在中位随访时间为 5.2 年时,化放疗与单纯放疗组的存活率分别为 80% 和 66%。单因素分析显示,化疗疗效最为显著的是肿瘤直径 >2cm 和 1 个以上淋巴结转移的患者。Kim 等提供了一系列接受术后放疗患者的详尽分析的数据发现,死亡和复发率随阳性淋巴结数目而增加,无阳性淋巴结者 5 年无瘤生存率为 89%,而有 1,2,3 或更多个淋巴结阳性的患者生存率则分别降低至 85%,74%,56%。

约 85% 参与 SWOG/GOG/RTOG 分组研究的患者有盆腔淋巴结累及,但只有 5% 的患者切缘阳性。手术切缘靠近病灶或者手术切缘阳性、宫旁累及被认为是高危因素,应行辅助性放化疗,但对一些仅有接近或阳性切缘的患者,仅采取术后放疗可能就已足够。Estape 等对 51 例行根治性子宫切除但切缘距病灶 ≤5mm 的患者进行了回顾性分析,23 例患者淋巴结阴性但病灶离切缘近,虽然接受放疗的 16 例患者有其他危险因素,但接受辅助盆腔放疗的患者复发率(12.5%)明显降低和 5 年生存率(81.3%)显著提高。Uno 等分析了 117 例有宫旁浸润接受辅助性放疗的患者,51 例淋巴结阴性患者中只有 6 例盆腔外复发,5 年总生存率和无复发生存率分别为 89% 和 83%,相比之下,淋巴结阳性患者情况不佳。Kodama 等也发现,接受根治性子宫切除后,如果无淋巴结转移和阴道侵犯仅宫旁阳性的患者,给予辅助性放疗预后很好,5 年生存率为 90%。因此,同为高危组病人,若无淋巴结阳性,可能仅补充放疗也可以,一旦出现淋巴结阳性,加入 CCRT 可能是明智的选择。

(三)放疗与化疗联合

适用于治疗中、晚期宫颈癌(ⅡB～ⅢB)及盆腔复发的病例,在消除局部巨大肿瘤、控制肿瘤蔓延及晚期复发、转移中均有一定作用,可以改善患者的生存率,联合化疗比单纯放疗疗效好。

1.放疗后化疗　以往常用此种方式作为晚期肿瘤放疗后的补充治疗或姑息治疗。目前认为由于放疗后盆腔纤维化,小血管闭塞,对盆腔肿瘤的作用有限,故多不主张放疗后化疗,除非对有盆外转移或可疑潜在转移的癌使用。

2.放疗前化疗　理论上对缩小局部肿瘤体积及减少全身潜在性转移有利。但是由于宫颈癌病灶大多较为局限且宫颈癌对放疗较为敏感,加之一些临床试验未证实放疗前辅助化疗可以提高宫颈癌放疗的疗效,因而并不提倡辅助化疗常规用于宫颈癌的放疗之前。一项对局部晚期宫颈癌(主要是Ⅲ期和Ⅳ期)的随机试验显示,与单独放疗治疗相比,放疗前化疗无论是在完全缓解率或生存率方面均无意义,先化疗再放疗组患者盆腔控制率差,甚至对生存率也有负面影响,并且还可出现严重并发症。其原因不清,有人认为可能化疗导致了细胞存活克隆加速再生,从而减弱了随后的放疗效果,也有认为可能是某些化疗药物和辐射之间产生了交叉耐药所致,学者认为可能还与先期化疗延误了放疗开始的时间有关。一项涵盖了 18 个随机临床试验 2074 名患者的 Meta 分析显示,先化疗再放疗与单独放疗相比,无论在无进展生存、局部无瘤生存、无转移生存、或整体存活率方面,都没有显示出其优势。故放疗前化疗治疗局部晚期宫颈癌的方法不推崇。

对手术后需补充放疗的患者,在放疗开始前的无保护期时适当应用是可行的。2010 年 ASCO 会议上(ABSTRACT5005)介绍了一项 NOGGO-AGO 关于对高危宫颈癌术后辅助治疗的对照研究,将ⅠB～ⅡB 期宫颈癌行全子宫切除术 +/- 盆腔、腹主动脉旁淋巴结清扫后伴有一个以上高危因素的患者,分别给予联合顺铂周疗的同步放化疗 6 周或先给予紫杉醇 + 卡铂 21 天 1 次,重复 4 次后序贯体外放疗 6 周的治疗,结果虽然生存获益不明显,但紫杉醇 + 卡铂序贯体外放疗组在耐受性方面明显优于同步放化疗治疗组。

也有人尝试在适量放化疗后给予根治性手术的方法治疗中晚期宫颈癌。Houvenaegherl 等报道了对 35 例局部晚期宫颈癌患者术前放化疗后行根治性手术的长期结果。术前接受顺铂、氟尿嘧啶化疗联合 A 点 45Gy 的放疗,结果ⅠB～ⅡB 期的患者中有 12/20 例、Ⅲ～ⅣA 期的患者中有 4/15 例获得完全组织学反应,盆腔控制率为 88.6%,10 年无瘤生存率为 66.4%,5 例患者术后出现严重并发症。

3.同步化放疗　同步放化疗是指放疗的同时辅以化疗,一些化疗药物除具有化疗的作用外,还同时可以为放疗增敏,提高疗效,改善预后。同步化疗和放疗可分别作用于不同的细胞周期,化疗使肿瘤细胞与放疗敏感时期同步化并干扰肿瘤细胞亚致死损伤后的 DNA 修复、起到放疗增敏作用。同步放化疗较诱导化疗周期短,可最大限度地减少肿瘤细胞在放疗后期的加速再增殖和产生对治疗的交叉耐药性。随机对照试验结果显示,以铂类为基础的同步放化疗较单纯放疗能明显提高无瘤生存率及总生存率,与单纯放疗相比宫颈癌复发及死亡风险分别下降了 50% 和 40%,虽然急性不良反应较重,但常为一过性,并不增加远期不良反应。因此,美国国立癌症研究所及 2010 年 NCCN 指南均肯定了同步放化疗在治疗中、晚期宫颈癌中的疗效,并提出凡采用放射治疗的宫颈癌患者都应同时接受化疗,也是 IB2 期以上宫颈癌治疗的标准模式。目前同步放化疗的适应证为:ⅠB2(不宜手术)~ⅣA 期的局部晚期宫颈癌;ⅣB 和复发转移性宫颈癌。常用的化疗方案是单药顺铂(DDP)每周 $30 \sim 40 mg/m^2$;或以顺铂为主的联合方案,如 PF(氟尿嘧啶 $600 mg/m^2$,DDP $60 \sim 70 mg/m^2$,间隔 $3 \sim 4$ 周重复,共 $2 \sim 3$ 个疗程)方案、PVB 方案、PBM 方案及 BIP 方案等。目前放化疗同时应用的最佳搭配方案还未确定,应尽量选用对放疗有增敏作用的化疗药物,注意给药时间及剂量的合理性。同步放化疗的毒性反应高于单纯放疗或化疗,故对这种治疗也有争议,主要是考虑到化疗增加了单纯放疗的毒性、降低了病人对按时放疗的耐受性,尤其在年老体弱者,因此认为,并不应强调所有病例均使用同步化放疗,可以只对那些体质较好、晚期、不良病理类型的病例实施同步化放疗,同时应加强支持治疗,减轻毒性反应,保证患者的生活质量。

(四)放疗增敏剂的使用

虽然放射治疗宫颈癌已取得了较大的进展,但仍有部分患者因对放疗不敏感而导致治疗失败。因此,在宫颈癌患者接受放疗前对其进行相关检测,并有针对性地选择增加放疗敏感性的治疗,成为提高放疗疗效的重要环节。研究发现,细胞周期、凋亡受阻、DNA 倍体、肿瘤组织中的乏氧细胞、缺氧诱导因子-1(HIF-1)等均与宫颈癌放射敏感性有关,其中肿瘤中的乏氧细胞对射线有抗拒性,其放射敏感性只有富氧细胞的 1/3,因此肿瘤内乏氧细胞量越多,对放疗的敏感性越差。HIF-1 是广泛存在于哺乳动物和人体内的一种转录因子,在人体及动物肿瘤中的过度表达影响着肿瘤的发生、发展及对放、化疗的敏感性,因此,检测 HIF-1 在宫颈癌中的表达水平可预测其放疗效果。所谓增敏,就是使处于不同细胞周期的细胞同步化,并尽可能动员 G_0 期细胞进入增殖周期,以便于放射线将其杀伤。增敏的方法可概括为物理增敏(如加温、超短微波等)和化学增敏(如 metronidazon 化学增敏剂)。为了增强放射敏感性,国内外学者进行大量的研究,在基因和分子靶向药物等方面也取得了一些进展。目前放射增敏剂主要分为 8 类,包括:乏氧细胞放射修饰剂如米索硝唑,非乏氧细胞增敏剂如 5-碘-2-嘧啶酮-2′-脱氧核苷(IPdR),细胞毒类药物包括顺铂、紫杉醇等,生物治疗药物如表皮生长因子受体阻断药 IMG-C225(西妥昔单抗),氧,血管生成调节剂如 ZD6474 等,用基因治疗的方法增强放射敏感性,还有中药增敏剂如毛冬青提取物、地龙提取物等。肿瘤的微环境极其复杂,虽经数十年的研究合成了大量不同类型的化合物,但能在临床应用的放射增敏剂不多,因此寻找高效低毒的放射增敏剂,任务仍很艰巨。

(五)国内常用的放疗技术

1.体外照射　指射线经过一定的空间距离到达肿瘤组织进行治疗,一般均穿过皮肤后达到受照射肿瘤组织。目前体外照射多由加速器或 60 钴体外照射机实施。放疗前首先应确定靶区,盆腔野一般应包括子宫、宫颈、宫旁和上 1/3 阴道(或距阴道受侵最低点 2cm),以及盆腔淋巴引流区如髂内、闭孔、髂外、髂总、骶前及腹股沟深淋巴结,ⅢA 期病人包括全部阴道。其次应精确设定照射野。①盆腔前后野(矩形野):上界在 $L_4 \sim L_5$ 间隙;下界:闭孔下缘或肿瘤下界以下至少 2cm;侧界:真骨盆最宽处向外 $1.5 \sim 2cm$。同时,应用铅块或多叶光栅技术(MLC)遮挡正常组织。②四野箱式照射。③扩大野照射:髂总或主动脉旁淋巴结转移时,可从上述两种照射野上缘向上延伸至所需照射的部位,野宽 8cm。

2.近距离放射治疗　指放射源在肿瘤附近或组织内进行放疗,后者又称组织间放疗,其放射源可在短距离内明显衰减。妇科近距离治疗最常用是腔内放疗,指放射源置于宫腔、阴道内进行治疗。治疗过程中,先用不带放射性模拟源模拟定位,再行源位置空间再建,经优化处理,得出合理的剂量分布,也可直接应用一些标准程序。

(1)剂量率:后装腔内治疗机根据其对"A"点放射剂量率的高低分为 3 类:低剂量率(0.667～3.33cGy/min)、中剂量率(3.33～20cGy/min)、高剂量率(在 20cGy/min)。目前,国内多使用高剂量率腔内治疗。

(2)方法与剂量:高剂量率腔内治疗每周 1 次,每次 A 点剂量 6～7Gy 为宜,A 点总剂量 35～42Gy。

3.调强放疗(IMRT)　该技术不是将单一的大束射线穿过机体,而是将射线分成数千段细小线束,每一线束均有不同的强度,从许多不同的方向进入机体。如此产生了一个聚焦的高剂量区,在这个高剂量区内有急剧升高或降低的剂量梯度,使复杂的不规则的临床靶体积被强烈照射而邻近正常组织仅接受了极低剂量的照射。IMRT 可应用于盆腔淋巴结、阴道穹、宫颈旁组织和阴道旁组织某一病灶特殊剂量的照射,又可减少直肠、膀胱和小肠的受量。目前 IMRT 的应用还应慎重,因对初治宫颈癌或术后病人盆腔内器官位置改变,如膀胱或直肠充盈以及子宫转动的问题还没有解决。IMRT 尽管可以做到局部超强度定位放疗,但是否可以代替腔内近距离放疗仍有争议,因为腔内治疗可在宫颈局部产生极强的剂量,在剂量学上拥有巨大的优越性。

4.三维适形放射治疗(3D-CRT)　患者首先在 CT 或 MRI 模拟定位机下进行治疗区域的扫描,由放疗医师确定靶区及周围正常组织的范围、预期的照射剂量,然后将图像传输到逆向计划系统,由计划系统优化放射野参数以达到理想的临床目标。3D-CRT 不仅能使射线束在三维空间形态上与靶区形状一致,而且在计划优化的条件下能实现靶区边缘被 90% 等剂量曲线包绕,很好地满足临床剂量等要求,符合肿瘤放疗生物学原则,不受病灶大小和形态的限制,适应证范围较广。3D-CRT 在给予盆腔不同区域和淋巴结引流区足够剂量的同时,比常规放射野更有效地减少小肠、直肠和膀胱的受量,其优势在于:①定位精确:采用 3～5mm CT 模拟定位,能清楚显示原发病变和邻近组织器官的关系。②设计和治疗精确:采用非共面立体照射方式,保证了肿瘤组织获得比常规治疗更高的靶区剂量,且剂量分布与肿瘤在三维空间上形状一致即靶点精度更高,靶区内剂量均匀,肿瘤周围组织得到有效的保护,剂量分布更合理。3D-CRT 精度高,放射反应小,治疗时间短,提高了肿瘤的局部控制率,改善了宫颈癌的治疗效果。③克服了传统盆腔四野加 ^{192} 铱后治疗操作不易规范、容易造成机械损伤、腔内放射源定位不准确等造成剂量分布不均、剂量过量或不足的弊端。减少了近期反应和远期并发症,提高了患者的生存质量。④为复发癌的再治疗提供了更有效的治疗手段,解决了宫颈癌术后或放疗后盆腔内复发无法进行放射治疗的困难。目前 3D-CRT 临床上应用较多的包括大体可见的淋巴结受侵、肿瘤距切缘较近或切缘阳性或者那些不能进行近距离治疗的患者。

四、化疗

化疗在宫颈癌中的作用已越来越受到重视,大量资料表明,以铂类为基础的化疗方案对宫颈癌的疗效肯定。手术及放疗仅能作用于局部,对于肿瘤已有扩散的晚期癌或有扩散倾向的早期癌而言,手术及放疗的作用十分有限,此时有效的化疗恰可弥补此不足。目前化疗主要用于以下几种情况。①晚期、复发及转移性宫颈癌的治疗。②宫颈癌的术前化疗,即新辅助化疗。③宫颈癌的同步放化疗。以铂类为主的同步放化疗已成为治疗局部晚期宫颈癌的标准治疗方案之一。常用于宫颈癌化疗的药物有:顺铂、紫杉醇、拓扑替康、异环磷酰胺、多柔比星、表柔比星和长春瑞滨等,顺铂以外的单药反应率为20%左右,若与顺铂联合用药反应率可增加1倍,无进展期生存率也有提高,但与顺铂单药相比,没有改善总生存率。>2种药的联合化疗不提倡,既增加毒性,又没有改善总生存率。

1.新辅助化疗　　新辅助化疗(NACT)是指在宫颈癌患者手术或放疗前先给予化疗后再做手术或放疗的一种治疗,其优点在于可使患者的肿瘤体积缩小、有效控制亚临床转移,以利于局部的进一步治疗。手术前肿瘤血供尚未被破坏,与手术后子宫旁血管多被结扎相比,术前化疗具有药物更容易进入瘤体的优势。临床上术前NACT主要用于肿瘤不易控制、易发生淋巴或远处转移、局部肿瘤直径≥4cm的Ⅰ B2～ⅢA期局部晚期宫颈癌患者,给药途径可静脉、动脉或超选择介入治疗,各种途径疗效相近。宫颈癌的NACT采用顺铂为基础的联合方案,如PF方案(顺铂、氟尿嘧啶)、BIP方案(顺铂、博来霉素、异环磷酰胺、美司钠)、PVB方案(顺铂、长春新碱、博来霉素),一般<3个疗程,肿瘤缩小即可手术。在2008年美国ASCO会议上,报道了和美新+顺铂周疗作为NACT治疗局部晚期宫颈癌的Ⅱ期临床研究(n=22),具体用法为:托泊替康$2mg/m^2$+顺铂$40mg/m^2$每周1次,共6次,化疗有效和疾病稳定者行根治手术,疾病进展者全量放疗。结果显示,91%的患者完成了6个疗程的化疗(82%的疗程为足量、定时化疗),临床应答率为82%,病理学缓解率95%,5%的患者出现3～4级骨髓毒性,3例患者输血,3例使用粒细胞集落刺激因子,1例使用促红细胞生成素,无患者死亡,认为托泊替康+顺铂周疗作为新辅助化疗治疗局部晚期宫颈癌疗效肯定,耐受性良好。NACT最大的缺点是如果化疗不敏感,有可能延误治疗时机。有报道指出,通过检测化疗前宫颈癌肿瘤组织中环氧化酶-2(COX-2)的表达、有丝分裂指数(MI)、Ki-67等可以协助判断肿瘤对于化疗药物的敏感性。NACT的疗效除通过妇科检查判断外,还可通过检测化疗前后肿瘤组织的细胞凋亡指数(AI)、微血管密度(MVD)、SCCA水平的变化进行评估。

20世纪90年代许多非随机研究报道了NACT后进行手术的情况,认为取得了较好的治疗效果,因此有逐渐得到认可的趋势。包括5个随机临床试验872例患者的Meta分析,对NACT后手术±放疗与单独放疗进行了比较,结果显示,NACT行手术组在无进展期生存,局部无瘤生存、无转移生存和整体存活方面都有显著改善;NACT最好的用药是顺铂剂量强度每周>$25mg/m^2$,剂量密度与治疗间隔少于14d;顺铂为基础的方案耐受性好,可以诱发高反应率(尤其是在早期),且没有或很少对手术产生并发症;NACT可以降低包括淋巴结累及、毛细管间隙累及、深层浸润,未确诊的宫旁疾病的发生率;降低复发率。

2.术后辅助化疗　　一些非随机研究显示了根治术后有复发高风险患者术后辅助化疗可能有用。两个小样本量的随机试验试图评估根治术后有高风险的宫颈癌患者行辅助化疗的疗效。第一项研究共71例(均有淋巴结转移),将术后放疗与术后3个周期的PVB(顺铂、长春新碱、博来霉素)方案化疗后辅以放疗进行比较。在第二项研究中,76例患者[盆腔淋巴结转移和(或)血管侵犯]随机分别接受辅助化疗(卡铂+博来霉素,每4周1次,共6次)、标准放疗或无进一步治疗。结果这2项研究在复发率、复发或生存模式方面均无明显差异。故术后单纯补充化疗多不推崇。

3.晚期、复发及转移性宫颈癌的治疗　　晚期、复发及转移性宫颈癌的治疗已不是手术、放疗这些针对局部治疗的方法所能顾及的,某种程度上,尽管化疗的效果可能不如手术及放疗,但仍不失为晚期宫颈癌的治疗手段,尤其铂问世以来。2005年的GOG179试验比较了拓扑替康+顺铂(n=147)与单药顺铂(n=146)用于不能手术的Ⅳ期、复发或持续存在的宫颈癌患者,用药剂量:拓扑替康$0.75mg/m^2$/(第1～3天)+顺铂$50mg/m^2$(第1天,每3周1次),单药顺铂$50mg/m^2$,第1天,每3周1次,结果显示拓扑替康+顺铂是第一个总生存超过单药顺铂的方案,明显提高了生存时间,血液学毒性高于单药顺铂,非血液学毒性和顺铂接近,没有降低患者的生活质量,所以2006-03-13美国FDA批准拓扑替康$0.75mg/m^2$,第1～3天,顺铂$50mg/m^2$,第1天,每3周重复疗程用于复发及不可手术的子宫颈癌。2004年的GOG169试验比较了紫杉醇＋顺铂与顺铂对Ⅳ期、复发性、难治性宫颈癌（n＝264）的治疗效果,用药剂量:顺铂50mg/m²,紫杉醇135mg/m²＋顺铂50mg/m²,结果显示,联合用药在总反应率、无进展生存率方面均有优势,尽管总生存优势不明显,但血液学毒性低,患者生存质量好,因此,也被推荐用于晚期不可手术患者的治疗。目前用于一线化疗的联合方案主要有:顺铂＋紫杉醇（2010年NCCN 1类推荐）,顺铂＋拓扑替康（2010年NCCN 2A类推荐）,顺铂＋吉西他滨（2010年2B类推荐）及单药如:顺铂、卡铂、奈达铂、紫杉醇、拓扑替康、吉西他滨等;二线化疗（均为2B类）有:贝伐单抗、多西他赛、表柔比星、氟尿嘧啶、异环磷酰胺、伊立替康、丝裂霉素、培美曲塞、长春瑞滨等。

五、热疗在宫颈癌中的应用

热疗是最近10年兴起的一种肿瘤治疗方法,有学者认为,高温和放疗的作用相仿,能直接杀伤癌细胞,其原理是利用各种人工加热的物理能量在人体组织中所产生的热效应使肿瘤细胞升温到一定程度,并维持一定时间,达到杀灭癌细胞避免正常细胞遭受损伤的目的。热疗在临床上分为:局部热疗（包括浅表热疗、腔内加热和插植热疗技术）,区域热疗（主要指深部肿瘤加热及各种灌注技术）和全身热疗（WBH）。单独使用热疗治疗肿瘤的完全缓解率是13%,当热疗联合其他传统方式治疗肿瘤时疗效明显增加,体内研究表明,热疗可增加放疗疗效1.5～5倍,因此热疗被称为目前最有潜力的放射增敏剂之一。其放疗增敏原理为:①高温有助于杀伤对放射线抗拒的乏氧细胞;②加温可以阻碍放射损伤的修复。在亚洲报道的5项热疗联合放疗治疗宫颈癌的随机对照试验中3项显示出更好的完全缓解率、局部控制率及无病生存率,1项显示了更好的局部控制率趋势,1项未显示出优势,认为热疗联合标准放疗,对局部中晚期宫颈癌可以获得更好的疗效。Franckena等采用顺铂周疗联合局部区域热疗治疗47例放射区域复发性宫颈癌,结果55%的患者对治疗有反应,74%的患者达到姑息目的,19%获得手术机会,36%出现3～4级血液系统毒性,最大肾毒性为2级,因此认为,热疗联合化疗治疗可获得高的反应率并且毒性可接受。热疗联合生物治疗宫颈癌也取得了初步进展,2007年Takeda等报道采用树突状细胞（DC）联合热疗治疗41例癌症患者,其中1例宫颈癌患者伴颈部及腹主动脉旁淋巴结转移,通过瘤内注射DC细胞联合颈部热疗,患者获得完全缓解,颈部及腹主动脉旁肿大淋巴结均消失。放疗加热疗的具体做法是:病人在接受腔内放射治疗后数十分钟内给予加热治疗,选择功率40W,加热温度43℃,加温时间40min,热辐射器尽量接触瘤床。近期临床疗效明显,尤其对复发、未控、晚期病例,瘤灶缩小,局部情况改善,病人症状减轻。关于放、化、热疗的远期疗效及是否提高治愈率,有待进一步研究总结。

六、基因治疗与宫颈癌

随着对恶性肿瘤的研究在分子水平上取得的突破性进展,恶性肿瘤的基因治疗已成为当前研究的热点。用基因工程技术研究开发的药物也取得了不少成绩,如目前应用较广泛的干扰素（IFN）、白细胞介素-2（IL-2）及细胞集落刺激因子（C-CSF）等。基因治疗的方法主要包括抑癌基因治疗、癌基因治疗、免疫基因治疗及自杀基因治疗等。抑癌基因治疗的方法有反义寡核苷酸、核酶以及RNA干扰（RNAi）。反义寡核苷酸包括反义DNA和反义RNA,通过Watson-Crick碱基互补的原则,寡核苷酸与目的基因的mRNA特异位点结合和杂交,封闭靶基因,抑制基因的翻译表达。Marquez-Gutierrez等发现,联合使用针对HPV16E6/E7mRNA的反义寡核苷酸,能够有效抑制宫颈癌细胞在体内和体外的生长,并且这种联合治疗有可能对HPV16的多种变异体有效。Hamada等构建的携带HPV16E6/E7的反义RNA的重组腺病毒,对细胞内 E6/E7 蛋白的抑制持续时间可达 3d,并且能够完全抑制癌细胞在裸鼠体内的成瘤性。核酶是具有催化活性的 RNA,主要参与 RNA 的加工与成熟,催化结构域在目标 RNA 的特定位点切割,从而抑制特定基因的表达,有研究表明特异性 HPV16 的核酶能够抑制细胞生长和促进细胞凋亡,并且能够抑制裸鼠体内成瘤。免疫基因治疗就是通过转染某些细胞因子基因或共刺激分子基因进入肿瘤细胞或体细胞,使其在体内表达来刺激机体免疫系统对癌细胞的攻击能力。目前研究较多的是 IFN 及白介素、肿瘤坏死因子和 CSF。基因治疗为宫颈癌的生物学治疗提供了一种崭新的治疗手段,其疗效已在体内外实验中得到了一定的证实,但宫颈癌的基因治疗尚处于探索阶段,真正成为新的临床治疗手段还需要更多的研究和摸索。

七、复发性宫颈癌的治疗

在规范的手术治疗后 1 年、放射治疗后 3 个月出现新的肿瘤病灶称之为复发,短于上述时间的称之为肿瘤未控,宫颈癌的主要死亡原因是肿瘤未控。影响复发治疗的因素主要有:治疗方案的选择、初始治疗方式、复发程度、复发部位、无瘤间隔、体质状况和有否并发症等。局部复发应通过活检证实,活检是复发诊断的金标准,然后通过体检和影像学进一步评估区域和远处转移的情况,PET 扫描可能是最准确的评估转移的方法,代谢显像在检测盆腔外转移部位时有 100% 的敏感性和 73% 的特异性。累及侧盆壁的复发常伴有坐骨神经痛、下肢水肿、肾积水等。一般来说,患者单纯手术后盆腔或局部复发可予以放疗或化疗,复发时放疗通常采用近距离放疗,对化疗有反应的患者可能获得缓解,一部分复发局限于盆腔的肿瘤患者,经过再次手术或放疗后仍有潜在治愈的可能性。

(一)根治性放疗后的挽救性治疗

1.先前放疗区域的宫颈癌复发　处理较为棘手。若采用挽救性手术,通常是脏器廓清术,即使年龄和一般状况允许,应用的患者也很有限,且放疗后的根治性手术容易产生许多严重的并发症,甚至永久性的结构和功能丧失,因此该手术通常受到医患双方的接受程度以及临床情况的限制,即便患者满足严格的术前标准,仍有约 1/4 的患者放弃手术。接受过放疗的组织尤其是大野外照过的组织,对再次创伤的耐受性差,愈合能力低,因此常会有严重的术后并发症。此时选择再次照射治疗与脏器廓清术相比,其急性耐受性相对较好,死亡率低,往往能保留盆腔器官的结构和功能,可能医患双方更容易接受。近来有证据表明,在一部分小体积中央性复发的肿瘤患者,尤其是在诊断早、治疗后无瘤间隔时间长的患者中,经过重新放疗可能治愈。此时多采用永久或临时性的组织间插置重新照射(IRI),剂量通常为 30~55Gy,鳞癌患者的预后显著好于腺癌患者,肿瘤越小、置入的放疗剂量越高预后也越好,严重并发症率达 25%,其中 12% 为瘘。除组织间插置放疗外,调强放疗也可应用于重新照射,常用于因复发灶大小、部位或其他因素不能进行近距离放疗的盆腔复发时。再次照射时要仔细分析初步治疗所用的技术(光束能量、流量、外照射和腔内照射的剂量),放疗间隔时间也应考虑。由于放疗后再化疗的作用有限,因此,再次照射可能是病人的唯一可行的治疗。患者的选择和仔细的近距离放疗对再次照射的成功至关重要。

2.腹主动脉旁淋巴结复发　虽然少见,但仍然有初次手术或放疗后复发局限于腹主动脉旁淋巴结的报道。一项包括 20 例患者的根治性放疗后腹主动脉旁淋巴结复发的报道显示,初次诊断至复发的中位时间为 12 个月,全部患者在复发的 2 年内死亡,其中再次放疗剂量>45Gy 或有>24 个月无瘤间隔的患者中位存活时间延长。Singh 等随后报道,如果复发仅由影像学随访发现且为孤立的主动脉旁复发,并接受了>45Gy 的放疗联合化疗,患者可以得到 100% 的挽救。Hong 等也提出了一系列令人鼓舞的结果,他们报道了 46 例孤立的主动脉旁复发患者,其中 35 例(76%)接受了挽救性的放化疗,3 年和 5 年生存率分别为

34％和27％。

3.挽救性手术

(1)盆腔脏器廓清术:随着围术期处理及盆腔泌尿、肠道重建技术的发展,目前盆腔脏器廓清术有了很大的进步,患者生活质量明显提高,存活率也从20％上升至约60％,5年生存率平均为40％～50％。尽管如此,盆腔脏器廓清术仍是一个高死亡率的手术,死亡率达5％～7％,近期和晚期并发症高达50％～60％。放化疗仍是复发治疗的首选,手术仅适用于盆腔放疗后盆腔中央性复发的部分ⅣA期患者。接受脏器廓清术的患者手术切缘状况十分重要,如切缘为阴性,5年生存率为55％,反之,生存率仅为10％,因此应仔细选择合适的患者确保没有疾病远处转移并能做到切缘阴性。无瘤间期＜1年、复发灶＞3cm及有淋巴扩散、宫旁、盆壁累及等均影响预后。淋巴结阳性的患者存活率≤20％,应被视为脏器廓清术的禁忌。Husain等在进行廓清术之前评估了PET扫描对识别转移的作用,发现PET扫描对盆腔以外的转移有100％的敏感性和73％的特异性,认为可能是术前最准确的影像学判断方法。有报道,腹腔镜检查对确认适合做廓清术的病例选择也有帮助。Berek等报道了对75例45岁以上的患者行廓清术的情况,手术时间平均7.76h,平均失血2.5L,平均住院时间23d。术后并发症包括15％肠瘘,8％尿瘘,11％早期肠梗阻,22％晚期肠梗阻。Goldberg等报道了103例患者16年并发症的情况,输尿管吻合口瘘14％,输尿管狭窄5％,结肠袋瘘3％,结肠袋结石2％,伤口并发症17％,胃肠道瘘11％。其他包括46％的低位直肠重新吻合患者盆腔复发,54％肠道功能欠佳,以及为盆底重建而增加的感染率和瘘发生率,总死亡率低于1％。复发性宫颈癌患者总的5年生存率为48％。

(2)根治性子宫切除术:放疗后中央性复发病灶＜2cm的患者可考虑行根治性子宫切除术。Maneo等对符合要求的34名持续性或复发性肿瘤患者进行了根治性子宫切除术,总体5年生存率为49％,复发率为59％,平均复发时间为37个月,重度并发症率44％,其中5名发展为瘘,肿瘤小、无宫旁及阴道累及的患者结局更好。另外一项包括50名患者的报道显示,有淋巴结阳性的患者13个月内全部死亡,42％有严重并发症,28％有胃肠道瘘,22％有输尿管损伤,20％有严重的长期膀胱功能紊乱,5年和10年的存活率为72％和60％,肿瘤直径＜2cm者生存率更高,整体复发率为48％。认为对于持续性或中央型肿瘤复发＜2cm及无宫旁或阴道浸润的患者,选择根治性子宫切除术是相对合理的选择。

(3)术中放疗:挽救性手术后显微镜下切缘阳性或病灶靠近切缘的患者预后较差,此时应用术中放疗(IORT)可以在大块肿瘤被切除后尽可能消灭残余病灶。术中放疗可直接照射靶区,避开了对周围正常组织的损伤,但因受以往放疗剂量、邻近正常组织的影响,单次放疗不可能达到满意的消瘤剂量。有限的可得到的数据显示,术中放疗尽管可行,但并不能明显改善预后,因此,术中放疗仅作为行盆腔脏器廓清术时发现有局部复发的不利预后因素(如切缘阳性、脉管浸润等)的一种补充,术中组织间永久性插植放疗也可能有益。

(二)根治性手术后的挽救性治疗

1.根治性放疗或放化疗　Ito等报道了90例根治手术后宫颈癌中央性复发的患者,应用高剂量率的腔内近距离放射加或不加体外照射的方法治疗,总体10年生存率为52％,他们发现肿瘤大小明显影响生存率,难以扪及的小肿瘤、中等(＜3cm)、大的(＞3cm)的肿瘤其10年生存率分别为72％,48％和0,放疗后获得完全反应的患者10年存活率为63％,而放疗后仍有残余病灶者为10％。同步放化疗被证实在局部复发的中晚期宫颈癌中是有用的,一项回顾性研究报道,未接受过放疗的22名子宫切除术后宫颈癌盆腔复发的患者,接受了同步氟尿嘧啶加顺铂的放化疗,其10年的总体生存率为35％,急性毒性反应可控,但一些幸存者中晚期毒性明显,使得作者推荐考虑其他的化疗方案或单独放疗。

2.化疗　顺铂目前被认为是单个最有效的细胞毒性药物,可用于转移或复发性的宫颈癌治疗,一般剂

量为 $50\sim100mg/m^2$，每 3 周静脉给予。在 Memorial Sloan-Kettering 肿瘤中心尝试应用 $200mg/m^2$ 的顺铂（同时硫代硫酸钠保护肾），结果显示，应用更高剂量的顺铂反应率无明显增高，反而毒性难以接受。在个案报道中联合化疗的反应率相差极大，累积数据显示，在经过很好选择的患者中反应率约为 40%。随机临床试验将联合化疗方案与单一顺铂进行对比，显示客观反应率和无进展生存有所改善，而整体生存无改善。采用第 $1\sim3$ 天拓扑替康（$0.75mg/m^2$）加上第 1 天顺铂（$50mg/m^2$），每 21 天重复的随机临床试验显示，联合化疗比单一顺铂方案有整体生存优势，在客观反应率上有明显的改善（27% vs 13%），无进展生存和整体生存时间均有所延长，对于既往无铂类接触史的患者无进展生存和整体生存的数据更支持联合化疗。对于复发性宫颈癌 2010 年 NCCN 指南推荐的一线联合化疗方案为：卡铂/紫杉醇、顺铂/紫杉醇、顺铂/托泊替康、顺铂/吉西他滨；可供选择的一线单药有：顺铂、卡铂、紫杉醇、托泊替康、吉西他滨。二线治疗药物有多西紫杉醇、异环磷酰胺、长春瑞滨、伊立替康、比柔比星、丝裂霉素、氟尿嘧啶、贝伐单抗、脂质体多柔比星、培美曲塞。但化疗均无治愈性，仅对延长生存可能有帮助。

八、宫颈癌治疗的几种特殊情况

（一）早期宫颈癌淋巴结阳性

大约 15% 的 I～ⅡA 期可手术的宫颈癌患者淋巴结阳性，这种情况下是继续行根治性子宫切除术还是放弃手术选择根治性放疗，仍无一致意见。Leath 等报道了 23 名早期宫颈癌患者，由于盆腔扩散（11名）、淋巴结阳性（12名）而放弃了根治性子宫切除术改为放疗，结果显示 5 年总体生存率为 83%。就现有的数据来看，很难得出完成子宫切除术能够改善结局的结论，因为手术可延迟放疗开始的时间、增加手术并发症的发生率。随机数据显示有远处转移和淋巴结阳性的患者，术后放疗同时辅以化疗效果更好，且放疗前手术切除明显阳性的淋巴结对生存也有益。因此，有人提出切除或大块切除明显肿大的淋巴结，将子宫保留在原处，既为腔内放疗提供合适的通道，又可能减少手术及术后放疗的并发症，应该是一种比较合理的治疗。

（二）单纯子宫切除术后意外发现宫颈浸润癌

临床上也会遇到因原位癌、微小浸润癌或良性疾病行子宫切除术后病理发现为浸润癌的情况。2010 年的 NCCN 指南对于出现此情况时给予的建议是：如果仅有微小浸润而无脉管浸润的 I A1 期癌，无须其他治疗。如果患者为有脉管浸润的 I A1 期癌或≥ I A2 期的中晚期癌，单纯的筋膜外子宫切除术是不够的，需要复习病理切片、做影像学检查及必要的膀胱、直肠镜检查。若切缘阴性、影像学阴性，可补充含腔内、外照射的同步放化疗或完成广泛性宫旁切除＋阴道上段切除＋盆腔淋巴结切除±主动脉旁淋巴结取样，但再次根治性手术技术上有一定困难，此次术后的处理同初次宫颈癌广泛术后；若切缘阳性、影像学检查淋巴结阴性，给予含腔内、外照射的同步放化疗；若切缘阳性、影像学检查淋巴结阳性，可先切除肿大的淋巴结后，再给予含腔内、外照射的同步放化疗。另一推荐的方法是浸润癌的患者应用辅助性盆腔放疗，总体 5 年和 10 年生存率为 85.5% 和 74.1%，长期并发症少见。单纯子宫切除术后行放疗的结局与根治性子宫切除术后放疗的结果基本相同。有研究将再次手术的患者与行术后放疗的患者进行比较，从平均 5 年生存率来看更支持放疗。放疗应在手术恢复后立即开始，延迟治疗则预后差。尽管无直接证据，但更支持单纯子宫切除术后的浸润性癌行同步化放疗，特别是患者有肉眼残留、阳性切缘、阳性淋巴结、脉管阳性和腺癌时。

（三）妊娠期宫颈癌的处理

宫颈癌患者中有 1% 诊断时合并妊娠，多表现为异常细胞学或异常阴道出血。妊娠时异常细胞学发生率为5%,宫颈刮片或TCT检查是安全的,不推荐行颈管内诊刮以免胎膜早破和出血,为排除浸润癌,妊娠时行阴道镜评估和指导活检是需要的。

1.妊娠期宫颈CIN及原位腺癌、微小浸润癌的处理　妊娠期妇女宫颈从低级别不典型增生进展到更高级别不典型增生的发生率为7%,可根据非孕期原则来处理妊娠期的异常细胞学,不典型增生的随诊方法是每8周行阴道镜下活检直至分娩。Averette等报道在180例妊娠期锥切中,头3个月胎儿丢失率为24%,3~6个月低于10%。Robinson等报道8~34周的20名妊娠期患者应用Leep术的经验,他们发现57%有边缘累及,47% Leep术后有残余病灶,有3名早产,2名患者需要输血,1名Leep术后4周宫内胎儿死亡(尸体解剖时发现为绒毛膜羊膜炎),因此推荐妊娠期进行冷刀锥切,理想的时间在孕3~6个月时。

妊娠期诊断腺体异常通常困难,因为妊娠时腺体过度增生和蜕膜、腺细胞可表现为良性A-S反应,可使医生产生迷惑。对于妊娠期宫颈原位腺癌的处理,有报道5例妊娠中期行锥切治疗患者均足月分娩,只有1名分娩后因IB期需要行根治性子宫切除术。大部分妊娠期微小浸润癌的患者可以安全随诊,即使边缘有不典型增生累及(非浸润性疾病)。对于镜下浸润的患者阴道分娩是安全的,可至产后再手术处理。

2.妊娠期浸润癌的处理

(1)手术:70%的Ⅰ期妊娠期宫颈癌患者有很好的生存率,如何治疗取决于分期、肿瘤大小、妊娠时间、病人对维持妊娠的愿望等,治疗通常按大于孕20周与否进行区分。小于孕20周的患者应不考虑妊娠立即处理宫颈癌,但也有延迟至胎儿分娩后处理的报道。大部分延迟处理的患者均为Ⅰ期,延长治疗时间3~32周,只对严格选择过的、经过很好咨询的、早期小体积病灶的患者适用。Sood等对30例妊娠期宫颈癌患者与非妊娠期患者进行根治性或简单子宫切除术的配对分析,11例在平均延迟16周后进行了手术治疗,无一人复发,妊娠期行根治性子宫切除与出血增多相关,但输血率不增加,术后并发症无差异。Monk等评估了13例胎儿在原位的根治性子宫切除术和8例剖宫产术后行根治性子宫切除术的安全性和有效性,无一例围术期死亡,平均随访40个月整体存活率为95%。认为对于Ⅰ期患者,20周前胎儿在原位行根治性子宫切除术和盆腔淋巴结清扫术或在孕晚期胎肺成熟后先剖宫产取胎后再行根治手术是安全的。

对于执意保持妊娠和生育力的Ⅰ期<2cm的宫颈癌患者,可考虑经阴道或腹部行根治性宫颈切除术+宫颈口环扎,同时行腹腔镜或盆腔淋巴结切除。Ungar报道了5例孕13~18周的ⅠB期患者,经此治疗后分娩了2名健康足月新生儿,其余妊娠丢失发生在术后1~16d。所有患者随访10~54个月保持无瘤生存。

(2)放疗:放疗和铂类为基础的化疗增敏对于浸润性宫颈癌是标准的治疗方法,在Ⅰ期的治疗效果等同于根治性子宫切除术。大部分报道在妊娠期行宫颈癌放化疗的患者为局部浸润癌。Benhain报道2例应用放化疗的患者,1例患者在妊娠12周时诊断为ⅣA期鳞癌,胎儿在原位接受放疗和顺铂周疗,放疗至40Gy时发生自然流产,与其他文献中的报道相同,治疗后20周死于癌转移。另1例患者妊娠12周时诊断为ⅡB期鳞癌,放疗开始后3周发生自然流产,随诊29周无瘤生存。有关妊娠期放化疗的资料有限,但可行安全,如果在产褥期放疗,应在子宫复旧3周后开始。

(3)新辅助化疗:8例妊娠期宫颈癌患者被报道接受了新辅助化疗,化疗方案为顺铂、博来霉素和长春新碱。在诊断时妊娠为12~21周,ⅠB1~ⅡA期的7例患者有临床反应,其中1例完全反应,手术治疗平均延迟16.5周,3例手术切除后接受了辅助治疗,随诊5~80个月,4例无瘤存活,4例死亡。孕期新辅助化疗的资料有限,应谨慎采用。

3.妊娠期宫颈浸润癌的分娩途径　除ⅠA1期患者可行阴道分娩外,妊娠期宫颈癌应行剖宫产分娩。有学者研究了妊娠期或分娩后6个月内诊断为宫颈癌患者的结局,7例中只有1例为剖宫产术后发生转移,而经阴道分娩的17例中有10例(59%)发生转移,多变量分析显示阴道分娩是复发最强烈的因素,因此认为妊娠期宫颈癌应行剖宫产分娩,并建议行古典式剖宫产以避免侵犯至子宫下段或宫颈。另外,剖宫产后应行根治性子宫切除术或行手术探查了解疾病程度,可同时行卵巢移位术有助于盆腔放疗时保留卵巢功能。

九、治疗后随访

宫颈癌治疗后复发50%在1年内,75%~80%在2年内。第1年内放射治疗随访每个月1次,手术治疗每3个月复查1次;第2~3年放射治疗随访每3个月1次,手术治疗后每6个月复查1次;第3年后放射治疗随访每6个月1次,手术治疗后每年复查。随访内容包括:①盆腔检查、三合诊检查;②阴道细胞学和HPV检测;③B超、胸部X线、肿瘤标志物SCC检查;④必要时行MRI及泌尿系统、消化道检查;⑤怀疑早期复发时,行PET-CT检查。

(李焕香)

第六节　子宫颈癌筛查技术及展望

据统计全世界每年宫颈癌新发病例约为46.6万例,80%发生在发展中国家,其中约13万在中国。宫颈癌及癌前病变的早期发现、诊断和治疗对其预后有着举足轻重的作用。而宫颈脱落细胞检查则具有微创、有效、简便和易接受的特点,是宫颈癌筛查方法中的主要措施之一。早在1939年希腊旅美医生乔治·尼古拉斯巴巴尼古拉开创了宫颈脱落细胞制片技术用于宫颈癌检测。1943年提出细胞病理学五级分类法,正常、良性病变、可疑癌、高度可疑癌和癌,后称巴氏(PAP)涂片筛查方法。该方法癌细胞阳性检出率可达80%,特异性超过90%,达到了早期发现肿瘤的目的。这一方法在全球使用达半个多世纪,使宫颈浸润癌的发病率下降了70%,对保护妇女心身健康作出了巨大贡献。长期实践过程中人们对该方法的认识越来越深入,发现巴氏涂片中细胞学有10%~20%是假阴性,标本的采集和处理是主要原因。例如涂片清晰度差,因黏液、血液或炎细胞参与、细胞重叠、刮片变厚等因素,给阅片辨认细胞结构带来了困难,使异常细胞不易被发现;上述干扰因素也使玻片上细胞载量不足而出现反复取样等问题。同时巴氏五级分类,不能反映当今对生殖道肿瘤的理解和认识,不能与组织病理学名词相对应,更为重要的是没有规定非癌的诊断及对标本质量的要求。因此在取样、制片和诊断标准等问题上需要有新的认识和突破。

一、液基细胞学的出现

20世纪80年代后,美国学者报道传统的巴氏涂片中检出的假阴性占总体比例10%引起了人们的震惊,同时也受实验室条件的影响,实验室条件好可发现80%宫颈癌及癌前病变,而实验室条件差其敏感度低至38%。假阴性来自取样、制片和阅片三方面的问题。在取样和制片中存在的问题是细胞没有或不能充分采集到取样器上;采集的细胞不能充分转移到玻片上,细胞量不足。阅片问题是分类错误或阅片人对病变细胞认识不清。因此,解决取样、制片和规范阅片人素质是解决假阴性的关键性问题。基于上述问题细胞工程专家推出了一种新的取样和制片技术,即液基细胞学。代表性的方法是薄层细胞学方法(TCT)和液基细胞学方法(LCT)。两种方法在取样和细胞保存方面是相同的,使用扫帚状一次性取样器,它能良好匹配宫颈区域的形状而覆盖整个宫颈移行区,一次取样可达到140万个细胞。然后将细胞洗到保存液瓶中,两者保存液有差别,TCT 细胞保存液主要由甲醇基质液和 EDTA 组成,甲醇对细胞固定速度快而不破坏细胞内部蛋白结构等特点,EDTA 作为络合剂能稳定保存细胞内部的 DNA 和 RNA 等基因信息,美国 FDA 批准该方法可用于 DNA 和 RNA 检测。LCT 细胞保存液与 TCT 略有不同。主要是制片两者存在的差异:TCT 将保存液中的细胞通过负压作用经过 $8\mu m$ 小孔薄膜,使宫颈脱落上皮细胞形成单层细胞,然后把细胞转移到直径 20mm 的载玻片上,清晰度大大提高,玻片载量达 4 万～6 万个细胞。而 LCT 对细胞保存液进行梯度离心后,把细胞转移到直径 12mm 的载玻片上。TCT 和 LCT 在 1996 年和 1998 年分别获得了美国 FDA 认证,用于宫颈癌筛查。由于取样和制片技术的改进,涂片中细胞数量和清晰度大大提高,从根本上解决了取样和制片过程中的不足,为细胞学作出正确诊断奠定了基础。

二、TBS 的引入及特点

宫颈细胞学的判读以宫颈细胞形态学为基础,以其病理组织学为指导,根据细胞学检查结果作为进一步检查的依据。因此,现代观点反映宫颈病变的性质极为重要,半个多世纪以来人们对宫颈癌及其前驱病变的认识和对病人的处理发生了很大变化和不断取得进展。巴氏分级对宫颈癌及癌前病变知之甚少,不能提出反映宫颈病变本质的明确分类及适当的处理意见。20 世纪 60 年代认识到异型增生或不典型增生是癌的前驱病变,但不是癌。并按其严重程度分为轻、中、重异型增生 3 个等级。70 年代强调了宫颈细胞学诊断分类和术语应与组织学分类和术语相一致,以反映病变的性质。Richart 提出了宫颈上皮内瘤变(CIN)的概念,认为不典型增生或异型增生的细胞在本质上是原位癌疾病过程中上皮内连续、不同程度的病变,其病因、生物学特征和自然病程相同,具有演变癌的潜力。此后,对上皮内瘤变的概念又修改为上皮内病变,仍引用 CIN 术语,CIN1 相当于轻度异型增生;CIN2 中度异型增生,CIN3 重度异型增生和原位癌等分级的认识。1988 年美国细胞病理学家在马利兰州 Bethesda 城市召开病理组织学会议,提出对巴氏分级的修改意见,增加了能反应细胞学改变的实质内容,完善非癌病变诊断内容。经过 1991 年和 2001 年前后 3 次会议讨论和酝酿,提出和明确了宫颈细胞学的新分类方法(TBS),用描述诊断替代巴氏 5 类分级。

(一)对鳞状上皮细胞的描述

1.无上皮内病变或恶性病变(NILM)　包括鳞状上皮细胞正常范围和良性改变;良性改变包括多种微生物感染、宫腔节育器、放疗后反应和修复性改变。

2.鳞状细胞异常

(1)非典型鳞状上皮细胞不能明确意义(ACS-us)和非典型鳞状上皮细胞不除外高级别鳞状上皮内病变 Asc-H。

(2)低级别鳞状上皮细胞内病变(LSIL),相当于轻度异型增生(CIN-1)。

(3)高级别鳞状上皮内病变(HSIL),相当于中、重度异型增生(CIN-2,CIN-3)及原位癌(CIS)。

(4)鳞状细胞癌(SCC)。

(二)对腺上皮细胞的描述

腺细胞异常包括以下几种。

1.未明确诊断意义非典型腺细胞(AGUS)　性质未定,应标明来自子宫颈或子宫内膜。

2.非典型腺细胞(AGC)　倾向肿瘤,应明确是否来自宫颈管或不能确定来源。

3.腺癌　分为子宫内膜型和颈管型或来自宫外腺癌。腺细胞异常分类相对简单,这是由于细胞学不能完全反映其病理组织学的变化。

TBS 系统把宫颈细胞学检查定位为筛查试验,特别强调标本质量的重要性,提出在液基涂片中最低细胞数不能少于5000个细胞。还应该具有宫颈管或移行区的细胞成分,需要至少10个保存完好的子宫颈管上皮细胞或化生细胞,以单个或成团的形式分布。液基薄层细胞制片技术和TBS宫颈脱落上皮细胞筛查诊断系统在2000年以后以商业化进入我国市场,全国省市三甲等级医院已得到普及,在宫颈癌筛查中发挥着巨大作用。

三、宫颈癌及癌前病变与人乳头瘤病毒的相关性

20世纪70年代从宫颈癌组织中发现了人乳头瘤病毒(HPV),以后大量研究表明:在宫颈癌组织中可查到HPV,占99.7%,在宫颈上皮内病变中HPV阳性检出率也高,近90%以上。近20年越来越多的证据表明,HPV是引起宫颈癌的主要因素,流行病学资料支持HPV16、18型是最常见的型别,除此外还有31、33、35、45、51、52、58、59、68、73和82型均是引起癌症的原因,各型别在流行病学所占比例不同。16型占53%,18型占15%,45型占9%,31型占6%,33型占3%。其他型别占15%~20%。16型可致宫颈鳞癌,18型多与宫颈腺癌有关。并将上述病毒称为致癌高危型病毒。世界不同地域有不同的流行型别。在美国ASC-us和ASC-H约占所有宫颈细胞学报道的5.2%,细胞形态学的改变往往与HPV感染密切相关,大约50%的妇女有HPV感染。在ASC-us和ASC-H分类研究中,前者HPV DNA检测阳性,潜在CIN-2或更严重病变占10%~15%,而后者占30%~40%。CIN-1常由HPV6、11型引起,癌变的潜能低,常为自限性病变,大多数能恢复正常,并把其病变的程度归结到可逆性改、变;而HSIL常伴有HPV16、18、31、33型等感染。转变成癌的潜在危险较高,大多学者认为,恢复正常的概率极低,而对任何个体来说,生物行为是难以预测的,因此对疾病进展及其演变过程和临床处理方式的认识亟待提高。

HPV感染分一过性感染和持续性感染。一过性感染通常经过1~2年自行消退,占感染人数80%~85%。持续性感染在2年以上,发展为癌前病变和浸润癌的危险性增加。2004~2006年我们对1200例门诊就医病例进行分析,结果表明:杂交捕获法Ⅱ(hC2)检测HPV正常+良性改变组阳性为29.0%;ASC-us 50.0%;ASC-H 58.8。LSIL 76.7%;HSIL 93.3%。随着细胞学结构改变等级升高,HPV阳性率明显增加。

四、宫颈癌筛查最佳方案

人们对HPV结构、功能、生物学特点、致癌机制做了卓有成效的研究,明确指出HPV是导致宫颈癌的最主要因素。发达国家已经把HPV DNA测定和TCT检查列为同等地位,即脱落细胞学与HPV DNA检查均列为宫颈癌筛查的首选措施。因此,筛查的最佳方案即确定下来了,两种方法都选择了各自优点而弥补了两种方法的不足。

传统的巴氏方法对宫颈癌诊断的特异性97%左右,而灵敏度仅为29%~56%,因此假阴性是该方法主要缺点;而薄层液基细胞学(TCT)和AutoCyte PREP系统改善细胞制片技术后对宫颈癌及癌前病变诊断的灵敏度均达到86.42%和75.3%。当HPV DNA检查与宫颈脱落细胞学筛查结合起来,灵敏度达到或超过95%。Najai等研究发现,HPV阳性的宫颈癌患者放疗后如果HPV检出结果仍为阳性则预后较差,因此HPV逐渐成为评估宫颈癌预后的一个特征指标,但目前还缺乏HPV检测结果评价人群的研究资料。同时HPV检测的阴性预测值极高,可有效地减少宫颈癌及高度病变的漏诊率。在宫颈癌及癌前病变中,HPV DNA检测结果已成为无可争议的辅助手段。值得注意的是:虽然HPV检测的益处相当明确,HPV感染也非常普通,尤其年轻妇女HPV阳性率较高,但发展为宫颈癌或癌前病变的只有10%~15%。单纯HPV阳性不代表宫颈癌的发生,只说明患者感染了HPV病毒。只有在HPV阳性,同时有宫颈上皮细胞

形态和结构改变时,细胞学才能分出与宫颈癌相关的不同等级。但 HPV 感染是宫颈癌发生的主要条件,应该引起警惕和进行随访。

五、对宫颈癌前病变的处理意见

(一)鳞状上皮细胞异常

细胞学判读 ASC-us 应鼓励病人进行高危型 HPV 检查,和定期(4～6 个月)细胞学检查,持续 2 年以上 HPV 检查仍为阳性,应做阴道镜和活检来确定病变的性质及程度。病理组织学 CIN-Ⅰ,大多数能恢复正常,并把其病变的程度归结到可逆性改变,因此对 CIN-Ⅰ病人的处理防止过度化治疗。而 CIN-Ⅱ和 CIN-Ⅲ大多学者认为恢复正常的概率极低;现在宫颈癌筛查的重点是发现和治疗活检确定的高级别病变,而且 CIN-Ⅱ和 CIN-Ⅲ的处理是无区别的。一些欧洲国家从治疗效果考虑,将宫颈细胞学 CIN-Ⅰ和 CIN-Ⅱ归入同一组,由于宫颈 CIN-Ⅱ的生物行为可变性增加,其诊断也存在差异,因此宫颈细胞学最终将低级别和高级别病变的界限划定为 CIN-Ⅰ和 CIN-Ⅱ之间认为是合理的。低级别和高级别鳞状上皮内病变在判读过程中,不同病理学家之间存在差异,诊断不一致性可达 10%～15%。宫颈细胞学判读结果与组织学诊断不相符时,15%～25% 的 LSIL 经进一步观察其组织学诊断为 CIN-Ⅱ或 CIN-Ⅲ。2001 年美国阴道镜和子宫颈病理学会认为 LSTL 处理措施应该做阴道镜检查,同时更应该做 HPV 检查,HPV 存在和持续感染是病变进展的主要危险。高级别鳞状上皮内瘤变(HSIL)细胞的结构有了明显和特征样改变。大多数细胞学的诊断为高级别鳞状上皮内病变,阴道镜活检时应为 CIN Ⅱ或 CIN Ⅲ,如果细胞学高级别鳞状上皮内病变而阴道镜活检没有证实 CIN 时,应重新审核病人细胞学和组织学材料,如果仍支持细胞学高级别鳞状上皮内病变的结果,应进行短时间间隔随访或诊断性切除术明确其性质。

(二)腺上皮细胞异常

子宫颈脱落细胞学首先筛查鳞状上皮细胞病变和鳞状上皮癌,而对发现腺上皮病变的敏感性受取样的制约,宫颈原位癌被认为是浸润性子宫颈管癌的前期病变。在大多数浸润性子宫颈管腺癌和原位腺癌中,可以检测出相似类型的 HPV。在 TBS 系统中,非典型子宫颈管上皮细胞、子宫内膜细胞和腺上皮细胞不认为是肿瘤的前期病变,只是危险性升高了,这一组非典腺细胞改变临床资料很关键,它有助于判断。因为非典型子宫内膜细胞与良性子宫内膜细胞的区别是根据细胞核的增大程度来区别的,在子宫内膜息肉、慢性子宫内膜炎、宫内节育器(IUD)、子宫内膜增生和子宫内膜癌的病例中,阅片一定认真、谨慎,反复斟酌。在细胞学诊断为 AGC 的病例中,随访结果显示 10%～40% 为高级别病变,细胞学在诊断宫颈管原位腺癌时,尽管有判读标准,但是大多情况下判读是比较困难的,只能在有足够证据时才作出诊断。对有疑问的病例以非典型子宫颈管腺细胞/腺细胞倾向于肿瘤的诊断比较适当。同时还应该注意宫颈管原位癌接近 50% 的病例伴有高级别鳞状上皮内病变。

六、引起宫颈癌的主要因素和必要条件

(一)病毒与感染年龄关系

普遍认为 HPV 感染是性传播性疾病,在美国每年有 6.2 万新感染病例,14～19 岁者占 24.5%,20～24 岁者占 44.8%,25～29 岁者占 27.4%,30～39 岁者占 27.5%,随着年龄增加 HPV 感染率逐渐下降。40 岁以前称为最高 HPV 感染人群,而 25%～35%HPV 感染病人为 25 岁以下年轻人。门诊就医病例分析结果为:17～20 岁 HPV 检测阳性占 34.8%;21～25 岁占 42.2%;26～30 岁占 34.8%;31～35 岁占 39.8%;36～

40 岁占 36.4%。HPV 感染高峰人群年龄段与国外相同；我们的资料表明：就医病人 HPV 检测阳性比例略高于美国流行病人群的调查报告，由此看来 HPV 感染非常普遍，许多妇女为阳性但很少会发展为宫颈癌或癌前病变。但 HPV 感染是宫颈癌的必要条件之一，持续存在是引起宫颈癌的祸根。

（二）病毒致癌必要条件

HPV 与宿主出现僵持局面取决以下几种因素。

1.病毒类型　不同型别的 HPV 致病程度是有区别的，同时感染多种癌基因型病毒时，会加重或加速病情发展。有人认为高危型病毒量的多寡与致癌性有关。

2.宿主状态　免疫功能低下与癌的发生有密切相关性，主要表现 T 细胞免疫功能不足，当 HPV 进入宫颈基底膜细胞时不能有效清除。与此相似的还有 HIV 病人，其发生宫颈癌是正常人的 2～6 倍，平均发展成浸润性宫颈癌提前 10 年，病情发展快，而且预后差。其次为长期服用免疫抑制药的病人，如器官移植、透析病人等。

3.其他外界因素　如吸烟，过早性生活，多个性伴侣，社会地位等。

七、人乳头瘤病毒形态结构和致病机制

（一）人乳头瘤病毒形态结构

HPV 直径 45～55nm，主要由蛋白衣壳和 DNA 两部分组成，无包膜，衣壳呈二十面体立体对称，含 72 个壳微粒，相对分子量为 5×10^6；基因组为环状双链 DNA，含有 7900 个碱基对，全部开放读码框架（ORF）均由 1 条 DNA 链编码，分为 3 个功能区，分别为早期转录区、晚期转录区和非转录区。早期转录区（E 区）长 4500 个碱基对，分别编码 E1、E2、E4、E5、E6、E7 等早期蛋白。早期蛋白参与病毒 DNA 复制转录、调控和细胞转化。E6 和 E7 是 HPV 主要致癌蛋白。晚期转录区（L 区）长 2500 个碱基对，编码 2 个壳蛋白，即主要壳蛋白 L1 和次要壳蛋白 L2。这 2 种蛋白组成病毒衣壳，而 L1 在抗体的压力下易发生变异。非转录区又称上游调节区（URR），长 2000 个碱基对，该区含有 HPV 基因组 DNA 的复制起点，调控病毒转录与复制。

（二）HPV 感染与结局

HPV 是一种具有宿主和组织特异性的 DNA 病毒，人类是唯一宿主，主要侵犯受损的皮肤和黏膜上皮细胞，复制周期受细胞分化状态的限制，当 HPV 侵入到基底层细胞内时，HPV DNA 呈静止状态，病毒几乎不表达也不复制，随着基底细胞向表层细胞分化，HPV 依次进行早期蛋白表达、DNA 复制及晚期蛋白表达和病毒颗粒装配。HPV 进入宿主之后主要以 3 种方式存在：游离形式、与蛋白结合成为整合形式和游离整合共存形式（混合形式）。尽管在一些宫颈癌也包含多个完整的 HPV 基因组，但只有被整合的 HPV 基因片段才具备转录功能。当病毒 DNA 整合后就不再有病毒产生，而转化蛋白 E6 和 E7 大量表达。在正常情况下宿主细胞内染色体损伤引起 p53 磷酸化而被激活，使细胞停止在 G_1 期，并允许 DNA 修复酶修复损伤的染色体。同时 p53 可通过另一条途经使 Rb 去磷酸化，磷酸化的 Rb 可以抑制 E2F 家族的活性，使细胞周期停止在 G_1 期，DNA 修复。高危型 HPVE6/E7 蛋白主要通过分别抑制 p53 蛋白和 PR6 蛋白来实现转化细胞的能力。E6 蛋白与 p53 结合，p53 被降解使细胞失去了修复机制，染色体突变累积，最终导致细胞失去 G_1 休止期和凋亡等功能。E7 蛋白与磷酸化的 Rb 蛋白结合，使 PRb 与 E2F 不能形成复合体，游离的 E2 促使进入 S 期所需蛋白的转录，因此细胞生长不受限制，染色体变得不稳定，促进了感染细胞的恶性化进展。E6/E7 蛋白除了分别抑制 p53 和 Rb 蛋白的功能外，还和其他许多细胞内分子相互作用，最终使宿主损伤的 DNA 得不到修复，阻止了细胞凋亡，改变细胞转录，扰乱正常的信息传导，从而使细胞发生

恶性变。当细胞迁移到表面时人细胞 DNA 复制停止,但是 HPV DNA 的复制仍在继续,每个鳞状上皮细胞能够产生大量的病毒拷贝,因此 HPV 病毒颗粒仅存在终末分化的覆层鳞状上皮细胞中,病毒颗粒产物从细胞排出形成胞质空腔,这就是挖空细胞的特征。

实际上病毒基因整合进入基因组后,还可通过其他途经,不但 E6/E7 癌蛋白持续表达,还可诱导细胞恶性变的 HPV DNA 蛋白 E1、E5 等表达。最新报道,L1 蛋白的长度可能与致癌性相关,具有两个起始密码的 L1 蛋白可能会增加诱发肿瘤的高危性。

八、常用检测 HPV 的方法

人感染 HPV 之后,机体产生抗衣壳蛋白抗体在体内可长期存在,血清学方法检查抗体不能准确地反映机体是近期感染还是既往感染,只能依赖于生物学技术对 HPV DNA 进行检测。

1.杂交捕获技术(HC2)　对与宫颈癌相关 13 种高危型病毒进行检测。首先裂解 HPV DNA 双链成为单链;加入高危型 13 种病毒混合探针;裂解 HPV DNA 单链与探针(长度为 8000bp)进行杂交,杂交后产物转移到捕获板中,然后加入酶和底物。双抗体捕获杂交后的双链 DNA 通过仪器测量得出病毒载量。稳定性好,对 CIN-Ⅱ 以上病变的灵敏度、特异性和阴性预测值,分别为 97.8%、95.3% 和 100%。该方法国际公认可用于临床宫颈癌筛查,其缺点为不能分型。

2.基因扩增技术　是目前最灵敏的检测方法,根据实验目的可检测出低载量的 HPV 和对病毒亚型分类。缺点是在基因扩增过程中易出现假阳性和假阴性,同时对实验条件和技术成本要求较高。

PCR 及其相关的检测方法:分为通用型 PCR 和型特异性 PCRs,最广泛使用的通用引物 PCR,如 GP5+/6+,/MY09/11 和 SPF,在同一反应中以 HPVL1 基因高稳定区范围扩增众多的 HPV 基因型别。其探针长度分别为 65.165bp 和 450bp,因此灵敏程度也存在一些差异,探针越短其敏感度越高。而重复性也较差。型特异性 PCRs 常用于病毒早期基因特异测定和扩增单一病毒型别。DNA 芯片技术、导流杂交基因芯片技术均为 PCR 技术的扩展和深化,用于检测 HPV 单型别和多型别。近年来更为成熟的新技术荧光——定量 PCR 法和流式 PCR 检测法,既可作定性,也定量和病毒亚型测定。在 PCR 反应体系中加入荧光团,利用荧光信号,累积并自动实时监测整个 PCR 进程。通过引物、荧光探针杂交进一步提高了检测 HPV DNA 的特异性。流式 PCR 检测法是在 PCR 的基础上增加流式细胞学技术。但是这些方法大多用于实验室和流行病学的研究,还没有像 HC2 方法那样受到国际公认并应用到临床。

九、阴道镜检查

阴道镜是自 1925 年发展起来从事形态学和组织学观察的一项新技术。检查部位在放大 10~40 倍镜下观察鳞-柱状上皮细胞交界处和移行带、宫颈及下生殖道变化。确定病变范围、病灶的边界形态、颜色、血管结构与碘反应着色等征象,来反映病灶的异常情况。在异常病灶区多点取材,进行病理组织学确诊。阴道镜对宫颈上皮内病变(CIN)诊断的敏感性和特异性分别为 87% 和 15%,与宫颈脱落细胞学方法结合起来灵敏度可达 96%,特异性达 84%,但是阴道镜对宫颈管内病变的检测受到一定限制,容易漏诊。由于阴道镜辨认、取材的低灵敏度和低特异性给组织病理学会带来假阴性。细胞刷取材较全方位或许更有代表性,当细胞学筛查为非典鳞状上皮细胞高级别病变 HSIL,HPV 检查结果阳性,组织学活检结果为阴性或正常时,临床医生应该要求细胞学复诊,如果复诊后仍为先前的细胞学诊断,应该认为是一个高危患者,要密切随访,短期内做宫颈脱落细胞学检测,以防失去早期对 CIN-Ⅱ、CIN-Ⅲ 期肿瘤的治疗机会。

十、HPV 不同型别及载量对宫颈癌发病和病情转归的看法

（一）HPV 不同型别与宫颈癌的关系

自从 1995 年国际癌症研究机构（IARC）将 HPV 感染作为宫颈癌发病的必要因素以来，对不同型别的致病性及其载量与宫颈癌发病和病情转归进行了深入研究和报道。世界卫生组织在 2005 年公布了 15 种 HPV 致癌性，16、18、31、33、35、39、45、51、52、56、58、59、68、73 和 82 型，主要导致宫颈浸润癌，16、18、31、35 型别病毒癌变的潜能性高。Zuna 等认为宫颈上皮内高度病变同时有多型别病毒感染 16、18、33 或 45 型会大大推进病变进入宫颈癌的可能性。高危型 HPV 不仅可导致宫颈癌，还可使阴道和外阴致癌。低危型 HPV 有 12 种：6、11、40、42、43、44、54、61、70、72、81 和 epb108 型，其中 HPV6 和 11 主要导致湿疣和宫颈良性病变。CIN-I 常为 HPV6 和 11 型引起，癌变的潜能低，属自限性病变。因此，HPV 基因型别对个体化疾病风险确认是非常有意义的。

（二）病毒载量与宫颈癌的关系

病毒载量与宫颈癌的关系文献报道不一致，有人认为是正相关，也有人认为是负相关，特别是后者，宫颈癌或发展至浸润性宫颈癌时，HPV 检测为阳性，但病毒载量则不是太高，使人们有些不解。从病毒潜入宿主的生命周期来看，只有以游离型存在方式或混合型存在方式，才能通过 DNA 杂交捕获（HC2）和基因扩增（PCR）的方法测出。因为这两种形式存在的病毒，基因序列与探针一致，而混合型可能是一种病毒以结合型和游离型同时存在，也可能是一种病毒以结合型存在，同时又感染另一种病毒以游离型存在，这时 HPV 的载量较高。当进入宿主的病毒量较高或在宿主增殖量处于高峰期时，致病性并没有得到发挥，良性病变 CIN-I 级别以下可能更为明显。病毒与宿主整合后以结合型方式存在的病毒载量不是很高，但病情较重，多发生在 CIN-II 以上级别的病变。致癌 E6/E7 是导致宫颈癌的主要原因，是病毒与宿主细胞整合后的复合产物，既不属于病毒，也不属于宿主，因此通过探针的检测方法是不能发现的。而 E6/E7 是另一种生物活性物质，使受损伤变异的 DNA 累积，不能修复，不能清除；细胞周期缩短，失去凋亡而无止境地增生。因此，可能出现高级别的癌变 HPV 载量与病情负相关的现象。也就是说 HPV 载量除大于阈值外，可能不会太高。而 E6/E7 表达蛋白-mRNA 成为关注热点，在无症状的 HPV 感染和感染后引起高危上皮内病变及肿瘤之间，测量 mRNA 的量与 HPV 载量相比，前者是更好的危险因素指标。可能对宫颈癌前病变演变为癌提供更直观的证据。

十一、HPV 检测方法灵敏度及临床意义

分子生物技术用于检测 HPV 的方法越来越多，即可用于型别分析，也可做定性和定量的测定。如免疫组化法只能确定胞核的 HPV 衣壳蛋白，需要足够量的病毒颗粒，才出现阳性反应。原位核酸杂交技术只需 50～100 个病毒核苷酸拷贝就能呈阳性反应，阳性检出率、敏感性及特异性都高于免疫组化法。这两种方法多用于定性实验。PCR 法：包括型特异性引物介导的 PCR 法（TS-PCR）和通用引物介导的 PCR 法，前者从病变组织中提取 HPV DNA 进行特异性扩增，需多种引物，主要用于诊断特定型别的 HPV 感染。后者根据不同 HPV 型别的共有保守序列，合成通用引物，对已知或未知的 HPV 进行扩增，对病毒载量进行测定，常用的方法如 GP5+/6+-PCR，PGMY-PCR，SPF10(SPF)-PCR。基因捕获（HC2）法是唯一经过全球多中心临床验证的 HPV 检测方法，也是获得美国 FDA 认证和批准用于临床 HPV 检测的方法。大量的病理资料证明：病毒载量在 1pg/ml 以下（每个片断有 5×10^5 病毒拷贝数），细胞学是正常的，反之

细胞学表现异常。以此为依据而确定了临床阈值。hC2检测阴性预测值敏感性达99％，而检出CINⅡ/Ⅲ和宫颈癌的敏感性达95％以上。因该方法使用鸡尾酒探针，只能对高危型或低危型进行定量而不能用于病毒型别分类。

PCR技术依照实验目的合成不同长度的探针，因此在样本中可检测到不同数量级的病毒拷贝数，其中以SPF最为敏感，可检测到样本HPV几十个拷贝数，PGMY-PCR为10^2拷贝，GP5＋/6＋-PCR为10^3拷贝数，而这些方法均未获得临床验证，没有临床阈值；同时操作过程中易污染，也会出现无活性或无价值DNA片段扩增，出现假阳性，或出现个别样品DNA不扩增现象，特别是病毒DNA整合到宿主DNA时，出现L1基因缺失，导致PCR检测结果假阴性。由于具有较高的灵敏性，因此稳定性和重复性不如HC2法，HC2使用全球统一的试剂，特异性、稳定性和重复性都很好，在不同的实验室操作，其结果是一致的，因此，学者认为要根据不同目的采取不同的实验方法。PCR适合流行病调查和实验室研究，HC2适用于临床检查。而临床指标的建立应谨慎选择试验方法并且需要大量临床样本进行验证。

十二、宫颈癌筛查新方法及展望

1.宫颈细胞计算机自动阅片仪，无须人员参加　在显微镜下对单个细胞和细胞核定量测定，根据正常单个特定细胞的大小及核染色质的质量，来判读异常细胞核异常核型的变化，与计算机实现自动化处理并自动给出阅片报告。例如，根据正常鳞状上皮细胞的大小，及核染色质为2倍体为标准，当出现癌前病变时鳞状上皮细胞增大，核染色质增加并＞2倍体，计算机根据预先给出的判读标准，而自动打印图形并作出诊断性建议，目前已在临床试用。其准确性有待大量临床样品评价。

2.荧光原位杂交测定细胞端粒酶（FISH）　正常细胞DNA是2倍体（2n），＞2n表示细胞有DNA复制。非典型鳞状上皮细胞发展到宫颈癌过程几乎都伴有3号染色体（q26.3）位点基因（hTERC）大量扩增，重要的是hTERC基因扩增可阻止细胞凋亡，最终导致肿瘤。文献认为hTERC基因异常扩增可能是宫颈癌形成的早期改变，对癌前病变的确认和病情进展过程更有意义。FISH对细胞端粒酶测定是将荧光探针掺入到DNA中，来测定细胞3号染色体长臂（q26.1）hTERC量，但该方法受细胞形态完整性及未能明了因素的影响，还存在探针与细胞DNA掺入不确定的因素，有待今后大量临床样本进一步完善。

3.E6和E7 mRNA和细胞p16蛋白测定　持续HPV感染和宿主细胞环境的恶化引起宫颈癌，这一观点被广泛接受了，E6/E7 mRNA或细胞蛋白p16测定，比测定HPV DNA更有明确的意义。现已有测定mRNA商业化的仪器和方法问世，即Pretect HPV Proofer（Norchip）和APT1MA HPV分析（Genprobe）。液基细胞的样品可用作mRNA的测定样本。p16是E6/E7 mRNA超常表达相关的细胞蛋白并堆积在细胞中，p16的大量表达证明了宫颈癌及癌前病变的存在，而在正常组织中p16蛋白是很难发现的，p16测定是利用免疫细胞化学方法，以液基细胞学制片（Thinprep，Surepath和SEROA）作为实验材料，通过染色（即不着色，焦点着色和弥散着色）来判断疾病的性质。

总之，人们会更多地关心对宫颈癌监控手段，今后将涌现出简便、特异性强、稳定性好的方法用于筛查或诊断；探讨病毒型别、载量及生物致癌活性物质，使人们更加深入地认识宫颈癌的演变过程。

（李焕香）

第七节　子宫肌瘤

子宫平滑肌瘤女性生殖器最常见的良性肿瘤,由子宫平滑肌细胞增生而成。发病率在20%左右。根据发生部位分为:肌壁间肌瘤(60%~70%),浆膜下肌瘤(20%),黏膜下肌瘤(10%~15%)。黏膜下肌瘤又分为三种类型:0型为有蒂黏膜下肌瘤,未向肌层扩展;Ⅰ型为无蒂,向肌层扩展小于50%;Ⅱ型为无蒂,向肌层扩展大于50%。由于肌瘤血供来自包膜,血管壁缺乏外膜,受压可引起肌瘤血供障碍,营养缺乏,肌瘤易发生变性。常见的肌瘤变性有:玻璃样变性,囊性变,红色样变,肉瘤样变,钙化。

【病因】

多数研究表明,子宫肌瘤是一种雌激素依赖性肿瘤。好发于生育年龄,常见于30~50岁妇女,20岁以下少见,绝经后萎缩或消退。其他如生长激素,胰岛素样生长因子、表皮生长因子等及染色体结构异常均可能在子宫肌瘤的发生、发展中起一定作用。

【诊断】

1.临床表现　常见经量增多及经期延长,腹部包块及压迫症状,白带增多,不孕等,各种症状取决于肌瘤大小、位置、数目及有无变性。查体:肌瘤较大者可在腹部扪及,实性,无压痛。妇检:子宫不同程度增大,欠规则,表面有不规则突起,呈实性,合并变性者质地较软。浆膜下肌瘤若蒂较长可子宫旁扪及实质性肿块,活动度可,易与卵巢肿瘤混淆,黏膜下肌瘤有时可在阴道内或宫口见到,表面呈暗红色,宫颈肌瘤可使宫颈移位及变形。

2.辅助检查

(1)B超:最常用的方法,可了解肌瘤部位,大小,数目,是否合并变性,并与卵巢肿瘤鉴别。

(2)宫腔镜检查:对于B超怀疑宫腔内占位或同时合并内膜病变时,宫腔镜检查可直接观察宫腔形态,病变部位,对于诊断黏膜下肌瘤非常重要。

(3)诊断性刮宫:主要用于除外子宫内膜增生过长或其他内膜病变,也可同时了解宫腔内有无肿块及其所在部位。

(4)对于多发肌瘤行子宫肌瘤剔除术前或难以与卵巢肿瘤等鉴别时可行CT或MRI检查。诊断不明时必要可行腹腔镜检查,但少用。

【鉴别诊断】

最常与子宫腺肌病,腺肌瘤,卵巢肿瘤,子宫内膜息肉混淆,其他如子宫内膜恶性肿瘤,子宫肉瘤,残角子宫,盆腔炎性包块。

【治疗】

1.急性出血期治疗

(1)子宫收缩剂:缩宫素,麦角新碱等。

(2)止血药物:止血敏,止血芳酸,巴曲酶,氨甲环酸等均有一定效果。

(3)诊刮:子宫肌瘤易合并内膜病变,而当子宫出血合并浆膜下肌瘤、小的肌壁间肌瘤时,需考虑是肌瘤引起出血还是其他病变引起出血。诊刮有助于鉴别内膜病变。

(4)激素类药物:急性大出血期间,在常规的止血方法不能见效时,有性生活者可行诊刮术,而无性生活者,可予针对内膜的激素止血,使内膜萎缩或内膜修复,起到暂时止血,但不能长期使用,尤其是雌激素的内膜修复法,以防刺激子宫肌瘤生长。止血后再根据肌瘤的情况进行系统治疗。

2.急性出血后治疗

(1)药物治疗:雌孕激素促进肌瘤生长,因此,抑制卵巢分泌雌孕激素或拮抗雌孕激素作用,均可使肌瘤萎缩。但治疗作用是暂时的,不能根治,且出现雌孕激素水平下降的副作用,因此不作为主要治疗方法。主要适应证:①需保留子宫但肌瘤较大的年轻患者,用药后子宫缩小,利于肌瘤剔除术。②子宫肌瘤合并严重贫血暂时不宜诊刮者,术前用药改善症状,纠正贫血,获得手术机会,同时减少术中出血。③子宫肌瘤引起不孕时,用药缩小肌瘤,增加受孕机会。④因高危因素有手术禁忌证或手术有较大风险者。⑤近绝经期,药物暂时控制症状,平稳过渡至绝经期。

1)促性腺激素释放激素激动剂(GnRHa):大剂量连续应用或脉冲给药,抑制 FSH,LH 分泌,使雌激素下降至绝经水平,产生闭经,同时抑制肌瘤生长及使其缩小,缓解症状。长期用药可能出现围绝经期症状、骨质疏松等,因此不能长期使用,一般 3～6 个月,在使用 GnRHa 后期必要时采取"反加治疗"即小剂量雌/孕激素,能有效减轻副作用。

2)米非司酮:具有强抗黄体酮及抗糖皮质激素作用。10～25mg/d,连续服用 3～6 个月,用药后 FSH、LH、雌孕激素水平较用药前下降,多数患者出现闭经,少数可有不规则阴道流血。研究表明小剂量使用的效果同大剂量相比无明显差异。用药后肌瘤体积可明显缩小,但停药后月经恢复,肌瘤再复长大。仅作为术前用药或提前绝经使用,不宜长期使用,以免产生肾上腺皮质功能减退。

3)达那唑:作用于下丘脑和垂体,抑制 FSH、LH 峰,减少雌孕激素生成,并具有弱雌激素作用,也可直接与雌孕激素受体结合抑制内膜增生和肌瘤生长。200mg 口服,每日 3 次,3～6 个月为一疗程。长期使用可造成肝功能损害及雄激素引起的副作用如痤疮,多毛,体重增加,性欲减退等。

4)三苯氧胺:非甾体类抗雌激素药物,竞争性地与靶细胞胞质内雌激素受体结合,抑制肿瘤细胞生长。10mg 口服,每日 2～3 次,3 个月为一疗程。由于三苯氧胺还有弱雌激素效应,可能刺激内膜增生,个别患者子宫肌瘤反见增大,因此临床使用需慎重。近来有采用同类药物雷洛昔芬,因无内膜刺激作用,使用更安全,但尚需进一步证实。

5)雄激素类药物:对抗雌激素,使子宫内膜萎缩,也可作用子宫使肌层和血管平滑肌收缩,减少子宫出血,抑制肌瘤生长。丙酸睾丸素 25mg,每 5 日肌注一次,共 4 次,经期每日 1 次,共 3 次,总量不超过 300mg,否则易导致男性化,适用于近绝经期妇女。

6)三烯睾诺酮:即孕三烯酮或内美通,作用机制与达那唑相似,主要作用部位是靶细胞的性激素受体,更适用于子宫肌瘤伴有子宫内膜增生者。2.5mg 口服,一周 2～3 次,6 个月为一疗程。主要副作用是弱雄激素效应及肝功能异常等。

(2)手术治疗:手术方式多样,术式及手术途径的选择取决于患者年龄,有无生育要求,肌瘤大小,生长部位,个数及医疗技术条件和水平等。

1)肌瘤剔除术

①腹式子宫肌瘤剔除术:适用于浆膜下和肌壁间子宫肌瘤。

②经阴道黏膜下肌瘤摘除术:已脱出宫颈口外的黏膜下肌瘤,可直接经阴道摘除。

③宫腔镜下肌瘤电切术:适用于黏膜下肌瘤和凸向宫腔的肌壁间肌瘤。在月经过多引起重度贫血或肌瘤较大的患者,可先用药物缩小肌瘤后再手术。并发症有子宫穿孔,水中毒等,术后复发,尤其是Ⅱ型肌瘤有时不能一次切干净。

④腹腔镜下肌瘤剔除术:适用于浆膜下肌瘤或凸出子宫表面的肌壁间肌瘤,肌瘤个数不宜过多。肌瘤过大者剔除困难。术后恢复快,术后妊娠率和妊娠结局与开腹手术相似。

⑤阴式子宫肌瘤剔除术:适用于子宫小于孕 14 周,活动度好,浆膜下或肌壁间肌瘤,直径小于 11cm 的

患者。手术创伤小,但对术者技术要求高。

2)子宫切除术:适用于多发肌瘤,子宫过大,肌瘤有恶变可能等,无生育要求者可行子宫切除术。根据子宫大小、活动度等可选择腹式子宫切除术、腹腔镜下子宫切除术、阴式子宫切除术、腹腔镜辅助下阴式子宫切除术等。术前需行宫颈检查,必要时诊刮排除内膜病变。

3)子宫动脉栓塞术:通过介入的方法,将导管插入子宫动脉,注入栓塞颗粒,阻断子宫肌瘤血供,使肌瘤萎缩甚至消失。有效率80%~90%,肌瘤体积平均缩小50%左右。近期并发症主要包括腹痛,感染,穿刺部位血肿等,远期效应如对卵巢功能影响,术后妊娠情况等尚不明确,因此对于有生育要求者慎用。

(张瑞奇)

第八节　子宫内膜癌

子宫内膜癌好发于围绝经期与绝经后妇女,75%发生在50岁以后,近年来发生率有增高趋势。70%子宫内膜癌就诊时为Ⅰ期,预后相对较好。

【病因】

1.雌激素对子宫内膜的长期持续刺激　接受单纯雌激素的妇女,内膜癌发生率增加6~12倍,加用孕激素后内膜癌发生率减少,功能性卵巢肿瘤如颗粒细胞瘤,卵泡膜细胞瘤,及多囊卵巢综合征患者发生子宫内膜癌几率增加。但有些绝经后老年患者发生内膜癌时,周围内膜萎缩,且雌激素水平低。因此有学者将子宫内膜癌分为两种发病类型:一种与雌激素影响相关,从子宫内膜增生过长、细胞不典型增生发展呈分化较好的子宫内膜癌,预后较好;另一种类型雌激素水平不高,从萎缩性子宫内膜发展成分化较差的子宫内膜癌,多见于老年妇女,肿瘤恶性程度较高,预后较差。

2.子宫内膜增生过长　包括简单型增生过长,复杂型增生过长,不典型增生过长。后者发展为子宫内膜癌危险性增加。

3.肥胖,高血压,糖尿病即"代谢综合征"　其他如不孕,绝经时间晚,子宫内膜癌家族史等。

【病理及分期】

子宫内膜癌分为弥漫型和局限型。前者病变范围广,但较少侵入肌层;后者癌灶常位于宫底部或宫角部,病灶小但却可有肌层浸润。病理类型分为内膜样腺癌,黏液性腺癌,浆液性乳头状腺癌,透明细胞癌,鳞癌及腺癌伴鳞形细胞分化等。以内膜样腺癌预后较好。

子宫内膜癌临床分期采用FIGO 2009年的标准(表10-3)。

表10-3　子宫内膜癌FIGO分期(2009)

Ⅰ(G1,2,3)	肿瘤局限于子宫体
Ⅰa	无浸润或<50%肌层浸润
Ⅰb	≥50%肌层浸润
Ⅱ(G1,2,3)	肿瘤侵犯宫颈间质,但是未播散到子宫外*
Ⅲ(C1,2,3)	肿瘤局部和(或)区域扩散
Ⅲa	侵犯子宫浆膜和(或)附件**
Ⅲb	阴道和(或)宫旁受累
Ⅲc	盆腔淋巴结和(或)腹主动脉旁淋巴结转移

Ⅲc1	盆腔淋巴结阳性
Ⅲc2	腹主动脉旁淋巴结阳性,无论盆腔淋巴结是否阳性
Ⅳ(G1,2,3)	侵及膀胱和(或)直肠黏膜,和(或)远处转移
Ⅳa	侵及膀胱和(或)直肠黏膜
Ⅳb	远处转移,包括腹腔转移或腹股沟淋巴结转移

注:* 累及宫颈腺体为Ⅰ期,不再定为Ⅱ期;

　　** 腹水细胞学结果单独报道,但是不改变分期

【临床表现】

1.症状

(1)阴道流血:80%患者以此为首要症状。多数为绝经后阴道流血,可为少量血性排液或仅为点滴出血,呈持续性或间断性,少数为大量阴道流血。绝经前患者多数表现为月经周期紊乱,经期延长或经量增多,或不规则阴道流血。患者以为是绝经前的正常现象,不来就诊而延误病情。

(2)阴道流液:浆液性或血水样,少许合并宫腔积脓,排液呈脓性或脓血性,伴臭味。

(3)晚期患者可出现腹痛,贫血,消瘦,恶病质等。

2.体检　患者常较肥胖,合并高血压或血糖增高等。早期患者盆腔检查多无异常发现,晚期可能有子宫增大或转移结节等。

3.辅助检查

(1)影像学检查:B超可了解内膜厚度,宫腔占位性病变,病灶大小及部位,有无肌层浸润及浸润深度等。CT、MRI有助于诊断癌灶浸润及转移。

(2)宫腔镜检查:直接观察宫腔情况,有助于发现较小的早期病变,估计病变范围,宫颈管有无受累等,但对于是否会将癌细胞带入输卵管及腹腔而增加癌转移的风险仍有争议。

(3)组织学检查:内膜活检,分段诊刮,诊刮。常用分段诊刮,可明确病变是否累及宫颈管,术中需全面刮宫,尤其是不能遗漏宫角。

【早期诊断】

有以下情况者宜行进一步检查,以排除子宫内膜癌。

1.围绝经期不规则阴道流血及绝经后阴道流血。

2.水样或血性阴道排液,不能以一般生殖道炎症解释者。

3.绝经后妇女发生宫腔积脓者。

4.年轻妇女持续无排卵者,如多囊卵巢综合征。

5.卵巢颗粒细胞瘤,卵泡膜细胞瘤。

【鉴别诊断】

子宫内膜增生,子宫内膜息肉,黏膜下子宫肌瘤,宫颈癌等。

【治疗】

1.少数阴道出血多者需紧急处理　对于围绝经期妇女出现阴道大出血时,除给予止血、输血及抗感染治疗改善患者情况同时,可以行诊刮术,起到止血和诊断的双重作用。对于晚期病变,诊刮不能奏效时,可考虑急诊手术,切除子宫。但是由于患者多合并高血压、血糖增高等,增加手术风险,条件不允许时可先行子宫动脉栓塞术或髂内动脉结扎术,待病情控制后再行根治手术。宫腔积脓者在抗感染同时需将脓液引

流通畅方能快速消除症状。以宫腔探针探入宫腔,见脓液流出后,再以扩条扩张宫颈,若引流不够满意可在宫颈管内放置橡皮管引流,防止颈管在短期内又发生阻塞,影响脓液排出。引流通畅再以抗生素治疗,消除症状后再行手术。

2.内膜癌治疗以手术治疗为主　术后辅以放疗和化疗。不宜手术的病例可单纯行放射治疗。

(马登琴)

第九节　子宫肉瘤

子宫肉瘤非常罕见,恶性程度高,占子宫恶性肿瘤的 2%～4%,占生殖道恶性肿瘤 1%。来源于子宫肌层、肌层内结缔组织和子宫内膜间质,也可继发于子宫平滑肌瘤。多见于 40～60 岁妇女。

【组织发生及病理】

根据不同的组织发生来源,主要有三种类型。

1.子宫平滑肌肉瘤　占子宫肉瘤 45%。易发生盆腔血管、淋巴结及肺转移。平滑肌肉瘤又分原发性和继发性者两种。原发性平滑肌肉瘤发生自子宫肌壁或肌壁间血管壁的平滑肌组织。此种肉瘤呈弥漫性生长,与子宫壁之间无明显界限,无包膜。继发性平滑肌肉瘤为原已存在的平滑肌瘤恶变。肌瘤恶变常自肌瘤中心部分开始,向周围扩展直到整个肌瘤发展为肉瘤,此时往往侵及包膜。切面为均匀一致的黄色或红色结构,呈鱼肉状或豆渣样,因不存在旋涡状编织样结构,有时很难与肌瘤的红色样变区别,需经病理检查才能确诊。镜下平滑肌肉瘤细胞呈梭形,细胞大小不一致,形态各异,排列紊乱,有核异型、染色质深,核仁明显,细胞质呈碱性,有时有巨细胞出现。核分裂象>5/10HP。继发性子宫平滑肌肉瘤的预后比原发性者好。

2.子宫内膜间质肉瘤　肿瘤来自子宫内膜间质细胞,分两类:

(1)低度恶性子宫内膜间质肉瘤:有宫旁组织转移倾向,较少发生淋巴结及肺转移。大体见子宫球状增大,有颗粒或小团块状突起,质如橡皮,富有弹性。切面见肿瘤呈息肉状或结节状,自子宫内膜突向宫腔或侵入肌层,有时息肉有长蒂可达宫颈口外。瘤组织呈鱼肉状,均匀一致,呈黄色。镜下瘤细胞侵入肌层肌束间,细胞形态大小一致,胞质少,核分裂象少(<10/10HP)。

(2)高度恶性子宫内膜间质肉瘤:恶性度较高,预后差。大体见肿瘤多发生在子宫底部的内膜,呈息肉状向宫腔突起,质软而碎,常伴有出血坏死。切面呈灰黄色,鱼肉状。当侵入肌层时,肌壁则呈局限性或弥漫性增厚。镜下肿瘤细胞分化程度差,细胞大小不一致,核深染,异型性明显,核分裂象多(>10/10HP)。

3.恶性中胚叶混合瘤(MMMT)　含癌及肉瘤两种成分,又称癌肉瘤。但肉瘤为子宫异源成分,如横纹肌、骨、软骨、脂肪等组织。肿瘤的恶性程度很高,多见于绝经后妇女。大体见肿瘤呈息肉状生长,突向宫腔,常为多发性或分叶状。晚期可侵入肌层或周围组织。肿瘤质软,表面光滑。切面灰白色,有出血坏死。镜下见癌和肉瘤两种成分,并可见过渡形态。

【临床分期与转移】

1.临床分期　目前有国际抗癌协会(UICC)分期和国际妇产科联盟(FIGO)分期,临床上多采用 FIGO 分期。

国际抗癌协会(UICC)分期:

Ⅰ期:肿瘤局限于宫体。

Ⅱ期:肿瘤浸润至宫颈。

```

Ⅲ期:肿瘤超出子宫范围,侵犯盆腔其他脏器及组织,但仍局限于盆腔。

Ⅳ期:肿瘤超出盆腔范围,侵犯上腹腔或已有远处转移。

2.转移方式　血行播散、直接蔓延及淋巴转移。

**【临床表现】**

1.症状　早期症状不明显,随着病情发展可出现下列表现:

(1)阴道不规则流血:最常见,量多少不等。

(2)腹痛:肉瘤生长快,子宫迅速增长或瘤内出血、坏死、子宫肌壁破裂引起急性腹痛。

(3)腹部包块:患者常诉下腹部块物迅速增大。

(4)压迫症状及其他:可有膀胱或直肠受压出现尿频、尿急、尿潴留、大便困难等症状。晚期患者全身消瘦、贫血、低热或出现肺、脑转移相应症状。宫颈肉瘤或肿瘤自宫颈脱垂至阴道内常有大量恶臭分泌物。

2.体征　子宫增大,外形不规则;宫颈口有息肉或肌瘤样肿块,呈紫红色,极易出血;继发感染后有坏死及脓性分泌物。晚期肉瘤可累及盆侧壁,子宫固定不活动,可转移至肠管及腹腔,但腹水少见。

**【诊断】**

因子宫肉瘤临床表现与子宫肌瘤及其他恶性肿瘤相似,术前诊断较困难。对绝经后妇女及幼女的宫颈赘生物、迅速长大伴疼痛的子宫肌瘤均应考虑有无肉瘤的可能。辅助诊断可选用阴道彩色脉冲多普勒超声检查,CT、磁共振、PET-CT、宫腔镜等,但目前尚无一种影像学检查能为患者提供可靠的依据,MRI检查目前被认为是最有用的鉴别诊断的方法之一,阴性预测值较高。诊断性刮宫对恶性中胚叶混合瘤和子宫内膜间质肉瘤有较大的诊断价值,但对平滑肌肉瘤敏感性低于20%。

**【治疗】**

治疗原则以手术为主。同时手术有助于了解肿瘤侵犯,病理分期、类型及分化程度,以决定下一步治疗方案。根据2012年NCCN子宫肉瘤临床实践指南,治疗前大致可把子宫肉瘤分为局限在子宫或已经扩散到子宫外:

1.局限在子宫　能行手术者则行全子宫+双附件切除,不能手术的患者可选择:①盆腔放疗±阴道近距离放疗和(或)②化疗或③激素治疗。

2.已知或怀疑子宫外病变　根据症状和指征行MRI或CT检查,是否手术要根据症状、病变范围、病灶的可切除性来决定,能手术者行全宫双附件切除和(或)转移病灶的局部切除。不能手术者:

(1)子宫内膜间质肉瘤:Ⅰ期可仅观察或激素治疗;Ⅱ、Ⅲ和Ⅳa期行激素治疗±肿瘤靶向放疗;Ⅳb期行激素治疗±姑息性放疗。

(2)子宫平滑肌肉瘤或未分化肉瘤:Ⅰ期可选择:①观察或②考虑化疗或③考虑盆腔放疗和(或)阴道近距离放疗;Ⅱ和Ⅲ期可选择:①考虑肿瘤靶向放疗或②考虑化疗;Ⅳa期行化疗和(或)放疗;Ⅳb期行化疗±姑息性放疗。

**【术后随访】**

前2年每3个月体检1次,以后每半年或1年体检1次;胸片或肺CT每6～12个月1次,共维持5年。有临床指征者行CT/MRI检查。无临床指征行其他影像学检查。

**【复发的治疗】**

子宫平滑肌肉瘤是侵袭性较强的恶性肿瘤,预后较差,即使早期发现,其复发率仍可高达53%～71%。

1.经CT检查胸、腹、盆腔均阴性的阴道局部复发　既往未接受放疗者,可选择①手术探查加病灶切除±术中放疗或②肿瘤靶向放疗。若选择方案①,根据术中情况确定补充治疗,病灶仅局限在阴道时,术后行肿瘤靶向放疗+阴道近距离放疗。病灶扩散到阴道外,但仅限于盆腔时,术后行肿瘤靶向放疗。若已扩
```

散至盆腔外,可行化疗,子宫内膜间质肉瘤可行激素治疗;局部复发既往曾接受放疗者,可选择①手术探查加病灶切除±术中放疗±化疗或②化疗或③激素治疗(仅限于子宫内膜间质肉瘤)或④肿瘤靶向放疗。

2.孤立转移灶　可切除者可考虑手术切除加术后化疗或激素治疗(仅限于子宫内膜间质肉瘤),或化疗±姑息性放疗,或激素治疗(仅限于子宫内膜间质肉瘤);不可切除病灶者行化疗±姑息性放疗,或激素治疗(仅限于子宫内膜间质肉瘤)。

3.播散性转移　子宫内膜间质肉瘤行激素治疗或支持治疗,其他肉瘤行化疗±姑息性放疗或支持治疗。

4.全身治疗　包括化疗和激素治疗。化疗药物可单用或联合,推荐药物包括多柔比星、吉西他滨/多西紫杉醇,其他可选择的单药有达卡巴嗪、多西紫杉醇、表柔比星、吉西他滨、异环磷酰胺、脂质体阿霉素、紫杉醇、替莫唑胺等。激素治疗仅适用于子宫内膜间质肉瘤,包括醋酸甲羟黄体酮、醋酸甲地黄体酮、芳香酶抑制剂、CnRH拮抗剂、他莫昔芬。

【预后】

复发率高,预后差,5年生存率20%～30%。预后与肉瘤类型、恶性程度、肿瘤分期、有无血管、淋巴转移及治疗方法的选用有关。但是也有资料表明子宫肉瘤的预后仅与其手术分期有关,而且虽然在过去的20年各种手术和辅助治疗有了很大发展,但是子宫肉瘤的生存率并未见改善。继发性子宫平滑肌肉瘤及低度恶性子宫内膜间质肉瘤预后较好;高度恶性子宫内膜间质肉瘤及恶性中胚叶混合瘤预后差。

(方春霞)

第十节　卵巢恶性肿瘤

一、概述

上皮性卵巢癌来源于卵巢表面上皮的恶变,与腹膜、输卵管共同来源于中胚层。卵巢癌在女性恶性肿瘤中的发病率居第6位,在女性生殖道肿瘤的发病率中居第3位,仅次于宫颈癌和子宫内膜癌。但卵巢癌是所有女性恶性肿瘤中病死率最高的一种。大约70%的卵巢癌在诊断时已属晚期,目前治疗手段下预后较差。随着化疗药物进展以及遗传危险因素和分子发病机制研究的不断深入,为治疗卵巢癌提供了一种可能。

(一)流行病学

欧美及以色列等国家和地区卵巢癌的发病率较高,在日本和发展中国家发病率低。卵巢癌平均发病年龄为60岁,女性罹患卵巢癌的终身风险度为1.5%。卵巢上皮癌中最常见的是浆液性癌,占到所有卵巢恶性肿瘤的79%左右。其次为黏液性癌和子宫内膜样癌。卵巢癌的危险因素包括个体因素、家族因素、环境因素、生育因素。

个体因素包括年龄＞40岁、未产、未育、子宫内膜癌或乳腺癌病史以及家族是否有卵巢癌病史。卵巢癌的发生可能与反复排卵造成卵巢表面上皮修复过程中发生恶性变有关。而实践中规律排卵时间较长的人群如未产、初潮早、绝经晚等罹患卵巢癌的风险增加,这也支持了上述假设。而多产、口服避孕药、输卵管结扎会降低卵巢癌的危险性。通过外阴、阴道以及子宫输卵管进入盆腔的化学物质刺激也可能诱发卵巢癌。石棉、滑石粉是比较公认的与卵巢癌有关的化学品。自 1985 年以来,发达国家中的卵巢癌发病率呈下降趋势,晚期卵巢癌的中位生存期也得以提高。生育和卵巢癌的发生呈负相关,口服避孕药可以降低上皮性卵巢癌的发生,使用 5 年以上的口服避孕药可以降低相对危险度 0.5。有研究者认为,由于腹膜和卵巢表面上皮同源,预防性切除卵巢并不降低卵巢癌的危险性,切除卵巢后还可能发生腹膜癌。也有研究发现,预防性卵巢切除后发生的腹膜癌约为 1.8%,因此,对于家族性卵巢癌病史的女性应该进行卵巢预防切除,由于高危人群卵巢癌发病年龄较低,建议在 35 岁前进行预防性切除,可以考虑腹腔镜下切除,以减少创伤,缩短平均住院日。但预防性卵巢切除对年轻女性心理上影响较大,还要面对雌激素缺乏引起的生理改变,因此,手术医生不仅要考虑到预防性切除卵巢的利弊,还要考虑切除后患者的心理和生理变化以及患者对手术、术后的顺应性。

有明确家族史的卵巢癌妇女罹患卵巢癌的风险高于普通人群。大多数卵巢为散发病例,具有遗传特征的占 5%～10%。BRCA1/BRCA2 突变被证实与卵巢发病有关,尽管卵巢病例中 BRCA1/BRCA2 发生突变者占 10%～15%,但 BRCA1 突变者患卵巢癌的危险为 39%～46%,BRCA2 突变者危险度为 12%～20%。另外,Lynch Ⅱ 综合征患者有较高卵巢癌和内膜癌的危险性,称为遗传性非息肉性结肠癌综合征,其特点为除了频繁发生的乳腺癌、卵巢癌、子宫内膜癌等原发腺癌外,还出现邻近器官如肠的原发癌。

石棉、滑石粉、子宫内膜异位症、盆腔炎、腮腺炎病毒等炎性刺激因素在卵巢排卵后上皮修复过程中发生作用,在 BRCA1/BRCA2 功能受损时,基因修复功能减低,增加了患病风险。这些炎性因素通过环氧化酶 2(Cox2)起作用,Cox2 抑制物具有化学防癌的潜能。生育因素也与卵巢癌发生相关。多产妇发生卵巢上皮癌的风险降低,而未产妇增加了卵巢癌的风险。循证医学证实,连续应用 10 年以上口服避孕药可以降低卵巢癌的风险。同样,母乳喂养也能降低卵巢癌发生的风险。

(二)病理及分期

卵巢肿瘤一般拥有共同的组织学起源,来源于单一细胞类型,即卵巢表面上皮,大多数肿瘤为卵巢上皮/间质肿瘤,是苗勒管的胚胎发生及来源。

卵巢肿瘤最终确诊需要切除组织的病理学检查。有资料显示,50% 组织学检查为恶性的囊肿在囊肿抽出物的检查中不能检出恶性细胞,因此,不推荐超声引导下囊肿穿刺抽液作为卵巢囊肿的诊断和治疗手段。卵巢癌 FIGO 分期是手术病理分期(表 10-4),包括组织学分型和分级以及腹水细胞学检查(或腹腔冲洗液细胞学检查)。卵巢癌的组织分级分为 3 级,组织病理学类型中最常见的是浆液性肿瘤,占到 70% 以上,其次为黏液性肿瘤(10%)和子宫内膜样肿瘤(10%),透明细胞癌、纤维瘤和未分化肿瘤较少,各占不到 1%。每种组织病理学类型再现了下生殖道某节段的特征,如浆液性乳头状囊腺癌和输卵管腺上皮有相似特征,黏液性肿瘤和宫颈内口腺体类似,子宫内膜样肿瘤和子宫内膜相似。

表 10-4　原发性卵巢癌的手术-病理分期(FIGO,2000 年)

Ⅰ期	肿瘤局限于卵巢
Ⅰ A	肿瘤局限于一侧卵巢,表面无肿瘤,包膜完整,腹水或腹腔冲洗液中未见恶性细胞
Ⅰ B	肿瘤局限于双侧卵巢,表面无肿瘤,包膜完整,腹水或腹腔冲洗液中未见恶性细胞
Ⅰ C	肿瘤局限于一侧或双侧卵巢,伴有以下任何一项者:包膜破裂、卵巢表面有肿瘤、腹水或冲洗液中含有恶性细胞
Ⅱ期	肿瘤累及一侧或双侧卵巢,伴盆腔内扩散
Ⅱ A	肿瘤蔓延和(或)转移至子宫和(或)输卵管,腹水或腹腔冲洗液中未见恶性细胞
Ⅱ B	肿瘤扩展至其他盆腔组织,腹水或腹腔冲洗液中未见恶性细胞

ⅡC	ⅡA或ⅡB期病变,腹水或腹腔冲洗液中找到恶性细胞
Ⅲ期	肿瘤累及一侧或双侧卵巢,伴盆腔以外种植或腹膜后淋巴或腹股沟淋巴结转移,肝浅表转移属于Ⅲ期
ⅢA	淋巴结阴性,组织学证实盆腔外腹膜表面有镜下转移
ⅢB	淋巴结阴性,腹腔转移灶直径<2cm
ⅢC	腹腔转移灶直径>2cm和(或)伴有腹膜后淋巴结转移
Ⅳ期	远处转移(胸腔积液细胞学检查阳性,肝实质转移)

注:ⅠC及ⅡC细胞学阳性,应注明是腹水或腹腔冲洗液;如包膜破裂,应注明是自然破裂或手术操作时破裂

二、早期诊断

　　卵巢是以排卵和产生女性激素为主要功能的器官。常见的卵巢恶性肿瘤有上皮性肿瘤、生殖细胞肿瘤和性索间质肿瘤。其中最常见的是卵巢上皮性肿瘤,占原发卵巢肿瘤的70%左右。由于卵巢表面上皮与腹腔间皮均来自与原始体腔上皮,因此具有向各种苗勒管上皮分化的潜能,导致了卵巢上皮性肿瘤的多样性。卵巢癌以早期无症状、确诊时多属晚期、生存率低为特点。根据美国NCI报告,卵巢癌的发病率为40/100000左右,但在女性人群中因肿瘤导致死亡的疾病中位于第4位。也是妇科恶性肿瘤中病死率最高的一种。

　　据美国癌症协会的报告,美国每年新发的卵巢癌约2万例左右,死于卵巢癌的患者约1.5万例。不考虑分期因素,卵巢癌的总体5年生存率约为45%,而Ⅰ期卵巢癌的5年生存率可以达到90%,但在所有诊断的卵巢癌病例中,仅有19%在早期确诊。近几十年来,尽管在卵巢癌早期诊断研究方面投入巨大的精力,但仍然没有找到有效地诊断手段。而治疗水平的进步也没能改善晚期卵巢癌的生存率。

　　卵巢位于盆腔深处,肿瘤侵犯周围组织或者发生转移之前,很少出现症状。到晚期出现症状时,也多以腹胀、纳差等非特异性症状为主。因此,早期诊断困难是卵巢癌预后不良的主要因素。卵巢癌的危险因素包括种族、年龄增长、家族史、不孕、使用生物药物以及个人肿瘤史。而口服避孕药、产次、母乳喂养等因素可能与降低卵巢癌发生率有关,其机制可能与这些措施减少了排卵,降低了细胞基因突变的概率有关。和其他恶性肿瘤一样,在没有有效的预防手段和治疗措施的情况下,早期诊断卵巢癌是改善卵巢癌总体生存率的重要手段。

　　卵巢癌的筛查已经有数十年的历史,20世纪80年代,开始使用超声检查筛查卵巢癌,卵巢异常病例组中,有3%经病理诊断确诊为卵巢癌。之后,卵巢癌的筛查一直很受重视,但即使使用了血清肿瘤标记物和更先进的超声影像学检查,其对改善总体生存的意义仍很有限,为了改善卵巢癌总体生存率,早期诊断尤为重要。自20世纪90年代起,血清CA125联合超声检查成为筛查卵巢癌的主要手段。1987~1991年,VanNagell的研究小组对1300例绝经后无症状女性进行经阴道超声检查,最终2.5%的病例发现卵巢异常,对阳性病例进行探查手术,仅有2例为Ⅰ期卵巢癌。由于没有发现比CA125更好的血清标记物,之后进行的更多的关于卵巢癌筛查的随机对照研究都是以血清CA125检测和经阴道超声为主要手段。但结果发现,筛查的敏感性、特异性均达不到理想的水平,而联合检查CA15-3、CA72-4、CA19-9几种标记物,可以提高筛查手段的敏感性和特异性。一项对前列腺癌、肺癌、直肠癌和卵巢癌进行的早期诊断队列研究(PLCO)初步结果显示,血清CA125检测和经阴道超声检查的筛查手段对卵巢癌病死率的影响还需要长期随访,而经筛查手段明确诊断的早期肿瘤和晚期肿瘤的阳性预测值均较低。Stirling的研究小组得出的结论

更令人悲观,入组病例1110例的一个队列研究,自1991~2004年每年进行定期筛查,结果发现对卵巢癌的早期诊断率和预后没有明显改善,阳性预测值17%,敏感性不足50%,达不到WHO关于筛查的要求,该手段还有较高的假阳性率,从而导致了不必要的手术干预。

标记物的敏感性和特异性影响了卵巢癌的筛查效果,发现敏感性和特异性均高的肿瘤标记物或者肿瘤标记物组合,是提高肿瘤早期诊断率,改善生存的重要手段。

(一)肿瘤标记物简介

肿瘤标记物是一类在正常生物状态、病理过程中、药理反应中可以计量的有显著差异的物质,并能够将健康人群和疾病人群正确区分。肿瘤标记物的研究和发展过程包括体外组织内发现、动物模型体内实验、临床试验几个阶段。从明确诊断的卵巢癌样本中已经获得了许多有潜在价值的标记物,可以用于卵巢癌的诊断、分期、预后判断以及治疗效果监测。但几乎还没有标记物可以用于普查和临床前诊断。

WHO对有效地筛查试验进行了明确的限定。一个好的筛查实验必须满足以下条件:①目标疾病的死亡率和普通人群死亡率有显著差异;②疾病进展有明显特征;③疾病早期给予治疗可以大大改善预后;④筛查试验可以被公众接受;⑤对晚期病例存在有效地治疗手段;⑥有适当的诊断措施和诊断设备;⑦保险策略从属于治疗;⑧筛查的费效比合适;⑨有高的阳性预测值、阴性预测值、敏感性和特异性。

美国国家癌症研究所的早期检测研究网络对发现和验证生物标记物路径的5个关键阶段进行了详细的描述。①在临床前研究阶段识别出可能的生物标记物;②对最有希望的生物标记物进行临床检测和验证,以评估其区分癌与非癌的能力;③回顾性分析阶段:通过回顾性分析,确定筛查试验判断临床前疾病的能力,列出阳性筛选试验的参数;④前瞻性研究阶段:确定生物标记物鉴定疾病的阈值和特征,如假阳性率;⑤对照研究阶段:获取筛查试验对减轻社会疾病负担的实际效果。

卵巢癌的生物学特征和流行病学特征,符合WHO关于进行筛查疾病的要求。因此,越来越多的研究致力于发现新的卵巢癌标记物,已达到普查卵巢癌,提高卵巢癌早期诊断率从而改善预后的目的。

(二)卵巢癌常用标记物

20世纪70年代,Mueller及其研究小组研究了卵巢癌患者血清触珠蛋白,Gehrke等利用液相色谱法定量分析了卵巢癌患者血清糖蛋白中的糖含量,自此开始了研究卵巢癌肿瘤标记物的热潮。卵巢癌生物标记物的研究主要集中在3个方面,即蛋白类标记物、基因类标记物、代谢产物类标记物。其中研究最多的是蛋白类标记物,其次是基因类标记物。

1.代谢类标记物　代谢组学是以物理学基本原理为基础的分析化学、以数学计算与建模为基础的化学计量学和以生物化学为基础的生命科学等学科交叉的学科。在过去7年多的时间里,这门新兴的学科得到了迅速的发展,并已广泛地应用到了分子病理学、毒理学、功能基因组学、临床医学和环境科学等领域,是系统生物学的一个重要组成部分。这门新兴的学科,凭借其"整体论"优势在最近几年得到了迅速的发展。以研究体内代谢过程和特殊代谢产物为主要内容的代谢组学研究有望成为早期诊断卵巢癌的新手段。研究中已经发现可能可以用于卵巢恶性肿瘤早期诊断的代谢产物包括溶血磷脂酸(LPA)、脂相关唾液酸(LSA/LASA)、2型11β羟基固醇脱氢酶、全代谢组等。其中最常见的代谢组学标记物是LPA和LSA/LASA。

LPA是一种被称作卵巢癌活化因子的生物活性磷脂,可以刺激肿瘤细胞增殖,促使细胞内钙离子释放,络氨酸磷酸化。LPA是血清中的正常成分,但在全血和血浆中检测不到。1998年,Xu等检测了10例Ⅰ期卵巢癌和24例Ⅱ-Ⅳ期卵巢癌,以1.3μmol/L为截断值,发现90%的Ⅰ期卵巢癌和全部Ⅱ~Ⅳ期卵巢癌LPA升高,敏感性95%,特异性89%。2004年,Sutphen等以光离子质谱技术(ESI-MS)为基础,检测LPA水平可以将17例卵巢癌和27例健康对照中的93.1%正确识别出来,敏感性91.1%,特异性96.3%。

但 LPA 的诊断价值也有不同的发现,Baker 2002 年的研究报告指出,利用 LCMS 技术检测 LPA 不能将肿瘤患者正确地识别出来。

LSA/LASA 也是一个很有价值的卵巢癌生物标记物。血清中的唾液酸绝大部分与血清糖蛋白结合,占到 98%～99.5%,仅有少连唾液酸与脂类结合,且主要以神经节苷脂的形式结合。一项针对 262 例妇科恶性肿瘤患者(包括卵巢癌)进行的研究发现,单独应用 LSA 诊断妇科恶性肿瘤敏感性 71%,特异性 91%,联合 CA125 检测,可以提高敏感性和特异性。一项联合 CA125,CA15-3,CA19-9,CA54-61,CA72-4,CEA,HMFG2,IL-6,IL-10,LSA,M-CSF,NB70K,OVX1,PLAP,TAG72,TNF,TPA,以及 UGTF 分别单独检测和联合应用可以提高敏感性和特异性。但 LSA 的敏感性和特异性在不同的研究中差别很大,Stratton 的结果显示 LSA 诊断卵巢癌的敏感性仅有 32%,而 Vardi 的试验发现 LSA 对诊断晚期卵巢癌的敏感性达到 100%。同样的问题也出现在其他标记物的研究中。由于试验方法不同,得出的结论也很不相同,因此,在肿瘤标记物发掘和验证过程中,应使试验方法的标准化,获得稳定可靠的数据资料。

Temkin 等认为 2 型 11βHSD 也是一种卵巢癌生物标记物。2 型 11βHSD 是将皮质醇转化为肾上腺皮质激素的单一氧化酶。在对 7 例健康对照和 6 例卵巢癌病例进行的研究中发现,卵巢癌组织中 2 型 11βHSD 表达活性增强。还发现在肿瘤组织中脂质过氧化作用和 DNA 破坏增加,抗氧化酶活性降低;超氧化物歧化酶(SOD)、过氧化氢酶活性降低,谷胱甘肽过氧化物酶、丙二醛、8-oxo-dG 活性增加。

Odunsi 对全代谢组学在卵巢癌诊断方面进行了深入研究,利用磁共振技术对 38 例卵巢患者、21 例卵巢良性肿瘤患者和 53 例健康对照的整体生物系统的代谢状态进行分析,所获得的数据进行 PCA,得到疾病代谢的特异性指纹图谱,用于诊断卵巢癌,敏感性和特异性均达到 97% 以上。

2.基因类标记物　遗传因素与卵巢癌形成有关,以 DNA 为基础的生物标记物在卵巢癌早期诊断中有重要意义。理解人类基因组中 10 万个不同的基因功能,监测某些组织、细胞不同分化阶段的差异基因表达(DGE)十分重要。对差异表达的研究,可以推断基因与基因的相互关系,细胞分化中基因"开启"或"关闭"的机制;揭示基因与疾病的发生、发展、转归的内在联系。目前 DGE 研究方法主要有表达序列标签(ESTs)测序、差减克隆、

差异显示、基因表达系列分析(SAGE)。而 cDNA 微阵列杂交技术可监测大量 mRNA 的转录,直接快速地检测出极其微量的 mRNA,且易于同时监测成千上万的基因,是研究基因功能的重要手段之一。基因芯片技术发现疾病易感基因以及在人卵巢癌动物模型中进行研究。BRCA1 and BRCA2 是研究最多的卵巢癌相关基因,其他如人组织激肽释放酶类、黏蛋白类也是研究的热点。单个基因也可以作为卵巢癌的候选标记物,但更多的研究发现多个标记物组合可以提高诊断的敏感性和特异性。2000 年的一项研究对卵巢癌和对照组健康卵巢上皮进行了全基因表达分析,首次将 ApoJ、claudin-3 and claudin-4 与卵巢癌的形成、发展相联系,并指出,其可能对判断卵巢癌预后有价值。

BRCA1 和 BRCA2 的突变可以增加患卵巢癌和乳腺癌的风险,因此被称为癌易感基因,尤其与女性家族性肿瘤有关。BRCA1 突变的人群到 70 岁时患卵巢癌的累积危险度 39%,BRCA2 突变的人群到 70 岁时患卵巢癌的累积危险度 11%。可以看出,BRCA1 较 BRCA2 更适合作为基因标记物。但 BRCA1 作为标记物适合对高危人群进行筛查而不适合在普通人群中筛查。

BRCA1/2 的突变率在不同种族相似,几项研究均认为,对乳腺癌和卵巢癌的高危人群应检测 BRCA1 和 BRCA2 突变,以便对高危人群个体进行风险评估和临床处置。van der Velde 等对 BRCA1/2 突变的 241 例女性进行了 11 年的追踪随访,随访内容包括每年进行一次盆腔检查、阴道超声检查、血清 CA125 检测,结果共发现了 3 例卵巢癌,均为 FIGO ⅢC 期,认为 3 种方法进行卵巢癌高危人群进行筛查没有改善预后,对 BRCA1/2 突变的高危人群进行筛查来提高早期诊断率的价值有限。

激肽释放酶基因能在类固醇激素产生组织和类固醇激素依赖组织中表达一组丝氨酸蛋白水解酶,如前列腺、乳腺、卵巢、睾丸等组织中。KLK 家族中的 KLK1-KLK15 基因编码了 hK1-hK15 肌肽释放酶,多种与卵巢癌相关,是很好的候选标记物。KLK6、7、8、10 被认为与卵巢癌关系最密切。HE4 是编码人附睾蛋白(HE4)的基因。在卵巢癌细胞系中进行 RT-PCR 检测,发现 HE4 基因过表达,对细胞培养液中的 HE4 检验证实 HE4 是一种分泌性的糖蛋白。联合检测 HE4 和血清 CA125 可以将卵巢子宫内膜异位囊肿和卵巢癌区别开来,提高了诊断试验的准确率。而一项针对健康女性和绝经后卵巢癌高危女性的研究显示,CA125、mesothelin 和 HE4 3 项标记物与卵巢癌风险关系不大,联合检查这几项用于卵巢癌风险预测并无必要。

p53 基因是另一个与肿瘤相关的基因。在卵巢癌患者腹水中和外周血中均可以发现游离肿瘤特异性 p53 基因突变,而且,3 例 I 期卵巢癌中,外周血中均可检到 p53 基因突变,仅有 1 例细胞学阳性,可以认为 p53 基因突变是卵巢癌诊断的候选标记物。

表观遗传是指不改变 DNA 序列,而是通过对核苷酸或染色体的可逆性修饰调节基因的表达,这种修饰又是可遗传的。DNA 甲基化是目前已知的哺乳动物 DNA 唯一的自然化学修饰方式,是表观遗传的主要方式之一,是指在 DNA 甲基转移酶(DNMT)的作用下,以 S 腺苷 L 甲硫氨酸(SAM)为甲基供体,将甲基转移到胞嘧啶的 5 位碳原子上,生成 5-甲基胞嘧啶(5mC)。DNA 甲基化通常发生在 CpG 位点的 C 上。健康人的 GCP 基因区域被甲基化保护,肿瘤生成过程中,发生超甲基化,可以用于肿瘤诊断和分期。2006 年,Wei 等鉴定了 220 个基因座的异常甲基化用于卵巢癌肿瘤标记物。但这些标记物在临床的应用还有待进一步的研究。

3.蛋白标记物　蛋白质组学研究的目的是对机体中的蛋白质进行鉴定、定量分析,了解其结构、生化及细胞功能,以及这些特征在不同时间、空间以及生理状态下的改变。目前,关于卵巢癌肿瘤标记物的研究大部分集中在蛋白质领域。这很大原因在于蛋白质是基因的最终产物,也是基因功能的最终执行者。蛋白质活性改变与生物功能关系最密切,基因的改变还要通过 mRNA 起作用。常用的蛋白质研究技术包括以质谱技术为基础的蛋白质谱技术(如 MALDI 技术、SELDI 技术)、蛋白质芯片技术、凝胶电泳技术(GE)、差异凝胶电泳技术(DIGE)、Western blots 技术等。

质谱技术被认为是蛋白质组研究的有效技术手段,可以用于未知蛋白鉴定、蛋白质差异表达分析、蛋白质翻译后修饰分析、受体配体结合、蛋白质折叠等研究。但由于技术本身的限制,目前该技术应用于卵巢癌肿瘤标记物研究还存在一定的限制。样本中的高丰度蛋白往往掩盖低峰度蛋白的信号,而样本中的三十几种高峰度蛋白占到样本中蛋白总数的 98% 以上,去除高峰度蛋白的影响,可以大大提高从成千上万种低峰度蛋白中发现肿瘤标记物的效率。多重反应监测(MRM)可以显著降低蛋白质分析的复杂程度。目前已经发现了数种蛋白标记物用于卵巢癌诊断。

CA125、CA19-9、CA72-4 均为糖类抗原标志物。CA125 主要应用于临床病情的监测和辅助诊断。CA125 水平和疾病活动相关,因此可以把 CA125 水平的变化作为判断疗效、监测肿瘤复发的重要指标。一般要求治疗后每 3 个月复查 CA125 水平,持续 2 年,在监测期内,CA125 水平的异常升高往往预示着肿瘤复发。

Jacobs 等的研究提示基于 CA125 对早期肿瘤的低敏感性和卵巢癌的低发病率,影响了其在早期筛查中的应用。1994 年,国立卫生研究院的总结性报告中推荐 CA125 结合阴道超声检查盆腔用于遗传性卵巢癌综合征的监测。绝经前女性有很多因素可以引起 CA125 升高,而绝经后女性 CA125 升高伴有盆腔包块对卵巢癌的阳性预测值可以高达 98%。瑞典的 Sjovall 在一项前瞻性研究中,以 CA125(≥30U/ml)为界值对 >50 岁的 4290 名志愿者妇女进行了筛查,特异性达到 97%,阳性预测值 4.7%。出现卵巢癌假阳性的原因主要为罹患其他系统肿瘤如胰腺癌等，以及部分良性病变造成的 CA125 升高。但 CA125 用于卵巢癌早期诊断敏感性低，日本进行的一项多中心卵巢癌筛查的随机对照研究结果提示盆腔超声联合 CA125 检查在大规模人群筛查中早期卵巢癌的诊断率筛查组高于对照组，但没有统计学差异。

Moore 等利用多种肿瘤标记物联合检测用于盆腔包块患者的诊断，发现 HE4（人附睾蛋白 4）单项用于卵巢癌早期诊断亦能取得较高的敏感性，但联合 CA125 检测对盆腔恶性肿瘤诊断敏感性更高。与浆液性卵巢上皮癌不同，其他类型的卵巢癌中 CA125 可能升高不明显甚至没有变化。卵巢癌相关标记物的研究也取得了一定的进展。CA72-4 也称作肿瘤相关糖蛋白 724，是位于结肠、胃、卵巢肿瘤的表面抗原，多在黏液性肿瘤中高表达。资料显示，CA72-4 联合 CA125 检测可以提高诊断的敏感性和特异性，优于 CA125 单项检测。CA19-9 是一种细胞内黏附分子，最早在胰腺癌和胆管癌中发现，但在其他恶性肿瘤也有表达，如结肠癌、食管癌、肝癌等。在卵巢黏液性肿瘤也有表达，已有的研究显示，CA19-9 更多应该应用于卵巢黏液性癌和交界性肿瘤诊断。AFP 是胎儿血清中的重要蛋白，在出生后降低到极低水平。部分生殖细胞肿瘤中 AFP 升高。血清巨噬细胞集落刺激因子（M-CSF）是由正常卵巢和卵巢肿瘤产生的细胞因子，在 68%的卵巢癌中升高，联合 CA125 检测可以提高敏感性。OVX1 单克隆抗体可以识别存在于卵巢癌和乳腺癌细胞上的抗原决定簇。激肽释放酶蛋白是由激肽释放酶基因编码的一组蛋白质，在卵巢癌病例中可以发现激肽释放酶蛋白增高。

2002 年，Petricoin 等在 Lancet 发表报告，利用 SELDI-TOF-MS 技术发现卵巢癌血清蛋白 5 个特异变化的蛋白峰，以此作为血清蛋白肿瘤生物标记物，对标本进行独立双盲检测，成功地从 116 例标本中鉴别出 50 例卵巢癌患者。获得了 100%的灵敏度，95%特异性以及高达 94%的阳性预测值。Rai 等鉴定出的 3 个结合珠蛋白片断（分子量 9.2ku）、免疫球蛋白的重链（54ku）、转铁蛋白（79ku），但其单独应用不及 CA125，而 4 种联合能明显提高其检测率。2003 年，Ye 等应用 SELDI 技术在卵巢癌患者血清中发现结合珠蛋白的 α 链（Hp-旺）。Hp-α 诊断卵巢癌的敏感性为 64%，特异性 90%，联合 CA125 后分别提高到为91%和 95%。

2004 年，Zhang 等进行了 5 中心的病例对照研究中，分析了 153 例卵巢上皮浸润癌、42 例其他卵巢癌、166 例盆腔良性肿瘤、142 例健康女性血清蛋白质组的表达。独立分析两个中心的早期卵巢癌和健康女性的病例资料，并交叉验证以发现潜在的肿瘤标记物。并将发现的肿瘤标记物用另外两个中心的样本来验证和进行蛋白鉴定。蛋白鉴定后，用免疫检测有效的生物标记物去检测第五中心提供的样本，包括 41 例卵巢癌患者，41 例健康女性，20 例其他肿瘤如结肠、前列腺及乳腺癌等。发现了 3 种生物标记物。载脂蛋白 A1（肿瘤中下调）、缩短的甲状腺素结合蛋白（肿瘤中下调）；胰蛋白酶抑制药重链 H4（肿瘤中上调）的氨基酸片段。独立鉴定卵巢早期浸润癌的多因素模型中，3 个肿瘤标记物联合 CA125 的敏感性远高于 CA125 单项检测（74% vs 65%），特异性为 97%。当敏感性为 83%，其特异性远高于 CA125 单项（94% vs 52%）。Bengtsson 等对 64 例标本进行了大规模蛋白质组分析，对 64 例来自不同期别的卵巢肿瘤组织标本以及正常组织进行分析，发现了有意义的蛋白点 217 个，最终利用免疫组织化学的方法验证了其中 5 个特异蛋白并制成抗体作为检测标记物使用。

利用质谱分析发现血清生物标记物需要两个部分：质谱装置完成质谱检测以及对质谱中提出的信息进行分析的工具。以质谱为基础的血清蛋白质组分析已经应用于包括卵巢癌在内的多种恶性肿瘤研究。已经进行的研究对肿瘤早期诊断可取得理想的效果，Conrads 等利用 ABIqStar quadrapole（QqTOF）MS技术分析了更多的血清标本。采用遗传算法以及其他生物信息学手段产生了 4 种不同的模型。所有的模型达到了 100%的敏感性和特异性。

实验研究发现的可以用于卵巢癌诊断的肿瘤标记物还有很多种，Mesothelin、骨桥蛋白、HE4 以其高敏感性和特异性倍受重视,但对于卵巢癌肿瘤标记物的发掘已经不局限于基因、代谢产物、蛋白质了,糖蛋白谱和聚糖谱也可以用于区分健康人和卵巢癌。

(三)结语

早期诊断多通过普查发现卵巢癌高危人群及早进行干预。目前临床应用的普查手段以肿瘤标记物联合盆腔超声检查为主,但经过前瞻性观察,尚未有证据证实可以改善卵巢癌总体生存率。因此,上述肿瘤标记物的研究成果为早期诊断卵巢癌,改变卵巢癌疾病谱带来了希望。目前已知的卵巢癌标记物除了CA125 已经在临床广泛应用,其他各种代谢标记物、基因组标记物、蛋白质组标记物均处于基础研究和应用研究阶段,而且还没有临床证据证明新标记物在卵巢癌早期诊断、判断预后及病情监测方面优于CA125,但已有证据证实这些标记物联合 CA125 可以提高敏感性和特异性。因此,一方面把现有成果和CA125 结合起来,以提高诊断的敏感性和特异性;一方面应该继续发掘可以用于卵巢癌早期诊断的全能标记物,这就需要将基因组、代谢组学、蛋白质组学、糖蛋白组学以及影像学相结合,同时应用生物信息学技术,以达到早期诊断卵巢癌的目的。

三、手术治疗

卵巢肿瘤的手术治疗源于 18 世纪,但是直到 1809 年,才正式报道了 1 例卵巢癌卵巢切除术。现代卵巢癌手术治疗始于 20 世纪,Meig's 1934 年成功实施了第 1 例卵巢癌细胞减灭术。1940 年 Pemberton 证实了大网膜是卵巢癌的重要转移部位。1968 年,Munnell 发现,尽可能多的切除肿瘤病灶较部分切除病灶和活检可以获得更好的预后;1975 年 Griffiths 一个重要发现证实残余肿瘤的直径与患者的预后呈负相关。过去的 40 年里,卵巢癌的治疗取得了重要进步,但手术治疗仍然是所有治疗方法的基础。

上皮性卵巢癌的手术原则如下:①对估计为 Ⅰ-Ⅱ期的卵巢癌进行手术分期;②对Ⅲ-Ⅳ期的原发性晚期卵巢癌施行肿瘤细胞减灭术;③新辅助化疗后进行中间细胞减灭术;④复发或者进展快的卵巢癌进行第2 次肿瘤细胞减灭术;⑤对于晚期卵巢癌引发肠梗阻者进行姑息性手术。

(一)卵巢癌细胞减灭术

1.理论基础

(1)有利于卵巢癌化疗:化疗药物治疗癌症的目的是阻止癌细胞的增殖、浸润、转移及杀灭癌细胞。根据肿瘤细胞动力学原理,化疗药物杀灭肿瘤细胞遵循对数理论,即每次化疗杀灭一定比例的肿瘤细胞,而不是绝对数。但这只是一种假设,在临床应用中达不到这种效果。首先,肿瘤中不同细胞周期的细胞对化疗药物的敏感程度不同;由于血供和肿瘤周围组织的影响,药物进入不同细胞的程度不同;化学治疗过程中肿瘤细胞会产生耐药性。

基于上述理论,肿瘤负荷较小时,通过较少疗程的化疗能几乎全部杀死肿瘤细胞;肿瘤负荷越大,达到相同效果的化疗周期越长,而此过程中,可能使肿瘤细胞发生获得性耐药突变。由于肿瘤细胞遗传不稳定性,发生耐药突变的细胞随着肿瘤细胞绝对数的增加而增加。因此,细胞减灭术彻底性越高,残余肿瘤细胞越少,发生耐药突变的细胞越少,治疗效果越理想。

施行手术后,大量肿瘤细胞被切除,使得残余肿瘤的血供改善,化疗药物更容易灌注到肿瘤组织中;同时唤醒 G_0 期细胞进入细胞周期,提高肿瘤细胞对化疗药物的敏感性。

(2)增强患者免疫机制:体积较大的肿瘤会抑制宿主对肿瘤的免疫防御功能。肿瘤生长过程中会分泌免疫抑制因子并降低淋巴细胞活性。肿瘤细胞减灭术减轻肿瘤负荷,减少免疫抑制因子的分泌,增强机体免疫能力。

2.残余病灶的影响

(1)肿瘤达到 1kg 可能导致宿主死亡。从原始肿瘤细胞增长 1kg 需要大约 40 个倍增周期。满意的细胞减灭术(残余肿瘤直径<1cm)可以将肿瘤数量减少 3 个指数级,残余病灶生长至肿瘤原来大小需要 10 个倍增周期;未施行满意细胞减灭术者,肿瘤数量仅减少 1 个指数级,1 个倍增周期后肿瘤即可恢复至原来大小。满意细胞减灭术后,行 6 个疗程辅助化疗可以将肿瘤数量减至 101~104,已经有研究证明,可以延长生存期。

(2)原始肿瘤大小、首次手术后残余肿瘤大小、肿瘤切除术后残余肿瘤的直径三个因素与肿瘤患者生存相关;其中,残余肿瘤的数量与肿瘤密切相关,肿瘤负荷减至"满意状态"可以使患者获得更多的生存益处。

卵巢癌细胞减灭术的定义有一个演进的过程,目前公认的满意细胞减灭术为肿瘤直径<1cm,而对残余病灶的数量至今仍无定论。Griffiths 和 Fuller 认为将肿瘤体积缩小至直径 1.5cm 以下可以获得较满意的生存期,中位生存期达到 27 个月,残留肿瘤体积>1.5cm 的患者中位生存期为 11 个月。Van Lindert 等研究证实残余病灶直径<5mm,中位生存期达到 40 个月,而残余病灶直径在 5~15mm 的患者,中位生存期为 18 个月。GOG 的资料证实,手术彻底切除肿瘤仅残留镜下病灶,其中位生存期更长。肿瘤细胞减灭术中还面临一个问题,就是如何处理腹膜表面广泛种植的病灶。应用 CUSA、氩气刀等能量器械可以比较彻底的清除这些病灶,从而改善生存。基于上述资料,我们认为最理想的卵巢癌细胞减灭术应该是切除所有肉眼可见病灶,但在临床实践中,能够做到残余病灶到直径<1cm 之间也应该是较满意的。

3.卵巢癌细胞减灭术　卵巢癌细胞减灭术麻醉一般采用全身麻醉,体位采用仰卧位。对于盆腔转移病灶多累及直肠、乙状结肠,可能术中进行肠切除、肠吻合的患者,可采用膀胱截石位,利于术中操作。术前考虑到盆腔较深可能影响操作的病例也可采用膀胱截石位。选择腹正中切口,便于延伸切口至所需位置。

卵巢癌细胞减灭术的主要目的是切除所有的肉眼可见肿瘤。其手术范围包括全子宫、双附件切除、阑尾切除、大网膜切除、盆腔淋巴结清扫术、腹主动脉旁淋巴结清扫术以及盆腔、腹腔转移瘤切除。回盲部、大网膜、直肠乙状结肠、盆腔反折腹膜等部位是最常见的肿瘤累及部位,由于大部分卵巢癌患者都有腹水,结肠肝曲、脾曲等部位也是肿瘤常累及的部位。肠系膜及肠管浆膜面大量的肿瘤结节还可能导致肠梗阻。

首次行卵巢癌细胞减灭术者,进入腹腔后需留取腹水或者腹腔冲洗液送细胞学检查,术前已有明确病理诊断的病例不需进行此步骤。仔细探查盆腔、腹腔以及腹膜表面,了解肿瘤的转移部位、最大转移病灶的直径,以利于对肿瘤细胞减灭术的彻底性进行评估,也可对预后判断提供资料。常见的肿瘤种植转移部位有子宫直肠陷凹、子宫膀胱反折腹膜、大网膜、结肠肝曲、结肠脾曲、膈下、肠系膜以及肠管浆膜表面。同时,还需了解腹主动脉旁淋巴结有无肿大、转移等。能否将转移瘤彻底切除取决于转移肿瘤的部位,肾上极淋巴结转移、肝实质转移、肝门部转移、髂血管旁转移、小肠系膜根部转移都可能影响细胞减灭术的彻底性。为了达到满意细胞减灭术,必要时可以切除膀胱、输尿管、脾、膈肌甚至肝实质。可以切除部分小肠以避免肠梗阻。术中估计达到满意细胞减灭术困难时,也要尽可能切除大网膜饼和全子宫双附件,最大限度降低肿瘤负荷,为进一步的化疗、免疫治疗等综合治疗手段提供便利条件。

晚期卵巢癌术中常发现大网膜增厚形成"网膜饼",常与腹壁、肝、脾、腹壁、盆腔肿瘤粘连。大网膜往往是卵巢肿瘤转移的第一站,根据腹腔液体的循环途径,容易在结肠肝曲、结肠脾曲以及胃结肠韧带出种植转移。能否彻底切除大网膜饼与是否达到彻底细胞减灭术密切相关。切除大网膜的过程中,由于在肝曲、脾曲的致密粘连,周围多有种植转移灶,腹部切口要足够大,充分分离大网膜与腹壁的粘连,拉直网膜,显露结肠下网膜与横结肠连接处。沿横结肠系膜锐性分离网膜,钳夹、切断、结扎网膜血管。沿胃网膜左右血管结扎血管,在胃大弯处分离大网膜。

肿瘤常沿胃肠韧带向左延伸至脾门和结肠脾曲,向右延伸至肝包膜和结肠肝曲,通常不会侵犯肝实质和脾实质。切除过程中,要特别注意脾门位置,避免损伤脾血管。有时为了彻底切除脾曲肿瘤,需要将脾切除。

切除盆腔原发肿瘤以及子宫。如果卵巢肿瘤仅累及一侧,或者肿瘤累及两侧但是没有与周围脏器致密粘连,可以按照普通的全子宫双附件术式切除子宫及双侧附件。

晚期卵巢癌,由于癌肿种植转移,肿瘤往往累及直肠、乙状结肠、回盲部、膀胱、盆腔腹膜,子宫直肠陷凹很容易受累,轻者子宫直肠陷凹腹膜增厚,结节样改变,重者甚至封闭。此种情况下,盆腔的解剖位置发生改变,按照全子宫双附件切除术的术式进行容易发生肠管、输尿管损伤。为了防止损伤盆腔血管、输尿管损伤,发生严重并发症,可经腹膜后分离法完成子宫及卵巢肿瘤的切除,即为"卷地毯"式手术。沿腰大肌下端到髂外动脉的远端,上端到回盲部和乙状结肠,切开侧腹膜。通过广泛显露分离,确定髂血管和输尿管在肿瘤下附着的位置,确认并高位分离、断扎双侧卵巢血管,这样不会损伤输尿管。断扎圆韧带,沿侧盆壁后腹膜向内侧分离,即可切除腹膜上的肿瘤。当子宫、卵巢和直肠、腹膜粘连致密分离困难时,在腹膜后分离宫旁组织,断扎子宫动脉和骶主韧带,沿髂内动脉内侧分离直肠无血管区域,分离膀胱宫颈间隙,下推膀胱,切断阴道壁,沿直肠前壁将离断的子宫分离下来,注意分离过程中尽量避免损伤直肠浆膜层。

与宫颈癌广泛子宫切除手术不同,晚期卵巢癌细胞减灭术手术是一种非规范手术,卵巢癌种植转移可能累及直肠、乙状结肠、横结肠、小肠、膀胱、输尿管等盆腹腔脏器,为了彻底切除肿瘤,需要切除肠管、膀胱等部分组织,并进行结构重建,如部分肠管切除、肠吻合术,部分膀胱切除、膀胱修补术,输尿管切除、输尿管膀胱移植术等,甚至需要结肠腹壁造口。阑尾也是卵巢癌细胞减灭术中必须要切除的。

手术中尽可能切除腹膜表面的转移肿瘤。有些情况下,横膈、肝表面、肠系膜间的病灶或者肠管表面浆膜层广泛受累,常规手术方法难以切除。随着手术设备的进步,妇科肿瘤医生可以更容易的完成减灭术,超声吸取器(CUSA)、氩气刀、超声刀、CO_2激光等应用于卵巢癌细胞减灭术可以更方便地清除腹膜表面、肠表面的肿瘤而减少附损伤。CUSA可以破坏、吸收组织,在较低的强度下,振动棒能有选择性的破坏含水量高的组织,而不损伤富含胶质和弹力蛋白的组织如血管、肠管等,用于肝转移、沿盆腔髂血管、腹主动脉固定的肿大淋巴结。氩气刀通过将射频能量聚焦成直接非接触室温下的氩气束而产生电凝作用,电外科手术时,电流从喷气机头沿着氩气束到达组织。

从手术病理分期的角度来看,卵巢癌细胞减灭术应该包括清扫盆腔淋巴结和腹主动脉旁淋巴结。在晚期肿瘤中,不管是否能够达到满意的细胞减灭术,能够触及的肿大淋巴结均应切除。在已经切除盆腹腔、腹膜原发肿瘤和转移病灶的患者系统清扫盆腔和腹主动脉旁淋巴结。但切除盆腔和腹主动脉旁腹膜后淋巴结是否可以改善患者预后仍存在争议。有学者认为,60%～75%的晚期卵巢癌存在腹膜后淋巴结转移,而化疗药物很难到达腹膜后淋巴结,切除腹膜后淋巴结有助于减轻肿瘤负荷、降低耐药。改善预后。也有研究者认为腹膜后淋巴结清扫并不能改善治疗效果,反而增加手术中创伤。一项随机对照研究结果初步发现,可以施行满意细胞减灭术的患者中,进行腹膜后淋巴结切除可以改善2年生存率。

完成手术后,使用大量蒸馏水冲洗腹腔,继而用生理盐水冲洗并清理腹腔。施行卵巢癌细胞减灭术的患者多处于肿瘤晚期,身体一般状况较差,切口巨大,容易发生切口裂开。切口关闭的所有要素中,缝合技术尤为关键。关闭切口可以将腹膜、筋膜、皮下组织及皮肤分层缝合,也可以将腹膜和筋膜层一层缝合。内减张缝合,即Smead-Johns缝合法是最牢靠的方法,其正中直切口裂开率低于0.2%。具体方法是:进针遵循"远-远,近-近"的规律,第一针贯穿腹膜、腹直肌及其前后鞘,第二针仅穿过前鞘,针距不超过1cm。外减张缝合可以防止发生腹部切口疝和内脏膨出,主要针对肥胖、严重伤口感染、既往有内脏膨出病史的患者。缝合方法与内减张类似,遵循"远-远,近-近"的规律,远者贯穿皮肤从而将线结打在体表。减张锋线间距 3cm,中间间断缝合筋膜。该缝合方法最好使用尼龙缝线,缝线体表部分穿过橡皮管,以免损伤皮肤。

　　缝合材料的选择要根据具体情况而定,如有明显的感染证据如脓肿形成或伴有肠管损伤,应选择不吸收单纤维缝线,如尼龙聚丙烯纤维线。可吸收、耐久的合成缝线具有强度高、持久、方便使用的优点,适合应用于直切口缝合。

　　手术中要根据患者的具体情况和术者的能力对手术实施个体化方案,但手术记录要详细记录手术中探查的所有阳性发现,术前考虑的分期;尤其对术中进行的一些特殊操作和特殊处理要详细记录。

　　4.手术并发症　卵巢癌手术并发症的发生不仅与肿瘤本身的转移和发展有关,也与患者的内科情况息息相关,还与术者的经验、手术技巧、术后护理、麻醉等情况有关。术前与家属和患者本人谈话时,并发症发生的可能性以及是否能彻底切除肿瘤达到满意细胞减灭术这两个问题往往是家属关注的重点。

　　卵巢癌手术患者大部分已是晚期,身体状况一般较差,细胞减灭术巨大的腹壁切口和腹腔内广泛创面可以改变患者的免疫、应激等功能,容易发生各种手术并发症。术中应严密止血,避免损伤肠管、膀胱、尿管、血管等,术后要严密观察患者体温、白细胞计数、电解质、肝肾功能以及引流液的颜色、性质、量等,及时纠正低蛋白、贫血等状况。尽可能降低卵巢癌术后并发症的发生率(应该控制在 10%～15%),不因为手术并发症影响化疗。资料表明,32%～67%的病例中至少发生一种手术并发症,但并发症的发生率与是否达到满意细胞减灭术无相关性。术后发热是最常见的手术并发症,发生率可以达到 9%～53%,泌尿系感染发生率 3%～23%,肠梗阻的发生率为 4%～21%,失血也是常见的手术并发症,失血 1000ml 的占 20%以上。小肠切除、腹膜后淋巴结清扫不增加并发症的发生率。

　　与宫颈癌、子宫内膜癌手术相比,卵巢癌细胞减灭术较容易发生手术并发症。手术彻底性越高,发生并发症的机会越多。癌肿侵犯肠管时可能需要切除部分肠管,行肠管吻合、修补术,增加了肠管损伤的机会。

(二)中间细胞减灭术

　　在短期化疗后进行卵巢癌细胞减灭术称之为"中间细胞减灭术",常在两种临床情况下发生,第一、卵巢肿瘤患者在进行开腹探查手术时发现无法实施满意细胞减灭术,术后进行化疗几个周期后再次进行的细胞减灭术;第二,由于体力状况、内科并发症等情况确定不适合进行初次细胞减灭术,获得病理证据后进行 2～3 个疗程的化疗后进行卵巢细胞减灭术。第一种情况的优势在于给患者剖腹探查完成首次满意细胞减灭术的机会,第二种即为新辅助化疗。

　　1.次满意细胞减灭术后的中间手术　首次细胞减灭术加辅助化疗仍然是卵巢癌治疗的基石。但并不是每位患者均可进行首次满意细胞减灭术,而次满意细胞减灭术与预后不良有关。2003 年,FIGO 统计的ⅢC 期卵巢癌术中残余病灶>2cm 者,5 年生存率仅为 21%,为了改善这些患者的生存率,次满意细胞减灭术后给予 2～3 个周期的化疗再进行细胞减灭术可望降低肿瘤负荷,提高对后续化疗的敏感性,提高 5 年生存率。

　　中间细胞减灭术的指征主要参考对化疗是否敏感,如果在化疗期间肿瘤进展,再进行二次手术对改善预后并无意义。同样,一些研究结果还显示,如果中间细胞减灭术时残留肿瘤直径>1cm,也不能延长 5 年生存率。如果中间手术可以将肿瘤直径控制在 1cm 以下,则中间手术可以改善 5 年生存率。

　　2.新辅助化疗加卵巢癌肿瘤细胞减灭术　GOG97 和 GOG52 的研究资料表明,肿瘤细胞减灭术将肿瘤细胞缩减至直径 2cm 以下可以改善总体预后,手术中有大块组织(直径>2cm)不能成功切除者,手术并不能改善生存。即首次细胞减灭术不能实施满意细胞减灭术,则实施手术对患者来讲意义不大。以此为理论基础,提出了卵巢癌新辅助化疗加手术治疗的方法。对于术前评估不能实施满意细胞减灭术患者在获得病理诊断后,首先进行化疗缩小肿瘤体积,减轻肿瘤负荷,从而提高满意细胞减灭术的比例,改善总体预后。

（1）新辅助化疗病例的选择：尽管理论上新辅助化疗有改善卵巢癌预后的可能，但如何确定进行新辅助化疗的标准是妇科肿瘤医生面临的重要问题。对于可疑卵巢癌病例是否能够实施首次细胞减灭术需要在术前进行详细评估。肺实质转移、肝实质转移、肾上腺转移等实质脏器转移显然不能首次完成满意的细胞减灭术，但这些情况较为罕见，大部分晚期卵巢癌肿瘤局限于盆腹腔，术前判断能否彻底切除肿瘤较为困难。Heintz 等认为腹腔转移瘤直径＞5cm，腹水量超过 1000ml 可能影响细胞减灭术的满意率，但更大的转移瘤、更严重的腹水仍有 50％ 的患者实施满意细胞减灭术。很多研究将术前血清 CA125 水平作为手术困难的判断指标，但更多的研究证实其敏感性和特异性均较低，不足以作为判断手术效果的指标。

影响学检查是进行评估的很好指标，CT 检查预测不满意的细胞减灭术的敏感性和特异性分别达到 71％ 和 86％。Nelson 制定的方法预测不满意细胞减灭术达到了 79％ 的准确率，具体如下：侵犯了大网膜脾曲、肠系膜、肝、横膈、胸膜肝门部，肿瘤直径＞2cm，腹膜后淋巴结转移。还有学者认为腹膜厚度是影响细胞减灭术效果的独立因素。术前进行包括 CT、MRI 在内的影像学检查可以较好地预测手术效果。当然，手术的彻底性和满意度还与术者、手术室设备等因素有关。

临床研究多证实新辅助化疗可以提高手术的彻底性，减少手术创伤。但到目前为止，还没有有力地证据证明新辅助化疗可以改善生存。因此，是否选择新辅助化疗后再进行细胞减灭术要结合患者、术者、医疗机构等多种条件。

内科情况很差的患者适合选择新辅助化疗，通过 2～3 个周期的新辅助化疗可以减轻胸腹水，缩小肿瘤体积，从而改善患者一般情况，获得手术机会。有专家建议对年龄＞75 岁，大量腹水，严重营养不良（血清白蛋白＜28g/L，体重减轻＞10％，伴有慢性阻塞性肺病、冠心病等内科疾病时，应进行新辅助化疗。

（2）新辅助化疗的先决条件：在进行新辅助化疗前首先要获得卵巢癌的组织病理学诊断，这点非常重要。可以通过超声引导下细针穿刺活检、CT 引导下活检、腹腔镜下活检等方式进行。在经过病史、查体辅助检查排除消化道、呼吸道、乳腺肿瘤后，以及临床证据支持卵巢癌诊断时，腹水、胸腔积液细胞学阳性发现也可以作为新辅助化疗的依据。

（3）新辅助化疗的临床效果：新辅助化疗后应该进行满意细胞减灭术，包括全面的分期，使残余病灶直径在 2cm 以下。由于进行新辅助化疗研究其入选标准不同，且多为回顾性分析，难以对新辅助化疗的疗效进行准确评估。但现有证据证实新辅助化疗后进行手术不增加手术并发症，而术中出血、住院时间等大大减少。因此，我们认为，对年龄＞65 岁，大量胸腔积液、腹水，盆腔影像学检查提示转移肿瘤较大时，以及有内科合并症的晚期卵巢癌患者，可以选择新辅助化疗后手术治疗方法。

新辅助化疗的化疗方案与卵巢癌紫杉醇＋卡铂的一线方案相同，若患者病情重，可以选择卡铂单药化疗。

（三）腹腔镜在卵巢癌分期手术及细胞减灭术中的应用价值

腹腔镜用于妇科手术已有数十年的历史，近年来最重要的突破是将腹腔镜技术用于妇科恶性肿瘤的治疗。传统的恶性肿瘤手术原则为原发肿瘤外切除肿瘤以及切除可能的播散途径。近几十年来的发展证实，以往认为需要扩大范围的手术现在可以较小范围切除而达到同样的治疗效果。这种手术理念的转变为腹腔镜应用于恶性肿瘤提供了理论依据。腹腔镜手术有很大的微创优势，可以降低平均住院日，无瘢痕，恢复快，术后痛苦小。虽然腹腔镜手术中没有触觉，影响了其应用，但其在包括卵巢癌在内的妇科恶性肿瘤治疗中的作用越来越重要。

经阴道超声和血清 CA125 检测已经广泛应用于盆腔肿块的检查，但对于卵巢癌的敏感性和特异性仍较差。手术是明确诊断的主要手段。手术的方式可以选择经腹腔镜或者开腹手术，腹腔镜技术以微创、恢复快、住院时间短为特点,附件区肿块应首选腹腔镜作为探查手段。但决定进行腹腔镜检查的同时应在术前做好充分准备,即术中证实为恶性肿瘤的处理方案。穿刺成功进入腹腔后,首先留取腹水或者腹腔冲洗液送细胞学检查。术中证实为卵巢癌者,要对盆、腹腔进行全面检查,包括子宫直肠陷凹、膈肌表面、结肠旁沟、大网膜、肠管表面。对可疑肿块尽量不进行穿刺活检或者部分切除,更不应粉碎后取出。术中怀疑卵巢占位为恶性时,应将其置入取物袋中进行穿刺、活检,并将组织送快速冷冻病理检查。

目前,还没有腹腔镜和开腹处理盆腔占位的随机对照研究,现有的资料均为回顾性分析。有研究回顾性分析了757例腹腔镜手术者,术前6％可疑卵巢癌,术后证实其中的41％为卵巢癌或者卵巢交界性肿瘤,没有漏诊一例恶性肿瘤,但7例恶性肿瘤术中发生破裂。15例卵巢癌中的12例行开腹卵巢癌分期手术,3例因快速病理检查未能明确诊断待石蜡证实后再次手术。

腹腔镜检查是盆腔包块明确诊断的首选手段,但术前应充分评估和分析临床恶性的证据以指导手术。术中要全面检查盆腹腔,并对任何可疑病灶进行快速冷冻病理检查,以降低假阴性。但腹腔镜手术也会有严重并发症,文献报道的腹腔镜手术并发症包括腹主动脉、下腔静脉损伤,乙状结肠损伤、小肠损伤、膀胱损伤。因此如何确定最终的手术方式却是一个复杂的决策过程。影响因素包括肿块的大小、性质;患者的年龄,体重;手术医生的经验、技术等。

腹腔镜手术过程无法感知器械力的反馈,很容易在操作过程中造成囊肿破裂和肿瘤细胞种植。目前,肿瘤破裂对卵巢癌预后的影响还没有确切的证据,但理论上腹腔镜手术中腹腔内压力较高,肿瘤破裂随气腹流动增加了穿刺孔和远处转移的机会。部分案例报告了Ⅰ期卵巢癌腹腔镜手术后短期发生盆腔复发。因此,一般建议,在怀疑肿瘤为恶性时,腹腔镜手术指征为:肿瘤直径<10cm,肿瘤与周围组织无粘连,患者没有保留卵巢的意愿。所有腹腔镜卵巢肿瘤手术中均应使用镜下取物袋将肿物取出,避免盆腹腔内种植转移。如果囊肿巨大,难以取出,可将穿刺针穿刺囊肿后接吸引器吸净液体后取出。

一旦腔镜术中诊断为卵巢恶性肿瘤,需要手术医生及时作出治疗方案选择,如腔镜下分期手术、开腹手术、停止手术进行化疗后再次择期手术等几种方案。一般来讲,应在首次完成分期手术或细胞减灭术。如果选择终止手术择期再进行分期手术,就需要在腹腔镜术后进行辅助化疗。而在术中发现为早期卵巢癌者,经全面的盆腹腔检查,能够镜下完成的手术,则在腹腔镜下进行卵巢癌的分期手术,不能在镜下完成的手术,则开腹行分期手术或者行细胞减灭术。

Reich于1990年首次报告了腹腔镜下卵巢癌分期手术,但未能进行腹主动脉旁淋巴结清扫;1993年,Querleu完成了真正意义上的腹腔镜下卵巢癌分期手术。此后,腹腔镜下卵巢癌分期手术逐渐开展起来。现有的研究发现,腹腔镜下的卵巢癌手术和开腹手术相比,手术并发症、手术效果等没有显著差异。腹腔镜还可以应用于卵巢癌的再分期手术,如开腹手术后偶然发现的卵巢恶性肿瘤,再次开腹手术存在恢复慢、延误辅助治疗、增加住院时间等问题,此时选择腹腔镜入路可避免这些问题。

腹腔镜分期手术术前进行常规准备,包括清洁肠道、应用肠道抗生素、手术前应用静脉抗生素预防感染。一般取膀胱截石位,双臂固定于身体两侧。术中采取头低臀高位;选择4个穿刺孔进行操作。10mm穿刺器在腹中线脐上3cm位置,便于充分显露腹主动脉旁淋巴结;助手在右侧麦克伯尼点位置放置5mm穿刺器,术者位于患者左侧,于麦克伯尼点左侧对称位置放置5mm穿刺器,左侧脐平腋前线位置穿刺12mm穿刺器。

进入腹腔后首先留取腹腔冲洗液或者腹水送细胞学检查,然后切除患侧附件或者患侧卵巢送快速冷冻病理检查,若证实为卵巢癌,则清扫腹主动脉旁淋巴结、盆腔淋巴结;切除子宫及双附件,切除大网膜、阑尾,将切除的组织置于取物袋中,经阴道取出。

腹腔镜手术作为微创手术的代表在妇科恶性肿瘤中的应用越来越广,但应该认识到,腹腔镜手术的应用应该严格适应证。应用过程中也要时刻注意避免并发症的发生。腹腔镜手术虽然是微创手术,但可以发生致命的并发症。文献报道的最严重并发症为穿刺器造成的腹主动脉、髂血管损伤,其他副损伤包括肠管、输尿管、膀胱、神经等。由于腔镜下手术多为能量器械,在恶性肿瘤手术中尤其如此,而腔镜的视野有限,操作中器械有时在视野外,可能在不知情的情况下发生副损伤,如肠管、输尿管电灼伤,如果术中及时发现,并进行修补,不致造成严重后果,但这种损伤术中往往难以发现,术后电灼部位发生坏死时可出现输尿管瘘、肠瘘等严重并发症。

穿刺部位转移也应该引起足够重视,1978 年首次报道卵巢癌患者腹腔镜检查术后 2 周,出现穿刺部位转移。任何恶性肿瘤手术进行腹腔镜手术都有可能发生穿刺部位转移,最常见的是卵巢癌腹腔镜术后穿刺部位转移。这种转移发生率很低,仅有个案报道,但仍然提示在手术中应尽可能避免发生。

(四)晚期复发性肿瘤手术的意义及价值探讨

卵巢癌患者经过肿瘤细胞减灭术和术后化疗后肿瘤未控或停药一段时间后肿瘤复发或转移称之为复发性卵巢癌。根据临床停药的间隔时间,将复发性的卵巢癌分为:铂敏感型(停药 6 个月或 12 个月后复发),进一步将停药 6～12 个月复发称为一般敏感型,停药 12 个月后复发为极敏感型;停药 6 个月内复发为铂耐药型,并将其分为难治性(停药 3 个月内复发或治疗时进展)及持续性(停药 3～6 个月复发)。

晚期卵巢癌在经过初次手术治疗和辅助化疗后,绝大部分病例会复发,而在复发后进行二次细胞减灭术的价值仍没有确切结论。理论上讲,再次进行细胞减灭术也可以缩小瘤体,减少耐药、增加肿瘤对化疗药的敏感性以达到化疗药物对肿瘤的最大细胞毒性。对初次手术后化疗敏感的病例来讲,这样的推理成立,对数杀伤理论指出,化疗药的作用与药物的剂量和肿瘤细胞的数量均有关,每一个周期的化疗肿瘤细胞个数呈对数下降。而经过满意的细胞减灭术,虽然不能全部切除肿瘤组织,但也大大减轻了肿瘤负荷,并使得肿瘤细胞进入分裂期,增加化疗敏感性。但在临床实践中,复发性卵巢癌手术、化疗效果往往难以达到理想效果,因此,在对复发性卵巢癌手术治疗进行临床决策之前,要慎重考虑如下问题:①成功实施二次细胞减灭术对患者生存的益处是什么? 改善生存质量还是延长生存期? ②成功实施手术的可行性;③手术并发症发生的概率和致死概率? ④对能否进行手术是否有明确的标准。

关于复发性卵巢癌的手术治疗,要明确几个概念:①疾病进展:即经过一线方案化疗后,有疾病进展的临床证据;②中间细胞减灭术:初次手术未能切净肿瘤,经过短期化疗后再进行细胞减灭术;③二次探查手术:经过初次手术和辅助化疗后,没有肿瘤复发的临床和影像学证据,而在二次探查手术中发现镜下病灶;④肿瘤复发:肿瘤治疗后无瘤生存期在 6～12 个月或以上,肿瘤复发。

(五)卵巢癌复发的监测

卵巢癌复发的监测手段包括体格检查、血清标记物及超声、磁共振、CT、PET、PET/CT 等手段的影像学检查均可应用于复发性卵巢癌的评估。体格检查是简便、经济有效的临床基本检查方法,但其敏感性、特异性与医生的经验有关;结合血清肿瘤标记物和影像学检查可以提高发现肿瘤复发的敏感度。

1.血清标记物　血清 CA125 是最常应用于卵巢癌复发监测的血清标记物。血清 CA125 用于卵巢癌早期诊断存在敏感性和特异性均较差的问题,但用于卵巢癌手术疗效判定、复发监测有较高的敏感性和特异性。血清 CA125 升高用于判断肿瘤复发的灵敏度和特异度分别为 77% 和 94%。血清 CA125 升高伴有影像学或其他证据,可以直接诊断卵巢癌复发。但临床上经常遇到的情况是单纯血清 CA125 升高而没有其他任何肿瘤复发的证据。

2.影像学检查　CT 检查对复发性卵巢癌诊断敏感性为 59%～83%,特异性 83%～88%,CT 检查的局限性在于不能检测到腹膜和盆腔小的转移灶。MRI 可以弥补 CT 检查的不足,MRI 阳性及阴性预测值分别为 96% 及 72%,优于 CT。正电子发射断层扫描(PET)以代谢显像和定量分析为基础,其成像结果反映了某种生理物质在体内的动态变化或代谢过程,是一种代谢功能显像,对肿瘤的复发转移及诊断尤为有利,对复发卵巢癌的诊断,敏感性、特异性、阳性预测值、阴性预测值及准确率分别为94%、98%、100%、42%及86%,比CT、MRI或血清CA125水平测定更准确。目前临床上正在应用的PET/CT两图像结合能弥补空间分辨率不高等缺点,能探测到直径0.15cm的最小病变。二次探查术是目前评估盆腹腔内有无复发癌灶的最准确的方法。但是二次探查术创伤性较大,临床上已被无创伤的血清CA125监测联合影像学的检查所替代。

(六)复发性肿瘤再次细胞减灭术

复发性卵巢癌再次肿瘤细胞减灭术的标准:①无瘤间期>6个月;②对一线治疗有效;③术前估计肿瘤能切净;④身体状况好;⑤年轻患者愿意接受化疗或放疗。理想减瘤术从定义上存在分歧,有学者认为,完全切除肉眼所见病灶,使残存肿瘤为零,还有一些学者将残存肿瘤定为0.5~2.0cm。

1.几个临床概念

(1)疾病进展:接受一线化疗的病人有进展的临床证据。

(2)中间细胞减灭术:首次手术中未能切净肿瘤,经过几个周期的化疗后再次进行细胞减灭术。

(3)二次探查手术:手术和系统一线化疗后无疾病复发的临床证据和影像学证据,行探查手术探查是否有镜下转移或复发病灶。

(4)肿瘤复发:首次治疗后有至少6~12个月的无瘤生存期后肿瘤复发。

(5)铂类敏感:使用以铂类制剂为主的化疗药物进行化疗后无瘤间期>6个月,认为疾病对铂类药物敏感。

(6)铂类耐药:使用铂类制剂为主的化疗药物进行化疗后6个月内复发,认为该病例对铂类耐药。

2.复发性卵巢癌二次细胞减灭术的手术指征

(1)首次彻底手术加系统一线化疗后,临床指标、影像学检查、血清学指标均提示无瘤间期>6个月。

(2)影像学检查或者血清CA125升高或者临床检查提供肿瘤复发的证据。

(3)无腹腔外或者肝实质转移的证据。

(4)无内科手术禁忌证。

(5)患者本人有继续接受治疗的主观愿望。

3.二次肿瘤细胞减灭术的可行性与并发症 关于手术彻底性,不同的研究者定义不同,有的研究者认为无肉眼可见的复发病灶才是彻底的二次细胞减灭术,有的学者认为残余病灶直径<2cm即可认为达到满意减灭。能否成功实施二次细胞减灭术与很多因素,如患者肿瘤复发情况,术中有无影响手术进行的并发症,手术医生的主观愿望以及客观能力等多种因素有关。以残余肿瘤直径<2cm为标准,统计了多篇文献中899例手术,其中577例(64.9%)达到了满意细胞减灭的程度。因此,对拟行二次细胞减灭术的复发卵巢癌患者,手术前要进行详尽的评估,以指导术前决策和手术方案的制定。

与初次细胞减灭术相比,二次细胞减灭术的并发症显著增高,最常见的并发症是肠梗阻,这也是晚期卵巢癌常见的并发症。其他常见的并发症如感染(切口蜂窝织炎、泌尿系感染、肺部感染)等。其他较严重并发症发生率较低,如肠切除、肠吻合术后或肠修补术后的肠瘘、输尿管瘘、膀胱瘘等。并发症的发生尽管不可避免,但在复发性卵巢癌的手术中,由于复发的肿瘤常常累及肠系膜、肠管表面,严重者甚至造成不全肠梗阻,术中往往需要进行肠管的修补、切除、吻合等操作,必要时要请外科医生帮助实施手术,尽可能减少肠道并发症发生的可能。以免因并发症的发生影响进一步的治疗。二次细胞减灭术手术引起的死亡率很低,文献报道在0~3.3%。

4.影响二次细胞减灭术预后的主要因素 临床实践中,残余病灶的体积是影响是否进行二次减灭术决策的重要因素,可以在一定程度上判断二次探查和细胞减灭术是否能给患者带来生存益处,在残余肿瘤体积超过一定界限时,施行二次细胞减灭术可能并不能延长复发肿瘤患者的生存期。首次综合治疗后的无瘤间期是影响手术决策的另一个重要因素,无瘤间期与复发后生存期相关。

除了二次细胞减灭术残余病灶大小之外,有利于延长生存的预后因素有:患者年龄<55岁;首次治疗后无瘤间期越长,预后越好,>36个月明显优于>12个月者,而>12个月者生存状况优于<12个月者;首次施行满意细胞减灭术(<2cm),最大肿瘤直径<10cm;手术后6个疗程以上的挽救性化疗;二次细胞减灭术前施行挽救性化疗。复发后的治疗结果是影响潜在的影响预后的重要因素。有研究认为,复发后行二次细胞减灭术后再进行挽救性化疗其中位生存期优于化疗后再手术的病例。

具备下列条件的复发癌病例施行二次细胞减灭术有望改善预后:①首次满意细胞减灭术、对铂制剂完全敏感、较长的无瘤生存期(>12个月);②复发病灶<3个;③身体状况好,可以耐受手术和术后的综合治疗;④挽救性化疗前实施二次细胞减灭术。但复发性卵巢癌的手术治疗价值尚无定论。复发性卵巢癌治疗的另一个目的在于缓解症状,改善生活质量。在一些情况下,改善生活质量是复发性晚期卵巢癌治疗的核心目的。即使不能满足上述条件,在发生肠梗阻等外科合并症时,也应实施手术达到改善生存质量的目的。

5.二次肿瘤细胞减灭术的临床应用　经过首次手术和化疗后,二次手术时往往遇到盆腹腔的广泛粘连,盆腔、腹腔首次手术的断端、分离表面往往被纤维粘连带封闭。复发肿瘤的常见部位是结肠肝曲、脾曲、胃结肠韧带、肠系膜以及盆底。

手术开始进入腹腔后,要对盆腔腹腔进行全面探查,包括盆腔、腹腔、腹膜后淋巴结、小肠表面及小肠系膜、结肠及结肠系膜、肝、脾等。

由于首次手术时已经切除了子宫和双附件,直肠和膀胱以及周围肠管容易发生粘连。盆腔常见复发位置是子宫直肠陷凹,二次手术进行切除时,要分离膀胱、直肠以及周围组织的粘连,虽然手术难度大,容易发生肠管和膀胱损伤,但一般来讲应该能够彻底切除复发病灶。因为解剖位置,结肠肝曲、脾曲的大网膜在首次手术时容易残留小部分组织,而大网膜是肿瘤细胞生长的良好基地,肿瘤复发的位置常在结肠肝曲、脾曲,二次手术时应小心处理此部位,肿瘤累及脾和肝实质时,还需要切除脾和肝叶或肝段。

6.二次细胞减灭术中的肠道问题　复发肿瘤手术中常常遇到肠道问题,最常见的肠粘连分解,肠管损伤修补术肠吻合术以及肠造口术。

肠管损伤在肿瘤手术中比较常见,其常见因素包括肠管广泛粘连、肿瘤腹腔种植、化疗、腹部手术史,二次细胞减灭术的患者几乎具备了所有这些危险因素。因此,妇科肿瘤医生在实施二次细胞减灭术时应仔细检查,发现任何可能存在的浆膜损伤或肠管破损。

发生肠管浆膜面损伤时,应沿肠管长轴方向缝合,尽量避免肠管狭窄;缝线一般选择1号丝线,沿破损处针距3~4mm;较大的破损应肠壁全层缝合,可以分两层缝合,第一层全层缝合,第二层缝合浆肌层包埋。

肿瘤侵犯小肠系膜呈"鸡冠样"时,需要切除受侵的肠系膜和部分肠管,以免发生严重的肠梗阻。乙状结肠、直肠也是常累及的部位,受累时也可能需要切除。目前肠切除、肠吻合多应用胃肠吻合器械操作。其优点是操作便捷省时,不增加手术并发症,某种程度上来说可能更安全。常用的器械包括胸腔闭合器、直线切割缝合器、端端吻合器。吻合器尤其适用于直肠低位手术,由于在盆腔深处操作,手工缝合吻合口操作困难,使用吻合器可以较方便地完成。妇科恶性肿瘤常用的吻合手术包括小肠端-端吻合、结肠端-侧吻合、低位直肠端-端吻合、低位直肠端-侧吻合等。

其他常用的胃肠道手术还包括胃造口术、结肠造口术。胃造口术适用于远端梗阻无法彻底切除需要长期胃肠道插管病人的姑息治疗。而在需要彻底切除肿瘤,达到满意肿瘤细胞减灭术时,可以行结肠造口,结肠造口可以是永久性造口,也可以因手术需要临时结肠造口,在经过术后化疗等综合治疗后再行肠吻合术。

　　临时性结肠造口常选用横结肠或乙状结肠,原则是越远端越好,以最大程度保证大便成形。通常采用襻式造口。也可以横断结肠,将结肠末端提出体外做造口。

（钱木英）

第十一节　输卵管肿瘤

一、输卵管良性肿瘤

　　输卵管肿瘤占女性生殖系统肿瘤的 $0.5\%\sim1.1\%$,其中良性肿瘤罕见。来源于副中肾管或中肾管。大致可分为:①上皮细胞肿瘤:腺瘤、乳头瘤;②内皮细胞肿瘤:血管瘤、淋巴管瘤;③间皮细胞肿瘤:平滑肌瘤、脂肪瘤、软骨瘤、骨瘤;④混合性畸胎瘤:囊性畸胎瘤。

（一）输卵管腺瘤样瘤

　　为最常见的一种输卵管良性肿瘤。以生育期年龄妇女为多见。80%以上伴有子宫肌瘤,未见恶变报道。腺瘤样瘤由 Golden 和 Ash 于 1945 年首先报道并命名,它的组织发生一直有争议,近几年的免疫组化和超微结构研究均支持肿瘤起源于多能性间叶细胞。

　　输卵管良性肿瘤无特异症状,多数患者是以其并发疾病如子宫肌瘤,慢性输卵管炎的症状而就诊,易被其他疾病所蒙蔽,临床极少有确诊病例,常在妇科手术时无意中被发现者居多,造成大体标本检查易忽略而漏诊,导致检出率低。肿瘤体积较小,直径约 $1\sim3cm$,位于输卵管肌壁或浆膜下。大体形态为实性,灰白色或灰黄色,与周围组织有分界,但无包膜。镜下可见紧密排列的腺体,呈隧道样、微囊样或血管瘤样结构,被覆砥柱状上皮,核分裂象罕见。间质由纤维、弹力纤维及平滑肌组成。肿瘤可以浸润性的方式生长到管腔皱襞的支持间质中去。诊断有困难时组织化学和免疫组化可帮助诊断,AB 阳性,CK、Vim、SMA、Calretinin 阳性即可确诊。治疗为手术切除患侧输卵管。预后良好。

（二）输卵管乳头状瘤

　　输卵管乳头状瘤多发生于生育期妇女,与输卵管积水并发率较高,偶尔亦与输卵管结核或淋病并存。

　　肿瘤直径一般 $1\sim2cm$。一般生长在输卵管黏膜,突向管腔,呈疣状或菜花状,剖面见肿瘤自输卵管黏膜长出。镜下典型特点:见乳头结构,大小不等,表面被覆无纤毛细胞或少数纤毛细胞,细胞扁平,立方或柱形,核有中等程度的多形性但是核分裂象很少见,组织学上需要将这种良性病变与输卵管腺癌进行鉴别。输卵管周围及管壁内可见少量的嗜碱性粒细胞和淋巴细胞为主的炎症细胞浸润。

　　肿瘤早期无症状,患者常常合并输卵管周围炎,常因不孕、腹痛等原因就诊,随肿瘤发展逐渐出现阴道排液,无臭味,合并感染时呈脓性。管腔内液体经输卵管伞端流向腹腔即形成盆腔积液,当有多量液体向阴道排出时,可出现腹部绞痛。盆腔检查可触及附件形成的肿块,超声检查和腹腔镜可协助诊断,但最后诊断有赖于病理检查。治疗为手术切除患侧输卵管,如有恶变者按输卵管癌处理。

（三）输卵管息肉

　　输卵管息肉可发生于生育年龄和绝经后,一般无症状,多在不孕患者行检查时发现。输卵管息肉的发生不明,多位于输卵管腔内,与正常黏膜上皮有连续,镜下可无炎症证据。宫腔镜检查和子宫输卵管造影均可发现,但前者优于后者。乳头瘤和息肉的鉴别是前者具有乳头结构。

(四)输卵管平滑肌瘤

较少见。查阅近年国内外文献共报道 20 例左右。输卵管平滑肌瘤的发生与胃肠道平滑肌瘤相似,而与雌激素无关。同子宫平滑肌瘤,亦可发生退行性病变。临床上常无症状,多在行其他手术时偶尔发现。肿瘤较小,单个,实质,表面光滑。肿瘤较大时可压迫管腔而致不育及输卵管妊娠,亦可引起输卵管扭转而发生腹痛。处理可手术切除患侧输卵管。

(五)输卵管成熟性畸胎瘤

比恶性畸胎瘤还少见。文献上仅有少数病例报道,大多数为良性,其来源于副中肾管或中肾管,认为可能是胚胎早期,生殖细胞移行至卵巢的过程中,在输卵管区而形成。一般病变多为单侧,双侧少见,常位于输卵管峡部或壶腹部,以囊性为主,少数为实性病变,少数位于输卵管肌层内或缚于浆膜层,肿瘤体积一般较小,1~2cm,也有直径达 10~20cm 者,镜下同卵巢畸胎瘤所见,可含有三个胚层成熟成分。

患者年龄一般在 21~60 岁。常见症状为盆腔或下腹部疼痛、痛经、月经不规则及绝经后流血,由于无典型的临床症状或无症状,因此术前很难作出诊断。输卵管畸胎瘤可合并输卵管妊娠,治疗仅行肿瘤切除或输卵管切除。

(六)输卵管血管瘤

罕见。有学者认为女性性激素与血管瘤有关。但一般认为在输卵管内的扩张海绵样血管是由于扭转、损伤或炎症引起。

血管瘤一般较小。肿瘤位于浆膜下肌层内,分界不清,可见很多不规则小血管空隙,上覆扁平内皮细胞。血管被疏松结缔组织及管壁平滑肌纤维分隔。临床通常无症状,常在行其他手术时发现,偶可因血管瘤破裂出血而引起腹痛。处理可作患侧输卵管切除术。

二、输卵管恶性肿瘤

(一)原发性输卵管癌

原发性输卵管癌是少见的女性生殖道恶性肿瘤。发病高峰年龄为 52~57 岁,超过 60% 的输卵管癌发生于绝经后妇女,占妇科恶性肿瘤的 0.1%~1.8%。在美国每年的发病率 3.6/10 万。其发生率排列于子宫颈癌、卵巢癌、宫体癌、外阴癌和阴道癌之后居末位。在临床上常容易与卵巢癌发生混淆,而造成临床和病理诊断上的困难。子宫与输卵管皆起源于副中肾管,原发性输卵管癌由于早期诊断困难,其 5 年生存率一直较低,过去仅为 5% 左右。目前随着治疗措施的改进,生存率为 50% 左右。

肉眼所见的原发性输卵管癌与卵巢癌的比例在 1:50 左右。最近,上皮性卵巢癌的卵巢外起源学说认为输卵管浆液性癌可能是卵巢高级别浆液性癌的先期病变,所谓的"原发性"上皮性浆液性卵巢癌很可能是原发性输卵管癌的继发性种植病变。很多卵巢高级别浆液性癌病例经严格标准的输卵管病理取材,可见到输卵管上皮内癌或早期癌病变。临床上见到的单纯输卵管癌可能是由于输卵管炎症粘连阻碍了输卵管癌播散形成浆液性卵巢癌。因此,输卵管癌的真正发病率可能远高于传统概念上的数字,预计将来输卵管癌和卵巢癌的诊断及分期病理标准可能将会发生变化。

【病因】

病因不明,慢性输卵管炎通常与输卵管癌并存,多数学者认为慢性炎症刺激可能是原发的诱因。由于慢性输卵管炎患者相当多见,而原发输卵管癌患者却十分罕见,因此两者是否有病因学联系尚不清楚。另外,患输卵管结核者有时亦与输卵管癌并存,这是否由于在输卵管结核基础上,上皮过度增生而导致恶变,但两者并发率不高。此外,遗传因素可能在输卵管癌的病因中扮演着重要角色,输卵管癌可能是遗传性乳腺癌-卵巢癌综合征的一部分,与 BRCA1、BRCA2(乳癌易感基因)变异有关。输卵管癌患者易并发乳腺癌、卵巢癌等其他妇科肿瘤,发病年龄及不孕等一些特点也与卵巢癌、子宫内膜癌相似,常有 cerbB-2、p53 基因变异,故认为其病因可能与卵巢癌、子宫内膜癌的一些致病因素相关。

【病理】

1.巨检　一般为单侧,双侧占 10％～26％。病灶多见于输卵管壶腹部,其次为伞端。早期输卵管外观可正常,多表现为输卵管增粗,直径在 5～10cm,类似输卵管积水、积脓或输卵管卵巢囊肿,局部呈结节状肿大,形状不规则呈腊肠样,病灶可呈局限性结节状向管腔中生长,随病程的进展向输卵管伞端蔓延,管壁变薄,伞端常闭锁。剖面上可见输卵管腔内有灰白色乳头状或菜花状组织,质脆,可有坏死团块。晚期癌内有肿瘤组织可由伞端突出于管口外。亦可穿出浆膜面。当侵入卵巢时能产生肿块,与输卵管卵巢炎块相似,常合并有继发感染或坏死,腔内容物呈浑浊脓性液体。

2.显微镜检查　90％以上的输卵管癌是乳头状腺癌,其中 50％为浆液性癌。其他类型包括透明细胞癌、子宫内膜样癌、鳞癌、腺鳞癌、黏液癌等。其组织病理分级如下:

组织病理分级:

Gx:组织分级无法评估;

G1:高分化(乳头状);

G2:中分化(乳头状-囊泡状);

G3:低分化(囊泡状。髓样)。

3.组织学分型　可分 3 级。

Ⅰ级(即乳头状癌):肿瘤分化较好,呈分枝乳头状,乳头覆以单层或多层异型上皮,呈柱状或立方状,细胞大小不等,核浓染,核分裂象少见。通常癌组织从输卵管壁呈乳头状向管腔内生长。乳头轴心为多少不等的血管纤维组织,较少侵犯输卵管肌层。可见到正常黏膜上皮和癌组织过渡形态。因而有学者将其称为原位癌,此型癌为临床预后最好的类型。

Ⅱ级(即乳头状腺癌):分化程度较乳头状癌低,癌组织形成乳头或腺管状结构。癌细胞异型间变明显,核分裂象增多,常侵犯输卵管壁。

Ⅲ级(即腺泡状髓样癌):分化程度最差。癌细胞排列成实性条索或片块状,某些区域呈腺泡状结构。癌细胞间变及异型性明显,可出现巨细胞。核分裂象多见,并易见病理性核分裂象。管壁明显浸润,常侵犯淋巴管,临床预后差。

【转移途径】

原发性输卵管癌的转移方式主要有三种方式,血行转移较少见。

1.直接扩散　癌细胞可经过输卵管伞端口或直接穿过管壁而蔓延到腹腔、卵巢、肝脏、大网膜等处。经过输卵管子宫口蔓延到子宫腔,甚至到对侧输卵管。穿透输卵管浆膜层扩散到盆腔及邻近器官。

2.淋巴转移　近年来已注意到淋巴结转移的重要性。输卵管癌可循髂部、腰部淋巴结至腹主动脉旁淋巴结,亦常见转移至大网膜。因子宫及卵巢与输卵管间有密切的淋巴管沟通,故常被累及。偶亦可见沿阔韧带及腹股沟淋巴结。淋巴结是复发病灶最常见的部位。癌细胞充塞输卵管的淋巴管后,淋巴回流将癌细胞带到对侧输卵管形成双侧输卵管癌。

3.血性转移　晚期癌症患者可通过血行转移至肺、脑、肝、肾、骨等器官。

【诊断】

1.病史

(1)发病年龄:原发性输卵管癌 2/3 发生于绝经期后,以 40～60 岁的妇女多见。其发病年龄高于宫颈癌,低于外阴癌而与卵巢上皮癌和子宫内膜癌相近。Peters 和 Eddy 报道的输卵管癌的发病年龄分别为 36～84 岁和 21～85 岁。

(2)不育史:原发性输卵管癌患者的不育率比一般妇女要高,约 1/3～1/2 病例有原发或继发不育史。

2.临床表现　临床上常表现为阴道排液、腹痛、盆腔包块,即所谓输卵管癌"三联症"。在临床上表现为这种典型的"三联症"患者并不多见,约占 11%。输卵管癌的症状及体征常不典型或早期无症状,故易被忽视而延误诊断。

(1)阴道排液或阴道流血:阴道排液是输卵管癌最常见且具有特征性的症状。其排泄液为浆液性稀薄黄水,有时呈粉红色血清血液性,排液量多少不一,一般无气味。液体可能由于输卵管上皮在癌组织刺激下所产生的渗液,由于输卵管伞端闭锁或被肿瘤组织阻塞而通过宫腔从阴道排出。当输卵管癌有坏死或浸润血管时,可产生阴道流血,水样阴道分泌物占主诉的第三位,分泌物多时个别患者误认为尿失禁而就医。有时白带色黄类似琥珀色(个别患者在输卵管黏膜内含有较多胆固醇,但胆固醇致白带色黄的机制不清),有时为血水样或较黏稠。

(2)下腹疼痛:为输卵管癌的常见症状,约有半数患者发生。多发生在患侧,常表现为阵发性、间歇性钝痛或绞痛。阴道排出水样或血样液体,疼痛可缓解。经过一阶段后逐渐加剧而呈痉挛性绞痛。其发生的机制可能是在癌肿发展的过程中,管腔伞端被肿瘤堵塞,输卵管腔内容物潴留增多,内压增加,引起输卵管蠕动增加,克服输卵管部分梗死将积液排出。

(3)下腹部或盆腔肿块:妇科检查时可扪及肿块,亦有患者自己能扪及下腹部肿块,但很少见。肿块可为癌肿本身,也可为并发的输卵管积水或广泛盆腔粘连形成的包块。常位于子宫的一侧或后方,活动受限或固定不动。

(4)外溢性输卵管积液:即患者经阴道大量排液后,疼痛减轻,盆腔包块缩小或消失的临床表现,但不常见。当管腔被肿瘤堵塞,分泌物郁积至一定程度,引起大量的阴道排液,随之管腔内压力减少,腹痛减轻,肿块缩小。由于输卵管积水的病例也可出现此现象,因此该症状的出现对关注输卵管疾病有价值,但并不是输卵管癌的特异症状。

(5)腹水:较少见,约 10% 的病例伴有腹水。其来源有二:①管腔内积液经输卵管伞端开口流入腹腔;②因癌瘤种植于腹膜而产生腹水。

(6)其他:当输卵管癌肿增大或压迫附近器官或癌肿广泛转移时可出现腹胀、尿频、肠功能紊乱及腰骶部疼痛等,晚期可出现腹水及恶病质。

3.辅助检查

(1)细胞学检查:若阴道脱落细胞内找到癌细胞,特别是腺癌细胞,而宫颈及子宫内膜检查又排除癌症存在者,则应考虑输卵管癌的诊断。但按文献报道阴道脱落细胞的阳性率都较低,在 50% 以下,其原因可能是因为腺癌细胞在脱落和排出的过程中易被破坏变形,也可能与取片方式有关。对于有大量阴道排液的患者,癌细胞可能被排出液冲走,导致细胞学阴性,需重复涂片检查。可行阴道后穹隆穿刺和宫腔吸出液的细胞学检查,亦可用子宫帽或月经杯收集排出液,增加阳性率,以提高输卵管恶性肿瘤的诊断。当肿瘤穿破浆膜层或有盆腹腔扩散时可在腹水或腹腔冲洗液中找到恶性细胞。

(2)子宫内膜检查:黏膜下子宫肌瘤、子宫内膜癌、宫体癌、宫颈癌均可出现阴道排液增多的症状,因此宫腔探查及全面的分段诊刮很必要。若宫腔探查未发现异常,颈管及子宫内膜病理检查阴性,则应想到输卵管癌的可能。若内膜检查发现癌灶,虽然首先考虑子宫内膜癌,但亦不能排除输卵管癌向宫腔转移的可能。

(3)宫腔镜及腹腔镜检查:通过宫腔镜检查,可观察子宫内膜情况的同时,还可以看到输卵管开口,并吸取液体做脱落细胞学检查;通过腹腔镜检查可直接观察输卵管及卵巢情况,对可疑的病例,可通过腹腔镜检查以明确诊断,早期输卵管癌可见到输卵管增粗,如癌灶已穿破输卵管管壁或已转移至周围脏器,并伴有粘连,则不易与卵巢癌鉴别。

(4)B型超声检查及CT扫描:B型超声检查是常用的辅助诊断方法,B型超声及CT扫描均可确定肿块的部位、大小、形状和有无腹水,并了解盆腔其他脏器及腹膜后淋巴结有无转移的情况。

(5)血清CA125测定:到目前为止,CA125是输卵管癌仅有的较有意义的肿瘤标志物,CA125可作为诊断和随诊原发性输卵管癌的指标。亦有报道CA125结果阳性的病例术后临床分期均为Ⅲ、Ⅳ期,术后一周检查CA125值明显降低,甚至达正常范围,提示CA125可能对中、晚期输卵管癌术后监测有参考意义,并对预后判断有指导意义。

(6)子宫输卵管碘油造影:对输卵管恶性肿瘤的诊断有一定的价值,但有引起癌细胞扩散的危险,也难以区分输卵管肿瘤、积水、炎症,故一般不宜采用。

4.鉴别诊断

(1)继发性输卵管癌:要点有以下三点:①原发性输卵管癌的病灶,大部分存在于输卵管的黏膜层,继发性输卵管癌的黏膜上皮基本完整而病灶主要在间质内;②原发性输卵管癌大多数都能看出乳头状结构,肌层癌灶多为散在病灶;③原发性输卵管癌的早期癌变处可找到正常上皮到癌变的过渡形态。

(2)附件炎性肿块:输卵管积水或输卵管卵巢囊肿都可表现为活动受限的附件囊性包块,在盆腔检查时很难与原发性输卵管癌区分并且两者均有不孕史,如患者年龄偏大,且有阴道排液,则应要考虑输卵管癌,并进一步作各项辅助检查,以协助诊断。

(3)卵巢肿瘤:无输卵管癌的典型症状,输卵管多表现为阴道排液,而卵巢癌常为不规则阴道流血。盆腔检查时,卵巢良性肿瘤一般可活动,而输卵管癌的肿块多固定;卵巢癌表面常有结节感,若伴有腹水者多考虑卵巢癌,还可辅以B型超声及CT等检查以协助鉴别。

(4)子宫内膜癌:多以不规则阴道流血为主诉,可因有阴道排液而与输卵管恶性肿瘤相混淆。通过诊刮病理以鉴别。

【治疗】

输卵管癌的治疗原则应与卵巢癌一致,即进行手术分期、肿瘤细胞减灭术、术后辅助治疗等。至于早期患者是否应行淋巴结清扫术,现仍有争议。输卵管癌的治疗以手术治疗为主,化学治疗等为辅的原则,应强调首次治疗的彻底性。

1.手术治疗　彻底的手术切除是输卵管癌最根本的治疗方法。手术原则应同于上皮性卵巢癌。早期患者行全面的分期手术,包括全子宫、双侧附件、大网膜切除和腹膜后淋巴结清扫;晚期病例行肿瘤细胞减灭术,手术时应该尽可能切净原发病灶及其转移病灶。由于输卵管癌的播散方式与卵巢癌相同,即盆腹腔的局部蔓延和淋巴结转移。输卵管癌的双侧发生率为17%～26%,子宫及卵巢转移常见,盆腹膜转移率高,故手术应该采用正中切口,进行以下操作:仔细评估整个盆、腹腔,全面了解肿瘤的范围;全子宫切除,两侧输卵管卵巢切除;盆腔、腹主动脉旁淋巴结取样;横结肠下大网膜切除;腹腔冲洗;任何可疑部位活检,包括腹腔和盆腔腹膜。

(1)早期输卵管癌的处理

1)原位癌的处理:患者手术治疗如前所述范围切除肿瘤。输卵管原位癌手术切除后不提倡辅助治疗。

2)FIGO Ⅰ期、FIGO Ⅱ期的处理:此期患者应该进行手术分期。若最终的组织学诊断为腺癌原位癌或Ⅰ期,分化Ⅰ级,手术后不必辅助化疗。其他患者,应该考虑以铂为基础的化疗。偶然发现的输卵管癌(例如,患者术前诊断为良性疾病,术后组织学诊断含有恶性成分)应该再次手术分期,若有残留病灶,要尽可能行细胞减灭术,患者应该接受以铂类为基础的化疗。

（2）晚期输卵管癌的处理

1）FIGOⅢ期的处理:除非另有论述,所有输卵管癌都指腺癌,和卵巢癌类似,应该采用以铂类为基础的化疗。患者接受减灭术后应该行以铂类为基础的化疗。若患者初次诊断时因为医学禁忌证而未行理想的减灭术,应该接受以铂为基础的化疗,然后再重新评估。化疗3个周期以后,再次评估时可以考虑二次探查,如有残留病灶,应该行二次细胞减灭术。然而,这种治疗未经任何前瞻性研究证实。

2）FIGOⅣ期的处理:患者若有远处转移,必须有原发病灶的组织学证据。手术时应尽可能切出肿瘤病灶,如果有胸膜渗出的症状,术前要抽胸水。患者如果情况足够好,像卵巢癌那样,应该接受以铂类为基础的化疗。其他患者情况不能耐受化疗,应该对症治疗。

（3）保留生育功能的手术:少数情况下,患者年轻、希望保留生育功能,只有在分期为原位癌的情况下,经过仔细评估和充分讨论,可以考虑保守性手术。然而,如果双侧输卵管受累的可能性很大,则不提倡保守性手术。确诊的癌症,不考虑保守手术。

2.化学治疗　化疗应与手术治疗紧密配合,是主要的术后辅助治疗,输卵管癌的化学治疗与卵巢癌相似。紫杉醇和铂类联合化疗在卵巢癌的成功应用现在也用于输卵管癌的化疗。很多回顾性分析提示,对于相同的组织学类型,这个方案的疗效优于烷化剂和铂类的联合。因此,目前紫杉醇和铂类联合的化疗方案是治疗输卵管癌的一线用药。

3.内分泌治疗　由于输卵管上皮源于副中肾管,对卵巢激素有反应,所以可用激素药物治疗,若输卵管癌肿瘤中含有雌、孕激素受体,可应用抗雌激素药物如他莫昔芬及长期避孕激素如己酸黄体酮、甲羟黄体酮等治疗。但目前对激素的治疗作用还没得到充分的肯定。

4.放射治疗　放疗仅作为输卵管癌的综合治疗的一种手段,一般以体外放射为主。对术时腹水内找到癌细胞者,可在腹腔内注入32P。对于Ⅱ、Ⅲ期手术无肉眼残留病灶,腹水或腹腔冲洗液细胞学阴性,淋巴结无转移者,术后可辅以全腹加盆腔放射或腹腔内同位素治疗。对不能切除的肿瘤患者,放疗可使癌块缩小,粘连松动,以便争取获得再次手术机会,但残留病灶者效果不及术后辅助化疗。盆腔照射量不应低于5000～6000cGy/4～6周;全腹照射剂量不超过3000cGy/5～6周。有学者认为在外照射后再应用放射性胶体^{32}P则效果更好。在放疗后可应用化疗维持。

5.复发的治疗　在综合治疗后的随诊过程中,如出现局部盆腔复发或原有未切除的残留癌灶经化疗后可考虑第二次手术。

【预后】

原发性输卵管癌预后差,但随着对输卵管癌的认识、诊断及治疗措施的提高和改进,其5年生存率明显提高。因此对晚期的患者术后积极地放、化疗,虽不能根除癌瘤,但能延长生存期。输卵管癌的预后更多地取决于期别,因此分期和区分肿瘤是原发性抑或转移性更为重要。转移性输卵管癌远远多于原发性输卵管癌。

影响预后的因素:

1.临床分期　是重要的影响因素,期别愈晚期预后愈差。随期别的提高生存率逐渐下降。Peter等研究了115例输卵管癌患者,发现管壁浸润越深,预后越差,术后残留病灶大者预后差。

2.初次术后残存瘤的大小　也是影响预后的重要因素。Eddy分析了38例输卵管癌病理,初次手术后未经顺铂治疗的患者中,肉眼无瘤者的5年生存率为29%,残存瘤大于或等于2cm者仅为7%。初次手术后用顺铂治疗的病例,肉眼无瘤者的5年生存率为83%,残存瘤大于或等于2cm者的为29%。

3.输卵管浸润深度　肿瘤仅侵犯黏膜层者预后好,相反穿透浆膜层则预后差。

4.辅助治疗　是否接受辅助治疗对其生存率的影响有显著性差别,接受了以顺铂为主的化疗患者其生存时间明显高于没有接受化疗者。

5.病理分级　关于肿瘤病理分期对预后的影响尚有争议,近年来多数研究报道病理分期与预后无明显关系,其对预后的影响不如临床分期及其他重要。

【随访】

目前还没有证据表明密切监护对于改善输卵管癌无症状患者的预后、提高生活质量有积极意义。然而,对于治疗后长期无瘤生存患者复发时早期诊断被认为可以提供最好的预后。随访的目的:①观察患者对治疗后的近期反应;②及早认识,妥善处理治疗相关的并发症,包括心理紊乱;③早期发现持续存在的病灶或者疾病的复发;④收集有关治疗效果的资料;⑤对早期患者,提供乳腺癌筛查的机会;保守性手术的患者,提供筛查宫颈癌的机会。

总的来说,随访的第一年,每3个月复查一次;随访间隔逐渐延长,到5年后每4~6个月复查一次。每次随访内容:详细复习病史,仔细体格检查(包括乳房、盆腔和直肠检查)排除任何复发的征象。虽然文献对CA125对预后的影响仍不清楚,但仍应定期检查血CA125,特别是初次诊断发现CA125升高的患者。影像学检查例如盆腔超声检查、CT、MRI应当只在有临床发现或者肿瘤标记物升高提示肿瘤复发时才进行检查。所有宫颈完整患者要定期行涂片检查。所有40岁以上或有强的乳腺癌家族史的年轻患者,每年都要行乳房扫描。

(二)其他输卵管恶性肿瘤

【原发性输卵管绒毛膜癌】

本病极为罕见,多数发生于妊娠后妇女,和体外受精(IVF)有关,临床表现不典型,故易误诊。输卵管绒毛膜癌大多数来源于输卵管妊娠的滋养叶细胞,少数来源于异位的胚胎残余或具有形成恶性畸胎瘤潜能的未分化胚细胞。来源于前者的绒癌发生于生育期,临床症状同异位妊娠或伴有腹腔内出血,常误诊为输卵管异位妊娠而手术;来源于后者的绒癌,多数在7~14岁发病,可出现性早熟症状,由于滋养叶细胞有较强的侵袭性,能迅速破坏输卵管壁,在早期就侵入淋巴及血管而发生广泛转移至肺脏、肝脏、骨及阴道等处。

肿瘤在输卵管表面呈暗红色或紫红色,切面见充血、水肿、管腔扩张,腔内充满坏死组织及血块。镜下见细胞滋养层细胞及合体滋养层细胞大量增生,不形成绒毛。

诊断主要依据临床症状及体征,结合血、尿内绒毛膜促性腺激素(hCG)的测定,X线胸片等检查,但最终确诊有待病理结果。本病应与以下疾病鉴别:

1.子宫内膜癌　可出现阴道排液,但主要临床症状为不规则阴道流血,诊刮病理可鉴别。

2.附件炎性包块　有不孕或盆腔包块史,妇检可在附件区触及活动受限囊性包块。

3.异位妊娠　两者均有子宫正常,子宫外部规则包块,均可发生大出血,但宫外孕患者hCG滴度增高程度低于输卵管绒癌,病理有助确诊。

治疗同子宫绒毛膜癌。可以治愈。先采用手术治疗,然后根据预后因素采用化疗。如果肿瘤范围局限,希望保留生育功能者可以考虑保守性手术,如输卵管绒毛膜癌来源于输卵管妊娠的滋养叶细胞,其生存率约50%,如来源于生殖细胞,预后很差。

【原发性输卵管肉瘤】

罕见,其与原发性输卵管腺癌之比为1:25。迄今文献报道不到50例。主要为纤维肉瘤和平滑肌肉瘤。肿瘤表面常呈多结节状,可见充满弥散性新生物,质软,大小不等的包块。本病可发生在任何年龄妇女,临床症状同输卵管癌,主要为阴道排液,呈浆液性或血性,继发感染时排出液呈脓性。部分患者亦以腹

胀、腹痛或下腹部包块为症状。由于肉瘤生长迅速常伴有全身乏力,消瘦等恶病质症状。此病需与以下疾病相鉴别:

1.附件炎性包块　均可表现腹痛、白带多及下腹包块,但前者有盆腔炎症病史,抗感染治疗有效。

2.子宫内膜癌　有阴道排液的患者需要与子宫内膜癌鉴别,分段诊刮病理可确诊。

3.卵巢肿瘤　多无临床症状,伴有腹水,B型超声可协助诊断。

治疗参考子宫肉瘤治疗方案,以手术为主,再辅以化疗或放疗,预后差。

【输卵管未成熟畸胎瘤】

极少见。可是本病却可以发生在有生育要求的年轻女性,虽然治愈率高,但进展较快,因此早期诊断早期治疗十分重要,输卵管未成熟畸胎瘤预后较差。虽然直接决定患者的预后因素是临床分期,但肿瘤组织分化程度、幼稚成分的多少和预后有密切关系。治疗采用手术治疗,然后根据相关预后因素采用化疗。如果要保留生育功能,任何期别的患者均可以行保守性手术。化疗方案采用卵巢生殖细胞肿瘤的化疗方案。

【转移性输卵管癌】

较多见,约占输卵管恶性肿瘤的80%～90%。其主要来自卵巢癌、子宫体癌、子宫颈癌,远处如直肠癌、胃癌及乳腺癌亦可转移至输卵管。临床表现因原发癌的不同而有差异。镜下其病理组织形态与原发癌相同。其诊断标准如下:

1.癌灶主要在输卵管浆膜层,肌层、黏膜层正常或显示慢性炎症。若输卵管黏膜受累,其表面上皮仍完整。

2.癌组织形态与原发癌相似,最多见为卵巢癌、宫体癌和胃肠癌等。

3.输卵管肌层和系膜淋巴管内一般有癌组织存在,而输卵管内膜淋巴管很少有癌细胞存在。

治疗按原发癌已转移的原则处理。

【临床特殊情况的思考和建议】

1.临床特征　对于输卵管癌的临床表现,应对此病有一定认识并提高警惕,并通过进一步的辅助检查,尽可能在术前作出早期诊断。因此,有以下情况下者应考虑输卵管癌的可能:

(1)有阴道排液、腹痛、腹块三大特征者。

(2)持续存在不能解释的不规则子宫出血,尤其在35岁以上,尤其对于细胞学涂片阴性,刮出子宫内膜也阴性的患者。

(3)持续存在不能解释的异常阴道排液,排液呈血性,年龄大于35岁。

(4)持续存在不能解释的下腹及(或)下背疼痛。

(5)在宫颈涂片中出现一种不正常的腺癌细胞。

(6)在绝经前后发现附件肿块。

2.输卵管癌术前的诊断问题　输卵管癌常误诊,过去术前诊断率为2%,近数年来由于提高认识及进一步的辅助诊断,术前诊断率提高到25%～35%。术前不易作出确诊的原因可能是:

(1)由于输卵管癌少见,常被忽视。

(2)输卵管位于盆腔内,常不能感觉到。

(3)较多患者肥胖,而且由于激素低落而阴道萎缩,所以检查不够正确。

(4)肿瘤发展早期症状很不明显,下腹疼痛常伴有其他不同的盆腔疾病,故常误诊为绝经期的功能紊乱。

3.对于双侧输卵管癌究竟是原发还是继发问题　双侧输卵管均由副中肾管演化而来,在同一致癌因素下,可以同时发生癌。文献报道 0～Ⅱ 期输卵管癌双侧性占 7%,Ⅲ～Ⅳ 期占 30%。因此,晚期输卵管癌转移是引起双侧累及的主要原因。转移而来的腺癌首先侵犯间质和肌层,而黏膜皱襞上皮常保持完好。但现在也有不少学者认为卵巢癌可能为输卵管癌灶转移而来,尚待进一步证明。

4.输卵管腺癌合并子宫内膜癌是原发还是继发问题

(1)两者病灶均较早,无转移可能性,应视两者均为原发性。

(2)子宫内膜转移病灶是局灶性侵犯间质,并见有正常腺体夹杂其中,对四周组织常有压迫,无过渡形态。

5.输卵管肿瘤合并妊娠问题输卵管肿瘤是一种较罕见的女性生殖系统的肿瘤。输卵管良性肿瘤较恶性肿瘤更少见。输卵管肿瘤患者常伴有不孕史,故其合并妊娠仅见个案报道。由于常无临床症状,很少在术前作出诊断。1996 年周培莉报道 1 例妊娠合并输卵管畸胎瘤扭转。患者 25 岁,因停经 5$^+$ 个月,反复左下腹疼痛入院,B 型超声检查提示宫内妊娠 5 个月,左侧卵巢肿块 7cm×6.5cm×6cm 大小,故诊断"中期妊娠,左侧卵巢肿瘤蒂扭转"而手术。术时见子宫增大 5 个月,左输卵管肿物 10cm×7cm×6cm,呈囊性,灰黑色,蒂长 1.5cm,扭转 180。行患侧输卵管切除术。病理检查:输卵管畸胎瘤。

原发性输卵管癌合并妊娠亦罕见。国外文献曾报道 3 例原发性输卵管癌合并足月妊娠:Schinfeld 报道一患者 40 岁,当足月妊娠时入院检查胎先露呈臀位而行剖宫产,术时发现左侧输卵管伞端有 4.5cm×3cm×2.3cm 暗色、实质包块,作部分输卵管切除术,病理检查为输卵管腺癌。术后 6 天再行全子宫、双附件及部分大网膜切除术,后继化疗及放疗。另 2 例为产后行输卵管结扎术时发现输卵管癌。国内学者报道 5 例原发性输卵管癌一其中有 1 例因停经 45 天行人流扎管术,术时发现右侧输卵管肿胀积液、粘连,切除右侧输卵管,病理检查为原发性输卵管腺癌,再次手术,术后 5 年随访健在。学者报道原发性输卵管癌 11 例,有不孕史者 9 例占 81.8%,其中 1 例为原发性输卵管癌伴对侧输卵管妊娠破裂。

(李　勇)

第十一章　妊娠滋养细胞疾病

第一节　葡萄胎

葡萄胎因妊娠后胎盘绒毛滋养细胞增生、间质水肿,而形成大小不一的水泡,水泡间以蒂相连成串,形如葡萄而命名之,也称水泡状胎块(HM)。葡萄胎可分为完全性葡萄胎(CHM)和部分性葡萄胎(PHM)两类,其中大多数为完全性葡萄胎。

【病因】

葡萄胎发生的确切原因,虽尚未完全清楚,但已取得一些重要进展。

1.完全性葡萄胎(CHM)

(1)流行病学:经流行病学调研,亚洲和拉丁美洲国家的发生率较高,如韩国和印度尼西亚约 400 次妊娠 1 次,而北美和欧洲国家发生率较低,如美国约 1500 次妊娠仅 1 次。在我国根据 23 个省市自治区的调查,平均每 1000 次妊娠 0.78 次,其中浙江省最高为 1.39 次,山西省最低为 0.29 次。即使同一族种居住在不同地域,其葡萄胎的发生率也不相同,如居住在北非和东方国家的犹太人后裔的发生率是居住在西方国家的 2 倍,提示造成葡萄胎发生地域差异的原因除种族外,尚有多方面的因素。

(2)营养学说:营养状况与社会经济因素是可能的高危因素之一。饮食中缺乏维生素 A 及其前体胡萝卜素和动物脂肪者发生葡萄胎的机率显著升高。

(3)年龄及前次妊娠史:年龄是另一高危因素,大于 35 岁和 40 岁的妇女妊娠时葡萄胎的发生率分别是年轻妇女的 2 倍和 7.5 倍。相反小于 20 岁妇女的葡萄胎发生率也显著升高,其原因可能与该两个年龄段容易发生异常受精有关。前次妊娠有葡萄胎史也是高危因素,有过 1 次和 2 次葡萄胎妊娠者,再次葡萄胎的发生率分别为 1% 和 15%～20%。既往自然流产史和不孕史也被认为可增加葡萄胎的发生。

(4)遗传学因素:细胞遗传学研究表明,完全性葡萄胎的染色体核型为二倍体。根据基因起源可分为两组染色体均来源于父系的完全性葡萄胎(AnCHM)及两组染色体分别来自父亲和母亲的双亲来源的完全性葡萄胎(BiCHM)。AnCHM 中 90% 为 46,XX,由一个细胞核基因物质缺失或失活的空卵与单倍体精子(23,X)受精,经自身复制为二倍体(46,XX),另有 10% 核型为 46,XY,认为系由一个空卵分别和两个单倍体精子(23,X 和 23,Y)同时受精而成。AnCHM 的染色体基因均为父系,但其线粒体 DNA 仍为母系来源。BiCHM 系一种独特类型,约占完全性葡萄胎的 20%,常与家族性复发性葡萄胎相关,发病机制被认为与母体印迹基因出现破坏有关。基因组印迹指哺乳动物和人类的某些基因位点,其父源性和母源性等位基因呈现不同程度的表达,即在一方的单等位基因表达时,另一方沉默。研究表明,必须由父母双亲染色体的共同参与才能确保基因组印迹的正常调控,而后者又是胚胎正常发育所必需。在完全性葡萄胎时,由于缺乏母系染色体参与调控,则引起印迹紊乱。目前为止,已被研究报道与葡萄胎有关的印迹基因有

p57KIP2、PHLDA2、IGF2、H19、CTNNA3、ASCL2/HASH2 等。

(5)其他:如地理环境、气候、温度、病毒感染及免疫等方面,在葡萄胎发病中也起作用。

2.部分性葡萄胎(PHM)　部分性葡萄胎的发生率远低于完全性葡萄胎,根据来自爱尔兰的调查资料,部分性和完全性葡萄胎的发生率分别为1945次妊娠和695次妊娠1次。有关部分性葡萄胎高危因素的流行病学调查资料较少,一项病例对照研究显示,与部分性葡萄胎发病有关的高危因素有不规则月经、前次活胎妊娠均为男性和口服避孕药大于4年等,但与饮食因素无关。

细胞遗传学研究表明,部分性葡萄胎其核型90%以上为三倍体,如果胎儿同时存在,其核型一般也为三倍体。最常见的核型是69XXY,其余为69XXX或69XYY,为一正常单倍体卵子和两个正常单倍体精子受精,或由一正常单倍体卵子(精子)和一个减数分裂缺陷的双倍体精子(卵子)受精而成,所以一套多余的染色体也来自父方。已经证明,不管是完全性还是部分性葡萄胎,多余的父源基因物质是造成滋养细胞增生的主要原因。另外尚有极少数部分性葡萄胎的核型为四倍体,但其形成机制还不清楚。

【病理】

1.完全性葡萄胎　大体检查水泡状物形如串串葡萄,大小自直径数毫米至数厘米不等,其间有纤细的纤维素相连,常混有血块蜕膜碎片。水泡状物占满整个宫腔,虽经仔细检查仍不能发现胎儿及其附属物或胎儿痕迹。镜下见绒毛体积增大,轮廓规则,滋养细胞增生,间质水肿和间质内胎源性血管消失。

2.部分性葡萄胎　仅部分绒毛变为水泡,常合并胚胎或胎儿组织,胎儿多已死亡,合并足月儿极少,且常伴发育迟缓或多发性畸形。镜下可见部分绒毛水肿,轮廓不规则,滋养细胞增生程度较轻,且常限于合体滋养细胞,间质内可见胎源性血管及其中的有核红细胞。此外,还可见胚胎和胎膜的组织结构。

【临床表现】

1.完全性葡萄胎　近30年来,由于超声诊断及血hCG的检测,完全性葡萄胎的临床表现发生了变化,阴道流血仍然是最常见的临床表现,90%的患者可有阴道流血。而其他症状如子宫异常增大、黄素化囊肿、妊娠剧吐、子痫前期、甲状腺功能亢进、呼吸困难等却极少见。完全性葡萄胎的典型症状如下:

(1)停经后阴道流血:为最常见的症状。停经时间8~12周左右开始有不规则阴道流血,量多少不定,时有时无,反复发作,逐渐增多。若葡萄胎组织从蜕膜剥离,母体大血管破裂,可造成大出血,导致休克,甚至死亡。葡萄胎组织有时可自行排出,但排出之前和排出时常伴有大量流血。葡萄胎反复阴道流血如不及时治疗,可导致贫血和继发感染。

(2)子宫异常增大、变软:约有半数以上葡萄胎患者的子宫大于停经月份,质地变软,并伴有血清hCG水平异常升高。其原因为葡萄胎迅速增长及宫腔内积血所致。约1/3患者的子宫大小与停经月份相符,另少数子宫大小小于停经月份,其原因可能与水泡退行性变、停止发展有关。

(3)腹痛:因葡萄胎增长迅速和子宫过度快速扩张所致,表现为阵发性下腹痛,一般不剧烈,能忍受,常发生于阴道流血之前。若发生卵巢黄素囊肿扭转或破裂,可出现急腹痛。

(4)妊娠呕吐:多发生于子宫异常增大和hCG水平异常升高者,出现时间一般较正常妊娠早,症状严重,且持续时间长。发生严重呕吐且未及时纠正时可导致水电解质平衡紊乱。

(5)妊娠期高血压疾病征象:多发生于子宫异常增大者,出现时间较正常妊娠早,可在妊娠24周前出现高血压、水肿和蛋白尿,而且症状严重,容易发展为子痫前期,但子痫罕见。

(6)卵巢黄素化囊肿:由于大量hCG刺激卵巢卵泡内膜细胞发生黄素化而形成囊肿,称卵巢黄素化囊肿。常为双侧性,但也可单侧,大小不等,最小仅在光镜下可见,最大直径可在20cm以上。囊肿表面光滑,活动度好,切面为多房,囊肿壁薄,囊液清亮或琥珀色。光镜下见囊壁为内衬2~3层黄素化卵泡膜细胞。黄素化囊肿一般无症状。由于子宫异常增大,在葡萄胎排空前一般较难通过妇科检查发现,多由B型超声检查作出诊断。黄素化囊肿常在水泡状胎块清除后 2~4 个月自行消退。

（7）甲状腺功能亢进征象：约 7% 的患者可出现轻度甲状腺功能亢进表现，如心动过速、皮肤潮湿和震颤，但突眼少见。

2.部分性葡萄胎　可有完全性葡萄胎的大多数症状，但一般程度较轻。子宫大小与停经月份多数相符或小于停经月份，一般无腹痛，妊娠呕吐也较轻，常无妊娠期高血压疾病征象，一般不伴卵巢黄素化囊肿。有时部分性葡萄胎在临床上表现不全流产或过期流产，仅在对流产组织进行病理检查时才发现。有时部分性葡萄胎也和完全性葡萄胎较难鉴别，需刮宫后经组织学甚至遗传学检查方能确诊。

【自然转归】

了解葡萄胎排空后 hCG 的消退规律对预测其自然转归非常重要。在正常情况下，葡萄胎排空后，血清 hCG 稳定下降，首次降至正常的平均时间大约为 9 周，最长不超过 14 周。若葡萄胎排空后 hCG 持续异常要考虑妊娠滋养细胞肿瘤。完全性葡萄胎发生子宫局部侵犯和（或）远处转移的机率约为 15% 和 4%。研究发现，出现局部侵犯和（或）远处转移的危险性增高约 10 倍的高危因素有：①hCG>100000IU/L；②子宫明显大于相应孕周；③卵巢黄素化囊肿直径>6cm。另外，年龄>40 岁者发生局部侵犯和（或）远处转移的危险性达 37%，>50 岁者高达 56%。重复葡萄胎局部侵犯和（或）远处转移的发生率增加 3~4 倍。因此，有学者认为年龄>40 岁和重复葡萄胎也应视为高危因素。

部分性葡萄胎发生子宫局部侵犯的机率约为 4%，一般不发生转移。与完全性葡萄胎不同，部分性葡萄胎缺乏明显的临床或病理高危因素。发生为妊娠滋养细胞肿瘤的部分性葡萄胎绝大多数也为三倍体。

【诊断】

凡有停经后不规则阴道流血、腹痛、妊娠呕吐严重且出现时间较早，体格检查时有子宫大于停经月份、变软，子宫孕 5 个月大小时尚不能触及胎体、不能听到胎心、无胎动，应怀疑葡萄胎可能。较早出现妊娠期高血压疾病征象，尤其在孕 28 周前出现子痫前期，双侧卵巢囊肿及出现甲亢征象，均支持诊断。如在阴道排出物中见到葡萄样水泡组织，诊断基本成立。常选择下列辅助检查以进一步明确诊断。

1.绒毛膜促性腺激素（hCG）测定　正常妊娠时，在孕卵着床后数日便形成滋养细胞并开始分泌 hCG。随孕周增加，血清 hCG 滴度逐渐升高，在孕 8~10 周达高峰，持续 1~2 周后血清 hCG 滴度逐渐下降。但葡萄胎时，滋养细胞高度增生，产生大量 hCG，血清中 hCG 滴度通常高于相应孕周的正常妊娠值，而且在停经 8~10 周以后，随着子宫增大仍继续持续上升，利用这种差别可作为辅助诊断。但也有少数葡萄胎，尤其是部分性葡萄胎因绒毛退行性变，hCG 升高不明显。常用的 hCG 测定方法是放射免疫测定和酶联免疫吸附试验。因 hCG 由 α 和 β 两条多肽链组成，其生物免疫学特征主要由 β 链决定，而 α 链与 LH、FSH、TSH 的 α 链结构相似。为避免抗 hCG 抗体，与其他多肽激素发生交叉反应，临床上也用抗 hCGβ 链单克隆抗体检测。葡萄胎时血 hCG 多在 200000IU/L 以上，最高可达 2400000IU/L，且持续不降。但在正常妊娠血 hCG 处于峰值时较难鉴别，可根据动态变化或结合超声检查作出诊断。

近年发现，hCG 分子在体内经各种代谢途径生成各种 hCG 相关分子，包括糖基化 hCG、缺刻 hCG、游离 α 亚单位、游离缺刻 β 亚单位和 β 核心片段等。在正常妊娠时血液中的主要分子为完整 hCG，尿中为 β 核心片段，而葡萄胎及滋养细胞肿瘤则产生更多的 hCG 相关分子，因此同时测定血液和尿中完整 hCG 及其相关分子，有助于葡萄胎及滋养细胞肿瘤的诊断和鉴别诊断。

2.超声检查　是诊断葡萄胎的另一重要辅助检查方法，最好采用经阴道彩色多普勒超声检查。完全性葡萄胎的典型超声影像学表现为子宫明显大于相应孕周，无妊娠囊或胎心搏动，宫腔内充满不均质密集状或短条状回声，呈"落雪状"，若水泡较大而形成大小不等的回声区，则呈"蜂窝状"。子宫壁薄，但回声连续，无局灶性透声区。常可测到两侧或一侧卵巢囊肿，多房，囊壁薄，内见部分纤细分隔。彩色多普勒超声检查可见子宫动脉血流丰富,但子宫肌层内无血流或仅稀疏"星点状"血流信号。

部分性葡萄胎宫腔内可见由水泡状胎块所引起的超声图像改变及胎儿或羊膜腔,胎儿常合并畸形。

3.流式细胞测定　完全性葡萄胎的染色体核型为二倍体,部分性葡萄胎为三倍体。

【鉴别诊断】

1.流产　葡萄胎病史与先兆流产相似,容易相混淆。先兆流产有停经、阴道流血及腹痛等症状,妊娠试验阳性,B型超声见胎囊及胎心搏动。但葡萄胎时多数子宫大于相应孕周的正常妊娠,hCG水平持续高值,B型超声显示葡萄胎特点。

2.双胎妊娠　子宫大于相应孕周的正常单胎妊娠,hCG水平也略高于正常,容易与葡萄胎相混淆,但双胎妊娠无阴道流血,B型超声检查可以确诊。

3.羊水过多　一般发生于妊娠晚期,若发生于妊娠中期时,因子宫迅速增大,需与葡萄胎相鉴别。羊水过多时无阴道流血,hCG水平在正常范围,B型超声检查可以确诊。

【处理】

1.清宫　葡萄胎一经确诊,应及时清宫。但清宫前首先应仔细作全身检查,注意有无休克、子痫前期、甲状腺功能亢进、水电解质紊乱及贫血等。必要时先对症处理,稳定病情。清宫应由有经验医生操作。一般选用吸刮术,其具有手术时间短、出血少、不易发生子宫穿孔等优点,比较安全。即使子宫增大至妊娠6个月大小,仍可选用吸刮术。由于葡萄胎子宫大而软,清宫出血较多,也易穿孔,所以清宫应在手术室内进行,在输液、备血准备下,充分扩张宫颈管,选用大号吸管吸引。待葡萄胎组织大部分吸出、子宫明显缩小后,改用刮匙轻柔刮宫。为减少出血和预防子宫穿孔,可在术中应用缩宫素静脉滴注,但缩宫素可能把滋养细胞压入子宫壁血窦,导致肺栓塞和转移,所以缩宫素一般在充分扩张宫颈管和开始吸宫后使用。子宫小于妊娠12周可以一次刮净,子宫大于妊娠12周或术中感到一次刮净有困难时,可于一周后行第二次刮宫。

在清宫过程中,有极少数患者因子宫异常增大、缩宫素使用不当或操作不规范等原因,造成大量滋养细胞进入子宫血窦,并随血流进入肺动脉,发生肺栓塞,出现急性呼吸窘迫,甚至急性右心衰竭。及时给予心血管及呼吸功能支持治疗,一般在72小时内恢复。为安全起见,建议子宫大于妊娠16周的葡萄胎患者应转送至有治疗妊娠滋养细胞疾病经验的医院进行清宫。

由于组织学诊断是葡萄胎最重要和最终的诊断,所以需要强调葡萄胎每次刮宫的刮出物,必须送组织学检查。取材应注意选择近宫壁种植部位新鲜无坏死的组织送检。

2.卵巢黄素化囊肿的处理　因囊肿在葡萄胎清宫后会自行消退,一般不需处理。若发生腹痛、怀疑有扭转可能时,可先予观察,如腹痛不缓解,则需及早剖腹探查。如扭转时间过久,已发生变性坏死,则宜将患侧附件切除。自腹腔镜应用于临床后又为临床处理卵巢黄素化囊肿增添了新的手段。

3.预防性化疗　自证明化疗对妊娠滋养细胞肿瘤有独特的效果后,许多学者又将化学药物用来预防葡萄胎的恶变即预防性化疗。实施预防性化疗的时机一般在葡萄胎清宫前2~3天或清宫时,最迟清宫次日。化疗方案选择建议采用单一药物(MTX或ACTD),疗程数尚不确定,多数建议化疗直至hCG转阴,但也有报道仅行单疗程化疗。但对葡萄胎是否应用预防性化疗问题,目前尚无一致意见。

赞同预防性化疗者认为,经预防性化疗后恶变机会减少,即使发生恶变,病灶大多局限于子宫而转移性的发生较少,也可减少治疗困难。

反对使用预防性化疗者认为,葡萄胎已流产,再做预防性化疗已无意义,良性葡萄胎不需化疗。如为恶性,预防性化疗的剂量小,无作用。此外,化疗反应大,可发生各种毒性反应,甚至造成死亡。为了防止15%左右的葡萄胎患者恶变,而对所有葡萄胎患者进行化疗,实无必要。而且,被认为化疗并不能彻底预防恶变,而会造成一种安全的假象,从而使随访不够充分,甚至经预防性化疗的患者发生 GTN 可能需要更多疗程的化疗。目前在许多医疗机构并不采用预防性化疗。

4.子宫切除术   葡萄胎患者并不常规行子宫切除术。对于年龄大于 40 岁、有高危因素、无生育要求者可行全子宫切除术,通常保留双侧附件。与刮宫相比,子宫切除术虽能使葡萄胎恶变的机会从 20% 减少到 3.5%,但单纯子宫切除只能去除葡萄胎侵入子宫肌层局部的危险,而不能预防子宫外转移的发生,术后仍应随访和监测血 hCG。

【随访】

葡萄胎患者作为高危人群,其随访有重要意义。通过定期随访,可早期发现妊娠滋养细胞肿瘤并及时处理。随访应包括以下内容:

1.hCG 定量测定,葡萄胎清宫后每周一次,直至连续 3 次正常,然后每个月一次持续至少半年。此后可每半年一次,共随访 2 年,国外也推荐每 2 个月一次,共随访 1 年。

2.每次随访时除必须作 hCG 测定外,应注意月经是否规则,有无异常阴道流血,有无咳嗽、咯血及其转移灶症状,并作妇科检查,可选择一定间隔定期或必要时作 B 型超声、X 线胸片或 CT 检查。

葡萄胎随访期间应避孕一年,但国外也有推荐 hCG 成对数下降者阴性后 6 个月可以妊娠,但对 hCG 下降缓慢者,必须进行更长时间的随访。妊娠后,应在早孕期间作 B 型超声和 hCG 测定,以明确是否正常妊娠。分娩后也需 hCG 随访直至阴性。

避孕方法首选避孕套,也可选用口服避孕药,一般不选用宫内节育器,以免子宫穿孔或混淆子宫出血的原因。

【临床特殊情况的思考和建议】

1.有关葡萄胎清宫处理的规范   葡萄胎一经确诊,应尽早清除宫腔内容物,但目前临床对于清宫次数,再次清宫指征尚有争议,临床上有把第二次清宫列为常规措施,甚至行三次或以上清宫,但有学者提出多次清宫并不能减少恶变的机会,也无法从清宫的病理标本进行良或恶性的诊断及鉴别诊断,也无法预测恶变。甚至有学者提出,如果在子宫内膜创面开始修复时再次刮宫,无疑会使新生内膜受到破坏,增加感染机会,多次刮宫及感染还可导致宫壁损伤,甚至宫腔粘连。更有学者认为清宫次数多,有可能破坏子宫防御机制,反而增加恶变的机会。某医院曾对住院治疗的 700 例葡萄胎患者进行了统计分析,结果显示多次清宫并不能减少恶变的机会,也无法从清宫的病理标本进行良或恶性判断,更无法预测恶变,因而指出葡萄胎清宫次数不宜过多,第二次清宫不应列为常规,二次清宫仅限于患者有持续性阴道出血,血清 hCG 下降不明显甚至升高,B 型超声提示宫腔残留。

2.预防性化疗   不宜常规使用,须结合临床及高危因素考虑,预防性化疗有特定的时间概念,即在葡萄胎清宫前或清宫当天或清宫次日进行,超过上述时间的化疗不应称为预防性化疗。若超过上述时间又高度可疑或易发展为妊娠滋养细胞肿瘤者,而临床及客观检查尚不足以诊断为妊娠滋养细胞肿瘤,此时所用的化疗应称为"选择性化疗"。化疗并不能彻底预防恶变,而会造成一种安全的假象,从而使患者随访不够充分。临床实际工作中,作者曾遇到类似案例,有 2 例围绝经期葡萄胎患者,在清宫当天就给予了 MTX 单药预防性化疗,同时行了预防性子宫切除术,当血清 hCG 降至正常后不再随访,其中 1 例患者于 1 年半后因肝转移入院,另 1 例于 2 年后因脑转移入院,预后甚差。因此,必须强调即使行了预防性化疗定期随访仍然至关重要。

3.随访时间   目前的研究表明缩短血 hCG 随访时间可能是合理和安全的,同时还能缩短葡萄胎患者等待再次妊娠的时间。由于各种原因使完成血清 hCG 随访非常困难,许多患者特别是 35 岁以上患者往往急于尝试再次妊娠,因此,随访的依从性不高。在 NETDC 400 例葡萄胎患者中 33% 未完成随访,而其中最常见的原因是离治疗中心的距离。另外 NETDC 关于 1029 例完全性葡萄胎患者的报道,认为如果血清 hCG 自发降至 5.0IU/L 以下者不会发生持续性病变。最近关于 238 例部分性葡萄胎的报道认为血清 hCG 自发降至无法检测的水平后无一例发生持续性病变。这些研究表明无论是完全性葡萄胎还是部分性葡萄胎进行短期随访都是很有必要的,但是理论上 97% 患者的血清 hCG 随访时间可以缩短。因此,血清 hCG 随访时间可能会发生改变,即可以让血清 hCG 转阴的葡萄胎患者更早考虑再次妊娠。

4.家族性复发性葡萄胎　家族性复发性葡萄胎(FRM)是指一个家族中有两个或两个以上成员反复发生两次或两次以上葡萄胎,这种家族中受影响的妇女往往很少甚至没有正常的妊娠。

(1)临床特点:FRM 患者再次发生葡萄胎的机率比一般葡萄胎患者高得多,一般非家族性葡萄胎患者再次发生葡萄胎的机率约为 0.7%～1.8%,而从已知的家系可看出,FRM 患者常发生 3 次以上甚至多达 9 次的葡萄胎,并且常继发持续性滋养细胞疾病(PTD),故认为 FRM 患者的复发率及恶变率均高于没有家族史的葡萄胎患者。当一个葡萄胎妇女的近亲也有葡萄胎病史就应该考虑可能是 FRM,若是发生 ≥2 次 CHM,没有正常妊娠,有或无流产史或 PHM 史,并且核型分析是双亲来源的两倍体,则强烈提示为 FRM。

(2)发病机制:几项关于 FRM 的研究表明,所有的葡萄胎组织均为完全性葡萄胎(BiCHM),故认为 FRM 均为 BiCHM。FRM 是一种单基因常染色体隐性遗传病。NETDC 在 1965～2001 年期间治疗的患者中 34 例有至少两次葡萄胎,10 例为重复 PHM,14 例为重复 CHM,4 例初次 PHM 后 CHM,6 例初次 CHM 后 PHM 表明散发重复葡萄胎患者在随后妊娠中发生 PHM 或 CHM 的机会均增加,并且其中 6 例患者和至少两个不同的性伴侣发生葡萄胎,1 例分别和 3 个性伴侣发生葡萄胎,提示 FRM 病因并非葡萄胎组织中的基因缺陷,而是母亲体内的某些与卵子正常印迹建立和维持相关的基因发生缺陷,从而使卵子中的母系基因印迹无法建立和维持。FRM 的相关基因位于 19q13.3-13.4 染色体,该基因的功能是调节印迹基因。但是需要更多研究明确是否所有 BiCHM 都和 FRM 相关,及是否所有 FRM 是双亲来源的,另外还需明确是什么基因缺陷引起 FRM。

(3)预防:Reubinof 等认为,通过胞质内精子注射的方法,能预防葡萄胎的发生,其机制如下:先采用单精子注射,从技术上排除了双精子受精,能预防双雄三体的 PHM 和双精子受精导致的 AnCHM,再在植入前进行基因诊断,选择男性胚胎,能预防单精子受精后自身复制导致的 AnCHM。Fisher 等报道一妇女发生 3 次 BiCHM,其中两次葡萄胎为女性基因型,一次葡萄胎为男性基因型。说明当 CHM 为双亲来源时,BiCHM 的基因在行试管授精前就已决定,因此,目前预防葡萄胎的方法仅适用于复发性 PHM 及 AnCHM 者,而对复发性 BiCHM 者并不可行。对复发性 BiCHM 的预防可接受赠卵和基因治疗,前者牵涉到法律和社会伦理问题,后者现还处于试验阶段,疗效不很肯定。

(李　勇)

第二节　妊娠滋养细胞肿瘤

妊娠滋养细胞肿瘤 60% 继发于葡萄胎,30% 继发于流产,10% 继发于足月妊娠或异位妊娠。继发于葡萄胎排空后半年以内的妊娠滋养细胞肿瘤的组织学诊断多数为侵蚀性葡萄胎,而一年以上者多数为绒癌,半年至一年者,绒癌和侵蚀性葡萄胎均有可能,但一般来说时间间隔越长,绒癌可能性越大。继发于流产、足月妊娠以及异位妊娠,后者组织学诊断则应为绒癌。侵蚀性葡萄胎恶性程度一般不高,大多数仅造成局部侵犯,仅 4% 的患者并发远处转移,预后较好。绒癌恶性程度极高,在化疗药物问世以前,其死亡率高达 90% 以上。现由于诊断技术的进展及化学治疗的发展,绒癌患者的预后已得到极大的改善。

【病理】

侵蚀性葡萄胎的大体检查可见子宫肌壁内有大小不等、深浅不一的水泡状组织,宫腔内可有原发病灶,也可以没有原发病灶。当侵蚀病灶接近子宫浆膜层时,子宫表面可见紫蓝色结节。侵蚀较深时可穿透子宫浆膜层或阔韧带。镜下可见侵入肌层的水泡状组织的形态与葡萄胎相似,可见绒毛结构及滋养细胞增生和分化不良。但绒毛结构也可退化,仅见绒毛阴影。

绝大多数绒癌原发于子宫,但也有极少数可原发于输卵管、宫颈、阔韧带等部位。肿瘤常位于子宫肌层内,也可突向宫腔或穿破浆膜,单个或多个,大小在 0.5~5cm,但无固定形态,与周围组织分界清,质地软而脆,海绵样,暗红色,伴出血坏死。镜下特点为细胞滋养细胞和合体滋养细胞不形成绒毛或水泡状结构,成片高度增生,排列紊乱,并广泛侵入子宫肌层并破坏血管,造成出血坏死。肿瘤中不含间质和自身血管,瘤细胞靠侵蚀母体血管而获取营养物质。

【临床表现】

1.**无转移妊娠滋养细胞肿瘤**　大多数继发于葡萄胎后,仅少数继发于流产或足月产后。

(1)阴道流血:在葡萄胎排空、流产或足月产后,有持续的不规则阴道流血,量多少不定。也可表现为一段时间的正常月经后再停经,然后又出现阴道流血。长期阴道流血者可继发贫血。

(2)子宫复旧不全或不均匀性增大:常在葡萄胎排空后 4~6 周子宫未恢复到正常大小,质地偏软。也可因受肌层内病灶部位和大小的影响,表现出子宫不均匀性增大。

(3)卵巢黄素化囊肿:由于 hCG 的持续作用,在葡萄胎排空、流产或足月产后,两侧或一侧卵巢黄素化囊肿可持续存在。

(4)腹痛:一般无腹痛,但当子宫病灶穿破浆膜层时可引起急性腹痛及其他腹腔内出血症状。若子宫病灶坏死继发感染也可引起腹痛及脓性白带。黄素化囊肿发生扭转或破裂时也可出现急性腹痛。

(5)假孕症状:由肿瘤分泌的 hCG 及雌、孕激素的作用,表现为乳房增大,乳头及乳晕着色,甚至有初乳样分泌,外阴、阴道、宫颈着色,生殖道质地变软。

2.**转移性妊娠滋养细胞肿瘤**　大多为绒癌,尤其是继发于非葡萄胎妊娠后绒癌。肿瘤主要经血行播散,转移发生早而且广泛。最常见的转移部位是肺(80%),其次是阴道(30%),以及盆腔(20%)、肝(10%)和脑(10%)等。由于滋养细胞的生长特点之一是破坏血管,所以各转移部位症状的共同特点是局部出血。

转移性妊娠滋养细胞肿瘤可以同时出现原发灶和继发灶症状,但也有不少患者原发灶消失而转移灶发展,仅表现为转移灶症状,若不注意常会误诊。

(1)肺转移:表现为胸痛、咳嗽、咯血及呼吸困难。这些症状常呈急性发作,但也可呈慢性持续状态达数月之久。在少数情况下,可因肺动脉滋养细胞瘤栓形成,造成急性肺梗死,出现肺动脉高压和急性肺功能衰竭。但当肺转移灶较小时也可无任何症状,仅靠 X 线胸片或 CT 作出诊断。

(2)阴道转移:转移灶常位于阴道前壁,呈紫蓝色结节,破溃时引起不规则阴道流血,甚至大出血。一般认为系宫旁静脉逆行性转移所致。

(3)肝转移:为不良预后因素之一,多同时伴有肺转移,表现上腹部或肝区疼痛,若病灶穿破肝包膜可出现腹腔内出血,导致死亡。

(4)脑转移:预后凶险,为主要的致死原因。一般同时伴有肺转移和(或)阴道转移。脑转移的形成可分为 3 个时期:首先为瘤栓期,表现为一过性脑缺血症状如猝然跌倒、暂时性失语、失明等;继而发展为脑瘤期,即瘤组织增生侵入脑组织形成脑瘤,出现头痛、喷射样呕吐、偏瘫、抽搐直至昏迷;最后进入脑疝期,因脑瘤增大及周围组织出血、水肿,造成颅内压进一步升高,脑疝形成,压迫生命中枢,最终死亡。

(5)其他转移:包括脾、肾、膀胱、消化道、骨等,其症状视转移部位而异。

【诊断】

1.临床诊断　根据葡萄胎排空后或流产、足月分娩、异位妊娠后出现阴道流血和（或）转移灶及其相应症状和体征，应考虑妊娠滋养细胞肿瘤可能，结合 hCG 测定等检查，妊娠滋养细胞肿瘤的临床诊断可以确立。

（1）血清 hCG 测定：对于葡萄胎后妊娠滋养细胞肿瘤，hCG 水平是主要诊断依据，如有可能可以有影像学证据，但不是必要的。凡符合下列标准中的任何一项且排除妊娠物残留或妊娠即可诊断为妊娠滋养细胞肿瘤：

1）hCG 测定 4 次呈平台状态（10％），并持续 3 周或更长时间，即 1、7、14、21 日。

2）hCG 测定 3 次升高（＞10％），并至少持续 2 周或更长时间，即 1、7、14 日。

3）hCG 水平持续异常达 6 个月或更长。

但对非葡萄胎后妊娠滋养细胞肿瘤，目前尚无明确的 hCG 诊断标准。一般认为，足月产、流产和异位妊娠后 hCG 多在 4 周左右转为阴性，若超过 4 周血清 hCG 仍持续高水平，或一度下降后又上升，在除外妊娠物残留或再次妊娠后，应考虑妊娠滋养细胞肿瘤。

（2）X 线胸片：是诊断肺转移的重要检查方法。肺转移的最初 X 线征象为肺纹理增粗，以后发展为片状或小结节阴影，典型表现为棉球状或团块状阴影。转移灶以右侧肺及中下部较为多见。

（3）CT 和磁共振检查：CT 对发现肺部较小病灶有较高的诊断价值。在胸片阴性而改用肺 CT 检查时，常可能发现肺微小转移。Nevin 等对 121 例胸部 X 线阴性的滋养细胞肿瘤患者再用肺 CT 检查，发现 23 例有肺微小转移。目前对胸部 X 线阴性者是否常规作肺 CT 尚无明确规定，但从准确分期及肺 CT 阳性可能为影响低危病例的高危因素考虑，应对胸部 X 线阴性者再行肺 CT 以排除肺转移。CT 对脑、肝等部位的转移灶也有较高的诊断价值，磁共振主要用于脑和盆腔病灶诊断。

（4）超声检查：在声像图上，子宫可正常大小或不同程度增大，肌层内可见高回声团块，边界清但无包膜；或肌层内有回声不均区域或团块，边界不清且无包膜；也可表现为整个子宫呈弥漫性增高回声，内部伴不规则低回声或无回声。彩色多普勒超声主要显示丰富的血流信号和低阻力型血流频谱。

2.组织学诊断　在子宫肌层内或子宫外转移灶组织中若见到绒毛或退化的绒毛阴影，则诊断为侵蚀性葡萄胎；若仅见成片滋养细胞浸润及坏死出血，未见绒毛结构者，则诊断为绒癌。若原发灶和转移灶诊断不一致，只要在任一组织切片中见有绒毛结构，均诊断为侵蚀性葡萄胎。

组织学证据对于妊娠滋养细胞肿瘤的诊断并不是必需的。

【治疗】

治疗原则为采用以化疗为主、手术和放疗为辅的综合治疗。在制订治疗方案之前，必须在明确临床诊断的基础上，根据病史、体征及各项辅助检查的结果，作出正确的临床分期，治疗方案的选择应根据 FIGO 分期与评分、年龄、对生育的要求和经济情况综合考虑，实施分层或个体化治疗。

1.化疗　可用于妊娠滋养细胞肿瘤化疗的药物很多，目前常用的一线化疗药物有甲氨蝶呤（MTX）、氟尿嘧啶（5-FU）、放线菌素-D（Act-D）或国产更生霉素（KSM）、环磷酰胺（CTX）、长春新碱（VCR）、依托泊苷（VP-16）等。

化疗方案的选择目前国内外已基本一致，低危患者选择单一药物化疗，而高危患者选择联合化疗。

（1）单一药物化疗：低危患者可首选单一药物化疗，常用的一线单一化疗药物有甲氨蝶呤（MTX）、氟尿嘧啶（5-FU）和放线菌素 D（Act-D）。文献报道对单一药物化疗的完全缓解率为 70％～80％，如对一种药物耐药的患者可更换另一种药物，或者采用联合药物化疗。

（2）联合化疗：适用于妊娠滋养细胞肿瘤联合化疗的方案繁多，其中国内应用较为普遍的是以氟尿嘧啶为主的联合化疗方案和 EMA-CO 方案,而国外首选 EMA-CO 方案。我国是妊娠滋养细胞肿瘤的高发地区,在治疗高危妊娠滋养细胞肿瘤方面取得了丰富的经验,以氟尿嘧啶为主的联合化疗方案治疗高危和耐药妊娠滋养细胞肿瘤的完全缓解率达 80%。但应该重视的是使用氟尿嘧啶时应注意预防和及时治疗严重胃肠道副反应及其并发症的发生。EMA-CO 方案初次治疗高危转移妊娠滋养细胞肿瘤的完全缓解率及远期生存率均在 80% 以上。根据现有报道,EMA-CO 方案耐受性较好,最常见的毒副反应为骨髓抑制,其次为肝肾毒性。由于粒细胞集落刺激因子(G-CSF)骨髓支持和预防性抗吐治疗的应用,EMA-CO 方案的计划化疗剂量强度已能得到保证。目前看来,应用 EMA-CO 治疗高危病例的最大问题是 VP-16 可诱发某些癌症。已经报道,VP-16 可诱发骨髓细胞样白血病、黑色素瘤、结肠癌和乳癌等,其中 VP 治疗后继发白血病的发生率高达 1.5%。

(3)疗效评估:在每一疗程结束后,应每周一次测定血清 hCG,结合妇科检查、超声、胸片、CT 等检查。在每疗程化疗结束至 18 日内,血清 hCG 下降至少 1 个对数称为有效。

(4)毒副反应防治:化疗主要的毒副反应为骨髓抑制,其次为消化道反应、肝功能损害、肾功能损害及脱发等。

1)骨髓抑制:这是最常见的一种。主要表现为外周血白细胞和血小板计数减少,对红细胞影响较少。在上述规定剂量和用法下,骨髓抑制在停药后均可自然恢复,且有一定规律性。在用药期间细胞计数虽有下降,但常在正常界线以上,但用完 10 天后即迅速下降。严重的白细胞可达 $1 \times 10^9/L$ 左右,血小板可达 $20 \times 10^9/L$ 左右。但几天后即迅速上升,以至恢复正常。白细胞下降本身对患者无严重危害,但如白细胞缺乏则可引起感染。血小板减少则引起自发性出血。

2)消化道反应:最常见的为恶心、呕吐,多数在用药后 2～3 天开始,5～6 天后达高峰,停药后即逐步好转。一般不影响继续治疗。但如呕吐过多,则可因大量损失胃酸而引起代谢性碱中毒和钠、钾和钙的丢失,出现低钠、低钾或低钙症状,患者可有腹胀、乏力、精神淡漠、手足搐搦或痉挛等。除呕吐外,也常见有消化道溃疡,以口腔溃疡为最明显,多数是在用药后 7～8 天出现。抗代谢药物常见于口腔黏膜,更生霉素常见于舌根或舌边。严重的均可延至咽部,以至食道,甚至肛门。一般于停药后均能自然消失。除影响进食和造成痛苦外,很少有不良后患。但由于此时正值白细胞和血小板下降,细菌很易侵入机体而发生感染。5-FU 除上述反应外,还常见腹痛和腹泻。一般在用药 8～9 天开始,停药后即好转,但如处理不当,并发伪膜性肠炎,后果十分严重。

3)药物中毒性肝炎:主要表现为用药后血转氨酶值升高,偶也见黄疸。一般在停药后一定时期即可恢复,但未恢复时即不能继续化疗,而等待恢复时肿瘤可以发展,影响治疗效果。

4)肾功能损伤:MTX 和顺铂等药物对肾脏均有一定的毒性,肾功能正常者才能应用。

5)皮疹和脱发:皮疹最常见于应用 MTX 后,严重者可引起剥脱性皮炎。脱发最常见于应用 KSM。1 个疗程往往即为全秃,但停药后均可生长。

对于上述毒副反应目前我们尚无非常有效的预防措施。处理要点在于防止并发症的发生。用药前需先检查肝、肾和骨髓功能及血、尿常规。一切正常才可开始用药。用药时应注意血象变化,宜每日检查白细胞和血小板计数。如发现血象低于正常线即应停药,待血象恢复后再继续用药。疗程完后仍要每日查血象至恢复正常为止。如血象下降过低或停药后不及时回升,应及时使用粒细胞集落刺激因子(G-CSF),G-CSF 的使用为化疗导致的粒细胞减少的处理带来革命性的改变,但使用中存在的问题也不少。如在化疗过程中边行化疗边使用 G-CSF,这种不规范使用将实质上加重患者的骨髓抑制。规范用法应当是距离化疗至少 24 小时,且不在化疗的同时使用。如患者出现发热,应及时给予有效抗生素。有出血倾向者可给止血药物以及升血小板药物。呕吐严重者引起脱水、电解质紊乱或酸碱平衡失调时,可补给 5%～10%

葡萄糖盐水。缺钾时应加氯化钾。因缺钙而发生抽搐时可静脉缓慢注射 10% 葡萄糖酸钙 10ml(注射时需十分缓慢)。为防口腔溃疡发生感染,用药前即应注意加强口腔卫生,常用清洁水漱口。已有溃疡时要加强护理,每天用生理盐水清洗口腔 2～3 次。用氟尿嘧啶发生腹泻时宜注意并发伪膜性肠炎。一般氟尿嘧啶药物大便次数不超过 4 次,大便不成形。但如见有腹泻应立即停药,严密观察。如大便次数逐步增多,即勤做大便涂片检查(每半小时 1 次)如涂片经革兰染色出现革兰阴性杆菌(大肠杆菌)迅速减少,而革兰阳性球菌(成堆)或阴性杆菌增加,即应认为有伪膜性肠炎可能,宜及时给予有效抗生素(如万古霉素、盐酸去甲万古霉素及口服甲硝唑)。

(5)停药指征:一般认为化疗应持续到症状体征消失,原发和转移灶消失,hCG 每周测定一次,连续 3 次阴性,再巩固 2～3 个疗程方可停药。

由于妊娠滋养细胞肿瘤对化疗的高度敏感性和 hCG 作为肿瘤标志物的理想性,目前倾向于在确保疗效的前提下,尽可能减少毒副反应。因此 FIGO 妇科肿瘤委员会推荐低危患者的停药指征为 hCG 阴性后至少给予一个疗程的化疗,而对于化疗过程中 hCG 下降缓慢和病变广泛者通常给予 2～3 个疗程的化疗。高危患者的停药指征为 hCG 阴性后需继续化疗 3 个疗程,且第一疗程必须为联合化疗。也有国外学者提出对无转移和低危转移的患者,可根据 hCG 下降速度决定是否给予第二个疗程化疗,其指征是第一疗程化疗结束后,hCG 连续 3 周不下降或上升,或 18 日内下降不足 1 个对数。

2.手术治疗 主要作为辅助治疗。对控制大出血等各种并发症、消除耐药病灶、减少肿瘤负荷和缩短化疗疗程等方面有一定作用,在一些特定的情况下应用。

(1)子宫切除术:主要适用于:①病灶穿孔出血;②低危无转移及无生育要求的患者;③耐药患者。

由于妊娠滋养细胞肿瘤具有极强的亲血管性,因而子宫肌层病灶含有丰富的肿瘤血管,并常累及宫旁血管丛。如肿瘤实体破裂,易发生大出血而难以控制,因而需要进行急诊子宫切除。化疗作为妊娠滋养细胞肿瘤主要的治疗手段,其毒副作用也是很明显的,因此,对于低危无转移且无生育要求的患者,为缩短化疗疗程,减少化疗的毒副作用,可选择切除子宫,子宫切除能明显降低化疗药物的总剂量,在《Novak 妇科学》(第 14 版)中,子宫切除在 I 期无生育要求的妊娠滋养细胞肿瘤患者的治疗中成为主要治疗手段。对于已经发生耐药的妊娠滋养细胞肿瘤患者,如果耐药病灶局限于子宫,而其他部位转移灶明显吸收,可行子宫切除术,以改善治疗效果,提高缓解率。

(2)肺切除术:肺转移是妊娠滋养细胞肿瘤最常见的转移部位。绝大多数患者经化疗药物治疗后效果较好。少数疗效不好的,如病变局限于肺的一叶,可考虑肺叶切除。为防止术中扩散,需于手术前后应用化疗。如发生大咯血,可静脉点滴催产素,使血管收缩,并立即开始全身化疗,必要时,止血后可考虑肺叶切除。

3.介入治疗 指在医学影像设备指导下,结合临床治疗学原理,通过导管等器材对疾病进行诊断治疗的一系列技术。近年来介入治疗发展很快。其中动脉栓塞以及动脉灌注化疗在妊娠滋养细胞肿瘤的治疗中均具有一定的应用价值。

(1)动脉栓塞:动脉栓塞在妊娠滋养细胞肿瘤治疗中主要用于:①控制肿瘤破裂出血;②阻断肿瘤血运,导致肿瘤坏死;③栓塞剂含有抗癌物质,起缓释药物的作用。动脉栓塞治疗用于控制妊娠滋养细胞肿瘤大出血常取得较好效果。Garner 等通过选择性子宫动脉栓塞成功地治疗了妊娠滋养细胞肿瘤所致的子宫大出血,同时保留了生育功能并成功地获得足月妊娠。动脉栓塞治疗操作时间短、创伤小,在局麻下行股动脉穿刺,通过动脉造影可快速找到出血部位并准确地予以栓塞以阻断该处血供,达到及时止血目的。对病情危急者,动脉栓塞不失为一种有效的急救措施,常起到事半功倍的效果,使患者度过危险期以获得进一步治疗机会。但是,应强调的是通过动脉栓塞控制了妊娠滋养细胞肿瘤的急性大出血后还是要靠积极有效的化疗来控制疾病。

（2）动脉灌注化疗：不仅可提高抗癌药物疗效，而且可降低全身毒副反应，是由于：①药物直接进入肿瘤供血动脉，局部浓度高，作用集中；②避免药物首先经肝、肾等组织而被破坏、排泄；③减少了药物与血浆蛋白结合而失效的机率。目前，动脉灌注化疗多采用 Seldinger 技术穿刺股动脉，依靠动脉造影，插管至肿瘤供廊动脉，再进行灌注化疗。杨秀玉等采用超选择性动脉插管持续灌注合并全身静脉用药治疗绒癌耐药患者，取得较满意的疗效。

4.放射治疗　目前应用较少，主要用于肝、脑转移和肺部耐药病灶的治疗。

【随访】

治疗结束后应严密随访，第 1 次在出院后 3 个月，然后每 6 个月 1 次至 3 年，此后每年 1 次直至 5 年，以后可每 2 年 1 次。但国外也推荐，Ⅰ～Ⅲ期随访 1 年，Ⅳ期随访 2 年。随访内容同葡萄胎。随访期间应严格避孕，一般于化疗停止≥12 个月才可妊娠。

【临床特殊情况的思考和建议】

1.血清 hCG 及其主要相关分子结构在 GTN 中的变化以及临床意义　hCG 是一种糖蛋白激素，由 α 和 β 两个亚基组成。其中 α 亚基与 FSH、LH、TSH 等相同，而 β 亚基决定了 hCG 的生物学和免疫学特性。hCG 具有多种分子存在形式，包括规则 hCG、高糖基化 hCG、游离 β 亚单位、缺刻 hCG、β-亚单位 C 末端多肽缺失的 hCG、尿 β-核心片段等。

目前实验室检测 hCG 主要采用免疫测定法，测定的 hCG 即总 β-hCG 包括所有含 β 亚单位的 hCG，如完整的天然 hCG、游离 β-hCG、β 核心片段等。hCG 是临床诊断 GTN 最主要的肿瘤标记物，是 GTN 治疗前评估及预后评分的重要参考指标之一。通过动态监测总 hCG 浓度，有助于临床疗效监测和预后判断。

高糖基化 hCG 是由侵蚀性的细胞滋养细胞分泌的，在侵蚀性葡萄胎和绒癌中，以高糖基化 hCG 为主要存在形式，而在葡萄胎中，则以规则 hCG 为主。因此，高糖基化 hCG 标志着细胞滋养细胞或侵蚀性细胞的存在。高糖基化 hCG/总 hCG 比值可敏感地指示病变的活动状态，当高糖基化 hCG 缺失（<1％）提示为静止期滋养细胞疾病，该比值超过 40％时预示着侵蚀性葡萄胎、绒癌的发生和发展，介于两者之间则为缓慢增长或低度侵袭性 GTN。故而，有学者认为，高糖基化 hCG 对于鉴别侵蚀性滋养细胞疾病和非侵蚀性滋养细胞疾病、胎盘部位滋养细胞肿瘤（PSTT）和绒癌有着重要意义。

研究表明游离 β-hCG 水平增高，即使总 hCG 在正常范围，往往也提示有病理情况。在正常妊娠时，85％标本的游离 β-hCG/hCG 小于 1.0％，葡萄胎时游离 β-hCG/hCG 的比值增高，而滋养细胞肿瘤时此比值最高，ColeLA 等将 β-hCG/hCG 比值>5％作为诊断恶性变的指标。在绒癌的随访过程中，如能同时联合检测游离 β-hCG，将比单独检测 hCG 能更早发现疾病的复发。

2.hCG 测定中的假阳性问题　假阳性血清 hCG 水平主要发生在疑有妊娠或异位妊娠、葡萄胎妊娠或 GTN 的妇女中。在过去的 20 年中，Cole 等共发现了 71 例假阳性 hCG 患者，hCG 平均值为（102±152）IU/L（范围 6.1～900IU/L）。在这些患者中，大量的影像学检查未发现明显的异常病灶。其中 47 例患者接受了化疗，9 例患者接受了手术但最后病理标本中没有发现肿瘤病灶，5 例患者由于有葡萄胎或 GTN 病史而进行 hCG 的监测。但最终的结果证实这些患者均是由于 hCG 假阳性的结论而造成的误诊，所有的治疗都是不必要的。

根据美国 hCG 鉴定服务中心的建议，目前鉴别假阳性的标准如下：①用多种免疫测定法测出的血清 hCG 值有 5 倍以上的差异；②在相应的尿液标本中检测不到 hCG 或 hCG 相关分子的免疫活性，由于引起假阳性的干扰物质仅仅存在于血清中，因此采用尿 hCG 测定可以巩固血清 hCG 测定的准确性；③检测出通常不出现在血清中的 hCG 相关分子如 β-核心片段等；④使用某种异嗜性抗体阻断剂可减少或防止假阳性的出现;⑤hCG 浓度的下降与血清稀释倍数不平行。

绝大多数的假阳性结果是由于血清中异嗜性抗体的存在。它是一种抗其他人类抗体或类人类抗体的二价人类抗体。它能跨越物种,与 hCG 测定试验中所用的动物抗体相结合,与 hCG 竞争抗体,从而出现持续的假阳性结果。异嗜性抗体阻断剂可以很好地减少或防止这种假阳性的出现。

但也有学者发现,在许多假阳性病例中,经过化疗或手术治疗后,血清 hCG 水平会出现暂时性的下降,这可能会进一步误导医生作出错误的诊断和治疗。现在认为,这种现象的出现可能是由于免疫系统一过性的削弱、异嗜性抗原的减少而导致的假阳性结果表面上的下降。

3.持续性低水平 hCG 发生　持续性低水平 hCG 的原因主要分为假性低水平 hCG 升高及真性低水平 hCG 升高,后者又分为垂体来源、静止期滋养细胞肿瘤及无法解释的 hCG 升高三类。关于 hCG 的假阳性问题已如前所述。真性持续性低水平 hCG 升高有如下特点:①持续长时间的低水平 hCG 升高,维持 3 个月甚至 10 年;②无临床征象和影像学证据确定肿瘤存在;③多数患者被认为是妊娠滋养细胞肿瘤而接受多重治疗甚至子宫切除;④对化疗无反应或反应轻微;⑤大约有 10% 的病例会发生 hCG 突然快速升高,并出现肿瘤病灶。若 hCG 水平很低或为闭经或围绝经期妇女,应考虑是否为垂体来源,如给予高剂量雌激素的口服避孕药 3 周后血清 hCG 下降,即可明确诊断。有学者发现,19/28 例围绝经期妇女、7/14 例双附件切除术患者和 21/37 例绝经期妇女中,服用高剂量雌激素的口服避孕药后能完全抑制 hCG 水平。根据美国 hCG 鉴定服务中心的经验,在年龄大于 40 岁的妇女中,血 hCG 水平在 321U/L 以内可视为正常。静止期滋养细胞疾病或静止期 hCG 可能来源于前次妊娠遗留的零星的正常的滋养细胞或滋养细胞肿瘤化疗后残留的滋养细胞,也可能来源于滋养叶组织或滋养细胞疾病。美国 hCG 鉴定服务中心研究的 93 例静止期滋养细胞疾病中有 20 例(22%)发展为侵袭性疾病,这部分患者大多有滋养细胞肿瘤病史。

截至 2005 年,美国 hCG 鉴定服务中心共收集到 170 例持续性低水平 hCG 患者。其中 71 例(42%)为假阳性 hCG,69 例(41%)为静止期 GTD,17 例(10%)为垂体来源的 hCG,13 例(7.6%)为有活性的恶性肿瘤,包括绒癌、胎盘部位滋养细胞肿瘤或非滋养细胞恶性肿瘤。

对于持续性低水平 hCG 升高诊断首先要排除假阳性及垂体来源的真性持续性低水平 hCG 升高,对于静止期滋养细胞疾病或无法解释的 hCG 升高的患者,大多数学者不主张对这些患者进行化疗或者子宫切除术等积极的治疗,但应严密随访。随访过程中如出现 hCG 突然或持续上升者或出现病灶者应按妊娠滋养细胞肿瘤原则给予治疗。有研究表明,滋养细胞肿瘤即使延迟 6 个月再开始化疗也不影响预后,故适当的等待是安全的,这样可以减少过度诊断及过度治疗。

4.子宫切除术　只用于一些特定的条件下,使用得当对控制该疾病的并发症、处理耐药等方面均具有非常重要的地位。

(1)手术适用范围:①子宫病灶穿孔腹腔内出血或子宫大出血的 GTN 患者;②无生育要求的低危无转移的患者;③对局限于子宫的耐药病灶,可根据对生育的要求与否而行子宫全切除术或保留子宫的子宫病灶剔除术。

Pisal 等曾对 12 例 GTN 患者因难以控制的阴道大出血或严重的腹腔内出血而进行了急诊子宫全切除术,成功地保住了患者生命,故手术为控制 GTN 大出血的主要治疗手段之一是不容置疑的。向阳等报道对无生育要求的低危无转移 GTN 患者采用化疗联合子宫切除的治疗方案,结果既缩短治疗时间、减少了化疗疗程数,还减少了复发的风险。而对于低危有转移的患者,切除子宫的意义尚有很大争议。Suzuka 等认为对于转移性低危 GTN 患者,子宫切除无助于减少化疗药物总剂量。对于这部分患者,更多的学者倾向于给予多疗程化疗后,如发生耐药并且病灶局限于子宫,建议行子宫切除术。

(2)手术时机的选择:关于手术时机的问题,Suzuka 等认为,对于低危无转移的 GTN 患者,手术应选择在第一个化疗疗程结束后的 2 周内。术前少数几个疗程的化疗,可减少子宫充血情况及肿瘤的供血,既可以减少手术的风险,彻底清除病灶,也减少了手术时肿瘤细胞扩散的可能。对于复发及耐药的患者,如手术指征明确,需及时手术治疗。

(3)手术方式:对于 GTN 的手术方式的选择,首选为全子宫切除。年轻患者可予保留双侧卵巢。对于年轻有生育要求的局限性的子宫耐药病灶,可考虑行子宫病灶切除术。

(4)术中注意点:CTN 患者子宫血管明显增加,子宫动脉直径可达 1cm 以上,子宫静脉丛明显扩张,特别是当肿瘤累及宫旁时,止血困难,甚至可能发生严重大出血。在这种情况下,最好将阔韧带打开,暴露出输尿管,并将输尿管分离到髂总动脉分叉水平,在髂内动脉周围放置有弹性的血管吊带,当出现严重出血时暂时结扎髂内动脉,并将髂内动脉分离到子宫动脉起始处,必要时结扎子宫动脉或髂内动脉,对子宫静脉可以用血管夹进行结扎。另外,尽量避免挤压子宫,以减少滋养细胞肿瘤组织栓塞的可能。对于大出血血流动力学不稳定的患者,最好由有经验的妇科医师进行手术。

5.多脏器转移及危重病例的处理

(1)广泛肺转移致呼吸衰竭:GTN 肺转移临床症状多样,广泛肺转移患者因换气和通气功能障碍可发生呼吸衰竭。①选择化疗方案:多数学者认为,可选用剂量强度适中的化疗方案,待肿瘤负荷明显下降、呼吸状况明显改善后再改用剂量强度较大的多药联合化疗方案,以尽量避免加重呼吸衰竭;②呼吸支持:对出现低氧血症或呼吸衰竭的患者,及时正确地应用呼吸支持是治疗成败的关键,包括鼻导管间断给氧、面罩持续高流量给氧以及呼吸机正压给氧;③预防、处理肺部感染:广泛肺转移若伴有呼吸功能障碍,加上化疗导致肺部肿瘤出血坏死加重,极易合并肺部感染。感染不仅常见,而且往往致命,一旦化疗中发生感染,应早期诊断并合理使用抗生素。

(2)脑转移:GTN 合并脑转移并不罕见,文献报告其发生率为 3%~28%,由于滋养细胞的亲血管特点,脑转移患者常发生颅内出血、硬膜下出血,甚至脑疝,并常以此为首发症状,也是患者主要死亡原因之一。治疗方法如下:

1)对症支持治疗:主要在控制症状,延长患者生命,使化学药物有机会发挥充分作用。治疗包括以下几方面:降颅压,减轻症状。可以每 4~6 小时给甘露醇 1 次(20% 甘露醇 250ml 静脉快速点滴,半小时滴完),持续 2~3 日;使用镇静止痛剂以控制反复抽搐和剧烈头痛等症状;控制液体摄入量,以免液体过多,增加颅压,每日液体量宜限制在 2500ml 之内并忌用含钠的药物;防止并发症如咬伤舌头、跌伤、吸入性肺炎及褥疮等,急性期应有专人护理。

2)全身化疗:由于脑转移绝大部分继发于肺转移,也常合并肝、脾等其他脏器转移。为此,在治疗脑转移的同时,必须兼顾治疗其他转移。只有肺和其他转移也同时被控制,则脑转移治疗效果才能令人满意。一般静脉给予 EMA-CO 方案或氟尿嘧啶和 KSM 联合化疗方案进行化疗。

3)鞘内给药:一般用 MTX。为防止颅压过高,防止腰穿时发生脑疝,穿刺时需注意以下几点:穿刺前给甘露醇等脱水剂以降低颅压;穿刺时宜用细针,并要求一次成功,以免针眼过大或多次穿孔、术后脑积液外渗引起脑疝;穿刺时不宜抽取过多脑脊液作常规检查,以免引起脑疝。

4)开颅手术:是挽救濒临脑疝形成患者生命的最后手段,通过开颅减压及肿瘤切除,可避免脑疝形成,从而为脑转移患者通过化疗达到治愈赢得了时间。目前对耐药而持续存在的脑转移病灶是否可通过手术切除尚有争议。由于脑转移常常是多灶性的,尤其对影像学检查不能显示的微小转移灶手术难以切净,所以对通过开颅手术切除顽固耐药病灶要慎重。

5)全脑放疗:目前国外比较推荐在全身化疗的同时给予全脑放疗。全脑放疗有止血和杀瘤细胞双重作用,可预防急性颅内出血和早期死亡。最近有报道采用 EMA-CO 全身化疗联合 2200cGy 全脑放疗治疗

21 例脑转移患者,其脑转移病灶五年控制率高达 91%。

6.后续生育问题　对于 GTN 患者,由于大多数患者年轻尚未生育,因此,都期望后续有正常的妊娠结局。综合 9 个研究中心的研究结果,GTN 化疗后共有 2657 次妊娠,其中 2038 例足月顺产(76.7%),71 例早产(5.3%),34 例(1.3%)死产,378 例(14.2%)自然流产。死产的概率比普通人群似乎有所增加。Woolas 等学者报告,化疗方案不论是 MTX 单药或联合化疗,与妊娠率及妊娠结局无相关性。在 GTN 随访中,如患者尚未完成规定的随访时间即意外妊娠,血清 hCG 再次出现升高,需行超声检查来鉴别妊娠或疾病复发。Matsui 等报道,在 GTN 停止化疗后 6 个月内妊娠,发生畸形、自然流产及死产以及重复性葡萄胎的风险增加。而停药后 1 年以上妊娠者其不良妊娠结局跟普通人群相似。因此,建议对有生育要求的 GTN 患者在化疗结束后避孕 1 年方可妊娠。

（钱木英）

第三节　耐药性及复发性妊娠滋养细胞肿瘤

由于妊娠滋养细胞肿瘤对化疗敏感,大多数患者可达到完全缓解,但仍有 20%~30% 的患者对初始化疗方案耐药,是治疗失败的主要原因。对这类患者如何治疗是当今妊娠滋养细胞肿瘤治疗的一大难题。

【诊断】

至今,对耐药性妊娠滋养细胞肿瘤的定义尚未统一,众说纷纭,一般认为患者经 2~3 个疗程化疗后血清 hCG 水平下降<10%,或呈平台状,甚至上升;或影像学检查提示肿瘤病灶不缩小或反而增大,甚至出现新的病灶时可诊断为耐药。对于治疗后血清 hCG 连续 3 周正常,又经适当疗程的巩固治疗后而停止治疗的患者,在停止治疗后,再次发生血清 hCG 水平升高,且排除了再次妊娠的患者,目前常根据血清 hCG 水平再次升高距停止治疗的时间间隔来定义是耐药或是复发。多数学者认为,停止治疗后 3 个月内发生血清 hCG 水平再次升高的患者诊断为耐药,停止治疗后 3 个月以上发生血清 hCG 水平再次升高的患者诊断为复发。

【耐药和复发的影响因素】

耐药分先天性与获得性两种,前者罕见,仅有十万分之一的可能性,后者常见,与临床处理密切相关的因素有:①化疗疗程与剂量不够;②剂量过大产生严重不良反应而影响以后的按时化疗,导致疗程间隔过长;③化疗方案选择不合理,未按照妊娠滋养细胞肿瘤预后评分高低选择合适的化疗方案;④全身广泛转移的患者,尤其是发生脑转移的患者往往疗效较差而容易出现耐药现象;⑤未巩固化疗;⑥化疗不规范、延误化疗时机;⑦患者的经济承受能力差或依从性差;⑧检测手段问题,未采用灵敏的 hCG 测定方法等,被"阴性"假象所掩盖。

【治疗】

由于妊娠滋养细胞肿瘤是一种可治愈肿瘤,即使发生耐药或复发,其总的治疗原则也是为了治愈而不是仅仅为了延长生存时间。因此,在接受进一步的治疗之前,需要先进行疾病程度的全面评估。评估包括:①详细的既往治疗史,特别是既往的化疗情况,包括化疗方案、剂量、疗程数、疗效与副反应以及是否行巩固治疗等,以便进一步选择合适的化疗方案;②还应该进行全面的体格检查;③相关的血液学检查如血清 hCG 水平、全血细胞计数、肝肾功能检测;④影像学检查,盆腔超声检查可以帮助发现盆腔内尤其是子宫的病灶,有助于选择能从子宫手术治疗中获益的患者。肺 CT 检查应该作为常规。对于具有肺或阴道转移的患者,尚需进行头颅和腹腔的 CT 或 MRI 检查以助于判断是否存在颅脑以及肝转移。另外,近年来,也有用正电子发射断层扫描(PET)检查发现耐药转移灶,随后行手术切除的报道。经过详尽的评估后制订出合理的个体化的治疗方案。

1.化疗 对单药化疗耐药者,可改为另一种单药化疗。目前对低危妊娠滋养细胞肿瘤首选 MTX 单药 5 天疗法。若对 MTX5 天疗法耐药,可改为 Act-D $12\mu g/(kg \cdot d) \times 5$ 日,疗程间隔 2 周。有学者报道对 MTX 单药耐药者改为 Act-D 后,仍有 60%～70%的患者有效。若对两次单药化疗耐药者,或对其他的两联、三联方案耐药者则改为 EMA-CO 方案。对 EMA-CO 耐药的妊娠滋养细胞肿瘤患者,进一步的化疗方案有 EP[VP-16＋顺铂(DDP)]-EMA。MaoY 等报道了 18 例 EMA-CO 方案治疗后复发或耐药的妊娠滋养细胞肿瘤患者接受了 EP-EMA 方案化疗后,有 12 例患者达到治愈,说明对于 EMA-CO 方案治疗后复发或耐药的妊娠滋养细胞肿瘤患者采用 EP-EMA 方案治疗是合适的。其他也可选用 PVB(顺铂、长春新碱、博来霉素)、BEP(博来霉素、依托泊苷、顺铂)、VIP(依托泊苷、异环磷酰胺、顺铂或卡铂)等方案。某医院报道对其他化疗方案耐药者改用氟尿苷＋放线菌素 D＋依托泊苷＋长春新碱(FAEV)化疗方案,取得较好的疗效,他们认为,对于耐药性妊娠滋养细胞肿瘤 FAEV 化疗方案可作为一种治疗选择。近期也有报道,高危或耐药性妊娠滋养细胞肿瘤的另一个新的化疗方案 TP(紫杉醇＋顺铂)或 TE(紫杉醇＋VP-16)。综合目前的文献报道,治疗耐药性妊娠滋养细胞肿瘤的有效率仍在 50%～75%,为提高患者的治愈率,尚需要发掘并评价新的有效的化疗药物,包括托泊替康、新的抗代谢药吉西他滨,以及铂类衍生物如奥沙利铂等。

2.手术治疗 对耐药性或复发性妊娠滋养细胞肿瘤患者,假如病灶局限可在更改化疗方案的同时进行手术治疗,以改善治疗效果。

(1)子宫切除术或子宫病灶剔除术:对于无生育要求者,局限于子宫的耐药病灶以行子宫全切除术为宜;而对于要求保留生育功能的子宫耐药病灶可考虑行子宫病灶剔除术,根据某医院经验,术后 80%的患者可妊娠,深受患者欢迎,但在手术前必须全面评估排除其他部位转移,对子宫病灶通过彩超、MRI、腹腔镜等综合判断,病灶必须局限,并且术中行快速冰冻切片检查以评估手术切缘情况,对低水平 hCG 的小病灶(通常直径小于 2～3cm)比大病灶容易切净。

(2)肺叶切除术:肺转移是妊娠滋养细胞肿瘤最常见的转移部位,一般化疗效果较好,少数疗效不好的,如病变局限于肺的一叶,考虑肺部病灶耐药者,可在更改化疗方案的同时进行肺叶切除术。然而,肺叶切除术的作用是有限的,通常只有孤立的、单侧的结节并且伴低水平 hCG 的患者才能从此手术中获益,若手术后血清 hCG 能在 1～2 周内快速降至正常,通常预示着有良好的结局。因此,必须严格掌握此手术的指征。Tomoda 等提出肺叶切除术的指征是:①可以耐受手术;②原发灶已控制;③无其他转移灶;④肺转移局限于一侧;⑤hCG 滴度<1000IU/L。

Luram 等报道,对 5 例绒癌的肺部耐药病灶施行了肺切除术,其中 4 例(80%)治愈。因此,肺切除术对处理耐药患者是一个重要的手段之一。然而,在决定做肺叶切除前,必须注意鉴别肺部耐药病灶和纤维化结节,因为在 hCG 正常后,肺部纤维化结节仍可在 X 线胸片上持续存在。对于难以鉴别的肺部阴影,国外推荐应用放射性核素标记的抗 hCG 抗体显像,有助于两者间的鉴别,另外,PET-CT 对鉴别肺部耐药病灶和纤维化结节可能也有一定的作用。

3.放射治疗 妊娠滋养细胞肿瘤是放射敏感性肿瘤,放射治疗对局部病灶有效,但放射治疗是一种局部治疗手段,因此必须与全身化疗配合才能提高疗效。由于放疗是局部治疗,且有一定的后遗症,因此,放疗适应证有限。原则上化疗能消除的病灶,尽量不用放疗。以下情况可考虑放疗:①脑转移瘤耐药;②肝转移瘤耐药;③肺大块转移瘤耐药。

4.其他 随着放射介入技术的发展,超选择动脉插管局部灌注化疗和栓塞治疗对耐药和复发病灶均有显著疗效。免疫治疗、基因治疗等是当今肿瘤治疗的研究热点,探索其在妊娠滋养细胞肿瘤中的应用,无疑是值得深入研究的领域。

【预防】

预防妊娠滋养细胞肿瘤发生耐药和复发是提高治愈率的关键。预防的关键在于及时诊断、规范化治疗。所谓规范化治疗包括：治疗前的准确评估，选择合理的化疗方案，保证足够的化疗疗程以及化疗剂量强度，加强巩固治疗等。总之，避免和消除产生妊娠滋养细胞肿瘤耐药和复发的临床因素，开发新的更有效的化疗药物及化疗方案，对减少耐药和复发至关重要。

【随访】

治疗结束后应严密随访，方法同妊娠滋养细胞肿瘤。

【临床特殊情况的思考及建议】

1.耐药及复发的诊断　　如前所述，目前常常根据血清 hCG 水平再次升高距停止治疗的时间间隔来定义是耐药或是复发。多数文献把停止治疗后 3 个月内发生血清 hCG 水平再次升高的患者诊断为耐药，停止治疗后 3 个月以上的诊断为复发。但近年来某医院收治的因在外院治疗失败而转入的 81 例 GTN 患者的资料分析显示，由于血清 hCG 水平正常而停止治疗的患者中，停止治疗 3 个月以内以及停止治疗后 3 个月以上血清 hCG 水平再次升高的近期与远期缓解率相似，均高于血清 hCG 水平从未达到过正常水平的患者。英国滋养细胞疾病中心对 71 例患者的资料分析也支持该结果。因此，有专家提出把血清 hCG 水平正常而停止治疗随后又发生血清 hCG 水平再次升高且排除再次妊娠的患者都诊断为复发似乎更为合适。但两篇报道的病例绝对数不大，故仍需进一步大样本的研究。

2.交叉耐药　　在更改化疗方案时，应该掌握药物非交叉耐药的含义，即对某药物耐药而不导致对第 2 种药物耐药，GTN 耐药基本上属于非交叉耐药，如对甲氨蝶呤（MTX）耐药的患者，可用放线菌素 D（Act-D）治愈；对氟尿嘧啶或氟尿苷（FUDR）为主联合化疗耐药的患者，可用 MTX 为主联合化疗方案治愈。氟尿嘧啶、FUDR、依托泊苷（VP-16）、Act-D、MTX 之间一般不发生交叉耐药。因此，对于耐药患者的治疗方案的选择必须考虑到先前化疗方案所用药物，尽量选择非交叉耐药药物的组合。

3.肺叶切除术　　肺转移是妊娠滋养细胞肿瘤最常见的转移部位，绝大多数经化疗后均能自然消失，但也有少数病例经治疗后转移瘤消退到一定程度即不再消退或消退很慢，或又有所增大，估计继续单纯药物治疗已难以取得满意效果，此时可考虑手术治疗，也即肺叶切除术主要适用于肺部耐药病灶或复发病灶。要求肺部病变主要局限于一叶，且血清 hCG 已转阴者或接近正常，具体 hCG 低于多少尚有争议。肺叶切除术之前，应行肺功能检查，目的在于评价患者能否耐受手术，并且有助于指导术后的肺功能锻炼。手术切除标本需送病理检查以了解病变情况，从而对预后做出正确判断。术前如合并其他转移，术后需注意其复发，必要时针对其他转移给予继续治疗。根据某医院的经验，对于耐药或复发患者，由于其对化疗不敏感，转移灶内滋养细胞难以彻底杀灭，因此，进行手术切除肺内转移灶是必要的。而对于化疗敏感的非耐药患者，血清 hCG 水平正常后肺内残余肿瘤大多为出血坏死或纤维化病灶，而无活性滋养细胞，可以随诊观察而不需要接受病灶切除术。因此，必须强调要把握好手术时机以及手术指征，才能使患者获得最大的利益。

4.对于复发患者的治疗　　对耐药患者的补救治疗如前所述，有效率为 50%～75%。对于复发患者的治疗通常更为困难，且再次复发率明显增加。多药多途径联合化疗，仍是复发后治疗的首选治疗方法。复发后的化疗方案选择，多依据既往的治疗情况。可选用既往用过的有效化疗方案，但最好选择与既往化疗方案无交叉耐药的药物，因为复发很有可能是隐匿性的耐药病灶继续增大的结果。通常对 EMA-CO 治疗后的补救方案推荐用以铂类为主的，如 EP-EMA、TP/TE 等。同时，不失时机地联合手术治疗。

（李　勇）

第四节　胎盘部位滋养细胞肿瘤

　　胎盘部位滋养细胞肿瘤(PSTT)指起源于胎盘种植部位中间型滋养细胞的一种特殊类型的滋养细胞肿瘤。临床上相对少见，占妊娠滋养细胞肿瘤的 1%～2%，每 100000 妊娠中发生 1 例胎盘部位滋养细胞肿瘤。胎盘部位滋养细胞肿瘤类似于妊娠早期滋养细胞对胎盘部位子宫内膜和子宫肌层的浸润。肿瘤缺乏绒癌的两种滋养细胞的生长方式和上皮样滋养细胞肿瘤的上皮样生长方式。该病最早于 1895 年被 Marchand 发现，当时被命名为不典型绒毛上皮瘤。因为少见，历史上曾有多种命名，包括不典型绒毛膜癌、合体细胞瘤、绒毛膜上皮疾病等。考虑到这类病变局限于胎盘种植部位，没有局部浸润和（或）远处转移，患者通过单纯刮宫或子宫切除即可治愈，并不像真性肿瘤，似乎更代表了超常胎盘部位反应，1976 年 Kurman 将它命名为滋养细胞假瘤。但此后，Twiggs 发现这种起源于胎盘种植部位的滋养细胞肿瘤有局部浸润和子宫外转移，甚至患者死亡。直至 1981 年 Scully 与 Young 根据这类病例具有恶性行为，建议命名为胎盘部位滋养细胞肿瘤，这一命名反映了其潜在恶性行为。此后，大约有 250 篇文献对胎盘部位滋养细胞肿瘤进行报道，但都是小样本或个例报道。目前对其发病学、自然转归、高危因素等尚不明确。根据仅有的文献报道其具有不同的生物学行为，但大多数呈良性临床经过，一般不发生转移，预后良好，有 10%～15% 病例表现为侵袭性。

【临床特征】

　　胎盘部位滋养细胞肿瘤大多数发生于生育期年龄。根据现有的报道，平均发病年龄在 31～35 岁之间，如 Feltmate、Papadopoulos、Hassadia 和 Baergen 报道的平均发病年龄分别为 31.2 岁(20～53 岁)、33 岁、35 岁(26～52 岁)和 32 岁(20～62 岁)。也有发生于绝经后妇女的报道，迄今有 10 例，最大年龄为 63 岁，绝经后 12 年。与绒癌患者 50% 发生于葡萄胎后不同，胎盘部位滋养细胞肿瘤的先行妊娠大部分为足月产，偶尔合并活胎妊娠，也可继发于流产、引产和葡萄胎妊娠，但后者相对少见，Moore-Maxwell 等复习文献共报道了 15 例继发于葡萄胎的胎盘部位滋养细胞肿瘤，并且均为完全性葡萄胎。也有报道在母亲和婴儿同时发生。发病可出现在先前妊娠后几周或数年，只有少数病例的间隔时间在十年以上，Nigam 报道了 1 例病程为 17 年，NcLellan 报道 1 例为 18 年，Hassadia 报道 1 例 22 年，因此，胎盘部位滋养细胞肿瘤也可能存在长的潜伏期。

　　胎盘部位滋养细胞肿瘤的主要症状为闭经后不规则的阴道流血或月经过多，除此以外，还有腹痛、溢乳等，少数患者还伴有转移部位症状。Papadopoulos 报道了 34 例胎盘部位滋养细胞肿瘤，其中表现为阴道流血的有 27 例(79%)，腹痛 5 例，闭经 2 例，溢乳 1 例(高催乳素血症)，1 例肾病综合征，1 例继发脑转移。另一组大样本数据显示，67.2% 为阴道流血，15.6% 闭经，10.9% 腹痛。少数患者可表现为女性男性化、肾病综合征、红细胞增多症、咯血、子宫破裂和颈部淋巴结肿大等病征。溢乳是由于中间型滋养细胞产生和分泌人胎盘生乳素(HPL)所致。出现肾病综合征的原因可能由肿瘤被刺激引起的免疫复合物沉积所致，切除病灶后会恢复。在其他类型的妊娠滋养细胞疾病中未发现有合并肾病综合征。

　　胎盘部位滋养细胞肿瘤的体征为子宫均匀性或不规则增大，取决于肿瘤的生长方式，当病灶为弥漫性时，子宫呈均匀性增大，这时容易被误诊为妊娠；当病灶为结节性，尤其突向子宫表面时，子宫呈不规则。由于缺乏合体滋养细胞，中间型滋养细胞主要产生和分泌 HPL，缺乏 β-hCG，因此胎盘部位滋养细胞肿瘤血 hCG 多数阴性或轻度升高。Papadopoulos 报道 34 例患者平均(β-hCG 4254IU/L，范围 6～58000IU/L，79% 的胎盘部位滋养细胞肿瘤患者血清 β-hCG 低于 1000IU/L，58% 的患者低于 500IU/L。Feltmate 观察

13 例胎盘部位滋养细胞肿瘤患者发现血 β-hCG 4~2000IU/L,92.3%<500IU/L。大病灶的胎盘部位滋养细胞肿瘤 hCG 仅为 10^2~10^3IU/L,说明与肿瘤的负荷无相关性,也不能作为可靠的肿瘤标志物。Hassadia 等观察 17 例胎盘部位滋养细胞肿瘤患者,血 β-hCG 平均为 13923IU/L(6~107600IU/L),其中 58.8%<500IU/L,他们发现血 β-hCG≥10000IU/L 是不良预后因素。大多数复发的胎盘部位滋养细胞肿瘤均有血 β-hCG 升高,因此,尽管胎盘部位滋养细胞肿瘤产生的 hCG 少于绒癌,β-hCG 仍是胎盘部位滋养细胞肿瘤随访和治疗过程中最好的血清标志物。近来,Cole 等通过对 13 例胎盘部位滋养细胞肿瘤的研究,认为游离 hCGβ 亚单位(%)是胎盘部位滋养细胞肿瘤和非滋养细胞恶性肿瘤的 hCG 的主要形式,胎盘部位滋养细胞肿瘤中游离 hCGβ 亚单位占总 hCG 的 60%±19%(范围 38%~97%),检测游离 hCGβ 亚单位(%)对诊断胎盘部位滋养细胞肿瘤有意义,可以准确区分胎盘部位滋养细胞肿瘤和其他妊娠滋养细胞肿瘤及非滋养细胞恶性肿瘤。该研究认为检测游离 hCGβ 亚单位(%)区别胎盘部位滋养细胞肿瘤与持续性妊娠滋养细胞疾病,准确性 100%±0%;区别胎盘部位滋养细胞肿瘤与绒癌,准确性 99%±1.7%;区别非滋养细胞恶性肿瘤与持续性妊娠滋养细胞疾病和绒癌,准确性 100%±0%;区别胎盘部位滋养细胞肿瘤与非滋养细胞恶性肿瘤,准确性 92%±3.2%。因此推荐以游离 hCGβ 亚单位(%)>35% 为界区别胎盘部位滋养细胞肿瘤、非滋养细胞恶性肿瘤与持续性妊娠滋养细胞疾病和绒癌,检出率 100%,假阳性 0%,准确性 100%;以>80% 为界区别胎盘部位滋养细胞肿瘤与非滋养细胞恶性肿瘤。检出率 77%,假阳性 23%,准确性 92%±3.2%。

胎盘部位滋养细胞肿瘤从局限于子宫体的良性表现到广泛转移都可以发生,差异很大,但大多数局限于子宫。文献报道,在 119 例胎盘部位滋养细胞肿瘤病例中,78 例(65.5%)局限于子宫(Ⅰ期),14 例(11.8%)扩散到盆腔(Ⅱ期),18 例(15.1%)肺转移(Ⅲ期),9 例(7.6%)远处转移(Ⅳ期)。子宫病变常常通过子宫肌层侵犯浆膜层,也可以直接侵犯阔韧带和卵巢 10%~15% 的患者为恶性,10% 的患者出现复发。最近的文献报道子宫外转移的病例可超过 30%,复发率也超过 30%,最常见的转移部位为肺、阴道、盆腔和淋巴结,而肝、肾、胃、脾、胰腺、肠道和中枢神经系统的转移相对较少见,罕见部位如头皮转移也有报道。转移病灶与原发肿瘤有相同的组织学表现,可以在原发疾病诊断后数年发生,有一例发生在子宫切除术后 5 年。病灶局限于子宫的生存率为 95%,但一旦发生转移,尽管接受手术和联合化疗,预后不良,死亡率为 15%~20%,甚至有报道 70% 子宫外转移的患者尽管接受手术和联合化疗仍然死亡。死亡率可能会因为一些良性病例未被报道而高估。Hassadia 等数据显示Ⅰ~Ⅱ期与Ⅲ~Ⅳ期的 48 个月生存者分别为 92.3% 和 0%(P<0.0005),另有一组数据显示Ⅰ~Ⅱ期与Ⅲ~Ⅳ期的 48 个月生存者分别为 91% 和 40.7%(P<0.0005)。对所报道的子宫外转移病例生存率差异较大,其原因尚不清楚,可能与诊断标准或肿瘤本身的异质性有关。

【诊断】

胎盘部位滋养细胞肿瘤的症状、体征不典型,容易误诊。诊断须根据组织学,取材主要来自子宫切除标本,也有应用刮宫、宫腔镜等活组织检查的报道。常用的辅助检查有:

1.血清 hCG 测定　多数阴性或轻度升高,一般 1000~2000IU/L。此外血游离 hCGβ 亚单位阳性(>35%)、血清高糖化 hCG(hCG-H)缺如或低水平、尿 B 核心片断阳性均有助于与绒癌及其他滋养细胞疾病相鉴别。

2.血 HPL 测定　一般为轻度升高或阴性。

3.超声检查　应用最广,是一种有价值的辅助诊断方法。二维超声提示子宫增大,腔内未见胚囊,子宫肌层内多个囊性结构或蜂窝状低回声区或类似子宫肌瘤的回声,或腔内见光点紊乱区。彩色多普勒提示肌壁间蜂窝状暗区内血流丰富,呈"火球征",在整个肿瘤区内侧及高速低阻动脉频谱。超声下可以把胎盘部位滋养细胞肿瘤分为超血管型和亚血管型,当提示子宫病灶血管分布显著时应避免诊断性刮宫,以免在扩宫和刮宫时出现大量阴道流血,另一方面,当提示亚血管型时,可进行保留子宫的保守性手术。

4.CT　对肺部转移灶有很高的敏感性,主要用于肺转移的诊断,对子宫和盆腔病灶的诊断价值不及超声和 MRI。

5.^{18}F 荧光脱氧葡萄糖正电子体层扫描(PET)　分辨率高于超声,有利于准确判定病灶的部位。MRI下肌层病灶与健康肌层为等密度线。对于有生育要求希望保留子宫的患者,MRI、PET、高分辨数字宫腔镜有助于准确了解病灶大小、部位及进行有效的手术。

6.染色体核型检查　大部分的胎盘部位滋养细胞肿瘤是二倍体,少数四倍体,Xue 等对 6 例胎盘部位滋养细胞肿瘤进行流式细胞 DNA 分析为二倍体谱系,有一例是四倍体。基因分析提示,89% 的胎盘部位滋养细胞肿瘤的染色体核型是 46,XX。值得注意的是,通过询问病史或基因分析证实超过 85% 的胎盘部位滋养细胞肿瘤有女胎妊娠史,胎盘部位滋养细胞肿瘤的性染色体分析提示父源性 X 染色体在胎盘部位滋养细胞肿瘤的发生中有独特的遗传基础。

7.组织学诊断　确诊靠组织学检查。通过刮宫标本可对极少部分肿瘤突向宫腔者作出组织学诊断,但在多数情况下,需靠手术切除的子宫标本作出准确的组织学诊断。

【临床分期】

胎盘部位滋养细胞肿瘤的临床分期参照 FICO 分期中的解剖学分期,但预后评分系统不适用于胎盘部位滋养细胞肿瘤。Papadopoulos 报道对 27 例胎盘部位滋养细胞肿瘤进行 WHO 预后评分,≤4 分为低危,5～7 分中危,>7 分高危。27 例平均预后评分 8.2 分(范围 2～11 分),其中 2 例(7%)低危,8 例(30%)中危,17 例(63%)高危,但该评分与结局无关。

【病理特征】

1.大体检查　肿瘤生长方式有多种,可呈不同形态表现。子宫局限性增大,肿块实质性,可为大部分突向宫腔的息肉样组织,或分叶状结节;也可局限于子宫肌层内,与子宫肌层界限清楚;也可呈弥漫性浸润至深肌层,甚至达浆膜层或子宫外扩散,与子宫肌层界限不清。肿瘤切面呈黄褐色或黄色,略呈颗粒状,质软,有时见局限性出血和坏死。有的病例可能在刮宫时已刮除病灶,在切除的子宫标本肉眼无法看到明显病变部位。

2.镜下特征　肿瘤几乎完全由中间型滋养细胞组成,无绒毛结构。子宫内膜和子宫肌层内有大的瘤细胞浸润,呈单个、条索状、片状或岛状。肿瘤细胞在子宫内膜间质中散在分布,在肿块的边缘,呈单一、索状或巢状侵入子宫肌纤维之间,特征性地将肌纤维分离。肿瘤细胞为大的多角形或圆形,核不规则、深染,胞质丰富嗜伊红,偶有空泡。尽管绝大多数种植部位的中间型细胞是多角形的,紧靠肌层的多为梭形。还有一些散在的多核种植部位中间型滋养细胞,容易与合体滋养细胞混淆。这种细胞常常聚集成片状。罕见的胎盘部位滋养细胞肿瘤可几乎全部由单个细胞或小巢状细胞组成,不形成片状或肿块。个别的肿瘤细胞深深浸润子宫肌层并穿透子宫壁。尽管一些肿瘤表现为少量组织的破坏,甚至还有一些会有广泛的坏死。核分裂象 1～30 个/10 个高倍视野,核分裂象>5 个/高倍视野为不良预后因素。有时可见不典型或病理性核分裂象。肿瘤周围中等大小和小的血管可见滋养细胞浸润,血管壁有纤维蛋白样物质沉着,邻近的子宫内膜可见蜕膜样反应和(或)A-S 反应。血管周围和肿瘤边缘部位可见淋巴细胞、浆细胞浸润。仅有灶性坏死和出血。

胎盘部位滋养细胞肿瘤免疫组化染色显示:细胞角蛋白、上皮膜抗原(EMA)和抑制素-α 阳性。而对于滋养细胞相关的标志物如人胎盘生乳素(HPL)、Mel-CAM,胎盘部位滋养细胞肿瘤呈弥漫性阳性,hCG、PLAP 则呈阴性或弱阳性。统计显示,50%～100% 的中间型滋养细胞 HPL 阳性,少于 10% 的中间型滋养细胞 hCG 染色阳性。妊娠相关基质蛋白(pMBP)是中间型滋养细胞标志物,在 78% 的病例中阳性,有助于胎盘部位滋养细胞肿瘤与其他滋养细胞肿瘤区别。Shin and Karman 利用 MIB-1 抗体双染色技术取得 Mel-CAM 中 Ki-67 增殖指数,胎盘部位滋养细胞肿瘤的 Ki-67 标记的增殖率约为 14%,有助于与胎盘超常部位反应区别。抑制素有助于与子宫肉瘤区别。免疫组化分析还显示胎盘部位滋养细胞肿瘤与细胞周期调节基因产物的异常表达有关,包括细胞周期蛋白、细胞周期依赖激酶和 P53。

【鉴别诊断】

胎盘部位滋养细胞肿瘤容易与超常胎盘部位反应、绒癌、上皮样滋养细胞肿瘤混淆。

1.超常胎盘部位反应　在滋养细胞疾病中,胎盘部位滋养细胞肿瘤最难与超常胎盘部位反应区别,因为它们均来源于种植部位型中间型滋养细胞,其形态学和免疫组化特征相似,但若出现局限性滋养细胞结节、不对称的核分裂和无绒毛这三种情况时,应首先考虑胎盘部位滋养细胞肿瘤诊断,另外与胎盘部位滋养细胞肿瘤相比,超常胎盘部位反应仅在镜下可见、缺乏有丝分裂活性,透明肿块分隔中间型滋养细胞,通常混合蜕膜和绒毛。含有大量多核滋养细胞。最近的研究发现,种植部位中间型滋养细胞 Ki-67 指数的测定有助于胎盘部位滋养细胞肿瘤与超常胎盘部位反应的鉴别,胎盘部位滋养细胞肿瘤 Ki-67 标记指数往往较高(14%±6.9%),而在正常妊娠和超常胎盘部位反应则接近零(<1%)。在利用 Ki-67 标记指数进行胎盘部位滋养细胞肿瘤和超常胎盘部位反应鉴别诊断时应注意:①由于种植部位中间型滋养细胞周围的自然杀伤细胞和激活的 T 细胞在形态上与其非常相似,且它们均有较高的 Ki-67 阳性指数,因此必须进行严格的区分,必要时可利用免疫组织化学双标记技术进行区分;②由于滋养细胞柱近端部分在正常情况下含有较多具有高增殖活性的滋养细胞,因此在计数时应给予删除。

2.绒癌　绒癌肿瘤病灶常位于子宫肌层,或突向宫腔、穿破浆膜层,病灶单个或多发,无固定形态,与周围界限清楚,质软而脆,海绵样,暗红色,有出血坏死。镜下可见两种滋养细胞成分成片浸润,拉长的合体滋养细胞交错排列,没有绒毛结构,不含间质和自身血管,有大片的出血坏死。胎盘部位滋养细胞肿瘤的病灶可局限在子宫肌层,界线清楚,也可呈弥漫型生长,与子宫肌层界限不清,切面黄褐色或黄色,镜下见由相对单一的中间型滋养细胞组成,多核的中间型滋养细胞常常是多边形和圆形,无绒毛结构,出血坏死没有绒癌明显。胎盘部位滋养细胞肿瘤的多核中间型滋养细胞要注意和绒癌的合体滋养细胞鉴别。免疫组化有助于鉴别。胎盘部位滋养细胞肿瘤的 HPL 弥漫性阳性,hCG 局灶性阳性,而绒癌中染色则相反。Mel-CAM(CD146)中 Ki-67 标记也对区别胎盘部位滋养细胞肿瘤和绒癌有帮助,胎盘部位滋养细胞肿瘤中 14%±6.9% 的中间型滋养细胞有 Ki-67 标记,在绒癌中 69%±20% 有 Ki-67 标记。

3.上皮样滋养细胞肿瘤(ETT)　胎盘部位滋养细胞肿瘤与上皮样滋养细胞肿瘤不同的是浸润性生长方式、大血管侵犯及稍多一些的种植部位型中间型滋养细胞。并且,胎盘部位滋养细胞肿瘤的 HPL 和 Mel-CAM 免疫组化更弥漫阳性表达,缺乏 P53 表达。细胞角蛋白、上皮膜抗原(EMA)、上皮性钙黏附蛋白(E-cadherin)、表皮生长因子受体(EGFR)呈阳性表达,上述指标可印证上皮样滋养细胞肿瘤系上皮来源。

4.上皮样平滑肌瘤　胎盘部位滋养细胞肿瘤的子宫肌层浸润行为需与上皮样平滑肌瘤鉴别。胎盘部位滋养细胞肿瘤具有血管浸润和纤维样物沉积的形态学特征。HPL、抑制素-α、角蛋白 18 阳性,平滑肌标志物(肌间蛋白、平滑肌肌动蛋白)染色阴性。

5.转移癌　低分化癌和恶性黑色素瘤有时会与胎盘部位滋养细胞肿瘤混淆。血管浸润、特征性的子宫肌层浸润和广泛的纤维样物质沉着是胎盘部位滋养细胞肿瘤诊断特征的关键。HPL、抑制素-α、和 HMB-45 免疫组化染色有助于胎盘部位滋养细胞肿瘤与低分化癌和黑色素瘤的区别。

【治疗】

1.手术治疗　胎盘部位滋养细胞肿瘤对化疗不敏感,手术是主要的治疗手段。首选全子宫切除术,因卵巢镜下转移少见（3%），故卵巢外观无异常者可以保留卵巢，特别是绝经前希望保留卵巢功能的患者。晚期患者手术时尽可能切除所有肿瘤病灶，目前对是否行盆腔及腹主动脉旁淋巴结切除仍有争议，但有报道有孤立淋巴结转移。对于无高危因素的胎盘部位滋养细胞肿瘤患者，全子宫切除后不必给予任何辅助治疗。Papadopoulos 总结了 34 例胎盘部位滋养细胞肿瘤，没有盆腔外转移及与前次妊娠间隔时间少于 4 年的患者 100% 存活，病灶局限于子宫的 2/3 的患者，仅仅通过手术治疗可以达到治愈。

2.化疗　与其他妊娠滋养细胞肿瘤相比，胎盘部位滋养细胞肿瘤对化疗不敏感，一般作为手术后的辅助治疗，特别对术后有残余肿瘤、远处转移、术后复发或进展性病变者化疗有重要意义。一般认为对于 FIGO Ⅰ期低危患者可不予化疗，但有高危因素的Ⅰ期患者及＞Ⅰ期的患者给予辅助性化疗。Feltmate 等总结了 13 例胎盘部位滋养细胞肿瘤，在接受化疗的 8 例患者中，4 例术后 1 周内化疗的有 1 例复发，另 4 例在术后 3 周后开始化疗，结果全部复发，因此认为术后 1 周内接受化疗的患者比 1 周后化疗的患者不易复发。Hoesketra 等总结了 7 例胎盘部位滋养细胞肿瘤，该 7 例患者全部接受了手术治疗，4 例复发患者接受再次病灶切除手术及联合化疗。7 例患者中 4 例是 FIGO Ⅰ期，3 例 FIGO Ⅲ期，共有 57% 的存活率。从而认为进展期的胎盘部位滋养细胞肿瘤患者、距前次妊娠时间＞2 年的 FIGO Ⅰ期患者或高有丝分裂指数（＞19 个/10HPF）患者必须化疗。对手术前进行新辅助化疗和早期病例术后实施辅助性化疗的作用仍不确定。Kim 认为可在子宫切除术前加单一药物化疗（甲氨蝶呤或放线菌素 D），但其他人建议对病灶局限于子宫但有以下高危因素的患者在子宫切除术后辅助早期联合化疗：距前次妊娠时间＞2 年或有丝分裂指数＞5 个/10HPF。

由于胎盘部位滋养细胞肿瘤对化疗不如妊娠滋养细胞肿瘤敏感，不主张单药化疗，推荐首选 EMA-CO 或 EP-EMA 方案，实施化疗的疗程数同高危 GTN。Swisher 等报道了 1 例肺和阴道转移胎盘部位滋养细胞肿瘤，经手术及 EMA-CO 辅助化疗，随访 6 年无复发；复习 7 例 EMA-CO 治疗的胎盘部位滋养细胞肿瘤，EMA-CO 方案对转移灶的总反应率 71%，完全缓解率 28%。

3.放疗　在姑息治疗中有一定疗效，但非一线选择，仅推荐用于局部、孤立的复发病灶患者，对于盆腔残余灶，放疗联合手术和化疗可能有一定好处。放疗必须个体化。

4.复发及耐药患者治疗方案的选择　虽然高危胎盘部位滋养细胞肿瘤患者对联合化疗具有较高的治愈率和较长缓解期，但仍有复发或耐药。对复发和耐药患者的治疗方案目前尚不肯定，主要有放疗和更改化疗方案。目前尚无确定的二线化疗方案，可以选用 BEP、VIP 等。EP-EMA 方案可用于 EMA-CO 方案无法控制的病例，Piura 复习 4 例经手术切除子宫及辅助化疗的病例，分别采用 EMA-CO、EP-EMA 及 BEP＋VIP 方案化疗，认为 EP-EMA 对复发和转移的胎盘部位滋养细胞肿瘤是迄今为止最有效的一线化疗方案。学者对 15 例耐药性滋养细胞肿瘤的研究发现，3 例转移性胎盘部位滋养细胞肿瘤患者（2 例肺转移，1 例为肺和胰腺转移），分别进行了 5～12 个以氟尿嘧啶为主的联合化疗后，血生化指标及转移灶没有改善或改善不满意，再改用了 EP-EMA 方案化疗，其中 1 例同时进行了全子宫切除及肺叶切除术，1 例进行了 2 次胰腺动脉插管化疗，治疗后均获得完全缓解。Randall 等报道 1 例肺、肝转移的胎盘部位滋养细胞肿瘤，EMA-CO 方案化疗后 6 个月复发，采用 EP-EMA 方案治疗 6 个疗程后获得长期缓解。Newlands 等报道，用 EP-EMA 方案治疗 8 例转移性胎盘部位滋养细胞肿瘤，结果显示，在胎盘部位滋养细胞肿瘤发病潜伏期＞2 年的 5 例患者中，化疗完全缓解率仅为 20%；而潜伏期＜2 年者 3 例，缓解率为 100%；总的完全缓解率为 50%（4/8）。因此，应强调顺铂对胎盘部位滋养细胞肿瘤治疗的重要作用，对以前采用非铂类联合化疗方案的耐药或化疗后复发及转移性的胎盘部位滋养细胞肿瘤患者，EP-EMA 方案有明确作用，可作为转移性胎盘部位滋养细胞肿瘤患者的首选化疗方案。

【预后】

胎盘部位滋养细胞肿瘤预后的高危因素不同于侵蚀性葡萄胎和绒癌,妊娠滋养细胞肿瘤的预后评分也不适用于胎盘部位滋养细胞肿瘤。目前比较肯定的影响胎盘部位滋养细胞肿瘤预后的高危因素有:①有丝分裂指数＞5个/HPF;②距先前妊娠＞2年;③具有子宫外转移病灶。另外,年龄≥40岁、β-hCG＞10000U/L、肿瘤体积较大、肌层浸润深度＞1/2、脉管受累、大面积肿瘤出血坏死、存在大量胞质透明的瘤细胞、FIGO分期Ⅲ～Ⅳ期、出现肾病综合征、高血压、红细胞增多症、脾大等并发症等都曾有提示预后不良。

【随访】

和其他滋养细胞肿瘤一样,治疗后也应随访。一般建议,第1次在出院后3个月,然后每6个月1次至3年,此后每年1次直至5年,以后可每2年1次。随访内容同葡萄胎,由于通常缺乏肿瘤标志物,临床表现和影像学检查在随访中的意义相对更重要。

尽管大部分胎盘部位滋养细胞肿瘤患者血清hCG阴性或轻度升高,但目前多数学者还是建议通过血清hCG水平的测定来监测治疗的疗效和疾病是否复发。即使β-hCG水平很低,可能疾病仍有进展。对于β-hCG无法检测或低血清水平,尿β-核心片段或β-hCG也是一种好的监测方法。核磁共振(MRI)对胎盘部位滋养细胞肿瘤病灶的监测具有较高的敏感性,因此在胎盘部位滋养细胞肿瘤的随访中MRI具有一定的重要性。

【临床特殊情况的思考和建议】

1.诊断的准确性　对于准确诊断胎盘部位滋养细胞肿瘤需要组织学证据,取材应该来自子宫切除标本。虽然有通过刮宫、宫腔镜等来获取标本诊断,但容易漏诊或误诊,要全面、准确判断瘤细胞侵入子宫肌层的深度和范围必须靠手术切除的子宫标本。但通过切除子宫标本诊断疾病已是事后诊断,因此在临床判断中要充分熟悉该病的临床特征,考虑到该疾病症状、体征的不典型性和缺乏标志性血清标志物等,尽量做到术前正确判断,及时手术,以免贻误治疗。

2.预后高危因素　胎盘部位滋养细胞肿瘤预后因素不同于侵蚀性葡萄胎和绒癌。虽然已有判断胎盘部位滋养细胞肿瘤预后的高危因素提出,但迄今尚不完全确定。研究发现,临床结局与DNA二倍体、组织病理特征、免疫组织化学特征、β-hCG水平、S期片段均没有关联,因此很难准确判断其生物学行为。

目前认为,FICO分期是胎盘部位滋养细胞肿瘤最重要的预后因素。局限于子宫的胎盘部位滋养细胞肿瘤有95%的治愈率,病灶扩散到子宫外的存活率约为75%。根据文献报道,死亡率在14.5%～38.5%。Chang等报道,55/58例FIGOⅠ期、3/4例Ⅱ期、6/10例Ⅲ期、1/11例Ⅳ期存活,也就是说病变局限在生殖道(FIGO分期Ⅰ/Ⅱ)有93.5%的存活率,病变扩展到生殖道以外的(FICO分期Ⅲ/Ⅳ)生存率只有33.3%(P<0.0001)。Baergen等报道胎盘部位滋养细胞肿瘤的死亡率,FIGOⅠ期3/46(6.6%);FIGOⅡ期0/1(0%);Ⅲ期1/3(33.3%);Ⅳ期4/5(80.0%),FIGOⅠ～Ⅱ期和FIGOⅢ～Ⅳ期48个月存活率分别为92.3%和0%(P<0.0005),提示子宫外扩散是疾病进展最有用的预后指标之一。

除子宫外转移外,肿瘤细胞有丝分裂相也是高危因素。Felmate等报道,有丝分裂指数<5个/HPF的7例胎盘部位滋养细胞肿瘤患者在治疗后无一例复发,而有丝分裂指数>5个/HPF的5例患者治疗后均复发,所有复发患者的有丝分裂均>5个/HPF,提示肿瘤细胞有丝分裂>5个/10HPF是复发的高危因素。Baergen统计了55例病例,平均有丝分裂指数5(范围0～207),发现有丝分裂指数≤2.5、2.6～6、>6的患者48个月的生存率分别为100%、86.3%和51.9%(P=0.005)。在该文献另一组94例病例的统计中有类似结果,有丝分裂指数≤2.5、2.6～6、>6的患者48个月的生存率分别为87.4%、88%和12%(P=0.0005)。Papadopoulos等报道了34例患者,平均有丝分裂指数4.7/10HPF(范围0.6～11.3),发现有丝分裂指数

≤5/10HPF和>5/10HPF的死亡率分别为20%和33.3%,但无统计学意义。也有报道有丝分裂指数低的发生转移,Ajithkumar报道的10例死亡的胎盘部位滋养细胞肿瘤中,1例有丝分裂计数为2个/10HPF,另1例为3个/10HPF。另外,在刮宫标本、切除子宫标本和转移病灶中有丝分裂指数也不一致,因此,有作者认为,单纯有丝分裂指数不能作为预测预后因素的可靠指标。

距先前妊娠的时间也是胎盘部位滋养细胞肿瘤的一个预后因素。Newland等报道距先前妊娠<2年的12例胎盘部位滋养细胞肿瘤患者经治疗均达到治愈,而距先前妊娠>2年的5例患者有4例死亡。Papadopoulos也有类似报道:34例胎盘滋养细胞肿瘤患者,距先前妊娠间隔≤2年无1例死亡,>2年的有64%的死亡风险;若以4年为界,<4年的100%存活,>4年的无1例存活。Hassadia等报道,距先前妊娠≤2年与>2年的患者,死亡率分别为10%和42.8%,距先前妊娠≤4年与>4年的患者,死亡率分别为8.3%和60%。Feltmate报道,复发组的距前次妊娠的间隔时间平均27个月,不复发组为9.9个月。Baergen发现,距先前妊娠≤2年与>2年的患者,生存率分别为92.3%和48.2%(P=0.014)。

有报道年龄也可能是预后因素。Hassadia发现,年龄大于40岁是疾病进展的预测因素。Baergen等对54例胎盘部位滋养细胞肿瘤研究发现,年龄≤35岁和>35岁的患者48个月生存率分别为91.9%和60%(P=0.025),该文献另一组117例病例的研究发现,年龄≤35岁和>35岁的患者48个月生存率分别为86%和58.6%(P=0.155)。

先前妊娠的类型似乎与预后也有相关。Baergen等发现,足月妊娠后和葡萄胎后的胎盘部位滋养细胞肿瘤,48个月生存率分别为76.7%和100%(P=0.256),他们认为,先前妊娠为足月妊娠是显著的预后相关因素(P=0.046)。

综上所述,关于胎盘部位滋养细胞肿瘤的预后高危因素,尚有待积累临床资料进一步确定,各种分子标记物应用也许是突破口之一。

3.保留生育功能治疗　胎盘部位滋养细胞肿瘤患者大多是年轻妇女,渴望保留生育功能。尽管大多数胎盘部位滋养细胞肿瘤呈良性临床经过,预后良好,但由于其特殊的原发部位和生长方式,以及对化疗的不敏感性,对保留生育功能的治疗带来了极大的挑战。并且,胎盘部位滋养细胞肿瘤本身发病率极低,在掌握适应证、选择治疗方式上,人们积累的经验并不多,迄今国内外有关胎盘部位滋养细胞肿瘤保留生育功能治疗报道仅不足10例。由于报道有限,目前对保守性治疗的适应证、方法及对预后的影响等均无统一认识,仅适用渴望保留生育功能、病灶局限子宫、没有子宫增大、有丝分裂计数低、能够密切随访的妇女。根据现有报道,保留生育功能治疗的方法有以下几种。

(1)刮宫:鉴于部分胎盘部位滋养细胞肿瘤在刮宫后病灶会自行消退,故刮宫是较早开始的保留生育功能的尝试。对无高危因素的胎盘部位滋养细胞肿瘤,无明显肌层浸润且突向宫腔者,可采用全面彻底刮宫(需要时可重复刮宫)后密切随访。随访内容包括血清β-hCG检测和超声检查。若刮宫后β-hCG下降不迅速或出现子宫肌层内病灶,应切除子宫。但也有认为这一方法并不可取,因为胎盘部位滋养细胞肿瘤的肿瘤细胞浸润于子宫肌纤维之间,并非能经刮宫完全去除,且此病在刮宫过程也易引起不可控制的子宫大出血。目前对这部分患者刮宫后是否需化疗尚无定论,有建议在刮宫后给予化疗,但鉴于胎盘部位滋养细胞肿瘤对化疗的不敏感性,其化疗的作用值得怀疑。

(2)子宫切开病灶切除+子宫重建术:对病灶局限于子宫且边界较清楚的胎盘部位滋养细胞肿瘤,可采用该法实施保守性治疗。有报道,一病例经诊刮提示胎盘部位滋养细胞肿瘤,阴道超声和MRI显示病灶位于前壁肌层,直径不详,行子宫切开病灶切除,并逐层缝合子宫。病理检查手术切缘阴性。术后2次自然流产,数年后足月妊娠,剖宫产分娩,疾病未复发。另报道一例B超提示子宫右前壁近宫角处病灶38mm×45mm大小,胸片无异常。行子宫切开病灶切除术,术中见子宫前壁正中病灶直径5cm,病灶界限清楚但未见明显包膜,底部位于肌层与子宫腔不相通,给予完整剔除包块,子宫切口间断缝合两层。术后未行化疗,随诊1年无复发。

(3)化疗+开腹子宫病灶切除手术:有报道1例因阴道流血行刮宫术,病理诊断符合胎盘部位滋养细胞肿瘤。血β-hCG和HPL升高,胸片和肺CT提示无肺转移。超声和MRI均提示子宫肌层浸润,肿块直径3cm。给予2疗程EMA/CO化疗,疗程间隔1个月,第二次化疗后1周HPL降至阴性,MRI提示肿瘤直径缩小至2cm,并且部分肿瘤发生了退化。宫腔镜检查见右输卵管开口处附近有高度退变的病灶组织。后行开腹手术,切开子宫前壁,暴露后壁病灶予切除并缝合各层。术后1周月经来潮。术后随访9个月无复发。

(4)宫腔镜下病灶切除+化疗:对病灶较小、且局限于内膜无肌层侵犯的胎盘部位滋养细胞肿瘤可考虑采用该法治疗。有报道1例经诊刮病理诊断胎盘部位滋养细胞肿瘤,核分裂象17个/10HPF,超声提示子宫内团块位于子宫前壁,突向宫腔,无肌层浸润。肺部CT未及转移灶和肿大淋巴结,盆腹腔CT提示肿瘤未浸润肌层,血流不丰富。行宫腔镜下病灶切除术,术中见子宫前壁2cm×2cm血管样病变,突向宫腔,病变似仅累及内膜。为了明确病灶是否切净,其下方的肌层组织也予切除。组织学检查证实存在中间型滋养细胞肿瘤,无肌层浸润,切缘阴性。术后行EMA/CO化疗3个疗程,其中第一个疗程后β-hCG即转阴,无瘤生存29个月。

(5)子宫动脉药物灌注+栓塞治疗:血管介入治疗较多应用于滋养细胞肿瘤,近年开始尝试于胎盘部位滋养细胞肿瘤的保守性治疗。有报道,两例经刮宫病理诊断为胎盘部位滋养细胞肿瘤,术前经B超和MRI显示子宫病灶分别为118mm×59mm×77mm和29mm×30mm大小,采用右股动脉穿刺至左、右子宫动脉,各注入MTX 100mg、聚乙烯醇(PVA)(350~550μm)和50mg吸收性明胶海绵2条,两侧子宫动脉阻塞达>80%。两例随访至文献发表均无复发,其中1例已随访3年,另一例不详。

总之,鉴于现有临床证据,胎盘部位滋养细胞肿瘤患者的保留生育功能治疗一般不作首先推荐。但对年轻、渴望生育、低危且病灶局限的妇女,在充分知情同意的前提下,可采用彻底刮宫、子宫病灶切除和(或)联合化疗等方法。保守性治疗后若出现持续性子宫病灶和hCG水平异常,则应考虑子宫切除术。

（李　勇）

第十二章　子宫内膜异位性疾病

第一节　子宫内膜异位症与疼痛

　　EMS 是以疼痛为主要症状,严重影响妇女身心健康的一种妇科常见病。由于病因学至今未明了,因此,有关疼痛的机制也未确定。近年来相继有学者报道了 EMS 相关疼痛的基础与临床研究,有了可喜的进步。从临床角度观察,EMS 的疼痛包含不同种类及不同程度上的差异,常见疼痛以痛经为主,伴有性交痛、排便痛、慢性盆腔痛、腰背放射痛、经前痛、经后痛、排卵期疼痛、患侧肢体放散痛、部分盆腔脏器牵及痛、深部结节水肿压迫疼痛等。从病因学及基础研究的角度分析疼痛的因素包括血清及腹腔液中前列腺素增高、局部继发的炎症反应、盆腔血管充血及水肿、血管壁神经受压、经血逆流刺激腹膜、子宫受周围病变刺激而产生收缩致痛、子宫周围与巧克力囊肿粘连、骶韧带增粗被病灶浸润诱发的疼痛、性生活中盆腔充血压迫刺激神经、子宫肌腺病行经前后异位病灶出血引起胀痛、病灶体积增大压迫感觉神经致局部疼痛等。今年已有学者对子宫内膜异位病灶神经分布进行了研究,发现在 EMS 病灶中有 S-100 蛋白、神经生长因子(NGF)及其酪氨酸受体 A(TrK-A)等神经指标的表达;在腹膜型 EMS 病灶中发现其内神经纤维中有神经生长调节因子异常表达;也有研究发现内异症和腺肌病的病灶中,存在感觉神经末梢和交感神经末梢,当此种末梢数目增加时,疼痛加重。另有报道 EMS 病灶中存在更多的炎性疼痛介质,包括前列腺素 F、激肽和缓激肽等。近期有学者进行了内异病灶和腺肌症与缩宫素(OT)及其受体(OTR)的相关研究,证实 OT 能引起子宫蠕动,OTR 调节子宫蠕动,这种 OTR 受体的表达与内异症疼痛存在一定相关性。目前 EMS 疼痛的研究难点主要表现在以下几方面:①并不是所有的 EMS 都会引起疼痛;②EMS 可能合并有其他引起疼痛的因素,如间质性膀胱炎、肠易激综合征或腰骶部骨骼肌肉的疼痛等;③目前在 EMS 的手术及药物治疗中,疗效尚不理想,且复发率高;④病灶的大小及部位与患者疼痛不呈比例。因此,对于 EMS 的疼痛机制的研究,尚待深入,还需大量的临床及基础研究进行验证,进一步完善 EMS 疼痛的治疗策略,并提供新思路。

一、EMS 病灶的神经分布研究

　　EMS 的疼痛严重影响妇女的生活质量、生育功能及心理状态,近期的研究发现 EMS 患者异位病灶神经异常分布与其疼痛症状密切相关。

(一)EMS 病灶中神经分布特点及与疼痛的关系

　　EMS 盆腔分类为三种:腹膜型、卵巢型和深部结节型。在不同类型病灶的血管神经分布和疼痛程度有显著差异,其中深部结节型,血管神经生长最丰富,疼痛最明显,其次为腹膜型和卵巢型。

1.深部结节型　此类型 EMS 表现为严重痛经、性交痛、大便疼痛、盆底胀痛,有时牵及患侧大腿放散痛。Anaf 等通过免疫组化法检测 EMS 三种不同类型盆腔 EMS 病灶中 S-100 蛋白、神经生长因子(NGF)及其酪氨酸激酶受体 A(TrK-A)等神经指标时发现,深部结节型病灶中存在较腹膜及卵巢型更为丰富的神经生长,这种类型具备特征型痛觉过敏现象(深部性交痛和排便痛),十分明显。在神经分布实验中,高疼痛评分组神经分布显著高于低评分组;在高评分组病灶中,神经束膜浸润更普遍;且神经分布周围的肥大细胞更加富集;深部结节型病灶好发于神经分布丰富的区域,当病灶浸润越深时,疼痛发生率亦越高。盆底丰富的血管神经丛可能为 EMS 病灶神经的生长提供了条件,也是疼痛产生的前提。目前认为可能的机制是深部结节型解剖位置特殊,位于人体最低点,逆流经血及各种炎症及疼痛介质富集于盆腔此处,刺激盆底血管神经的异常生长,疼痛信号通过交感神经向上传至腹下神经丛,再向高级中枢传导,最终产生痛觉。研究发现神经生长因子(NGF)既能刺激感觉神经,又能营养细纤维感觉神经元的生长,刺激参与调节痛觉的交感神经的生长。而雌激素又能促进 NGF 及其受体 NTRK1 的表达。雌激素是否通过 NGF 途径促进 EMS 病灶神经产生,尚待进一步研究。

2.腹膜型　腹膜型 EMS 病灶是否存在神经物质? Tokushige 等通过免疫组化法检测 EMS 患者腹膜病灶中相关指标,证实腹膜病灶存在感觉神经 A6、感觉纤维 C、胆碱能和肾上腺能神经纤维的分布,且其多分布在血管及内膜腺体周围,与正常腹膜之间存在显著差异,且不同类、型之间也存在显著差异。如红色火焰状病变中神经分布致密,含有较高前列腺素,与 EMS 疼痛密切相关,较其他腹膜类型为重。Tamburro 等发现,腹膜型 EMS 病灶的神经生长调节因子有异常表达,在不同类型腹膜 EMS 有不同表达,红色病变高于白色病变和黑色病变。Mechsner 等最新研究发现,腹膜型 EMS 异位病灶的神经为新生神经纤维,且伴有不成熟血管的生长,新生血管的生成既为病灶生长提供条件,也为神经生长奠定基础。

3.卵巢型　卵巢型 EMS 囊肿患者盆腔痛明显少于以上两种类型,病灶中的神经分布也不如以上丰富,但在盆腔疼痛的卵巢异位囊肿壁中也检测到散在神经分布。Berkley 等在大鼠 EMS 囊肿模型中,观察到大鼠表现出阴道痛觉过敏现象。认为疼痛与 EMS 囊肿有关,病灶中有自主神经纤维和内脏感觉神经纤维生长,囊液中的致痛物质刺激囊肿上皮产生增生的感觉神经纤维,再通过内脏神经,产生疼痛感觉。

(二)EMS 患者在位子宫内膜神经分布与疼痛

最近研究发现 EMS 患者在位子宫内膜以及子宫肌层出现异常神经分布,是促使 EMS 痛经的重要原因。Tokushige 等通过免疫组化法检测 EMS 在位内膜相关神经指标,与健康妇女内膜作对照,发现 EMS 患者在位内膜的功能层及基底层都存在细小神经纤维(C 纤维)分布,而健康对照组只有基底层存在 C 纤维。实验还证明,EMS 患者在位内膜基底及功能层 C 纤维分布相当致密,且与患者痛经呈正相关。因此提出检测子宫内膜 C 纤维,可以用作 EMS 的临床诊断指标。

(三)EMS 病灶神经产生的致痛机制

研究发现,神经的生长需要血管的形成,为其提供必要生长条件,而新生的血管周围总是伴随着神经的分布,因此血管生长和神经生长之间存在协调关系。Mamluk 等研究发现,在血管内皮细胞和神经轴突上存在相同的 neuropilin 受体,在血管内皮细胞上该受体能结合 VEGF 促血管生长、在神经轴突上该受体又能识别 Semaphorin 信号引导神经轴突的生长。Semaphorin 信号能作用于 VEGF 受体,反之,VEGF 受体也能作用于以上神经轴突受体。

总之,血管与神经的生长是一个相互协调过程,VEGF 能直接作用于神经元细胞和神经胶质细胞,甚至神经干细胞,从而促进神经的生长。在 EMS 患者中,在位与异位子宫内膜均高于健康者子宫内膜 VEGF 的表达。因此 VEGF 在作用于神经轴突受体后,促进 EMS 异位病灶的神经生长,故而验证了在位内膜决定论,也可称 EMS 为血管神经性疾病。

二、子宫腺肌病与缩宫素受体相关性研究

子宫腺肌病是子宫内膜深入到子宫肌层而形成，主要临床表现为继发性进行性加重痛经。已有研究显示缩宫素（OT）引起的子宫收缩可以导致痛经。

子宫腺肌病指子宫内膜基底层下 2.5mm 见腺体、间质或内膜上皮，或内膜小岛在肌层中的深度至少要在内膜基底层下一个高倍视野的宽度。流行病学调查，在妇科良性疾病中，因子宫肌腺病而切除子宫者占 20%～35%，而其表现痛经者占 35%～80%。缩宫素受体（OTR）的研究，揭示了 OTR 与腺肌病痛经的关系。

oxytocin 是一种九肽神经内分泌激素，由下丘脑的缩宫素神经元合成，沿其轴突运输并储存到垂体后叶，在适当的刺激下呈脉冲式释放。OT 具有多种生理效应，包括黄体形成与退化、卵巢甾体激素合成、临产时子宫肌肉收缩及哺乳时使乳腺腺泡肌上皮收缩等。随着 OTR 基因的克隆成功，经典的 OT 作用已被极大扩展。研究发现 OTR 在大脑中普遍存在，脑垂体、肾、子宫、卵巢、睾丸、胸腺、心脏、血管内皮、破骨细胞、肌原细胞、胰岛细胞、脂肪细胞及几种肿瘤细胞也有表达。正常子宫 OTR 主要在腺上皮细胞表达，间质细胞未见。在分娩期子宫肌肉的 OTR 表达呈强阳性。与未妊娠子宫相比，妊娠期子宫 OTR 的浓度在孕 13～17 周升至 6 倍，至分娩时可达 80 倍；OTR mRNA 水平在孕 32 周时上升到 100 倍，分娩时达 300 倍。

研究表明，OT 可引起子宫蠕动。Kunz 等通过应用子宫蠕动超声实时观测（VSUP）及子宫输卵管闪烁成像技术（HSSG），观察到子宫的蠕动及子宫输卵管间的运动有三种形式：宫颈至宫底方向的收缩、宫底至宫颈方向的收缩及宫颈峡部收缩。宫颈至宫底方向的收缩在月经期很弱，随着增殖期不断增强，在排卵前期到达高峰，随后降低，在分泌期持续存在。而月经期主要是宫底向宫颈方向的收缩，随着月经期的结束逐渐降低，到月经中期完全消失。尽管控制子宫蠕动的细胞内分泌、旁分泌机制及受雌、孕激素调节的机制还不清楚，已知在卵泡期快速注射 OT 可以增加宫颈向宫底方向收缩的频率，并增强精子定向性运输，因而证明 OT 在这种级联刺激反应中起作用。

子宫蠕动过强与 EMS 和子宫腺肌病的发展有着明显的关系。与正常妇女相比，内异症患者子宫蠕动活动明显增强，宫腔内压力也随之增高。雌激素及孕激素通过 OTR 调节子宫蠕动。研究显示，内异症基底层子宫内膜中芳香化酶持续高表达，在黄体期子宫内膜基底层和远离腺肌病病灶的基底层厚度是正常妇女的 2 倍，以旁分泌方式显示增加内膜中雌激素水平而致子宫肌肉蠕动过强。过强的蠕动易使月经期基底层的子宫内膜被剥脱并运送到腹腔。由于子宫内膜存在 ER 和 PR，并能产生雌激素，因而增加了在腹腔种植的可能。另外，蠕动过强诱导子宫内膜基底层增殖进入子宫肌层的裂隙中，导致子宫腺肌病的发生。近期研究发现，在子宫腺肌病病灶中 OTR 有异常表达。资料显示在位内膜和病灶处的 OTR 含量与正常子宫内膜及肌肉比较有显著性差异。提示 OTR 在子宫腺肌病的发病及痛经中存在一定的相关性。

子宫平滑肌细胞和内膜上皮细胞都存在缩宫素受体，但作用不同。OT 作用于平滑肌细胞的 OTR，升高细胞内 Ca^{2+}，直接刺激其宫缩；而 OT 与内膜 OTR 结合后，诱导内膜上皮细胞产生 $PGF_{2\alpha}$，以旁分泌方式刺激平滑肌收缩。因而 OT 及 $PGF_{2\alpha}$ 对子宫平滑肌都有明显收缩作用。子宫腺肌症使精子运送方向失常，也是本病导致不孕的重要原因。有研究者认为内异症发生的主要机制在于子宫内膜旁分泌雌激素的干扰以及受卵巢支配的周期性内分泌控制，产生异常子宫肌层的蠕动，即收缩过强，痛经加重。

研究显示，OTR 基因表达主要由雌激素和黄体酮在转录水平上调节。在子宫肌层细胞中 ER、PR、OTR 由雌二醇（E_2）诱导，而孕激素则下调其活性。给予不同剂量的 E_2 和 OT 刺激，可以调控 OTR 的表

达,导致子宫肌层明显收缩。当 E_2 和 OT 联合刺激时,OTR 基因的表达比 OT 单独刺激时要明显增加,提示 E_2 能增强 OT 对其受体的自身的上调作用。推测雌激素及孕激素通过 OTR 调节子宫蠕动。OTR 的异常表达是子宫内膜中 PR 减少和 ER 增多的结果。在内异症中雌激素及其受体对在位和异位子宫内膜及子宫肌层 OTR 的表达均有调节作用。

总之,OT、OTR 与子宫腺肌病及 EMS 之间的关系已逐渐受到人们的关注。OT 对内异症的具体调节机制,它与雌激素、孕激素在内异症发病及疼痛过程中承担的角色及关联有待深入探讨,也将成为治疗子宫腺肌病的新突破口。

三、子宫内膜异位盆腔粘连与痛经

EMS 痛经及慢性盆腔痛的发病率为 20%~90%,在内异症患者中,70%~80%存在着盆腔粘连,为内异症特征性病变,粘连的部位及程度与疼痛密切相关。常见粘连范围包括卵巢与子宫、卵巢与阔韧带后叶、卵巢与乙状结肠和直肠、卵巢与宫底韧带、卵巢与输卵管等。

(一)内异症患者盆腔粘连形成机制

盆腔粘连是盆腔炎性反应或肿瘤转移的最终结果,粘连的程度与疾病的轻重、期别呈正比。国内外学者近年来研究提示,内异症是一种免疫炎性疾病,患者腹腔液中大量炎性细胞因子可介导炎性反应,导致盆腔纤维化和粘连形成,是一种非特异性炎症过程。在其腹水中,IL-6、IL-8 水平明显高于非内异症者,且 IL-6 水平与 r-AFS 评分及分期呈显著相关性,提示内异症盆腔粘连的形成与炎性病理过程相关。

(二)内异症患者盆腔粘连特点

学者研究显示 72.3%的内异症患者均伴有不同程度盆腔炎性粘连。其中轻度内异症表现为亚临床腹膜炎或轻度盆腔粘连,随着内异症病变进展,炎症程度增加,至重度内异症时已形成严重而广泛粘连,侵袭至周围重要脏器。当病灶侵犯输尿管时,可产生肾盂积水及输尿管扩张;当病灶侵及直肠、乙状结肠时,则产生肠梗阻;当病变转移至膀胱时,引起解尿不畅及腰痛和血尿形成。更有甚者形成癌变及不典型病变,造成严重不良后果。

(三)内异症患者盆腔粘连与疼痛的关系

1.盆腔粘连引起疼痛的机制　　盆腔粘连直接引起疼痛有以下几种机制:①粘连形成的瘢痕挛缩和纤维化使组织之间形成束带,导致患者在运动、站立和排便时产生对组织器官牵拉、扭转,产生疼痛;②极度后屈和固定的子宫与卵巢巧克力囊肿致密粘连,骶韧带瘢痕、结节、挛缩、水肿,致使性生活及肠蠕动时疼痛;③直肠及乙状结肠因粘连而固定时,肠蠕动及排便受阻,形成剧烈牵拉性疼痛,以致腹部肠管绞痛;④当内异症侵犯双侧输尿管或膀胱后壁、剖宫产切口瘢痕时,易引起解尿疼痛,牵及腰背部。

2.内异症患者疼痛表现形式　　在 EMS 患者中,70%有不同程度疼痛症状,其疼痛特点如下:①表现形式多样,如慢性盆腔痛、痛经(经前痛、经后痛、排卵期痛)、性交痛、大便痛等②定位不清,因粘连部位及区域不同引起,常可放射到腰骶部、大腿内侧等部位;③常伴有泌尿道和肠道刺激症状,尿频、尿急、排尿不适、大便次数增加、便秘或排便不畅,曾有报道在排便过程中昏倒的事例;④伴有神经心理障碍,如抑郁、烦躁、焦虑、易怒、失眠等症状,而此等神经系统异常表现又可加重内异症疼痛,以致形成恶性循环。近期一项来自巴西的报道:104 例 EMS 妇女中,抑郁者发生率为 86.5%,而焦虑者占 87.5%,显然患者生活质量遭到严重影响。当然以上结果与患者对疼痛的耐受性差、对不良刺激更加敏感有关。因此寻找疼痛原因,及早进行处理十分重要。

3.内异症囊肿粘连与疼痛的关系　　国外文献报道多盆腔粘连患者施行粘连分解术后,80%的患者疼痛得以缓解。Parazzini 等对一项 570 例患者进行内异症粘连与疼痛 21 个中心的横断面研究结果显示：Ⅰ-Ⅱ期内异症或卵巢内异囊肿的粘连程度与疼痛强度的关系,有统计学意义。即粘连程度越重,疼痛表现越重,呈正相关;卵巢内异囊肿伴或不伴粘连者平均 VAS 评分分别是 8.1 和 7.3(P<0.05);合并多处粘连者较一处粘连者平均 VAS 评分升高(P<0.05);卵巢内异囊肿粘连较腹膜粘连或其他部位粘连平均 VAS 高(P<0.05)。Atri 等研究还显示,在全部含疼痛症状的内异症患者中,合并多个部位内异症及Ⅲ—Ⅳ期内异症患者粘连发生率高。在所有粘连患者中,卵巢内异症患者、多部位内异症及Ⅰ-Ⅱ期内异症者平均VAS 较高。内异症合并 AM 比例高达 40%,中、重度内异症粘连一旦合并 AM 和 DIE,则疼痛程度差异显著。因此,疼痛的加重可能与合并 AM 或 DIE 有关。

有学者研究内异囊肿粘连程度与手术难度及术后疼痛复发关系结果显示,对于中、重度内异症手术时间相对延长,出血量增多。如果合并 AM 或 DIE 病灶,因保留生育无法切净病灶,术后残留病灶可造成术后疼痛的复发或加重。在内异症手术中,术后再次形成粘连者达 94.4%,而内异症粘连分解术后再次形成的粘连带中,依然存在感觉神经纤维,从而仍可引起疼痛,因而粘连程度与术后疼痛复发关系密切。因此,我们认为粘连再次形成是除内异症病灶复发外,引起术后疼痛复发的另外重要因素。Imai 临床总结认为内异症患者术前及术后使用 GnRH-a 进行积极治疗,可减少术后粘连形成及疼痛复发的概率和程度。

四、EMS 盆腔粘连程度及痛经的分级

(一)盆腔粘连程度分级

按照协和医院及加拿大粘连评分组的盆腹腔粘连评分系统制定的分级标准,综合制定以下粘连评分系统。将术中检查盆腔粘连情况:粘连范围、粘连程度、子宫直肠陷凹封闭情况、双侧输卵管或卵巢与周围组织粘连情况、输卵管是否闭锁等进行量化评分:

1.粘连范围   粘连面积<25%为 1 分,26%～50%为 2 分,>50%为 3 分。

2.粘连程度   疏松粘连或无血管性粘连为 1 分,致密粘连和(或)血管性粘连 2 分,非常致密、无组织界面的粘连为 3 分。

3.子宫直肠陷凹封   0 分无封闭,1 分部分封闭,2 分完全封闭。

4.卵巢粘连   无粘连 0 分,单侧粘连 1 分,双侧粘连 2 分。

5.输卵管粘连   无粘连 0 分,单侧粘连 1 分,双侧粘连 2 分。

6.输卵管闭锁   无闭锁 0 分,单侧闭锁 1 分,双侧闭锁 2 分。

全部指标的评分相加:无粘连总分:0～1 分;轻度粘连总分:2～5 分;中度粘连总分:6～9 分;重度粘连总分 10～14 分。

(二)痛经分级

根据患者主诉痛经分级(VRS),将痛经分为 3 级。

1.轻度痛经   有疼痛但可忍受,不影响正常生活及睡眠。

2.中度痛经   疼痛明显,不能忍受,需服用镇痛药,影响睡眠。

3.重度痛经   疼痛剧烈,不能忍受,需注射镇痛药,严重影响睡眠,可伴有自主神经系统功能紊乱或被动体位。

盆腔粘连是内异症特征性病变,粘连部位及程度与内异症患者疼痛症状密切相关。因此,制定更为全面盆腔粘连程度分级标准有助于更为客观的反映内异症盆腔病变情况,进而判定盆腔疼痛的程度,为其治疗和预后判断提供依据。

五、EMS疼痛治疗策略

EMS可引起不同种类疼痛,目前疼痛治疗的方式主要包括手术治疗、药物治疗及手术与药物联合治疗。治疗的原则主要是消除病灶、缓解并解除疼痛、改善和促进生育、减少和避免复发。其中疼痛的治疗是一切的关键及难题,冷金花等提出EMS疼痛诊治流程。

目前资料显示,单纯手术治疗后疼痛复发时间约为1年,术后仅用3个月GnRH-a亦不能延缓EMS复发,而早期大部分学者提出术后使用6个月GnRH-a能有效地延缓复发并能减少再次进行手术概率。

非甾体类抗炎药(NSAIDs)虽然不直接作用于EMS病灶,但对缓解痛经有效,主要通过抑制双氧合酶(Cox),减少前列腺素产生,而减轻疼痛。最近新型的NSAIDs,即选择性Cox-2抑制药,为普通NSAIDs药物的4~6倍。

OCs可减少经血逆流,阻止卵泡生长,减少雌激素的产生,直接减少子宫内膜生长。有研究报道OCs对疼痛的缓解率达60%~80%。Harada报道EMS痛经患者使用OCs后,痛经程度及CPP程度明显减轻,内异囊肿者明显缩小。

(崔照领)

第二节　复发性子宫内膜异位症

EMS主要发生于盆腔脏器,称为盆腔子宫内膜异位症(PEM),学者们公认PEM应以手术治疗为主,手术对减轻疼痛及提高术后妊娠率有一定疗效。但术后5年复发率仍高达36%,这种高复发率及复发间隔时间的缩短,严重影响患者的生活质量,并降低受孕率。复发已成为临床医生在治疗中的一个非常棘手的问题,本节就复发的机制和相关因素、治疗手段及预防方法进行简要综述。

一、定义、发生率

复发性盆腔子宫内膜异位症(RPEM)是指PEM患者经手术或规范药物治疗后,病灶缩小或消失,症状体征缓解后或疾病治愈,但经过几个月(一般3个月),症状和体征重新出现,恢复至治疗前水平或加重,或再次出现子宫内膜异位病灶。多数学者认为系残留病灶重新生长,也有认为新发病灶可能性亦存在。

尽管临床治疗采取术前和(或)术后联合应用药物等积极措施,但RPEM发生率仍达6.1%~40%。

(一)药物治疗后的复发率

因为EMS是性激素依赖性疾病,异位内膜与在位内膜同时均受卵巢雌、孕激素的影响,因此学者们一直将性激素药物作为手术前后重要辅助治疗方法。

1.假孕疗法　1958年Kinstner首先利用大剂量含有雌激素、孕激素的口服避孕药治疗EMS获得成功。抑制垂体促性腺激素及卵巢激素的分泌,使在位及异位内膜蜕膜化,导致内膜萎缩和闭经。国外Moghissi报道,采用甲羟黄体酮治疗6个月后,轻症患者复发率为37%,重症患者为74%,因为假孕疗法复发率高,疗效维持短暂,治疗后妊娠率较低,故目前临床上已较少应用。

2.假绝经疗法　达那唑是一种人工合成的D-α乙炔睾丸酮衍生物,具有微弱雄激素作用。治疗EMS的机制是通过抑制FSH、LH激素峰,抑制卵巢甾体激素的生成能力,直接与子宫内膜的雄激素受体、孕激素受体结合,抑制内膜细胞增生,导致子宫内膜萎缩,短暂闭经,从而达到治疗目的。Wheeler 等研究 92 例 EMS 患者应用丹那唑治疗 6 个月后,3 年的复发情况,结果显示,盆腔疼痛、盆腔触痛、痛经复发率分别为 32%、8% 和 75%。Dmowski 也对 99 例 EMS 患者行达那唑治疗,37 个月后观察结果,至 15 个月时症状复发率为 39%。

3.内美通治疗方法　内美通为三烯高诺酮(R2323),是一种合成甾体激素 19 去甲睾酮的衍生物,具有较强抗孕激素活性和中度抗雌激素作用,能抑制排卵使体内雌激素水平下降,并有轻微弱雄激素活性。Bannis 报道内美通停药后半年,复发率为 12%~17%,停药 3 年复发率为 32%。

4.GnRH-a 疗法　GnRH-a 是当前药物治疗的热点,也是学者们首选并推荐的药物。为人工合成的十肽类化合物,作用在于调节垂体、LH、FSH 的分泌,与 GnRH 受体亲和力强,临床长期、连续使用时,使垂体 GnRH 受体耗尽,达到使垂体呈降调节作用,可出现暂时性闭经现象,也即垂体分泌的促性腺激素减少,导致卵巢激素明显下降,此法又称为“药物性卵巢切除”。为减轻 GnRH-a 治疗不良反应,增加治疗顺应性,并延长治疗时间,目前临床均采用“反向添加”治疗法或“反减治疗”,即给予合理剂量的雌激素和孕激素,以减轻更年期症状及骨质丢失。Waller 对 130 例 EMS 患者使用布合瑞林治疗 3 年后随访,结果:1 年内累计复发率为 10.8%,2 年内为 28%,提示重型比轻型更易复发。

(二)手术治疗后的复发率

手术是 EMS 首选方法,手术可以切除病灶、分离粘连、恢复盆腔解剖结构,是了解生育指数进行分期和治疗的最佳方案。主要治疗目的是缓解临床症状、促进生育及减少复发。学术界普遍认为手术治疗的复发率低于单纯药物治疗或期待疗法,手术所采用的方式、范围或入路均根据患者的年龄、生育要求、治疗史、病变范围及患者意愿而决定,也依赖于手术医师的经验及技术水平的高低。

1.经腹手术　经腹手术有三种:保守性、半根治性和根治性手术。保守性手术称为保留生育功能手术,主要针对 35 岁以下年轻患者;半根治手术则称为保留卵巢功能手术,主要针对 30~40 岁病情严重及病程较长患者,以上两种手术也称为“子宫内膜异位症细胞减灭术”。然而,对于盆腹膜下、无色素沉着病变;术中无法摘净而残留病灶;术时因肿瘤的破裂,种子细胞又异地生长的病灶等,在周期性激素影响下,很容易再复发。Beretta 报道保守性手术后 3 年累计复发率为 13.5%~30%,5 年达到 36%~57%。Punnonen 报道保守性手术后约有 25% 的患者因 EMS 的复发或残余及微小病灶的进展而行再次手术治疗。

手术方式对复发有一定的影响,2000 年 Beretta 将 64 例重度 EMS 随机分为两组,A 组行囊肿剥除术,B 组行囊肿切开引流术及双极电凝囊内壁烧灼术。比较 2 年后症状复发,结果复发率 A 组明显低于 B 组。Namnoum 回顾性分析 138 例经子宫切除证实为 EMS 妇女,分为两组:A 组 29 例半根治手术,18 例(62%)复发,9(13%)例进行了二次手术。结论是半根治性手术方式,患者的疼痛复发及二次手术的风险分别比根治性手术患者高 6.1 倍和 8.1 倍。根治性手术是切除全子宫及双附件和所有肉眼可见病灶,针对 40 岁以上重症患者,术后复发率很低为 1%~4%。另有报道如果患者按 HRT(激素替代)治疗,复发的比例又可上升至 5%~10%。

2.经腹腔镜手术　因为腹腔镜手术比开腹手术创伤小、腹部瘢痕小、术后恢复快、粘连轻,因此对于保守性手术而言,首选腹腔镜手术。临床及动物实验均已证实腹腔镜手术比开腹手术视野开阔、损伤小、分离粘连更有效、形成新的粘连少、缓解症状及提高妊娠率更有效。Busacca 对 366 例腹腔镜手术治疗 EMS 患者,进行调研结果证实:术后 4 年累计复发率为 11.7%,累积二次手术率为 8.2%,术后复发率高低与术后随访时间长短有关。Bedwine 对 EMS 腹腔镜手术者 359 例,行病灶切除术,术后未附加药物治疗,5 年累计复发率为 19%,认为腹腔镜下切除 EMS 病灶可以导致低复发率,证明该病具有静态特性,可自然转归。也有研究表明,囊肿穿刺加烧灼病灶复发率为 18.4%,比囊肿剥除术的 6.4% 高出了 3 倍,且术后妊娠率也较后者低,因此首选巧克力囊肿剥除术已得到大多数学者公认。

二、诊断

(一)诊断标准

①术后症状缓解 3 个月后，病变复发并加重；②术后盆腔阳性体征消失后又出现或加重至术前水平；③术后超声检查发现新的子宫内膜异位病灶；④血清 CA125 值下降后又升高，且除外其他疾病。符合上述②③④三项标准之一，且伴有或不伴有①项者均诊断为复发。

在 RPEM 患者中，占 20%～40% 出现的症状及体征与初次诊断一致，27% RPEM 患者无症状，仅通过临床随诊和超声发现。因此，不能仅依靠临床表现来诊断 RPEM。近年来，随着辅助诊断方法及水平的提高，诊断的准确率亦明显提高，并进一步减少了漏诊率。

(二)超声诊断在 RPEM 中应用

超声为 RPEM 最常用、最直接的诊断手段，在早期能发现盆腔检查未检出的结节或包块，能直观鉴别术后的包裹性积液与巧克力囊肿复发形态学的差异。在腹腔镜手术后早期，卵巢处于康复阶段，约有 10% 患者，B 超检查可发现暂时性卵巢囊肿，如果盆腔检查无特异性体征或 CA125 无变化，应当至少观察 3～6 个月后，再予诊治。PEM 手术治疗后，有时可合并产生包裹性积液，对于开腹性手术方式更易出现，如临床经验不足，易轻率诊断为"巧克力囊肿复发"，此时，若囊肿较大可行 B 超下穿刺术，根据抽出内容物的性状即可确诊。直肠超声较腹部超声有较大优越性，对直肠阴道隔 EMS 诊断率可达 88%，如果仍不能确诊还可借助 MRI，以了解盆腔粘连情况。Jelly 报道对 DIE 的诊断准确率很高，敏感性达 94%，特异性达 100%。

三、复发性子宫内膜异位症产生的相关因素

(一)生殖状况

EMS 复发的相关因素，经流行病学调查，主要包括年龄、术前孕次、人流次数、术后妊娠、术后孕次、体重指数(BMI)、合并肌瘤、合并腺肌病等情况。Parazzini 等分析了 311 例 EMS 患者短期复发因素，发现在年龄 20～30 岁患者，累积复发率为 4.6%，而<30 的患者复发率为 13.1%。因此，认为年龄是一个复发危险因素。另有报道称年龄还是一个复发保护因素，年龄越大，复发率越低。对于妊娠而言，多数学者均认为是复发的保护性因素。Li 等报道 285 例 EMS 患者跟踪随访，发现术后孕次、术前孕产次为保护性因素。在人工流产次数及 BMI 与 EMS 复发的关系中，多数学者们认为是复发的高危因素，但尚有持反对观点者。

(二)囊肿的特性

EMS 的发病部位与复发有一定相关性。Busacca 等研究了 4 种部位 EMS 与复发的关系，结果显示，卵巢、盆腔、深部结节、卵巢合并盆腔 EMS 4 种类型，4 年累积复发率分别为 24.6%、17.8%、30.6%、23.7%(P<0.05)。以上数字表明，深部结节型 EMS 是复发的高危因素。Li 等发现左侧盆腔病变是复发的危险因素，统计学分析结果：累及左侧盆腔病变的患者复发率明显高于右侧盆腔患者。另有 Koga 等发现，原发囊肿直径较大也是 EMS 复发的高危因素。大多数文献报道临床分期越高，复发的危险性也越大，rAFS 的评分高者，复发率亦高。

(三)药物治疗

已有文献报道术前、术后药物治疗，可提高疗效，并可降低复发率，特别对于困难、深部浸润型、分期晚的内异症可采取术前用药，使结节或囊肿缩小后，再行手术。但此项亦存在争议，对于术前用药者，手术时 rAFS 分期时，等级可明显降低，但对远期的预后复发并未显示出特殊保护性。在术后用药方面，也有学者

认为对患者的疼痛或术后妊娠率虽无太大改善,但却明显降低了 EMS 患者术后复发率,并可延迟复发所发生的时间。

(四)其他因素

有学者报道,既往已有 EMS 手术史、后穹隆结节、术后使用氯米芬促排卵者均可成为 EMS 复发的危险因素,但缺乏循证医学证实。

四、复发性子宫内膜异位症可能机制

(一)EMS 复发与经血逆流之关系

新近研究证实,月经期子宫异常收缩与盆腔内发现子宫内膜基质和腺上皮细胞相关,但宫腔内压力过高或蠕动波产生太快时,导致蠕动波行进到宫颈内口处,发生逆行而上,通过输卵管进入盆腔的内膜基质及上皮细胞发生种植而形成异位病灶。Bulletti 等通过试验证实,EMS 在经过保守手术后,14 例患者进行了子宫内膜的激光切除术(EA),以去除子宫内膜,防止月经血的发生和逆行盆腔;另外 28 例患者未作以上处置,随访 24 个月观察复发情况。结论:经 EM 处理者中无一例复发;未经 EM 处理患者中,有 9 例证实复发;还发现 8 例未经 EA 处理者中,子宫直肠陷凹发现一些组织碎片,内为基质与腺上皮细胞,而经 EA 处理者,无一例发现。认为子宫在位内膜在复发机制中起重要作用。分析 EMS 的复发可能是在位内膜再次经输卵管弥散入盆腔所造成内膜再种植而发生。

(二)EMS 复发与激素依赖之关系

因为 EMS 是一种雌激素依赖性疾病,采用 GnRH-a 治疗或绝经后 EMS 的发生和复发率均会明显降低。如果绝经后使用激素替代治疗(HRT)治疗是否会使 EMS 复发？Sharpe 等用手术诱导 EMS 小鼠模型,并使用 GnRH—a 治疗 42d,发现病灶完全消退,但在停药后 3 周或用 HRT 后 3 周,病灶又出现在原有病灶基础之上,证明了复发灶 EMS 是原有病灶上再次生长的结果,而不是新病灶的出现。Nisolle-Pochet 证实,在腹腔镜下切除卵巢异位病灶后,再用孕激素或戈舍瑞林治疗 6 个月,组织学发现在一些残余的异位灶内,核分裂仍十分活跃,并未出现萎缩退化的表现。对于那些处于腹膜后,镜下可见的微小病灶,无色素改变的具有活性病损及侵袭较深病变,术中因无法辨认而被残留,异位内膜在局部生成雌激素并浓聚,在芳香化酶 P450 作用下通过与 ER 结合,激活靶细胞内调节基因的表达而产生生物学效应。

(三)EMS 复发与免疫因素之关系

自然杀伤(NK)细胞作为人体细胞免疫系统的重要成员之一,是 EMS 患者腹腔内抵抗异位子宫内膜细胞的第一道防线,在正常状态下,NK 细胞连同 T 细胞、B 细胞、巨噬细胞能对逆流盆腔的内膜细胞进行消除。在 EMS 患者腹腔液中,抑制性 NK 细胞的数量显著高于正常人群,在中、重度患者中局部 NK 细胞介导的细胞毒性是下降的。因此,EMS 的发生与 NK 细胞功能抑制有极大关系。Maeda 等研究经手术确诊和治疗的 EMS 患者术前、术后 1 个月,术后用 GnRH-a 治疗 3 个月后共三个时段与对照组中腹水 KIRCD125a 的表达比较,发现 EMS 患者中 CD158a 阳性 NK 细胞表达较对照组明显增多,术前 CD158a 阳性 NK 细胞表达与术后 1 个月及术后用 GnRH-a 3 个月后比较无明显改变。由此认为,EMS 患者腹水中 CD158a 阳性 NK 细胞表达的增加并没有因手术或用药治疗而有所减少,这种持续的高表达直接导致 NK 细胞活性抑制,从而失去正常免疫监视和防御功能,进一步促使疾病进展甚至复发。

(四)EMS 复发与环氧合酶-2 的关系

环氧合酶(Cox)是花生四烯酸转换为前列腺素(PG)过程中的重要限速酶,分类为 Cox-1 和 Cox-2 两种形式同工酶。Cox-1 在正常组织中稳定表达,维持正常生理功能;Cox-2 在细胞受到刺激时迅速合成,参与炎症过程及肿瘤发生、发展等多种病理和生理过程,Cox-2 高表达与肿瘤侵袭性增强及不良预后有关。Fanfani 等首次研究了 Cox-2 表达与 EMS 术后复发的关系,发现在卵巢内膜异位囊肿患者中,Cox-2 阳性组的复发率明显低于 Cox-2 阴性组,为 16.7% 比 41.2%(P=0.036),并且 Cox-2 阳性的患者复发出现时间长于 Cox-2 阴性者。认为 Cox-2 高表达是 EMS 复发的保护性因素,与肿瘤侵袭及复发呈负相关。Cobellis 等用 Cox-2 特异性抑制药治疗 EMS 保守性手术后复发的疼痛症状,治疗 6 个月后疼痛症状较安慰剂组有明显缓解,且复发率治疗后有所降低,认为 Cox-2 是复发的危险因素。以上两种报道结论相反,有待进一步对 EMS 复发机制深入研究。

五、EMS 复发的防治

当前,EMS 复发是临床医师工作中十分棘手的问题,如何降低复发率是研究的热点。多数学者认为腹腔镜手术后,若不加药物治疗,对于保守及半根治性手术仍有较高复发率,术后用药不但能消除或抑制残存灶、推迟或消除复发,又能预防病灶癌变。

(一)手术联合药物治疗

腹腔镜手术是 EMS 治疗最佳方式,创伤小、视野广、术中进行分期、异位病灶能尽可能彻底切除是已得到公认的优势。多数学者建议腹腔镜下保守性手术后,应当加用药物治疗,消灭微小及深部残余病灶并抑制其再生。目前可采取的药物治疗有以下几种。

1.GnRH-a 类 为首选治疗药物,可抑制卵巢释放雌、孕激素,达到假绝经状态并抑制病灶的生长。已有报道使用 GnRH-a 治疗 3~6 个月可明显降低 EMS 复发率。Vercellini 指出尤其针对原发内异囊肿较大或者深部结节型患者应积极使用。张翔报道 GnRH-a 治疗 EMS 的症状改善率为 85%~90%。反加治疗及单药治疗组症状缓解率分别为 95.7% 和 95.2%。服用避孕药组缓解率均低于 GnRH-a 组,包含缓解盆腔疼痛、痛经及性交痛症状;改善触痛结节而缓解体征。有学者报道保守性手术复发率为 20%~28%,而腹腔镜手术及反加及单药组,复发率分别降至 4.3% 和 4.8%,显著低于避孕药组 31.8%,在反加及单药组 FSH、LH、E_2 水平下降较避孕药组显著。随着"雌激素阈值"概念提出,反加治疗可防止骨质丢失、骨密度降低及血管舒缩及阴道干涩症状。反加治疗后 E_2、FSH、LH 值虽下降达基础值,但均高于单药组,使低雌激素症状明显减轻,停药后月经恢复较好。

2.Cox-2 特异性抑制药 可以有效减少 EMS 细胞分泌前列腺素,有效缓解 EMS 引起的盆腔疼痛,如 refecoxio 等,同时阻止异位病灶的血管形成,从而减少 EMS 的复发。

3.丙戊酸钠(VPA)甲基化 分为 VPA 甲基化与 EMS 发生有关,EMS 被认为是一种表观遗传学疾病,而去乙酰化酶抑制药可以明显降低高甲基化状态,VAP 是其中一种类型,在防止 EMS 复发方面有良好前景。

4.口服避孕药(OCP) 有学者认为 OCP 对于以疼痛为主要症状的 EMS 患者,可作为首选辅助治疗的药物,主要效果表现在除解除疼痛外,还可调节因 EMS 引起的月经紊乱。

(二)手术联合子宫内膜切除术

对于已无生育要求、但坚决要求保留子宫患者,可选择进行子宫内膜切除手术来治疗,机制在于内膜处理后,解除经血逆流的形成及异地种植,达到减少复发的目的。另外也可以用"在位内膜决定论"来解释此种方法的原理,称之为"源头治疗"。

(三)根治性手术后适当选择激素替代治疗

所谓子宫内膜异位症根治性手术指全子宫双附件切除术。对于部分年龄尚轻患者,存在绝经后症状、骨质疏松及性欲减退等症状,必要时,根据情况可使用 HRT。然而,术后使用 HRT 又存在复发的风险。Soliman 建议术后应用雌孕激素联合治疗比单用雌激素好,因为孕激素对 EMS 复发具有保护作用。应注意采用 HRT 治疗的适应证。对于异位病灶累积腹膜＞3cm 患者;手术后有残留病灶者,术后尽量不使用 HRT 治疗。另有研究认为术后延迟 6 个月使用 HRT 治疗并不能减低复发的风险,只会增加绝经后不适症状。因此,根治性手术应根据病灶特点、位置、患者年龄及症状等多方面因素来选择 HRT 治疗。

(崔照领)

第三节　EMS 的恶变

EMS 虽为一种常见良性疾病,但具有与恶性肿瘤相似的特性,临床表现为浸润、种植生长、破坏周围组织、远处转移和极易复发。切除子宫者复发率为 24.1%,保留子宫者复发率高达 57.1%。EMS 具有与卵巢癌相似的遗传特征,两者候选基因可能存在相同染色体位点。EMS 各类癌基因及抑癌基因的突变与失活可能在 EMS 组织的黏附、侵袭和增殖过程中起重要作用。因此,EMS 恶性行为的改变并没有停留在行为上。早在 1925 年 Sampson 首先提出了恶变的诊断标准,加上 1953 年 Scott 所补充的共 4 项标准。1988 年 La Grenade 和 Silverberg 又率先提出了不典型 EMS 的概念。著名妇科病理学家 Scully 和 Mostoufizadeh,他们复习最大一组文献资料,报告结论是:①恶变的发生以卵巢内异症为主;②合并 EMS 的卵巢癌以子宫内膜样癌和透明细胞癌为多;③上述两者比对照组更趋于年轻;④很少有浆液性和黏液性癌;⑤仅有 35 例卵巢外癌,包括直肠阴道隔(13 例)、阴道(4 例)、膀胱(3 例)及其他部位(15 例),以腺癌为主;⑥内异症恶变和外源性雌激素之应用无明显关系。

一、非典型内异症

非典型内异症(aEM)指异位内膜腺上皮的不典型或核异型性改变。病理形态特点是细胞核深染或淡染、苍白,伴有中、重度异型性;核浆比例大;细胞密集、复层簇状突,具有上述三项者则可诊断。2002 年 Prefumo 等回顾分析了 388 例通过外科手术诊断为卵巢肿瘤合并卵巢内异症患者病理标本,发现其中细胞化生占 12.1%;细胞增殖占 9.4%;非典型子宫内膜异位占 5.9%;也发现 4.1% 的子宫内膜样癌出现在内异症病灶中。因此认为卵巢内异症组织中普遍存在上皮细胞异常。Fukunaga 等指出,非典型性增生向恶性上皮移行,在合并内异症的卵巢恶性肿瘤发生中可能起主要作用。当前 aEM 已成为人们关注的热点,aEM 可能是内异症向癌过渡阶段或称之为"交界性"或"癌前病变"。原因在于:①可以在卵巢内异症恶变中看到以上核异型性与癌的直接或不连续表达;②有 DNA 非整倍体细胞群;③与周围的内异症及卵巢癌有共同的基因异常,从典型-不典型-癌的一个变化过程,以细胞化生-增生-癌的一个移行程序。

二、内异症与卵巢癌

EMS 可能是某些早期卵巢上皮性癌的病因。研究表明子宫内膜样癌和卵巢透明细胞癌可来源于内异症,两者均有免疫功能异常。Ulrich 等认为,内异症发生癌变率为 1%,其中位于卵巢者占 80%,其余 20% 位于生殖腺外,平均发病年龄 51.4 岁,来源于内异症的卵巢癌预后较好。Van Gorp 等研究表明,内异症是卵巢癌发病的独立因素,其恶变类型中:浆液癌占 4.5%、黏液癌占 1.4%、透明细胞癌占 39.5%、子宫内膜样癌占 19.0%。内异症的恶变风险度保守估计为 2.5%。Melin 等研究了 1996～2002 年 64492 例确诊为内异症患者,发现发病早或内异症病程较长者恶性肿瘤发病风险增加,以卵巢癌为主,诊断内异症的平均年龄为 39.4 岁,发生恶性肿瘤风险分别为 SIR 2.01 和 2.23。

在卵巢癌未见到子宫内膜异位病灶的病例中,也不能排除由于恶性肿瘤组织对卵巢组织及异位内膜病灶的破坏,难以找到残留的子宫内膜异位病灶,造成漏诊的可能性。因此,即使未见到子宫内膜异位病灶的病理依据,仍不能完全排除来源于 EMS 恶变的卵巢癌。也有报道在未合并 EMS 病例中,Ⅰ期者占 69.2%,因此卵巢恶性肿瘤的期别可能会影响病理结果;另外,在病理切片取材过程中,也可因取材不够完全而遗漏内异症诊断。

发生于 EMS 的卵巢癌具有较好的生物学行为,5 年生存率较不伴内异症者高。日本进行的前瞻性研究指出,患有 EMS 妇女卵巢癌发病率升高,且随年龄增大危险性逐渐增加。文献曾报道 45 岁以上绝经后妇女,B 超检测肿物直径≥9cm 患者,存在较高癌变的危险,且随肿物的增大,诊断的敏感性下降,特异性显著上升。40 岁以上未生育的卵巢癌患者,内异症发生率为已生育妇女的 2 倍。总之,合并 EMS 的卵巢癌患者,多数年龄较轻、期别较早、临床完全切除率较高、无病生存期长,因此预后良好。在内异症恶变的患者中约 1/3 有明确的内异症病史,医生应当密切结合临床进行积极治疗和随访,警惕恶变可能,以更好改善患者预后。

（庞聪慧）

第四节　子宫内膜异位症基础及临床研究进展

EMS 发病率高,以年轻、育龄期妇女为主,虽经 100 余年的基础及临床研究,逐步产生了一些新的理论、学说及治疗方法的新尝试,但近期及远期疗效仍不尽人意,目前的多种学说均不能完全解释临床上多种类型 EMS 的发病。因此,深入探讨 EMS 发病原因,对指导并寻找新的诊疗方法十分重要。

一、环境毒素二噁英

近年来的研究证明 EMS 发病率日益上升,与现代环境污染所释放出的环境毒素有关,可通过多种途径致病。二噁英是一种严重危害人类健康的环境毒素,具有致癌、致畸、生殖毒性、免疫毒性、内分泌毒性等多种类型毒素危害人类生殖健康。

（一）二噁英的特性及毒性作用

二噁英是一类三环芳香族有机化合物,化学名为二氧杂环己烷,由 400 多种化合物组成,包含 75 种二噁英,人们常称的二噁英为其中毒性最强的 2、3、7、8—四氯二苯二噁英(2,3,7,8-TCDD)。

二噁英主要来源于燃烧和焚化、化学品制作(如除草剂、杀虫剂、防腐剂)、工业城市废弃物处理及含有二噁英再生资源的利用。二噁英具有生物蓄积作用,可以通过食物链,在鱼或动物体内富集,随食品进入人体,也可通过母乳进入婴幼儿而产生毒性反应,一般停留在脂肪组织内,机体对其代谢非常缓慢,消除半衰期为 7～9 年,仅需暴露一次就可长期留存体内。

二噁英是国际公认的Ⅰ类致癌物质,世界卫生组织(WHO)、联合国粮农组织食品添加剂专家委员会(JECFA)认为,目前人类二噁英类暴露实际背景分析,其生殖毒性和内分泌干扰毒性、免疫毒性比致癌毒性,对人体健康危害更大,是一种非人为生产,没有任何用途伴随存在于各类环境介质中持续存在的污染物,不仅接触者本人受害,更重要的是危害下一代。二噁英具有类似激素的作用,影响细胞分裂、组织再生、生长发育、代谢和免疫功能,被称为"环境激素"、"内分泌干扰化合物"或"激素干扰物"。

(二)二噁英与 EMS 关系

1.EMS 环境流行病学调查　流行病学调查已发现二噁英污染严重的地区和国家,EMS 的发病率相对于其他非污染地区和国家而言是增高的。1976 年意大利萨维索附件的化工厂爆炸,导致 30kg 化学物质 TCDD 以外泄露的严重事件,对所接触居民群体血液 TCDD 浓度评估,20 年后 TCDD 对 EMS 发病的影响,结果:血液 TCDD 浓度在 20.1～100ppt 或 >100ppt 的妇女,EMS 发病的相对危险度分别是血液 TCDD 浓度为 20ppt 以下妇女的 1.2～2.1 倍。证明 TCDD 浓度越高,EMS 发病危险性越大,患病率与 TCDD 输入的浓度呈正相关,二噁英可能是 EMS 发病的重要环境因素。

比利时是世界上二噁英污染严重的国家之一,比利时妇女血液中二噁英化合物含量升高,与其他低污染国家相比,EMS 具有较高发病率。在该国妇女进行对照研究中发现,随着血液中二噁英化合物的毒性当量(TEQ)的升高,发生腹腔子宫内膜异位症和子宫腺肌病的危险性也相应增加。

2.EMS 实验研究　国外诸多学者对 EMS 与 TCDD 的相关性进行了大量实验研究,均提示 EMS 的发生率和疾病进展与 TCDD 暴露的时间和剂量相关,预示 TCDD 可能促使 EMS 发病、侵袭和转移。

1993 年 Rier 首次采用 TCDD 在动物身上成功的诱导了 EMS 的产生,选择不同剂量的 TCDD(0ppt;5ppt;25ppt),以食物方式连续 4 年喂养恒河猴,在停止喂养 10 年后,通过腹腔镜手术、观察并评估,结果:EMS 的发生率和严重程度,随着 TCDD 剂量的增加而上升。

Cummings 将大小鼠自体子宫内膜切片缝置于鼠肠系膜上形成手术诱导的 EMS,在手术前后暴露不同剂量 TCDD,在不同时间置入子宫内膜切片,研究结果认为 EMS 病灶进展和 TCDD 的暴露呈剂量及时间依赖性。Nayyar 研究将不同发育期的小鼠暴露 TCDD,发现小鼠子宫内膜细胞因子发生变化,孕激素反应降低,TCDD 可引起异位灶的种植浸润和转移。由此提示我们,在胚胎和胎儿形成及组织器官形成的发育关键阶段,如妊娠期、围生期、青春期等,暴露于 TCDD 后,可能通过其在体内的积蓄,引发成年后患 EMS 风险上升。

体外培养的子宫内膜细胞模型,也可以成为 EMS 机制研究的模式。Bruner 将人类增生期子宫内膜细胞体外培养后,分别加入 E_2、E_2+P_4、E_2+TCDD,E_2+P_4+TCDD 共培养 24h,然后将其注入预先用雌激素持续替代、没有卵巢的裸鼠体内,10～12d 后,剖腹计算腹腔内异位灶的数目,发现 E_2 处理组异位灶数目 20 个;E_2+P_4 处理组未发现异位灶;而含有 TCDD(E_2+TCDD 和 E_2+P_4+TCDD)组,异位灶的数目是单独用 E_2 处理组的 2 倍,分析为 TCDD 加强了雌激素对 EMS 促进作用,且抑制孕激素对 EMS 的治疗作用,诱发 EMS 发生及发展。

(三)二噁英诱导发生 EMS 相关机制

1.二噁英对内分泌系统的干扰　二噁英干扰了雌激素的代谢与合成,影响了子宫及盆腔内环境的稳定。雌激素受体(ER)和芳香烃受体(AhR),都是配体激活性转录调节因子,二噁英可通过 ER 和 AhR 的相互作用发挥效应,表达拟雌激素作用,使子宫内膜对环境内分泌干扰物敏感性增强。可表现在:①阻止 ER 的转录;②AhR 通过蛋白酶降解作用,使 ER 蛋白水平下降;③AhR 介导 ER 信号通路激活,引发雌激素效应;④芳香烃受体核转子蛋白(ARNT)是 ER 的辅助激活因子,二噁英的抗雌激素效应可能通过 AhR 与 ER 相互竞争 ARNT 的结合从而抑制雌激素受体转录。

2.二噁英对免疫系统的影响　免疫系统是二噁英类化合物最主要、最敏感的靶器官之一,二噁英可以抑制 T 淋巴细胞介导的细胞免疫应答和 B 细胞介导的体液免疫应答,造成机体免疫力低下,进而使人体清除盆腔逆流入的活性子宫内膜细胞的减毒能力下降,易使异位子宫内膜在异地生长、种植。研究证实在被

TCDD 抑制的相关基因中,有一些是与免疫调节功能有关的基因,这些基因不受雌激素的诱导和影响。TCDD 激活血管内皮生长因子(VEGF)和增殖核抗原(PCNA),降低机体免疫清除能力,促进局部组织的增殖和血管生成参与了 EMS 的发生和发展。

研究证实,许多细胞因子在 EMS 发生机制中起重要作用,IL-1、6、8、10 等在 EMS 患者组织标本及体液中均有升高。当 TCDD 诱导后,动物模型及离体细胞免疫相关因子及细胞均会发生改变,二噁英激活的炎症细胞因子可诱发环氧化酶(Cox-2)及前列腺素 E2(PGE2)、P450 芳香化酶,使子宫内膜局部产生雌激素而促使 EMS 发展。也有观点认为二噁英的免疫毒性作用可能是过早或不恰当的激活免疫细胞,引起免疫耐受,使免疫反应过早终结。总之,随着环境污染的日趋加重,人们对环境毒素对 EMS 发病的研究更加深入,在病因学的研究水平及范畴领域引起广泛重视并提出了新的目标及方向。

二、GnRH 受体表达与 GnRH-a 疗效的研究

促性腺激素释放激素(GnRH)是下丘脑分泌的重要信息分子,可通过垂体前叶促性腺细胞表面的 GnRH 受体(GnRH-R)调节促性腺激素的分泌。如今人工合成的 GnRH 类似物已广泛应用于临床,通过下调下丘脑-垂体-性腺轴治疗 EMS.前列腺癌等性激素依赖性疾病。近年来下丘脑-垂体轴外 GnRH 系统相继被发现,其功能也已受到人们关注。

(一)GnRH 系统研究背景

1.促性腺激素释放激素(GnRH) 已被证明是下丘脑-垂体-性腺轴的重要信息分子,天然的 GnRH 是下丘脑弓状核合成的十肽激素,以脉冲形式分泌,通过垂体门脉与垂体促性腺细胞表面的特异性高亲和力 GnRH-R 结合,促进促性腺激素——卵泡刺激素(FSH)、黄体生成素(LH)的合成与分泌,从而维持正常的生殖系统功能。脉冲式的给予 GnRH 可以治疗下丘脑功能障碍性疾病;而持续给予 GnRH 或 GnRH 类似物(GnRH-a),造成垂体 GnRH-R 的下调和脱敏,导致垂体性腺轴功能抑制,即所谓的药物性卵巢/睾丸切除。据此原理,近年来人工合成的 GnRH-a 广泛应用于临床,治疗子宫内膜异位症(EM)、前列腺癌等性激素依赖性疾病。

2.促性腺激素释放激素受体(GnRH-R) 是介导 GnRH 功能必不可少的物质。人类垂体 GnRH-R 已被成功克隆,是分子量为 60KD 的糖蛋白,由 327～328 个氨基酸组成,属于含 7 个跨膜位点的 G 蛋白耦联受体超家族,除了与催产素-加压素家族有部分同源序列,GnRH-R 同其他 G 蛋白耦联的受体有较少的同源性。在众多与 G 蛋白耦联的受体中,GnRH-R 是已知唯一缺乏胞内 C 末端结构域的(对脱敏和内化十分重要)。其基因位于 4 号染色体,包括 3 个外显子和 2 个内含子。

3.垂体 GnRH-R 作用的分子机制 GnRH 通过垂体 GnRH-R-G 蛋白(Gq/11,Gs,andGi)-磷脂酶 C(PLCβ)第二信使(肌醇、二酰甘油)-蛋白激酶(PKC,PKA,有丝分裂激活蛋白激酶)和细胞内 Ca^{2+} 池流动;GnRH 还激活 PLA2、PLD、MAP 激酶途径,对细胞膜外信号传导至核内及促性腺激素的转录调节发挥作用。

4.促性腺激素释放激素类似物(GnRH-a) 研究人员通过对 GnRH 结构的改变,得到上千种 GnRH-a。天然 GnRH 的第 5-6,67,9-10 位氨基酸链稳定性差,极易受肽链内切酶作用而裂解,因而在体内的血浆半衰期仅有 2～4min,通过将其第 6 位或第 10 位的氨基酸置换或去除,得到的九/十肽化合物,其化学结构与 GnRH 极其相似,而与 GnRH 受体的亲和力大大增强,且稳定性强,半衰期长。基于对垂体 GnRH-R 的作用将其分为激动药与拮抗药,激动药比 GnRH 的作用强且半衰期长,给药初期可以刺激促性腺激素的释放,持续给药使 GnRH 受体脱敏/下调,抑制促性腺激素的释放,从而抑制性腺功能。拮抗药直接抑制

GnRH 受体功能发挥上述作用。

5.下丘脑-垂体轴外 GnRH 系统　20 世纪 70 年代始下丘脑-垂体轴外 GnRH 及 GnRH-R 相继被发现,应用免疫组化、RT-PCR 等方法,从蛋白、核酸水平对下丘脑-垂体轴外 GnRH 及 GnRH-R 的表达研究表明,在非生殖系统组织中,包括人体脑、肝、心脏、乳腺、骨骼肌、肾、胰腺、淋巴细胞等和生殖系统组织,如卵巢、睾丸、前列腺、子宫内膜和肌层,胎盘等都曾发现 GnRH、GnRH-R 或两者的共表达。约 80％的人类卵巢癌、子宫内膜癌和 50％的乳腺癌有 GnRH 及 GnRH-R 表达,在前列腺癌、黑色素瘤、肝癌、甲状腺癌、胰腺癌组织中也发现了 GnRH 或 GnRH-R 表达。各组织中 GnRH 系统的功能报道不一,正常组织中 Gn-RH 系统的功能尚不明了。研究发现在上述生殖系统肿瘤的许多细胞系的体外试验和动物移植瘤的体内实验中,GnRH 及其类似物有直接抗瘤作用,可以抑制子宫内膜癌、卵巢癌、乳腺癌等的细胞增殖。如 Noci 等将 leuproreline 和 cetrorelix 用于体外培养的子宫内膜癌细胞,发现二者均可抑制癌细胞的生长;Kang 等人在体外试验中,发现 GnRH 激动药(D-Ala6)-GnRH 可以抑制卵巢癌细胞系 OVCAR-3 的生长、促进其凋亡;Moretti 等人发现,除了前列腺癌,在非生殖系统肿瘤——黑色素瘤也有 GnRH 及其受体表达,GnRH 类似物发挥同样的抗瘤作用。目前 cetrorelix 等 GnRH 类似物已用于临床治疗前列腺癌、子宫内膜癌等肿瘤。GnRH-R 除了可以介导 GnRH 类似物的直接抗瘤作用,其在癌组织的高表达还可以用于定向靶细胞化疗,从而增强传统化疗方法的抗瘤效应,减少其副作用。

研究发现,肿瘤组织中 GnRH-R 通过与垂体 GnRH 系统不同的信号传导机制发挥抑制细胞增殖等作用。①激活酪氨酸磷脂酶,使磷酸化的生长因子受体恢复,抑制有丝分裂信号传导,抑制细胞增殖;②通过激活核因子 kappaB,保护细胞免于凋亡;③通过激活 Jun 激酶,AP-1 被激活,使细胞停滞于 G_0/G_1 期。

6.GnRH Ⅱ 与 GnRH Ⅰ 受体的比较研究　在哺乳动物中发现的 4 种 GnRH 基因,只有 GnRH Ⅰ(哺乳动物 GnRH)与 GnRH Ⅱ(鸡 GnRH)基因出现在人类基因组,其相应受体的基因也在基因组中被发现。

GnRH Ⅰ:如前所述,通过 GnRH-R 在下丘脑-垂体-性腺轴发挥重要作用,在一些外周组织和肿瘤组织中也广泛分布,并对肿瘤生长有自/旁分泌调节功能。

GnRH Ⅱ[His5-Trp7-Tyr8]-GnRH:近年来越来越多的证据表明其广泛存在于人脑组织,且从鱼到人结构高度保守。如今公认的人类 GnRH Ⅱ 受体是 379 个氨基酸组成的蛋白质,与猴子体内的 GnRH Ⅱ 受体有 96％的相同,而与 GnRH Ⅰ 受体只有 41％的相同。GnRH Ⅱ 受体与 GnRH Ⅱ 特异性结合,也属于 G 蛋白耦连受体,无论在脑或外周组织中都比 GnRH Ⅰ 受体分布广泛,与 GnRH Ⅰ 受体不同,它有胞质内的羧基末端,且其介导的信号转导途径亦与 GnRH Ⅰ 受体不同,持续的 GnRH 治疗不能使 GnRH Ⅱ 受体脱敏。

GnRH Ⅱ 及其受体在进化上的高度保守和在体内的广泛分布,说明其在神经系统和生殖系统中的重要功能。如在大多数促性腺细胞表面有 GnRH Ⅱ 受体,提示 GnRH Ⅰ 与 GnRH Ⅱ 在促性腺激素分泌调节上发挥不同功能。Grundker 等发现 GnRH Ⅱ 受体 mRNA 在卵巢癌、子宫内膜癌组织中有表达,GnRH Ⅱ 在这些肿瘤细胞系的抗细胞增殖作用强于 GnRH Ⅰ 激动剂,在 GnRH Ⅱ 受体阳性而 GnRH Ⅰ 受体阴性的卵巢癌细胞系 SK-OV-3,GnRH Ⅱ 有抑制细胞增殖作用,而 GnRH Ⅰ 激动药无此作用。

GnRH Ⅱ 受体 mRNA 在人类组织中虽广泛表达,但其是否作为功能性基因全长表达,及其具体功能(如对促性腺激素释放、雌性性行为、肿瘤细胞生长调节等功能)尚有待进一步研究。

(二)子宫内膜组织中 GnRH 和 GnRH-R 的表达和功能

本实验在正常子宫内膜、内膜增生、内膜癌组织中均检测到 GnRH 和 GnRH-R 表达,观察到二者在分泌期子宫内膜表达最强,在增殖期子宫内膜、内膜增生、内膜癌组织中表达逐渐下降,其意义尚不清楚,病变组织 GnRH-R 较高的表达率提示其可能成为 GnRH-a 治疗靶点。

Dong 等报道人类子宫内膜组织可表达 GnRH 前体基因,实验显示 GnRHmRNA 在增殖期呈低水平表达,而在分泌早期急剧增长约 10 倍。Raga 等应用免疫组化、RTPCR 方法证实了 GnRH 和 GnRH-R 在生育年龄妇女整个月经周期的正常子宫内膜上均有表达,且分泌期子宫内膜较增殖期表达更高浓度的 Gn-RH mRNA 水平。正常子宫内膜组织中 GnRH 系统的功能尚不清楚,有人认为 GnRH 和 GnRH-R 在分泌期、孕早期子宫内膜表达增强,与受精卵着床及早期发育有关。Lin 曾发现妊娠过程中胎盘滋养层内 GnRH 受体 mRNA 的表达与绒毛膜促性腺激素(HCG)的分泌密切相关,GnRH 可通过其受体介导直接影响 HCG 的分泌。有学者通过比较人类子宫内膜和蜕膜组织上 GnRH-R,揭示 GnRH 可能在子宫内膜和蜕膜上起潜在的调节作用。

Grimbizis 等研究发现,不伴非典型增生的单纯或复合型子宫内膜增生患者,应用 triptorelin 6 个月后,85% 的患者内膜退缩恢复至正常,并认为 triptorelin 除抑制垂体-性腺轴外,对子宫内膜亦有直接作用。

如前所述 80% 的子宫内膜癌组织中有 GnRH-R 表达,并可介导 GnRH-a 的直接抗瘤和促进凋亡等作用。Noci 等将 GnRH 激动药 leuproreline 和抑制药 cetrorelix 用于体外培养的子宫内膜癌细胞,发现二者均可抑制癌细胞的生长;Sica 等将两种 GnRH 激动药 leuprorelin 和 triptorelin 用于雌激素敏感的子宫内膜癌细胞系 Ishikawa,证实二者均可以直接抑制雌激素刺激引起的癌细胞增殖,这一作用可能通过影响雌激素受体来实现。Shibata 等将 buserelin 用于表达 GnRH-R 的子宫内膜癌细胞系 HHUA,发现该 GnRH 激动药可以通过增加细胞内 annexinV 的浓度抑制癌细胞的增殖。

实验证明,垂体外正常组织和其相应部位癌组织的 GnRH-R 性质有许多不同,它们所介导的信号传导通路不同,癌组织细胞膜表面受体的亲和力通常大于相应正常组织细胞膜表面受体亲和力。

(三)内异症组织中 GnRH 和 GnRH-R 的表达与意义

试验研究显示,从蛋白、核酸水平在 EM 在位、异位内膜组织中均可检测到 GnRH 和 GnRH-R 表达,为 EM 存在 GnRH 的自/旁分泌调节和 GnRH-a 可能对子宫内膜存在直接作用提供了线索。二者在卵巢子宫内膜异位囊肿壁的表达率为 50% 左右。由于这些组织多为晚期活性病变,活检中仅 50%～60% 可见到典型异位内膜病灶。因此,GnRH 和 GnRH-R 的表达可能受取材所限。

目前 EM 的临床治疗缺乏有效的根治手段,复发率高,治疗有三个主要目标:①缓解疼痛;②增加怀孕的可能性;③尽可能地延迟复发。对于轻度 EM 的治疗,人们尚未达成共识;而对于中重度 EM 患者及相关的不孕症,腹腔镜手术联合 GnRH-a 被列为一线治疗方法。

GnRH-a 是目前临床使用最广泛的治疗 EM 药物之一,这类药物属人工合成的九/十肽激素,与体内天然的 GnRH 竞争并占据垂体前叶促性腺细胞表面的 GnRH-R,抑制垂体促性腺激素的释放,抑制卵巢功能,造成体内低雌激素状态,从而使异位病灶萎缩,在治疗其他性激素依赖性疾病中也很有价值。

自从 1972 年合成 GnRH-a,1982 年 Meldrum 等首先应用 GnRH-a 治疗 EM 以来,它作为一种对整个垂体—卵巢轴的全面抑制剂,在抑制病灶和恢复正常解剖生理功能方面受到普遍重视,已有很多文献报道其治疗的有效性,且因无肝损害和雄激素过高症状等副作用而备受青睐,被认为是目前治疗 EM 最有效的药物。投入市场的 GnRH-a 已被证明对 EM 相关的疼痛如痛经、性交痛和不定期的疼痛有良好的疗效,但无证据表明对 EM 相关的不孕有效。对腺肌病的疗效还存在争议,但大部分资料显示疗效甚微。由于造成骨质丢失,GnRH-a 的疗程通常限制在 6 个月内,但这一限制可以通过反向添加来打破,这种附加给药包括单用孕激素和低剂量雌激素、孕激素联用,可以保证疗效而降低不良反应。许多人观察了 GnRH-a 作为手术辅助用药的疗效,结果显示术前用药和术后用药 3 个月均不增强疗效,而术后持续给药 6 个月可延长疼痛缓解期。关于这类药物用于复发病例、年轻女性的治疗及与辅助生育技术的联合等方面还须进一步研究。

GnRH-a 用于临床治疗子宫内膜异位症主要基于下调下丘脑-垂体-性腺轴,使在位、异位内膜萎缩,然而近期的一些研究显示 GnRH-a 可以直接作用于子宫内膜细胞,影响其增殖和凋亡。如 Borroni 等用 RT-PCR 方法在 13 例子宫内膜异位组织中均检测到 GnRH-R mRNA,而在无内异症的腹膜组织上未探及,并在其中 4 例观察到 GnRH-a leuprolide acetate(亮丙瑞林)可在体外抑制异位内膜细胞的增殖。Imai、Meresman 等研究发现 GnRH 激动药可以增加 EM 患者在位内膜消减的细胞凋亡率,抑制其增殖,而 GnRH 抑制药可以拮抗此作用。Vignali 认为异位内膜组织在种植或分离之后,种植物进一步地增殖既依赖于全身内分泌状况,又受到局部内分泌环境的影响,GnRH-a 的作用机制中,除了由于雌激素减少而引起的间接作用外,也可能对异位内膜细胞的生长产生直接的分子作用。Borroni 等认为,由于 GnRH-a 具有直接的抗异位内膜细胞增殖作用,因此即使反向添加雌激素,GnRH-a 治疗 EM 仍可取得良好的效果,且 GnRH-a 的治疗窗并不需要大剂量的雌激素抑制。Shalev 等在文章中对 GnRH-a 的作用机制提出新见解,认为 GnRH-a 是通过完全阻断 GnRH-R 而对性腺的分泌产生迅速但可逆的抑制作用,可直接抑制卵巢类固醇激素产生而并不依赖于其对垂体的作用。因此运用 GnRH-a 治疗 EM 的作用机制中,至少有部分是以旁分泌或自分泌形式直接作用于靶组织。不过不同的研究结论不尽相同,可能与所用的 GnRH-a 及研究方法不同有关。

(四)内异症子宫内膜细胞的培养

细胞培养工作始于 20 世纪初,广泛应用于生物学、医学各个领域,成为基础科学重要内容之一,是一种研究活组织和活细胞的良好方法,并具有较大优越性。异位内膜细胞的体外培养是 EM 较理想的细胞模型,但异位内膜的取材存在一定难度,腹腔红色病变增生活跃,但组织很少,不易取到,卵巢巧克力囊肿内壁上皮大部分被破坏,并混有许多纤维结缔组织,难以纯化。研究显示,经血倒流虽然是 EM 发生的主要机制,但不能解释其发展过程,在位子宫内膜细胞的细胞学改变,如突变,使其具有细胞增殖、细胞侵袭性和新生血管生成等恶性肿瘤的特点,从而不受腹腔液保护和调节因子的影响,也与发病密切相关。故可选择 EM 在位内膜进行体外培养作为研究对象。培养方法主要有混合培养和腺上皮、间质细胞分离培养,后者操作步骤多,增加感染机会,且子宫内膜由腺上皮与间质细胞组成,二者相互作用,相互影响,间质细胞产生的酶类、功能蛋白及细胞因子等可影响上皮细胞的功能和生长,因此混合培养的子宫内膜细胞更接近于人体的特点。用消化法培养经济、易行、成功率高。

但任何组织或细胞置于体外培养后其形态和功能都会发生一定程度的改变,如 GnRH 在培养细胞传代过程中表达量逐渐下降乃至消失。因此,对于体外培养的细胞,应注意到其已成为既保持原细胞一定的性状、结构和功能,而又产生某些改变的特定细胞群,故而不能将之与体内细胞完全等同。另外,体外培养的细胞,尤其是反复传代、长期培养者,有可能发生染色体非二倍体改变等情况。

(五)GnRH 及 GnRH-R 在内异症的研究意义与前景展望

目前研究表明,GnRH 及 GnRH-R 在下丘脑垂体轴外许多正常组织和病变组织都有表达,其功能和对不同 GnRH-a 作用的反应也存在组织特异性,为 GnRH-a 的作用机制提出了新的方向。因而,通过对 EM 在位与异位内膜 GnRH 及 GnRH-R 表达的研究,有助于进一步探讨 GnRH-a 在 EM 中的作用,并有助于改进 GnRH-a 的分子设计,调整治疗方案,以便更有效地治疗 EM。

近年来对不同 GnRH-a 的开发、研究方兴未艾,其在临床应用上的广阔前景引起人们的关注。Bononi 等采用 RT-PCR 和原位杂交方法检测,发现卵巢异位内膜组织中存在 GnRH-R 的表达,同时证明 GnRH-R 在体外可直接对内膜异位细胞的增殖起抑制作用。Vignali 等认为 GnRH-a 对内膜异位灶的治疗机制中,除因雌激素减少引起的间接作用外,对内膜异位灶的生长产生了直接分子作用,也即 GnRH-a 直接与内膜异位灶中的 GnRH-R 结合而起作用。Shalev 认为 GnRH-a 有可能通过完全阻断 GnRH-R,对性腺分泌产生迅速而可逆的抑制作用,表现在抑制了卵巢类固醇激素,此通路并不依赖其对垂体的作用。

学者通过对不同期别 EMS 患者,在位和异位内膜 GnRH-R 表达的研究,发现在位内膜 100% 表达 GnRH-R,而大部分异位内膜有不同程度 GnRH-R 表达,且在位内膜组织中 GnRH-R 表达率明显高于异位内膜;不同期别的异位内膜组织 GnRH-R 也存在差异:病变轻者表达率高于病变重者。同时还发现异位内膜 GnRH-R 阳性的患者应用 GnRH-a 治疗后,复发率显著低于 GnRH-R 阴性者。因此,当 EMS 病变加重时,异位内膜细胞 GnRH-R 表达缺失增加,也即使 GnRH-a 对内膜异位细胞直接作用下降,影响了其对 EMS 患者治疗效果。

在临床治疗中,GnRH-a 通过垂体轴和对靶组织——异位内膜的直接作用,使内膜细胞受到双重抑制,加强其疗效。而 GnRH-R 阴性者,则缺少了 GnRH-a 对靶组织的直接作用路径,使疗效下降,故复发率升高。通过测定异位内膜 GnRH-R 表达,可为 EMS 患者临床治疗及疗效预测提供有用的参考价值。

三、细胞凋亡

细胞凋亡是一系列高度调控的半胱氨酸蛋白酶 Caspase 级联反应事件的结果,细胞凋亡由凋亡相关基因调控,根据功能不同可以分为凋亡促进基因,如 fas,bax,caspase-3 和 caspase-8 等凋亡抑制基因如 Bcl-2 和 Survivin 等。近年来凋亡与 EMS 的关系倍受学者们的关注。

(一)正常月经周期中细胞凋亡

细胞凋亡是指在凋亡刺激信号作用下,启动细胞内死亡机制,经一系列信号传导途径,最终发生细胞程序性变性和坏死的过程。正常子宫内膜的凋亡与月经周期一致,也具有周期性变化,凋亡细胞出现率随着子宫内膜增生、分泌、月经来潮而逐渐增多。因此,正常子宫内膜存在周期性、自发性凋亡现象。Harada 等研究表明,凋亡可以清除分泌晚期、月经期来自子宫功能层中的衰老细胞,从而帮助细胞在月经周期中维持自身稳定状态。正常育龄妇女子宫内膜在卵巢激素周期性作用下发生周期性生长、修复与重建,正是通过子宫内膜细胞的增殖和凋亡来实现。实验证明,在正常子宫内膜中凋亡抑制基因 Bcl-2 的表达随月经周期而变化,增生期表达最强,分泌期和月经期表达减少、消失;而凋亡促进基因 fas 在正常子宫内膜中的表达也有周期性,分泌期高于增殖期。因此,子宫内膜的周期性改变受凋亡调节基因调控。

(二)细胞凋亡与 EMS 发病调控

近年来诸多学者研究了 EMS 与凋亡的关系,认为 EMS 在位子宫内膜通过抑制凋亡途径,使死亡细胞数量减少,而相应增殖细胞数目增多,这些具备充分活力的细胞异位或逆流至盆腔后,促进了 EMS 发生及侵袭。因此,在位内膜凋亡存在的差异,是引起 EMS 的潜在原因,即"在位内膜决定论"。

1.凋亡抑制因子

(1)Bcl-2:Bcl-2 是迄今研究最深入、最广泛的凋亡调控基因,主要对抗引起线粒体破裂的离子失衡,阻断细胞色素 C 释放,Bcl-2 直接抑制 caspase 活化,从而抑制凋亡。Levy 等利用微点阵法研究了 EMS 与子宫肌瘤基因表达差别时发现,两者 Bcl-2 表达存在明显差异,Bcl-2 在卵巢 EMS 中的表达低于腹膜及直肠 EMS。Bcl-2 高表达,使细胞抗凋亡能力明显增强,致使逆流至盆腔的子宫内膜细胞具有较高活性,利于异地存活种植,促进 EMS 发生、发展。

(2)survivin:survivin 具有抑制凋亡和调节细胞增殖双重作用,在卵巢子宫内膜异位囊肿中,survivin 表达显著升高,使 survivin 引起的凋亡受阻,与子宫内膜异位囊肿生长密切相关,survivin 亚型在红色病灶高于黑色病灶,在异位内膜表达高于在位内膜。Fujino 等对不孕妇女卵巢粒层细胞 survivin 基因表达进行检测,发现其在因 EMS 不孕患者中表达显著低于男方原因不孕者,在妊娠期高于非妊娠期,使得 survivin

有望成为 IVF-ET 成功的指标,EMS 的存在促进粒层细胞凋亡。

2.凋亡促进因子 fas/fas 配体(fasl)   在 EMS 患者在位及异位内膜腺上皮细胞中,全月经周期均有 fas 的表达。Dufourned 研究发现 fas 在腹膜型 EMS 中表达高于卵巢型及直肠型。Fasl 对表达 fas 抗原的细胞产生毒性作用,使细胞通过凋亡形式死亡,称为"细胞间凋亡"和"自身细胞凋亡",也即"死亡因子"。

(三)EMS 临床药物治疗与凋亡关系

近年来大量的基础研究对凋亡在 EMS 治疗中作用进行了探讨,也为药物治疗提供有力理论依据。

1.GnRH-a 类   GnRH-a 类是目前临床治疗 EMS 疗效最肯定的一线药物,主要机制在于下调下丘脑-垂体-性腺轴。研究发现,应用 GnRH-a 后,在位和异位内膜细胞凋亡率明显上升,作用机制与细胞凋亡基因表达改变有关。Bilotas 等将体外培养的 EMS 患者在位子宫内膜与正常妇女子宫内膜细胞,分别放置 GnRH-a、GnRH 拮抗药(Gr-iRHA)和 GnRH-a+GnRH$_A$,共培养一定时间后,GnRH-a 与 GriRH$_A$ 均能使两组凋亡百分数上升。观察凋亡因子变化发现:GnRH-a、GriRH$_A$ 和 GnRH-a+GnRH$_A$ 均能使 EMS 患者在位内膜细胞 bax 和 fasl 表达上升;GnRH-a、GriRH$_A$ 则能使 bax-2 下降,而 fas 在干扰前后无变化。由此证明,GnRH-a 增强内膜细胞凋亡是通过增加凋亡促进因子如 bax 和 fasl 的表达,抑制了凋亡抑制因子如 bax-2 的表达而实现的;而 GriRH$_A$ 因其独特的药理活性更有应用前景,因其不具有使用 GnRH-a 类药物引起的一过性促性腺激素初期刺激作用和卵巢的激素释放作用。因此 GnRH$_A$ 比 GnRH-a 起效快,疗效确切,有利于尽早改善症状。

2.孕激素类   孕三烯酮是一种人工合成的类固醇激素,具有较强抗雌激素、孕激素及中度抗促性腺激素的作用,可直接作用于子宫内膜和异位内膜受体,从而使子宫内膜和异位内膜萎缩。有学者用不同浓度孕三烯酮作用于体外原代培养 EMS 细胞,检测药物作用前后细胞凋亡情况及 PTEN 基因表达变化,发现经孕三烯酮处理后 EMS 细胞生长,呈剂量-时间依赖性抑制,用透射电镜观察到典型凋亡形态学变化,PTEN 基因表达上调。

米非司酮是一种孕激素拮抗药,主要通过结合受体而阻断黄体酮作用,从而抑制卵巢功能、诱发闭经、使异位子宫内膜萎缩。研究证明,米非司酮还可解除雌激素、雄激素和地塞米松引起的子宫内膜上皮细胞凋亡抑制,诱导细胞凋亡,抑制细胞增殖。

四、血管内皮生长因子

血管内皮生长因子(VEGF)是一种特异的作用于血管内皮细胞的多功能细胞因子,作为内皮细胞特异性有丝分裂原,诱导内皮细胞增生及毛细血管袢形成,同时诱导间质产生、促进体内新血管生成。目前 EMS 发病的三"A"程序理论已得到公认,其异地生长、种植主要经过黏附、侵袭、血管形成等过程,其中新生血管的形成可能成为 EMS 发病的主要机制之一。

(一)VEGF 家族

包括 VEGF-A,VEGF-B,VEGF-C,VEGFD 及胎盘生长因子(PIGF),其中研究最多的是 VEGF-A,为单一基因,能促进血管内皮细胞有丝分裂,增加内皮细胞通透性。VEGF 生物学功能主要有:①通过活化磷脂酶 C 和刺激第二信使的形成,直接促进血管内皮细胞有丝分裂,在核酸蛋白水平诱导纤维蛋白溶解酶原的降解,利于血管内皮细胞迁移和增生;②增加血管通透性,促进包括纤维蛋白原的血浆蛋白渗出,形成纤维素网络,为血管芽延伸生长提供良好基质,VEGF 通过血管内皮高亲和力结合位点的 VEGFR 发挥生理作用。

（二）子宫内膜中 VEGF 的来源

VEGF 来源于内膜的上皮细胞、间质细胞、血管平滑肌细胞和血管周围细胞。作为局部 VEGF 参与内膜微血管的生成，间质中一些炎性细胞也具有分泌 VEGF 的能力。

中性粒细胞是子宫内膜组织中表达 VEGF 较强细胞之一，仅次于上皮和间质细胞，在分泌晚期内膜中数量多达 $11 \sim 50/HPF$。Shaw 等发现中性粒细胞可产生前血管生成因子，包括 VEGF、肿瘤坏死因子（TNF-α）、白细胞介素 1（IL-1），IL-6，IL-8，其产生的蛋白酶可促进血管内皮细胞移行，促进内膜血管形成，使增殖期内膜快速增殖。

子宫内膜中的巨噬细胞也具有分泌 VEGF 的能力，所产生的巨噬细胞源性生长因子，刺激血管平滑肌和血管内皮细胞增殖，研究认为 VEGF 主要分布在异位内膜间质的巨噬细胞中。

（三）VEGF 与 EMS 的相关性

EMS 患者在位内膜 VEGF 的表达显著高于对照组内膜，这种在位内膜性质已经发生变化，VEGF 过度表达比对照组呈现出更强的血管生成能力，使其一旦有机会逆流至腹腔，极易产生新生血管，有血供而保证其存活，并进一步侵袭、发展、扩大病灶。Lin 等发现，EMS 患者子宫内膜基质细胞中的 VEGF 分泌高于非 EMS 患者，EMS 患者腹腔液含量也高于非 EMS 者，血清中的表达同样高于对照组。说明 VEGF 等血管生成因子，不但通过腹腔和组织局部旁分泌途径发挥作用，也可能通过内分泌途径，刺激机体内的异位内膜生成新生血管。VEGF 的含量与 EMS 病变严重程度也具相关性。Donnez 等对腹膜型 EMS 研究显示，早期红色病变较晚期褐色病变 VEGF 水平高，红色病变及其周围组织均有丰富的新生血管，而红色病变腺上皮 VEGF 水平与在位内膜相似。证明经血逆流后，高水平 VEGF 促进腹膜血管新生，加速病灶种植，在卵巢巧克力囊肿内，VEGF 浓度也高于正常对照组。

（四）抗血管生成治疗 EMS 的原理

对血管生成过程、调控机制的研究和认识是抗血管生成治疗的重要基础，抑制血管生成可能成为治疗 EMS 的可行方法。动物实验证明，月经的调节和子宫内膜的种植，主要受血管生成机制的影响。因此抗血管生成治疗方法将成为极具前途的途径之一。

新生血管生成过程及演变如下。

1.血管生成中的"平衡"与"开关" 正常情况下，体内的血管生成是随时、随处发生，又随时、随处被限制的，既能满足机体生长和组织修复（如妊娠、外伤、炎症等）的需要，又能使血管不过度增加。如何维持这种平衡状态呢？

（1）两类作用相反的因子：平衡的维系主要依靠两类因子，内源性促进血管生成因子和抑制血管生成因子。前者包括 VEGF、成纤维细胞生长因子（bFGF）、血小板衍生生长因子（PDGF）、血管生成素、IL-8、表皮生长因子（EGF）等；后者包括血管抑素、内皮抑素、干扰素、血小板因子 4（PF4）、可溶性血管内皮细胞生长因子受体 1（sFLt-1）等。两类因子互相拮抗、共同维系着血管生成-抑制的平衡。

（2）平衡的偏移：以上两类因子的功能十分复杂，至今未完全明确，但可将促进血管生成因子的功能概括为激活血管内皮细胞及其祖细胞，使其趋化、分裂、形成血管腔并抑制其凋亡等；抑制血管生成因子的功能则为抑制促进血管生成因子的产生、抑制血管内皮细胞及其祖细胞趋化、分裂，促使其凋亡等。如果某一类因子数量增加，则造成原平衡的偏移、血管生成活动增强或减弱，即开启或关闭了血管生成开关。

2.肿瘤促使新生血管生成的过程。

（1）肿瘤生长的两个阶段：微小肿瘤仅靠体液供养即可生长，但瘤体达 2mm 后若继续长大则需依靠血管供应营养。肿瘤细胞中有一部分伴有癌基因或抑癌基因突变，在增殖、分化中则，逐渐表现出促使血管生成的特性（具血管生成表型的肿瘤细胞）。随肿瘤生长，它们逐渐增多，在总细胞群中占有优势，产生促血管生成因子,在肿瘤周围形成血管(肿瘤性新生血管),从而进入第 2 阶段,即快速生长阶段。

(2)肿瘤促使新生血管生成的机制:在早期,人们对促血管生成因子的性质并不十分清楚,统称其为肿瘤血管生成因子(TAF),后来逐渐了解了其大致性质。①VEGF:血管源性肽,在调节造血干细胞发育、细胞外基质改型及炎性因子的产生方面均有作用。其受体有 VEGFR-1/Flt-1、VEGFR-2/KDR/Flt-1 和 VEGFR-3/Flt-4,KDR 可促进内皮细胞的分裂、增殖和趋化运动,Flt-1 主要在内皮细胞排列成管腔时发挥作用,两者均主要表达于血管内皮细胞表面,故认为 VEGF 特异作用于血管内皮细胞,是作用最强的生长因子。VEGFR-2 与微血管形成有关,VEGFR-3 参与淋巴管形成。②bFGF:细胞丝裂原促血管生长因子促进内皮细胞分裂和趋化,激活 PI3K/Akt 传导途径和抑制内皮细胞凋亡。同时,诱导血管内膜的多种细胞产生蛋白水解酶、胶原酶等降解基质蛋白、促进内皮细胞迁移及肿瘤细胞渗出血管。③其他因子:体内尚有数十种内源性促血管生成因子,如血小板衍化生长因子(PDGF)、TNF、缺氧诱导因子(HIF-1a)、轴突导向分子等。PDGF 可促进内皮细胞增殖、趋化,并参与血管外周细胞聚集和微血管发育;低剂量 TNF 作为生长因子可诱发血管生成;HIF-1a 可通过依赖或非依赖 VEGF 途径促进肿瘤血管生成。

3.新生血管生成对肿瘤的作用:肿瘤周围的新生血管网为其供给营养,松散的瘤细胞也不断地脱落,通过血管和淋巴管转移到远方。国内外多项研究报告证实,远方转移危险与肿瘤组织中的微血管密度(MVD)存在明显正相关,与生存时间存在明显呈负相关。

抗新生血管生成治疗的策略如下。

(1)阻止合成、释放 TAF 或拮抗其作用:如抑制 VEGF 和 bFGF 产生或与其受体结合,干扰其下游信号传导的药物。

(2)阻止血管周围基质降解:肿瘤新生血管的周围基质结构不完整、血管通透性强,致使血管外流体静压升高,压迫微血管,使其血流缓慢,加重肿瘤缺氧。阻止基质中的胶原结构降解有助于减弱血管通透性、改善局部血流情况,使紊乱的血管结构恢复至正常状态(血管正常化治疗)。

(3)抑制活化血管内皮细胞功能或使其死亡:活化血管内皮细胞是形成新生血管的基本条件,也是各种促血管生成因子作用的最后环节,阻断这一"下游环节"可以避免上游促血管生成通路的代偿,最直接、快速、有效地抑制血管生成。如抑制内皮细胞增殖、迁移、黏附、形成管腔和诱导其凋亡的药物。

(五)抗血管生成治疗 EMS

抗血管生成治疗的重要基础是对血管生成过程及调控机制的研究和认识,抑制血管生成原理可成为治疗 EMS 一个新的可行方法。月经的调节和子宫内膜生长、脱落,在正常生理周期中受到血管生成影响。因此,作用于血管生成途径的药物,必然可用于生殖系统的疾病。

1.抗血管生成治疗 EMS 的优势

(1)对 EMS 早期阶段的干预:采用抗血管生成治疗,可以对早期异位的内膜种植及生长能力进行阻断,以防止疾病向中晚期发展。治疗是积极和主动的,目前手术和药物治疗仅限于 EMS 疾病发展最终阶段,造成较高复发率及不孕率。

(2)保全雌激素的水平及生理功能:目前治疗 EMS 药物主要是针对抗雌激素作用,导致低雌激素状态下一系列综合征,降低生活质量。而抗血管生成原理可直接作用于血管内皮细胞的血管生成抑制因子,有更强的针对性,避免了对机体内性激素水平的影响,克服了更年期症状、骨质疏松等相关副作用。

(3)降低创伤对 EMS 影响:传统的手术治疗 EMS 方法,必须经历一个创伤、愈合恢复过程,而手术的创伤可造成血液及组织中 VEGF 值升高,进而促进 EMS 的发展,造成了一个不良微环境。如果术中、术后应用抗血管生成治疗,可使残留病灶萎缩,种植 EMS 细胞失去活性及血供,进而控制了术后再复发。

因为抗血管生成药物作用靶点是血管内皮细胞,因而对正常细胞没有杀伤作用,故无毒性反应和副作用。

2.抗血管生成治疗的药物及途径　抗血管生成治疗原则是针对血管形成特定因子及关键步骤进行干预，从而达到抑制异位病灶生长的目的。

目前抗血管生成抑制剂共分以下几类。

(1)抑制细胞外基质形成。

(2)直接抑制血管内皮细胞增殖。

(3)抑制血管生成因子表达和传递。

(4)抑制血管内皮特异黏附分子。

(5)信号传导通路中特异性酶抑制药。

(6)其他一些血管抑制因子：如沙力度胺、TNP-470(对血管内皮细胞有特异性抑制作用，半合成烟曲霉素衍生物)等。

(7)抗血管生成中药：国内研究已有了一些可喜成果，如人参皂苷 Rg3 可下调肿瘤的 VEGF 表达；染料木黄酮可下调 VEGF、bFGF、TGF 等多种促血管形成因子；姜黄素可诱导血管内皮细胞凋亡并抑制 MMP 活性；青蒿琥酯可抑制血管内皮细胞增殖、迁移和小管形成等。

3.抗 EMS 发生发展的抗血管生成药物

(1)抑制血管内皮细胞增殖的药物：有烟曲霉素及其衍生物、TNP-470、血管抑素和内皮抑素(ES)，2005 年 SFDA(中国药监局)批准新型重组人血管内皮抑素(恩度)等。Nap 等用 TNP-470、内皮抑素等复合物治疗 EMS 裸鼠模型，显著降低了异位病灶 MVD 和异位病灶的数量。

(2)针对血管生成因子或其受体的血管生成抑制药：如抗 VEGF 单克隆抗体，可直接抑制 VEGF 的作用，IFN 可抑制 bFGF 和 VEGF 的产生。Hull 等用 VEGF 可溶性受体进行动物实验，结果显示，其显著的抑制了裸鼠异位病灶的生成。

(3)采用基因治疗阻断血管生成：随着分子生物学技术的发展，基因组计划在世界的完成，蛋白质组计划迅速的发展，采用基因治疗阻断 VEGF 的表达越来越成为可能。实验研究显示，采用反义核酸技术、基因转染方法等，可更好的特异性的阻断血管生成，同时不影响正常条件下血管生成过程，保障正常生理功能。Dabrosin 等根据血管抑素特点，使用腺病毒介导治疗 EMS 鼠模型，验证了其良好疗效。

总之，血管生成是 EMS 发生发展的关键步骤，新生血管的形成取决于各种正负调节因子的平衡。随着对血管生成分子机制调控的深入研究，治疗的热点将逐渐从动物实验走进临床。相信血管生成治疗的新兴理论，将更快发展，并形成 EMS 治疗领域一个新的、安全有效的靶点。

五、干细胞研究进展

干细胞研究是近年生命科学领域发展最快、最受重视的前沿生物技术，涉及生命科学和生物医药的所有领域，在细胞治疗、器官移植、基因治疗、新药筛选等方面发挥重要作用，也应用于子宫内膜病因学研究中。最近研究发现子宫内膜中可能存在具有高度增殖和分化潜能的干细胞，并且与子宫内膜增生相关的疾病也与内膜干细胞的异常生物学行为密切相关。

(一)干细胞概述

干细胞是指在一定条件下，可以无限制自我更新，具有定向分化和增殖能力的一组细胞群，包括从胚胎发育到成人生长发育过程中，各种未分化成熟的细胞从受精卵到胚胎发育，直至最终衰老死亡的整个生命过程，都体现了干细胞的存在，包含发育、分化及自我更新。按其存在不同时期及发生学来源、可将其分为胚胎干细胞和成体干细胞。干细胞具有多向分化潜能,分化为不同类型的组织细胞,在特定条件下,受周围微环境影响,可被分化成在发育上无关的细胞类型,属非终末分化细胞,终身处于未分化或低分化状态,因而缺乏分化标记。

1.胚胎干细胞　胚胎干细胞是指一类由早期胚胎内细胞团或原始生殖细胞分离出来的全能干细胞,理论上认为其可以分化出机体所有类型的组织细胞。在解放军总医院胚胎干细胞课题的研究中,已分化出胰岛细胞、神经细胞及血管内皮细胞,并经历动物模型及各种方法的验证,有了一个可喜及良好的开端,实验目前还在进行中。

2.成体干细胞　成体干细胞是指存在于各种已分化组织中,发现了未分化的细胞,通过不对称性细胞分裂,来完成自我更新,也可产生较成熟的子代细胞,同时还可完成对称性分裂,形成完全相同于子代的干细胞或较成熟的祖细胞,继续分化成更成熟的细胞类型。在正常状态下,成体干细胞多处于休眠状态,但在病理条件或外因诱导下,可表现不同程度的再生和更新能力。目前已经在骨髓、神经、肝、肌肉、皮肤表皮、脂肪、肠、视网膜、胰腺等多种组织中发现了成体干细胞存在。由于不存在偏离及免疫排斥等优势,成体干细胞已显示出其更广阔的应用前景。我们课题小组已从不同孕周羊水中培养出羊水干细胞,并向相关组织细胞分化,是一种很有前途的成体干细胞来源。

(二)子宫内膜干细胞的研究

近年来,诸多学者致力于子宫内膜干细胞的研究,主要内容包括子宫内膜干细胞的来源、生物学特性、微环境对其生长的影响、子宫内膜干细胞与临床相关疾病关系和动物实验等各方面。目前的大量基础及临床研究均证实子宫内膜中存在干细胞。

1.子宫内膜存在干细胞得以证实　临床研究支持子宫内膜存在干细胞。在正常女性的月经血中,干细胞的含量相当于等量骨髓干细胞含量的30倍。在子宫内膜电切术治疗后的妇女中,发现子宫内膜出现再生长,并有出现怀孕的报道。妊娠结束时,在产生慢性损伤和炎症的状态下,有骨化的倾向,而这种骨化与胎儿源性无关。临床研究却证明,在以上状态下,促进间充质干细胞重建组织。在子宫内膜的临床研究中,也曾找到平滑肌组织、骨细胞和软骨细胞。Short报道在月经血中可以提取出体外能诱导分化成心肌细胞的干细胞。

基础研究中也提出了子宫内膜的再生是位于内膜基底层干细胞介导作用的假说。Brenner对正在进行人工周期的短尾猿动物模型进行研究,发现了在增生期和分泌期阶段,基底层和功能层的内膜腺体,增殖指数存在显著差异。细胞功能学研究也支持子宫干细胞的存在。

人们通过很多经典的干细胞标记来检测人类子宫内膜,在检测子宫全切术后标本时,发现基底层腺体有表达造血干细胞标记,如CD34、c-Kit/CD117和Bcl-2等,CD34在基底层间质部分呈特异性表达,利用流式细胞仪检测新鲜培养的蜕膜间质细胞,发现有一部分表达strol-1和CD34。

干细胞的分裂总数可以由单个腺体中编码错误的积累间接反映出,内源性DNA序列在细胞分裂过程中其特定基因CPG位点甲基化时出现多态性,这些随机的复制错误,随着时间的增加而积累,故而反应了内膜干细胞的分裂活性。数据的数学模型也说明,一个腺体含有一定未知数量的长期生存的干细胞,而不是一个不死亡、不断进行非对称性分裂的干细胞,这种对称性和非对称性细胞分裂随机发生,维持了子宫内膜腺体干细胞池中干细胞数量的恒定。

研究证实子宫内膜腺体呈单克隆性,在正常内膜中存在少数PTEN腺体,这些PTEN突变的腺体克隆,在月经周期中持续存在于基底膜区,可在下一个周期的功能层中找到各自的相应腺体,在EMS的异位病灶处也有单克隆、多中心起源的性质。

子宫内膜干细胞很难被区分标志。标记滞留细胞(LRC)技术,可以在体内鉴定干细胞的存在,并定位成体干细胞。实验研究发现,用溴脱氧尿苷标记具有增殖潜能干细胞,注入小鼠体内,8周后观察到3%,12周后6%内膜间质细胞核被Brdu标记,这些被标记的细胞存在于子宫内膜和肌层交界处腺上皮、内膜肌层交接及血管旁等部位,而且部分间质LRC(16%)能够表达雌激素受α(ER-α),对雌激素的周期性刺激产生反应,并传送旁分泌信号至上皮细胞,促进子宫内膜上皮的再生,调节内膜周期性的增殖和凋亡。Tanaka等应用PCR技术,通过克隆形成试验,X染色体失活实验等,证明1mm²内的腺体来自于相同克隆形成单位,证明子宫内膜的基底层存在内膜干细胞。

2.子宫内膜干细胞的来源　目前对于子宫内膜干细胞的来源存在不同观点,一种观点认为来源于胚胎时期干细胞的残留,另一种观点认为来源于骨髓来源的干细胞。

(1)子宫内膜干细胞来源于胚胎干细胞的残留:有学者认为子宫内膜干细胞是由内膜部分,在胚胎发育时期残存的中肾管胚胎干细胞发育而来。正常月经生理中,子宫内膜周期性增殖是残留部分胎儿时期干细胞,如表皮细胞和循环中的骨髓间充质细胞等,增殖分化的结果。女性胚胎生殖道来源于中胚层,在原肠胚形成之后很快形成,随着这种胚胎组织增殖,一些细胞经历了间充质细胞到上皮细胞的转化,以提供体腔上皮,在晚些时候形成副中肾管或苗勒管,组成了表皮和潜在的尿生殖嵴间质。在胎儿期,未分化的子宫表面上皮内收入潜在的间质,腺体开始发展,间质分化成为平滑肌组形成肌肉层。而一小部分胎儿来源的上皮和间充质干细胞残留于成年人的子宫内膜中,在其周期性组织重建中发挥生理作用,而在环境及条件发生变化时,产生EMS。

(2)子宫内膜干细胞来源于骨髓干细胞:子宫内膜中存在CD34阳性细胞,而CD34是骨髓来源干细胞的主要标志之一。有研究报道骨髓来源干细胞可迁移到在位和异位内膜组织,且有少部分分化成为间质和腺上皮细胞。Taylor等研究发现接受单HLA抗原错配的异位骨髓移植妇女中,受体内膜腺体和间质细胞中含0.2%~52%的供体来源细胞,骨髓移植受者的内膜嵌合程度与其他器官相似,且在局部的腺体和间质中找到供体来源细胞,说明细胞已在局部增殖。因此认为可能存在一个单一的子宫内膜干细胞,形成了腺体和间质,骨髓来源的细胞与子宫内膜细胞发生了细胞融合。另外,向内膜分化过程起关键作用的骨髓干细胞类型、干细胞分化、增殖的时段和部位均有待进一步探讨。

(三)EMS与干细胞学说

子宫内膜干细胞生物学特性表现为无限的增殖潜能、集落形成、自我更新和分化能力。在正常育龄妇女,月经末期大量功能层细胞脱落后,基底层细胞开始迅速增殖及分化,取代脱落细胞,保持了子宫内膜的完整性,内膜厚度由增生早期0.5~1mm增至5~7mm,显示出明显的再生能力。即使在绝经后妇女,给予雌激素治疗后,部分患者仍可出现内膜增生,这种子宫内膜强大再生能力可能与干细胞相关。

子宫内膜的异常可导致一些疾病的发生,包含EMS、子宫内膜增生、子宫内膜癌等。目前研究认为这些疾病可能与内膜干细胞的数量、功能、部位等相关改变有关。已报道低密度接种或经有限稀释的干细胞经体外培养后,单个细胞可以不断分裂增殖形成相同的、呈集落样生长的细胞群,此为干细胞集落形成能力,内膜间质细胞在增生期集落形成能力超过分泌期,而上皮细胞在分泌期集落形成能力更强。

EMS发病机制公认为是Sampson学说经血逆流学说,但却不能解释EMS发病的全部。目前,干细胞理论已日趋成熟,其分化研究已取得丰硕成果。干细胞具有多向分化潜能及可塑性,人体内所有组织细胞均由干细胞分化而来,大量的研究已证明子宫内含有干细胞。因此,认为子宫内膜细胞及子宫内膜异位病灶可能是由相应内膜干细胞分化而来。EMS病灶细胞呈单克隆性,由多中心起源,提示病灶可由不同干细胞分化而来。在EMS患者腹腔液中,干细胞因子(SCF)水平明显高于正常妇女,在体外培养异位子宫内膜具有较强集落形成能力。最近Du等对小鼠模型进行研究,发现在异位的内膜植入骨髓来源干细胞,最终将其分化为子宫内膜细胞,表明这类干细胞能够促进病变发展。虽然处于异地部位,内膜本身能传递信号直接复位于干细胞,异位的子宫内膜干细胞移入和分化,将成为EMS发病的一种新机制。当经血逆流后,盆腔内环境、雌激素的作用等因素,为种植的内膜碎片中未分化干细胞、胚胎期遗留下的干细胞、种植部位组织中多分化潜能的未分化干细胞等提供了适宜其分化的内环境。干细胞理论为EMS病因学研究带来新思路、新方向,为寻找新的诊疗方法和途径展开了良好前景。

六、动物模型的建立

子宫内膜异位症是指具有生长功能的子宫内膜组织(腺体和间质)出现在子宫体以外的部位而引起的一种病理改变。多发于生育年龄妇女,其发病率为 $10\%\sim15\%$ 。迄今尚无一种令人满意的阐明EMS发病机制的全新理论,目前主要有以下几种学说:子宫内膜种植学说,淋巴及静脉播散学说,体腔上皮化生学说和免疫学说。因EMS仅发生于人类和灵长类动物,加之由于实际操作和伦理学方面的约束,严重限制了对该疾病的研究,因此需要一种可在实验动物体内复制该病的方法。EMS的理论研究可以追溯到1922年,Jacobson首次建立了EMS的兔模型,他通过把兔的子宫组织采用自体移植法种入腹腔而成,从而开创了EMS研究的新局面。合适的动物模型不仅可用于EMS的遗传学、免疫学、分子生物学及内分泌等多方面的研究,也可探索EMS的高危因素、预防措施、治疗措施及对各种治疗方法进行疗效评价。下面就EMS动物模型建立的现状及进展进行介绍。

动物模型总体可以分为两类:一是自发性动物模型,即不需干预就可自发形成类似人类EMS的病灶;二是诱发性动物模型,即通过各种方法将内膜组织或细胞移植于动物体内,形成EMS病灶。用于EMS研究的动物模型主要包括以下几种:猕猴、狒狒等非人灵长类动物以及家兔、大鼠、小鼠、免疫缺陷小鼠等非灵长类动物。

(一)自发性动物模型

EMS自然发生的前提是有月经周期,除人以外,只有灵长类动物有月经,如恒河猴、猕猴、狒狒等。Dick等发现狒狒EMS病灶的发生部位在腹腔镜下形态、显微镜下特点都与人类的病灶相似,高危因素也与人类相似,进而证实通过观察研究灵长类动物的EMS可以探索人的EMS发病情况。Zondervan等进一步研究发现了在恒河猴中EMS的发生有家族遗传性,再次佐证了遗传因素在EMS发生中的重要作用,也说明恒河猴可能成为我们研究EMS发病机制中遗传因素、易感基因等方面的理想动物模型。

自发性动物模型没有人为因素,比较接近自然发生的疾病,因此灵长类动物在EMS的研究中是最有医学价值。但是自发性动物模型的应用受到很多限制,首先灵长类动物的价格昂贵,难以获得,狒狒还是我国国家级保护动物;其次,EMS在灵长类动物发病率较低,只有 $25\%\sim35\%$ 的发病率,周期在10年以上,且来源少,所需经费昂贵。相比之下,诱发性动物模型成功率为 $75\%\sim95\%$,实验周期为2个月左右,来源广泛,价格较低,更能适合大样本研究。

(二)诱发性动物模型

诱发性动物模型包括自体移植模型和异体移植模型。自体移植与人类疾病表现有一定差异,目前常用于研究病灶引起机体免疫方面的改变、药物疗效的评价和不良反应的观察。而异体移植由于保留人类组织的形态学、黏附、血管形成等方面的变化,对于研究早期发病机制、药物治疗效果等非常有利;但由于其缺少胸腺的正常发育和调节,可能间接影响腹腔液中生长因子及细胞因子;而且啮齿类动物腹腔液中是否对所有的新生抗原都能产生旁分泌刺激,仍然是一个问题;但异体移植还是可以反映人类月经周期激素的变化,并且可用于研究在雌激素高水平刺激下子宫内膜的功能异常或易激活状态。

1.自体移植模型　　自体移植指将自体或同源性子宫内膜移植于同种自体或异体免疫活性动物体内,包括子宫组织块移植法和子宫内膜移植法。前者将动物子宫剪开后直接进行移植,后者将子宫内膜层与肌层分离后,种植内膜层。非人灵长类动物还可将子宫体向腹腔内翻转,使经血逆流入腹腔形成病灶。目前大部分实验选择在动物的动情期进行模型建立,一般认为此时建模成功率相对较高。但有研究表明,在动物非动情期进行手术,术后补充一定量雌激素,与动情期建模成功率相仿。

(1)猕猴模型

建模方法一:选择有规律月经周期的健康雌猕猴,从月经后的第8天开始,每日定时抽取外周血2ml,检测血清雌二醇水平,在雌激素水平高峰的第3~5天进行手术。操作方法如下:戊巴比妥钠(15~20mg/kg)静脉用药全麻下,选取下腹部正中切口约3cm,暴露子宫及双侧附件,在子宫前壁做一1cm长的垂直切口剖开子宫,从子宫腔黏膜面取出约100mg的子宫内膜,置于0.9%的无菌盐水中,40肠线全层缝合子宫切口。将取下的子宫内膜切碎并注入到膀胱子宫反折腹膜、子宫切口、左右阔韧带和子宫直肠陷凹处;或将切下的子宫内膜切成直径2~3mm的碎片,于接受位点上先用小刀,再用丝线将子宫内膜碎片的一边缝至划痕上,接受点有膀胱子宫反折腹膜、子宫切口、左阔韧带和子宫直肠陷凹,如选卵巢为种植位点,则应将子宫内膜种植于卵巢实质内。在Schenken等的实验中,经过15个月经周期观察,16只猕猴均成功地进行了自体种植,发生了不同程度的EMS,所有种植物均经病理证实有子宫内膜腺体和间质存在。

某医院妇产科课题研究小组采用此方法在国内首次成功构建猕猴的EMS模型,术后第2个月通过腹腔镜检查猕猴盆腔情况,发现盆腔粘连明显,子宫底部种植点及卵巢均有紫蓝色样结节病灶,部分阔韧带及卵巢形成异位囊肿,囊肿内均能抽出暗红色不凝的液体。病灶HE染色有两种表现,取自子宫底部的内膜与在位子宫内膜相似,有完整的内膜腺体;取自卵巢及阔韧带异位囊肿的内膜与人类异位囊肿内膜相似,以间质细胞为主,内膜腺体不典型,有腺体样结构。研究表明,猕猴的内膜异位生长从大体形态到组织病理改变与人类EMS很相似。该研究同时提示,选择猕猴作为研究EMS的动物模型,最佳年龄为6~8岁,且与生育史无明显关系。

建模方法二:根据Sampson的经血逆流种植学说,通过手术闭锁子宫颈或阴道,造成经血逆流而诱发EMS。恒河猴的子宫颈结构Z形,颈管内有两个突起,故从阴道进入子宫颈操作较困难。手术在恒河猴的月经间期进行,开腹后先钳夹双侧子宫动脉下行支并切断、结扎断端。环形剪开阴道穹隆后,将子宫体向腹腔内翻转180°,使宫颈外口转向腹腔内另一部位,关闭阴道切缘并腹膜化,常规关腹,随后通过腹腔镜手术随访腹腔情况。Te-Linde等用此方法观察约500d,结果10只恒河猴中5只发生EMS。D'Hooghe等通过狒狒模型实验发现月经期比黄体期内膜更易形成异位病灶。

用灵长类动物建立EMS模型明显优于其他动物。首先,灵长类动物在组织结构、生理和代谢功能等方面同人类有很多相似之处;其次,他们的内分泌、月经周期和解剖结构与成年妇女有很多相同之处,其研究成果对于临床EMS的诊治有实际指导意义。可以应用于研究EMS发生、发展的动态过程、疾病发展中体内免疫系统的变化及EMS对生育的影响等。狒狒在非洲地区较多,其染色体组型、月经周期特点等与人类相近,经产后可经宫颈活检内膜,腹膜液自发存在,且体型较大,可以耐受反复采血、腹膜液检测及复杂的实验性手术操作,是最为理想的EMS模型。但在我国为国家保护动物,很难获得。因此至今为止,非人类灵长类动物中最广泛应用于医药领域的是猕猴,其3岁初潮,月经周期28d,行经4d,季节性繁殖,25岁后卵巢功能开始衰退。

(2)家兔模型。建模方法:选择未交配过的雌性新西兰白兔,术前第3天及第6天各肌内注射1次环戊丙酸雌二醇30μg/kg促进子宫内膜增生,有利于移植术的进行。静脉麻醉下开腹切除长约4cm的一侧子宫角,沿纵轴剖开,从肌层剥离内膜,切成2mm×5mm×5mm大小,或直接将剖开的子宫组织切成约1mm³大小组织块,分别缝于前、后腹膜上,不直接种植于卵巢或输卵管上。所有组织在移植前应保存在

30℃无菌培养液中。子宫内膜也可通过在原位切开宫角后直接从肌层分离获得。术后每隔 4d 肌内注射 1 次环戊丙酸雌二醇 30μg/kg,25d 后作第 2 次开腹术,观察种植部位子宫内膜生长情况,HE 染色后作组织学检测。

健康雌性家兔性周期规律,为刺激性排卵动物,可用于研究 EMS 对卵子释放、拾卵、卵子运送、黄体溶解和种植后流产等的影响,并且在手术过程中不需改变一侧生殖道结构即可进行子宫内膜移植;同时家兔性情温和,易于饲养管理,其子宫内膜也容易获得,通过补充雌激素,多处种植部位的子宫内膜能成功生长,成功率达 90% 以上;因此为研究 EMS 较好的动物模型。但家兔无月经周期,无自发性排卵,其生育特点也不同于人类,故用其体内发生的 EMS 不足以完全解释人类疾病的发生。

(3)大鼠模型。建模方法:大鼠性成熟年龄 60d,一般选用 8～12 周、180～300g 的 SD 或 Wister 大鼠,实验前 1 个月每天做阴道涂片进行细胞学检查,只有连续 4 个以上周期,每周期持续 4～5d 发情期者列为实验对象。乙醚或 3% 戊巴比妥钠(15ml/kg)腹腔注射麻醉大鼠,开腹切取子宫角组织 1 块,在 PBS 液中作子宫内膜剥离术,修去子宫角周围多余的脂肪,子宫内膜组织切成 5mm×5mm,或直接将剖开的子宫组织切成约 14mm³ 大小组织块,分别缝合在腹膜上、卵巢或子宫上段附近,子宫内膜面向腹腔。移植物应尽量缝于靠近大血管处,以保证及早形成新生血管,有利于移植物的存活。异位内膜的移植,开始时不需要甾体激素的支持,一旦移植成功,雌激素的支持是必须的。随时间延长,异位移植物的体积逐渐增大,移植部位不同,生长体积有一定差异,同一时间内的卵巢周围病灶明显大于腹壁病灶。

大鼠性成熟早,繁殖快,为全年多发情动物,其生命力强,为经济型的动物模型,可用于 EMS 对妊娠、排卵、粘连形成、黄体功能缺陷及自身免疫等方面的研究,还可用于研究药物或其他因素对 EMS 的作用。最近学者发现,SD 大鼠模型中生长因子、炎性细胞因子及受体、肿瘤侵袭及转移因子、黏附分子、抗凋亡因子等基因差异表达与人类 EMS 相似,从基因角度为其作为 EMS 模型的有效性提供证据。但大鼠与人有较大的种属差异性,而且无月经周期,虽有排卵但黄体周期比人类要短得多,其实验结果与临床一致性仍需考证。

2.异体移植模型　异体移植指将人子宫内膜或异位组织移植到免疫缺陷动物体内,任其生长并保持原有形态和生化活性。有利于进一步研究疾病的发生、发展、复发、对药物和激素治疗的敏感性等。常用动物为突变系小鼠,包括裸鼠、SCID 鼠。小鼠动情周期 4～5d,成熟的雌鼠卵泡发育、排卵、黄体形成、妊娠、分娩及哺育等繁殖过程反复发生,目前应用广泛。一般选取鼠龄 6～8 周,质量 18～25g 小鼠供实验使用。

(1)模型的构建方法:雌性免疫缺陷小鼠无菌条件下饲养。将取到的子宫内膜组织标本保存于无菌培养基中,低温运输(置于冰壶内)至实验室,用无菌 PBS 冲洗去除血块和细胞碎屑。将内膜组织置于含双抗(200U/ml 青霉素、200μg/ml 链霉素)DMEM 培养液中,标本采集后一般在 60min 内完成种植术。皮下种植法:小鼠用乙醚麻醉,腹部皮肤消毒后,下腹部切开一约 0.5cm 的切口,将内膜组织切成 2～3mm² 的小块,种植于小鼠下腹部皮下,无菌丝线缝合。腹腔种植法:将内膜切成 1～2mm² 的小块,每 10～15 块加入 PBS 200μl,用 18 号注射器针头,取小鼠脐下腹部正中穿刺,将标本悬液注入腹腔内;或者开腹手术将准备好的标本块分别置于小鼠双侧腹壁、肝、肠系膜、肠管等部位,用丝线固定。种植后予肌注环戊丙酸雌二醇(30μg/kg,1/3d)以促进子宫内膜生长。连续 3d 肌注链霉素、青霉素预防感染。皮下种植可直接观察病灶生长及消退情况;腹腔种植者则须待开腹手术时观察腹腔粘连及病灶生长情况。

裸鼠先天性无胸腺,全身无毛,T 淋巴系统功能缺陷,细胞免疫力低下,其血清中某些免疫球蛋白水平低,但 B 细胞功能基本正常,NK 细胞活性较高。将人体组织移植入裸小鼠后,可保留其组织学、染色体以及生物化学的特性;并且对各种药物的敏感性不发生改变。SCID 小鼠即严重联合免疫缺陷小鼠,于 1983 年由美国学者 Bosma 首先发现,系 CB-17 近交系小鼠的基因突变所造成,为先天性 T、B 淋巴细胞联合免疫缺陷动物,可以克服异种间的免疫排斥反应,接受人类正常和肿瘤组织移植后,成活率较裸鼠高(96.5%~100%),种植物保持了组织学基本特性以及对激素的反应,保持了人的细胞核型等特性,国外已将 SCID 小鼠作为人子宫内膜组织的受体动物。使用免疫缺陷鼠模型,观察周期短,实验结果的临床参考意义大。但动物饲养条件要求高,免疫功能缺陷不能用来研究病灶引起的机体免疫方面的改变;而且由于模型所用动物体积小,抵抗力低下,不能耐受多次手术采血检测等;此外,种植物生长体积较小,有时虽成倍增长,但直径仍只有数毫米,故测量有一定困难,有时需要用特殊的微小超声探头测量,增加了研究难度。裸鼠体内的代偿性的 NK 细胞活力增高,因而最终能积累这种免疫应答而对移植物发生排斥反应,对于长期 EMS 病变的研究不利。

关于是否切除卵巢,Grummer 等比较了卵巢去势和有正常激素周期的两组裸鼠的移植成功率,认为宿主的雌激素水平并不影响移植结果。卵巢去势后虽然雌激素受体(ER)和孕激素受体(PR)的表达均缺失,但去势后给予雌激素替代的裸鼠仍可以维持人移植物腺上皮细胞的增殖达 28d 左右,异位病灶的存活时间与未去势裸鼠相比并无明显缩短。关于外源性激素的补充,Beliard 等将人子宫内膜细胞分别接种于皮下埋植雌激素、孕激素、雌激素加孕激素的 3 组去势裸鼠腹腔内,2 周后 3 组间异位病灶形成率无显著差异。

(2)模型的观察时间:对异位灶形成的观察在时间跨度上各研究间有所不同。Crummer 等发现种植物在不同种类小鼠中完好保存的时间窗不同,裸鼠中异位组织 3 周成活率为 33%~66%,形态保存良好,但从第 9 天开始,腺体细胞趋于扁平,腺腔扩张囊泡化。SCID 鼠中移植物 4 周后仍有 37% 存活,无腺体细胞腺腔形态改变,ER 和 PR 保存时间比裸鼠中长。因此根据实验周期选择不同种类小鼠。选用裸鼠,实验不应超过 4 周,实验周期 3 周以上宜选用 SCID 鼠。

Nisolle 等自腹腔放置内膜碎片开始隔日观察异位灶的生长情况,发现在接种的第 1 天就发生了内膜碎片中间质细胞与鼠间皮的黏附。到第 3 天,仅有 1/9 的移植组织发展为异位病灶,而此异位病灶的镜下表现已经颇为典型,尽管间质中出现了清晰的坏死退变区域,但在移植物与鼠间皮之间仍已出现新生的血管网。第 5 天,8/13 的移植物中可见典型的 EMS 结构,血管网在黏附区域发育良好,扁平的立方状上皮细胞已形成扩张的腺体,周围围绕着间质细胞。这种镜下特征与培养 3 周的移植物表现差别不大,而且与移植物来源于增殖期内膜还是分泌期内膜无关。值得提出的是,种植前后的子宫内膜碎片及裸鼠都未给予雌激素支持。

Zamah 将增殖期、分泌期正常子宫内膜及巧克力囊肿的异位内膜分别接种于卵巢去势和未去势的裸鼠腹腔和皮下,观察种植后 28d、56d 甚至 70d 的异位灶形成情况指出,移植物在裸鼠体内存活时间主要与接种途径和移植物类型有关。腹腔内种植的成功与否取决于组织碎片是否沉积到适合于生存的区域。四足动物的腹腔最低点似乎是最易种植的部位,这与人体内子宫直肠陷凹易于发生异位病灶极为相似。腹腔移植物普遍能够在 56d 之内存活,异位内膜碎片同样能够在腹腔种植成功。皮下种植的异位内膜碎片存活时间可达 70d,较正常增殖期内膜的存活时间要长。

3.异体移植模型不同构建条件的比较研究

(1)不同月经周期人子宫内膜的移植效果:Nisolle 等在前人研究基础上观察月经期、晚增殖期、晚分泌期正常人子宫内膜在裸鼠腹腔内的种植效果,研究显示 100% 发生了黏附,87% 观察到典型的类似于人的子宫内膜腺体及间质结构,提示不同月经周期取材的内膜并不影响裸鼠模型的构建。但是在观察其病理形态时发现,无论取材于增殖期还是分泌期,病灶仅表现为类似于增殖期的变化,仅有的区别在于分泌期内膜形成的异位灶中腺上皮细胞更加扁平,形成的腺体结构排列更加整齐,间质细胞更为致密。异位灶的这种表现说明移植后的人子宫内膜具有自主活性。

（2）不同类型人子宫内膜的移植效果：EMS 模型的移植物包括在位内膜、异位内膜及蜕膜组织。早在1984 年，Zamah 等就将含有直径 1～2cm 的卵巢巧克力囊肿的卵巢组织接种于裸鼠腹腔，第 28 天形成的黑色结节约 4mm×2mm×1mm，第 56 天稍增大（7mm×4mm×5mm）；镜下可见较多腺体和空隙，腺体排列各异，或部分消失或坏死或为扁平上皮。异位内膜种植结节存活时间长于正常内膜，显示了不同于正常子宫内膜的生物活性。Bergqvist 等 1985 年的研究表明，异位内膜的种植成功率仅是正常内膜的 50%。最近，Greenberg 等分别将卵巢巧克力囊肿组织、腹腔镜下各个不同部位、不同颜色的异位内膜组织分别接种于免疫缺陷的转基因鼠皮下，在 E2 环境基础上于第 14 天加入黄体酮，维持 14d，以模拟人类规律的月经周期，结果显示，含有腺上皮的活检组织种植成功率达 90%，而仅含有结缔组织及腹膜成分的一些粘连活检组织则未种植成功。黄体酮撤退后可见出血及巧克力囊肿样结构形成。Bruner 等发现 EMS 患者的异位内膜及在位内膜对雌孕激素的反应也与正常内膜不同，正常内膜在雌激素的作用下异位灶腺腔显著增大，种植成功率明显提高，加入孕激素则有抑制异位灶形成的迹象。而异位内膜在孕激素环境下的种植成功率高于雌激素环境。此外，有学者将人流术后的蜕膜组织种植于 SCID 小鼠皮下，研究表明，随着种植时间的延长，内膜腺体和间质的结构无明显改变。

（3）子宫内膜纯化细胞的移植效果：Beliard 等将正常子宫内膜进行分离纯化，得到纯化的子宫内膜上皮细胞、间质细胞，再将其分别接种于裸鼠腹腔，结果发现单纯任意一种细胞均不能形成异位病灶，即使给予雌激素也很难发生黏附。而被间质细胞围绕的上皮细胞团混合培养则接种成活。提示上皮细胞黏附和腺样结构形成必须依赖间质细胞存在。Nisolle 等确定在迅速发生的黏附过程中，间质细胞首先在鼠的腹膜与异位内膜界面发生黏附（这时找不到上皮成分）；黏附发生后，间质细胞将负责诱导早期血管生成、发育，并识别上皮及间质细胞以构建腺体样结构。研究指出，间质细胞可能会通过分泌细胞间基质成分提供上皮细胞种植、增殖和形成腺样结构所需的有利微环境。另一方面也说明腹膜的完整性并不能阻碍细胞黏附和种植。Grummer 等则进一步观察到只有在间质细胞丰富、发育良好的地方，上皮细胞才能保持其形态学特征。在培养 14d 后上皮细胞开始表达某些间质细胞的特征。

（4）体外培养子宫内膜移植物对移植的影响：Grummer 等将新鲜的内膜组织碎片部分直接接种，部分经过 24h 体外培养后接种，直接接种的成功率为 24.2%～33.3%，培养后的种植成功率仅达 16.6%，显示培养后的内膜碎片种植成功率明显减低。显微镜下观察培养内膜组织的腺上皮变得扁平，间质细胞减少，坏死增多。Nisolle 等的研究显示，经过短时间体外培养，内膜种植成功率仍能达到 87%，因而并未影响人内膜组织在裸鼠体内形成异位病灶的能力。上述实验说明，子宫内膜行组织块培养后，其移植存活率随着时间的延长而下降。

（5）不同移植途径和部位对移植效果的影响：通常采用的移植途径和部位包括①组织块腹腔注射：自腹中线的脐下方以 18～21G 针头穿刺注入处理过的子宫内膜碎片，14d 处死小鼠，病理分析移植成功率为96.5%～100%，种植物不仅保持了原组织的基本特征以及对激素的反应，还保持了人的细胞核型等特征，并可在体内存活 10 周。②组织块腹腔种植：用开腹手术将准备好的标本块分别置于小鼠双侧腹壁、肝、肠系膜、肠管等部位。部分组织块未用丝线固定，部分固定，21d 后处死小鼠，33%～66% 未固定的种植组织块形成异位病灶，其中肠管占 28%，腹壁占 36%，肝占 18%，内脏周围组织占 18%；固定的组织块 100% 形成异位病灶，形成病灶的组织块均牢固的黏附于接种部位。③组织块皮下种植：于背中线肩胛间或腹部皮下接种形成皮下结节。Zamah 等观察到经皮下接种者皮下结节在接种后 3～4 周开始退化，24～32d 显微镜下病变消失或仅有少量淋巴细胞及巨噬细胞浸润。Bergqvis 等则观察到皮下种植结节形成的异位灶中腺体及上皮细胞的存在，腺上皮为纤毛高柱状，腺体呈增殖期表现，数量较少且形态各异，其种植成功率及种植物组织形态同腹腔注射法。皮下接种操作更简单，易于测量种植物大小，能更精确地计量异位灶数目和直径;而腹膜种植更能体现移植物在宿主体内的自然生长过程,更好地体现腹腔内环境的变化。

(6)特殊的构建条件——模型中移植物的定量定位:采用绿色荧光蛋白(GFP)和二醋酸羧基荧光素——二乙基二硫代氨基(CFDA-SE)荧光染料法标记组织,利用荧光测量病灶大小,可更好地定位和观察植入组织的生长黏附及药物疗效。

GFP 荧光染色的组织块腹腔和皮下注射:根据在活体内肿瘤和转移细胞能表达绿色荧光蛋白的原理,将内膜组织与编码绿色荧光蛋白的腺病毒共孵育 24h 后,用 18G 针头注入裸鼠腹腔或皮下,90%～100%裸鼠形成异位病灶,其腹腔中病灶形成部位与未转染 GFP 组织形成部位无显著区别,平均每只形成 2 个病灶,荧光组织和细胞可以通过小鼠皮肤无创伤动态监测异位病灶的形成和发展及评价药物疗效,细胞表达荧光蛋白至少可持续 3 周。

用 CFDA-SE 荧光标记物定位异位病灶并可利用荧光测量病灶大小:CFDA-SE 为一种细胞渗透性活性荧光酯染料,为膜性,无极性亲脂分子,即使高浓度长时间与组织孵育也无毒性,被细胞摄取后转化为 CFSE,其荧光能在细胞内长期停留(自植入起超过 2 周)。15%肉眼无法辨别的病灶可以通过荧光辨别出来,且荧光信号强度与病灶组织的重量呈正比关系。

Hirata 等将表达 GFP 的转基因鼠子宫内膜碎片注射到去势野生型 C57/B6 雌鼠腹腔,荧光显微镜下,绿色移植物定位更准确,组织学上与宿主辨别更精确,大小和质量与荧光强度呈正相关。但 GFP 发射光谱组织穿透性差,腹内病灶监测无皮下病灶监测可靠,且腺病毒感染的细胞 3 周后荧光衰减,GFP、病灶和药物间相互作用亦尚无研究。

无论是感染携带 GFP 基因的腺病毒的人子宫内膜还是转基因 GFP 鼠组织,都需要开腹观察腹内病灶。Becker 等创立的荧光酶模型解决了 GFP 模型的侵入性问题。将荧光酶等位基因和泛素 C 启动子结合建立纯合型转基因鼠,将其子宫内膜移植到同系基因型鼠或 SCID 鼠,腹腔注射荧光素监测异位组织生长,尾静脉注射荧光素监测异位组织的血管发生,予血管发生抑制剂后异位组织中荧光延迟出现,荧光强度减弱至 66%,微血管密度减少至 30%。最近,Lenhard 等使用 MRI 非侵入性动态监测大鼠异位组织体积、血流灌注及对激素的反应性,其在移植后 1～4d 生长迅速,第 3 周体积稳定,持续至少 9 周;体积随生殖周期变化而变化,具激素敏感性,应用 MRI 造影剂利于动态观察异位组织的血流灌注。

4.K-ras 基因突变模型 K-ras 基因突变模型是第一个"自发形成"EMS 小鼠模型。Dinulescu 等实验表明,小鼠卵巢表面上皮致癌基因 K-ras 激活导致卵巢 EMS 样病灶及 47%小鼠发生腹膜 EMS 样病灶,但潜伏期长(8 个月),外显率低(50%)。迄今无 K-ras 基因突变在人的 EMS 发生,该模型不能代表人 EMS 的基因型,但可作为表现型研究其组织形态、生物学及治疗。

总之,理想的动物模型应该尽可能与人类疾病相似,且规范化,能够准确地再现该疾病的特点,能可靠地反映疾病的发展变化,还应对临床有适用性和可控性,复制模型经济易行。在选择动物模型方面,应根据研究目的,权衡各种模型的利弊,充分发挥不同动物模型的优点,为临床研究提供指导。由于 EMS 动物模型不但能够体现异位内膜在体内不断生长的优点,动态研究疾病发生、发展过程,而且在药物实验方面能反映整体微环境的改变,因此应用越来越广泛。随着免疫缺陷小鼠以及转基因鼠的应用,研究方向也转向在动物模型体内进行细胞因子处理后的一些相关研究,但其不可能完全反映人类的 EMS,只能作为研究探索的工具。

七、肉异症模型的药物应用研究

子宫内膜异位症在育龄妇女中的发病率占 10%～15%,在不孕妇女中更是高达 40%～50%,且近年来发病率呈上升趋势。除手术之外,常用的治疗方式为药物治疗,通过性激素抑制,使患者呈假孕或者假绝经,异位内膜萎缩、退化、坏死,但存在药物副作用及较高复发率问题,因此,学者们在深入探讨发病机制的同时,也努力寻求最佳治疗方法。随着分子生物学和相关科学的发展,作为非手术的药物和生物治疗已成为目前的研究热点,如抗黏附、抗血管生成、抗炎症、免疫调节药和激素受体调节药等,为 EMS 治疗提供了全新的对策。

(一)抗黏附-侵袭-血管生成治疗

EMS 发病机制尚不确切,Sampson 提出的经血逆流所致子宫内膜种植学说已被广为接受,内膜细胞逆流种植需要突破 3 道"防线",即腹水、腹腔细胞、细胞外基质。因此,内膜细胞必须完成黏附、侵袭和血管生成的"三步曲"。在此过程中,细胞因子、生长因子、可溶性蛋白酶等发挥重要作用,因此抗黏附、抗侵袭、抗血管生成治疗可能成为 EMS 生物治疗的一种新策略,因其不依赖性激素水平变化的特点,具有广阔的临床应用前景。

1.抗血管生成治疗　EMS 的发生、发展与血管生成关系密切,Ota 等研究证实 EMS 患者在位子宫内膜的血管形成活性明显增强,存在血管的异常增生现象,并且 EMS 患者在位内膜的毛细血管平均表面积、总表面积以及毛细血管的数量明显高于正常对照组,尤其是总表面积增加了 11.6 倍。研究表明,众多细胞因子参与此血管形成和生长调控,包括血管内皮生长因子(VEGF)、转化生长因子-β(TGF-β)、成纤维细胞生长因子(FGF)、表皮生长因子(EGF)、血小板源性生长因子(PDGF)、胰岛素样生长因子(IGF)、肿瘤坏死因子-α(TNF-α)及白细胞介素(IL)-1、IL-6、IL-8 等。Folkman 首先提出肿瘤的生长和转移存在血管依赖性,阻断血管新生是抑制肿瘤生长的有效策略之一,由此产生了抗血管生成治疗肿瘤的设想。目前国际上的抗血管治疗分为两类,一类直接破坏已建成的肿瘤血管系统,称为抗新生血管治疗;另一类干扰血管生成过程,称为抗血管形成治疗。从抗肿瘤理论中人们找到灵感,即通过以上两个途径治疗 EMS,但目前的研究以后者居多,主要是通过抑制内皮细胞的增殖、迁移和(或)促进其凋亡;或阻断血管生成因子等机制,达到阻断血管生成,抑制子宫内膜异位病灶生长的目的。

(1)抑制内皮细胞的增殖、迁移和(或)促进其凋亡:内皮抑素是已知最强的血管源性血管生成抑制物,能特异地作用于内皮细胞,抑制内皮细胞的增殖、迁移,并促进其凋亡。Becker 等用内皮抑素片段,包括氨基末端 mp-1 肽和内部 mp-6 肽治疗动物模型发现,这两个肽能抑制人内皮细胞的迁移,并呈剂量依赖性,同时在雌性鼠 C57 BL/6 活体内能明显抑制自体异位病灶的生长,而不影响其动情周期和黄体形成。雷帕霉素是一个广泛应用的抗排斥反应药物,也具有抗血管生成作用。Laschke 研究显示,雷帕霉素通过抑制 VEGF 介导的血管形成使病灶明显缩小,在体外模型中能抑制内皮细胞出芽生长,在体内可以减少异位病灶微血管密度(MVD),从而抑制子宫内膜组织的增殖。Nap 等研究裸鼠 EMS 模型腹腔注射内皮抑素 endostatin 连续 2 周,结果表明其能明显减少裸鼠体内病灶微血管密度,并可以抑制内膜种植和生长。

(2)阻断促血管生长因子表达及其与受体结合:VEGF 也称血管渗透因子(VPF),是目前发现的最重要的血管生长因子,被认为是血管生成的先决条件。VEGF 表达与其受体结合,不仅诱导血管内皮细胞有丝分裂,刺激内皮细胞增殖并促进血管形成;而且增加血管尤其是微小血管的通透性,使血浆大分子外渗,沉积在血管外的基质中,为细胞的生长和新生血管网的建立提供营养。EMS 患者在位和异位子宫内膜及腹腔液中富集 VEGF 等多种促血管生长因子及其受体。Nap 等发现人化的抗 hVEGF-A 抗体(HuMV833)可明显减少裸鼠体内异位灶微血管密度,并能抑制内膜种植和生长。Hull 等用可溶性 VEGF 受体 flt-l 和高亲和力纯化抗人 VEGF-A 抗体治疗 EMS 裸鼠模型,发现可明显抑制其体内异位病灶,加用可溶性 VEGF 受体 flt-1 则可阻断异位病灶内的血管供应。Laschke 等在 EMS 动物模型中,分别选用 VEGF 抑制剂 SU5416 和 VEGF、FGF 和 PDGF 的共同抑制剂 SU6688 治疗 14cl,体内荧光显像法检测显示,单纯 VEGF 治疗组 EMS 病灶较对照组轻度减少,而联合抑制 VEGF、FGF 和 PDGF 更能明显抑制异位病灶的血管形成,包括血管网和 MVD 均明显减少,即抑制了血管成熟。证实 EMS 病灶血管形成并不是由 VEGF 独立作用的结果,而是各种因子包括 VEGF、FGF 和 PDGF 共同作用的结果。Becker 等通过使用 2-甲氧雌二醇减少缺氧诱导因子(HIF1)从而导致下游 VEGF 产生减少,可以使自体移植 EMS 模型病灶缩小,提示联合抑制这些生长因子及其上游调控可能为 EMS 提供新的治疗策略。

(3)阻断内皮细胞整合素的作用在血管生成过程中,血管内皮细胞的迁移和黏附与细胞外基质黏附需要整合素的作用。TNF-α 作为重要的血管生成因子,可促进异位灶内血管形成和增加细胞外基质成分聚集,并增强间质细胞内整合素和内膜细胞金属蛋白酶(MMPs)的表达,从而加强异位内膜的黏附和种植。EMS 患者腹腔液中 TNF-α 含量升高与病情严重程度呈正相关。Falconer 等将抗 TNF 单克隆抗体(C5N)进行单剂量腹腔灌注治疗狒狒腹膜型 EMS,异位病灶的总表面积和总体积有减少,特别是红色病变的数量和表面积减少明显,并且不影响月经周期。D'Antonio 等给 EMS 大鼠模型皮下注射 Ⅰ 型可溶性受体重组人 TNF 结合蛋白-1(r-hTBP-1)(10mg/kg)连续 l 周,治疗完成后的第 2 天和第 9 天,发现异位病灶的面积分别缩小了 33% 和 64%,并且病灶内基质细胞轻微退化。D'Hooghe 等将 r-hTBP-1、阳性对照促性腺激素释放激素拮抗药(GnRH-a)、阴性对照安慰剂,分别注入 EMS 狒狒皮下,发现 r-hTBP-1 治疗组获得的 EMS 病灶分期评分低(附件与子宫直肠陷凹粘连少),病灶区域与体积均减小,组织学诊断率亦低;同时将狒狒内膜组织与 r-hTBP-1 和磷酸盐缓冲液(PBS)同孵育后,r-hTBP-1 注入形成的病灶同样评分较低和区域较小,而且没有低雌激素表现。说明通过抑制内皮细胞整合素的作用同样能对 EMS 具有抑制生长的作用。

(4)利用基因和疫苗抗血管生成治疗:随着科学技术的发展,目前可以考虑采用反义核酸、基因转染等技术,通过下调促血管生成因子,诱导新生血管抑制因子的生成,干扰细胞间的信号传递从而阻断血管的生成。Dabrosin 等将一种血管抑素基因通过腺病毒载体治疗激素替代后的去势鼠腹膜上的 EMS 病灶。研究表明,基因治疗同样能够有效地抑制 EMS 的血管生成,并使宿主本身维持现有的雌激素水平;而且局部或者有目的的基因转移可避免抗激素类药物引起的全身系统反应及卵巢功能衰减等不良反应,有更长远的治疗价值。Velasco 等在阴道超声定位下给 EMS 患者卵泡囊内注射重组体 IL-2,发现其血清细胞因子(IL-1、IL-2、IL-6、IL-8、IL-10、IL-12)水平明显降低,提示基因重组体 IL-2 对 EMS 有临床治疗价值等。

EMS 治疗的另一新策略是疫苗的制备。有学者报道,用人脐静脉内皮细胞经固定后制成疫苗免疫 EMS 大鼠,可使异位病灶的生长明显受抑制,表现为囊腔缩小、间质逐渐萎缩变薄甚至消失,认为异种血管内皮细胞可抑制异位病灶微血管的形成,造成组织缺血而使病灶缩小;并可作为疫苗激活细胞免疫,改变细胞免疫功能;同时此种疫苗对已形成的血管没有作用,不影响重要脏器的功能。

2.抗黏附治疗 子宫内膜细胞黏附于腹膜上是 EMS 形成的关键步骤之一,内膜异位病灶中有多种黏附分子表达,如整合素 αvβ3、α2β1、α3β1、α4β1、α5β1,TNF-α、IL-1、IL-6、IL-8,这些黏附分子在月经期内膜组织的脱落及黏附于腹膜上发挥重要作用。

(1)整合素 αvβ3:整合素 αvβ3 主要存在于内皮细胞表面,具有促使细胞外基质黏附以及刺激血小板聚集、增强机体免疫、促进组织修复、血管生长和子宫接受性等功能。αvβ3 不仅可以与多种基质分子结合,还可以结合并激活 MMP-2,导致细胞外基质分子降解,使内皮细胞得以侵入并形成血管。整合素 αvβ3 在 EMS 患者的子宫内膜血管内皮表达异常升高,因此抗整合素 αvβ3 抗体为 EMS 的血管新生治疗开辟新的思路。某医院课题组选用整合素 αvβ3 单克隆抗体 LM609 治疗 EMS SCID 鼠模型,结果治疗组的小鼠病灶重量、体积和 MVD 明显低于 PBS 对照组;光镜下可见治疗组腺体萎缩明显,部分结构不完整,间质伴有不同程度的坏死。结果表明整合素 avβ3 单克隆抗体具有抑制 EMS 病灶实体的生长和血管生成的作用。

（2）金属蛋白酶抑制剂（TIMPs）：MMPs 具有降解和转化细胞外基质作用，EMS 患者异位内膜 MMPs 和 TIMPs 的活性发生改变，表现在 MMP-1、MMP-2、MMP-3、MMP-7、MMP-9、MMP-11 表达增加，而 TIMP-1、TIMP-2、TIMP-3 表达降低，使 MMPs 和 TIMPs 之间平衡失调，促进细胞外基质降解，增加异位内膜侵袭力。Mori 等将 TIMPs（ONO-4817）用于治疗 EMS 鼠，发现其明显抑制内膜异位种植。Bruner 等证实内源性 TIMP-1 可抑制 MMP 的表达和活性，阻碍 EMS 鼠模型内膜细胞异位生长。Vihinen 等认为 TIMPs 具有抑制肿瘤细胞浸润、抗血管生成和介导肿瘤细胞凋亡作用，对恶性肿瘤有确切疗效，其作用机制与 EMS 发生有关，因此也可能效控制 EMS 的发展。

（二）抗炎及免疫调节治疗

免疫学因素与 EMS 发生发展密切相关，现有资料证实 EMS 患者常伴有局部及全身的细胞和体液免疫功能异常，如 EMS 患者腹腔液巨噬细胞、细胞因子、生长因子和致炎因子数量增加和活性改变；同时 EMS 患者体内可出现高频率的自身抗体及某些补体成分的沉积；由于 EMS 患者体内还存在 NK 细胞、杀伤性 T 淋巴细胞对异位内膜细胞的杀伤活性降低，T 辅助细胞（Th）/T 抑制细胞（Ts）比值异常导致免疫活性细胞分泌致炎物质增多等，故认为 EMS 既是一种自身免疫性疾病，也是一种炎症性疾病，可采用免疫调节药和抗炎、抗细胞因子等药物治疗。

1.免疫治疗　IL-12 具有促进 Th1 细胞反应，激活 NK 细胞活性，并抑制血管生成作用。在实验中给 EMS C57BL/6 和 BALB/c 鼠腹腔施予 IL-12，连续注入 5d，治疗后 3 周，异位病灶的面积分别缩小 61% 和 28%，说明 IL-12 可通过降低相关免疫细胞的活性等来抑制异位内膜的生长。

INF-α 则能增加 NK 的细胞毒活性，并可促进 CD8 细胞表达。Ingelmo 等在 EMS 模型鼠腹腔内施予 INF-α-2b（105U），用药后 6d 发现异位灶缩小 40%，并且在停药后 120d 仍持续发挥作用，说明 INF-α-2b 可持久抑制异位内膜生长。

免疫调节药洛索立宾具有增强 NK 活性、刺激 B 细胞增生和增强细胞因子活性等功能。Keenan 等给 EMS 鼠皮下注射洛索立宾（1mg，每周 3 次）8 周后，虽然其腹腔异位灶的面积大小与对照组无显著差别，但组织化学分析显示治疗组异位内膜上皮和间质完全缺失，说明洛索立宾可抑制 EMS 异位内膜上皮和间质细胞生长。

过氧化氢酶体增生物激活受体-γ（PPAR-γ）配体噻唑烷二酮类（TZDs）药物过去广泛用于治疗糖尿病。Lebovic 等研究表明，环格列酮（TZDs）可减少 EMS 鼠模型腹腔异位灶面积和腹腔液单核细胞数量并降低其活性，认为 TZDs 是通过抑制单核细胞趋化作用而达到阻断内膜异位种植的功效。

2.抗感染治疗　非甾体抗炎药（NSAIDs）具有抑制环氧化酶-1、2（Cox-1、2）合成和减少前列腺素生成的作用。研究表明，EMS 患者在位及异位内膜组织 Cox-2 水平升高，NSAIDs 作为 Cox-2 抑制药传统用于治疗 EMS 所致的盆腔痛。近来 Efstathiou 等通过实验发现，吲哚美辛、萘普生、舒林酸、布洛芬和罗非考昔可明显抑制 EMS 鼠模型内膜异位种植，阿司匹林作用不明显，认为 NSAIDs 除缓解 EMS 相关盆腔痛还可限制其发展。Dogan 等用罗非考昔治疗 EMS 鼠，发现其异位灶面积缩小 62.4%，与 GnRH-a 药物亮丙瑞林（64.3%）作用相当，并可降低腹腔液 VEGF 水平。

脂氧化酶产物白三烯可合成多种细胞因子，是 EMS 免疫反应的重要物质。Ihara 等通过动物实验发现白三烯受体拮抗药不仅抑制异位内膜的增生和浸润，而且可促进增生的成纤维细胞凋亡，认为白三烯受体拮抗药能有效预防和治疗 EMS。

己酮可可碱是磷酸二酯酶抑制，药，具有抑制 T 细胞和 B 细胞活化、降低 NK 细胞活性、阻断白细胞对内皮细胞的黏附和抑制 TNF 等细胞因子产生等疗效，可使子宫内膜萎缩，但不会诱导机体的低雌激素状态。Nothnick 等给手术诱导的 EMS 大鼠皮下注射己酮可可碱（5mg/kg）连续 7d，1 周后观察到移植物体积明显缩小、移植物血管生成程度降低并且移植特异蛋白的合成降低。

（三）GnRH 的应用

促性腺激素释放激素激动药（GnRH-a）能在初始阶段促进垂体细胞释放 LH 和 FSH，与 GnRH 受体的亲和力强，且对肽酶分解的感受性降低，连续应用则垂体 GnRH 受体被耗尽，将对垂体产生相反的降调作用，即垂体分泌的促性腺激素（LH、FSH）减少，导致卵巢分泌性激素显著下降，出现暂时性绝经，从而使残留的内膜异位病灶萎缩退化。GnRH-a 还具有促进内膜细胞凋亡、抑制其增殖以及抑制 TNF-α 引起的 IL-8 分泌等作用。目前应用 GnRH-α 存在 3 个问题①短暂地刺激性激素升高，即"点火"作用，可使有些症状（如出血）加重；②抑制的不完善；③易被胃肠消化，必须注射用药。所以，新的 GnRH 拮抗药（GnRHA）及可以口服的 GnRH-a 应运而生。

GnRH 及其受体拮抗药通过竞争性阻断 GnRH 受体而产生迅速持久的效应，给药后血浆 FSH 及 LH 水平即在数小时内降低，没有最初应用 GnRH-a 后的垂体刺激作用，且经 GnRH 拮抗药治疗后，腺垂体仍保持其对 GnRH 的反应性。GnRH 拮抗药的这种药理学机制，为卵巢刺激和治疗性激素依赖性疾病提供了新的途径。Hara 等研制出一种新型 GnRHA：TAK-013，可以口服给药，TAK-013 可抑制猕猴 LH 的释放，降低血清 LH、E，和孕激素水平，但不降低 FSH 水平，在停止 TAK-013 治疗后观察到性腺激素恢复正常水平，提示这种抑制作用是可逆的。由于 TAK-013 对人的 GnRH 受体比猕猴有更强拮抗作用，因此提出 TAK-013 也许可以更加有效地治疗人类 EMS。

Anderes 等报道 GnRH 受体拮抗药——CMPD1，可以口服给药，抑制 GnRH 调节的 LH 上升，对 GnRH 受体有极高的选择性。当以 20mg/kg 剂量给性腺完整的雄性大鼠静脉注射，发现其具有抑制 GnRH 调节的血清 LH 上升和降低睾酮的作用，提示 CMPD1 是一种潜在的、选择性的 GnRH 受体拮抗药，可用于激素依赖性疾病，如 EMS、前列腺癌、乳腺癌、卵巢癌等。

（四）抑制雌激素作用治疗

1.选择性雌激素受体调节药（SERM） 雌激素有 ER-α 和 ER-β 两种受体，子宫内膜增生主要与 ER-α 有关，ER-β 广泛分布于包括免疫系统在内的组织中，但在生殖组织较少。Harris 等将 ER-β 促进药 ER-β 041 作用于 EMS 鼠模型，发现其腹膜异位灶面积比对照组减少达 40%～75%，认为 ER-β 促进药可抑制 EMS 发展。Pavao 等通过动物模型研究表明选择性 ER-β 促进药可作为免疫调节药，增加机体对异位种植灶的免疫反应，并抑制 ER-αmRNA 的表达，同时具有抗血管生成作用，可用于治疗 EMS。

雷洛昔芬是非甾体的 SERM，具有选择性组织依赖活性，一般用于治疗绝经后骨质疏松。雷洛昔芬对于骨组织发挥雌激素促进活性，但对于子宫内膜则作为雌激素拮抗药。研究表明，雷洛昔芬可增加 E_2 水平，FSH 含量有所增加或不变，GnRH 水平却不减少，提示其在下丘脑或垂体水平发挥抗雌激素活性，长期持续服用可阻断下丘脑-垂体-卵巢轴，从而达到抑制卵巢的功能。用雷洛昔芬治疗猴自发性 EMS，腹腔异位灶内膜明显萎缩，同时伴有子宫体积减小。

2.芳香酶抑制药 芳香酶在异位子宫内膜上的高表达，使局部雄烯二酮转化成 E_2 量增加，是 EMS 的发病因素之一。该理论为应用芳香化酶抑制药治疗 EMS 提供了依据。卵巢及卵巢外组织分泌雌激素的底物均是雄激素，其必须在芳香化酶作用下，才能转化为雌激素。雌激素可以通过环氧合酶-2（Cox-2）而增加前列腺素 E_2（PGE_2）的合成，已证实 PGE_2 为芳香化酶最强的诱导剂，因此，异位病灶局部形成一个正反馈环，不断合成雌激素，刺激异位内膜生长。Kudoh 等构建 EMS 大鼠模型，比较卵巢切除、YM511（一种芳香化酶抑制剂）或醋酸亮丙瑞林（GnRHa）治疗对异位病灶的影响，结果显示 YM511 组在治疗第 4 天开始出现病灶体积的缩小，且与剂量呈正相关，Leuprolide 组病灶体积的缩小出现在治疗第 15 天，卵巢切除组则出现在第 21 天。2002 年 Fang 等用 EMS 小鼠模型研究芳香化酶及其调控基因（CYP-19）对 EMS 病灶生长的影响。行基因敲除（ArKO）后，异位病灶体积较基因正常组显著缩小；ArKO小鼠皮下注射雌激素后，异位病灶可显著增大，但仍小于未用药的正常基因小鼠，说明外源性雌激素对病灶的促进生长作用不如病灶局部自身合成的雌激素明显。基因正常小鼠用芳香化酶抑制药来曲唑治疗后可显著减小病灶，还存在剂量依赖性。芳香酶抑制药不仅能阻断卵巢和异位灶雌激素的合成，还可阻断其皮肤及脂肪组织雌激素的合成，其有望成为GnRHa治疗抵抗和绝经后EMS治疗的重要方法。

3.孕激素受体调节剂（SPRM）治疗　米非司酮（RU486）是常见的SPRM，能够与孕激素受体（PR）结合，阻断孕激素的作用；并能拮抗黄体酮对局部生长因子及相关酶活性的作用，促进内膜细胞凋亡；还通过拮抗雌激素来抑制内膜增生。此外，米非司酮可影响内膜血管的形成及其生理功能及直接或间接作用于下丘脑-垂体-卵巢轴，最终影响子宫内膜的增生过程，因而起到治疗EMS的作用。

DeManno等报道一种SPRM，即asoprisnil（J867）和其代谢物J912，具有显著受体选择性，对孕激素受体有高度亲和力，糖皮质激素受体次之，雄激素受体较低，雌激素和盐皮质激素无亲和力。在家兔的子宫内膜发挥部分拮抗孕激素作用，可直接导致闭经和子宫内膜萎缩，无雌激素过低及骨质疏松等副作用，认为SPRM对于EMS和子宫肌瘤具有临床治疗价值。

目前，EMS的治疗面临着如何消除病灶、改善症状、提高妊娠率和降低复发率等一系列难点。随着对病因学的深入研究和分子生物学等相关科学的发展，"源头治疗"将成为调节卵巢功能、限制内膜异位生长、抑制疾病复发和减少药物副作用的重要策略；相信通过深入研究及不懈地努力，有望在药物和生物方面寻求出切实可行具特异性疗效的方案，在预防及治疗EMS方面有新突破。

（徐广立）

第五节　子宫内膜异位症的诊断和治疗规范

子宫内膜异位症是指子宫内膜组织（腺体和间质）在子宫腔被覆内膜及子宫肌层以外的部位出现、生长、浸润、反复出血，可形成结节及包块，引起疼痛、不孕等。特点如下：①生育年龄妇女的多发病；②发病率有明显上升趋势；③症状与体征及疾病的严重性不成比例；④病变广泛、形态多样；⑤极具浸润性，可形成广泛、严重的粘连；⑥激素依赖性，易于复发。

一、临床病理类型

腹膜型子宫内膜异位症（PEM）。

卵巢型子宫内膜异位症（OEM）。

深部浸润型子宫内膜异位症（DIE）包括宫骶韧带、阴道直肠窝、肠结肠壁、阴道穹隆等。

其他部位的子宫内膜异位症（OtEM）：消化（I）、泌尿（U）、呼吸（R）、瘢痕（S）等。

1.腹膜型子宫内膜异位症　指盆腹腔腹膜的各种内异症病灶，主要包括红色病变（早期病变）；蓝色病变（典型病变）以及白色病变（陈旧病变）。

2.卵巢型子宫内膜异位症　形成囊肿者，称为子宫内膜异位囊肿（习惯称"巧克力囊肿"）。

根据囊肿大小和异位病灶浸润的程度分为：

Ⅰ型-囊肿直径多小于2cm，囊壁有粘连、层次不清，手术不易剥离。

Ⅱ型，又分为ABC三种。

ⅡA-内膜种植灶表浅的累及卵巢皮质,未达囊肿壁,常合并功能性囊肿,手术易剥离。

ⅡB-内异症的种植灶已累及巧克力囊肿壁,但与卵巢皮质的界限清楚,手术较易剥离。

ⅡC-异位种植灶穿透到囊肿壁并向周围扩展。囊壁与卵巢皮质致密粘连并伴有纤维化或多房。卵巢与盆侧壁粘连,体积较大,手术不易剥离。

3.深部浸润型子宫内膜异位症　指病浸润深度≥5mm,常见于宫骶韧带、子宫直肠窝、阴道穹隆、阴道直肠隔等。其中侵及阴道直肠隔包括两种情况,一种为假性阴道直肠隔内异症,即由于直肠窝的粘连封闭,病灶位于粘连下方;另一种为真性阴道直肠隔内异症,即病灶位于腹膜外,在阴道直肠隔内,子宫直肠窝无明显解剖异常。

4.其他部位的内异症　包括消化(I)、泌尿(U)、呼吸(R)、瘢痕(S)等,以及其他少见的、远处内异症。

二、内异症的发病机制

1.尚未完全明了,以Sampson经血逆流种植,体腔上皮化生以及诱导学说为主导理论。

2.子宫内膜在宫腔外需经黏附、侵袭、血管形成过程,得以种植、生长、发生病变,在位内膜的特质可能起决定作用。

3.异位内膜完成上述过程中,机体全身及局部免疫状态和功能、激素、细胞因子和酶等起重要作用。

4.内异症有家族聚集性。

5.外界环境污染(如二噁英)可能有一定影响。

三、临床表现及辅助检查方法

1.疼痛:70%~80%有不同程度的盆腔疼痛,与病变程度不完全平行。

(1)痛经:典型者为继发性,并渐进性加重;

(2)非经期腹痛:慢性盆腔痛(CPP);

(3)性交痛以及排便痛等;

(4)卵巢内异症囊肿破裂可引起急性腹痛。

2.不育:约50%的患者合并不育。

3.月经异常。

4.盆腔包块。

5.特殊部位内异症:各种症状常有周期性变化,可合并盆腔内异症的临床表现。

(1)消化道内异症:大便次数增多或便秘、便血、排便痛等症状。

(2)泌尿道内异症尿频、尿痛、血尿及腰痛,甚至造成泌尿系梗阻及肾功能障碍。

(3)呼吸道内异症:经期咯血及气胸。

(4)瘢痕内异症

腹壁:剖宫产等手术后切口瘢痕处结节,经期增大,疼痛加重。

会阴:会阴切口或伤口瘢痕结节,经期增大,疼痛加重。

6.妇科检查:典型病例子宫常为后位、活动度差。宫骶韧带、子宫直肠窝或后穹隆触痛结节。可同时有附件囊性不活动的包块。

7.血CA125检查:CA125水平多为轻中度升高。

8.影像学检查:超声扫描主要对卵巢内异囊肿诊断有意义。典型的超声影像为附件区无回声包块,内有强光点。MRI 对卵巢内异囊肿、盆腔外内异症以及深部浸润病变的诊断和评估有意义。

9.其他:必要时可行其他辅助检查,如 IVP、膀胱镜、结肠镜等。

四、诊断

1.疼痛(痛经、CPP、性交痛等)、不育、盆腔检查、影像学检查以及血清 CA125 检测等是重要的临床诊断指标。

2.腹腔镜检查是目前诊断内异症的通用方法。诊断的依据主要基于腹腔镜下病灶的形态,但难以全部经病理证实。

3.特殊部位:依照症状及相应的检查。

五、临床分期

目前常用的内异症分期方法是 1985 年修订后的 rAFS 分期法。主要根据腹膜、卵巢病变的大小及深浅,卵巢卵管粘连的范围以及粘连的厚薄,以及子宫直肠窝的封闭程度进行评分,分为 4 期:Ⅰ期(微小病变):1～5 分;Ⅱ期(轻度):6～15 分;Ⅲ期(中度):16～40 分;Ⅳ期(重度):>40 分。

六、治疗

治疗的目的:减灭和消除病灶,缓解和解除疼痛,改善和促进生育,减少和避免复发。

治疗的基本考虑:主要考虑的因素是年龄,生育要求,症状的严重性,病变范围,既往治疗史,患者的意愿。

治疗措施要规范化与个体化。对盆腔疼痛、不育以及盆腔包块的治疗要分别对待。

治疗的方法:可分为手术治疗、药物治疗、介入治疗、以及辅助生育治疗等。

(一)手术治疗

1.手术目的　①去除病灶;②恢复解剖。分为保守性手术、半根治手术以及根治性手术。

2.手术种类及选择原则

(1)保守性手术:保留患者的生育功能,手术尽量去除肉眼可见的病灶,剔除卵巢内异症囊肿以及分离粘连。适合年轻或需要保留生育功能者。

(2)半根治性手术:切除子宫和病灶,但保留卵巢。主要适合无生育要求但希望保留卵巢内分泌功能者。

(3)根治性手术:切除全子宫及双附件以及所有肉眼可见的病灶。适合年龄较大、无生育要求、症状重或者多种治疗无效者。

(4)辅助性手术:如子宫神经去除术(LUNA)以及骶前神经切除术(PSN),适合中线部位的疼痛。

3.手术前准备

(1)充分的术前准备及评估。

(2)充分的理解和知情同意,如手术的风险、手术损伤特别是泌尿系以及肠道损伤的可能性,以及腹腔镜手术转开腹手术的可能。

(3)深部浸润型内异症或者特别是病变累及阴道直肠部位者,应做好充分的肠道准备。

(4)有明显宫旁深部浸润病灶者,术前检查输尿管和肾脏是否有异常。

(5)必要时泌尿外科以及普通外科的协助。

4.手术实施的要点

(1)首先分离盆腔粘连,以恢复解剖。

(2)腹膜型内异症病灶要尽量切除或破坏,达到减灭的目的。对较小以及较表浅的病灶,可进行烧灼或汽化,深部浸润的病灶,应进行切除。

(3)卵巢内膜异位囊肿剔除术,术中应先分离与周围的粘连,吸尽囊内巧克力样液体并将囊内壁冲洗干净后,切除囊肿破口周围纤维组织环并将囊内壁完整剥除。尽量保护正常卵巢组织。

(4)合并不孕者可同时进行宫腔镜检查以及输卵管通液术。

(5)深部浸润型内异症处理比较困难。病变未侵犯直肠或者结肠壁,尽量切除病灶,如果有肠壁浸润,但无肠狭窄,一般不主张切除肠壁或者肠段,以病灶减灭为宜。如果病灶大,造成肠道狭窄甚至肠梗阻,则酌情进行肠段切除及吻合术。

(6)膀胱内异症根据病灶的大小施行病灶切除或部分膀胱壁切除。输尿管内异症根据病变情况以及输尿管梗阻程度施行粘连松解或部分输尿管切除及吻合术。

(7)瘢痕内异症,手术治疗为主,药物多不敏感。

(8)对手术难以切除干净的内异症病灶或者有损伤重要器官组织可能时,术前可用药物如 GnRH-a 治疗 3～6 个月。

(9)分离粘连或切除子宫处理子宫血管以及韧带时,要注意输尿管解剖。必要时术前输尿管内放置输尿管导管作为指示。

(10)术后可应用防粘连制剂。

(二)药物治疗

治疗目的:抑制卵巢功能,阻止内异症的生长,减少内异症病灶的活性以及减少粘连的形成。

选择原则:①应用于基本确诊的病例,不主张长期"试验性治疗";②尚无标准化方案;③各种方案疗效基本相同,但副作用不同,所以选择药物要考虑药物的副作用;④患者的意愿以及经济能力。

1.可供选择的药物　主要分为口服避孕药、高效孕激素、雄激素衍生物以及 GnRH-a 四大类。

2.常用的药物治疗方案、作用机制以及副作用

(1)口服避孕药(OCs)

①用法:连续或周期用药,共 6 个月。

②作用机制:抑制排卵。

③副作用:较少,有消化道症状或肝功能异常等。

(2)安宫黄体酮(MPA)

①用法每天 20～30mg,分 2～3 次口服,连用 6 个月。

②作用机制:合成高效孕激素,引起内膜组织蜕膜样改变,最终导致萎缩,同时可负反馈抑制下丘脑-垂体-卵巢轴。

③副作用:主要是突破性出血、乳房胀痛、体重增加、消化道症状以及肝功能异常等。

(3)达那唑

①用法:每天 600～800mg,分 2～3 次口服,连用 6 个月。

②作用机制:是一种雄激素类衍生物,可抑制月经中期黄体生成素(LH)峰从而抑制排卵;还可抑制参

与类固醇合成的多种酶并增加血液中游离睾酮的水平。

③副作用:主要是男性化表现,如毛发增多、情绪改变、声音变粗。此外还可能影响脂蛋白代谢、肝功能损害以及体重增加等。

(4)孕三烯酮

①用法:2.5mg,2～3/周,共 6 个月。

②作用机制:是合成的 19-去甲睾酮衍生物。可拮抗孕激素、抗雌激素作用。降低性激素结合蛋白水平及升高血中游离睾酮水平。

③副作用:主要是抗雌激素及雄激素作用。基本同达那唑,但较轻。

(5)促性腺激素释放激素类似物(GnRH-a)

①用法:依不同的制剂有皮下注射或肌内注射,每月 1 次,共用 3～6 个月。

②作用机制:下调垂体功能,造成药物暂时性去势及体内低雌激素状态。

③副作用:主要是低雌激素血症引起的更年期症状,如潮热、阴道干燥、性欲下降、失眠及抑郁等。长期应用可引起骨质丢失。

GnRH-a 联合反向添加方案(Add-back)。

理论基础:依据"雌激素窗口剂量理论",不同组织对雌激素的敏感性不一样,将体内雌激素的水平维持在不刺激异位内膜的生长而又不引起更年期症状及骨质丢失的范围(雌二醇水平在 30～40pg/ml),既不影响治疗效果又可减轻副作用,延长治疗时间。

Add-back 方案。

①雌孕激素联合方案:每日结合雌激素(CEE,倍美力)0.3～0.625mg 联合安宫黄体酮(MPA)2～4mg。

②替勃龙(利维爱):每日 1.25mg。

Add-back 注意事项。

①应用 GnRH-a 3 个月以上,多主张应用 Add-back。根据症状的严重程度,也可从用药第 2 个月开始。

②治疗剂量个体化,有条件应监测雌激素水平。

(三)痛经的治疗

治疗原则:①合并不育以及结节或者附件包块者,首选手术治疗;②无合并不育以及无附件包块者,首选药物治疗;③药物无效可考虑手术治疗。

治疗方法如下。

1.手术治疗根据患者的具体情况选择保守性手术、半根治性手术或根治性手术。LUNA 以及 PSN 酌情实施。

2.常用的药物治疗方法

一线用药:可选用非甾体抗炎药(NSAIDs)或者口服避孕药。口服避孕药可周期或者连续用药,有效者可继续应用,无效改用二线用药。

二线用药方案:可选用孕激素、雄激素衍生物以及 GnRH-a,其中以 GnRH-a/Add-back 为首选,其长期用药的副作用可有效控制。

如二线药无效,应考虑手术治疗。

3.术前药物治疗:对病变较重,估计手术困难,难以切净或者手术有可能损伤重要器官者,术前可短暂用药 3 个月,可降低手术难度。

4.术后用药:根据具体情况,如果病变较轻或者手术切除较彻底,可以暂时不用药;如果盆腔病变严重或者不能彻底切净病灶,视有无疼痛症状,可用药 3～6 个月。

(四)不孕

1.治疗原则　①全面的不孕检查,排除其他不孕因素;②单纯药物治疗无效;③腹腔镜检查可用于评估内异症病变及分期;④年轻,轻中度内异症者,术后期待自然受孕半年,并给予生育指导;⑤有高危因素者(年龄 35 岁以上;输卵管粘连,功能评分低;不孕时间超过 3 年,尤其是原发不孕者;中重度内异症,盆腔粘连,病灶切除不彻底者),应积极采用辅助生殖技术助孕。

2.手术方法

(1)保守性腹腔镜手术要尽量切除病灶,分离粘连恢复解剖。剔除卵巢内膜异位囊肿时要特别注意保护正常卵巢组织。

(2)术中同时输卵管通液,了解输卵管的通畅情况;同时行宫腔镜检查,了解宫腔情况。

3.辅助生育技术控制性超促排卵/人工授精(COH/IUI),体外受精-胚胎移植(IVFET),根据患者的具体情况选择。

【IUI】

(1)COH/IUI 指征:轻度或者中度 EM、轻度男性因素(轻度少弱精等)、宫颈因素以及不明原因不育。

(2)IUI 成功率与疗程:周期妊娠率约为 15%,3～4 个疗程不成功,调整助孕方式。

【IVF-ET】

(1)IVF-ET 指征:重度 EM,其他方法失败者(包括自然受孕、诱导排卵、人工授精、手术治疗后);病程长、高龄不育患者。

(2)IVF-ET 助孕前 GnRH-a 治疗:建议在 IVF-ET 前使用 GnRH-a 预处理 2～6 个疗程,有助于提高助孕成功率。用药长短依据病人内异症严重程度、卵巢储备进行调整。

七、内异症患者激素替代问题

绝经后或根治性手术后可以进行激素替代,以改善生活质量;激素替代根据患者的症状,进行个体化治疗;即使子宫已经切除,如有残存内异灶,建议雌激素替代同时应用孕激素。无残存病灶亦可只应用雌激素替代(ERT)。有条件,应监测 E_2 水平。使雌激素水平符合"两高一低"的原则,即高到不出现症状,高到不引起骨质的丢失,低到内异症不复发。

八、内异症复发

经手术和规范药物治疗,病灶缩小或者消失,症状缓解后,再次出现临床症状且恢复至治疗前水平或加重,或者再次出现子宫内膜异位病灶。

治疗:

1.原则　基本遵循初治的原则,但应个体化。

2.卵巢子宫内膜异位囊肿的治疗　可进行手术或超声引导下穿刺,术后药物治疗。

3.痛经的治疗　药物治疗复发,应手术治疗;手术后复发,可先用药物治疗,仍无效,应考虑手术。如年龄较大,无生育要求且症状重者可考虑根治性手术。

4.合并不育的治疗　如合并子宫内膜囊肿则可进行手术治疗和超声引导穿刺,予 GnRH-a3 个月后进行 IVF-ET;未合并子宫内膜囊肿者,予 GnRH-a3 个月后进行 IVF-ET。

九、内异症恶变

内异症可以发生恶变,发生率为1%左右。有以下情况警惕恶变:①囊肿直径>10cm或短期内明显增大;②绝经后复发;③疼痛节律改变,痛经进展或呈持续性;④影像检查有实性或乳头状结构,彩色多普勒超声病灶血流丰富,阻力指数(RI)、血清CA125明显上升。

(一)诊断标准

1.癌组织与内异症组织并存于同一病变部位。

2.两者有组织学的相关性,类似于子宫内膜间质及腺体,或有陈旧性出血。

3.排除其他原发肿瘤的存在;或癌组织发生于内异症病灶,而不是从其他部位转移而来。

4.有内异症向恶性移行的形态学证据,或良性EM与恶性肿瘤组织相接。

(二)不典型内异症

1.为病理组织学诊断,系指异位内膜腺上皮的不典型或核异型性改变,但不突破基底膜。

2.诊断标准:异位内膜腺上皮细胞核深染或淡染、苍白,伴有中至重度异型性;核/浆比例增大;细胞密集、复层或簇状突。

3.意义:可能是癌前病变,或交界瘤状态。

(三)恶变的部位

主要在卵巢,其他如阴道直肠癌、腹部或会阴切口等较少。

(四)治疗

遵循卵巢癌的治疗原则。

十、关于内异症不孕的治疗

Ⅰ-Ⅱ期:经短期观察未妊娠,并做腹腔镜检查→术后短期观察未孕→加药物或控制性超促排卵(COH)宫腔内人工授精(IVI),结果绝大多数在术后半年至一年内怀孕。

Ⅲ期:病灶去除干净→术后GnRH-a治疗COH/IVF→IUI。

病灶未去除干净→术后GnRH-a治疗COH/IVF→IUI。

Ⅳ期:有效手术后(较多残留)→GnRHX3→IVF。

复发:卵巢内异囊肿→经阴道穿刺→GnRHX3→IVF。

子宫肌瘤后:子宫腺肌病如为局灶性手术治疗→GnRH-a。

子宫腺肌病如为弥漫性→GnRH-a→形态恢复→IVF。

(崔照领)

第六节　子宫腺肌病

子宫腺肌病是指子宫内膜腺体及间质侵入子宫肌层。多发生于30~50岁的经产妇,约有半数患者同时合并子宫肌瘤,约15%的患者合并子宫内膜异位症。

一、病因

子宫腺肌病的病因至今不明,大多认为它来源于子宫内膜,由子宫内膜的基底层直接向肌层生长,并向深层侵入平滑肌肌束间。可能与下列因素有关。

1.子宫内膜损伤　子宫腺肌病患者多有妊娠、宫腔操作或手术史,妊娠或宫腔操作(或手术)时可能损伤子宫内膜及浅肌层,促使基底层内膜侵入肌层内生长而发病。双侧输卵管结扎后,月经期可使两侧宫角部压力增加进而诱发本病。宫内膜电切术、热球滚珠内膜去除术、微波内膜去除术操作时内膜损伤、局部均需加压,子宫内膜尚有部分残留,日后再生和修复过程中也易向子宫肌层生长而发病。

2.性激素的作用　大量研究证实,雌激素可以诱发子宫腺肌病,且年龄大者其诱发成功率增加。子宫腺肌病的发病亦与孕激素有关,在孕激素水平高的条件下,子宫腺肌病的发病率也相应增加。

3.催乳素的作用　动物实验证明催乳素(PRL)在子宫腺肌病的发病机制中起重要作用。将小鼠腺垂体移植到子宫可诱发血 PRL 升高,子宫腺肌病的发病率明显升高。若给腺垂体移植后的小鼠立即用溴隐亭,则 PRL 下降,腺肌病的发病率下降。PRL 升高可能因其直接干扰性激素及性激素受体浓度,从而促进腺肌病的形成。PRL 升高可能同时需要高水平的孕激素才能促使腺肌病形成。有报道如给腺垂体移植后的小鼠应用抗孕激素制剂米非司酮,则腺肌病的发病率明显下降,从而证实 PRL 促进腺肌病的形成需要其他性激素参与。PRL 在雌、孕激素的作用下,可使子宫肌细胞变性从而使内膜间质侵入,最终导致腺肌病。

4.免疫因素　子宫腺肌病患者的自身抗体阳性率升高,内膜中的 IgG、C_3C_4 补体均增加,提示免疫功能可能参与了子宫腺肌病的发病过程。

二、病理

1.大体　病变仅局限于子宫肌层,多使子宫呈一致性的球形增大,很少超过妊娠 12 周子宫大小。子宫内病灶有弥漫型和局限型 2 种,一般为弥漫性生长,且多累及后壁,故后壁常较前壁厚。少数子宫内膜在子宫肌层中呈局限性生长形成结节或团块,类似肌壁间肌瘤,称为子宫腺肌瘤。病变处较正常的子宫肌组织硬韧,触之有结节感,切面呈肌纤维编织状,在增生的肌束间有暗红色或紫蓝色的小裂隙;病变部位与周边组织无明确的分界,亦无包膜。

2.镜下　可在深肌层组织间见到片状或岛状的子宫内膜腺体及间质,多为仅对雌激素影响有反应和不成熟的内膜,呈增生期改变,少数可有增殖表现,但一般很少有对孕激素有反应而出现分泌期改变,说明子宫腺肌病对孕激素治疗无效,病灶侵入的深度和广度,与痛经和月经过多密切相关。

三、诊断要点

1.临床表现　约有 35% 的子宫腺肌病患者无临床症状,临床症状与病变的范围有关,常见的症状和体征有:

(1)痛经。15%~30% 的患者有痛经,疼痛的程度与肌层中内膜岛的多少及浸润的深度有关,约 80% 的痛经者为子宫肌层深部病变。PGF2。合成增加刺激子宫的兴奋性也可引起痛经。

(2)月经过多。月经过多占 40%~50%,其发生可能与病变使子宫内膜面积增加、子宫肌层收缩不良、合并子宫内膜增殖症、前列腺素的作用使肌肉松弛、血管扩张、抑制血小板的聚集等有关。一般病灶深者出血较多。

（3）其他症状。性欲减退占7%，子宫腺肌病不伴有其他不孕疾病时，一般对生育无影响，伴有子宫肌瘤时可出现肌瘤的各种症状。

（4）体征。双合诊或三合诊检查可发现子宫呈球形增大，质硬，一般为一致性增大，如孕2～3个月大小，个别病灶局限者可有硬性突起，易与子宫肌瘤相混淆。子宫在经前期开始充血增大，随之痛经出现，月经结束后随痛经的缓解，子宫亦有所缩小，因此对比经前及经后子宫大小及质地变化有助于诊断。

2.辅助检查

（1）B超检查：子宫腺肌病的B超图像特点为子宫增大，肌层增厚，后壁更明显，致内膜线前移。与正常子宫肌层相比，病变部位常为等回声或稍强回声，有时其间可见点状低回声，病灶与周围组织无明显界限。阴道B超检查可提高诊断的阳性率和准确性。

（2）磁共振：正常子宫的MRI图像分为内带（子宫内膜及黏液）、结合带（子宫肌层的内1/3）、外带（子宫肌层的外2/3）。腺肌病的MRI图像特点：子宫增大，边缘光滑；T_2W_1显示带状解剖形态纡曲或消失；T_2W_1显示子宫前壁或后壁有一类似结合带的低信号肿物。有学者认为诊断腺肌病，结合带的变化非常重要，结合带越宽，腺肌病的可能性越大。

（3）子宫腔造影：以往行碘油造影，可见碘油进入子宫肌层，阳性率为20%，现采用双氧水声学造影，可提高阳性率。

（4）内镜检查：宫腔镜检查子宫腔增大，有时可见异常腺体开口，若用电刀切除子宫内膜及其下方的可疑组织送病理学检查，有时可以明确诊断。腹腔镜检查见子宫均匀增大，前后径更明显，子宫较硬，外观灰白或暗紫色，表面可见一些浆液性小泡。有时浆膜面突出紫蓝色结节。有条件时可行多点粗针穿刺活检或腹腔镜下取活检明确诊断。

（5）血CA125：CA125来源于子宫内膜，体外试验发现内膜细胞可以释放CA125，且在子宫内膜的浸出液内有高浓度的CA125，有学者在子宫腺肌病的内膜中测出CA125，且浓度高于正常内膜的腺上皮细胞。其诊断标准为高于35U/ml。CA125在监测疗效上有一定的价值。

子宫腺肌病一般通过临床表现及辅助检查可做出初步诊断，主要须与子宫肌瘤相鉴别，最后确诊有赖于组织学检查。

四、治疗

治疗方案应根据患者的症状、年龄及生育情况而定。

1.手术治疗

（1）子宫切除术：是主要治疗方法，可以根治痛经和（或）月经过多，适用于年龄较大，无生育要求者。

（2）子宫腺肌瘤挖除术：适用于年轻、要求保留生育功能的子宫腺肌瘤的患者。弥漫性子宫腺肌病做病灶大部分切除术后妊娠率较低，但仍有一定价值。术前可使用GnRHa治疗3个月，以缩小病灶利于手术。

（3）子宫内膜去除术：近年来，有学者对伴有月经过多的轻度子宫腺肌病患者于宫腔镜下行子宫内膜去除术，术后患者月经明显减少，甚至闭经，痛经好转或消失。但对浸润肌层较深的严重病例有术后子宫大出血需急症切除子宫的报道。

（4）子宫动脉栓塞术：目前国内外均有报道应用子宫动脉栓塞术治疗子宫腺肌病，观察例数不多，近期效果较好，有少数复发，远期效果尚在观察。此疗法目前尚在探索阶段，有一定并发症，只用于其他疗法无效又不愿切除子宫者。

2.药物治疗　对于症状轻,给予吲哚美辛、萘普生或布洛芬对症治疗后症状可缓解者,可采用对症保守治疗。对年轻有生育要求者或已近绝经期者可试用达那唑、内美通或促性腺激素释放激素类似物(GnRHa)等,用药剂量及注意事项同子宫内膜异位症。高效孕激素及假孕疗法对此病无效。近年来,有报道应用米非司酮治疗子宫腺肌病取得良好效果,米非司酮是一种孕激素拮抗药,对垂体促性腺激素有抑制作用,具有抑制排卵,诱发黄体溶解,干扰宫内膜完整性的功能。用法:米非司酮 12.5～25.0mg/d,3～6 个月为一疗程,一般除轻度潮热外无明显副反应,但要注意肝功变化。

（李　勇）

第十三章　女性生殖器官发育异常

　　女性生殖器官在形成、分化过程中,由于某些内源性因素(生殖细胞染色体不分离、嵌合体、核型异常等)或外源性因素(使用性激素药物)的影响,原始性腺的分化、发育、内生殖器始基的融合、管道腔化和发育以及外生殖器的衍变可发生改变,导致各种发育异常。常见的生殖器官发育异常有:①正常管道形成受阻所致异常,包括处女膜闭锁、阴道横隔、阴道纵隔、阴道闭锁和宫颈闭锁;②副中肾衍生物发育不全所致异常,包括无子宫、无阴道、始基子宫、子宫发育不良、单角子宫和输卵管发育异常;③副中肾管衍生物融合障碍所致异常,包括双子宫、双角子宫、鞍状子宫和纵隔子宫等发育异常。由于女性生殖器官与泌尿器官在起源上相同,故泌尿器官的发育可以影响生殖器官的发育,约10%泌尿器官发育异常的新生儿伴有生殖器官异常。因此,在诊断生殖器官异常的同时,要考虑是否伴有泌尿器官的异常。

一、外生殖器发育异常

　　女性外生殖器发育异常中较常见的有处女膜闭锁和外生殖器男性化。

(一)处女膜闭锁

　　处女膜闭锁又称无孔处女膜。系发育过程中,阴道末端的泌尿生殖窦组织未腔化所致。由于无孔处女膜使阴道和外界隔绝,故阴道分泌物或月经初潮的经血排出受阻,积聚在阴道内。有时经血可经输卵管倒流至腹腔。若不及时切开,反复多次的月经来潮使积血增多,发展为子宫腔积血,输卵管可因积血粘连而伞端闭锁。

【临床表现】

　　绝大多数患者至青春期发生周期性下腹坠痛,呈进行性加剧。严重者可引起肛门或阴道部胀痛和尿频等症状。检查可见处女膜膨出,表面呈蓝紫色;肛诊可扪及阴道膨隆,凸向直肠;并可扪及盆腔肿块,用手指按压肿块可见处女膜向外膨隆更明显。偶有幼女因大量黏液潴留在阴道内,导致处女膜向外凸出而确诊。盆腔 B 型超声检查可见子宫和阴道内有积液。

【治疗】

　　先用粗针穿刺处女膜膨隆部,抽出积血可以送检进行细菌培养及抗生素敏感试验,而后再 X 形切开,排出积血,常规检查宫颈是否正常,切除多余的处女膜瓣,修剪处女膜,再用可吸收缝线缝合切口边缘,使开口成圆形,必要时术后给予抗感染药物。

(二)外生殖器男性化

　　外生殖器男性化系外生殖器分化发育过程中受到大量雄激素影响所致。常见于真两性畸形、先天性肾上腺皮质增生或母体在妊娠早期接受具有雄激素作用的药物治疗。

　　1.真两性畸形　染色体核型多为 46,XX,46,XX/46,XY 嵌合体。46,XY 少见。患者体内性腺同时存在睾丸和卵巢两种组织,又称卵睾;也可能是一侧卵巢,另一侧睾丸。真两性畸形患者外生殖器形态很不一致,以胚胎期占优势的性腺组织决定外生殖器的外观形态,多数为阴蒂肥大或阴茎偏小。

2.先天性肾上腺皮质增生(CAH)　为常染色体隐性遗传性疾病。系胎儿肾上腺皮质合成皮质醇或皮质醇的酶(如 21-羟化酶、11β-羟化酶与 3β-羟类固醇脱氢酶)缺乏,不能将 17α-羟黄体酮羟化为皮质醇或不能将黄体酮转化为皮质醇,因此其前体积聚,并向雄激素转化,产生大量雄激素。

3.外在因素　影响生殖器官的药物主要为激素类药物。雄激素与合成孕激素有雄激素作用,对泌尿生殖窦最敏感,可使女性外生殖器男性化。妊娠早期服用雄激素类药物,可发生女性胎儿阴道下段发育不全、阴蒂肥大及阴唇融合等发育异常;妊娠晚期服用雄激素可致使阴蒂肥大。

【临床表现】

阴蒂肥大,有时显著增大似男性阴茎。严重者伴有阴唇融合,两侧大阴唇肥厚有皱折,并有不同程度的融合,类似阴囊,会阴体距离增加。

【诊断】

1.病史和体征　询问母亲在妊娠早期是否曾接受具有雄激素作用的药物治疗,家族中有无类似畸形患者。检查时应了解阴蒂大小,尿道口与阴道口的位置,有无阴道和子宫。同时检查腹股沟与大阴唇,了解有无异位睾丸。

2.实验室检查　疑真两性畸形或先天性肾上腺皮质增生时,应检查染色体核型。前者染色体核型多样,后者则为 46,XX,血雄激素呈高值,并伴有血清 17α-羟黄体酮升高和尿 17-酮及 17-羟含量增加。

3.性腺活检　必要时可通过性腺活检,确诊是否为真两性畸形。

【治疗】

行肥大阴蒂部分切除,使保留的阴蒂接近正常女性阴蒂大小并与其基底部进行吻合。融合之大阴唇正中纵行切开至阴道后壁,同时手术矫正外阴部其他畸形,使阴蒂及大小阴唇恢复正常女性外阴形态。

1.真两性畸形　取决于外生殖器的功能状态,将不必要的性腺切除,保留与外生殖器相适应的性腺,并以此性别养育,若外生殖器外观男女社会性别模糊,将充分尊重患者意愿进行选择,进行必要的外阴畸形矫正手术。

2.先天性肾上腺皮质增生　先给予肾上腺皮质激素治疗,减少血清睾酮含量至接近正常水平,再做阴蒂整形术和其他畸形的相应矫正手术或至患者婚前半年择期手术。

二、阴道发育异常

阴道由副中肾管(又称米勒管)和泌尿生殖窦发育而来。在胚胎第 6 周,在中肾管(又称午非管)外侧,体腔上皮向外壁中胚叶凹陷成沟,形成副中肾管。双侧副中肾管融合形成子宫和部分阴道。胚胎 6~7 周,原始泄殖腔被尿直肠隔分隔为泌尿生殖窦。在胚胎第 9 周,双侧副中肾管下段融合,其间的纵行间隔消失,形成子宫阴道管。泌尿生殖窦上端细胞增生,形成实质性的窦-阴道球,并进一步增殖形成阴道板。自胚胎 11 周起,阴道板开始腔化,形成阴道。目前大多数研究认为,阴道是副中肾管在雌激素的影响下发育而成的,从胚胎第 5 周体腔上皮卷折到胚胎第 8 周与泌尿生殖窦融合,其间任何时间副中肾管发育停止,泌尿生殖窦发育成阴道的过程都会停止。因此副中肾管的形成和融合过程异常以及其他致畸因素均可引起阴道的发育异常。

阴道发育异常可分为 3 类:先天性无阴道、副中肾管尾端融合异常和阴道腔化障碍。临床上可见以下几种异常。

（一）先天性无阴道

先天性无阴道系双侧副中肾管发育不全或双侧副中肾管尾端发育不良所致。目前所知,先天性无阴道既非单基因异常的结果,也非致癌物质所致。发生率为 1/5000～1/4000,先天性无阴道几乎均合并无子宫或仅有始基子宫,卵巢功能多为正常。

【临床表现】

原发性闭经及性生活困难。极少数具有内膜组织的始基子宫患者因经血无正常流出通道,可表现为周期性腹痛。检查可见患者体格、第二性征以及外阴发育正常,但无阴道口,或仅在前庭后部见一浅凹。偶见短浅阴道盲端。常伴子宫发育不良(无子宫或始基子宫)。45%～50%患者伴有泌尿道异常,10%伴有脊椎异常。此病须与处女膜闭锁和雄激素不敏感综合征相鉴别。肛诊时,处女膜闭锁可扪及阴道内肿块,向直肠膨隆,子宫正常或增大,B 型超声检查有助于鉴别诊断。雄激素不敏感综合征为 X 连锁隐性遗传病,染色体核型为 46,XY 血清睾酮为男性水平。而先天性无阴道为 46,XX,血清睾酮为女性水平。

【治疗】

1.模具顶压法　用木质或塑料阴道模具压迫阴道凹陷,使其扩张并延伸到接近正常阴道的长度。适用于无子宫且阴道凹陷组织松弛者。

2.阴道成形术　方法多种,各有利弊。常见术式有:羊膜阴道成形术、盆腔腹膜阴道成形术、乙状结肠代阴道术、皮瓣阴道成形术和外阴阴道成形术等多种方法。若有正常子宫,应设法使阴道与宫颈连通。

（二）阴道闭锁

阴道闭锁为泌尿生殖窦未参与形成阴道下段所致。闭锁位于阴道下段,长度 2～3cm,其上多为正常阴道。

【临床表现】

绝大多数患者至青春期发生周期性下腹坠痛,呈进行性加剧。严重者可引起肛门或阴道部胀痛和尿频等症状。症状与处女膜闭锁相似,无阴道开口。但闭锁处黏膜表面色泽正常,亦不向外隆起。肛诊可扪及凸向直肠包块,位置较处女膜闭锁高。

【治疗】

应尽早手术切除。先用粗针穿刺阴道黏膜,抽出积血后切开闭锁段阴道,排出积血,常规检查宫颈是否正常,切除多余闭锁的纤维结缔组织,利用已游离的阴道黏膜覆盖创面,术后定期扩张阴道以防挛缩。若闭锁段阴道距外阴较远,应该在术前充分考虑以何种材料进行部分阴道黏膜组织的替代,如患者大腿外侧皮肤、生物网片等。

（三）阴道纵隔

阴道纵隔为双侧副中肾管会合后,尾端纵隔未消失或部分消失所致。分为完全纵隔和不全纵隔。

【临床表现】

阴道完全纵隔者无症状,性生活和阴道分娩无影响。不全纵隔者可有性生活困难或不适,分娩时胎先露下降可能受阻。阴道检查可见阴道被一纵形黏膜壁分为两条纵形通道,黏膜壁上端近宫颈,完全纵隔下端达阴道口,不全纵隔未达阴道口。阴道完全纵隔常合并双子宫。

【治疗】

阴道纵隔影响性生活或阴道分娩时,应将纵隔切除,创面缝合以防粘连。若阴道分娩时发现阴道纵隔,可当先露下降压迫纵隔时先切断纵隔的中部,待胎儿娩出后再切除纵隔。

（四）阴道斜隔

阴道斜隔综合征是指双子宫、双宫颈、双阴道和一侧阴道完全或不完全闭锁的先天性畸形,多伴闭锁阴道侧泌尿系统畸形,以肾脏缺如多见。其存在的阴道斜隔表现为两面均覆盖阴道上皮的膜状组织,起源于两侧宫颈之间,斜行附着于一侧阴道壁,遮蔽该侧宫颈,隔的后方与宫颈之间形成"隔后腔"。1922 年由 Pluslow 首先提出,此后国内外陆续有相关报道。目前国际上尚无统一命名,国内称其为阴道斜隔综合征。病因尚不明确。可能是副中肾管向下延伸未到泌尿生殖窦形成一盲端所致。阴道斜隔常伴有同侧泌尿系发育异常,多为双宫体、双宫颈及斜隔侧的肾缺如。

阴道斜隔分为三个类型:

1.Ⅰ型为无孔斜隔　隔后的子宫与外界及另侧子宫完全隔离,宫腔积血聚积在隔后腔。

2.Ⅱ型为有孔斜隔　隔上有一数毫米的小孔,隔后子宫与另侧子宫隔绝,经血通过小孔滴出,引流不畅。

3.Ⅲ型为无孔斜隔合并宫颈瘘管　在两侧宫颈间或隔后腔与对侧宫颈之间有小瘘管,有隔一侧子宫经血可通过另一侧宫颈排出,引流亦不通畅。

【临床表现】

发病年龄较轻,月经周期正常,三型均有痛经,Ⅰ型较重,平时一侧下腹痛。Ⅱ型月经间期阴道少量褐色分泌物或陈旧血淋漓不净,脓性分泌物有臭味。Ⅲ型经期延长有少量血,也可有脓性分泌物。妇科检查一侧穹隆或阴道壁可触及囊性肿物。Ⅰ型肿物较硬,宫腔积血时触及增大子宫。Ⅱ、Ⅲ型囊性肿物张力较小,压迫时有陈旧血流出。

【诊断】

月经周期正常,有痛经及一侧下腹痛;月经周期中有流血、流脓或经期延长。妇科检查一侧穹隆或阴道壁有囊肿,增大子宫及附件肿物。局部消毒后在囊肿下部穿刺,抽出陈旧血,即可诊断。B 型超声检查可见一侧宫腔积血,阴道旁囊肿,同侧肾缺如。子宫碘油造影检查可显示Ⅲ型者宫颈间的瘘管。有孔斜隔注入碘油,可了解隔后腔情况。必要时应做泌尿系造影检查。此外,腹腔镜检查可以协助内生殖器畸形的诊断,可发现上生殖道并发症。

【治疗】

由囊壁小孔或穿刺定位,上下剪开斜隔,暴露宫颈。沿斜隔附着处,作菱形切除,边缘电凝止血并以微乔线连续扣锁缝合,一般不需放置阴道模型。阴道斜隔综合征患者一旦畸形得以纠正,在生育能力方面与正常妇女相同,两侧子宫均可正常妊娠及分娩,但少部分也可有流产、胚胎停育、异位妊娠的结局。

(五)阴道横隔

阴道横隔为两侧副中肾管会合后的尾端与尿生殖窦相接处未贯通或部分贯通所致。横隔可位于阴道内任何部位。但以上、中段交界处为多见,其厚度约为 1cm。阴道横隔无孔称完全性横隔;隔上有小孔称不全性横隔。位于阴道上端的横隔多为不全性横隔;阴道下部的横隔多为完全性横隔。

【临床表现】

不全性横隔位于上部者多无症状,位置偏低者可影响性生活。阴道分娩时影响胎先露部下降。完全性横隔有原发性闭经伴周期性腹痛,并呈进行性加剧。妇科检查见阴道较短或仅见盲端,横隔中部可见小孔。肛诊时可扪及宫颈及宫体。完全性横隔由于经血潴留,可在相当于横隔上方部位触及块物。

【治疗】

切除横隔,缝合止血。可先用粗针穿刺定位,抽出积血后再行切开术。术后放置阴道模型,定期更换,直到上皮愈合。切除横隔后,也可将横隔上方的阴道黏膜部分分离拉向下方,覆盖横隔的创面,与隔下方的阴道黏膜缝合。分娩时,若横隔薄者可于胎先露部下降压迫横隔时切开横隔,胎儿娩出后再切除横隔;横隔厚者应行剖宫产术。横隔切除术后要注意创面的愈合和横隔残端挛缩。

三、宫颈及子宫发育异常

宫颈形成约在胚胎 14 周左右,由于副中肾管尾端发育不全或发育停滞所致宫颈发育异常,主要包括宫颈缺如、宫颈闭锁、先天性宫颈管狭窄、宫颈角度异常、先天性宫颈延长症伴宫颈管狭窄、双宫颈等宫颈发育异常。

(一)先天性宫颈闭锁

临床上罕见。若患者子宫内膜有功能时,青春期后可因宫腔积血而出现周期性腹痛,经血还可经输卵管逆流入腹腔,引起盆腔子宫内膜异位症。治疗可手术穿通宫颈,建立人工子宫阴道通道或行子宫切除术。

(二)子宫发育异常

子宫发育异常是女性生殖器官发育异常中最常见的一种,是因副中肾管在胚胎时期发育、融合、吸收的某一过程停滞所致。

1.子宫未发育或发育不良

(1)先天性无子宫:因双侧副中肾管形成子宫段未融合,退化所致。常合并无阴道。卵巢发育正常。

(2)始基子宫:系双侧副中肾管融合后不久即停止发育,子宫极小,仅长 1～3cm。多数无宫腔或为一实体肌性子宫。偶见始基子宫有宫腔和内膜。卵巢发育可正常。

(3)幼稚子宫:双侧副中肾管融合后不久即停止发育,子宫极小,卵巢发育正常。

【临床表现】

先天性无子宫或实体性的始基子宫无症状。常因青春期后无月经就诊,检查才发现。具有宫腔和内膜的始基子宫若宫腔闭锁或无阴道者可因月经血潴留或经血倒流出现周期性腹痛。幼稚子宫月经稀少、或初潮延迟,常伴痛经。检查可见子宫体小,宫颈相对较长,宫体与宫颈之比为 1:1 或 2:3。子宫可呈极度前屈或后屈。

【治疗】

先天性无子宫、实体性始基子宫可不予处理。始基子宫或幼稚子宫有周期性腹痛提示存在宫腔积血者需手术切除。

2.单角子宫与残角子宫

(1)单角子宫:仅一侧副中肾管正常发育形成单角子宫,同侧卵巢功能正常。另侧副中肾管完全未发育或未形成管道,未发育侧卵巢、输卵管和肾脏亦往往同时缺如。

(2)残角子宫:系一侧副中肾管发育,另一侧副中肾管中下段发育缺陷,形成残角子宫。有正常输卵管和卵巢,但常伴有同侧泌尿器官发育畸形。约 65% 单角子宫合并残角子宫。根据残角子宫与单角子宫解剖上的关系,分为三种类型:Ⅰ型残角子宫有宫腔,并与单角子宫腔相通;Ⅱ型残角子宫有宫腔,但与单角子宫腔不相通;Ⅲ型为实体残角子宫,仅以纤维带相连单角子宫。

【临床表现】

单角子宫无症状。残角子宫若内膜有功能,但其宫腔与单角宫腔不相通者,往往因月经血倒流或宫腔积血出现痛经,也可发生子宫内膜异位症。检查可见单角子宫偏小、梭形、偏离中线。伴有残角子宫者可在子宫一侧扪及较子宫小的硬块,易误诊卵巢肿瘤。若残角子宫腔积血时可扪及肿块,有触痛,残角子宫甚至较单角子宫增大。子宫输卵管碘油造影、B型超声检查磁共振显像有助于正确诊断。

【治疗】

单角子宫不予处理。孕期加强监护,及时发现并发症予以处理。非孕期Ⅱ型残角子宫确诊后应切除。早、中期妊娠诊断明确,及时切除妊娠的残角子宫,避免子宫破裂。晚期妊娠行剖宫产后,需警惕胎盘粘连或胎盘植入,造成产后大出血。切除残角子宫时将同侧输卵管间质部、卵巢固有韧带及圆韧带固定于发育对侧宫角部位。

3.双子宫　双子宫为两侧副中肾管未融合,各自发育形成两个子宫和两个宫颈。两个宫颈可分开或相连;宫颈之间也可有交通管。也可为一侧子宫颈发育不良、缺如,常有一小通道与对侧阴道相通。双子宫可伴有阴道纵隔或斜隔。

【临床表现】

患者多无自觉症状。伴有阴道纵隔可有性生活不适。伴阴道无孔斜隔时可出现痛经;伴有孔斜隔者于月经来潮后有阴道少量流血,呈陈旧性且淋漓不尽,或少量褐色分泌物。检查可扪及子宫呈分叉状。宫腔探查或子宫输卵管碘油造影可见两个宫腔。伴阴道纵隔或斜隔时,检查可见相应的异常。

【治疗】

一般不予处理。当有反复流产,应除外染色体、黄体功能及免疫等因素。伴阴道斜隔应作隔切除术。

4.双角子宫　双角子宫是双侧中肾管融合不良所致,分六类:①完全双角子宫(从宫颈内口处分开);②不全双角子宫(宫颈内口以上处分开)。

【临床表现】

一般无症状。有时双角子宫月经量较多并伴有程度不等的痛经。检查可扪及宫底部有凹陷。B型超声检查、磁共振显像和子宫输卵管碘油造影有助于诊断。

【治疗】

双角子宫一般不予处理。若双角子宫出现反复流产时,应行子宫整形术。

5.纵隔子宫　纵隔子宫为双侧副中肾管融合后,纵隔吸收受阻所致,分两类:①完全纵隔子宫(纵隔由宫底至宫颈内口之下);②不全纵隔(纵隔终止于宫颈内口之上)。

【临床表现】

一般无症状。纵隔子宫可致不孕。纵隔子宫流产率26%～94%,妊娠结局最差。检查可见完全纵隔者宫颈外口有一隔膜。B型超声检查、磁共振显像和子宫输卵管碘油造影可以辅助诊断,宫腔镜和腹腔镜联合检查可以明确诊断。

【治疗】

纵隔子宫影响生育时,宫底楔形切除纵隔是传统治疗方法。20世纪80年代后采用在腹腔镜监视下,通过宫腔镜切除纵隔是主要治疗纵隔子宫的手术方法。手术简单、安全、微创,妊娠结局良好。

6.弓形子宫　弓形子宫为宫底部发育不良,中间凹陷,宫壁略向宫腔突出。

【临床表现】

一般无症状。检查可扪及宫底部有凹陷;凹陷浅者可能为弓形子宫。B型超声、磁共振显像和子宫输卵管碘油造影有助于诊断。

【治疗】

弓形子宫一般不予处理。若出现反复流产时,应行子宫整形术。

7.己烯雌酚所致的子宫发育异常　妊娠2个月内服用己烯雌酚(DES)可导致副中肾管的发育缺陷,女性胎儿可发生子宫发育不良,如狭小T型宫腔、子宫狭窄带、子宫下段增宽以及宫壁不规则。其中T型宫腔常见(42%～62%)。T型宫腔也可见于母亲未服用者DES,称DES样子宫。

【临床表现】

一般无症状,常在子宫输卵管碘油造影检查时发现。由于 DES 可致宫颈功能不全,故早产率增加。妇科检查无异常。诊断依靠子宫输卵管碘油造影。

【治疗】

一般不予处理。宫颈功能不全者可在妊娠 14～16 周行宫颈环扎术。

四、输卵管发育异常

输卵管发育异常罕见,是副中肾管头端发育受阻,常与子宫发育异常同时存在。几乎均在因其他病因手术时偶然发现。

1.输卵管缺失或痕迹　输卵管痕迹或单侧输卵管缺失为同侧副中肾管未发育所致。常伴有该侧输尿管和肾脏的发育异常。未见单独双侧输卵管缺失,多伴发其他内脏严重畸形,胎儿不能存活。

2.输卵管发育不全　是较常见的生殖器官发育异常。输卵管细长弯曲,肌肉不同程度的发育不全,无管腔或部分管腔通畅造成不孕,有憩室或副口是异位妊娠的原因之一。

3.副输卵管　单侧或双侧输卵管之上附有一稍小但有伞端的输卵管。有的与输卵管之间有交通,有的不通。

4.单侧或双侧有两条发育正常的输卵管　二条发育正常的输卵管均与宫腔相通。

【治疗】

若不影响妊娠,无须处理。

五、卵巢发育异常

卵巢发育异常因原始生殖细胞迁移受阻或性腺形成移位异常所致。有以下几种情况:

1.卵巢未发育或发育不良　单侧或双侧卵巢未发育极罕见。单侧或双侧发育不良卵巢外观色白,细长索状,又称条索状卵巢。发育不良卵巢切面仅见纤维组织,无卵泡。临床表现为原发性闭经或初潮延迟、月经稀少和第二性征发育不良。常伴内生殖器或泌尿器官异常。多见于特纳综合征患者。B 型超声检查、腹腔镜检查有助于诊断,必要时行活体组织检查和染色体核型检查。

2.异位卵巢　卵巢形成后仍停留在原生殖嵴部位,未下降至盆腔内。卵巢发育正常者无症状。

3.副卵巢　罕见。一般远离正常卵巢部位,可出现在腹膜后。无症状,多在因其他疾病手术时发现。

【治疗】

若条索状卵巢患者染色体核型为 XY,卵巢发生恶变的频率较高,确诊后应予切除。

【临床特殊情况的思考和建议】

1.副中肾管无效抑制引起的异常　性腺发育异常合并副中肾管无效抑制时,表现为外生殖器模糊,如雄激素不敏感综合征。患者虽然存在男性性腺,但其雄激素敏感细胞质受体蛋白基因缺失,雄激素未能发挥正常的功能,副中肾管抑制因子水平低下,生殖器向副中肾管方向分化,形成女性外阴及部分阴道发育。临床上常表现为雄激素不敏感综合征,该类患者其基因性别是染色体 46,XY。患者女性第二性征幼稚型,无月经来潮,阴道发育不全,无子宫或残角子宫,雄激素达男性水平,但无男性外生殖器,性腺未下降至阴囊,多位于盆腔或腹股沟部位,但是为满足其社会性别的需要,阴道发育不良者,在患者有规律性生活时行阴道重建手术。可考虑行腹膜代阴道、乙状结肠代阴道,阴道模具顶压法等治疗,同时切除性腺,手术后激素替代维持女性第二性征。阴道部分发育者,只需切除性腺即可。

2.女性生殖道畸形患者发生泌尿系统畸形　由于生殖系统与泌尿系统在原始胚胎的发生发展过程中互为因果、相互影响,因此,生殖系统畸形往往合并泌尿系统畸形,特别是生殖道不对称性畸形如阴道斜隔综合征、残角子宫等,如阴道斜隔伴同侧肾脏缺如或异位单肾畸形,双侧或单侧马蹄肾。目前,对于生殖道畸形合并泌尿系统畸形的诊断,通常是通过患者所表现出来的痛经、月经从未来潮或下腹痛、盆腔包块等妇科症状,然后才进一步检查是否有泌尿系统畸形的。这样往往是在女性青春期以后甚至是围绝经期才得以发现,从而延误诊断,诱发妇科多种疾病的发生。同时未能对肾脏发育异常做出诊断,对单侧肾脏的功能保护也存在隐患。因此,如何早期诊断早期发现,对于生殖系统疾病的预防和泌尿系统功能的保护有非常现实的意义。诊断方法包括常规行盆腔及泌尿系统彩色三维 B 超检查,并行静脉肾盂造影(IVP),必要时行输卵管碘油造影(HSG)。还可以应用腹腔镜、MRI 及 CT 进行诊断。对于生殖道畸形合并泌尿系统畸形的治疗主要是解决患者的生殖器畸形,解除患者症状并进行生殖器整形。

3.条索状卵巢　临床表现为原发性卵巢功能低下,大多数为原发闭经,少数患者月经初潮后来几次月经即发生闭经。临床治疗目的在于促进身材发育,第二性征及生殖道发育,建立人工周期。

(李林萍)

第十四章　不孕症及辅助生殖技术

第一节　子宫性不孕

一、子宫内膜息肉引起的不孕

子宫内膜息肉(EP)是常见的子宫内膜病变之一,属慢性子宫内膜炎的范畴,总体人群发病率约25%,恶变率1%～1.6%。近年有逐渐增加趋势,宫腔镜的广泛应用使对EP的认识逐步加深。

子宫内膜息肉是局部的子宫内膜腺体和基质过度生长,并突出于子宫内膜。子宫内膜息肉柔软、圆滑,可单发或多发。多数息肉来源于子宫基层。息肉样增生是良性表现,在整个子宫腔内可发现数个小息肉。子宫内膜息肉直径可从几毫米到几厘米大小不等,也可是单个大息肉充满整个宫腔。子宫内膜息肉可有宽大或细小的蒂。Novak和Woodruff对1100例患有子宫内膜息肉的资料分析,发现任何年龄段均可发生息肉,多发年龄是40～49岁,育龄妇女发病率为20%～25%。在尸解子宫中约10%的妇女发现有子宫内膜息肉。

依据子宫内膜对卵巢激素的反应不同,将子宫内膜息肉分为3种。①功能性息肉:由有周期性改变的子宫内膜组成,约占27%。②非功能性息肉:由未成熟子宫内膜组成,约占65%,对孕激素无反应,持续地对雌激素有反应而有增生改变,包括局灶性增生、单纯性增生、复杂性增生及不典型增生。患者的年龄往往更大,约半数绝经后息肉可呈复杂性增生,他莫昔芬(三苯氧胺)服用者和激素替代治疗者EP更易有子宫内膜增生。③腺肌瘤型息肉:息肉中有少许平滑肌组织,占8%,体积较大。多见于绝经后患者。

有资料显示约70.3%的EP是良性的,11.4%～25.7%有单纯性或复杂性增生,3.1%有不典型增生,恶性占0.8%。因此有些学者认为EP属癌前病变。文献报道EP的癌变率为0.5%～4.8%,癌变后多为子宫内膜样腺癌。癌变率与年龄明显相关,围绝经期和绝经后达10%～15%,大的息肉(>1.5cm)、他莫昔芬服用者及伴高血压患者的息肉易癌变。

(一)病因

子宫内膜息肉的病因不详,由于息肉常和子宫内膜增生有关,或许无拮抗雌激素与其发病有关。目前认为与下列原因有关。

1.流产、分娩后子宫内膜炎或子宫肌炎。

2.宫腔异物,如宫内节育器(IUD)、异物存留等。

3.子宫内膜异位症。有学者用宫腔镜检查不孕妇女,发现子宫内膜异位症并不孕者,子宫内膜息肉发生率为46.7%,而无子宫内膜异位症者发生率为16.5%,并且前者内膜息肉高发生率见于内膜异位症的所有期别。有研究证实内膜异位症患者尿激酶纤维蛋白酶原活化因子与前列腺素 $F_{2\alpha}$ 的分泌水平均增高,导致内膜异常生长,同时巨噬细胞分泌的物质也造成内膜异位症者内膜异常增生。

4.特异性感染如结核、阿米巴和血吸虫等。

5.与子宫内膜局部雌激素受体、孕激素受体有关,子宫内膜仅对雌激素有反应,对孕激素不产生相应的变化。

6.与基因变化有关。有学者发现 33 例单纯性良性息肉中,19 例有常染色体重组现象,主要有 3 种异常的重组亚型:6P 21-P 22 染色体重组、12Q 13-ls、7Q 22 染色体重组,并认为子宫内膜息肉可表现不同的亚型。

7.应用他莫昔芬。

(二)子宫内膜息肉与不孕的关系

子宫内膜息肉导致不孕的机制尚不清楚。可能与以下几方面原因有关。

1.内膜息肉充满宫腔,妨碍精子存留和孕卵着床。LASS 等认为直径<2cm 的息肉不会使受精卵植入和妊娠率减低,但可能增加流产率。

2.内膜息肉合并感染,改变宫腔内的环境,不利于精子和孕卵的成活。

3.内膜息肉导致子宫出血,导致胚泡种植异常。

4.若合并输卵管炎可导致梗阻性不孕。

(三)临床表现

子宫内膜息肉主要表现为月经失常,如月经紊乱、经量增多、经期延长或药物流产后持续子宫出血等。由于紧张、牵拉和压迫,息肉可发生继发性改变,导致出血、坏死、感染,可出现腹痛、阴道分泌物增多,甚至发热等盆腔炎的表现。部分患者可无任何症状而在查体时发现。

(四)诊断

1.病史、症状和体征。

2.诊断性刮宫 为传统方法,因具有很大盲目性,其漏诊率达 10%～35%。

3.阴道超声(TVS)和子宫输卵管声学造影(HSG) TVS 由于其无创伤性常被作为是诊断子宫内膜病变的首选手段,EP 的超声图像一般呈强回声结节,舌形或椭圆形,无被膜,蒂部与子宫内膜连续、界限欠清。多普勒超声可根据血流情况,能提高 TVS 诊断息肉的特异性。不同的病理类型超声图像略有不同,单纯增生性、功能性息肉以强回声多见,与子宫内膜界面模糊,不易识别;腺肌瘤样息肉呈致密细小网络状回声;复杂性增生型息肉由于腺腔扩大可呈蜂窝状回声,两者颇具特征。虽然 TVS 特异性差,但 TVS 快速、无创、更方便,可随时检查,临床最常用。

B 型超声宫腔造影可见病灶清晰漂浮于液体中,可见内膜不规则增厚,突向宫腔内,有蒂的则呈舌状略强回声团,无蒂的子宫内膜局部隆起,与子宫内膜层相连续。阴道三维超声宫腔造影除能获得与二维超声相似的结构外,所获得的三维图像清晰、直观、立体感强,空间关系明确,尤其是二维超声无法显示的子宫冠状切面,从各个角度显示息肉结节的大小、形态及其与子宫内膜壁的关系,故三维超声成像显示的子宫内膜及其病变比二维超声更清晰、形象。宫腔造影前后子宫内膜息肉的超声表现见有文献比较 TVS 和 SHG 诊断 EP 的敏感性、特异性、假阴性率、假阳性率分别为 64.5%、75.5%、36.2%、25.0% 和 93.1%、93.9%、8.0%、5.4%。而且 SHG 可行性好,方便经济,患者几乎无痛苦,诊断宫腔内点块状病变有一定的优势,进一步提高了 TVS 诊断宫腔内病变的准确性,近年应用明显增多。但该操作增加了宫腔感染的机会,宜选择合适的时期,且仍属于影像学诊断,假阳性率比宫腔镜高,有文献比较 SHG 和宫腔镜诊断 EP 的假阳性率分别为 24% 和 6%。SHG 可作为门诊的一项简单、方便的筛查,起到"拟似宫腔镜"的作用,尤其适于基层医院开展。

4.子宫输卵管碘油造影(HSG)　HSG 在 EP 的诊断中并不常用,多由于不孕而进行常规 HSG 检查中发现息肉。大的 EP 可表现为宫腔充盈缺损。

5.宫腔镜　可直接观察宫腔内病变,是诊断宫腔内病变的金标准。息肉多为单个或多个大小不等呈指状、舌状或乳头状突起或椭圆形、圆形。质地柔软,表面光滑,与周围组织相似,多数有蒂,细而长,可随膨宫液而飘动,表面有时可见纤细的血管网,同时可清晰地观察息肉周围的内膜。色泽一般与子宫内膜的颜色相近,但也与息肉的组织结构、有无合并感染和充血坏死有关,可为白色、粉红、紫色等。息肉可在宫腔各处生长,但一般常见于宫底及宫角处。

众多的研究认为宫腔镜诊断宫腔内病变以对 EP 最准确可靠,其诊断 EP 的敏感性、特异性、阴性预测值、阳性预测值分别可达 95.3%、95.4%、98.9%、81.7%,而被认为是诊断 EP 的金标准。由于宫腔镜下不仅定位准确,而且可初步判断病变的性质,必要时定位活检,配合放大成像系统时易发现微小病变,尤其能诊治兼顾,目前比 SHG 更广泛用于 EP 的诊断。随着科学技术的进步,微型宫腔镜创伤更小,且能使 EP 的诊断和电切割术一站式完成,更快捷、更经济。

6.病理检查　其诊断与取材有关。刮宫时息肉易碎,失去正常形态而影响诊断。

(五)鉴别诊断

子宫内膜息肉主要要与黏膜下肌瘤及子宫内膜癌相鉴别。三者多表现为不规则阴道流血,月经紊乱,月经量多,经期延长等,从临床角度鉴别相对比较困难。经阴道彩色超声检查时,三者特点如下。

子宫内膜息肉的回声偏高,而且形态规则,内部回声均匀,内部可见扩张的小腺体形成的囊腔,囊壁较薄而且清晰。

黏膜下肌瘤内膜回声均匀,肌瘤呈稍低回声区,回声较均匀,与肌层界限清楚,常将正常的两层子宫内膜分离,引起宫腔线分离。

子宫内膜癌内膜增厚杂乱不均匀,形态不规则,与肌层分界不清。在彩色多普勒超声方面,子宫内膜息肉一般可见少量点状血流信号;黏膜下肌瘤血流信号丰富呈彩球状;而内膜癌肿瘤周边和内部可见较丰富杂乱的彩色血流,频谱表现为舒张期血流丰富,呈低阻特征。

(六)治疗

1.期待疗法　一些功能性息肉,可随体内雌孕激素周期性的变化而改变,可随月经血脱落。Perez-Medina 等观察了 65 例宫腔镜确诊的无症状性息肉患者,随访 3 年,只有 6 例需手术,而 59 例免于手术处理。

2.药物治疗　效果不满意。

3.手术治疗　目前,宫腔镜下摘除息肉有 2 种手术方式。

(1)宫腔镜定位后摘除息肉。

(2)宫腔镜直视下切除息肉(TCRP)。

选择哪一种手术方式与手术医师的习惯及对宫腔镜操作技能的熟练程度有关。在宫腔镜诊断定位后行息肉钳夹,方便快速。但不能去除息肉的基底部而复发率高,而且易使组织破碎不利于组织学诊断。

TCRP 效果确切,尤其能切除位于子宫内膜基底层的息肉根部,明显降低复发率,有报道比较两种手术方式后息肉的复发率分别为 37.5% 和 <10%。同时行刮宫术或内膜活检,组织送检时区分息肉和周围内膜,既有助于息肉的明确诊断和了解周围内膜的病理改变,又能指导下一步的处理。

TCRP 术前无须子宫内膜预处理,是所有宫腔镜切割术中最易掌握的技术之一,术中术后并发症很少见,手术非常安全,且对于不孕患者宫腔镜下切除息肉后增加妊娠率和活产率,而不增加术后的流产率。有报道 23 例不孕症妇女行 TCRP 后随访 18 个月以上,妊娠率和分娩率明显高于宫腔正常者。

Cravello 等对 195 例 TCRP 随访 5.2 年,80%的患者效果确切。实践证明 TCRP 是治疗 EP 的金标准。

二、子宫肌瘤引起的不孕

子宫肌瘤是女性生殖器官中最常见的良性肿瘤,也是人体中常见的肿瘤之一。子宫肌瘤主要由子宫平滑肌细胞增生而形成。其中有少量结缔组织纤维仅作为一种支持组织而存在。其确切的名称应为子宫平滑肌瘤,通称子宫肌瘤。子宫肌瘤在 30～50 岁女性中发病率较高。子宫肌瘤患者中不孕发生率为 22%～32%,其中以黏膜下肌瘤不孕发生率最高。但作为不孕的唯一因素,仅占 2%左右。

(一)病因病理

1.病因　迄今为止,子宫肿瘤的病因尚不明了。根据大量临床观察和实验结果证明肌瘤是一种依赖于雌激素生长的肿瘤。如临床常见于 30～50 岁育龄妇女,尤其是在高雌激素环境中,如妊娠、外源性高雌激素等情况下生长明显,而绝经后肌瘤逐渐缩小。肌瘤患者又常伴卵巢充血、胀大,子宫内膜增长过长,揭示与过多雌激素有关。

子宫肿瘤与内分泌失调有相当大的关系。应用外源性激素及氯米芬后子宫肌瘤增大,抑制或降低性激素水平可防止肌瘤生长、缩小肌瘤及改善临床症状。

从组织发生来看,子宫肌瘤细胞源于子宫肌、血管壁的平滑肌细胞如未成熟的肌原细胞,但后者在组织学上尚未明确概念。人类子宫肌瘤的发生可能来自未分化间叶细胞向平滑肌的分化过程。多发性子宫肌瘤可能是由于起源细胞在子宫肌层的多灶潜伏。进入性成熟期后,残存于肌层的未分化间叶细胞和成熟的平滑肌细胞,在雌、孕激素周期作用下出现自身连续性增殖、分化及肥大过程,在长时间内反复进行,最后形成肿瘤。

细胞遗传学研究显示,25%～50%子宫肌瘤存在细胞遗传学的异常,包括 12 号和 17 号染色体长臂片段相互换位、12 号染色体长臂重排、7 号染色体长臂部分缺失或三体异常等。分子生物学研究结果提示:子宫肌瘤是由单克隆平滑肌细胞增殖而成;多发性子宫肌瘤是由不同克隆细胞形成。子宫肌瘤细胞中雌激素受体和组织中雌二醇含量较正常子宫肌组织高。雌激素可促进子宫肌瘤增大。故子宫肌瘤多发生于育龄妇女,而绝经后肌瘤停止生长,甚至萎缩。孕激素可刺激子宫肌瘤细胞核分裂,促进肌瘤生长。

2.分类　按肌瘤所在部位分为宫体肌瘤(92%)和宫颈肌瘤(8%)。根据肌瘤与子宫肌壁的关系分 3 类。

(1)肌壁间肌瘤:肌瘤位于子宫肌壁内,周围均被肌层包围,占 60%～70%。

(2)浆膜下肌瘤:肌瘤向子宫浆膜面生长,突起在子宫表面,约占 20%。肌瘤表面仅由子宫浆膜覆盖。当瘤体继续向浆膜外生长,仅有一蒂与子宫肌壁相连,成为带蒂浆膜下肌瘤,营养由蒂部血管供应,因血供不足易变性、坏死。若蒂部扭转而断裂,肌瘤脱落至腹腔或盆腔,形成游离性肌瘤。若肌瘤位于宫体侧壁向宫旁生长,突入阔韧带两叶间称阔韧带内肌瘤。

(3)黏膜下肌瘤:肌瘤向子宫黏膜方向生长,突出于宫腔,仅由黏膜覆盖,称为黏膜下肌瘤。占 10%～15%。肌瘤多为单个,使宫腔变形增大,子宫外形无明显变化。黏膜下肌瘤易形成蒂,在宫腔内生长犹如异物,常引起子宫收缩,肌瘤被挤经宫颈突入阴道。

子宫肌瘤常为多个,各种类型的肌瘤可发生在同一子宫,称多发性子宫肌瘤。

3.病理

(1)检查:肌瘤为实质性球形结节,表面光滑,与周围肌组织有明显界限。虽无包膜,但肌瘤周围的子宫肌层受压形成假包膜,其与肌瘤间有一层疏松网隙区域,切开包膜后肿瘤会跃出,手术时易剥出。血管由外穿入假包膜供给肌瘤营养,肌瘤越大,血管越多越粗;假包膜中的血管呈放射状,壁缺乏外膜,受压后易引起循环障碍而使肌瘤发生各种退行性变,肌瘤呈白色,质硬,切面呈漩涡状结构。肌瘤颜色与硬度因纤维组织多少而变化,含平滑肌多,色略黄,质较软;纤维组织多则色较白,质较硬。

(2)镜检:子宫肌瘤来自子宫肌层的平滑肌细胞或肌层血管壁的平滑肌细胞。肌瘤由皱纹状排列的平滑肌纤维互相交叉组成。漩涡状,其间掺有不等量的纤维结缔组织。细胞大小均匀,呈卵圆形或杆状,核染色较深。

4.子宫肌瘤引起不孕的机制　子宫肌瘤是否影响受孕及影响的程度,与肌瘤生长的部位、大小和数目有很大的关系。其导致不孕可有以下几种情况。

(1)较大的子宫肌瘤可使宫腔变形,不利于精子通过,以及受精卵着床和胎儿发育。

(2)生长在子宫角附近的肌瘤可压迫输卵管开口处,造成阻塞。

(3)生长在阔韧带内的肌瘤可使其表面的输卵管拉长扭曲,管腔挤压,影响其通畅,或使卵巢变位,卵巢与输卵管间距离增宽,妨碍输卵管伞端的拾卵功能。

(4)生长在子宫颈部的子宫肌瘤可压迫子宫颈管,阻碍通道或改变子宫颈口的朝向,使之远离后穹隆部的精液池,不利于精子进入子宫颈口。

(5)生长在子宫腔内的黏膜下肌瘤,犹如宫腔内放置了一只球形的宫内节育器,妨碍生育。宫腔表面的内膜缺血,坏死,萎缩,也不利于受精卵着床。

(6)子宫肌瘤可使子宫收缩的频率、幅度及持续的时间高于正常基线,干扰受精卵着床或者着床后发生流产。

(7)当肌瘤伴发子宫内膜增殖症时,可能合并无排卵和性激素分泌紊乱。

(8)罹患子宫肌瘤时,因肌瘤压迫子宫血管,动脉供血减少,静脉回流不畅,子宫内膜组织有增生、分化不良,发生炎性反应,与卵巢激素同步不良和内膜微循环功能失调等病理改变,不利于孕卵着床、植入和胚胎发育。

(9)子宫本身的内分泌功能对妊娠有重要意义。子宫肌瘤患者子宫内分泌功能失调,使局部内环境改变,不利于受孕。

(二)临床表现

1.症状　子宫肌瘤的症状常随肌瘤生长的部位、大小、生长速度,有无继发变性及并发症等而异。临床上常见子宫出血、腹部包块、疼痛、邻近器官的压迫症状、白带增多、不孕、贫血等。

(1)子宫出血:为子宫肌瘤的主要症状,出现于半数或更多的患者。其中以周期性出血(月经量过多,经期延长或者月经周期缩短)为多,约占2/3;而非周期性(持续性或不规则)出血占1/3。出血主要由于壁间肌瘤和黏膜下肌瘤引起。周期性出血多发生在壁间肌瘤。黏膜下、壁间及浆膜下肌瘤的出血发生率分别为100%、74%及36%。

肌瘤所致出血量多的原因:①肌瘤患者常由于雌激素过高而合并子宫内膜增殖及息肉,致月经量多。②肌瘤所致子宫体积增大,内膜面积增加,出血量过多和出血过久。③黏膜下肌瘤,黏膜表面经常溃烂、坏死,导致慢性子宫内膜炎而引起淋漓不断出血。④壁间肌瘤,影响子宫收缩及压迫血管作用,或黏膜下肌瘤内膜剥脱而本身无法收缩,均致出血量多及持续时间延长。⑤较大肌瘤可合并盆腔充血,使血流旺盛而量多。⑥更年期月经不调。

(2)腹部肿块:下腹部肿块常为子宫肌瘤患者的主诉,可高达69.9%,有时也可能为肌瘤的唯一症状。腹部肿块的发现多在子宫肌瘤长出骨盆腔后,常在清晨空腹膀胱充盈时明显。由于子宫及肌瘤被推向上方,故患者易于自己触得,超过 4～5 个月妊娠子宫大者,在膀胱不充盈时亦可触及。子宫肌瘤一般位于下腹正中,少数可偏居下腹一侧,质硬或有高低不平感。较大者多出现变性,较软而光滑。

(3)疼痛:表现为腹痛者约占 40％,腰酸者 25％和痛经者 45％;亦有表现为下腹坠胀感或腰背酸痛,程度多不严重。疼痛乃肿瘤压迫盆腔血管,引起淤血,或压迫神经,或有蒂的黏膜下肌瘤可刺激子宫收缩,由宫腔内向外排出所致宫颈管变宽大而疼痛,或肌瘤坏死感染引起盆腔炎、粘连、牵拉等所致。如个别患者因子宫肌瘤红色变性,则腹痛较剧烈并伴有发热。子宫浆膜下肌瘤蒂扭转或子宫轴性扭转时亦产生急性剧烈腹痛。大的浆膜下肌瘤向阔韧带内生长,不仅可压迫神经、血管引起疼痛,还可压迫输尿管或肾盂积水而致腰痛。凡痛经剧烈且渐进性加重者常为子宫肌瘤并发子宫腺肌病或子宫内膜异位症等所致。

(4)压迫症状:肌瘤引起压迫症状者约达 30％,多发生于子宫颈肌瘤,或为子宫体下段肌瘤增大,充满骨盆腔,压迫周围脏器而引起。压迫膀胱,则出现尿频或排尿困难、尿潴留等;压迫输尿管,可致肾盂积水、肾盂肾炎,生长在子宫后壁的肌瘤可压迫直肠,引起便秘,甚至排便困难。盆腔静脉受压可出现下肢水肿。压迫症状在月经前期较显著,此乃子宫肌瘤充血肿胀之故。如浆膜下肌瘤嵌顿于子宫直肠窝也可出现膀胱或直肠压迫症状。

(5)白带:白带增多占 41.9％。子宫腔增大,子宫内膜腺体增多,伴有盆腔充血或炎性反应均能使白带增加;当黏膜下肌瘤发生溃疡、感染、出血、坏死时,则产生血性白带或脓臭性白带,量可很多。

(6)不孕与流产:30％子宫肌瘤患者不孕,有时可能是就诊原因之一,而在检查时发现存在着肌瘤。自然流产率高于正常人群,其比例为 4:1。

(7)贫血:长期出血而未即时治疗者可发生贫血。严重贫血能导致贫血性心脏病,心肌退行性变。

2.体征　与肌瘤大小、位置、数目及有无变性有关。肌瘤较大在腹部叩及质硬、不规则、结节块状物。妇科检查时,肌壁间肌瘤子宫常增大,表面不规则、单个或多个结节状突起;浆膜下肌瘤可扪及质硬、球块状物与子宫有细蒂相连,活动;黏膜下肌瘤子宫多为均匀增大,有时宫口扩张,肌瘤位于宫口内或脱出在阴道内,呈红色、实质、表面光滑;伴感染则表面有渗出物覆盖或溃疡形成,排液有臭味。

(三)诊断

结合病史、症状、体征和 B 型超声检查,可对绝大多数肌瘤做出正确的诊断;但对小的、症状不明显或囊性变肌瘤有时诊断困难。常规的诊断性刮宫可帮助了解宫腔情况,并了解子宫内膜的病理性质。通过宫腔镜检查可在直视下观察宫腔内的病变。并切除黏膜下肌瘤。在诊断不明时,可行腹腔镜检查以明确诊断。磁共振(MRI)对子宫肌瘤的诊断尤为得力,优于 B 型超声和 CT,能清楚地显示肌瘤的部位和数目,对小肌瘤(0.5～1cm)也可辨别清楚,还可显示肌瘤的退行性变性,如玻璃样变性、钙化等,但检查价格昂贵,难以推广。

(四)治疗

1.一般治疗　子宫肌瘤不孕患者应视其肌瘤部位、大小、临床症状是否明显而施以不同的治疗方法。如黏膜下子宫肌瘤,对妊娠影响较大,应先予手术切除。如子宫肌壁间肌瘤和浆膜下肌瘤,症状不明显,生长速度不快,可用中医中药治疗尽快怀孕,怀孕后以中药安胎,预防流产、早产。如肌瘤较大,观察治疗半年到一年仍未怀孕,也可先施行子宫肌瘤切除术,再予以中医中药治疗促使怀孕。

2.药物治疗　单纯西药治疗一般不适合子宫肌瘤合并不孕患者。对于子宫肌瘤较大需行子宫肌瘤切除术者,可术前应用促性腺激素释放激素类似物 3 个月,使肌瘤缩小利于手术。

3.手术治疗

(1)适应证:小于 35 岁,迫切要求生育经药物治疗未能怀孕,多发性肌瘤、肌瘤直径＞6cm;黏膜下肌瘤;子宫＞12 周妊娠大小、肌瘤生长迅速、症状明显、有变性者。

（2）方法：肌瘤挖除术可根据肌瘤的大小、位置、具体条件，选择经腹、经阴道、经腹腔镜或宫腔镜进行。①经腹肌瘤摘除术：适用于年龄较轻需保留子宫的浆膜下、肌壁间单个或数量较少的肌瘤患者；②经阴道肌瘤摘除术：突出在阴道内的黏膜下肌瘤可经阴道摘除；③腹腔镜下肌瘤摘除术：主要适用于子宫浆膜下肌瘤；④宫腔镜下肌瘤摘除术：适用于黏膜下肌瘤及部分突向宫腔的肌壁间肌瘤，直径5cm以下者。术前应行影像学检查，明确肌瘤位置、大小、数目。术中操作尽量细致、彻底，尽可能切除所有可见肌瘤。但注意避免损伤过多的内膜，同时注意排除内膜的病变。子宫肌瘤摘除术后应中医中药辨证治疗，促使尽快怀孕，防止复发。最好在术后3年内受孕，一般3年内怀孕的概率为70%～80%，复发率为10%左右。

4.其他疗法

（1）介入治疗-子宫动脉栓塞术：运用Seldinger技术经皮股动脉穿刺，超选择栓塞双侧肌瘤供应血管，使肌瘤萎缩、坏死并吸收。

（2）射频消融治疗：射频消融技术利用插入组织内的电极针发射高频交变电流，使组织内的各种离子随之振动产热，组织局部的温度升高，导致组织凝固坏死，坏死组织在3～6个月后，将逐渐纤维化，最终被人体吸收。

（3）高强度聚焦超声：是以超声波为能源，通过高强度的超声在体外聚焦后，直接作用于体内的肿瘤组织，使肿瘤局部温度速升至70℃以上，从而使组织发生凝固和坏死。其优点是无创性和不良反应少。

以上方法仍需更多的临床观察积累更多的经验，对未生育患者尤应注意，避免破坏子宫内膜及对子宫、卵巢、输卵管的血供。

（徐广立）

第二节　输卵管性不孕

由于炎性反应所引起的输卵管阻塞或通而不畅是女性不孕症的重要原因，临床约占1/3。引起输卵管炎的病原体可有两个来源，一是阴道内的菌群包括需氧菌及厌氧菌，主要细菌有葡萄球菌、链球菌、大肠杆菌及绿脓杆菌，厌氧菌主要有消化链球菌、消化球菌、脆弱类杆菌等；二是来自外界的病原体如结核杆菌、淋球菌、沙眼衣原体等。可单独或混合感染，常是混合性感染，约2/3的患者伴厌氧菌感染。近年来由于性传播疾病引起的慢性输卵管炎的发生率有上升趋势。

一、输卵管炎的传播途径

1.沿生殖器官黏膜上行感染，如淋病双球菌感染宫颈黏膜、子宫内膜和输卵管黏膜即为此途径。

2.经淋巴途径传播致病菌沿阴道上部及宫颈旁腹膜后淋巴系统向输卵管蔓延，见于流产后、产褥期和放置节育环（IUD）后的感染。

3.血行播散由感染灶经血行感染腹膜，而后感染输卵管，如结核菌感染即为此途径。

二、慢性输卵管炎的病理改变

1.慢性间质性输卵管炎　临床较多见。输卵管因淋巴细胞浸润、组织纤维化而增粗，黏膜皱襞显著减少甚至消失。输卵管僵硬或蜷曲，常与卵巢或阔韧带后叶形成不同程度的粘连。管腔阻塞（部分或全部）

或伞端阻塞闭锁。部分患者管腔变细,但通畅。显微镜下见输卵管各层广泛淋巴细胞和浆细胞浸润,上皮细胞增生肥大,黏膜皱襞纤维化粘连,融合阻塞管腔。

2.峡部结节性输卵管炎　由于输卵管黏膜腺上皮局部浸润管壁肌层使峡部肌层增厚。输卵管峡部呈黄色或棕色坚实的结节,直径1～2cm,浆膜光滑。纤维镜下见肌层散布输卵管上皮所形成的腺腔,腔外肌纤维增生肥大,输卵管常被分割为几个管道,严重者管腔完全闭锁。

3.输卵管积水　多数认为是由于输卵管伞端粘连,管腔内渗出物积聚所致,也有认为是输卵管积脓,脓性物吸收后残留液体形成。外观呈长茄状或腊肠状,远端较大。管壁外表光滑,壁薄而透明,管内液体清亮,管壁与周围组织一般无粘连或仅轻微粘连。镜下见积水上皮细胞呈扁平或砥柱状。

4.慢性输卵管积脓　可反复发作,脓为黏稠脓液。管壁呈纤维增厚,黏膜表面灰白色,光滑或颗粒状,皱襞萎缩或消失。管壁与周围组织粘连严重,可形成输卵管卵巢脓肿。镜下见管壁中有淋巴细胞、噬中性粒细胞和浆细胞浸润。

三、临床表现

可有或无急性盆腔炎病史、阑尾炎史。急性淋病性输卵管炎常伴有急性泌尿道感染的症状,如尿痛、尿频、尿急等。流产或产后发生者应详细询问流产或分娩后的情况。月经可正常或失调。

妇科检查:腹部一般无压痛,外阴检查注意前庭大腺有无肿大,外阴有无赘生物,尿道口及尿道旁腺有无炎性表现。按摩前阴道壁有无脓液流出,流出液送细菌培养并做革兰检查。双合诊检查注意双侧附件区有无增厚、压痛及包块。输卵管炎时常可在子宫一侧或双侧触到索条状增粗的输卵管,并有轻压痛;输卵管积水或输卵管卵巢囊肿,则可触及一侧或两侧的囊性肿物,活动多受限。

四、诊断

根据病史、症状及体征,B型超声可协助诊断。

五、慢性输卵管炎导致不孕的原因

1.慢性输卵管炎常伴有盆腔慢性炎性反应,使性交疼痛或因疼痛而害怕性交。
2.生殖道分泌物增多,呈脓性pH值改变,可影响精子存活和活动。
3.子宫和输卵管黏膜层炎性反应、充血,纤毛运动功能受损或纤毛破坏,影响精子和卵子的运送。
4.输卵管管腔内的炎性反应,粘连导致输卵管阻塞或积水,使输卵管阻塞,精子和卵子不能相遇。
5.输卵管周围粘连造成输卵管伞部闭锁或影响输卵管蠕动和拾卵作用。
6.有慢性盆腔炎时,卵巢功能受损可引起月经失调。

六、临床常用的输卵管通畅性检查

常用的方法有输卵管通液或通气试验、子宫输卵管造影;近来有报道腹腔镜与输卵管通液联合检查、B型超声监视下行子宫输卵管通液检查、宫腔镜下行输卵管插管检查、借助介入放射学技术进行选择性输卵管造影和再通术等。上述方法可不同程度提示输卵管的通畅性、阻塞部位、管腔内的形态变化及病因病理,为诊断提供依据。此外,介入性检查有助于对轻度输卵管扭曲的矫正、内膜粘连的分离、管腔内残留物的排除等,起到一定治疗作用。

(一)检查注意事项

检查前必须查明生殖道无活动性炎性反应,包括阴道、宫颈检测致病微生物为阴性。若有炎性反应者,经治愈后方可检查。检查周期内禁止性生活。检查时间宜选择在月经干净后 3～7d 内。因检查时间太早,子宫内膜尚未完全修复,检查中的气体或油剂可能进入血窦,形成栓塞;亦可能将宫腔中残存的经血挤推到输卵管,进入腹腔,以致引起感染或子宫内膜异位症。若在排卵期后进行检查,子宫内膜已较肥厚,易造成输卵管内口假性阻塞;同时介入宫腔的导管类器械擦伤内膜,易致术中及术后子宫出血。内膜进入腹腔也可导致子宫内膜异位症发生。

输卵管内口与峡部管腔细,肌层较厚,受到刺激时易发生痉挛。因此在通畅检查前、中应适当应用镇静剂或解痉药,以防止假象,误导医师做出错误结论。

在实施检查术中必须遵照无菌操作原则,防止医源性感染。检查当日体温应低于 37.5℃。

在通畅性检查中注意堵紧宫颈外口、防止漏气、溢液影响检查结果判定。近年来有一次性双腔输卵管通液器,带有气囊,可避免漏气、溢液发生。在一个月经周期内只能做一项介入性检查,例如不能在诊刮术后继之作通畅性检查,或通液术后再行造影术。尤其是碘油造影术后数月才可施行其他生殖系统手术。

(二)检查方法

1.输卵管通液试验　注入含庆大霉素 8 万单位,地塞米松 5mg 或糜蛋白酶 10000U(注意有发生过敏者)的生理盐水 20～30ml,同时加入阿托品 0.5mg,以防输卵管痉挛,将气囊导管放入宫颈内口,缓慢注入液体。根据推注阻力、有无液体反流和患者下腹是否疼痛来判定输卵管通畅情况。判定标准如下。

(1)输卵管通畅:推注液体无阻力,或开始有一定阻力,后阻力消失,宫颈无液体反流,患者下腹无疼痛。

(2)输卵管通而不畅:推注液体有阻力、或开始阻力较大,后阻力减小但仍存在,有少量液体反流,患者自觉下腹轻微疼痛。

(3)输卵管阻塞:推注液体阻力大,注液不足 8～10ml 即不能推注液体,液体反流多,患者下腹疼痛明显。

本方法设备简单,操作方便,即是检查方法,也有治疗作用,是目前最常用的输卵管检查方法,其判定输卵管通畅性的准确性为 84.2%～85%。缺点是不能判定输卵管阻塞的侧别和确切部位。

2.子宫输卵管造影　子宫输卵管造影术是目前国内外对输卵管通畅定性、定位最常用的检查方法。除前述的禁忌证及注意事项外,术前需做碘过敏试验,阴性者方可施术。

(1)造影剂

①碘油:常用 40%碘化油、30%乙碘油等。油剂的优点是黏稠度高、密度大,影像清晰;流动慢,摄片时间比较充裕;刺激性小,过敏反应少,有 X 线设备的医院均可进行。缺点是吸收慢,滞留在输卵管梗阻部位或滞在盆腔粘连包块内时间长,油皂化后含有脂肪酸,刺激组织发生肉芽肿,加重输卵管炎或引起慢性腹膜炎。

②碘水:常用的有 60%或 76%泛影葡胺。碘水造影的优点是黏稠度低,可扩散到输卵管的分泌物内,使梗阻之管腔显示充分;流动快,一次完成摄片;吸收快,注入 10～30min 即被吸收,经肾脏排出。缺点是有一定刺激性,注入时需适当加局麻药物;流动快,消失快,有时术者与摄片者配合不好或经验不足,照片显影不清晰。

(2)造影方法:造影前排空大小便,消毒外阴、阴道和宫颈。在无菌操作下抽出造影剂 7～10ml,因导管内需容纳 2ml,宫腔内容 3～5ml。将金属导管或双腔导管插入宫颈内堵紧。排出导管中气泡,以防误诊为息肉或肌瘤。在透视下边入边观察,至子宫输卵管均充盈即摄片;或在不透视下缓慢注入,至患者下腹胀即摄片。如注入时有明显阻力感或患者疼痛难以忍受时,应停止注射,总注入量 5～10ml。如注入碘水剂,则连摄 2 片,相隔 10～15min;若注入碘油剂,第 1 片洗出观察后,酌情摄第 2 片,待 24h 后,擦洗阴道,清除可能残留在阴道内的碘剂,再摄盆腔平片 1 张。若输卵管通畅,则输卵管内无油剂残留,进入盆腹腔的油剂呈涂抹状影像,子宫腔内残留呈纵行条状影,阴道内呈横行条状影,输卵管伞部残留呈香肠状影。

造影是女性不孕检查中比较安全、简便有效的方法,可在 X 线摄片上显示清晰的图像及长期保存。造影不但可了解输卵管是否通畅,并可全面观察宫腔及输卵管内部的情况,但造影不能准确反映盆腔的病变和粘连程度。

(3)并发症与造影后处理:①静脉回流。可能由于子宫内膜为器械损伤,内膜有炎性反应或注射压力过高、造影剂量过大等。有文献报告,若油剂发生油性栓塞、过敏反应,患者在造影中或造影后咳嗽、胸痛、心悸、烦躁、休克昏迷,可致猝死。因此术前应做好抗过敏、抢救休克的准备。②感染。原有炎性反应引起发作,或无菌操作不严致医源性感染,引起子宫炎、附件炎、盆腔炎、腹膜炎等。应注意防治感染,适当用抗生素。为防止器械内残存污物引起感染,术前消毒要确实无微生物污染;术后应将导管、注射器用乙醚洗净腔内,或在小苏打溶液内浸泡后洗净,以免碘油滞留管内,下次应用时引起不良刺激或感染。最好应用一次性器械,以杜绝交叉感染。

如术中、术后患者疼痛较重,应当在放射科就地休息观察,必要时留观察室或住院诊治,以免发生意外。

3.子宫输卵管超声检查　子宫输卵管声学造影,目前国内外多采用过氧化氢溶液作为声学造影剂。过氧化氢溶液对人体无害,对子宫、输卵管黏膜无刺激,具有明显的声学效果。过氧化氢溶液注入囊腔后,在人体过氧化氢酶作用下迅速分解产生游离氧,形成大量微气泡,既可防治感染又产生泡沫效应。微气泡与软组织具有较大的密度差,在声像上形成强烈反射。在 B 型超声观测下,可较明确地动态看到输卵管内的液体流动情况,若通畅则子宫直肠凹可出现液性暗区;不通畅时有利于判定梗阻部位,若伞部梗阻,可测到输卵管积液的液性暗区。

此法优点是在超声扫描下通液,借助动态影像学能较准确地判定输卵管通畅情况,通液后的输卵管及盆腔状态,有利于诊断与治疗,且无放射线对人体的影响,是今后的发展方向。

(1)适应证:凡适应输卵管通水或 X 线碘油造影的患者均可行子宫输卵管声学造影术。通畅性检查宜选择在月经净后 3～7d。

(2)禁忌证:内外生殖器急性炎性反应,宫颈重度糜烂或脓性分泌物多,严重滴虫性或霉菌性阴道炎患者;月经期或子宫出血疾病、盆腔活动性结核。术前 1 周内禁止性生活。

(3)方法:适度充盈膀胱,取膀胱截石位,常规 2% 碘伏消毒外阴、阴道后,暴露宫颈,消毒宫颈后,插入双腔造影管。

B 型超声监视下先显示子宫纵切面及清晰的宫腔回声,然后将 0.5%～1.5% 过氧化氢溶液缓缓注入,可见过氧化氢溶液产生的微细气泡弥散在宫腔-输卵管内,呈强回声。一般注入 3～5ml 即可显示宫腔结构;注入 10～20ml 可显示双侧输卵管。

(4)输卵管通畅性判断:①双侧输卵管通畅。纵切面显示宫腔分离<7mm,继续注入后横切面显示双侧输卵管腔内强回声,流动达输卵管伞端散开,子宫直肠窝内见积液。②一侧输卵管通畅。推注稍有阻力,宫腔分离<10mm,液体从一侧输卵管外溢,子宫直肠窝也可见积液。③双侧输卵管梗阻。推注阻力大,停止推注时液体反流,宫腔分离>11mm,子宫直肠窝无积液。若输卵管阻塞在近伞端,液体在阻塞处呈涡流状。

（5）并发症及其处理：常见有下腹痛，轻者无须处理，重者可给予解痉剂及哌替啶等镇痛药。个别患者在插入双腔管气囊扩张后或向宫腔推入显影剂后可出现迷走神经兴奋的典型症状，如心动过缓、血压下降、面色苍白、大汗、头昏、胸闷不适，需引起重视。可立即皮下或静脉注射阿托品 0.5mg 及吸氧等处理。

术后 1 周内禁性生活，有阴道出血者应延长；术后常规用抗生素 3～5d。少数患者可有少量阴道出血，2～3d 可自行停止，无须处理；量较多者，给予消炎止血药。

4.宫腔镜下输卵管通液检查　宫腔镜的优点在于不但能直接观察宫腔内的生理和病理变化，定位取活检，同时进行宫腔内病变的治疗，而且可观察输卵管开口的形状，周围有无息肉等病变存在。在宫腔镜下选择性输卵管插管可明确输卵管通畅的侧别，若能在 B 型超声监视下则诊断更为确切。

5.腹腔镜输卵管通液检查　腹腔镜监视下输卵管通液是目前评价输卵管通畅性的"金标准"，在国外被许多生殖中心列为不孕症的常规检查步骤。腹腔镜下可看清输卵管的形态，有无粘连及子宫内膜异位症等，经宫颈注入 1% 的亚甲蓝液 20ml，在腹腔镜下能直接观察输卵管伞端有无亚甲蓝溢出，有则说明输卵管通畅。如输卵管有粘连可同时行粘连分离手术，电灼异位症病灶等手术。

七、输卵管性不孕症的治疗

慢性输卵管炎，多数患者症状和体征均不明显，均是经子宫输卵管造影（HSG）显示输卵管通而不畅或阻塞，腹腔镜检查见输卵管周围有粘连等检查发现。其治疗分为手术治疗及非手术治疗及介入治疗。

（一）非手术治疗

非手术治疗包括药物治疗及局部理疗。

1.输卵管通液　向输卵管内注入抗菌药物、地塞米松以抑制炎性渗出和肉芽增生，糜蛋白酶以利于炎性因子溶解和吸收。方法同输卵管通液术，20ml 针管抽生理盐水 20ml 内含庆大霉素 8 万 U，地塞米松 5mg 或糜蛋白酶 10000U，同时加入阿托品 0.5mg，以防输卵管痉挛，以输卵管通液的方法，缓慢注入宫腔进入输卵管。治疗时间选择月经干净后 3～4d 开始，每 2 日 1 次，5 次为 1 个疗程。如注入液体的阻力越来越小，则提示输卵管阻塞部分被渐渐冲开，2 个疗程后行 HSG 检查，以观察治疗效果，若毫无改进，则停止治疗。若一侧或两侧通畅，则再继续 2 个疗程。此方法适用于输卵管轻度粘连的治疗，简单易学，在基层医院即可开展。

2.理疗　高频理疗中的短波、超短波及微波、离子透入等可促进盆腔局部血液循环、改善局部营养以利于松解组织粘连，使炎性反应吸收和消退，是药物治疗的辅助治疗。方法为每日 1 次，每次 30min，20 次为 1 个疗程，连用 2～3 个疗程。

（二）介入治疗

经宫颈输卵管导管疏通术。最早 1966 年 Corfman 和 Taylor 报道用一金属导管进行选择性输卵管造影术，此后引发经宫颈输卵管诊断、治疗输卵管阻塞的众多研究。在 X 线透视下、B 型超声下或宫腔镜下，应用简单套管导管，将导管或导丝经输卵管口插入输卵管阻塞部位疏通无形物质或轻度管腔粘连，随即通液或直接经插入的导管通液，以恢复单侧或双侧输卵管通道，达到受孕目的。

（三）手术治疗

手术治疗应遵循以下原则：①输卵管结核为禁忌证，因输卵管已失去功能，极少受孕；②双侧输卵管积水直径在 3cm 以上，应切除输卵管，因其已丧失功能，且影响体外受精-胚胎移植（IVF-ET）的成功率；③年龄应<40 岁，最好 35 岁以下；④最好行显微外科手术，以提高成功率。

1.输卵管-子宫吻合法 适用于输卵管近端阻塞(间质部和峡部)。手术步骤为:先切断闭塞段的输卵管,在宫角部锥形切除闭锁的间质部输卵管,将保留的输卵管近端纵行分叉切开约 0.5cm,分叉两端顶部以5-0 肠线通过输卵管黏膜作褥式缝合各一针,再分别穿针于宫角新开口,穿过子宫肌壁、子宫前后壁浆膜层并结扎,使输卵管鱼状开口与宫角新开口相对合,使输卵管与宫腔相通。宫角新开口的肌层用 2-0 肠线间断缝合,5-0 肠线将输卵管浆膜层固定于子宫浆膜层。此术式术后妊娠率为 12%～50%。

2.输卵管端-端吻合法 适用于输卵管中段阻塞。将阻塞段输卵管切去,勿损伤系膜下血管,以硬膜外导管自伞端插入做支架,将输卵管两断端对正、靠拢,以 5-0 或 6-0 铬制肠线在输卵管 3、6、9 点处间断缝合输卵管肌层各一针,尽量勿穿透黏膜层,再间断缝合输卵管浆膜层。取出导管。此术式常用于绝育手术后复通,手术后妊娠率可达 90%。

3.输卵管造口术 适用于输卵管远端阻塞。以往在开腹直视下手术,随着腹腔镜技术水平的不断进步,现常在腹腔镜下手术,分离输卵管粘连,并造口。由于输卵管伞丧失或新形成的伞拾卵功能差,往往不易受孕,是输卵管整形术中效果最差的一种。

4.输卵管粘连松解术 适用于 HSG 显示输卵管通畅而伞周围轻度粘连者。该术式常在腹腔镜下进行,用单极微电针切断粘连,游离整段输卵管,并使卵巢恢复正常解剖位置,手术后创面涂透明质酸钠,以减少粘连。

（方春霞）

第三节 免疫性不孕

一、概述

流行病学资料显示,10%～15%的育龄夫妇患有不孕症,即 12 个月无避孕的性生活之后无法受孕,其中约 10%不能明确病因。对于不明原因的不孕症,目前倾向认为其发生机制可能与免疫有关,是一种免疫性不孕。免疫不孕是相对概念,是指免疫使生育力降低,暂时导致不育。不育状态能否持续取决于免疫力与生育力间的相互作用,若免疫力强于生育力,则不孕发生,若后者强于前者则妊娠发生。不孕常有多种因素同时存在,免疫因素亦可作为不孕的唯一原因或与其他病因并存。

所谓自身免疫是指机体免疫系统产生针对自身抗原的自身抗体和(或)自身有致敏性淋巴细胞的现象。自身免疫反应可分为生理性和病理性两类。健康人有适量的自身抗体,具有清除降解自身抗原和衰老、受损的细胞等作用,从而维持机体内外环境的稳定。如自身抗体或自身致敏性淋巴细胞攻击自身组织、细胞导致其产生病理改变和功能障碍时即形成自身免疫病。人类配子的形成、受精和着床均可涉及自身免疫反应。适当的自身免疫反应可能不会损害受孕能力,如部分能正常受孕的妇女中自身抗体水平可上升。但若自身免疫反应过于活跃则可与受孕能力下降有关。

1988 年,Gleicher 等提出自身免疫性生殖失败综合征(RAFS)的概念,即为一组临床表现为不孕或流产或子宫内膜异位症,同时血清中可检测到一种或一种以上的自身抗体阳性的症候群。也有学者认为免疫不孕与某些遗传缺陷有关,可能存在易感基因。

随着体外受精-胚胎移植(IVF-ET)的广泛开展,人们注意到 IVF-ET 妊娠失败和患者的免疫状态有关。IVF-ET 妊娠失败包括超促排卵过程卵巢反应不良、卵子成熟障碍、授精失败和胚胎着床失败等。部分报道显示,IVF-ET 妊娠失败者自身免疫异常,自身抗体水平上升。但是否就是引起妊娠失败的原因仍有争议。

IVF 的治疗过程中需人为启动促排卵,形成雌激素峰。雌激素可能刺激自身免疫反应增强,提高自身抗体水平。

1.雌激素剂量较大时会增加自身免疫性疾病的易感性。

2.雌激素可能通过与被自身抗原激活的 T、B 淋巴细胞内雌激素受体结合,促进自身抗体产生。正常雌性小鼠长期注射雌激素可促进巨噬细胞表面 MHC2DQ、MHC2DR 抗原表达、增殖反应及吞噬颗粒抗原的能力。雌激素还可升高细胞因子 TNF2α mRNA 水平、降低 TGF-β_2 mRNA 水平,而 TNF2α 对自身免疫反应起促进作用,TGF-β_2 起抑制作用。

在 IVF-ET 治疗过程中还需运用穿刺取卵、体外授精和胚胎培养和移植的操作,有可能损伤卵巢组织,暴露卵泡液和卵子的抗原,受精卵也可因体外环境和人工操作形成新的抗原性。因此,如 IVF 反复失败的患者自身抗体水平升高,不能排除是治疗本身带来的后果。

(一)与不孕有关的自身抗体分类

1.非器官特异性自身抗体 是指针对存在于不同组织的共同抗原的抗体。如抗磷脂抗体、抗核抗体、抗 DNA 抗体等。

2.器官特异性自身抗体 是指只针对某个特异性器官组织自身抗原的抗体,如抗精子抗体,抗卵巢抗体、抗子宫内膜抗体和抗甲状腺抗体、抗平滑肌抗体等。

(二)产生自身免疫的诱因

1.手术、外伤和感染导致隐蔽抗原释放;感染病毒修饰自身组织的抗原表位,诱导其抗原性形成,或感染病原体和自身组织存在交叉抗原。

2.T、B 淋巴细胞的多克隆激活,促进自身反应性 T 淋巴细胞增殖和自身抗体产生增加。

3.遗传性因素,如易感基因的作用。

4.内分泌因素,如雌激素可促进自身免疫形成。大剂量可抑制免疫功能,而小剂量则具有免疫刺激作用。

(三)自身免疫造成不孕的可能机制

1.抗体介导的细胞毒作用,如抗磷脂抗体与生殖道组织细胞的磷脂成分结合,导致这些细胞被攻击。

2.抗体刺激靶细胞,如抗甲状腺抗体兴奋性 TSHR2ab 可促进甲状腺功能亢进,进而影响性腺功能。

3.抗体中和作用,即抗原抗体的结合使具有重要生理功能的自身抗原生物活性减弱或丧失。如作为一种抗卵巢抗体的抗 FSH 抗体,可中和 FSH 的生物活性,使卵巢不能接受促性腺素的作用而退化衰竭。

4.抗原抗体复合物的沉积,如精子表面抗原抗体复合物形成后即可阻碍精子获能,游走和穿透入卵的能力。

二、抗精子抗体与不孕

精子作为一种独特的抗原,与机体免疫系统接触后可引起自身或同种免疫反应,产生抗精子抗体(AsAb)。Landsteiner 于 20 世纪初首次证实动物实验可诱导抗精子抗体的产生。20 世纪 50 年代 Rumke 报道不孕患者血清中存在抗精子抗体。已发现输精管结扎术后、男性同性恋血清抗精子抗体发生率为 50%～80%。在原因不明不孕中抗精子抗体的阳性率约 20%,均可证实体内存在 AsAb 可导致不孕。

（一）抗精子抗体的产生机制

1.男性抗精子抗体的产生 ①正常情况下,由于血-睾屏障的作用,精子不能与机体免疫系统接触,不会产生抗精子的免疫反应。一旦血-睾屏障发育不完善或遭到破坏,如手术、外伤、炎性反应等,导致精子外溢或巨噬细胞进入生殖道吞噬消化精子细胞,其精子抗原激活免疫系统,产生抗精子抗体;②在附睾和输精管的皮下组织中存在抑制性 T 淋巴细胞,正常情况下,由睾丸网及其输出管漏出的少量精子抗原可激活抑制性 T 淋巴细胞,使成熟 B 淋巴细胞识别抗原的过程变得迟钝,降低了机体对精子抗原的体液免疫反应,形成免疫耐受。当抑制性 T 淋巴细胞数量或活性下降及精液内补充抑制性 T 细胞的因子缺乏时,可产生抗精子抗体。

2.女性抗精子抗体的产生 女性生殖道内的精子抗体起源不明。近年认为,与无症状的生殖道感染无明显相关性。正常精液中含有前列腺素 E 和一种糖蛋白,具有免疫抑制作用,精液沉淀素具有抗补体活性。这些免疫抑制因素在正常情况下可抑制女方免疫活性细胞针对精子抗原的免疫应答,诱导免疫耐受。若丈夫精液中免疫抑制因子缺乏可导致女方产生抗精子抗体。在生殖道黏膜破损的情况下性交,可使精子抗原通过破损的黏膜上皮屏障,进入上皮下的 B 淋巴细胞,产生抗精子抗体。异性间的肛交或口交是女性产生抗精子抗体的原因之一。另外,某些助孕技术如直接腹腔内人工授精,可导致大量精子进入腹腔,被腹腔中的巨噬细胞吞噬后,将精子抗原传递至盆腔淋巴结内的辅助性 T 淋巴细胞,从而诱发抗精子的免疫反应,使血清中出现暂时的抗精子抗体升高。

子宫内膜异位症妇女多种自身抗体中的有些抗体,如抗 α_2HS-糖蛋白和转铁蛋白抗体,可结合精子表面的相同分子,子宫内膜异位伴不育妇女的腹腔液巨噬细胞对精子的吞噬活性增强。

（二）抗精子抗体影响生殖的机制

能与精子抗体发生作用的精子抗原包括多种不同的分子。不同个体产生的精子抗体,所针对的抗原不尽相同;针对同一抗原的精子抗体对不同个体生殖功能的影响也不尽相同。精子抗体干扰生殖的机制研究通常只能在体外条件下进行,所获结果并不能真正反映体内的情况。精子抗体干扰生殖的具体机制可能包括如下几个方面。

1.降低生理受精部位的精子数量 免疫球蛋白对精子表面的附着,阻碍精子对宫颈黏液的穿透,活化补体,使精子细胞膜损伤,精子死亡,加速精子在女性生殖道转运过程中的清除,阻碍精子进入生理受精部位。

2.抑制授精 精子抗体与某些精子头部抗原结合,干扰精子获能及顶体反应,干扰精子与卵细胞间的相互识别,阻止精子与卵细胞透明带的黏附,抑制透明带诱导的顶体反应及精子膜与卵细胞膜间的融合;降低精子对透明带和卵细胞膜的穿透;抗体分子与顶体膜表面成分的结合,还可能扰乱顶体膜的功能,直接诱导自发性顶体反应的发生使精子失去主动使卵细胞受精的能力。

3.抗精子抗体的调理作用 增强生殖道局部吞噬细胞对精子的吞噬作用。

（三）抗精子抗体的检测

1.适合检测抗精子抗体的人群

(1)不孕妇女:①性交后试验异常;②原因不明的不孕;③生殖道感染;④有肛交或口交史;⑤行 IVF-ET 多次失败。

(2)不育男子:①精子自发凝集;②有睾丸外伤、手术或活检史;③输精管阻塞;④有输精管吻合手术史;⑤有生殖道感染史。

2.检测方法

(1)以精子提取物抗原检测体液标本精子抗体的方法:此类方法包括经典沉淀试验,以及在沉淀试验基础上发展起来的吸印分析试验和固相酶联免疫试验。

（2）以活动精子检测体液标本精子抗体的方法：以活精子作为抗原载体，有助于排除精子内部成分对检测系统的干扰。包括明胶凝集试验、试管玻片凝集试验、精子制动试验和间接免疫珠试验和间接混合抗球蛋白反应试验。

（3）活精子表面附着抗体的检测技术：按照世界卫生组织人类不育的病因诊断分类，诊断免疫因素不育的唯一依据为活动精子表面附着免疫球蛋白，检测方法为混合抗球蛋白反应试验或免疫珠试验。

（四）抗精子抗体阳性的不孕症的治疗

1.同种免疫的治疗

（1）隔绝疗法：每次性生活时使用避孕套可避免精子抗原对女方的进一步刺激。几个月后，不孕夫妇性生活可去掉避孕套，或行人工授精。但此法并不能改善妊娠率，可作为辅助治疗。

（2）免疫抑制疗法：肾上腺皮质激素类药物具有抗炎、干扰巨噬细胞对抗原的加工及降低补体对精子的细胞毒作用。常用方法有低剂量持续疗法、高剂量间歇疗法及阴道局部用药等3种。常用药物有泼尼松、地塞米松和甲泼尼龙。一些学者报道泼尼松龙可降低血清抗精子抗体的水平，增加妊娠机会。但有学者行随机、双盲的前瞻性研究表明，免疫治疗并未改善生育力。泼尼松10d冲击疗法：泼尼松10mg，3次/天×3d；10mg，2次/天×3d；10mg，1次/天×4d。大剂量用药，不良反应较大，不易接受。

由于世界卫生组织只将通过混合抗球蛋白反应试验或免疫珠试验确定活动精子表面附着免疫球蛋白作为免疫性不孕的诊断依据。如仅血清中出现抗精子抗体阳性，可认为自身免疫活跃，如同时无其他自身抗体阳性，干预依据就不充分。如合并多种其他自身抗体阳性，可考虑使用糖皮质激素。

2.宫腔内人工授精（IUI）

当不孕妇女宫颈黏液中存在抗精子抗体干扰生育时，可将其丈夫的精液在体外进行处理，分离出高质量精子行宫腔内人工授精，避开了宫颈黏液中抗精子抗体对精子通过的限制作用，有助于提高生理受精部位的精子密度。该技术要求较低，费用相对低廉。在使用IUI治疗时，通常应在卵巢刺激周期内进行。据报道行多周期IUI后，约15％患者妊娠。

3.体外授精胚胎移植

体外授精（IVF）胚胎移植可在体外条件下保证有足够数量的精子与卵细胞相互作用，适用于IUI治疗失败的男性免疫性不育。混合抗球蛋白反应（MAR）阳性精子百分率为50％以上，IUI治疗4个周期失败，是采用IVF的指征。提高IVF精子密度有可能改善男性免疫性不育精子的体外授精率。据Ombelet等的报道，以MAR阳性精子＞50％的男性免疫性不育患者在排卵刺激后宫腔内人工授精中的周期妊娠率为27.3％，3个治疗周期的总分娩率为64.3％。采用体外授精胚胎移植的同类个体，周期妊娠率为44.4％，3个治疗周期的总分娩率为93.3％。

4.卵细胞质内精子注射

卵细胞质内精子注射（ICSI）可克服与精子抗体有关的受精障碍，ICSI治疗男性不育时的卵细胞受精率、临床妊娠率、胚胎着床率和流产率与精子表面附着免疫球蛋白精子所占比例并无统计学显著的相关关系。ICSI是重度免疫性不育的有效治疗方法。从经济方面考虑，仅以精子抗体阳性作为采用IVF或ICSI的指标，显然会加重患者的负担。WHO推荐ICSI治疗男性免疫性不育的临床指征为：80％以上精子表面带有免疫球蛋白，或50％以上精子头部带有免疫球蛋白。

总之，辅助生殖技术有助于克服与精子抗体有关的受精障碍。从节省治疗费用考虑，按表面带有免疫球蛋白精子所占比例及头部带有精子抗体的精子在总阳性精子中所占比例，由低到高，依次选择宫腔内人工授精（IUI）、体外授精（IVF）和卵细胞质内精子注射（ICSI）进行治疗。

三、抗子宫内膜抗体与不孕

抗子宫内膜抗体是指针对子宫内膜组织抗原的抗体，包括一组针对不同抗原成分产生的抗体，可能与不孕有关。

（一）抗子宫内膜抗体的形成机制及其分类

健康女性血清中也会出现抗子宫内膜抗体，是生理性的抗子宫内膜抗体，有助于激活巨噬细胞清除逆流的月经碎片，也有助于清除由于各原因使功能或结构受损的子宫内膜细胞。病理性的抗子宫内膜抗体是指自身免疫反应过于活跃而损伤了子宫内膜和其他组织的结构与功能，尤其在子宫内膜异位症的发病及不孕中具有重要作用。

子宫内膜异位症（EMT）是一种由于具有生长功能的子宫内膜组织出现在子宫腔被覆黏膜以外的部位所引发的疾病。国内外诸多研究已表明，EMT患者体内有抗子宫内膜抗体的表达。抗子宫内膜抗体是以子宫内膜为靶抗原的自身抗体。正常位置的子宫内膜对机体无抗原性，而异位的子宫内膜能表达MHC II类抗原，因而能向TH细胞提呈抗原，刺激机体的免疫系统，产生特异的抗子宫内膜抗体，其可与正常位置的子宫内膜细胞中的抗原相结合，激活补体C_3，破坏子宫内膜结构，导致子宫内膜发育不良，不利于受精卵着床。同时患者组织和血清中补体调节蛋白升高，使补体水平下降，异位的子宫内膜组织抗原不易被补体依赖性抗体介导的细胞毒反应所识别、清除而存留下来。

子宫内膜组织的抗原成分种类很多，在其他的组织中也存在，因此，子宫内膜抗体有多种且缺乏组织特异性。针对不同的子宫内组织抗原所产生的抗子宫内膜抗体，其生物活性不同。子宫内膜组织包括腺上皮细胞、间质细胞和细胞外基质成分。针对细胞膜磷脂成分的抗磷脂抗体和针对细胞核成分的抗核抗体均能与子宫内膜组织发生抗原抗体反应。子宫内膜腺上皮细胞胞质中存在抗子宫内膜抗体结合位点，抗子宫内膜抗体针对的抗原也可能是子宫内膜腺上皮细胞的胞质内蛋白，如碳酸酐酶（CA酶），转铁蛋白和α_2HS-糖蛋白等。抗子宫内膜抗体针对的抗原还可能是异位和在位子宫内膜组织细胞外基质成分中含有的一层粘连蛋白laminin-1。

（二）抗子宫内膜抗体的检测

目前抗子宫内膜抗体的检测方法主要有两种：间接免疫荧光法（IFT）和酶联免疫吸附法（ELISA）。

（三）抗子宫内膜抗体对受孕功能的影响

抗子宫内膜抗体与不孕症的关系复杂，有报道37%～50%的不孕、流产及子宫内膜异位症患者抗子宫内膜抗体阳性。人工流产后妇女抗子宫内膜抗体的发生率高达24%～61%，子宫内膜异位症的不孕发生率为30%～40%。不孕的主要机制如下。

1.局部的激素调节紊乱；非特异性免疫机制异常，如巨噬细胞和NK细胞分泌的细胞因子造成组织的形态和功能异常，不利于受孕和妊娠维持。

2.抗子宫内膜抗体中，抗子宫内膜磷脂成分的抗体与子宫内膜磷脂成分结合形成复合物，可破坏正常子宫内膜组织细胞的形态和结构，不利于受精卵的着床。

3.针对子宫内膜基底膜成分laminin-1的抗体可能不利于受孕。在围着床期子宫内膜的laminin-1可启动基底膜成分的聚集，以利于受精、着床和种植。滋养细胞也含有laminin-1，可促进滋养细胞黏附、迁移到母体蜕膜组织，还能调节滋养细胞的增殖、分化。抗laminin-1抗体与laminin-1结合，可导致围着床期子宫内膜基底膜组织结构和功能受损，并降低滋养细胞的黏附、迁移、增殖和分化等生物活性，从而不利于正常的受精、着床和种植过程。不孕症妇女，特别是患EMT的不孕妇女抗laminin-1抗体的滴度高于可正常受孕的妇女，是由其过于活跃的自身免疫状态引发的。

4.子宫内膜腺上皮细胞的胞质内蛋白α_2HS-糖蛋白和碳酸酐酶均含有一个糖类抗原决定基：T抗原。如去除T抗原或封闭其蛋白结合位点，就会导致这些抗体不能结合相应抗原。对肿瘤和EMT的研究表明，T抗原与细胞的迁移和浸润能力有关，T抗原上升可能意味肿瘤加快转移和EMT病变加重。抗T抗原抗体可阻止所在组织的转移。子宫组织可表达多种凝集素结合 T 抗原,这种结合可参与多种功能,包括免疫调节,细胞外基质互相作用和血管形成,使 EMT 的症状加重,减少受孕机会。而抗 T 抗原抗体能阻止凝集素结合 T 抗原。总之,抗 T 抗原抗体可能具有改善 EMT 症状,增进受孕能力的作用。

(四)抗子宫内膜抗体阳性的不孕治疗

抗子宫内膜抗体阳性的 EMT 患者经对症治疗后,虽局部病灶被清除,疼痛缓解,但受孕机会可能并不明显升高。对已发生严重盆腔粘连、输卵管蠕动受限者,应考虑 IVF-ET 治疗。对只有早期轻微症状,达那唑治疗可降低抗子宫内膜抗体水平,有助于增加受孕机会。如 EMT 患者出现多种其他自身抗体阳性,可考虑使用糖皮质激素。仅抗子宫内膜抗体阳性,而无 EMT 临床表现的不孕症患者,使用糖皮质激素缺乏理论支持。

四、抗磷脂抗体与不孕

抗磷脂抗体(APA)是一组能与多种含有磷脂结构的抗原物质发生反应的抗体,目前发现的抗磷脂抗体有 20 余种。早期的研究主要集中在与血栓形成的关系,目前对于其与不明原因不孕及流产的关系研究亦日趋深入。

(一)抗磷脂抗体的形成机制

存在于人体中的磷脂分为游离态和结构态两类,游离态磷脂与血浆蛋白结合,呈免疫麻痹状态。作为细胞膜基本成分的结构态磷脂极性端向细胞内,非极性端向细胞外,无抗原性。当细胞处于激惹状态,磷脂内侧极性端暴露,并与磷脂结合蛋白结合,形成磷脂/磷脂结合蛋白复合物,才具有抗原性。因此,抗磷脂抗体的靶抗原实际上是磷脂/磷脂结合蛋白复合物。能形成此复合物的磷脂和磷脂结合蛋白有多种,其中 β_2GPI 与磷脂形成的复合物及由此产生的抗磷脂抗体与临床症状的关系最为密切。抗磷脂抗体形成的关键在于细胞处于"激惹"状态。增殖和代谢活跃的组织和器官如睾丸、卵巢、子宫内膜等细胞常会被"激惹"。这些组织的细胞磷脂成分形成抗原性的概率增加。

(二)抗磷脂抗体引起的病理变化

病理变化主要包括血栓形成和妊娠相关病变。抗磷脂抗体可通过下面几种途径促进血栓形成。

1.作用于血管内皮上的血磷脂(PL),抑制花生四烯酸的释放及前列腺素产生,从而促进血管收缩及血小板聚集。

2.与血小板 PL 结合,诱导血小板的黏附与活化。

3.与 β_2GPI 的结合抑制了 β_2GPI 的抗凝血活性。β_2GPI 能抑制凝血因子Ⅶ的活性,并干扰凝血酶原激活物的形成,阻止外源性二磷酸腺苷(ADP)诱导的血小板聚集,从而发挥抗凝血作用。抗磷脂抗体引发的妊娠病变是多样的,如流产、先兆子痫、胎儿宫内生长受限等。

(三)抗磷脂抗体对受孕功能的影响

抗磷脂抗体阳性的女性患者习惯性流产、先兆子痫、胎儿宫内发育迟缓等的风险会增高。而不孕和流产的妇女抗磷脂抗体阳性率亦高于健康妇女。一般健康妇女各种 APA 的阳性率低于 3%,正常孕妇的阳性率低于 7%,而不孕和习惯性流产妇女的阳性率可达 10%~20%。研究结果表明,排除了红斑狼疮(SLE)的复发性流产病例检测抗心磷脂抗体(ACA),ACA 阳性率为 14.29%,而正常妇女 ACA 检出率为 6.73%。Sher 等指出因女性因素导致不孕接受 IVF 治疗的患者,APA 水平升高。Hornstein 利用荟萃分析评价 APA 与 IVF 妊娠结局的关系,发现 APA 与临床妊娠率或活产率无显著关系。

抗磷脂抗体损害受孕能力的主要机制:①抗磷脂抗体与卵巢组织磷脂成分结合形成复合物,干扰卵子形成和排出;②抗磷脂抗体可结合精子的磷脂成分,导致精子获能和穿透入卵功能下降;③抗磷脂抗体与子宫内膜磷脂成分结合形成复合物,破坏受精卵着床;④抑制滋养细胞增殖、分化和侵蚀,阻滞受精卵的发育、成熟和种植。因此,抗磷脂抗体阳性的妇女受孕机会和妊娠成功的机会均会下降。不过这可能仅是理论上推测,实际上有报道指出,抗磷脂抗体阳性的妇女受孕机会并不会降低,因此,如不能受孕的妇女血清抗磷脂抗体阳性,是否需针对性干预,尚有争议。抗磷脂抗体阳性并有血栓形成史或不良妊娠史,可诊断为抗磷脂综合征。在目前通用的抗磷脂综合征的诊断标准中,不含受孕能力下降。

(四)抗磷脂抗体的检测

目前可检测的抗磷脂抗体有 20 多种,其中狼疮抗凝物质(LAC)和抗心磷脂抗体(ACA)较标准化。

LAC 是一组磷脂依赖的抗凝物,可间接反映血清中 APA 的存在。ACA 检测可采用特异性放射免疫(RIA)或酶联免疫吸附试验(ELISA)。按照目前通用的诊断标准,至少间隔 6 周两次或两次以上发现血中存在中等或高滴度的 IgG 型和(或)IgM 型抗心磷脂抗体或存在狼疮抗凝物质才有诊断价值。

(五)抗磷脂抗体阳性不孕患者的治疗

对抗磷脂综合征患者,20 世纪 80 年代多主张用免疫抑制剂和抗血小板凝集剂联合治疗。近年有关研究显示,使用泼尼松联合抗凝治疗与单用抗凝治疗效果无明显差异,并有皮质激素所致的诸多不良反应,因此应严格限制使用。

小分子肝素联合低分子阿司匹林治疗是目前国际上较为提倡的治疗方案。

1.治疗原理 肝素能竞争性抑制 $\beta_2 GP21$ 与抗磷脂抗体的结合,阿司匹林可升高血液中 IL-23 含量,研究表明,IL-23 有助于滋养细胞增生和侵蚀。因此,应用肝素和阿司匹林不仅能针对血栓形成,也可广泛地改善抗磷脂抗体综合征(APS)患者的生殖功能。

2.方法 肝素用量一般在 10000~20000U 间。阿司匹林(肠溶)宜使用小剂量。

3.不良反应 长期使用肝素和阿司匹林可致某些不良反应。但许多研究报道显示,经改良剂型,密切监测,调整用量,肝素和阿司匹林对于有或无血栓形成的 APS 患者均是基本安全的。新型的低分子肝素(LMWH)较普通肝素,抗血小板、诱发出血的作用大为减弱,生物利用度高达 98%,量效关系明确,抗凝效果易于预测。

4.注意事项 治疗期间,应密切监测血小板数量、血小板聚集试验及其他相关出凝血功能指标。根据使患者 APTT 值保持为正常人群均值的 1.5 倍这一原则调节药物用量。

五、抗卵巢抗体与不孕

抗卵巢抗体(AoAb)是指针对卵巢组织抗原的抗体。卵巢组织成分复杂,一定条件下,许多成分均会成为抗原,引发抗卵巢抗体出现。抗卵巢抗体与许多生殖功能障碍疾病有关,可能会导致不孕。

(一)抗卵巢抗体的形成机制与分类

抗卵巢抗体形成的主要机制如下。

1.卵巢组织抗原暴露 感染病毒后,卵巢组织的细胞膜上同时有自身抗原和病毒抗原。当机体对病毒抗原发生免疫反应时,也会产生针对卵巢组织抗原的抗卵巢抗体。在每次排卵和卵泡闭锁后的机体局部反复吸收透明带,当机体遭受与透明带有交叉抗原刺激或各种致病因子使透明带蛋白结构变形,及体内免疫识别功能障碍时,可刺激机体产生透明带抗体。

2.多克隆 B 细胞激活 B 细胞的激活有赖于 MHC 分子的活跃表达和多种辅助活化因子的作用。现已发现抗卵巢抗体阳性的卵巢早衰(POF)患者卵巢组织细胞表面 MHC2 Ⅱ 类分子过度表达。许多细胞因子会影响 B 细胞的激活。研究表明，POF 患者 TNF2α、IL-2 水平降低，INF-γ 水平明显升高，并与 AoAb 呈高度显著性正相关。

抗卵巢抗体针对的抗原是多样化的，包括卵泡膜细胞、颗粒细胞、卵泡液、高柱状冠状细胞、透明带、卵黄囊和卵子的膜及卵子本身，还包括作用于卵巢组织的促性腺激素及其组织受体蛋白。因此，因抗卵巢抗体针对抗原的差异可分为许多不同的类型。

（二）抗卵巢抗体的检测

目前临床广泛使用的抗卵巢抗体的检测方法为免疫斑点法，针对的抗原是卵巢组织匀浆提取物，因此不能反映是由哪一种抗原的具体成分引发。目前，一些实验室可检测针对某一抗原的抗体，如抗透明带抗体、抗 FSH 抗体等。

（三）抗卵巢抗体对受孕功能的影响

抗卵巢抗体是由于卵巢组织的自身免疫过度活跃而引起。这种过度活跃的卵巢组织自身免疫可引发卵巢早衰。卵巢早衰患者约 30％ 可检测出抗卵巢抗体。而抗卵巢抗体升高而无卵巢早衰临床表现的妇女，其将来发生卵巢早衰的机会高于无抗卵巢抗体的人群。还有研究表明，抗卵巢抗体阳性的不孕妇女基础 FSH 值高于可受孕妇女，提示抗卵巢抗体可作为卵巢早衰的临床前指征。不同的抗卵巢抗体对受孕能力的影响如下。

1.类固醇合成细胞抗体，可诱发补体依赖性的对颗粒细胞的杀伤作用。

2.抗 FSH 抗体或抗 FSH 受体的抗体，可中和 FSH 或破坏卵巢 FSH 受体，抑制促性腺激素与卵巢组织内细胞相应受体的结合，使卵巢不能接受促性腺激素的作用而退化衰竭，导致生殖细胞减少，卵泡闭锁加快，生殖细胞破坏。

3.抗透明带抗体与透明带结合，干扰卵子与卵泡细胞间的信号交流，导致卵泡闭锁。

4.抗原抗体复合物在透明带表面形成沉淀层，机械地阻止精卵的结合，防止受精；干扰孕卵脱壳而妨碍着床。

（四）抗卵巢抗体阳性的不孕症治疗

抗卵巢抗体阳性的不孕患者如目前尚无卵巢早衰的表现，将来发生 POF 的风险可能增加，因此对此部分患者应特别注意卵巢储备功能的评价。如月经第 2、3 日的 FSH＞10U/L 或 E_2＞164.7pmol/L(45pg/ml)，抑制素 B(INHB)＜45ng/L 时可提示卵巢储备功能下降，可考虑促排卵治疗。

1.卵巢储备功能正常者　如合并其他自身抗体阳性，可使用糖皮质激素，不过争议颇大。

2.无生育要求的 POF 患者　可使用激素治疗(HT)，以防治过早出现绝经期综合征。

3.有生育要求的 POF 患者　可使用赠卵、体外授精胚胎移植技术。由于自身免疫性卵巢炎的早期免疫改变主要影响生长卵泡，而原始卵泡影响较小，及时应用免疫抑制剂，同时促进卵泡生长、成熟，是使卵巢功能恢复的理论基础。Blumenfeld 等报道 15 例要求生育的卵巢早衰患者进行 GnRH/HMG/HCG 促排卵，同时泼尼松 50mg，1 次/天，7～10d，结果 8 例 14 次妊娠，排卵率达 87％，妊娠率为 40％，均在 3 个诱导周期内完成。治疗结果的好坏与卵巢损伤程度有关，闭经 2 年内治疗效果明显。大剂量 HMG 应用可提高效果，促排卵效果不佳时可考虑供卵或供胚。

六、抗核抗体与不孕

抗核抗体(ANA)是指针对细胞核内成分所产生的抗体，也包括针对与核内成分相同的物质所产生的抗体。ANA 主要分为 4 大类：抗 DNA 抗体；抗组蛋白抗体；抗非组蛋白抗体，又分为抗 ENA 抗体和抗着丝点抗体;抗核仁抗体。

1.抗核抗体对受孕功能的影响　多数情况下,抗核抗体阳性只是表示机体当时自身免疫比较活跃,不一定直接导致不孕和流产。在有子宫内膜异位症、抗磷脂综合征、卵巢早衰的患者,血清抗核抗体的水平上升,提示在此时异常的自身免疫状态下,生殖能力下降。而在红斑狼疮、多发性肌炎等患者仍能受孕,说明抗核抗体阳性并不一定表示其生殖能力受损。作为抗 ENA 抗体的抗 SSA 抗体(抗小分子细胞质核糖核蛋白)、抗 SSB 抗体(抗小分子细胞核核糖核蛋白)常伴随干燥综合征(Sjogren 综合征)同时出现。有学者报道,母亲血清中抗 SSA 抗体、抗 SSB 抗体可经胎盘进入胎儿,与先天性心脏闭锁有关。因此,对于有过一次先天性心脏闭锁胎儿妊娠史的孕妇,如血清抗 SSA 抗体、抗 SSB 抗体阳性,再次妊娠时,发生胎儿心脏闭锁、流产的风险明显上升。经泼尼松治疗,可显著改善妊娠结局。目前还无直接证据显示其他各种抗核抗体的胚胎毒性。总之,抗核抗体与不孕有关,但可能无直接关联。

2.抗核抗体的检测　临床最常用的 ANA 测定方法是间接免疫荧光抗核抗体(IFANA)检测。一般可用于测定总 ANA。临床上以血清稀释度＞1∶6 以上判定为阳性。

3.抗核抗体阳性的不孕治疗　有相关疾病临床表现的患者应进行相关专科治疗,利于受孕和妊娠维持。仅表现为不孕的抗核抗体阳性者是否需要治疗,目前缺乏共识。有学者认为,单独抗核抗体阳性,可能无须干预。如合并多种自身抗体阳性,还是应干预,即运用抗凝剂和免疫抑制剂。

(崔照领)

第四节　子宫内膜异位症与不孕症

子宫内膜异位症(EMT)是指子宫内膜组织(腺体及间质)在子宫腔外的部位生长,异位内膜病灶中有细胞活动证据,形成诸如粘连性损伤或影响正常生理功能的一种疾病。异位的内膜组织与在位子宫内膜一样受卵巢甾体激素的控制和影响,可出现周期性的增生和分泌期改变,妊娠期间质出现蜕膜样变化,异位内膜组织在形态学上属良性,但其表现的细胞增生、浸润和复发性均是一种恶性生物学行为。EMT 所引起的慢性盆腔疼痛和不育等可严重影响妇女的健康和生活质量。

子宫内膜异位症早在 1860 年由 Rokitansky 首次报道,至今已一个多世纪,已成为生育期女性最常见疾病之一,是引起女性不孕和盆腔疼痛的重要原因。其研究自 20 世纪 20 年代在西方开始,20 世纪 80 年代,国内有关子宫内膜异位症的研究逐渐增多。虽国内外学者对这种疾病进行了大量的研究,且已达分子水平,但对子宫内膜异位症确切的发病机制、人群发病率、与不孕症的关系等诸多问题还不十分清楚。一般认为,生育期子宫内膜异位症发病率为 10%～15%,且近年呈增高趋势。80% 的患者有痛经、盆腔痛等,50% 合并不育,其病变广泛,形态多样,具有侵袭性和复发性,治疗棘手。

一、子宫内膜异位症的发病机制

子宫内膜异位症的发病机制至今尚未完全阐明,较经典的有三大学说。但仍以 Sampson 经血逆流种植学说为主导理论,近年来国内提出"在位内膜决定论",即不同人(患者与非患者)经血逆流或经血内膜碎片能否在"异地"黏附、侵袭、生长,在位内膜是关键,在位内膜的差异是根本差异,是发生 EMT 的决定因素。用这一理论来阐述 EMT 的发生机制。总之,各种学说相互并不排斥,但尚无一种理论可解释所有 MET 的发病。

(一)发病机制

1.体腔上皮化生学说　1889 年由 Lwanoff 提出该学说,即卵巢表面的生发上皮、盆腔腹膜等均是由具有高化生潜能的体腔上皮分化而来,在反复经血逆流、炎性反应或长期持续的卵巢甾体激素刺激下,被激活转化为子宫内膜而形成子宫内膜异位症。

2.子宫内膜种植学说　1927 年 Sampson 首先提出月经期成活的子宫内膜碎屑脱落,经输卵管逆流入盆腔,种植在腹膜表面或盆腔其他部位,在异位处生长,形成腹腔子宫内膜异位症。为目前最受支持的学说,得到了大多数学者的认可。在动物模型上已得到验证,临床工作中遇到的生殖道畸形患者发生子宫内膜异位症即可用此学说解释。但对多数妇女均有经血逆流现象,而仅少数人得病的现象则无法解释。

3.淋巴及静脉播散学说　子宫内膜碎屑可通过淋巴、静脉播散,以此解释远离盆腔部位的肺、胸膜、手、臀、大腿、淋巴结及卵巢的子宫内膜异位症。

4.在位内膜决定论　国内学者提出的一个较新的学说,即指异位子宫内膜能否种植取决于在位内膜本身的生物学特性,甚至基因差异,经大量实验包括对在位内膜的生物学特性、基因蛋白组学的研究,发现 EMT 主要差异在于在位内膜,其他因素包括免疫因素等均是辅助因素。

5.免疫学说　子宫内膜异位症患者中变态反应性疾病发生率高于一般人群,提示本症与免疫功能异常有关。近年来,不少学者发现子宫内膜异位症患者有一部分免疫球蛋白与补体发生变化,细胞免疫反应异常,且由于异位内膜病灶周围有淋巴细胞、浆细胞浸润,巨噬细胞内含铁血黄素沉着,以及子宫内膜中补体 C_3 与免疫球蛋白沉积,从而提出子宫内膜异位症存在自身免疫反应,包括细胞免疫功能缺陷及体液免疫功能变化等。由于细胞与体液免疫功能缺陷导致子宫内膜异位症的发生。疾病早期,机体免疫反应增强,巨噬细胞、NK 细胞、T 细胞增多,白细胞介素-2 浓度增高,活化了淋巴细胞,使细胞毒性增强,启动多种免疫功能来消除异位病灶。当机体免疫功能缺陷或病灶超出机体免疫消除能力时,免疫系统释放一系列反馈因子,反而抑制免疫活性细胞对异位内膜清除,免疫抑制转为免疫促进,导致发生子宫内膜异位症。

6.人为或医源性播散学说　1958 年 Ridley 提出子宫内膜的直接种植,可很好地解释剖宫术后腹壁瘢痕子宫内膜异位症的发生。

(二)影响子宫内膜异位症发生的因素

1.年龄因素　子宫内膜异位症可发生于初潮后至绝经前任何年龄,好发年龄为 25～45 岁,青春期低,围绝经期后明显下降。年龄因素反映了卵巢功能在发病中所起的重要作用。异位内膜病灶增长与在位内膜一样需一定水平和周期性的卵巢性激素刺激。

2.遗传因素　临床观察和流行病学调查发现子宫内膜异位症发病表现出家族聚集性和遗传倾向。据报道,子宫内膜异位症患者一级亲属中本症发病率为 6.9%,显著高于对照组的 1%。1980 年,Sampson 提出子宫内膜异位症可通过多基因或多因素遗传,是遗传因素和环境因素共同作用的结果。

3.月经因素　月经周期具以下特点者好发子宫内膜异位:初潮年龄偏早,月经周期短,经期长,经量大,常伴痛经。上述特点均可增加月经血逆流入盆腔的机会,增加内膜种植的机会,因此发生子宫内膜异位的机会也增多。

4.妊娠因素　妊娠期间无月经来潮,减少了经血逆流机会,且大量孕激素持续作用,可使异位内膜发生蜕膜样变化,坏死退缩,失去再生的能力,减少子宫内膜异位症发生。早孕后行人工流产术增加了医源性子宫内膜异位症的发生。

5.其他因素　饮食、药物、吸烟、锻炼、种族、先天性生殖道畸形(尤其是梗阻型)等均可能与子宫内膜异位症发生有关。长期口服避孕药,子宫内膜处于抑制状态,月经量减少,因此可降低本病的发生。

子宫内膜异位症消长与卵巢甾体激素关系密切,异位内膜中含有雌激素受体(ER)、孕激素受体(PR),

含量低于正常内膜,但也易受卵巢甾体激素刺激,且也有可能发展为癌。内分泌功能异常,如不排卵、未破裂卵泡黄素化综合征(LUFS)、黄体功能不足、高泌乳素血症者,子宫内膜异位症的发病率高于一般人群。

二、子宫内膜异位症的病理

在子宫内异位症病灶形成中,黏附-侵袭-血管形成是多数学者认定的病理生理过程,黏附是异位内膜"入侵"盆腔腹膜或其他脏器表面的第一步,之后异位内膜突破细胞外基质并形成血管种植、生长于盆腔腹膜或脏器表面。子宫内膜异位症的主要病理变化为异位种植的子宫内膜随卵巢甾体激素变化发生周期性出血,血液、分泌液及组织碎片聚集在组织间隙内,病灶周围产生炎性样反应,纤维组织增生,粘连形成瘢痕。病变处早期表现为紫褐色斑点或小泡,最后形成大小不等的紫蓝色结节或包块。

异位的子宫内膜绝大多数位于盆腔内的卵巢、宫骶韧带、子宫直肠陷凹、子宫下部后壁浆膜面、乙状结肠的腹膜层和阴道直肠隔等部位。宫颈、外阴较少见,阴道更少。此外,直肠、膀胱、输尿管、小肠、肺、腹股沟、脑膜、胸膜、阑尾、脐部、腹壁、淋巴结、乳腺、四肢等处均可发病,但罕见。子宫内膜异位症分为腹膜型、卵巢型及深部浸润型,其中卵巢型最多见。

(一)大体所见

1.卵巢型　卵巢子宫内膜样囊肿是子宫内膜异位症最常见的类型,又称卵巢"巧克力囊肿"(简称巧囊),约80％的子宫内膜异位症侵犯一侧卵巢,50％双侧卵巢受累。异位内膜在卵巢上形成囊肿,囊肿大小不一,直径可自几毫米至25cm,一般5～6cm。根据大体观察、囊肿内容及囊壁去除情况,巧囊又分为两种类型。Ⅰ型为原发性内膜异位囊肿,为小型囊肿(<2cm),卵巢表面及表层呈棕色或蓝红色斑点或小囊,内容为黏稠的棕褐色物,难以去除,常需分割切除;Ⅱ型为继发性内膜异位囊肿,为典型的病变。ⅡA型:常有黄素化等功能性囊肿,表面有异位灶,但不侵入卵巢皮质。囊肿易于剥离;ⅡB型:通常直径7～8cm,囊壁易从卵巢上撕脱,内含棕褐色液体,或蜕变的血凝块。卵巢组织和包膜有粘连,与周围组织也有一定粘连;ⅡC型:外观如ⅡB型但有明显的表面病灶,并侵入囊壁,或称囊壁的皮质浸润。手术剥离时较困难,病变与周围组织粘连也非常明显,常与阔韧带后叶、子宫、子宫直肠陷凹、腹膜、直肠前壁、周围肠管紧密粘连。囊腔可为单房性或多房性,囊内含陈旧性血液,可呈黑色、柏油色或巧克力色,有时也可见鲜红色。

2.腹膜型　腹膜子宫内膜异位症病灶的外观多样。早期病变可表现为红色火焰样病灶、白色透明病变、黄棕色斑、圆形腹膜缺损等形式。典型病灶呈紫蓝色或黑色结节,易分辨。还可表现为非典型改变,如清亮小泡、白色或黄色结节、腹膜环行皱褶或腹膜外观正常。

3.深部浸润型　又称直肠-阴道型,是一种特殊的子宫内膜异位症,其发病机制包括两种,即盆腔子宫内膜异位症侵入直肠子宫窝,并向直肠阴道隔深部生长或苗勒管遗迹化生的直肠阴道隔子宫内膜异位症。看不到病灶,但能通过三合诊触及位于阴道直肠间的结节。

(二)显微镜下所见

显微镜下异位内膜组织内可见到子宫内膜腺体、子宫内膜间质、纤维组织及血液。由于反复病灶内出血坏死,典型的组织学结构可被破坏,出现临床和病理不一致的现象。40％～70％能得到病理证实。

卵巢子宫内膜异位囊肿上皮为高柱状或扁平状子宫内膜上皮,上皮下可见薄层间质,其中可见稀疏管状腺体、小螺旋血管和吞噬含铁血黄素的巨噬细胞。多数囊肿壁由于受囊液压迫,扩张变薄,上皮破坏,镜下缺乏典型的组织学改变。

异位子宫内膜的特点:异位子宫内膜与正常位置的子宫内膜在组织上相似,存在雌、孕激素受体,易受卵巢甾体激素的作用,发生周期性变化,也有可能发展为癌。但异位内膜雌、孕激素受体少,80％的异位病灶有孕激素受体表达,约30％的病灶内含雌激素受体,且对卵巢激素不敏感。异位内膜的组织变化与在位内膜不同步,异位内膜的形态变化并不完全受卵巢激素周期性变化的影响,多数停留在增生早期或增生中期阶段,当在位内膜呈增生期时,异位内膜约67.5％呈增生期改变,32.5％呈分泌反应或静止状态。

三、子宫内膜异位症的临床表现、诊断及鉴别诊断

子宫内膜异位症临床表现差异很大,可因病灶数目、大小、范围不同而各异,多与月经周期密切相关。20％～30％的患者可无症状,常在不孕症检查或其他指征手术时发现。

(一)临床表现

【症状】

1.痛经　60％～70％的患者可有痛经表现。痛经是子宫内膜异位症的主要临床症状之一。痛经多为继发性,进行性加重,少数可表现为原发性。疼痛常于月经来潮前1～2d开始,持续整个月经期,一般经期第1～2日最剧,以后逐渐减轻,月经干净后消失,也可发生在经期后2～3d。严重者伴恶心、呕吐、全身冷汗等相关症状。患者常不能坚持工作。

痛经与前列腺素(PG)异常有关。子宫内膜异位症患者经血与脱落的子宫内膜中有高浓度的PG,PG具有强烈收缩子宫平滑肌的作用,所以除了子宫内膜异位症病灶出血引起的刺激外,子宫受PG的激惹,过度收缩。此时子宫内压较正常女性升高2～3倍,子宫血流量减少,局部缺血,导致疼痛。

子宫内膜异位症患者痛经程度与病灶大小不成正比,仅几个小结节就可引起强烈的疼痛,而卵巢异位囊肿很大者也无痛经发生。30％～40％的患者无痛经表现,因此有无痛经不是诊断子宫内膜异位症的主要依据。

2.月经失调　15％～30％的患者可出现月经失调,主要表现为月经紊乱、月经量多、经前点滴状出血或经期延长淋漓不净。发生月经失调可能与卵巢间质破坏、内分泌障碍有关,也可与子宫内膜异位症合并子宫肌瘤或子宫肌腺病及宫颈浅表内膜异位有关。

3.不孕　子宫内膜异位症患者中,不孕率达30％～40％,不孕原因还未完全阐明。重症子宫内膜异位症盆腔内器官和组织广泛粘连,输卵管蠕动减弱以致影响卵子的排出、摄取和受精卵的运行等而导致不孕;输卵管内子宫内膜异位症可直接改变局部解剖结构导致不孕。子宫内膜异位症常伴发排卵功能障碍、未破裂卵泡黄素化综合征、高泌乳素血症、黄体功能不足、免疫异常等,均可导致不孕。

4.急腹痛　卵巢子宫内膜异位囊肿破裂可引发急腹痛。卵巢内膜异位囊肿囊内血性液体随月经周期变化增多,而囊壁质脆,当囊内血量增多、压力增大可导致囊肿破裂,故破裂多发生于月经前后或月经期。陈旧的血液流入腹腔,刺激盆腔腹膜,引起腹膜刺激症状。腹痛剧烈,伴恶心、呕吐和肛门坠胀及中、低度发热等。应与阑尾炎、异位妊娠、卵巢囊肿蒂扭转或破裂、卵巢黄体囊肿破裂相鉴别。

5.性交痛及慢性痛　子宫内膜异位症病变侵及子宫直肠陷凹、宫骶韧带、阴道时,性交时碰到异位结节,常可引起深部性交痛,于月经来潮前性交痛最明显。子宫内膜异位症患者还可表现为慢性下腹痛、腰背部疼痛,经期可有排便痛。疼痛的程度与肉眼所见的病灶范围间无明显的关系。

6.低热　子宫内膜异位症患者约50％伴低热,体温在37℃以上,多发生在月经后,一般认为与病灶内陈旧性出血被吸收有关。应与生殖道结核相鉴别。当病情受到控制时,低热症状可消失。

【体征】

盆腔检查时,典型的子宫内膜异位症表现为子宫后倾固定,伴或不伴压痛,一侧或双侧附件区有囊性或囊实性包块,不活动,与子宫相连固定,有压痛,并随月经期增长,月经后缩小。子宫直肠陷凹及宫骶韧

带、子宫后壁下段可叩及多个大小不等的结节,质硬,散在或几个连结成团,触痛明显。宫颈或阴道后穹隆可见隆起的紫蓝色结节。月经前或月经期上述体征加重。

(二)诊断

1.病史　应详细询问病史,其中重点询问有关发病的高危因素,如家族史、月经史(初潮早、周期短、经期长等)、孕产史等,对生育年龄有不孕、痛经、下腹痛、深部性交痛、肛门坠痛、生殖道梗阻畸形的患者,应联想到子宫内膜异位症的可能。

2.妇科检查　做盆腔双合诊检查时应注意子宫后壁及直肠子宫陷凹有无触痛结节,双侧附件区有无肿块,以及肿块与子宫的关系,与周围有无粘连,活动度如何,有无压痛等。应重视三合诊的检查,以便明确检查子宫直肠陷凹处有无触痛性结节。根据典型的病史及盆腔检查结果,一般能做出诊断,但诊断子宫内膜异位症可有 43%(26.2%~71.1%)的漏诊率,需进一步做其他检查来辅助诊断。

3.辅助检查

(1)血清癌抗原 125(CA125)测定:CA125 是一种来源于体腔上皮细胞的表面抗原,是鉴别和监测卵巢上皮性癌的有用的标记物,是一种高分子糖蛋白,主要存在于子宫内膜、宫颈上皮、输卵管、腹膜、胸膜和心包膜上。国内外许多资料显示子宫内膜异位症患者血清 CA125 升高,并且与病情的轻重及治疗的反应相关。血清 CA125≥35μg/L 是诊断子宫内膜异位症的标准,其阳性预测率 72%,特异性 88%左右。但是由于影响血清 CA125 水平的因素很多,如月经期、孕早期、盆腔炎性病变、上皮性卵巢癌、子宫腺肌病、子宫内膜癌、消化道恶性肿瘤等及 HMG 或 HCG 治疗导致的卵巢过度刺激综合征患者均可高于正常。通过血清 CA125 测定诊断子宫内膜异位症特异性不高,腹腔液中 CA125 浓度较血清高出 100 多倍,可直接反映子宫内膜异位症病情,意义较血清大。若将 CA125 测定与临床症状、体征及 B 型超声等检查相结合,则会明显提高诊断率。

(2)抗子宫内膜抗体(EMAb)检测:1982 年 Mathur 等首次证实在子宫内膜异位症患者的血清和腹腔液中存在特异性抗子宫内膜抗体。抗子宫内膜抗体是子宫内膜异位症的标志抗体,其抗原是子宫内膜腺体细胞中一种孕激素依赖性糖蛋白,其产生与异位子宫内膜的刺激和机体免疫内环境失衡有关。子宫内膜异位症患者 EMAb 阳性率较正常女性高,但与病情轻重无关。测定 EMAb 诊断子宫内膜异位症,敏感性为 56%~75%,特异性为 90%~100%,有助于子宫内膜异位症的诊断及疗效观察。

(3)超声检查:B 型超声检查主要用于检查有无卵巢内膜异位囊肿(巧囊),敏感性达 95%,特异性达 92.8%。典型的卵巢巧囊声像图特征为圆形或椭圆形低回声区,囊壁厚度基本均匀,外缘边界多因粘连而不清,囊液中含大量细小密集光点,基本分布均匀,形态不规则。囊腔内可探及纤维组织形成的光带,厚度均匀,构成完全性或不完全性分隔。B 型超声下卵巢内膜异位囊肿无特异性,不能鉴别囊肿性质。所以不能单纯根据 B 型超声图像确诊,彩色多普勒超声检查往往只能探及卵巢异位囊肿表面阻力较高的血管。子宫内膜异位症患者子宫动脉血流阻力指数(RI)增高,且随月经周期改变,经期 RI 降低,非经期 RI 增高。

(4)腹腔镜检查:腹腔镜检查并取活检做病理检查,是目前诊断子宫内膜异位症最可靠的方法(金标准),特别是对于病变轻、无阳性体征的患者,腹腔镜是唯一的诊断手段。对可疑病灶进行活检时,应选择安全区域,降低出血的危险。骶凹、宫骶韧带和卵巢表面均是较理想的活检区域。只有活检组织中确定存在子宫内膜腺体和间质,才能明确诊断。对于不孕症患者行腹腔镜检查时,35%~45%有子宫内膜异位症,在明确诊断的同时,还可做输卵管通畅性检查。

腹腔镜下子宫内膜异位症的表现多种多样,颜色各异,腹膜病灶主要表现有白色病灶、红色息肉状、清亮病灶和黑棕色病灶。白色病灶多由瘢痕组织形成,其中渗有少量散在腺体和间质细胞;红色息肉状病灶多为子宫内膜原位的内膜组织形态;清亮病灶为水肿或扩张的腺体;而卵巢巧囊表现为囊壁后,蓝白色或隐见咖啡色,常有咖啡色斑块,与周围组织粘连。个别卵巢巧克力囊肿表面光滑、活动、无粘连,可穿刺,若抽出咖啡色液体即可诊断。

直接观察和活组织检查诊断子宫内膜异位症均可发生漏诊,故腹腔镜检查时应尽量接近检查部位,使病灶放大进而利于观察。也可应用内凝热一色试验(HCT)方法,可靠、敏感,能对子宫内膜异位症进行定位诊断。内凝热一色试验是一种根据组织化学特异颜色反应的诊断法,其原理是含铁血黄素的效应,即含铁血黄素加热后变成棕黑色。正常腹膜蛋白凝固呈白色,盆腔腹膜上的异位内膜含有含铁血黄素,凝固后呈棕黑色。可用于早期诊断,检测无色素的子宫内膜异位症病灶,鉴别盆腔粘连为出血性还是炎性,提高了对子宫内膜异位症诊断的准确性。同时应注意在腹腔镜检查时,应仔细记录病变并进行评分,对子宫内膜异位症进行分期。

(5)磁共振成像(MRI):MRI对卵巢内膜异位囊肿的诊断正确性较高,尤其对腹膜外病变、黏膜下方病变及脏器(如肠道、膀胱等)的病变很有意义。腹腔镜检查不能看到腹膜外、阴道-直肠隔病变,故MRI可与腹腔镜检查结合,起互补作用以提高诊断的准确性。

(三)鉴别诊断

1.卵巢巧克力囊肿与卵巢肿瘤　　与卵巢良性肿瘤的鉴别主要是指卵巢畸胎瘤,B型超声有时在影像上难以区分,需依靠临床表现及盆腔检查鉴别。一般来说,卵巢畸胎瘤无痛经史,肿瘤表面光滑,界限清楚,活动度好,无压痛;而卵巢巧克力囊肿多因粘连而与子宫紧贴成一体,边界不清,活动受限或固定,有压痛,常位于子宫后方。与卵巢恶性肿瘤的鉴别,卵巢癌患者一般情况差,病情发展迅速,有持续性腹痛、腹胀,肿瘤活动度差,常伴腹水,肿瘤表面呈结节状,一般无压痛,B型超声多为实性或混合性,形态不规则,血流丰富。子宫内膜异位症血CA125升高,一般<200U/ml,低于卵巢癌的CA125值。两者之间有重叠,诊断不明时应剖腹探查。

2.盆腔炎性包块　　盆腔炎可导致继发不孕、腹痛、痛经、月经紊乱等症状。但盆腔炎性反应多有感染发作的病史,如发热、腹痛、白带增多,疼痛不仅在月经期,平时也有腹部隐痛,抗感染治疗有效。

(四)临床分期

子宫内膜异位症是良性疾病,但具有恶性肿瘤的生物学行为,可增生、浸润,侵犯盆腔内、外脏器,甚至远处转移。为便于治疗及客观地比较疗效、预后及妊娠率,需要对子宫内膜异位症进行统一分期。

1973年Acosta在腹腔镜检查的基础上提出3期分期法,将患者分为轻、中、重3类;1979年美国生育学会(AFS)提出4期分期法(AFS分期),根据病变累及部位、大小、侧别、粘连程度计分,按积分多少,定出临床期别;1985年AFS又提出改良分期法(RAFS),此法为目前世界上公认并应用的子宫内膜异位症分期法,是按病变部位、大小、深浅、单侧双侧、粘连程度及范围计算分值,定出相应期别。

1.美国生育协会子宫内膜异位症分期法　　此分期法将子宫内膜异位症分为4期:Ⅰ期(微小):1～5分;Ⅱ期(轻度):6～15分;Ⅲ期(中度):16～40分;Ⅳ期(重度):>40分。分期方法均依靠剖腹探查或腹腔镜手术才能做出。

2.中国子宫内膜异位症临床分期标准　　见表14-1。

表14-1　子宫内膜异位症临床分期标准

检查所见	轻度	中度	重度
A.盆腔检查或B型超声检查有附件肿块	直径<4cm	一侧≥4cm	双侧均≥4cm

续表

检查所见	轻度	中度	重度
B.宫骶韧带、阴道、直肠膈或子宫后壁有结节	粗糙不平,可疑有结节或有触痛	痛性结节总面积<1cm	痛性结节
C.骨盆、宫旁、宫骶韧带粘连、增厚	无或轻度增厚	增厚粘连较明显,子宫尚活动	粘连增后明显,子宫活动受限或后穹隆成块硬结

四、子宫内膜异位症与不孕的关系

子宫内膜异位症与不孕症一样,近年来发病呈上升趋势。40%～50%的不孕症患者合并子宫内膜异位症,子宫内膜异位症患者中不孕症发病率为30%～50%,是非子宫内膜异位症人群的20倍,说明子宫内膜异位症与不孕症密切相关。但子宫内膜异位症与不孕间的因果关系一直无法阐明,难以用一种机制解释。一般认为子宫内膜异位症导致不孕是多种因素相互作用的结果。

1.机械性因素　重度子宫内膜异位症往往造成盆腔粘连,使输卵管卵巢间解剖关系发生改变,引起拾卵障碍或精子、受精卵在输卵管内输送障碍。腹腔镜手术恢复盆腔解剖后可提高妊娠率。

2.腹腔液异常　腹腔液中各种激素和其他物质的浓度影响排卵、拾卵、输送受精卵等过程。子宫内膜异位症腹腔液中前列腺素升高,影响卵泡生长及排卵,可影响输卵管肌肉的收缩,巨噬细胞增多可吞噬精子,细胞因子特别是白细胞介素升高,这些因素均可能对输卵管拾卵、受精、受精卵分裂等生殖过程有阻碍作用。

3.卵巢功能异常　子宫内膜异位症可伴有多种卵巢功能异常,如LH峰值异常、卵泡发育异常、无排卵、高泌乳素血症、黄体功能不足、未破裂卵泡黄素化综合征。其发生率均高于非子宫内膜异位症人群。

4.免疫功能异常　子宫内膜异位症患者可有细胞免疫异常,在患者血清及阴道分泌物中存在抗子宫内膜抗体,可影响排卵及黄体功能,并影响着床。据报道,子宫内膜异位症患者的子宫内膜存在IgA、IgG抗体及补体沉着。此外,抗核抗体、抗卵巢抗体等也较高。子宫内膜异位症盆腔发生非特异性炎性反应,实际是由于子宫内膜异位症特异的免疫反应所致,这种局部反应激活巨噬细胞,产生各种细胞因子,如白细胞介素-1、白细胞介素-2、白细胞介素-6等,导致不孕。

5.宫腔内环境　临床上子宫内膜异位症患者流产率高于一般人群,有研究显示子宫内膜异位症伴不孕患者黄体期子宫内膜发育延迟的发生率为14%,在月经周期第19～20日缺乏β_2整合素的表达,可能导致胚胎种植失败。黄体期宫腔内孕激素及蛋白酶抑制物的水平低,可干扰早期胚胎的发育及植入,导致着床障碍及流产。

五、子宫内膜异位症的预防和治疗

(一)预防

子宫内膜异位症病因和发病机制尚不清楚,难以有效预防。根据目前发病机制及观察到的发病高危因素,注意以下方面,有可能降低本症发病率。

1.避免在月经期行盆腔检查,必须检查时,动作应轻柔,以免将子宫内膜碎屑挤压入输卵管,引起腹腔种植。

2.及时矫正梗阻型生殖道畸形、过度后屈子宫及宫颈管狭窄等,使经血引流通畅,避免经血逆流入腹腔。

3.经前、月经刚干净或刮宫术后同一周期勿行输卵管通畅试验,如子宫输卵管通液、造影等,以免将内膜碎片经输卵管压入腹腔引起种植。

4.做好避孕,避免意外妊娠,行人工流产手术负压吸引时,注意负压不应过高,吸管应缓慢拔出,否则突然改变压力,宫腔内血液和蜕膜碎片可随负压而吸入腹腔,造成种植。

5.终止中期妊娠尽量以药物引产取代剖宫取胎术。剖宫产及剖宫取胎术中注意防止宫腔内容物溢入腹腔,在缝合子宫切口时,勿使缝线穿过子宫内膜层,缝合腹壁切口前应用生理盐水冲洗,以防内膜种植。

6.宫颈冷冻、射频、激光、锥切手术均应在行经后 3～7d 内进行,以免下次月经来潮时内膜碎片种植在未愈合的创面上。

(二)治疗

子宫内膜异位症患者多因痛经和不孕求治,治疗目的主要是缓解疼痛,去除或减少病灶,恢复盆腔正常解剖关系,改善生育功能。治疗原则根据患者年龄、有无生育要求、症状、病灶部位及轻重程度、范围,选择个体化的治疗方法,以满足不同患者的要求。

1.期待疗法　适用于病变小、症状轻的子宫内膜异位症患者,一般可定期随访不做处理。痛经者可给前列腺素合成酶抑制剂如吲哚美辛、布洛芬口服或消炎痛栓塞入肛门缓解疼痛。有生育要求者应行有关不孕症的各项检查,如输卵管通畅性试验、卵巢功能的检查及监测排卵等,排除其他不孕原因后,指导同房,以促进妊娠。但因子宫内膜异位症随卵巢激素的周期性变化而处于不断进展之中。在期待过程中,多数患者不但未受孕而疾病又有进展。因此在不孕症做腹腔镜检查时应分解粘连,切除病灶,以促进受孕。妊娠后病变组织多坏死、萎缩,分娩后症状可缓解。近围绝经期患者如能忍受疼痛,也可定期随访至卵巢性激素自然衰退,症状可能改善。

2.药物治疗　子宫内膜异位症的药物治疗方法很多,以激素抑制治疗效果最好。异位内膜同在位内膜一样可在雌孕激素作用下发生增殖、出血,且多数异位内膜含雌孕激素受体,因此外源性的雌孕激素可与异位内膜上的受体结合,使异位内膜萎缩、蜕膜样变、坏死而被吸收。

(1)孕激素疗法:孕激素及口服避孕药治疗,即传统的假孕疗法。多用于轻症子宫内膜异位症,其目的是使异位的内膜萎缩。高效孕激素可抑制垂体促性腺激素的分泌,造成无周期性的低雌激素状态,体内低雌激素使内膜萎缩,同时高效孕激素可直接作用于在位与异位内膜,导致内膜蜕膜化、萎缩,形成假孕。

常用药物:醋酸甲黄体酮 40mg/d,炔诺酮 5mg/d,醋酸炔诺酮 8mg/d,连续服用 6～12 个月,也可用醋酸甲羟黄体酮针剂 150mg,每月 1 次,肌内注射,连用 6 个月。应用后症状体征改善率为 80%,但约 20% 的患者在治疗停止半年后复发。

此法可用于对达那唑、促性腺激素释放激素激动剂(GnRH-a)禁忌者。对较大的卵巢内膜异位囊肿效果差。

不良反应有恶心、乳房胀痛、阴道点滴出血、体重增加等。

(2)口服避孕药:持续服用避孕药不但可抑制排卵起避孕作用,而且可使在位和异位内膜萎缩,诱发假孕,各种口服避孕药均可用来诱发假孕,而以含高效孕激素类制剂效果最好。

用法:十八甲基炔诺酮,1～2mg/d;甲地黄体酮,4～8mg/d;己酸黄体酮,250mg,每周 1 次,肌内注射;醋酸甲羟黄体酮避孕针 150mg 肌内注射,每月 1 次,连续 6 个月。在治疗初期,因药物刺激异位内膜增生充血,部分患者盆腔痛可一过性加重。

不良反应和禁忌证与口服避孕药相同。

（3）达那唑：达那唑是人工合成的 17α-乙炔睾丸酮衍生物，平均半衰期 28h，1971 年，由 Greenblat 首先应用于子宫内膜异位症的治疗。

达那唑能抑制下丘脑 GnRH 脉冲式释放，从而抑制垂体促性腺激素的分泌，使卵巢分泌的甾体激素下降，子宫内膜萎缩，出现闭经。因短暂闭经而使异位子宫内膜萎缩，同时也阻止月经来潮时经血逆流种植腹腔。因垂体释放的 FSH 和 LH 均为低值，故又称假绝经。达那唑还可以直接竞争雌激素受体而拮抗雌激素的作用。

①用法：常用剂量为 200mg，2～3 次/天，自月经第 1 天开始，连续服用 6 个月。停药数周可恢复排卵。疗程长短取决于个体的反应和疾病的分期：对仅有腹膜种植而无内膜异位症症状者，一般 3～4 个月的闭经可使病灶完全退化；<3cm 的卵巢内膜异位症，疗程可延长至 6 个月；卵巢肿物直径>3cm 时常需 6～9 个月，但通常病变不能彻底清除。随机开始服药者用药开始几周可有少量阴道流血，但对治疗效果无影响。

②治疗效果：取决于疾病的分期、用药剂量和血清 E_2（能反映卵巢抑制程度）。随着用药后闭经的开始，症状可逐渐好转。疗程结束时 90% 症状可完全消失。用药剂量在 800mg/d 时，妊娠率为 50%～83%，妊娠多发生于停药后 3～6 个月，占 76.92%。停药 1 年后复发率为 23%，以后每年的复发率为 5%～9%。异位病灶组织雌孕激素受体阳性者，治疗效果优于受体阴性者，且复发率低。达那唑治疗无效或复发患者多为剂量不足、疗程过短或病灶雌孕激素受体阴性者，复治时应增加剂量，延长疗程，或改用其他药物，如孕三烯酮（内美通）、他莫昔芬、GnRH-a 等，或手术治疗。

③不良反应：由于雄激素升高和雌激素不足，导致 80% 的患者出现不同程度的不良反应，如体重增加、痤疮、多毛、音调低沉、潮热、乳房缩小和萎缩性阴道炎等。此外，用药期间丙氨酸氨基转移酶（ALT）可显著增高，出现肝功损伤和明显不良反应者应及时停药。有报道达那唑对脂代谢有明显不利影响，不应作为长期连续治疗的药物。由于肝功损害和体质量增加等不良反应，降低了患者的接受性，限制了达那唑在临床中的使用。

④禁忌证：包括肝、肾、心功能不全，高脂血症和动脉粥样硬化症，栓塞性疾病，糖尿病等。

（4）内美通：是 19-去甲睾酮衍生物，于 20 世纪 80 年代开始用于子宫内膜异位症的治疗，具有较强的抗孕激素活性和中等抗雌激素作用。可通过抑制垂体分泌 FSH、LH，抑制排卵，使体内雌、孕激素水平下降，导致闭经，使异位的内膜萎缩、退化。内美通能与孕激素受体结合，并能与雄激素受体结合，其雄激素作用与炔诺酮相似。该药在体内半衰期长达 24h，故可每周仅用药 2d。

①用法：月经第 1 天开始，内美通 2.5mg，每周 2 次，连续服用 6 个月。

②治疗效果：治疗后症状改善率为 90%，体征改善率为 66%，疗效优于达那唑，治疗后 24 个月妊娠率为 60%，其中停药第一个月妊娠率为 15%，未发现子代畸形，停药复发率为 12%～17%。

③不良反应：与剂量有关，主要不良反应有体重增加、痤疮加重、头痛、恶心、性欲降低、ALT 升高等。因不良反应而停药者<17%，抗癫痫药和利福平可加速内美通代谢，不宜同时服用。

此药服用方便、易被患者接受，对肝功能的影响较小，很少因 ALT 升高而中途停药，但价格较贵。

（5）他莫昔芬（TAM）：又名三苯氧胺，为三苯乙烯化合物。结构和药理作用与氯米芬相似，是非甾体类的雌激素拮抗剂。三苯氧胺竞争体内雌激素受体，降低雌激素效应，并可刺激孕激素的合成，而起抗雌激素作用。

①用法：他莫昔芬 10mg，2 次/天，连续服用 3～6 个月。

②治疗效果：他莫昔芬治疗期间不抑制排卵，月经周期正常，内分泌测定 FSH、LH、P 在正常范围内。缓解疼痛效果优于达那唑，痛经消失率为 52.84%～88.5%，症状体征改善率为 88.5%～100%。

③不良反应:主要为类雄激素反应,如抑郁、潮热、恶心、呕吐、水肿、阴道炎、一过性痤疮加重等,反应较轻,停药后可消失。他莫昔芬具有弱雌激素样作用,长期应用可引起子宫内膜增生,甚至癌变,因此应严格掌握适应证,对子宫内膜癌高危人群应改用其他方法。

(6)GnRH-a:GnRH-a为下丘脑促性腺激素释放激素(GnRH)类似物(激动剂)。

促性腺激素释放激素类似物(GnRH-a)将GnRH的第6位和第10位氨基酸进行置换或去除,得到一种9肽化合物,较GnRH稳定性强,半衰期延长,并且与GnRH受体的亲和力大大增强,生物学效应增加50～200倍。GnRH-a对GnRH受体亲和力高,与GnRH受体结合形成激素受体复合物,进入细胞核引起一系列生物效应,垂体迅速释放Gn,若GnRH-a持续应用,GnRH受体耗竭,使Gn分泌急剧下降,明显抑制卵巢功能而引起一系列围绝经期变化。这种去垂体状态可随停药而恢复。常用种类有:布舍瑞林900～1200μg/d,喷鼻,3次/天;那非瑞林0.4～0.8mg/d,喷鼻,3次/天;戈舍瑞林3.6mg/月,皮下或腹壁注射;阿拉瑞林150μg/d,肌内注射;亮丙瑞林3.75～7.5mg/月,肌内注射;曲普瑞林3.75mg/月,皮下或肌内注射。

应用GnRH-a治疗前几天可出现一过性LH、E_2升高,所以应从黄体期或月经周期第1日开始用药,使垂体快速脱敏。一般持续用药6个月。用药期间可定期检测E_2水平,指导用药。Barbieri报道,治疗期间E_2浓度控制在73.2～219.6pmol/L(20～60pg/ml)为宜。治疗2～3个月后,LH、E_2即可达卵巢去势水平,并伴症状、体征改善。治疗后症状完全缓解率高于50%,部分缓解率高于90%,体征改善率约50%,妊娠率为50%,故GnRH-a对内异症的短期疗效相当肯定,但异位病灶完全消退则需较长时间。GnRH-a适用于达那唑治疗无效或复发者,但对有卵巢内膜异位囊肿者疗效差,故仍不能完全替代手术治疗。复发率为16%～59%。

不良反应:类似围绝经期综合征表现(低雌激素状态),如多汗、潮热、阴道干燥、嗜睡、疲劳、易怒、乳房缩小、骨质疏松、偏头痛、抑郁、性欲降低等,主要不良反应为骨质丢失。偶有皮肤干燥、脱发、皮疹、下肢抽搐、体重增加和胃肠道反应。GnRH-a的优点是对肝脏等重要脏器无损害,无男性化作用,可反复应用。大量资料表明,GnRH-a治疗子宫内膜异位症的疗效较达那唑好,不良反应较达那唑明显少而轻。

反向添加治疗:由于子宫内膜异位症治疗期间出现低雌激素状态,在开始给药的6个月后骨盐量减少2%～5%,为改善患者的生活质量补充外源性雌激素,即为反向添加治疗,使血清雌激素水平控制在109.8～183.0pmol/L(30～50pg/ml),则可避免或减轻GnRH-a对正常组织的不良影响,如避免潮热等血管运动性症状、骨盐量减少等不良反应。常用方法有:①GnRH-a+炔诺酮5mg/d;②GnRH-a+结合雌激素片0.625mg/d+醋酸甲羟黄体酮2.5mg/d;③GnRH-a+替勃龙片2.5mg/d(或1.25mg/d)。一般自治疗12周起开始给药。治疗期间应监测E_2水平以调整用量。

(7)米非司酮:米非司酮是19世纪80年代人工合成的19-去甲类固醇炔诺酮的衍生物,用于终止早孕;20世纪90年代中后期开始用于治疗子宫内膜异位症。与孕激素受体有高度亲和力,具有强抗孕激素作用及抗糖皮质激素作用,其与子宫内膜孕激素受体的亲和力比黄体酮高5倍。用药后,对抗孕激素,使在位及异位病灶萎缩、闭经。子宫内膜对米非司酮很敏感,通过对子宫内膜形态学观察,发现米非司酮除诱导月经外,还可阻滞子宫内膜的发育,干扰子宫内膜完整性。动物试验显示,米非司酮使子宫内膜中一些细胞因子水平发生变化,如白血病抑制因子、转化生长因子β等,这些因子已被证明与子宫内膜异位症的发生、发展有关。因此,米非司酮可能经局部的细胞因子介导而起到治疗的作用,是一种颇有前景的治疗方法。

用法:目前无统一剂量。Kettel报道50mg/d连续用药6个月,在用药的第1个月即闭经。用药期间症状消失约50%,约50%患者雌激素保持在生理水平。疗效与达那唑和GnRH-a相近。国内已使用低剂量(10mg/d)连续90d,获得满意疗效。

不良反应:因药物剂量小,无明显不良反应。长期应用可产生抗皮质激素反应,但 Kettel 报道剂量为 50mg/d 时无抗皮质激素作用。其他不良反应有恶心、呕吐、头晕等。该药停服后易复发。

雌激素水平下降可引起潮热、阴道淋漓出血、阴道干燥、体重轻微增加等。其中主要是潮热,约占 26%,ACT 轻微升高,与该药 90% 经肝脏代谢有关,其他有乏力、头痛,极少数乳房缩小,一般停药后不良反应消失。

(8)棉酚:棉酚是从棉子中提取的多羟联苯萘醛类化合物,20 世纪 80 年代初用于子宫内膜异位症治疗,疗效和安全性已证实。在位与异位内膜及子宫肌肉均对棉酚敏感。棉酚可抑制卵巢功能和子宫内膜,引起月经过少、月经稀发、闭经,使异位内膜病灶缩小。其作用有可逆性,且受年龄影响,年龄越轻对棉酚越敏感,停药后功能恢复也越快。

用法:醋酸棉酚 20mg,1 次/天,连服 2 个月,减为 20mg,每周 2 次,6～8 个月一个疗程。有生育要求者,将疗程缩至 6 个月。因棉酚可导致血钾降低,服药期间应加用 10% 枸橼酸钾 10ml,每日 2～3 次。治疗后症状改善率为 90%,体征改善率为 80%。

不良反应:主要为低雌激素反应和胃肠道反应,肝功损伤及低钾血症等。

3.手术治疗　手术治疗可在短期内对解除疼痛和促进生育有较好效果,是治疗子宫内膜异位症的主要措施。尤其适用于药物治疗无效的重症患者。目的在于去除子宫内膜异位结节,分离粘连,缓解疼痛,减少复发和术后粘连;恢复盆腔器官正常解剖关系及生理功能,以利恢复生育能力。对于卵巢子宫内膜异位囊肿,应首选手术治疗。

子宫内膜异位症手术治疗,从手术方式上可分为保守性手术、保留卵巢功能及根治性手术;从手术途径上可分为剖腹手术和腹腔镜手术。

(1)保守性手术:适用于有生育要求的子宫内膜异位症患者。手术治疗包括切除或烧灼肉眼可见的异位病灶,分离粘连,剥除卵巢内膜异位囊肿,修复卵巢,输卵管通液及对输卵管梗阻者进行整形,行子宫悬吊术以防再次粘连。

保守手术后的妊娠率为 40%～60%,临床症状缓解率为 59%～100%。腹腔镜下切除治疗效果等于或优于期待治疗或药物治疗,且不良反应小,术后恢复快,创伤小。有学者认为子宫内膜异位症合并不孕症,不论期别或病变如何,均为腹腔镜手术指征。与剖腹手术相比,腹腔镜手术具有无法比拟的优点。

Matynorv 对镜下子宫内膜异位囊肿剔除后 12～14 个月行第 2 次腹腔镜检查,未发现盆腔粘连。在缓解疼痛方面,腹腔镜保守手术后 Ⅲ～Ⅳ 期缓解率为 91.2%;在治疗不孕方面,国外报道轻度异位症患者腹腔镜手术后的妊娠率达 53.5%～73.0%,国内报道,术后 6 个月妊娠率 Ⅰ、Ⅱ 期为 25%,Ⅲ 期为 16.7%。术后 1 年内妊娠率较高,术后 2 年仍未妊娠者则以后妊娠机会减少。手术后复发率为 26%～36%,复发后再次行手术治疗者,术后极少妊娠。

(2)子宫骶骨神经激光切断术(LUNA):Reddy 等对子宫内膜异位症引起的盆腔疼痛患者采用 LUNA 术,离断宫颈及宫体下部敏感的神经纤维,使患者疼痛减轻。切断的部位近宫颈处,切断子宫骶骨韧带,将韧带离断去除 2～5cm,深达 1cm,以确保所有的神经纤维切除,但需防止输尿管损伤。LUNA 术可明显减轻正中部疼痛。若神经切断不全,疼痛可复发,患者常需再次手术治疗。

(3)骶前神经切断术:即切断腹下神经丛,适用于严重盆腔正中部疼痛的子宫内膜异位症患者,常与子宫内膜异位症保守性手术与 LUNA 术同时进行,在行此手术时,应严格掌握手术适应证以提高手术成功率。骶前神经切断术可缓解盆腔中部疼痛,但附件疼痛的患者不适宜行此手术。

(4)保留卵巢功能的手术:适用于年龄 45 岁以下,无生育要求,或同时合并子宫肌瘤、子宫腺肌症及卵巢内膜异位囊肿者。手术中切除盆腔内病灶、同时行子宫全切或子宫次全切除手术,但要保留至少一侧卵巢或部分卵巢以维持患者卵巢功能,又称半根治手术。手术后复发率为 2.7%～20%,低于保留生育功能者,约 24% 的患者出现围绝经期综合征。Vercellini 综述了过去 20 年的文献,对可能来源于子宫的慢性疼痛做子宫切除,术后 83%～97% 疼痛减轻或改善。

(5)根治性手术:适用于近围绝经期的重症子宫内膜异位症患者,对于无生育要求的重症患者,经药物治疗无效,或行保留卵巢功能手术后复发的,可放宽手术指征,年龄在 35 岁以上即可施行根治手术。根治手术包括全子宫切除,双侧输卵管、卵巢切除和其他种植病灶的切除。根治手术后需激素替代,常用雌-孕激素疗法,可避免重新激活可能残余的子宫内膜异位病灶。虽根治术被认为是一种很确切的治疗疼痛的办法,但术后少数患者可仍有轻微症状,术后疼痛仍会复发,复发率为 3%。

(6)其他治疗:①子宫动脉栓塞,Siskin 用子宫动脉栓塞治疗子宫内膜异位症引起的经量过多,3 个月后,92.3% 症状和生活质量有明显改善;6 个月后 MRI 显示平均子宫体积减小 42%。有学者认为子宫动脉栓塞是月经过多和子宫内膜异位症患者非手术疗法有前途的选择,但仍需大样本的前瞻性研究来确定这种方法的安全性和有效性。②乙醇治疗法:适用于卵巢内膜异位囊肿,术后复发者或有生育要求者。应用介入超声技术对卵巢异位囊肿患者行阴道超声下穿刺注入 99.9% 乙醇。月经干净后 3～7d,行硬膜外麻醉或局麻加静脉镇静剂,消毒后经阴道扫描,确定穿刺部位和方向。用 16 号或 14 号穿刺针沿指引线,通过导向器进行囊肿穿刺,用 50ml 注射器或 80～93kPa 的负压吸引器进行吸引。吸引困难时,可用相当于吸引量的生理盐水注入,再吸引。如此反复操作,直至吸引液透明时为止,注入 99.9% 乙醇。乙醇量相当于吸出量的 80%,于囊内停留 15min 吸出,重复注入乙醇 1 次。最后以生理盐水冲洗囊肿内腔,冲洗吸引干净后,拔除穿刺针。60 例手术患者无 1 例乙醇吸收过量症状(面色潮红、心率增加等)。动态监测乙醇浓度,在术后 30min 最高值达 371mg/L,低于影响人判断力和灵敏性阈值 500mg/L,可认为在治疗中遵守 15min 这一固定的保留时间标准,从乙醇吸收浓度讲是安全的。随访 1 年或 2 年的远期疗效,复发率无显著差异,且几乎与开腹手术疗效相同。痛苦小、费用低、操作简单是该疗法的独特优点。但穿刺后复发率高于 30%。

4.腹腔镜手术与剖腹手术的比较　近 10 余年来,腹腔镜已在临床上广泛应用,各种手术器械的发展已使腹腔镜从过去的单纯诊断发展成为以治疗为目的的手术工具。腹腔镜手术是目前治疗子宫内膜异位症的重要方法,也是最好的方法。其优点在于手术视野清晰,尤其是对直肠子宫陷凹、宫骶韧带、卵巢下缘、阔韧带后叶等处易于探察,易发现并去除异位病灶;手术后粘连发生少,可反复多次进行;手术损伤小,术后恢复快,住院时间短,患者心理上更易接受;术后妊娠率高于或等于剖腹手术。而剖腹手术是子宫内膜异位症的标准外科治疗方法,与腹腔镜手术相比,剖腹手术强化触诊,便于检查腹膜后间隙、肠管,及对深部病变做细致操作。尤其适用于以下患者:行腹腔镜手术或药物治疗后,盆腔疼痛及不育未改善者;病变广泛,病情复杂,对腹腔镜手术技巧要求较高者;需与卵巢恶性肿瘤鉴别者;合并有子宫肌瘤、子宫腺肌症者。

5.药物与手术联合治疗　对子宫内膜异位症患者进行药物治疗时,可因患者盆腔严重致密的粘连,致病灶内药物达不到有效浓度而影响疗效,且停药后短期内病变可能复发。手术治疗,尤其是保守手术治疗后,易复发,手术后易发生粘连,影响手术效果。常将手术与药物治疗结合起来达到较单一治疗更好的疗效。

(1)术前联合药物治疗:目前认为药物对子宫内膜异位症病灶的抑制作用主要出现在前 2 个月,所以术前用药多为 1～3 个月。术前用药的缺陷在于药物抑制疗法可能掩盖一些隐蔽病变,使手术不彻底。优点是可缩小异位病灶,减少盆腔充血,从而减少术中出血,降低手术所需切除范围。同时,减少腹腔液容量并使其纤维蛋白含量降低,使手术中病灶更易分离、剥除,降低手术难度。若术前联合使用 GnRH-a,还可避免黄体形成,从而避免将黄体误认为卵巢内膜异位囊肿。

(2)术后联合药物治疗:优点是可抑制手术中未能切除的残余异位病灶,降低复发率,延长复发间隔时间。但对于有生育要求、年龄偏大的患者,有报道认为术后联合药物治疗可延误患者受孕,错过术后1年最易妊娠的时间。因此对于此类患者可不用药物治疗,积极怀孕。妊娠即是最好的治疗。

6.合并不孕症的治疗 对于轻度子宫内膜异位症患者可选择期待疗法,其妊娠率和常规治疗的妊娠率相近,5年累积妊娠率可达90%。由于子宫内膜异位症患者经药物或手术治疗后妊娠多发生于治疗后1年内,尤其是半年内,而治疗后2年未孕者,妊娠机会明显降低,所以凡确诊为子宫内膜异位症者,应积极治疗不孕。对于手术或药物治疗无效、高龄妇女,其生育能力下降,应采取积极措施。

诱导排卵加宫腔内人工授精是第一线有效的治疗方案,且费用低,操作相对简单。每周期妊娠率可达6.5%~16.3%。其失败率与子宫内膜异位症的严重程度有关,对于严重的子宫内膜异位症Ⅲ~Ⅳ期应尽快予以辅助生殖。人类辅助生育技术需时相对较短,可能是目前子宫内膜异位症合并不孕的最有效的治疗方法。根据患者具体情况,可选择施行输卵管配子移植(GIFT)、输卵管合子移植(ZIFT)或体外授精-胚胎移植(IVF-ET),以前子宫内膜异位症患者施行辅助生育技术者,其卵母细胞获取率、卵细胞受精率、妊娠率常低于其他指征者。目前在施行助孕技术,常规超促排卵前,先应用GnRH-a治疗1~3个月,即长方案,使异位症患者在IVF助孕过程中的卵子生长与数量及妊娠率均明显提高,达到与其他原因不孕IVF助孕同样的成功率。

六、子宫内膜异位症的预后

1.子宫内膜异位症为良性疾病,病灶生长缓慢,妊娠期常发生蜕变、坏死,绝经后停止发展,很少恶变,故一般预后较好。

2.子宫内膜异位症易致不孕,妊娠后也易发生流产、早产或异位妊娠。

3.子宫内膜异位症手术治疗效果较理想。对施行了保留生育功能手术的年轻患者可再次恢复生育功能。

4.子宫内膜异位症恶变:子宫内膜异位症本身为一良性疾病,恶变较少见。1925年Sampson首次报道子宫内膜异位症恶性变,近年来国内外均有关于恶变病例的报道。据统计,子宫内膜异位症患者中0.7%~1.0%会发生恶变。一般认为凡非手术治疗的患者若治疗过程中出现包块迅速增长,腹痛性质改变,或卵巢内异位包块直径≥8cm,要警惕恶变的可能,应剖腹探查。子宫内膜异位症恶变的诊断标准:①在同一卵巢中,子宫内膜异位症和癌并存;②子宫内膜异位症和癌的组织学关系相类似;③见到由良性子宫内膜异位症过渡到恶性组织的证据;④除外转移性恶性肿瘤。

(刘海萍)

第五节 习惯性流产的诊治

妊娠28周前连续发生3次或3次以上自然流产,称为复发性流产或习惯性流产。习惯性流产的发病机制十分复杂,可归纳为以下6个方面:①染色体异常;②内分泌异常;③解剖异常;④生殖道感染;⑤免疫因素(自身免疫型和同种免疫型);⑥不明原因。其中不明原因者约占40%。目前发现,原因不明的习惯性流产多数为同种免疫因素所致。

一、病因筛查

习惯性流产的病因十分复杂,对患者有必要进行详细的病因筛查,经常规项目筛查未发现确切病因患者,即原因不明性习惯性流产,应进一步做特殊的免疫学检查。宫颈功能不全也应做相应的检查。

1.常规病因筛查   病因筛查除详细询问病史和常规妇科检查外,还应进行以下项目的实验室检查。

(1)胚胎染色体及夫妇外周血染色体核型分析。

(2)感染因素检测,包括生殖道微生物检测如衣原体、支原体,以及血清抗弓形虫抗体、抗巨细胞病毒抗体的检查。

(3)全套性激素、甲状腺功能及血糖测定。

(4)生殖器官超声波检查。

(5)自身抗体检测,主要包括抗磷脂抗体(ACL、LCA)、可抽提核抗原抗体(ENA)、抗核抗体(ANA)。

2.特殊免疫学病因检查   对于经常规病因筛查均未发现异常的患者,即原因不明的患者应做以下检查,以明确女方体内是否存在封闭抗体或免疫抑制因子。

(1)微量淋巴细胞毒试验(LCT)用女方血清及新制备的男方淋巴细胞进行补体依赖的微量淋巴细胞毒试验,以判断女方血清中是否存在抗丈夫人白细胞抗原-Ⅰ(HLA-Ⅰ)类抗体。阴性结果表示女方血清中缺乏此封闭因子,易发生习惯性流产。

(2)单向混合淋巴细胞培养(MLC)+抑制试验 MLC 主要用于鉴定 HLA-D 位点相容性程度,其反应细胞主要是 T 细胞(女方淋巴细胞),刺激细胞主要是 B 细胞(男方灭活淋巴细胞),结果以形态学或掺入同位素法分析淋巴细胞刺激指数或增殖抑制率判断。刺激指数越高,表明反应细胞和刺激细胞的 HLA-D 区位点(DR/DQ/DP)抗原相容性越小,即两者抗原差异越大。反之,刺激指数越低,表明 HLA-D 抗原相容性越大。抑制试验是在 MLC 的基础上再加入女方血清,观察淋巴细胞增殖是否存在抑制现象。增殖抑制明显(抑制率增高)则反映女方血清中存在封闭因子或免疫抑制因子;反之,则说明不存在封闭因子或免疫抑制因子。

二、治疗

1.染色体异常

(1)胚胎染色体异常:若每次流产均由于胚胎染色体异常所致,提示流产的病因与配子的质量有关。如精子畸形率过高建议到男科治疗,久治不愈者可行供者人工授精(AID)。如女方为高龄,胚胎染色体异常多为三体,且多次治疗失败可考虑行赠卵体外授精-胚胎移植术(IVF-ET)。

(2)夫妇双方染色体异常:男方染色体异常可做 AID,女方染色体异常可赠卵 IVF-ET。若夫妇中有一方或双方染色体为相互易位,可做 IVF-ET 并进行植入前遗传学诊断(PGD)。

2.解剖异常

(1)子宫异常:完全或不完全子宫纵隔可行纵隔切除术。子宫黏膜下肌瘤可在宫腔镜下行肌瘤切除术,壁间肌瘤可行经腹肌瘤挖出术。宫腔粘连可在宫腔镜下行粘连分离术,术后放置宫内节育器 3 个月。

(2)宫颈功能不全:宫颈环扎术是目前治疗宫颈功能不全的常用力法,适用于习惯性流产尚无健存子女并明确流产是由子宫颈功能不全引起的患者。术前应常规进行超声检查排除葡萄胎、胎儿畸形或胎死宫内等情况,保证胎儿发育正常。

①手术时间选择：一般选择在孕 12~18 周。有学者统计，孕 20 周后施术，施术的成功率较低，而且并发症发生率较高。近年来，还有学者提出对漏诊的患者行急诊宫颈环扎术，即对宫颈已开始消退或宫口已开大（<4.0cm）的患者，在入院后立即行环扎术，但其治疗效果较差，且母儿并发症较高，如胎膜早破、早产、宫内感染等。

②手术方式：主要介绍 3 种手术方式。①McDonald 术：经阴道不解剖膀胱反折腹膜，直接行宫颈缝扎。此术较简单、创伤小，目前临床应用较多，但缝扎线只能达到宫颈中 1/3 段。适用于择期手术。文献报道，此术成功率在 79%~92%。②Shirodkar 术：经阴道解剖膀胱反折腹膜，上推膀胱，行高位宫颈环扎术，缝扎线位置可达宫颈上 1/3 段。适用子宫颈过短或宫颈已消退的患者。Shirodkar 等报道 105 例，成功率为 85%。③经腹腔宫颈峡部环扎术：此术创伤性较大，只适用子宫颈极短或严重损伤难以施行阴道手术的。Gibb 等进行了 50 例次经腹手术，结果流产 17 例次，早产 2 例，部分得活婴，未见宫内感染。

③手术并发症：宫颈环扎术可有胎膜早破、宫内感染、流产、早产、宫颈撕裂等并发症。

④手术注意事项：a.术前严格抗感染。疑有阴道炎者应积极治疗，控制感染后方可手术。为预防感染术前可阴道使用甲硝唑，1~2 片/次，每晚 1 次，连用 3d，术前 1h 开始静脉使用抗生素，至术后 3d。b.术后使用黄体酮，20mg/次，1 次/天，肌内注射，连用 3~5d。静脉使用硫酸镁抑制宫缩，或使用钙离子通道阻断剂，如硝苯啶 10mg/次，3 次/天。c.术后禁止性生活，并定期随访，行 B 型超声检查以了解宫颈结构情况。有阴道流血，宫缩或发热等情况应立即住院。已临产者立即拆除缝线。无特殊情况者可等待至孕 36 周左右入院，并根据病情决定分娩方式，准备自然分娩者可于孕 38 周左右拆除缝线，剖宫产者应在术时拆线。

3.内分泌异常

(1)黄体功能不全：主要采用孕激素补充疗法。孕时可使用黄体酮 20mg 隔日或每日肌内注射至孕 10 周左右，或 HCG 1000~2000U，隔日肌内注射 1 次。

(2)其他：如患者存在多囊卵巢综合征、高催乳素血症、甲状腺功能异常或糖尿病等，均宜在孕前进行相应的内分泌治疗，并于孕早期加用孕激素。

4.感染因素　孕前应根据不同的感染原进行相应的抗感染治疗。衣原体感染：可口服四环素，0.5g/次，4 次/天，连用 7d；或红霉素，0.25g/次，4 次/天，连用 4d。弓形虫感染：可口服乙胺嘧啶，第 1 日 75mg，后 25mg/d，连用 30d；或螺旋霉素，0.2g/d，4 次/天，连用 14d。男方也常被感染，故应同时用药。巨细胞病毒(CMV)携带者目前尚无疗效肯定的药物。CMV IgG 阳性者可妊娠，而且不必治疗。CMV IgM 阳性者以转阴后妊娠为宜。

5.免疫性习惯性流产的治疗

(1)自身免疫型习惯性流产的治疗：临床观察表明，抗磷脂抗体阳性患者若不予治疗，其自然流产的发生率可高达 50%~70%，也有报道高达 90%。然而，至于抗磷脂抗体相关的流产，目前尚无公认的治疗方案，多采用抗凝剂和免疫抑制剂治疗。常用的抗凝剂有阿司匹林和肝素，免疫抑制剂以泼尼松为主，也有使用人体丙种球蛋白治疗成功的报道。

①肾上腺皮质激素(泼尼松)：泼尼松具有抑制单核细胞和巨噬细胞吞噬活性，并抑制淋巴细胞产生抗体的作用。现已证明，泼尼松可直接抑制抗磷脂抗体的免疫活性，因此被用于自身免疫型习惯性流产的治疗。国外多数学者主张采用较大剂量泼尼松(10~40mg/d)治疗，于确认妊娠后即开始用药，直至妊娠结束。临床观察表明，此法可伴发多种母儿并发症，如继发感染、早产、妊娠高血压综合征、胎膜早破、胎儿宫内生长发育迟缓、库欣综合征等。国内采用小剂量泼尼松(5mg/d)治疗，不但无上述并发症，同时多数患者服药后抗体很快转阴。

②阿司匹林：阿司匹林可选择性抑制 TXA_2 的合成，纠正 PGI_2/TXA_2 的平衡，防止血栓形成、胎盘栓

塞,因此用于习惯性流产的治疗。国外学者多数主张一旦妊娠即开始用药,分娩前几天停药,阿司匹林的用量为 75～100mg/d,但此种方法易发生出血倾向。国内的经验是采用小剂量,25mg/d,自妊娠确定后开始服用,至妊娠结束。治疗期间应严密监测血液的凝血参数,如出、凝血时间,血小板计数及血小板聚集试验(PagT)等指标。发现大多数患者服药中 Pag T 可保持在正常范围(38%～77%)。

少数患者因有血小板过少症,服药后 Pag T 低于 38%,而出现轻度出血倾向,需及时停药,尚有少数患者需增加剂量至每天 50mg,方可使 Pag T 值降至正常范围。

③联合用药:目前多主张泼尼松加阿司匹林联合治疗方案。国外疗法(泼尼松 15mg/d 加阿司匹林 75mg/d)安胎成功率为 70%左右,且有母儿并发症,如胎儿生长受限、早产、胎膜早破、产科出血等。国内的疗法为泼尼松 5mg/d 加阿司匹林 25mg/d,安胎成功率为 95%,且未见有明显的产科并发症发生。鉴于肝素的抗凝和疏通微循环作用,国外有学者采用小剂量阿司匹林加肝素治疗,阿司匹林用量为 80mg/d,肝素首剂为 10000U/d,分 2 次皮下注射,之后根据部分凝血酶原激活时间调节肝素的用量,用药至孕足月,此法安胎成功率为 80%,但也有一定的产科并发症。

④大剂量丙种球蛋白(免疫球蛋白):大剂量的免疫球蛋白输入具有抑制抗体的产生作用。Valensise 等采用大剂量丙种球蛋白治疗也取得较好的疗效,方法:在明确妊娠后立即静脉输注丙种球蛋白 0.5g/kg,连用 2d,每 4 周重复 1 次,至孕 33 周。

但是静脉输注血液制品治疗费用较昂贵,并有潜在血源性感染的危险。

(2)同种免疫型习惯性流产的主动免疫治疗:自 20 世纪 80 年代以来,国外有学者开始采用主动免疫治疗同种免疫型习惯性流产。即采用丈夫或无关个体的淋巴细胞对妻子进行主动免疫致敏,其目的是诱发女方体内产生封闭抗体,避免母体对胚胎的免疫排斥。

①适应证:连续 3 次早期流产,排除其他致病因素;自身抗体阴性;患者血清中缺乏封闭抗体(LCT)阴性或 MLC 抑制试验结果呈低增殖抑制率。

②治疗方法:免疫原可选择丈夫或无关个体的淋巴细胞或白细胞,作为供血者应做严格的治疗前检测,以避免潜在的血源性感染危险。免疫途径主要有两种:皮下注射和静脉注射。

目前多采用丈夫淋巴细胞或无关个体淋巴细胞经皮下注射免疫疗法。在免疫剂量选择上,国外多采用较大剂量淋巴细胞[每次淋巴细胞用量为(50～120)×10^6],于妊娠前行免疫致敏试验,在上肢分 3 点皮内注射,隔 2～3 周注射 1 次,共 2～4 次,至皮肤反应面积缩小即可允许其妊娠,皮肤反应不缩小者可经追加免疫次数。国内则采用小剂量丈夫或无关个体的淋巴细胞做皮下注射,每次淋巴细胞用量为(20～30)×10^6,间隔为 3 周,共 2～4 次,疗程结束后鼓励患者在 3 个月内妊娠,妊娠成功者于早孕期加强 1～2 次。若未妊娠在排除不孕因素的情况下可重新进行下一疗程。经多年的临床验证,获得较为满意的疗效,妊娠成功率达 86.4%,优于国外报道的 75%～80%,而且无明显并发症。同时国内从单向淋巴细胞培养抑制试验的结果发现,2 次主动免疫后患者体内封闭因子或免疫抑制因子的诱生情况与 4 次主动免疫无差异,所以将每疗程 4 次主动免疫改变 2 次,同样收到较理想的疗效,妊娠成功率达 90%,减少免疫剂量和次数可减少血源性感染的机会。国外有学者选择静脉输注无关个体白细胞(150～250ml),此法要求 ABO、Rh 血型相配,有发生输血反应的危险,并可出现移植物抗宿主反应。还对主动免疫治疗的子代进行研究,结果子代在出生体质量、产后生长发育及智力发育等方面均与正常对照组无差异,证明主动免疫治疗对子代是安全的。

(徐广立)

第六节　辅助生殖技术

　　1978 年采用体外受精与胚胎移植技术诞生了世界第一例婴儿(俗称试管婴儿),这是人类生殖医学技术的重大突破。随着人类生殖辅助技术(ART)的不断深入开展与普及,ART 所带来的技术本身及社会、伦理、道德、法律等诸多方面的问题也日益突出,其应用的安全性值得进一步探讨。

【辅助生殖技术】

　　1.宫腔内人工授精(IUI)　　自 1962 年第一篇报道 IUI 作为不孕症的治疗手段之一后,IUI 技术在不孕症治疗中得到了广泛的应用,根据 2004 年欧洲 IVF 监测规划报告所示 19 个国家共进行 98388 个 IUI 治疗周期,导致 12081 个胎儿出生(12.3%每周期),其中单胎占 87%,多胎占 13%。IUI 是指临床通过排卵监测确定排卵前后,将洗涤处理后的精子送入女方子宫腔内的技术。人工授精按精子来源不同分为无精子人工授精(AIH)或使用供精人工授精(AID)。宫腔内人工授精必须在腹腔镜或子宫输卵管造影证实至少一侧输卵管通畅的情况下使用。

　　(1)无精子人工授精的适应证:①男性因少精、弱精、液化异常、性功能障碍、生殖器畸形等不育;②宫颈因素不育;③生殖道畸形及心理因素导致性交不能等不育;④不明原因或免疫性不孕症。

　　(2)供精人工授精的适应证:①不可逆的无精子症、严重的少精症、弱精症和畸精症。②输精管复通失败。③射精障碍。④适应证①、②、③中,除不可逆的无精子症外,其他需行供精人工授精技术的患者。医务人员必须向其交代清楚:通过卵胞质内单精子显微注射技术也可能使其有自己血亲关系的后代,如果患者本人仍坚持放弃通过卵胞质内单精子显微注射技术助孕的权益,则必须与其签署知情同意书后,方可采用供精人工授精技术助孕。⑤男方和(或)家族有不宜生育的严重遗传性疾病。⑥母儿血型不合不能得到存活新生儿。

　　供精人工授精必须严格控制供精的来源,重视供精者的遗传筛查并排除性传播疾病和其他传染性疾病,禁止用新鲜精液进行 AID,必须采用由国家批准的规范的精子库提供的精子。

　　(3)宫腔内人工授精的禁忌证:①女方因输卵管因素造成的精子和卵子结合障碍;②男女一方患有生殖泌尿系统急性感染或性传播性疾病;③一方患有严重的遗传、躯体疾病或精神心理疾患;④一方接触致畸量的射线、毒物、药品并处于作用期;⑤一方有吸毒等严重不良嗜好。

　　(4)宫腔内人工授精的方法:

　　1)卵巢刺激:人工授精可以在自然周期或药物促排卵周期时进行,药物促排卵联合 IUI 可以提高妊娠率,超促排卵方案有很多种,如氯米芬(CC)、CC+HMG、HMG、HMC+GnRH 激动剂、HMC+GnRH 拮抗剂等方案,当卵泡平均直径达 18mm 时,给予 hCG 5000～10000IU。促排卵联合 IUI 虽然可以提高 IUI 的妊娠率,但费用较自然周期高,而且有发生 OHSS 和多胎的风险。

　　2)卵泡及子宫内膜检测:在月经第 2 或 3 天需进行血基础内分泌检查,同时进行阴道超声检查以排除卵巢囊肿和内膜病变(如息肉等),促排卵治疗 7～8 天需通过 B 超和有关激素水平等联合监测卵泡的生长发育,雌激素水平可以提示卵泡发育成熟的状况,孕激素水平可以发现卵泡提早黄素化,LH 水平可以检测提前出现的 LH 峰。

　　3)人工授精的时机:选择应在排卵前后进行,采用基础体温无法准确预测排卵时间,目前多采用超声联合血或尿 LH 值和宫颈黏液指标能够较准确预测排卵时间。在超促排卵治疗中,当卵泡平均直径≥18mm 且宫颈黏液≥8 分时,给予 hCG 后,排卵将发生在 34～36 小时后,平均是 38 小时。如果成熟卵泡超过 4 个或直径 12mm 的卵泡超过 8 个,应停止给予 hCG,放弃本周期治疗。有些中心在给予 hCG 后 24 小时和 48 小时给予患者 2 次人工授精治疗,目前没有证据证明 2 次人工授精治疗比一次治疗效果好。

4)精子的处理:用于宫腔内人工授精的精子必须经过洗涤分离处理,以去除精液中的精浆成分、白细胞和细菌,目前,精液处理的方法多采用上游法和梯度离心法。虽然目前还没有一个明确的数值说明,精子密度低于多少就无法妊娠,但通常认为授精的活动精子密度需要达到 $1×10^5$/ml,精子的活率和正常形态率对于妊娠的预后至关重要。国家卫生部人类辅助生殖技术规范要求处理后其前向运动精子总数不得低于 $10×10^6$。用于供精人工授精的冷冻精液,复苏后前向运动的精子不低于 40%。

5)宫腔内人工授精操作:用窥阴器暴露宫颈,用 1ml 注射针筒抽取经洗涤后的精液(0.5~1ml),将注射器连接到人工授精导管,然后将导管缓慢插入宫腔并注入精液。人工授精后,嘱患者适当抬高臀部,平卧 20~30 分钟即可起床离开。

(5)影响宫腔内人工授精成功率的因素:人工授精的临床妊娠率因各个中心的患者情况不同和是否使用促排卵药物而有很大差异,影响宫腔内人工授精成功率的因素有:①不孕的原因;②患者夫妇的年龄;③不孕持续的时间;④精子的参数;⑤IUI 治疗周期数。

2.体外受精-胚胎移植(IVF-ET)　20 世纪 80 年代以 Edwards 和 Steptoe 首创的体外受精-胚胎移植技术主要用于解决女性不育问题,1992 年 Palermo 使用卵泡浆内单精子显微注射技术治疗男性不育。近年来,随着分子生物学技术的发展,在辅助生殖的基础上结合现代分子生物学,发展成为胚胎植入前遗传学诊断技术。

IVF-ET 是将不孕夫妇的精子和卵子取出,在体外完成受精和胚胎的早期发育,然后将早期胚胎放回患者子宫内,使其继续发育、生长直至足月分娩。

(1)IVF-ET 的适应证:①女方各种因素导致的配子运输障碍;②排卵障碍;③子宫内膜异位症;④男方少、弱精子症;⑤不明原因的不育;⑥免疫性不孕。

(2)体外受精-胚胎移植术前准备

1)不孕症检查。

2)女方检查:女性内分泌功能检查:月经周期第 2~3 天采血测定 FSH、LH、PRL、T、E,了解基础内分泌功能,近年来,也有采用测定基础抑制素 B 和抗米勒管激素(AMH)预测卵巢储备功能。必要时测定甲状腺、肾上腺皮质功能及其他内分泌功能。B 超检查:了解子宫位置、形态、子宫内膜情况、双卵巢情况(大小和基础卵泡数目)和双输卵管情况(有无积水)。宫腔镜检查:B 超或 HSG 发现宫腔内有异常、先天性子宫畸形、有反复宫腔操作史、月经减少、继发性闭经、反复胚胎种植失败者。对宫腔镜检查的患者应行内膜或组织物的病理学检查,以对临床治疗提供依据。传染病等的检查:各种病毒性肝炎、TORCH、梅毒筛查(RPR)、艾滋病筛查(HIV)、生殖器官的支原体、衣原体等。重要器官功能检查:血、尿常规、肝、肾功能检查、乳房检查、子宫颈涂片、胸透等。遗传学检查:对既往有不良妊娠史或反复自然流产的患者需进行双方染色体检查、血型和免疫学检查。ICSI 治疗者需行染色体检查或 Y 染色体缺失的分析。

3)男方检查:精液检查:少、弱精患者应连续至少检查两次。男性睾丸内分泌功能检查:反复多次精液检查少、弱、畸精患者,可抽血查 FSH、LH、PRL、T、E_2。精子功能检查:精子穿透试验、精子顶体反应。男方病原体及重要器官检查:各种病毒性肝炎、乙肝两对半、梅毒筛查(RPR)、艾滋病筛查(HIV)、血常规和肝、肾功能检查等。无精症者患者行附睾或睾丸穿刺活检。

(3)促排卵方案的选择:应根据患者的年龄、血基础 FSH 水平、卵巢的体积和窦卵泡数综合考虑。常用的促排卵方案有:

1)长方案:月经前 7~10 天给予 GnRH 激动剂(GnRHagonist)至 hCG 注射日,月经第 3~5 天当血 E_2

水平＜50pg/ml 时开始 Gn(r-FSH 或 HMG)注射,每天使用剂量 150～450IU。对于 Gn 的起始剂量目前没有统一的标准,主要根据患者的年龄、血基础 FSH 水平、窦卵泡数、BMI 指数和前次促排卵反应综合考虑。注射过程中应通过超声检查与激素测定严密监测卵巢的反应性,包括卵巢中卵泡的数量、大小及生长速度和外周血中性激素的水平来调整药物使用剂量。

2)短方案:月经第 2 天给予 GnRH 激动剂(短效)至 hCG 注射日,同时给予 Gn(r-FSH 或 HMG)注射,每天使用剂量 150～450IU。

3)超短方案:主要适用卵巢反应不良、卵泡数量少的患者。月经第 2 天给予 GnRH 激动剂(短效),仅用数天。同时给予 Gn(r-FSH 或 HMG)注射,150～450IU/d。

4)超长方案:主要适用子宫内膜异位症或子宫肌腺症的患者。长效 GnRH 激动剂三个疗程,于末次 GnRH 激动剂第 28 天开始给予 Gn 注射。

5)GnRH 拮抗剂方案:月经第 2～3 天给予 Gn 注射,注射第 5～6 天或卵泡≥14mm 时每天给予 GnRH 拮抗剂 0.25mg 至 hCG 注射日。GnRH 拮抗剂方案的优点是患者超排卵时间短,不需要事先进行垂体抑制,更方便患者。

6)在下列情况下可考虑在使用超促排卵药物的同时加用人重组 LH(Luveris,乐芮)75IU 或 150IU。主要适合于:①年龄近 38 岁;②血基础 LH 水平＜1.5IU/ml;③前次促排卵反应较差;④本次促排卵血雌激素水平较低。

(4)IVF 超排卵中的检测:①阴道 B 超:定期检测卵泡的多少及大小。②测定血 LH、E_2、P 水平。

(5)hCG 使用时机:主要参考卵泡直径的大小和外周血中 E_2 水平、卵泡数目、血 LH、P 水平、子宫内膜情况及所用促排卵药物。一般情况下,当主导卵泡中有 1 个平均直径达 18mm 或 2 个达 17mm 或 3 个达 16mm 时,可于当天停用 Gn,给予 hCG 5000～10000IU,36 小时后穿刺取卵。

(6)穿刺取卵:B 超引导下经阴道穿刺卵泡,抽取卵泡液并从中获得卵母细胞。

(7)体外授精:授精一般在取卵后 3～5 小时进行,将获得的卵母细胞与经过上游法或梯度离心法处理的精子按 5000～10000 精子/卵子的密度进行体外授精。

(8)受精及卵裂情况的检查:授精后 18～20 小时,检查卵子的受精情况,正常受精卵应有 2 原核,核内清晰核仁,2 个极体,透明带完整、规则,卵浆清晰、均匀。授精后约 48 小时观察受精卵卵裂情况,根据卵裂球的数目、均匀程度及碎片的多少给胚胎评分。

(9)胚胎移植:受精卵经过体外 48～72 小时培养后(也可体外培养 5 天至囊胚),挑选胚胎评分高、质量好的胚胎 1～3 个在超声引导下植入子宫腔内。

(10)黄体支持:IVF-ET 术后一般需要黄体支持,通常采用黄体酮或 hCG。黄体酮每天给予肌注 50～80mg 或阴道制剂 300～600mg,hCG 肌注 2000IU q5d,给予 hCG 时应注意 OHSS 发生的风险,当 hCG 日 E_2 水平为 2500～2700pg/ml,卵泡数达 10 个,应避免用 hCG 给予黄体支持。

(11)随访:胚胎移植后两周检测血或尿 hCG 以判断妊娠。如超声诊断明确子宫内有妊娠囊、或流产、宫外孕并经病理组织学诊断妊娠物为绒毛组织则称临床妊娠。仅血或尿 hCG 阳性,而不能确认临床妊娠者称为生化妊娠。

3.卵胞质内单精子显微注射(ICSI)　ICSI 技术是在显微操作系统的帮助下将一个精子通过卵子透明带、卵膜,直接注射到卵子胞质中使其受精。目前是严重少、弱、畸精症甚至无精症患者的主要治疗手段。

ICSI 的适应证:①严重的少、弱、畸精子症;②不可逆的梗阻性无精子症;③生精功能障碍(排除遗传缺陷疾病所致);④体外受精失败;⑤精子顶体异常;⑥需行植入前胚胎遗传学检查的。

4.赠卵技术　是指采用健康的第三方(供者)自愿捐赠的卵子进行的辅助生殖技术。

(1)赠卵的适应证:①丧失产生卵子的能力,如卵巢早衰、双侧卵巢切除术后、绝经期的患者;②女方是严重的遗传性疾病携带者或患者(如 Turner 综合征、X 性连锁疾病、半乳糖血症、地中海贫血等);③具有明显的影响卵子数量和质量的因素导致反复 IVF 治疗失败。

(2)子宫内膜的准备:使受者的子宫内膜的着床窗口与供者的胚胎发育同步。

1)对于无排卵者,受者每天口服戊酸雌二醇片 4～8mg,至少 12～14 天后方可使用黄体酮。每天黄体酮注射剂量 100mg 或阴道栓剂 600mg,黄体酮给予的时间需严格控制,如在受者月经周期第 15 天给予黄体酮,则第 18 天移植第 2 天胚胎(4 细胞),第 19 天移植第 3 天胚胎(8 细胞)。一旦妊娠,激素替代治疗需持续至妊娠 7～9 周。

2)对于有排卵者,受者前次月经第 21 天给予 GnRH 激动剂降调节,月经来潮后监测血 E_2 水平,若 ≥50pg/ml 时,则周期的第 1～4 天每天给予戊酸雌二醇 2mg,第 5～8 天每天给予戊酸雌二醇 4mg,第 9 天开始每天给予戊酸雌二醇 6mg,黄体酮的用法与内膜种植窗的选择同前。也有的方案在给予黄体酮日开始戊酸雌二醇改为每天 4mg 维持。

5.胚胎植入前遗传学诊断(PGD)　PGD 技术是指从体外受精的胚胎中取 1～2 个卵裂球或者取卵细胞的第一极体在种植前进行遗传学性状分析,可用以鉴定胚胎性别,分析胚胎染色体,然后移植基因正常的胚胎,从而达到优生优育的目的。遗传学性状监测方法通常是荧光原位杂交或各种 PCR 技术。

PGD 技术的适应证:主要用于单基因相关遗传病、染色体病、性连锁遗传病及可能生育异常患儿的高风险人群等。

6.胚胎冷冻与冷冻胚胎复苏移植技术　IVF-ET 技术中使用超排卵往往会同时取得多个成熟卵子,并可能发育成胚胎,除了移植入子宫的胚胎外,将剩余的胚胎通过胚胎冷冻技术保存起来。胚胎冷冻的目的是为有剩余胚胎的 IVF 治疗患者提供多次移植的机会,提高每次移植周期的累积妊娠率,提高 IVF 治疗效率,减少患者治疗费用。此外,有发生卵巢过度刺激综合征(OHSS)的可能时,取消新鲜胚胎移植,将胚胎冷冻保存等待患者情况好转后再行冻胚复苏移植,这样可以降低 OHSS 发生率。同时,有助于减少胚胎移植个数,降低多胎移植风险。目前,胚胎冷冻技术有程序化慢速冷冻法和玻璃化冷冻法。

冷冻胚胎复苏移植前子宫内膜的准备方案:目的是使子宫内膜的着床窗口与植入的胚胎发育同步。

(1)自然周期方案:适用于月经周期规则、有排卵的患者。从月经第 10 天开始,B 超监测卵泡生长,同时监测血中 E_2、LH 水平,B 超监测至排卵,第 2 天胚胎于排卵后 48 小时移植,第 3 天胚胎于排卵后 72 小时移植。

(2)雌孕激素替代方案:适用于排卵不规律或无排卵的患者。从月经第 2 天开始每天口服戊酸雌二醇 4～6mg,第 12 天监测血 E_2 水平和子宫内膜厚度,当 E_2 水平达 250pg/ml,内膜厚度达 8mm 时,开始给予黄体酮,每天 80～100mg,第 2 天胚胎在注射黄体酮后第 4 天移植,第 3 天胚胎在注射黄体酮后第 5 天移植。戊酸雌二醇和黄体酮一直用至移植后 2 周,若确定妊娠,继续用至妊娠 3 个月。

(3)降调节+雌孕激素替代方案:适用于排卵不规律或无排卵的患者。前个月经第 21 天给予 GnRH 激动剂降调节,月经来潮后超声测量子宫内膜厚度,若子宫内膜<5mm,则月经第 1～5 天每天给予戊酸雌二醇 2mg,第 6～9 天每天给予戊酸雌二醇 4mg,第 10～15 天每天给予戊酸雌二醇 6mg,第 13 天超声测量子宫内膜厚度,若子宫内膜≥8mm,则加用 400mg 黄体酮阴道栓剂,每日 2 次,第 2 天胚胎在黄体酮使用后第 4 天移植,如果内膜子宫内膜厚度 6～8mm,可考虑增加戊酸雌二醇每天至 8mg+阿司匹林每天 75mg,两天后超声随访子宫内膜厚度。

7.未成熟卵体外成熟技术(IVM)　IVM 技术是指模拟体内卵母细胞成熟环境,使从卵巢中采集的未成熟卵母细胞在体外经过培养到达成熟。

(1)IVM 技术的适应证:①PCOS 患者为了预防 OHSS 的发生或是在超排卵过程中卵巢反应低下或卵泡发育停滞;②不能接受超排卵治疗而有生育要求的患者如乳腺癌、卵巢癌术后。

(2)IVM 的步骤:包括临床方案、未成熟卵获取、未成熟卵体外成熟、卵子受精、胚胎移植、子宫内膜的准备和黄体支持。

1)IVM 的临床方案:①非 Gn 刺激方案:无须应用 Gn 刺激治疗,通常于卵泡期或黄体酮撤退性出血后,卵泡直径达到 5～12mm 时,注射 hCG 10000IU,36 小时后取卵。②小剂量 Gn 刺激方案:卵泡期或黄体酮撤退性出血后 3～5 天,每天使用小剂量 Cn 75IU 刺激 5～10 天,当卵泡直径达到 5～12mm 时,注射 hCG 10000IU,36 小时后取卵。

2)未成熟卵获取:B 超引导下经阴道穿刺卵泡,通常采用 17g 双腔取卵针冲洗每个卵泡并从中获得卵母细胞。

3)未成熟卵体外成熟和卵子授精:将未成熟卵置于 1ml IVM 培养液＋75mIU/ml FSH＋75mIU/ml LH 中培养至成熟,脱去外周的颗粒细胞,通过 ICSI 技术使卵子受精。

4)子宫内膜准备和黄体支持:当子宫内膜偏薄时,需补充外源性的雌激素,可在取卵前或取卵当天开始口服戊酸雌二醇 2～6mg,使内膜在移植前≥8mm,可以通过血雌激素水平调整用药量。于行 ICSI 注射日当天开始每天加用黄体酮 40～60mg。

【辅助生殖技术并发症】

1.卵巢过度刺激综合征(OHSS) OHSS 是应用超促排卵药物诱发排卵,引起卵巢有过多卵泡发育,导致患者血液浓缩,血浆外渗,出现胸水、腹水、尿量减少、肝肾功能异常,严重者可危及生命。与患者所用超排卵药物的种类、剂量、治疗方案、患者的内分泌状态以及是否妊娠等因素有关。中度 OHSS 发生率为 3%～6%,重度 OHSS 发生率为 0.1%～2.0%。

(1)病理生理:OHSS 的病理生理特点是毛细血管通透性增加,导致体液从血管进入体腔(如腹腔、胸腔)。其发病机制不清,hCG 的使用是触发 OHSS 的重要因素。超排卵过程内皮细胞和中性粒细胞活化,释放组胺、前列腺素和血管内皮生长因子(VEGF)等,参与 OHSS 过程。卵巢肾素-血管紧张素系统在 OHSS 中有一定作用,LH、hCG 可启动肾素基因表达,OHSS 患者血浆总肾素水平与 OHSS 严重程度相关。

OHSS 有两种类型,发生机制各有异同。早期 OHSS(也称医源性 OHSS),与外源性应用 hCG 有关,发生在 hCG 注射后 3～7 天,晚期 OHSS(也称自发性 OHSS)出现在 hCG 升高后 12～17 天,源于妊娠分泌的内源性 hCG。两种 OHSS 共同的病理生理基础是卵泡过度生长。早期 OHSS 超排卵促进多个卵泡发育,在 hCG 注射日雌激素水平和卵泡数目显著增加。晚期 OHSS 原因可能是妊娠来源的 hCG 促进多个卵泡生长和次级黄体形成,与排卵前卵巢反应参数无显著相关性。

(2)高危因素:①年轻、低体重指数的患者;②PCO 或 PCOS 的患者;③以前曾有 OHSS 病史者;④使用 hCG 诱导排卵及黄体支持;⑤当 E_2＞4000pg/ml,卵泡数＞20 个时。

(3)临床表现及分级:临床表现包括体重迅速增加,少尿或无尿,血液浓缩,白细胞增多,低血容量,电解质失衡,常表现为低钠和高钾,出现相关并发症如腹水、胸水和心包渗出等,卵巢囊肿扭转或破裂,肝肾功能障碍,血栓形成,多器官功能衰竭,严重者可导致死亡。通常先出现腹胀,继而恶心、呕吐和腹泻,可进展为乏力,气短和尿量减少,提示疾病恶化。根据 Golan 标准 OHSS 分为三度和 5 级,包括临床表现、体征、超声和实验室检查。

1)轻度 OHSS:1 级为腹胀/腹部不适;2 级为 1 级加恶心、呕吐和(或)腹泻、卵巢增大到 5～12cm。

2)中度 OHSS:3 级为轻度 OHSS,加超声下腹水的证据。

3)重度 OHSS:4 级为中度 OHSS 加临床腹水证据,和(或)胸水或呼吸困难;5 级为血容量改变,血液浓缩致血黏度增加,凝血异常和肾功能减退。

(4)OHSS 的预防:鉴于 OHSS 病因不清,没有根本的治疗方法,预防 OHSS 的发生或减轻 OHSS 的程度是治疗的关键。可通过以下两个水平预防 OHSS 发生:

1)限制 hCG 的浓度和剂量。通过调整促排卵方案减少对卵巢的刺激,降低促排卵的 hCG 剂量(1000IU 降至 5000IU 或 2500IU),冷冻所有的胚胎,使用孕激素代替 hCG 支持黄体,以及单个囊胚移植,减少多胎等方法减少 OHSS。

2)在不损害子宫内膜和卵子质量前提下,寻找诱导黄体溶解的方法。包括滑行疗法,应用 GnRHa 替代 hCG 触发排卵,应用白蛋白,早期单侧卵泡穿刺(EUFA)。近年来,有研究使用多巴胺激动剂卡麦角林预防 OHSS 的报道。值得注意的是,上述方法仅能够降低高危患者 OHSS 发生的几率,而不能完全阻止OHSS。

(5)OHSS 的治疗:轻度的 OHSS 可以在门诊随访治疗:限制每天摄入的液体量不超过 1 升,建议摄入矿物质液体;每天监测体重、腹围和液体出入量,如体重一天增加≥1000g 或尿量明显减少,需及时就诊;轻微活动,避免长时间卧床休息以免发生血栓;对于妊娠合并 OHSS 的患者需加强监控,特别是血清 hCG 浓度迅速上升的患者。对于出现下述症状和体征的重度 OHSS 患者需住院治疗:

1)恶心、呕吐、腹痛、不能进食、少尿、无尿、呼吸困难,张力性腹水、低血压。

2)实验室指标:血液浓缩(血球压积＞45%),外周血白细胞计数＞15000,血肌酐＞1.2,肌酐清除率＜50ml/min,肝脏酶异常,严重的电解质紊乱(血清钠浓度＜135mmol/L、血清钾浓度＞5mmol/L)。

3)根据患者病情每 2～8 小时测定生命体征,每日测量体重、腹围和液体的出入量。每日测定白细胞计数、血红蛋白浓度、血球压积、电解质、尿液比重。超声定期检查腹水和卵巢的大小,呼吸困难者需测定血氧分压,根据病情需要定期检查肝肾功能。

4)液体处理:重度 OHSS 的患者入院时常处于低血容量状态,可以给予 5% 的葡萄糖生理盐水 500～1000ml,以保持患者尿量＞20～30ml/h 以及缓解血液浓缩。若上述治疗效果不佳,可考虑使用白蛋白治疗,20% 的白蛋白 200ml 缓慢静滴 4 小时,视病情需要可间隔 4～12 小时重复进行。应慎重使用右旋糖苷,因可能导致成人呼吸窘迫综合征(ARDS),血液浓缩纠正后(血球压积＜38%)方可使用利尿剂,频繁使用利尿剂容易导致血液浓缩引起血栓形成。通过治疗症状有所改善,患者有排尿,可以进食,可给予少量静脉补液或可停止补液。

5)腹水处理:当患者出现腹水导致的严重不适或疼痛、肺功能受损(呼吸困难、低氧分压、胸水)、肾功能受损(持续性少尿、无尿血肌酐浓度升高、肌酐清除率下降)时需考虑超声引导下进行胸腔穿刺或腹腔穿刺放液。

6)重度 OHSS 处于血液高凝状态,预防性给予肝素 5000IU 皮下注射每日 2 次,鼓励患者间歇性翻身、活动、按摩双腿,如发现血栓形成的症状和体征,应及时诊治。

2.异位妊娠　在 IVF 治疗过程中,异位妊娠发生率为 2.1%～9.4%。宫内合并宫外孕在自然妊娠发生比例为 1:15000～1:30000,而在 IVF 治疗中,其发生几率较自然妊娠上升 300 倍。有许多因素与异位妊娠发生有关,如患者曾有异位妊娠或输卵管手术史、输卵管积水、盆腔炎症等。IVF-ET 术后异位妊娠的发生还可能与 IVF 治疗本身有关,如胚胎移植时放入宫腔的深度、移植管内的液体量、移植时推注的速度、植入胚胎数目的多少、胚胎与子宫内膜发育的同步性等。

3.多胎妊娠

(1)与移植胚胎数目有关:IVF-ET 中通常移植 2～3 个胚胎,双胎发生率为 25%,三胎发生率为 5%。

多胎妊娠直接造成妊娠并发症和围产儿死亡率上升。多胎妊娠可以通过减少移植胚胎个数来控制,目前欧美等国家通过选择性单胚胎移植(eSET)方法使多胎出生率降至2%,虽然新鲜胚胎移植周期中eSET较2个胚胎移植的胎儿出生率低,但两种方法的累积胎儿出生率无显著性差异。一旦发生多胎妊娠可以通过多胎妊娠减胎术保留1～2个胚胎。

(2)多胎妊娠减胎术:经阴道超声引导下减胎术:通常在妊娠6～8周进行,具体操作方法如下:患者排空膀胱,取截石位,碘附消毒外阴、阴道。在阴道B超探头外罩无菌橡胶套,安置穿刺架。探测子宫及各妊娠囊位置及相互关系,选择拟穿刺的妊娠囊。使用穿刺针,在阴道B超引导下,由阴道穹隆部进针,经宫壁穿刺所要减灭的胚囊和胚胎。以穿刺针穿刺胚体加15kPa负压,持续1～2分钟,或以穿刺针在无负压下于胚体内来回穿刺,如此反复以造成对胚胎的机械破坏直至胎心消失。或采用抽吸负压的方法,即先加负压至40kPa,当证实穿刺针已经进入胚胎内,在短时间进一步加负压至70～80kPa,可见胚胎突然消失,妊娠囊略缩小,此时应立即撤除负压,避免吸出囊液。检查见穿刺针塑料导管内有吸出物,并见有白色组织样物混于其中,提示胚芽已被吸出。术前可酌情使用抗生素、镇静剂或黄体酮。对于孕周较大无法通过上述方法减胎的,可以考虑向胎儿心脏搏动区注射氯化钾,具体方法是:在阴道超声引导下,由阴道穹隆部进针至要减灭的胚囊和胚胎心脏搏动区推注10%氯化钾1～2ml,注射后观察胎心减慢至停跳2～5分钟,胎心搏动未恢复即拔针。所注射氯化钾剂量应根据胎龄大小做调整,减胎术后24小时及1周各行一次超声检查,观察被减灭和保留的胎儿情况。

4.损伤和出血　取卵穿刺时可能损伤邻近器官或血管。阴道出血的发生率为1.4%～18.4%,多数情况不严重,经压迫或钳夹均能止血,经上诉处理无效者,需缝合止血。腹腔内或后腹膜出血的发生率约为0～1.3%,其临床表现为下腹痛、恶心、呕吐,内出血较多可表现有休克症状。

5.感染　发生率为0.2%～0.5%,接受IVF治疗的患者其生殖道或盆腔可能本来就存在慢性炎症,阴道穿刺取卵或胚胎移植手术操作使重复感染的危险性升高。盆腔炎症状可在穿刺取卵后数小时至1周内出现,表现为发热、持续性下腹痛、血白细胞上升。而卵巢脓肿是较严重的并发症,其发病的潜伏期较长,可从4天到56天不等,因开始的症状不典型,与取卵后患者多有卵巢较大、下腹不适感无法区分,较易误诊而延误治疗。

【特殊病例的辅助生殖技术】

1.子宫内膜异位症合并不孕的辅助生殖技术　对于轻度子宫内膜异位症不孕患者,超排卵合并宫腔内人工授精治疗可以改善其临床妊娠率,由于卵巢刺激可能导致子宫内膜异位症病情的发展,因此控制性超排卵合并宫腔内人工授精治疗周期应控制在3～4个周期,若无效建议行IVF治疗。子宫内膜异位症对IVF治疗结局的影响目前仍不清楚,一项涉及22个非随机研究的meta分析结果发现:子宫内膜异位症妇女IVF成功率低于输卵管因素不孕妇女,而且重度子宫内膜异位症妇女IVF成功率低于轻度子宫内膜异位症妇女。而人类受精与胚胎学权威数据分析提示:子宫内膜异位症妇女IVF胎儿出生率与不明原因不孕的妇女相似。对于中、重度子宫内膜异位症妇女IVF治疗前使用GnRH-a治疗,可以改善妊娠成功率。欧洲生殖与胚胎学学会(ESHRE)指南建议对于子宫内膜异位症妇女,因输卵管因素、男性因素导致的不孕或经过其他方法治疗无效者,宜行IVF治疗。对于IVF治疗前卵巢子宫内膜异位囊肿的患者,有明显症状或未经手术确诊为卵巢内膜样囊肿直径≥5cm者,宜行腹腔镜检查以除外卵巢肿瘤。而IVF前的手术治疗并未提高妊娠结局,应该引起关注的是手术可能影响正常卵巢组织导致卵巢储备功能受损。直径<5mm的复发性卵巢内膜样囊肿更倾向于暂时不行重复手术治疗而直接行IVF治疗。IVF前或取卵时进行卵巢内膜样囊肿的穿刺,但是此技术对于IVF妊娠结局的影响仍有争论,由于该技术不能提供组织学诊断,而且复发率很高,并有感染的风险,因此,取卵时往往不提倡囊肿穿刺。

2.多囊卵巢综合征(PCOS)合并不孕的辅助生殖技术

(1)对于 PCOS 合并不孕的患者在行助孕治疗之前,强调生活方式的改变是非常重要的,特别是体重指数较高的患者,控制饮食、增加锻炼、减轻体重、控制抽烟、饮酒尤其重要。枸盐酸氯米芬(CC)仍然是 PCOS 患者诱导排卵的一线药物,若 CC 治疗不成功,可以采用外源性 FSH 或 HMG 促排卵或腹腔镜手术治疗。采用外源性 FSH 或 HMG 促排卵治疗易增加多胎和 OHSS 发生的风险,因此,促排卵治疗过程中需严密监控。PCOS 患者仅腹腔镜手术治疗有效率不到 50%,手术联合促排卵治疗能够改善妊娠率。如上述治疗无效,可考虑行 IVF 治疗。

(2)对于 PCOS 的不孕患者使用胰岛素增敏剂二甲双胍的问题,目前的研究结果认为二甲双胍可以改善排卵率和临床妊娠率,降低 OHSS 的发生率,但无助于改善胎儿出生率。

(3)芳香化酶抑制剂药物如来曲唑诱导排卵:自 2000 年 Mitwally 首次应用来曲唑治疗 CC 促排卵失败的病例取得成功,研究发现来曲唑诱导排卵有效率可以达到 70%~84%,妊娠率 20%~27%。来曲唑无类似 CC 的抗雌激素作用,提高卵巢对促排卵药物的敏感性,可以降低外源性 FSH 的用量。但其远期安全性有待于进一步研究。

(4)PCOS 患者行 IVF 时卵巢对外源性促性腺激素的反应与正常妇女不同,其对外源性促性腺激素敏感性增加,表现为卵泡募集过多、雌激素水平较高和 OHSS 发生率较高。PCOS 患者行 IVF 时的超排卵大多使用长方案,使用 GnRH 激动剂进行垂体降调节,有助于降低 PCOS 患者体内高 LH 水平改善卵子质量。外源性促性腺激素药物的应用宜采用低剂量缓增方案。

(5)未成熟卵体外成熟技术(IVM):近年来,对于 PCOS 患者有采用 IVM 技术使其妊娠,IVM 的优点是患者不用或很少量的使用外源性促性腺激素药物,避免了 OHSS 发生的危险性,但该技术的有效性和安全性有待于进一步证实。有研究发现通过 IVM 技术成熟的卵子,其异常纺锤体和染色体构型发生率较高。

3.输卵管积水患者行辅助生殖技术前的处理　研究发现输卵管积水的不孕患者行 IVF 治疗的成功率只有无输卵管积水患者的一半,而且流产率和宫外孕率较高。输卵管积水可能通过以下机制影响 IVF 治疗结局:①机械"冲刷"作用;②对胚胎、配子的毒性;③子宫内膜接受性下降;④对子宫内膜的直接作用,导致宫腔积液。IVF 前行腹腔镜下输卵管切除术或输卵管近端堵塞术有助于改善 IVF 治疗结局,而且两种治疗效果相似。经阴道行输卵管积水穿刺术的疗效有待于进一步证实。输卵管切除术是否会影响卵巢功能目前尚存争议,因此有人建议对于双侧输卵管积水或超声下观察到输卵管积水的患者,建议手术治疗。

(刘海萍)

产科篇

第十五章　正常妊娠

第一节　妊娠生理

一、生殖细胞发生和成熟

1.精子的发生与成熟

(1)精子的来源:睾丸是男性生殖腺,除能分泌雄激素外,还能产生精子。睾丸实质由 250 个锥体小叶组成,每个小叶内有 1～4 条弯曲细长的生精小管,其管壁由支持细胞和生精细胞组成。生精细胞包括精原细胞、初级精母细胞、次级精母细胞、精子细胞和精子。

(2)精子发生过程:从精原细胞发育为精子,人类需(64±4.5)d。由精原细胞经过一系列发育阶段发展为精子的过程称为精子发生。这个过程可分为 3 个阶段:第一阶段,精原细胞经过数次有丝分裂,增殖分化为初级精母细胞。第二阶段,初级精母细胞进行 DNA 复制,经过两次成熟分裂,经短暂的次级精母细胞阶段,变为精子细胞。在此过程中,染色体数目减少一半,故又称减数分裂。第三阶段,精子细胞不再分裂,由圆形的精子细胞变态发育为蝌蚪状的精子,精子的形成标志着男性生殖细胞的成熟。

2.卵子发生与排卵

(1)卵子发生过程:卵巢是女性生殖腺,它既产生卵细胞,又分泌女性激素。人类的原始生殖细胞在受精后 5～6 周迁移至生殖嵴。人胚第 6 周时,生殖嵴内有原始生殖细胞 1000～2000 个;胚胎第 5 个月末,卵巢中卵细胞数有 600 万～700 万个,其中约有 200 万个卵原细胞,500 万个初级卵母细胞;至新生儿,两侧卵巢有 70 万～200 万个原始卵泡;7～9 岁时约有 30 万个;青春期约有 4 万个。在促性腺激素的作用下,每个月有 15～20 个卵泡生长发育,一般只有一个卵泡发育成熟并排出。女性一生中约排卵 400 余个,其余卵泡均在不同年龄先后退化为闭锁卵泡。卵泡的发育一般分为原始卵泡、初级卵泡、次级卵泡和成熟卵泡四个阶段。近年研究揭示,原始卵泡发育至成熟卵泡需跨几个周期才能完成。

(2)排卵:成熟卵泡破裂,卵母细胞自卵巢排出的过程称排卵。一般每 28～35 天排卵一次,两个卵巢轮流排卵,多数人每次排一个卵,偶尔可排两个卵。

二、受精及受精卵发育、输送与着床

1.受精　已获能的精子和成熟的卵子相结合的过程称受精。受精一般发生在排卵后的 12h 内,整个受精过程大约需要 24h。

（1）精子获能：精子经宫颈管进入宫腔与子宫内膜接触后，子宫内膜白细胞产生的α、β淀粉酶解除精子顶体酶上的"去获能因子"，此时精子具有受精能力，称精子获能。获能的主要部位在子宫和输卵管。

（2）受精过程：获能的精子与卵子在输卵管壶腹部与峡部联接处相遇，在Ca^{2+}的作用下，精子顶体前膜破裂释放出顶体酶，溶解卵子外围的放射冠和透明带，称顶体反应。虽有数个精子穿过透明带，但只能有一个精子进入卵细胞。已获能的精子穿过次级卵母细胞透明带为受精的开始，雄原核与雌原核融合为受精的完成。

2.受精卵的输送与发育　输卵管蠕动和纤毛运动可将正在进行有丝分裂的受精卵向子宫腔方向移动，大约受精后3d分裂成由16个细胞组成的实心细胞团，称桑葚胚。约在受精后第4日，桑葚胚进入子宫腔并继续分裂发育为100个细胞时，细胞间出现一些小的腔隙，随之融合为一个大腔，腔内充满液体，呈囊泡状，称胚泡。

3.着床　胚泡逐渐侵入子宫内膜的过程称植入，又称着床。着床约于受精后第5~6天开始，第11~12天完成。

受精卵着床需经过定位，黏着和穿透三个阶段。着床必须具备以下条件：①胚胎必须发育至胚泡期；②透明带消失；③雌激素与孕激素分泌已达一定水平；④子宫内膜已进入分泌期，发生蜕膜反应，能允许胚泡着床。

受精卵着床后，黄体酮作用使子宫内膜腺体增大弯曲，腺上皮细胞内及腺腔中含有大量糖原、血管充血、结缔组织细胞肥大，此时子宫内膜称为蜕膜。根据囊胚与蜕膜的位置关系，蜕膜可分为三部分。①包蜕膜：覆盖于囊胚表面；②底蜕膜：位于囊胚植入处，以后发育成胎盘的母体部分；③真蜕膜：底蜕膜及包蜕膜以外的蜕膜部分。

三、胎儿附属物的形成及其功能

胎儿附属物是指胎儿以外的组织，包括胎盘、胎膜、脐带和羊水。

1.胎盘　胎盘由胎儿与母体组织共同构成，是母体与胎儿之间进行物质交换、营养代谢、分泌激素和阻止外来微生物入侵、保证胎儿正常发育的重要器官。由羊膜、叶状绒毛膜和底蜕膜构成。

（1）胎盘的形成与结构

1）羊膜：胎盘最内层，构成胎盘的胎儿部分。是由胚胎羊膜囊壁发育而成。正常羊膜光滑半透明，厚0.05mm，无血管、神经及淋巴，有一定弹性，有活跃的物质转运功能。

2）叶状绒毛膜：构成胎盘的胎儿部分，是胎盘的主要部分。晚期囊胚着床后，滋养层迅速分裂增长，表面呈毛状突起，以后再分支形成绒毛。绒毛表面有两层细胞，内层为细胞滋养细胞，外层为合体滋养细胞，是执行功能的细胞。此时的绒毛为一级绒毛，又称初级绒毛；胚胎发育至第2周末或第3周初时，胚外中胚层逐渐深入绒毛膜干内，形成间质中心索，称二级绒毛，又称次级绒毛；约在第3周末，胚胎血管长入间质中心索，分化出毛细血管，形成三级绒毛，建立起胎儿胎盘循环。与底蜕膜相接触的绒毛营养丰富发育良好，称叶状绒毛膜。从绒毛膜板伸出很多绒毛干，逐渐分支形成初级绒毛干、次级绒毛干和三级绒毛干，每个绒毛干分出许多分支，一部分绒毛末端浮于绒毛间隙中称为游离绒毛，长入底蜕膜中的绒毛称固定绒毛。一个初级绒毛及其分支形成一个胎儿叶，一个次级绒毛及其分支形成一个胎儿小叶，一个胎儿叶包括几个胎儿小叶。绒毛干之间的间隙称绒毛间隙。在滋养层细胞的侵蚀过程中，子宫螺旋动脉和子宫静脉破裂，直接开口于绒毛间隙，绒毛间隙充满母体的血液，母体血液以每分钟500ml流速进入绒毛间隙，每个绒毛干中均有脐动脉和脐静脉，最终成为毛细血管进入绒毛末端，胎儿血也以每分钟500ml的流速流经胎盘,但胎儿血与母血不直接相通。

3)底蜕膜:构成胎盘的母体部分,占妊娠胎盘很小部分。固定绒毛的滋养层细胞与底蜕膜共同形成蜕膜板,相邻绒毛间隙之间残留下的楔形底蜕膜形成胎盘隔,不超过胎盘全层的 2/3,相邻绒毛间隙的血液相互沟通。胎盘隔把胎盘的母体面分隔成表面凹凸不平的肉眼可见的暗红色 15～20 个母体叶,也称胎盘小叶。每个母体叶包含数个胎儿叶,每个母体小叶均有其独自的螺旋动脉供应血液。

在正常情况下,绒毛可侵入到子宫内膜功能层深部。若底蜕膜发育不良时,滋养层细胞可能植入过深甚至进入子宫肌层,造成植入性胎盘。

(2)妊娠足月胎盘的大体结构:足月胎儿的胎盘重约 500g,直径 15～20cm,中央厚,周边薄,平均2.5cm。胎盘母体面凹凸不平,由不规则的浅沟将其分为 15～30 个胎盘小叶,胎盘胎儿面覆盖着一层光滑透明的羊膜,近中央处有脐带附着。

(3)胎盘的生理功能:人胎盘生理功能极其复杂,具有物质交换及代谢,分泌激素和屏障功能,对保证胎儿的正常发育至关重要。

1)物质交换:进行物质交换是胎盘的主要功能,胎儿通过胎盘从母血中获得营养和氧气,排出代谢废物和二氧化碳。

①胎盘的物质交换方式:a.简单扩散,指物质通过细胞膜从高浓度区扩散至低浓度区,不消耗细胞能量。脂溶性高,分子量<250,不带电荷物质(如 O_2、CO_2、水、钠钾电解质等),容易通过血管合体膜。b.易化扩散,指在载体介导下物质通过细胞膜从高浓度区向低浓度区扩散,不消耗细胞能量,但速度远较简单扩散快得多,具有饱和现象,如葡萄糖等的转运。c.主动转运,指物质通过细胞膜从低浓度区逆方向扩散至高浓度区,在此过程中需要消耗 ATP,如氨基酸、水溶性维生素及钙、铁等转运,在胎儿血中浓度均高于母血。d.较大物质可通过血管合体膜裂隙,或通过细胞膜入胞和出胞等方式转运,如大分子蛋白质、免疫球蛋白等。

②气体交换:氧和二氧化碳在胎盘中以简单扩散方式交换。胎儿红细胞中血红蛋白含量高于成人,同时,子宫动脉内氧分压(5.3～6.6kPa)远高于绒毛间隙内氧分压(2～4kPa),使母血中氧能迅速向胎儿方向扩散。此外,由于胎盘屏障对 CO_2 的扩散度是氧的 20 倍,故胎儿向母血排出二氧化碳较摄取氧容易得多。二氧化碳进入母血后引起的 pH 值降低又可增加母血氧的释放。

③水与电解质的交换:水的交换主要通过简单扩散方式进行,孕 36 周时交换率最高,妊娠末期,每小时约有 3.6L 水通过胎盘进入胎儿。钾、钠和镁大部分以简单扩散方式通过胎盘屏障,但当母体缺钾时,钾的交换方式则为主动运输,以保证胎儿体内正常钾浓度。钙、磷、碘、铁多以主动运输方式单向从母体向胎儿转运,保证胎儿正常生长发育,铁的主动运输不受母体贫血的影响。

④营养物质的转运和废物排出:葡萄糖是胎儿能量的主要来源,以易化扩散方式通过胎盘;氨基酸多以主动运输方式通过胎盘,蛋白质通过胎盘的入胞和出胞作用从母体转运至胎儿;脂类必须先在胎盘中分解,进入胎儿体内再重新合成;甾体激素要在酶的作用下,结构发生变化后才能通过胎盘。

脂溶性维生素 A、维生素 D、维生素 E、维生素 K 等主要以简单扩散方式通过胎盘屏障。维生素 A 以胡萝卜素的形式进入胚体,再转化成维生素 A。胎儿血中的水溶性维生素 B 和维生素 C 浓度高于母血,故多以主动运输方式通过胎盘屏障。

胎儿代谢产生的废物如肌酐、尿素等亦经胎盘进入母血后排出。

2)防御功能:由于胎盘的屏障作用,对胎儿具有一定的保护功能,但这种功能并不完善。母血中的免疫抗体 IgG 能通过胎盘,从而使胎儿获得被动免疫力,但 IgG 类抗体如抗 A、抗 B、抗 Rh 血型抗体亦可进入胎儿血中,致使胎儿及新生儿溶血。各种病毒(如风疹病毒、巨细胞病毒、流感病毒等)可直接通过胎盘进入胎儿体内,引起胎儿畸形、流产及死胎。一般细菌、弓形虫、衣原体、螺旋体等不能通过胎盘屏障,但可在胎盘部位形成病灶,破坏绒毛结构后进入胎儿体内引起感染。

3)内分泌功能:胎盘能合成多种激素、酶及细胞因子,对维持正常妊娠有重要作用。

①人绒毛膜促性腺激素(HCG):一种糖蛋白激素,由 α、β 两个不同亚基组成,α-亚基的结构与垂体分泌的 FSH、LH 和 TSH 等基本相似,故相互间能发生交叉反应,而 β-亚基的结构具有特异性。β-HCG 与 β-LH 结构较近似,但最后 30 个氨基酸各不相同,所以临床应用抗 HCG β-亚基来进行 HCG 的检测,以避免 LH 的干扰。HCG 在受精后第 6 日开始分泌,受精后第 19 日就能在孕妇血清和尿中测出,至妊娠 8~10 周血清浓度达高峰,为 50~100kU/L,持续 1~2 周后迅速下降,中、晚期妊娠时血浓度仅为高峰时的 10%,持续至分娩,一般于产后 1~2 周消失。

HCG 的功能:HCG 具有 LH 与 FSH 的功能,维持月经黄体的寿命,使月经黄体增大成为妊娠黄体;HCG 能刺激雄激素芳香化转变为雌激素,同时也能刺激黄体酮的形成;HCG 能抑制植物凝集素对淋巴细胞的刺激作用,HCG 可吸附于滋养细胞表面,以免胚胎滋养层细胞被母体淋巴细胞攻击;HCG 与尿促性素(HMG)合用能诱发排卵。

②人胎盘生乳素(HPL):由 191 个氨基酸组成,是分子量为 22000 的一种蛋白类激素。妊娠 6 周时可在母血中测出,随妊娠进展,分泌量逐渐增加,至妊娠 34~35 周达高峰,母血值为 5~7mg/L,羊水值为 0.55mg/L,维持至分娩,分娩后 7h 内迅速消失。

HPL 的功能:促进蛋白质合成,形成正氮平衡,促进胎儿生长;促进糖原合成,同时可刺激脂肪分解,使非酯化脂肪酸增加以供母体应用,从而使更多的葡萄糖供应胎儿;促进乳腺腺泡发育,刺激乳腺上皮细胞合成酪蛋白、乳白蛋白与乳珠蛋白,为产后泌乳做好准备;促进黄体形成;抑制母体对胎儿的排斥作用。

③妊娠特异性蛋白:包括妊娠相关血浆蛋白 A(PAPP-A),妊娠相关血浆蛋白 B(PAPP-B)及妊娠相关血浆蛋白 C(PAPP-C),其中较重要的是 PAPP-C,也称 PS-β_1G,即 SP$_1$,分子量为 90000,含糖量为 29.3%,半衰期为 30h。受精卵着床后,SP$_1$ 进入母体血循环,其值逐渐上升,妊娠 34~38 周达高峰,至妊娠足月为 200mg/L。正常妊娠母血、羊水、脐血及乳汁亦能测出 SP$_1$,羊水值比母血值低 100 倍,脐血值比母血值低 1000 倍。测定 SP$_1$ 值,可用于预测早孕,并能间接了解胎儿情况。

④雌激素:为甾体类激素,妊娠早期主要由黄体产生,于妊娠 10 周后主要由胎儿-胎盘单位合成。至妊娠末期雌三醇值为非孕妇女的 1000 倍,雌二醇及雌酮值为非孕妇女的 100 倍。

雌激素合成过程:母体内胆固醇在胎盘内转变为孕烯醇酮后,经胎儿肾上腺胎儿带转化为硫酸脱氢表雄酮(DHAS),再经胎儿肝内 16α-羟化酶作用形成 16α-羟基硫酸脱氢表雄酮(16α-OH-HAS),此种物质在胎盘合体滋养细胞硫酸酯酶作用下,去硫酸根成为 16α-OH-DHA 后,再经胎盘芳香化酶作用成为 16α-羟基雄烯二酮,最后形成游离雌三醇。由于雌三醇由胎儿和胎盘共同作用形成,故测量血雌三醇的值,可反映胎儿胎盘单位的功能。

⑤孕激素:为甾体类激素,妊娠早期由卵巢妊娠黄体产生,自妊娠 8~10 周后胎盘合体滋养细胞是产生孕激素的主要来源。随妊娠进展,母血中黄体酮值逐渐增高,至妊娠末期可达 180~300nmol/L,其代谢产物为孕二醇,24h 尿排出值为 35~45mg。

⑥缩宫素酶:由合体滋养细胞产生的一种糖蛋白,分子量约为 30 万,随妊娠进展逐渐增加,主要作用是灭活缩宫素,维持妊娠。胎盘功能不良时,血中缩宫素酶活性降低。

⑦耐热性碱性磷酸酶(HSAP):由合体滋养细胞分泌。于妊娠 16~20 周母血中可测出此酶。随妊娠进展分泌量增加,分娩后迅速下降,产后 3~6d 消失。多次动态测其数值,可作为胎盘功能检查的一项指标。

⑧细胞因子与生长因子:如表皮生长因子(EGF)、神经生长因子、胰岛素样生长因子(IGFs)、转化生长因子-β(TGF-β)、肿瘤坏死因子-α(TNF-α)、粒细胞-巨噬细胞克隆刺激因子(Gm-CSF)、白细胞介素-1、2、6、8等。这些因子对胚胎营养及免疫保护起一定作用。

2.胎膜 胎膜是由绒毛膜和羊膜组成。胎膜外层为绒毛膜,在发育过程中由于缺乏营养供应而逐渐退化萎缩为平滑绒毛膜,至妊娠晚期与羊膜紧密相贴。胎膜内层为羊膜,羊膜为半透明无血管的薄膜,厚度0.02～0.05cm,部分覆盖胎盘的胎儿面。随着胎儿生长羊膜腔的扩大,羊膜、平滑绒毛膜和包蜕膜进一步突向宫腔,最后与真蜕膜紧贴,羊膜腔占据整个子宫腔。胎膜含多量花生四烯酸的磷脂,且含有能催化磷脂生成游离花生四烯酸的溶酶体,故胎膜在分娩发动上有一定作用。

3.脐带 脐带是连于胚胎脐部与胎盘间的条索状结构。脐带外被羊膜,内含卵黄囊、尿囊、两条脐动脉和一条脐静脉,中间填充华通胶有保护脐血管作用。妊娠足月胎儿脐带长30～70cm,平均50cm,直径1.0～2.5cm。脐带是胎儿与母体进行物质交换的重要通道。若脐带受压致使血流受阻时,可因缺氧导致胎儿窘迫,甚至胎死宫内。

4.羊水 充满在羊膜腔内的液体称羊水。妊娠不同时期的羊水来源、容量及组成均有明显改变。

(1)羊水的来源:妊娠早期主要为母体血清经胎膜进入羊膜腔的透析液,此时羊水的成分除蛋白质含量及钠浓度偏低外,与母体血清及其他部位组织间液成分极相似。妊娠11～14周时,胎儿肾脏已有排泄功能,此时胎儿尿液是羊水的重要来源,使羊水中的渗透压逐渐降低,肌酐、尿素、尿酸值逐渐增高。胎儿通过吞咽羊水使羊水量趋于平衡。

(2)羊水的吸收:羊水吸收的途径有①胎膜吸收约占50%;②脐带吸收40～50ml/h;③胎儿皮肤角化前可吸收羊水;④胎儿吞咽羊水,每24小时可吞咽羊水500～700ml。

(3)母体、胎儿、羊水三者间的液体平衡:羊水始终处于动态平衡,不断进行液体交换。母儿间液体交换主要通过胎盘,约3600ml/h;母体与羊水间交换主要通过胎膜,约400ml/h;羊水与胎儿的交换,主要通过胎儿消化道、呼吸道、泌尿道以及角化前的皮肤等,交换量较少。

(4)羊水量、性状及成分:①羊水量,妊娠8周时5～10ml,妊娠10周时30ml,妊娠20周约400ml,妊娠38周约1000ml,此后羊水量逐渐减少至足月时约800ml。过期妊娠羊水量明显减少,可少至300ml以下。②羊水性状及成分,妊娠早期羊水为无色澄清液体;妊娠足月羊水略浑浊,不透明,内有脂肪、胎儿脱落上皮细胞、毳毛、毛发等。比重为1.007～1.025,中性或弱碱性,pH 7.20,内含98%～99%水分,1%～2%为无机盐及有机物质。羊水中含大量激素和酶。

(5)羊水的功能:①保护胎儿,使胎儿在羊水中自由运动,防止胎儿自身及胚胎与羊膜粘连而发生畸形;羊水温度适宜,有一定活动空间,防止胎儿受外界机械损伤;临产时,羊水直接受宫缩压力能使压力均匀分布,避免胎儿直接受压致胎儿窘迫。②保护母体,减少妊娠期因胎动所致的不适感;临产后前羊水囊可扩张子宫颈口及阴道;破膜后羊水可冲洗阴道,减少感染机会。

四、胎儿发育及其生理特点

1.不同孕周胎儿发育的特征 描述胎儿发育的特征,以4周为一个孕龄单位。在受精后6周(即妊娠8周)称胚胎,是主要器官结构完成分化时期。从受精后第7周(即妊娠9周)称胎儿,是各器官进一步发育渐趋成熟时期。

妊娠4周末:可辨认胚盘和体蒂。

妊娠8周末:胚胎初具人形,可分辨出眼、耳、鼻、口、手指及足趾,心脏已形成,B型超声可见心脏形成与搏动。

妊娠12周末：胎儿身长9cm，体重约20g，外生殖器已发生，四肢可活动，肠管有蠕动，指甲形成。

妊娠16周末：胎儿身长16cm，体重100g，从外生殖器可辨认胎儿性别，头皮长出毛发，开始出现呼吸运动，形成成人血红蛋白，孕妇自觉有胎动。

妊娠20周末：胎儿身长25cm，体重约300g，全身有毳毛及胎脂，开始有吞咽及排尿功能，腹部听诊可闻及胎心音。

妊娠24周末：胎儿身长30cm，体重700g，皮下脂肪开始沉积，各脏器均已发育，但尚不完善，出现眉毛和眼毛，此时出生已能呼吸。

妊娠28周末：胎儿身长35cm，体重1000g，有呼吸及吞咽运动，出生后能啼哭，但易患呼吸窘迫综合征。

妊娠32周末：胎儿身长40cm，体重1700g，面部毳毛已脱落，存活力尚可，出生后注意护理可以存活。

妊娠36周末：胎儿身长45cm，体重2500g，出生后能啼哭及吸吮，皮下脂肪沉积较多，生活力良好，出生后基本可以存活。

妊娠40周末：胎儿身长50cm，体重3000g，已发育成熟，外观体形丰满，足底皮肤有纹理，指（趾）甲超过指（趾）端，男婴睾丸下降，女婴外阴发育良好，出生后哭声响亮。能很好存活。

胎儿身长的增长速度有其规律性，临床上常用新生儿身长作为判断胎儿月份的依据。妊娠前20周的胎儿身长（cm）＝妊娠月数的平方。妊娠后20周＝妊娠月数×5。

2.胎儿的生理特点

(1)循环系统：①胎儿循环不同于成人，营养供给和代谢产物排出均经过脐血管、胎盘、母体来完成。含氧量较高的血液自胎盘经脐静脉进入胎儿体内，分为三支：一支进入肝脏，一支与门静脉汇合再进入肝脏，这两支的血液经肝静脉进入下腔静脉，另一支经静脉导管直接进入下腔静脉。因此进入右心房的下腔静脉血是混合血，有来自脐静脉含氧量高的血液，也有来自胎儿身体下半部含氧量低的血液。②卵圆孔的开口正对下腔静脉入口，故下腔静脉入右心房的血流大部分经卵圆孔入左心室。③由于肺循环阻力较大，肺动脉血大部分经动脉导管入主动脉，仅有1/3血经肺静脉入左心房，汇同卵圆孔进入左心室之血再进入升主动脉，供应心、头部及上肢。左心室小部分血液进入降主动脉，汇同动脉导管进入之血经腹下动脉进入两条脐动脉后再通过胎盘，与母血进行气体交换，因此胎体无纯动脉血，而是动静脉混合血。④新生儿出生后出现自主呼吸，肺循环建立，胎盘循环停止，左心房压力增高，右心房压力降低，从而改变了胎儿右心压力高于左心的特点和血液流向，卵圆孔于生后数分钟开始关闭，多在生后6～8周完全闭锁。新生儿血流分布多集中于躯干及内脏，故肝、脾常可触及，四肢容易发冷出现发绀。

(2)血液系统：①红细胞生成，孕3周内胎儿红细胞来自卵黄囊，孕10周肝脏是红细胞生成主要器官，以后骨髓、脾渐具造血功能。妊娠32周红细胞生成素大量产生，故妊娠32周以后早产儿及妊娠足月儿红细胞数均较多，约$6.0×10^{12}$/L。妊娠足月时骨髓产生90%的红细胞。②血红蛋白生成，妊娠前半期，血红蛋白为胎儿型，从妊娠16周开始，成人型血红蛋白逐渐形成，至临产时胎儿血红蛋白仅占25%。③白细胞生成，妊娠8周，胎儿血循环出现粒细胞，妊娠12周胸腺、脾产生淋巴细胞，成为胎儿体内抗体的主要来源。

(3)呼吸系统：母儿血液在胎盘进行气体交换，胎儿出生前肺泡、肺循环及呼吸肌均已发育，孕11周可见胎儿胸壁运动，孕16周胎儿呼吸能使羊水进出呼吸道。当胎儿窘迫时，出现大喘息样呼吸运动。

(4)消化系统：孕12周有肠管蠕动，孕16周时胃肠功能基本建立，胎儿可吞咽羊水，吸收大量水分。胎儿胃肠对脂肪吸收能力差。肝脏内缺乏许多酶，不能结合因红细胞破坏所产生的大量游离胆红素。

(5)泌尿系统：妊娠11～14周胎儿肾已有排尿功能，妊娠14周胎儿膀胱内有尿液，并通过排尿参与羊水形成与交换。

(6)内分泌系统:妊娠 6 周胎儿甲状腺开始发育;妊娠 12 周可合成甲状腺激素。肾上腺于妊娠 4 周时开始发育,妊娠 7 周时可合成肾上腺素,妊娠 20 周时肾上腺皮质增宽,主要由胎儿带组成,可产生大量甾体激素。

(7)生殖系统:①男性胎儿睾丸于妊娠第 9 周开始分化发育,在妊娠 14～18 周形成。由细精管、激素和酶作用使中肾管发育,副中肾管退化,外生殖器向男性分化发育。男性胎儿睾丸于临产前才降至阴囊内,右侧高于左侧且下降稍迟。②女性胎儿卵巢于妊娠 11～12 周开始分化发育,副中肾管发育形成阴道、子宫、输卵管,外生殖器向女性分化发育。

五、妊娠期母体变化

在妊娠期,为了适应胎儿生长发育的需要,孕妇受胎儿及胎盘所产生的激素的影响,在解剖、生理以及生化方面发生一系列变化。这些变化于分娩后和或停止哺乳后逐渐恢复。

1.生殖系统的变化

(1)子宫

1)重量、容量和形状的改变:非孕期子宫重量约为 50g,足月妊娠时可增至 1000g 左右,约为非孕时重量的 20 倍。非孕时宫腔容量约为 10ml,足月孕时增至 5000ml 左右。随着子宫体积的改变,子宫形状由孕早期的倒梨形变化至孕 12 周时的球形,以及孕晚期的长椭圆形直至足月,孕早期子宫肥大可能与雌、孕激素作用有关,孕 12 周后子宫体增大,则与胎儿及其附属组织的扩展有关。

2)子宫位置的改变:妊娠 12 周前子宫位于盆腔内,随着妊娠进展子宫长大,从盆腔上升入腹腔并轻度向右旋转。孕妇仰卧位时,子宫向后倒向脊柱,可压迫下腔静脉及主动脉出现仰卧位低血压综合征一系列表现,如脉快、心慌、血压下降等,改侧卧位后血压迅速恢复。

3)子宫收缩:妊娠 12～14 周起,子宫出现无痛性不规则收缩,随着孕周增加,收缩频率及幅度相应增加,其特点为稀发、不对称,收缩时宫腔压力不超过 1.3～2.0kPa(10～15mmHg),持续时间约为 30s,称 Braxton Hicks 收缩。

4)子宫胎盘的血流灌注:妊娠期胎盘的灌注主要由子宫动脉及卵巢动脉供应,子宫动脉非孕时屈曲,至妊娠足月渐变直,以适应妊娠期子宫血流量增加的需要。足月时子宫血流量为 500～700ml/min,较非孕时增加 4～6 倍,其中 5% 供应肌层,10%～15% 供应子宫蜕膜层,80%～85% 供应胎盘。宫缩时,子宫血流量明显减少。

5)子宫峡部:系指位于宫颈管内,子宫的解剖内口与组织学内口间的狭窄部位,长 0.8～1cm。妊娠后变软,妊娠 10 周时子宫峡部明显变软,妊娠 12 周以后,子宫峡部逐渐伸展拉长变薄,扩展成为宫腔的一部分,临产后可伸展至 7～10cm,成为产道的一部分,称子宫下段。

6)宫颈:妊娠时宫颈充血水肿,外观肥大,呈紫蓝色,质软。宫颈管内腺体肥大,黏液增多,形成黏液栓,防止细菌进入宫腔。由于宫颈鳞柱状上皮交界部外移,宫颈表面出现糜烂面,称假性糜烂。

(2)卵巢:妊娠期略增大,停止排卵。一侧卵巢可见妊娠黄体。妊娠 10 周后,胎盘取代妊娠黄体功能,卵巢黄体于妊娠 3～4 个月开始萎缩。

(3)输卵管:妊娠期输卵管伸长,但肌层不增厚,黏膜可呈蜕膜样改变。

(4)阴道:黏膜变软,充血水肿呈紫蓝色。皱襞增多,伸展性增加。阴道脱落细胞增加、分泌物增多呈白色糊状。阴道上皮细胞含糖原增加,乳酸含量增多,使阴道分泌物 pH 值降低,可防止病原体感染。

(5)外阴:妊娠期外阴充血,皮肤增厚,大小阴唇色素沉着,阴唇内血管增加,结缔组织变软,故伸展性增加,有利于分娩。

2.乳房的变化　妊娠期由于受垂体催乳素、胎盘生乳素、雌激素、孕激素、生长激素及胰岛素影响,使乳腺管和腺泡增生,脂肪沉积;乳头增大变黑,易勃起;乳晕变黑,乳晕上的皮脂腺肥大形成散在结节状小隆起,称蒙氏结节。妊娠32周后挤压乳晕,可有数滴稀薄黄色乳汁溢出称初乳。

3.循环系统的变化

(1)心脏:妊娠后期因增大的子宫将横膈上推,使心脏向左、向上、向前移位,更贴近胸壁,心音界稍扩大。心脏移位使大血管轻度扭曲,加之血流量增加及血流速度加快,心尖区可闻及Ⅰ~Ⅱ级柔和吹风样收缩期杂音。妊娠晚期心脏容量增加10%,心率增加10~15次/分,心电图出现轴左偏,多有第一心音分裂或第三心音。

(2)心排血量:心排血量的增加为孕期循环系统最重要的改变,对维持胎儿生长发育极其重要。自妊娠10周开始增加,至妊娠32周达高峰,左侧卧位测心排血量较非孕时增加30%,平均每次心排血量可达80ml,维持至足月。临产后,尤其第二产程时排血量显著增加。

(3)血压:孕期由于胎盘形成动静脉短路、血液稀释、血管扩张等因素致孕早期及中期血压偏低,孕晚期血压轻度升高,脉压稍增大,孕妇体位影响血压,仰卧位时腹主动脉及下腔静脉受压,使回心血量减少,心排血量减少,迷走神经兴奋,血压下降,形成妊娠仰卧低血压综合征。

4.血液系统改变

(1)血容量:自孕6~8周开始增加,孕24~32周达高峰,增加30%~45%,平均增加约1500ml,其中血浆约增加1000ml,红细胞约增加500ml,血液相对稀释。

(2)血液成分:①红细胞,由于血液稀释,红细胞计数约为3.6×10^{12}/L,血红蛋白值为110g/L,血细胞比容为31%~34%。②白细胞,自妊娠7~8周开始增加,至妊娠30周达高峰,为(10~12)$\times 10^9$/L,有时可达15×10^9/L,以中性粒细胞为主,淋巴细胞增加不多。③凝血因子,处于高凝状态。凝血因子Ⅱ、Ⅴ、Ⅷ、Ⅳ、Ⅹ增加,仅凝血因子Ⅺ、Ⅻ降低。血小板无明显改变,血浆纤维蛋白原含量增加40%~50%,达4~5g/L。血沉加快,可达100mm/h。妊娠晚期凝血酶原时间及部分孕妇凝血活酶时间轻度缩短,凝血时间无明显改变。纤维蛋白溶酶原显著增加,优球蛋白溶解时间延长,致纤溶活性降低。④血浆蛋白,由于血液稀释,血浆蛋白,尤其是白蛋白减少,约为35g/L,加之孕期对铁的需要量增多,孕妇易发生缺铁性贫血。可给硫酸亚铁、维生素C、乳酸钙口服纠正贫血。

5.呼吸系统改变　孕妇胸廓周径加大,妊娠中期有过度通气现象,妊娠晚期以胸式呼吸为主,呼吸较深。肺活量无明显改变,肺泡换气量和通气量增加,但呼吸道抵抗力降低容易感染。

6.泌尿系统变化

(1)肾脏:妊娠期由于代谢产物增多,肾脏负担过重,肾血浆流量较非孕时增加35%,肾小球滤过率增加50%,且两者均受体位影响,孕妇仰卧位尿量增加,故夜尿量多于日尿量。代谢产物尿素、尿酸、肌酸、肌酐等排泄增多。当肾小球滤过超过肾小管吸收能力时,可有少量糖排出,称为妊娠生理性糖尿。

(2)输尿管:妊娠期在孕激素作用下,输尿管增粗且蠕动减弱,尿流缓慢,右侧输尿管受右旋妊娠子宫压迫,加之输尿管有尿液逆流现象,孕妇易患急性肾盂肾炎,以右侧多见。

7.消化系统改变　妊娠期胃肠平滑肌张力降低,贲门括约肌松弛,胃内酸性内容物可产生反流,胃排空时间延长,易出现上腹饱满感。肠蠕动减弱,易出现便秘或痔疮。肝脏胆囊排空时间延长,胆道平滑肌松弛,胆汁黏稠使胆汁淤积,易诱发胆石症。故孕妇应养成定时排便的习惯,多食新鲜蔬菜和水果,少吃辛辣食物,纠正便秘。

8.皮肤的变化　妊娠期垂体分泌促黑素细胞激素增加,导致孕妇乳头、乳晕、腹白线、外阴、腋窝等处出现色素沉着。面颊部呈蝶状褐色斑,称妊娠斑。随着妊娠子宫增大及肾上腺皮质激素分泌增多,孕妇腹部、大腿、臀部及乳房皮肤的皮内组织改变,皮肤过度扩张,使皮肤弹力纤维断裂,形成紫色或淡红色不规则平行裂纹,称妊娠纹。

9.内分泌系统的改变

(1)垂体:妊娠期腺垂体增生肥大,嗜酸细胞肥大增生形成妊娠细胞。此细胞可分泌催乳激素(PRL)。PRL 从孕 7 周开始增多,至妊娠足月分娩前达高峰约 200μg/L。PRL 有促进乳腺发育作用,为泌乳作准备。产后未哺乳者于产后 3 周内降至非孕水平,哺乳者产后 80～100d 降至非孕水平。

(2)肾上腺皮质:妊娠期因雌激素大量增加,使中层束状带分泌的皮质醇增多 3 倍,但其中 90% 与蛋白结合,血中游离皮质醇不多,故孕妇无肾上腺皮质功能亢进表现;外层球状带分泌的醛固酮于妊娠期增加 4 倍,但大部分与蛋白结合,不致引起过多的水钠潴留;内层网状带分泌的睾酮稍有增加,表现为孕妇阴毛及腋毛增多增粗。

(3)甲状腺:妊娠期甲状腺呈均匀增大,血清甲状腺素增加,但游离甲状腺素无大幅度增加,孕妇通常无甲状腺功能亢进表现。

10.新陈代谢的变化

(1)基础代谢率(BMR):BMR 于孕早期稍下降,孕中期渐增高,至孕晚期可增高 15%～20%。

(2)体重:妊娠 13 周前无改变,13 周起体重平均每周增加 350g,至妊娠足月时体重平均增加 12.5kg。

(3)糖类:妊娠期胰岛功能旺盛,分泌胰岛素增多,使血循环中的胰岛素增加,故孕妇空腹血糖稍低于非孕妇女。

(4)脂肪代谢:妊娠期吸收脂肪能力增强,母体脂肪堆积增多,由于能量消耗增加,故糖原储备少。若孕期能量消耗过多时,如妊娠剧吐,可出现尿酮阳性。

(5)蛋白质代谢:呈正氮平衡。孕妇体内储备的氮除供给胎儿、母体子宫、乳房发育需要外,尚为分娩期消耗作准备。

(6)矿物质代谢:妊娠期母儿需要大量钙、磷、铁。故应补充大量钙、维生素 D 和铁以满足需要。

11.骨骼、关节及韧带变化　妊娠期子宫圆韧带、主韧带及骨盆漏斗韧带增长,肥大变粗。骶髂关节及耻骨联合松弛,有轻度伸展性,严重时可发生耻骨联合分离。骶尾关节松弛有一定活动性,有利于分娩。

(李春红)

第二节　妊娠诊断

一、早期妊娠的诊断

1.病史与症状

(1)停经:已婚生育年龄妇女,平时月经周期规则,一旦月经过期 10d 或以上,应首先疑为妊娠,若停经已达 8 周,妊娠的可能性更大。但需与内分泌紊乱、哺乳期、口服避孕药引起的停经相鉴别。

(2)早孕反应:约 50% 以上妇女于停经 6 周左右出现畏寒、头晕、乏力、嗜睡、食欲缺乏、偏食或厌油腻、恶心、晨起呕吐等症状,称早孕反应。与体内 HCG 增多,胃酸分泌减少以及胃排空时间延长可能有关。多于妊娠 12 周左右自行消失。

（3）尿频：妊娠早期出现，系增大的前倾子宫在盆腔内压迫膀胱所致。一般妊娠 12 周子宫进入腹腔后，尿频症状消失。

2.检查与体征

（1）生殖器官的变化：妊娠 6~8 周行阴道检查，可见阴道壁及宫颈充血，呈紫蓝色。双合诊检查发现宫颈变软，子宫峡部极软，感觉宫颈与宫体似不相连，称黑加征。随妊娠进展，子宫增大变软，妊娠 8 周时宫体大小约为非孕时 2 倍，妊娠 12 周约为非孕时 3 倍。

（2）乳房的变化：早孕时受雌孕激素影响，乳房增大，孕妇自觉乳房轻微胀痛，检查见乳头及其周围皮肤（乳晕）着色加深，乳晕周围出现蒙氏结节。

3.辅助检查

（1）妊娠试验：一般受精后 7d 即可在血浆中检测到 HCG，临床测定尿中 HCG 常用试纸法，测定血清 HCG 常用放射免疫法检测 HCG-β 亚型。

（2）超声检查：①B 型超声显像法，是检查早孕快速准确的方法。妊娠 5 周时在增大子宫内见到圆形光环——妊娠环，环内为液性暗区（羊水）。若在妊娠环内见到有节律的胎心搏动，可确认早孕，活胎。②超声多普勒法，在增大的子宫内听到有节律的单一高调胎心音，最早可在妊娠 7 周听到。

（3）黄体酮试验：停经妇女每日肌注黄体酮 20mg，连续 3~5d，停药后 2~7d 出现阴道出血，可排除妊娠，若停药后 7d 仍未出现阴道流血，妊娠可能性大。

（4）宫颈黏液检查：宫颈黏液量少质稠，涂片干燥后镜下可见到排列成行的椭圆体，无羊齿植物叶状结晶，则早孕可能性大。

（5）基础体温测定（BBT）：如呈双相且持续 3 周以上不下降，应考虑早孕。

二、中、晚期妊娠的诊断

妊娠中期以后，子宫明显增大，能叩及胎体，感到胎动，听到胎心音，容易确诊。

1.病史与体征　有早孕经历，渐感腹部增大，自觉胎动。

（1）子宫增大：子宫随妊娠进展逐渐增大，根据手测宫底高度及尺测宫高、腹围，B 型超声检查监测胎儿双顶径大小以判断妊娠周数（表 15-1）。

表 15-1　不同妊娠周数的宫底高度、子宫长度、双顶径大小

妊娠周数	手测宫底高度	尺测耻上子宫长度(cm)	双顶径(mm)
12 周末	耻骨联合上 2~3 横指		23.0±5.4
16 周末	脐耻之间		36.2±5.8
20 周末	脐下 1 横指	18(15.3~21.4)	48.8±5.6
24 周末	脐上 1 横指	24(22.0~25.1)	60.5±5.0
28 周末	脐上 3 横指	26(22.4~29.0)	72.4±6.7
32 周末	脐与剑突之间	29(22.4~29.0)	81.7±6.5
36 周末	剑突下 2 横指	32(25.3~32.0)	88.1±5.7
40 周末	脐与剑突之间或略高	33(29.8~34.5)	92.8±5.0

（2）胎动：胎儿在子宫内冲击子宫壁的活动称胎动（FM），胎动正常是胎儿情况良好的表现。妊娠 18～20 周开始孕妇自觉胎动，正常胎动每小时 3～5 次。

（3）胎儿心音：妊娠 18～20 周用听诊器经孕妇腹壁可听到胎儿心音。正常胎心率为 120～160 次/分。胎心音应与脐带杂音、子宫杂音、腹主动脉音相鉴别。

（4）胎体：妊娠 20 周以后，经腹壁可触及子宫内的胎体。妊娠 24 周以后，能区别胎头、胎臀及胎儿肢体。

2.辅助检查

（1）超声检查：B 型超声可显示胎儿数目、胎产式、胎先露、胎方位，有无胎心搏动及胎盘位置，且能测量胎头双顶径等多条径线，并可观察有无胎儿体表畸形。超声多普勒可探出胎心音、胎动音、脐带血流音及胎盘血流音。

（2）胎儿心电图：常用间接法测得。妊娠 12 周以后即能显示较规律图形，妊娠 20 周后成功率更高。

（3）X 线诊断：X 线检查主要用于骨盆测量，检查有无多胎、体表畸形和死胎等，由于 X 线对胎儿的潜在性损害，现已被超声检查所取代，极少应用。

三、胎产式、胎先露、胎方位

胎儿在宫腔内为适应宫体形状所取的姿势称胎势。妊娠 28 周以前，由于羊水多，胎儿小，胎儿位置和姿势容易改变。妊娠 32 周以后，胎儿生长速度较羊水增长速度快，羊水相对减少，胎儿位置和姿势较为恒定。胎儿位置正常与否与能否顺利分娩及母子安全密切相关。

1.胎产式　胎产式是指胎儿纵轴与母体纵轴的关系。二者平行时为纵产式，两者垂直时为横产式。前者占足月妊娠分娩总数的 99.75%；后者仅占 0.25%。两纵轴交叉成锐角时为斜产式。纵产式大多数可从阴道分娩，而横产式则不能，斜产式是暂时的，在分娩过程中多数转为纵产式，偶有转成横产式，造成难产。

2.胎先露　临产时最先进入骨盆入口的胎儿部位称胎先露。纵产式的先露部是头或臀，横产式的先露部为肩。头先露根据胎头俯屈或仰伸的程度分为枕先露、前囟先露、额先露、面先露。臀先露根据下肢的屈伸情况分为完全臀先露、单臀先露、膝先露、足先露。有时头先露或臀先露与胎手或胎足同时入盆，称复合先露。

3.胎方位　胎儿先露部的指示点与母体骨盆的关系称胎方位，简称胎位。枕先露以枕骨、面先露以颏骨、臀先露以骶骨、肩先露以肩胛骨为指示点。每个指示点与母体骨盆入口处的左、右、前、后、横（侧）的关系可有 6 种方位（肩先露除外）。

（李春红）

第三节　孕期监护

孕期监护的目的是尽早发现高危妊娠，及时治疗妊娠并发症和合并症，保障孕产妇、胎儿及新生儿健康。监护内容包括孕妇定期产前检查、胎儿监护、胎儿成熟度及胎盘功能监测等。

一、产前检查

1.产前检查的时间　产前检查于确诊早孕时开始。早孕检查一次后，未见异常者应于孕 20 周起进行产前系列检查,每4周一次,32孕周后改为每2周一次,36孕周后每周检查一次,高危孕妇应酌情增加检查次数。

2.产前检查的内容和方法

(1)病史

①孕妇首次就诊应详细询问年龄、职业、婚龄、孕产次、籍贯、住址等,注意年龄是否过小或超过35岁。

②既往有无肝炎、结核病史,有无心脏病、高血压、血液病、肾炎等疾病史,以及发病时间、治疗转归等。

③家族中有无传染病、高血压、糖尿病、双胎及遗传性疾病史。

④配偶有无遗传性疾病及传染性疾病史。

⑤月经史及既往孕产史:询问初潮年龄、月经周期,经产妇应了解有无难产史、死胎、死产史、分娩方式及产后出血史。

⑥本次妊娠经过:早期有无早孕反应及其开始出现时间;有无病毒感染及用药史;有无毒物及放射线接触史;有无胎动及胎动出现的时间;孕期有无阴道流血、头痛、心悸、气短、下肢水肿等症状。

⑦孕周计算:多依据末次月经起始日计算妊娠周数及预产期。推算预产期,取月份减3或加9,日数加7。若为农历末次月经第一日,应将其换算成公历,再推算预产期。若末次月经不清或哺乳期月经未来潮而受孕者。可根据早孕反应出现时间、胎动开始时间、尺测耻上子宫底高度及B型超声测胎头双顶径等来估计。

(2)全身检查:观察孕妇发育、营养、精神状态、步态及身高。身高小于140cm者常伴有骨盆狭窄;注意心、肝、肺、肾有无病变;脊柱及下肢有无畸形;乳房发育情况,乳头有无凹陷;记录血压及体重,正常孕妇血压不应超过140/90mmHg;或与基础血压相比不超过30/15mmHg;正常单胎孕妇整个孕期体重增加12.5kg较为合适,孕晚期平均每周增加0.5kg,若短时间内体重增加过快多有水肿或隐性水肿。

(3)产科检查

1)早孕期检查:早孕期除做一般体格检查外,必须常规做阴道检查。内容包括确定子宫大小与孕周是否相符;发现有无阴道纵隔或横膈、宫颈赘生物、子宫畸形、卵巢肿瘤等;对于阴道分泌物多者应做白带检查或细菌培养,及早发现滴虫、真菌、淋菌、病毒等的感染。

2)中、晚孕期检查

①宫高、腹围测量目的:在于观察胎儿宫内生长情况,及时发现引起腹围过大、过小,宫底高度大于或小于相应妊娠月份的异常情况,如双胎妊娠、巨大胎儿、羊水过多和胎儿宫内发育迟缓等。测量时孕妇排空膀胱,取仰卧位,用塑料软尺自耻骨联合上缘中点至子宫底测得宫高,软尺经脐绕腹1周测得腹围。后者大约每孕周平均增长0.8cm,16~42孕周平均腹围增加21cm。

②腹部检查

视诊:注意腹形大小、腹壁妊娠纹。腹部过大、宫底高度大于停经月份则有双胎、巨大胎儿、羊水过多可能;相反可能为胎儿宫内发育迟缓(IUGR)或孕周推算错误;腹部宽,宫底位置较低者,多为横位;若有尖腹或悬垂腹,可能伴有骨盆狭窄。

触诊:触诊可明确胎产式、胎方位、估计胎儿大小及头盆关系。一般采用四步触诊法进行检查。

第一步,用双手置于宫底部,估计胎儿大小与妊娠周数是否相符,判断宫底部的胎儿部分,胎头硬而圆且有浮球感,胎臀软而宽且形状略不规则。第二步,双手分别置于腹部左右侧,一手固定另一手轻深按,两手交替进行,以判断胎儿背和肢体的方向,宽平一侧为胎背,另一侧高低不平为肢体,有时还能感到肢体活动。第三步,检查者右手拇指与其余四指分开,于耻骨联合上方握住胎先露部,判定先露是头或臀,左右推动确定是否衔接,若胎先露浮动,表示尚未入盆。若固定则胎先露部已衔接。第四步,检查者面向孕妇足端,两手分别置于胎先露部两侧,沿骨盆入口向下深按,进一步确定胎先露及其入盆程度。

听诊:妊娠 18～20 周时,在靠近胎背上方的孕妇腹壁上可听到胎心。枕先露时,胎心在脐右(左)下方;臀先露时,胎心在脐(右)左上方;肩先露时,胎心在靠近脐部下方听得最清楚。当确定胎背位置有困难时,可借助胎心及胎先露判定胎位。

3.骨盆测量　骨盆大小及形状是决定胎儿能否经阴道分娩的重要因素之一。故骨盆测量是产前检查必不可少的项目。分骨盆外测量和骨盆内测量。

(1)骨盆外测量

①髂棘间径(IS):测量两髂前上棘外缘的距离,正常值为 23～26cm。

②髂嵴间径(IC):测量两髂嵴外缘的距离,正常值为 25～28cm。

③骶耻外径(EC):孕妇取左侧卧位,左腿屈曲,右腿伸直,测第五腰椎棘突下至耻骨上缘中点的距离,正常值为 18～20cm。此径线可以间接推测骨盆入口前后径。

④坐骨结节间径(出口横径)(TO):孕妇仰卧位、两腿弯曲,双手抱双膝,测量两坐骨结节内侧缘的距离,正常值为 8.5～9.5cm。

⑤出口后矢状径:坐骨结节间径<8cm 者,应测量出口后矢状径,以出口测量器置于两坐骨结节之间,其测量杆一端位于坐骨节结间径的中点,另一端放在骶骨尖,即可测出出口后矢状径的长度,正常值为 8～9cm,出口后矢状径与坐骨结节间径之和>15cm,表示出口无狭窄。

⑥耻骨弓角度:检查者左、右手拇指指尖斜着对拢,放置在耻骨联合下缘,左、右两拇指平放在耻骨降支上面,测量两拇指间角度,为耻骨弓角度,正常值为 90°。小于 80°为不正常。

(2)骨盆内测量

①对角径:指耻骨联合下缘至骶岬前缘中点的距离。正常值为 12.5～13.5cm,此值减去 1.5～2.0cm 为骨盆入口前后径的长度,又称真结合径。测量方法为在孕 24～36 周时,检查者将一手的示、中指伸入阴道,用中指尖触到骶岬上缘中点,示指上缘紧贴耻骨联合下缘,另一手示指标记此接触点,抽出阴道内手指,测量中指尖到此接触点距离为对角径。

②坐骨棘间径:测量两坐骨棘间的距离,正常值为 10cm。方法为一手示、中指放入阴道内,触及两侧坐骨棘,估计其间的距离。

③坐骨切迹宽度:其宽度为坐骨棘与骶骨下部的距离,即骶棘韧带宽度。将阴道内的示指置于韧带上移动,若能容纳 3 横指(5.5～6cm)为正常,否则属中骨盆狭窄。

4.绘制妊娠图　将每次检查结果,包括血压、体重、子宫长度、腹围、B 型超声测得胎头双顶径值,尿蛋白、尿雌激素/肌酐(E/C)比值、胎位、胎心率、水肿等项,填于妊娠图中,绘制成曲线,观察其动态变化,可以及早发现孕妇和胎儿的异常情况。

5.辅助检查　常规检查血、尿常规,血型、肝功能;如有妊娠合并症者应根据具体情况做特殊相关检查;对胎位不清,胎心音听诊困难者,应行 B 型超声检查;对有死胎死产史、胎儿畸形史和遗传性疾病史,应进行孕妇血甲胎蛋白、羊水细胞培养行染色体核型分析等检查。

二、胎儿及其成熟度的监护

1.胎儿宫内安危的监护

(1)胎动计数:可以通过自测或 B 型超声下监测。若胎动计数≥10 次/12 小时为正常;<10 次/12 小时,提示胎儿缺氧。

（2）胎儿心电图及彩色超声多普勒测定脐血的血流速度：可以了解胎儿心脏及血供情况。

（3）羊膜镜检查：正常羊水为淡青色或乳白色，若羊水混有胎粪，呈黄色、黄绿色甚至深绿色，说明胎儿宫内缺氧。

（4）胎儿电子监测：可以观察并记录胎心率（FHR）的动态变化，了解胎动、宫缩时胎心的变化，估计和预测胎儿宫内安危情况。

1）胎心率的监护

①胎心率基线：指无胎动及宫缩情况下记录10min的FHR。正常在120～160bpm，FHR＞160bpm或＜120bpm，为心动过速或心动过缓，FHR变异指FHR有小的周期性波动，即基线摆动，包括胎心率的变异振幅及变异频率，变异振幅为胎心率波动范围，一般10～25bpm；变异频率为1min内胎心率波动的次数，正常≥6次。

②一过性胎心率变化：指与子宫收缩有关的FHR变化。加速是指子宫收缩时胎心率基线暂时增加15bpm以上，持续时间＞15s，这是胎儿良好的表现，可能与胎儿躯干或脐静脉暂时受压有关。减速是指随宫缩出现的暂短胎心率减慢，分三种。早期减速，FHR减速几乎与宫缩同时开始，FHR最低点在宫缩的高峰，下降幅度＜50bpm，持续时间短，恢复快，一般认为与宫缩时胎头受压，脑血流量一时性减少有关。变异减速（VD），FHR变异形态不规则，减速与宫缩无恒定关系，持续时间长短不一，下降幅度＞70bpm，恢复迅速。一般认为宫缩时脐带受压所致。晚期减速（LD），FHR减速多在宫缩高峰后开始出现，下降缓慢，幅度＜50bpm，持续时间长，恢复亦慢。一般认为是胎盘功能不足，胎儿缺氧的表现。

2）预测胎儿宫内储备能力

①无应激试验（NST）：通过观察胎动时胎心率的变化情况了解胎儿的储备能力。用胎儿监护仪描记胎心率变化曲线，至少连续记录20min。若有3次或以上的胎动伴胎心率加速＞15bpm，持续＞15s为NST有反应型；若胎动时无胎心率加速、加速＜15bpm、或持续时间＜15s为无反应型，应进一步做缩宫素激惹试验以明确胎儿的安危。

②缩宫素激惹试验（OCT）：又称宫缩应激试验（CST），用缩宫素诱导出规律宫缩，并用胎儿监护仪记录宫缩时胎心率的变化。若多次宫缩后连续出现晚期减速，胎心率基线变异减少，胎动后胎心率无加速为OCT阳性，提示胎盘功能减退；若胎心率基线无晚期减速、胎动后有胎心率加速为OCT阴性，提示胎盘功能良好。

2.胎儿成熟度的监测

（1）正确计算胎龄，可按末次月经、胎动日期及单次性交日期推算妊娠周数。

（2）测宫高、腹围计算胎儿体重。胎儿体重＝子宫高度（cm）×腹围（cm）＋200。

（3）B型超声测胎儿双顶径＞8.5cm，表示胎儿已成熟。

（4）羊水卵磷脂、鞘磷脂比值（L/S）＞2，表示胎儿肺成熟；肌酐浓度≥176.8μmol/L（2mg％），表示胎儿肾成熟；胆红素类物质，若用△OD450测该值＜0.02，表示胎儿肝成熟；淀粉酶值，若以碘显色法测该值≥450U/L，表示胎儿涎腺成熟；若羊水中脂肪细胞出现率达20％，表示胎儿皮肤成熟。

三、胎盘功能监测

监测胎盘功能的方法除了胎动计数，胎儿电子监护和B型超声对胎儿进行生物物理监测等间接方法外，还可通过测定孕妇血、尿中的一些特殊生化指标直接反应胎盘功能。

1.测定孕妇尿中雌三醇值　正常值为15mg/24h，10～15mg/24h为警戒值，＜10mg/24h为危险值，亦可用孕妇随意尿测定雌激素/肌酐(E/C)比值,E/C 比值>15 为正常值,10~15 为警戒值,<10 为危险值。

2.测定孕妇血清游离雌三醇值　妊娠足月该值若<40nmol/L,表示胎盘功能低下。

3.测定孕妇血清胎盘生乳素(HPL)值　该值在妊娠足月若<4mg/L 或突然下降 50%,表示胎盘功能低下。

4.测定孕妇血清妊娠特异性 β 糖蛋白(PSβ_1G)　若该值于妊娠足月<170mg/L,提示胎盘功能低下。

(李焕香)

第十六章　出生缺陷的预防与诊断

出生缺陷的预防与诊断是围产医学的重要组成部分,发展非常迅速,技术日益完善,对提高人口素质,实行优生优育具有重要意义。

第一节　产前咨询与预防

产前咨询是指向可能具有遗传性疾病风险的患者或家属传递信息,提供相应的婚育建议的过程。具体说,是指由从事医学遗传的专业人员,针对咨询者所提出的问题,进行诊断,判断其发病的原因,判断遗传病的遗传方式和预后、复发风险率等,并提出具体建议供咨询者参考的过程。产前咨询的过程涉及产科学、儿科学、医学遗传学、医学伦理学等许多学科内容,因此需要有通过考核获得资质的专业遗传咨询人员承担。

一、产前咨询的目的和意义

通过产前咨询,及时发现遗传性疾病的患者和携带者,通过包括产前诊断在内的一系列的预防性措施,避免遗传病患儿的出生,降低出生缺陷的发生率,提高人群遗传素质和人口质量。

二、产前咨询对象

在受孕前或孕期,通常有以下指征时,应当建议进行遗传咨询。①夫妇双方的任何一方患有遗传病或先天畸形或不明原因的智力低下;②曾孕、育过遗传病患儿或先天畸形儿;③家族成员患有遗传病或先天畸形;④生育过不明原因智力发育低下患儿,发生过不明原因死胎者,不明原因的反复流产;⑤母亲属于高龄(母亲预产期年龄大于 35 岁者);⑥母亲产前筛查阳性;⑦近亲婚配;⑧孕前长期接受不良环境或孕早期接受不良环境影响;⑨有某些慢性病的孕妇等。

三、产前咨询步骤

为了准确判断咨询者所提出的问题是否是遗传性疾病,并提供可靠的咨询,建议采用以下步骤:询问病史;临床检查和实验室检查确定诊断;确定是否是遗传病;确定遗传的类型,推算家庭成员的遗传风险;向咨询者解释遗传信息;讨论可能的选择,帮助家庭根据自己的情况作出合适的决定。我们将分别进行详细的分析。

（一）通过询问病史、临床检查和实验室检查以确定是否是遗传病

应详细询问先证者和咨询者家族中其他患者的发病史的情况，如详细的发病过程、治疗情况等。对于家族中有多例发病的病史，要了解每例发病的共性和个性，必要时还需亲自询问其他发病者的详细情况。收集的家系资料包括有关成员的年龄、性别、健康状况，以及已故成员的病史和死亡原因，还需询问是否近亲婚配等。

然后将收集的信息制成家系图，采用系谱分析法进一步分析。所谓系谱分析是指用规定的符号、按一定的格式，将被调查家系的发病情况绘制成图谱，分析疾病在家族中的传递特征。系谱中不仅包括患病个体，也包括全部健康的家族成员。

根据需要进行详细的体格检查，特别注意检查是否存在常见的遗传综合征的症状，选择生化、内分泌、染色体核型分析和分子生物学诊断方法进行辅助诊断。如有需要还需对家系的其他患病者进行必要的体格检查和辅助检查。

在确定是否是遗传病的过程中，还要明确遗传病、先天性疾病和家族性疾病这三个概念是有区别的。遗传病是指完全或部分由遗传因素（染色体、致病基因等）决定的疾病。遗传病多表现为先天性，如唐氏综合征、色盲等，但是也可后天发病，例如假肥大型肌营养不良多在儿童期发病。先天性疾病是指胎儿在出生之前就存在或出生后立即发生的疾病。先天性疾病除了包括遗传病，还包括因为母体环境因素引起的胎儿疾病，例如孕期母体感染风疹病毒造成的胎儿多发性出生缺陷等。而家族性疾病是指同一家族中一人以上发病的疾病。家族性疾病常为遗传病，但也可能是相同的不良环境因素所引起的。例如缺碘引起甲状腺功能低下所导致的呆小症，在同一家族中就可能有多人发病的情况，但是只要纠正了不良的环境就可以避免其重复发生，也不是遗传病。也并不是所有的遗传病都具有家族史，例如染色体疾病，其畸变主要发生在亲代生殖细胞的形成过程中，因此临床上很少发现一个家族有两个以上发病者的情况，即使是单基因疾病，先证者的疾病也可能是新的基因突变造成的，也可以没有任何家族史。

（二）确定遗传类型并推算家庭成员的复发风险

从遗传方式看，人类遗传病大致可分单基因遗传病、多基因遗传病、染色体病等几类。

1.单基因遗传病　发生受一对等位基因的控制，其遗传遵循孟德尔遗传定律，而环境因素基本不起作用。根据致病基因的性质和所处的染色体不同，又分为常染色体显性遗传、常染色体隐性遗传、性染色体显性遗传、性染色体隐性遗传等。

（1）常染色体显性遗传：致病基因在常染色体上，呈现显性遗传，也就是说，只要一对等位基因中的一个为致病基因，即发病。其遗传的特点有：①男女患病的机会均等。②除非是发生新的突变造成的，家系中每代都有患者；先证的双亲中至少有一位也是患者；先证者的同胞约有一半为患者；先证者的后代中约有一半也是患者。③家族中未患病成员的后代中无患者。

所以当夫妻双方有一方为患者时，后代中有 1/2 的机会发病；当夫妻双方都是患者时，后代中有 3/4 的机会发病；而夫妻双方都不是患者时，后代不会发病。还有一种特殊的情况，就是父母均正常，但是生育了一个患儿，这种情况是因为新发生的突变，再次生育时再发风险很低。

常见的常染色体显性遗传疾病包括：迟发性成骨发育不全症、成年多囊肾病、α-地中海贫血、神经纤维瘤病、多发性家族性结肠息肉症、肌强直性营养不良等。

（2）常染色体隐性遗传：致病基因在常染色体上，呈隐性遗传，只有两个等位基因都是致病基因，该性状才会得到表达，受累患者被称为纯合子。其遗传的特点是：①男女患病机会均等。②在家系中患者的分布是散发的，通常无连续传递的现象。③患者的双亲往往表型正常；患者的同胞中有约 1/4 是患者，在表型正常的同胞中有约 2/3 为携带者；患者的后代均为携带者。④在近亲结婚的家系，常染色体隐性遗传疾

病的发病率增高。

所以当夫妻双方一方为患者时,其后代一般不会发病,但是后代均为携带者;而夫妻双方表型均正常,但是生育了一个患儿,其再次生育时,有 1/4 的几率再次生育患儿;如果夫妻双方均为患者时,其后代全部是患者。但是也有特殊情况,如果夫妇双方的致病基因不在同一位点时,即使双方都是患者,后代也是正常的。

常见的常染色体隐性遗传疾病包括:镰状细胞贫血、β-地中海贫血、苯丙酮尿症、半乳糖血症、肝豆状核变性、先天性肾上腺皮质增生等。

(3)X 连锁显性遗传:致病基因在 X 染色体上,并呈现显性遗传。其遗传的特点是:①女性患者较男性患者约多一倍,但是症状常较轻。②在家系中常可见连续传递的现象。③患者的双亲中至少有一名是患者;患者的同胞中有约 1/2 是患者;女性患者的后代中约 1/2 为患者;男性患者后代女性均发病,而男性都正常。

所以当丈夫为患者,妻子正常时,女儿全部发病,儿子均正常;当妻子为患者,丈夫正常时,子女有 1/2 几率发病;当双方都为患者时,女儿全部发病,但是儿子有 1/2 的机会正常。

X 连锁显性遗传的疾病有抗维生素 D 佝偻病等。

(4)X 连锁隐性遗传:致病基因存在于 X 染色体,为隐性遗传。其遗传的特点是:①男性患者为主。②男性患者的母亲是携带者,或患者;如其母亲为携带者,则男性患者的兄弟中约 1/2 发病;如其母亲为患者,则男性患者的兄弟全部发病。③如果女性是患者,则其父亲一定是患者,而其母亲至少是携带者,其同胞至少有 1/2 的机会发病。

所以当丈夫为患者时,儿子全部正常,而女儿全部为携带者;而妻子患病时,儿子全部患病,而女儿全部为携带者。

常见的 X 连锁隐性遗传的疾病有色盲、睾丸女性化、血友病 B 等。

(5)Y 连锁遗传:致病基因位于 Y 染色体上。其遗传的特点是:①所有的患者均为男性;②疾病在家族中随 Y 染色体代代遗传,也就是说患者的父亲一定是患者,其儿子也一定是患者。

外耳道多毛症就是一种 Y 连锁的遗传病。

2.多基因遗传病　由两对以上致病基因的累计效应,并联合环境因素所导致的疾病称为多基因遗传病。多基因疾病不遵循经典的孟德尔遗传规律遗传,因此对再发风险的估计比较复杂,一般根据该病的群体发病率、遗传度、亲缘关系、亲属中已发患者数及病变严重程度来估算再发风险度。

一般而言,对于某种多基因遗传疾病,与患者的血缘关系越近,发病风险越大;家族中患病人数越多,发病风险越大;患者的病情越重,家系中的复发风险越大;此外当某种多基因遗传疾病在人群中存在发病的性别差异时,患者家系中不同性别的人其发病几率也不同。

糖尿病、精神分裂症、哮喘等疾病都是多基因遗传病。

3.染色体病　是指因染色体数目异常或结构异常所致的遗传病。常染色体病患者一般出生后即可表现出较严重的临床症状,如唐氏综合征、18-三体综合征等。而性染色体病的表现主要在生殖器官或性征,所以常常在发育期或婚育期才被发现。

染色体病形成的原因多是因性细胞成熟的过程中,发生了染色体不分离或染色体丢失所造成的非整倍体,或是父母生殖细胞中心发生的染色体结构畸变造成的。因此大多数染色体病均呈现散发而无家族的聚集性,具体的再发几率需根据不同的情况分析。

以唐氏综合征为例。唐氏综合征有 21-三体型、易位型两种类型,而不同型别再发风险是不同的。21-三体型是常见的一种,它的发生与父母的核型无关,系因减数分裂中 21 号染色体没有分离造成的。生育过 21-三体型唐氏综合征患者的夫妻,再次发生的几率增加,一般为 1%～2%。易位型则是因为 21 号染色体与其他的染色体发生了罗伯逊易位造成的。患者的双亲之一往往是易位型的携带者,他们再次生育时,仍有约 1/3 的机会再次生育唐氏综合征患者。

(三)向咨询者解释遗传信息并讨论可能的选择

在对咨询者的情况明确诊断后,应当和他进行充分的交谈,告知其疾病发生的可能原因、再次发生的风险、发生的后果,以及目前可以提供的诊断和治疗手段等信息。就产前咨询而言,还可以根据不同时段提供更为详尽的建议。

1.婚前、孕前　对于影响婚育的先天畸形或遗传性疾病,分为四种情况:不能结婚,暂缓结婚,可以结婚但禁止生育,限制生育。这些限定是为我国相关法律明确规定的或者是为多数学者认可的原则,其中法律规定的部分是强制性的,必须执行。

(1)禁止结婚:①直系血亲和三代以内的旁系血亲;②患有可能严重危害配偶身体健康的疾病,如麻风病、性传播疾病未经治愈前不能结婚;③严重精神病,包括精神分裂症与躁狂抑郁性精神病,须经治疗好转并且两年以上没有复发才能考虑结婚;④重度智力低下者。

(2)暂缓结婚:①急性传染病;②心、肝、肾等重要器官疾病,未治愈或疾病未减轻和稳定者;③尿道下裂、先天性无阴道等生殖器官发育异常,应先治疗后再结婚。

(3)可以结婚,不宜生育:各种类型的严重的遗传病,只要估测其发生风险大于 10%,就被认为是高风险,应建议避免生育,如常染色体显性遗传病(包括强直性肌营养不良、软骨发育不全、成骨发育不全)、多基因遗传病(重症先天性心脏病、精神分裂症等)、染色体病等。

(4)限制生育:严重的性连锁隐性遗传病(指血友病、进行性肌营养不良等),应限制生育,选择女性胎儿。

2.孕期　应向孕妇介绍各种产前诊断的方法,明确诊断后提出终止妊娠、继续妊娠,或在下次妊娠中接受配子移植、植入前诊断等方法。

(四)孕期其他情况咨询

因为遗传病相对少见,因此进行孕期咨询的大多数孕妇都不是遗传咨询,而是因为在孕前或孕期可能接受过不良环境暴露的咨询,其中又以药物暴露最为常见。其余的不良暴露包括:酒精暴露、环境和职业暴露、细菌、病毒感染、电离辐射等。

1.酒精暴露　已经明确认定酒精滥用会导致畸形。宫内接触酒精带来的后遗症包括称为胎儿酒精综合征(FAS)的一系列典型畸形症状,及儿童时代出现的轻微行为障碍。

过量饮酒或者酗酒的妇女的后代有可能出现胚胎中毒和畸形等严重后果。美国公共卫生部建议"怀孕妇女或者正在考虑怀孕的妇女不要饮用酒精饮料……"这是一个合理、保守又简单的建议。对于酗酒孕妇,至少在每个场合将饮酒控制在 5 杯以下,并且减少饮酒频率,那么其后代的健康程度会大大增加。而且减的量越大,效果越好。同时还应告知无意间少量饮酒的孕妇,目前证据显示,孕期少量的、不频繁的饮酒并不增加胎儿畸形的发生率。

2.环境和职业暴露　目前已知的职业和环境暴露中,甲基汞、铅和多氯联苯等因素对生殖的毒性作用是明确的,还有更多的因素对于胎儿的作用并不明确。

由于孕妇意识增强,越来越多的人关注和担忧孕期毒物暴露的问题,为怀孕妇女提供咨询的人员应当确定不同的毒物是否可以构成危害,以及引发畸形的暴露阈值和暴露时间等信息。对于因资料不够无法做评估者,可以告诉她们评估有不确定性,并提供一些相应的信息有助于她们做出决定。

3.微生物感染　孕期感染微生物的不同结局依赖于微生物的不同特性、感染时的妊娠期、母体的免疫状态和微生物对胎儿宿主的作用机制。母体感染对胎儿的影响从无明显影响到流产、死产、早产、胎儿畸形、宫内生长障碍等多种表现形式。在宫内感染的微生物中,最常引起注意的就是宫内 TORCH 感染,TORCH 一词是由数种导致孕妇患病,并能引起胎儿感染,甚至造成新生儿出生缺陷的病原微生物英文单词的首字母组成,包括弓形虫、风疹病毒、巨细胞病毒、单纯疱疹病毒和其他的病原微生物。

有关妊娠期微生物感染咨询要根据微生物的种类、感染发生的时间以及对感染诊断的准确程度进行综合的建议。

4.电离辐射　分娩前胎儿暴露于电离辐射是一个令人焦虑且经常产生误解的问题。胎儿的辐射损害可以分为两种主要类型:致畸作用(器官形成时)和致癌作用(中孕期和晚孕期)。对于多数产前诊断影像学检查来说,导致胎儿畸形、生长或智力发育迟缓、死胎或儿童期癌瘤的风险很小。按照目前的知识,大多数放射检查没有基因损害的显著风险。在妊娠的任何阶段,产前接触诊断性辐射通常不是建议治疗性流产的合法理由。

【临床特殊情况的思考和建议】

1.遗传学咨询中的伦理争论　医学伦理学以自主、行善、避恶和公正为基本准则。WHO 在 1997 年还发布了遗传咨询中的伦理原则,包括:尊重人们和家庭,包括透露全部信息、尊重人们的决定以及提供准确而无偏倚的信息;保护家庭完整;把与健康有关的所有信息全部透露给个人和家庭;保护个人和家庭的隐私不受雇主、保险商和学校的不公正侵扰;告知个人和家庭关于遗传信息可能被单位第三者误用;告知个人让血亲知道亲属可能有遗传风险是个人的伦理责任;告知个人如果他们想要孩子的话,怎样把他们携带者的身份透露给配偶、伙伴的知识,并告知这个透露对婚姻可能会有有害影响;告知人们他们有道德上的义务去透露可能影响公共安全的遗传状态;尽可能提供不偏不倚的信息;采取非指令性方式,除了有治疗方案者;在无论何时有可能的时候,让儿童和未成年人介入影响他们自己的决定;如属恰当和需要,有再次联系的义务。

但是在具体的咨询和决策中,在不同的文化背景下,不同的医生遵循的原则却可能是有所区别的,尚存在争论。以唐氏综合征为例,根据自主和知情原则的原则,孕期孕妇接受咨询后,自愿进行唐氏综合征的筛查;如果筛查呈阳性,则应进一步向孕妇及家属说明筛查的意义,确诊实验的方式、流程、风险等情况,尊重患者的选择,考虑是否进行产前诊断以及产前诊断的方法;孕期经过产前诊断明确为 21-三体的胎儿,应当向孕妇与其丈夫全面告知有关唐氏综合征的发病原因、可能预后等情况,尊重孕妇和丈夫的选择,选择保留胎儿继续妊娠或是流产。在各个阶段的咨询过程中,避免强制性的检查或强制性的处理措施。也就是在整个咨询的过程中遵循"非指导性原则"。但是对于唐氏综合征等虽然能够存活,但是导致长期病残的异常,也有一些专家持有不同的态度。本着降低家庭和社会负担的考虑,在咨询中更多地采用有明确倾向的"指导性原则"。

对于不同的先天缺陷,1997 年英国皇家妇产科学会提出,在孕期检测到的胎儿缺陷可根据临床后果进行分类和区别指导:①致死性异常;②可能存活但导致长期病残的异常;③适合于宫内治疗的异常;④可能造成一过性或短期疾病的异常。这其中较少引起伦理争论的为致死性异常,大多数咨询医生都会选择"指导性原则"对孕妇进行指导;而对于后三种情况,则更多的医生主张"非指导性原则"。

目前在我国,尚无相关的法律规定。产前咨询时采用"非指导性原则",但是根据孕妇的理解能力充分交流,保证并可证明孕妇的决定是在知情同意的情况下做出的,是合理的选择。

2.咨询中的沟通技巧　沟通技巧在遗传咨询中占有重要的地位。

例如,虽然我们有"自主"的原则和咨询中"非指导性原则"的主张,但是在咨询的过程中当医生过于中立,有时会给患者推诿、漠不关心或逃避责任的感觉。所以在沟通的时候,应当可以采用举例说明等一些沟通的技巧,在保证提供全面信息的情况下,结合孕妇的实际情况,提供各种措施的可能后果和优缺点,以及各种风险发生的几率等一系列信息,帮助孕妇作出选择。

语言的交流上,避免用照本宣科和生硬的医学术语向患者解释,对于文化层次较低,理解能力受到一定限制的孕妇和家属,在咨询的过程中更应当采用通俗的语言向患者进行相关信息的介绍。

（刘　芳）

第二节　产前筛查

遗传筛查是指通过对群体进行简便、无创的检查,寻找罹患某种疾病风险增加的高危人群的方法。筛查的对象可以包括成人、新生儿和胎儿。针对胎儿的筛查称为产前筛查,是出生缺陷二级预防的重要措施,是本节讨论的内容。

从理论上,要预防所有的出生缺陷,需要在孕期对所有的胎儿进行产前诊断,以发现存在出生缺陷的胎儿。但是即使是存在对所有的出生缺陷进行诊断的方法,这在实际上也是完全行不通的,因为对如此大量的人群进行产前诊断需要耗费大量的人力、物力和财力,完全不符合卫生经济学的原则。这就需要我们首先选择出一个高危的人群,然后对这部分人进行诊断性实验,这个选择的过程就是产前筛查。

一、产前筛查的基本概念

虽然筛查的方法简便易行,但是筛查仅能够给出风险值,筛查的过程中还会存在假阳性、假阴性等问题。要正确的实施筛查并向孕妇合理的解释筛查报告,必须了解与筛查有关的一些概念。

1.阳性率　是指在筛查实验中得到阳性结果的人数占筛查总人数的比例。

阳性率＝筛查中得出阳性结果的人数/所有参与筛查的人数×100％＝(A＋B)/(A＋B＋C＋D)

2.假阳性率　是指筛查实验中被错误的判断为阳性的健康人数,占所有实际健康人数的比例。反映了筛查系统的特异性,假阳性率越低,其特异性就越高。

假阳性率＝筛查中被错误的判断为阳性的健康人数/所有实际健康的人数×100％＝B/(B＋D)

3.特异度　是指在筛查实验中得到阴性结果的健康人数占实际健康人数的比例。

特异度＝筛查为阴性的健康人数/实际的健康人数×100％＝D/(B＋D)＝1－假阳性率

4.假阴性率　是指在筛查实验中被错误的判断为阴性的患病人数与实际的患病总人数的比例。反映了筛查系统的灵敏度,也就是说假阴性率越低其灵敏度就越高。

假阴性率＝筛查中被错误的判断为阴性的患病人数/实际的患病总人数×100％＝C/(A＋C)

5.灵敏度　是指筛查为阳性的患病人数与实际患病人数的比。反映了筛查方法的检出能力,又被称为检出率。

灵敏度＝筛查为阳性的患病人数,实际的患病人数×100％＝A/(A＋C)＝1－假阴性率

6.阳性预测值　是指在筛查阳性的人群中,实际的患病者所占的比例。反映了筛查系统的筛查效率。

阳性预测值＝筛查为阳性的患病人数/筛查为阳性的总人数×100％＝A/(A＋B)

7.阴性预测值　是指在筛查阴性的人群中,实际健康的人所占的比例。

阴性预测值＝筛查为阴性的健康人数/筛查为阴性的总人数×100％＝D/(C＋D)

8.风险切割值　以上所有的数据都是相互关联的,对于一个筛查系统而言,灵敏度和特异度都是越高

越好,而假阳性率却是越低越好。风险切割值是在筛查系统中区分阳性和阴性的分界值,风险切割值的定义直接与系统的灵敏度相关,风险切割值的标准越低,就会有越多的人被归为"阳性",也就有更多的患者被检出,筛查系统呈现越高的灵敏度。但是同时,其检出的特异性却降低了,因为有更多的健康人被误判为阳性,失去了进行筛查的意义。所以风险切割值是特异性和灵敏性的一个平衡点。对于唐氏综合征的筛查,一般以假阳性率为 5% 来确定风险切割值。

二、产前筛查的常见疾病和指标

虽然产前筛查意义重大,但是并不是所有的疾病都适于并且可以进行产前筛查。进行产前筛查的疾病需要满足以下标准:①被筛查的疾病在人群中有一定的发生率并且严重影响健康;②筛查之后有进行确诊的方法;③筛查方法简便易行。目前产前筛查及降低出生缺陷率的工作主要可以分为两类:①产前唐氏综合征的筛查(血清学和超声);②开放性神经管缺陷的筛查。

(一)唐氏综合征

唐氏综合征,也称为 21-三体综合征或先天愚型,是最常见的一种染色体病,占新生儿染色体病的 90%,出生率约为 1/(600~800)。根据患者的核型不同,分为游离型、易位型和嵌合型三种。其中游离型最为常见,临床表现也最为明显,是由于在减数分裂时 21 号染色体不分离造成。主要临床表现为生长迟缓、不同程度的智力低下和包括头面部特征在内的一系列的异常体征。患者的体貌特征包括:小头;眼裂小、眼距宽、外眼角上斜、内眦深;马鞍鼻;舌大外伸;耳廓低;手指粗短、贯通掌纹等。患者多合并先天性心脏病、消化道畸形、白血病等。虽然许多患者经过训练后可以掌握一些基本的生活技能,但是大多数患者都没有自理能力,给家庭带来沉重的精神和经济负担。因此,开展针对适龄孕妇的普遍筛查具有积极的社会和经济意义。

针对唐氏综合征的筛查指标包括孕妇年龄、血清学指标和超声学指标等。

1.孕妇年龄　是最早发现的与唐氏综合征发病相关的指标。早在 20 世纪初,即 1933 年 Penrose 等最先报道了孕妇年龄与唐氏综合征的关系,指出孕妇的妊娠年龄越大,其胎儿罹患唐氏综合征的概率也越高。在其他的筛查指标被发现前,不同的机构分别以 35 岁或 40 岁作为年龄的风险切割值。但是一般情况下高龄孕妇在整个人群中所占的比例较小,因此,一般认为,如果仅以年龄指标作为切割值,当假阳性率为 5% 时,其检出率不超过 30%。随着大量的筛查指标被发现,废除将高龄作为侵袭性产前诊断的适应证的呼声已经越来越大。

2.血清学指标　包括甲胎蛋白(AFP)、人绒毛促性腺激素(HCG)、妊娠相关血浆蛋白(PAPP-A)、非结合雌三醇(uE_3)、抑制素 A 等。

(1)AFP:AFP 是一种胎儿来源的糖蛋白。母体血清中的浓度随着妊娠周数而增加。唐氏综合征胎儿母血清中的 AFP 值偏低,且随孕周增加的水平较慢,所以可以用 AFP 作为指标对唐氏综合征进行筛查。AFP 是最早用于对唐氏综合征进行筛查的血清学指标。

(2)HCG 与 β-HCG:HCG 是胎盘合体滋养细胞分泌的一种糖蛋白激素。由 α、β 两个亚基组成,其中 β 亚基与其他激素的结构有较大的差别,用于检测不易发生交叉反应,可以准确地表示 HCG 的真实分泌量。在早孕 HCG 与 β-HCG 增加迅速,至 8~10 周时达高峰,持续约两周后下降。唐氏综合征胎儿母血中 HCG 与 β-HCG 均呈现持续上升状态,因此可以用作筛查的指标。

(3)PAPP-A:PAPP-A 也是胎盘合体滋养层细胞分泌的。在未受累妊娠中,母体血清中的 PAPP-A 水平在孕早期增长速度迅速,在孕中期的增长速度则较慢。受唐氏综合征影响的妊娠中,血清 PAPP-A 一般会下降；就下降速度而言，孕早期要大大超过孕中期。因此被用作早孕期对唐氏综合征进行筛查的指标。

(4)μE_3：μE_3 在妊娠 10 周以后主要由胎儿-胎盘单位合成，进入母体循环。在唐氏综合征受累的妊娠中，母体血清中的 μE_3 水平较正常妊娠降低。它被作为在中孕期进行唐氏综合征筛查的指标。

(5)抑制素 A：抑制素 A 是由 α、β 两个亚基组成的糖蛋白。母体血清中抑制素水平在妊娠早期时上升，在第 10 周以后逐渐下降，至 15～25 周时的水平稳定。唐氏综合征胎儿孕母血清中抑制素 A 水平是普通孕妇的两倍。

(6)其他：除了上述指标，研究者还发现，一些血清学的指标对于筛查唐氏综合征有一定的意义，包括 ADAM-12 等。这些指标的实际应用价值还在进一步探索中。

3.超声学指标

(1)胎儿颈项透明层(NT)：NT 是孕 11～14 周时在胎儿颈后皮肤下液体生理性聚集的超声定义。正常情况下，NT 厚度是随着胎儿头臀长的增加而增加的。唐氏综合征的胎儿 NT 较同孕周正常胎儿增厚。相对于其他指标，NT 是用于唐氏综合征筛查较新的指标，1992 年 Nicolaides 首次指出 NT 对于筛查染色体异常胎儿的意义，至今 NT 已经广泛的用于唐氏综合征的早孕期筛查中。NT 是早孕期筛查灵敏度最高的独立指标，假阳性率为 5% 时，检出率达 65%；结合孕妇年龄后检出率仍可达 75% 左右。

NT 增厚不仅与唐氏综合征有关，其他一些胎儿畸形也被发现伴随有 NT 的增高。例如 18-三体、13-三体、Turner 综合征、某些类型的心脏畸形、膈疝和脐疝等疾病。当然 NT 增高并不一定提示胎儿畸形，一项研究发现，即使 NT 大于 6.5mm，仍有三分之一的胎儿无染色体的异常和严重的畸形发生。因此目前美国妇产科学会不建议单独使用 NT 进行唐氏综合征的筛查。

(2)其他超声指标：对于筛查唐氏综合征有意义的指标还包括胎儿鼻骨缺如、上颌骨长度、三尖瓣反流等。在中孕期一些超声软指标如肠管强回声、心室强光点、肾盂扩张、颈皮增厚等，对于唐氏综合征的风险评估也存在一定的影响。

虽然超声指标对于唐氏综合征的筛查起到越来越重要的作用，但是需要注意的是，超声指标只有在进行严格的培训和质控的情况下，才能发挥其应有的作用。缺乏严格质控和统一标准而滥用超声指标，对于唐氏综合征的筛查是有害而无益的。为此，英国胎儿医学基金会及国立筛查委员会将 NT 测量标准化，严格要求检查技术，要求通过合格认证后方可执行，对于已经通过认证的医生，也需要每年通过复核才可以继续实施超声筛查的工作。2005 年美国妇产科学会也将 NT 测量作为其训练课程之一，并成立母胎医学基金会和 NT 审查委员会。

4.其他　除了年龄、血清学和超声等指标与唐氏综合征有关，还有许多因素也会影响唐氏综合征发生的风险。比如，前次分娩唐氏儿的夫妇，再次妊娠时风险增高。环境污染、酗酒、病原体感染等是否与其相关尚存争议。

(二)开放性神经管缺陷

开放性神经管缺陷系因致畸因素作用于胚胎阶段早期导致神经管关闭缺陷而造成的，最常见的类型是无脑儿和脊柱裂。无脑儿表现为胎儿颅骨与脑组织的缺失，是致死性的畸形，如果孕期没有被发现，可以持续妊娠达足月。脊柱裂则表现为部分椎管未完全闭合，根据类型不同，可以有或无神经症状，严重者表现为下肢截瘫。神经管缺陷是造成胎儿、婴儿死亡和残疾的主要原因之一。各地区的发病率差异较大，我国北方地区高达 6‰～7‰，占胎儿畸形总数的 40%～50%，而南方地区的发病率仅为 1‰ 左右。

开放性神经管缺陷除了经超声的影像学检查直接发现，也可经母血中 AFP 含量进行筛查。这是因为当胎儿为开放性神经管畸形时(如无脑儿、脊柱裂等)，脑脊液中 AFP 可以直接进入羊水，使羊水中的 AFP 升高达 10 倍以上，孕妇血中 AFP 随之升高。因此可运用检测孕妇血中 AFP 水平，作为一种筛查方法，间接判断胎儿罹患开放性神经管畸形的风险程度。因为 AFP 是孕中期唐氏综合征的筛查指标,所以在实施孕中期唐氏综合征筛查的机构,可以同时采用 AFP 进行开放性神经管畸形的筛查工作。

三、产前筛查方案的选择

运用任何单一标记物开展唐氏综合征的产前筛查,其检出率都较低。因此,临床上常采用多个标记物联合筛查的方法,以提高检出率,降低假阳性率。临床常用的筛查方案包括以下几种。

1.中孕期血清学筛查　用于中孕期的筛查指标有 β-HCG、AFP、μE_3、inhibin A。常用的方案包括:由 β-HCG 和 AFP 组成的二联筛查;由 β-HCG、AFP 和 μE_3 组成的三联筛查;由该 4 种指标共同组成的四联筛查方案。各种模式的中孕期血清学筛查是目前为止我国进行的最为成熟和广泛的筛查方式,筛查成本相对较低,筛查技术和实验室质量控制要求相对容易进行控制;其缺点是敏感性相对较低,且筛查时间较晚,一旦通过诊断试验确诊需要引产,损伤较大。

2.早孕期筛查　用于早孕期的筛查指标主要有 β-HCG、PAPP-A、NT、鼻骨。目前最为常用的早孕筛查方案是包含 β-HCG、PAPP-A 和 NT 三个指标的方案。也有将 NT 作为单独的指标进行筛查的方案,或者仅将两个血清学指标用于筛查。早孕期包含 β-HCG、PAPP-A 和 NT 三个指标的筛查方案对于唐氏综合征的检出率较高,在假阳性率 5% 左右,可达 90%。NT 的筛查还可以帮助发现其他的胎儿畸形。而且早孕期孕妇心理负担较轻,终止妊娠私密性较高,也较为安全。但是早孕筛查成本较高,对筛查技术要求较高,要求有严格的超声质控。早孕超声还要求具备早孕期后续诊断的能力(CVS)。此外,因为约 20% 患病胎儿会在 10~16 周自发流产,有些专家质疑早孕筛查会引起一些不必要的侵入性操作。

3.联合筛查　将早中孕期的指标联合筛查,确定一个风险值,又分为血清学联合筛查和全面的联合筛查。联合筛查是各种筛查方式中检出率最高,而假阳性率最低的方案,可以有效降低确诊实验的使用率。但是在所有方案中联合筛查也是成本最高的一种。此外,在随访中,孕妇需要早孕、中孕两次回访,失访率较高,而早孕高危孕妇失访后果严重。联合筛查方案进行的时间跨度大,引起的心理压力也较大。同中孕期一样,如果确诊需要引产,损伤较大。

4.序贯筛查　先进行早孕期产前筛查,给出早孕期风险值,高危者建议行产前诊断;低危者至中孕期接受中孕期筛查,依据中孕期筛查结果再决定是否进行产前诊断与否。这种方案在联合检查的基础上,使一部分高危的患者可以在早期被发现并终止妊娠,但是检查成本依然较高。

5.酌情序贯筛查　通过早孕筛查,采取两个不同的风险截断值将人群分为三部分,高风险进行诊断试验,低风险结束筛查,中等风险继续进行中孕筛查。该方案在序贯检查的基础上,极大地降低了筛查成本(占总人数约 70%~80% 的低风险人群的中孕筛查费用),同时保持了较高的检出率和较低的假阳性率。但是该方案的流程和方法较为复杂,对于患者解释工作较为困难。

目前各种方案的优缺点还在不断讨论中,我国尚无关于如何选择筛查方案的指南。选择筛查方案原则是,需结合筛查机构的条件、遵循卫生经济学原则,尽量选择最少的指标组合,达到最大的预测效果。

【临床特殊情况的思考和建议】

1.双胎妊娠如何进行唐氏综合征的筛查　理论上双胎妊娠生育唐氏综合征的先验风险要比单胎妊娠风险高。这是由于如果是双卵双胎,每一胎的患病风险都是独立的,因此他们中至少一个胎儿患有唐氏综合征的风险是单胞胎的两倍。当然如果单卵双胎中两个胎儿的染色体相同,他们发生或不发生唐氏综合征的风险和单胎妊娠是一样的。但是在实际观察中双胎妊娠的发生率并没有像理论估计的那么高。

在双胎妊娠的筛查中,发生唐氏综合征的背景风险也是和孕妇的年龄相关,此外还和双胎的类型有关。早期的超声检查有助于诊断双胎的绒毛膜性,并可以确定背景风险,即年龄相关风险(单卵双胎),或是年龄相关风险的两倍(双卵双胎)。孕妇血清学的指标也可以帮助分析风险,但是与单胎妊娠分析所用的风险曲线不同,双胎中判断风险的曲线须是针对双胎设计的,由于尚无大样本双胎筛查证实,目前用母体血清学进行筛查的方法尚存在争议。NT 是较好的利用于双胎筛查的一个指标,可以单独对每个胎儿进行风险的评估,但是 NT 的检查也存在一定的缺点,例如在双胎输血综合征发生时,会因 NT 的增厚而发生假阳性的报告。此外双胎妊娠进行 NT 检查的操作难度也更大。

双胎妊娠可以通过 CVS、羊水穿刺或脐血穿刺等方法进行产前诊断,在诊断过程中的风险性较单胎妊娠大,在不具备双胎妊娠产前诊断能力的中心,不推荐进行筛查的工作。

2.唐氏综合征筛查中孕周的确定 唐氏综合征筛查中特别强调孕周确定的准确性。这是因为唐氏综合征筛查中的所有血清学指标或 NT 的中位数值都是根据孕周决定的,是随着孕周而变化的。即使是规律月经的妇女,仍有很大的机会出现不规律的排卵,因此唐氏综合征筛查需要根据超声判断孕龄,来进行风险的计算。

孕早期的超声下胎儿头臀长度的检测,可以作为推算孕龄的"金指标"。如果错过了孕早期超声检查,一般认为,在孕中期的超声中胎儿双顶径较胎儿股骨长更能准确地反映孕龄,这是因为,唐氏综合征的胎儿存在发育迟缓的现象,而突出表现于长骨的增长上。

要强调对所有的参加筛查的孕妇采用超声与检查准确估计胎龄,那些仅对月经不规律或是获得了阳性结果的孕妇重新推算孕龄的方法是不可取的,在减少假阳性率的同时,也降低了检出率。

3.唐氏综合征的早期筛查与中期筛查 虽然目前所有的检查方法中,孕早期的唐氏筛查(β-HCG、PAPP-A 和 NT)被报道拥有最高的检出率,在国外采用早孕期筛查取代中孕期筛查。但是在我国早期的唐氏筛查在现阶段不能完全代替中期的唐氏筛查。原因很复杂,主要包括以下的几个方面:①很多的孕妇在中孕期才进行首次产科检查,甚至到中孕期才获知怀孕的消息;②早孕期筛查要求有后续的早孕期诊断的能力;③早孕期的 NT 检查需要有严格的质控,在缺乏经验和有效质控的情况下开展 NT,有害无益;④成本的考虑;⑤医务人员和大众的认识水平;⑥早孕筛查指标中不包括 AFP,因此无法预测神经管缺陷,在中孕期需要再检查 AFP 水平来筛查神经管缺陷。

4.筛查中知情告知的必要性 筛查应当遵循知情同意的原则自愿进行。即使筛查中的结果为阴性,也应告知孕妇因为筛查实验的特点,仍有假阴性发现。

在妊娠中期超声对胎儿进行大畸形筛查时,这一点也很重要。即使没有发现胎儿畸形时,也应告知孕妇,即使通过全面的超声评估,并不能发现所有的结构畸形。例如脑积水、十二指肠闭锁、软骨发育不良和多囊肾等直到妊娠晚期才能被发现,也只有到妊娠晚期,这些畸形的程度才能被超声诊断。

知情程序,还要求医生客观地将可以采用的处理措施告知患者,例如在唐氏综合征筛查前,就应当告知孕妇如果筛查为阳性,要进一步明确诊断需要通过产前诊断,以及产前诊断的各种方式。对于那些对侵入性检查存在严重顾虑的孕妇,有可能选择拒绝筛查。

实际上也证明,筛查中的知情告知的贯彻和实施,对于减少后续的医疗纠纷也具有重要意义。

(刘 芳)

第三节　产前诊断

产前诊断又称宫内诊断,是对胚胎或胎儿在出生前是否患有某种遗传病或先天畸形进行的诊断。产前诊断所覆盖的领域包括妇产科学、遗传学、影像学、临床检验学、流行病学、病理学、毒理学、胚胎学以及小儿外科学诸多领域。

一、产前诊断的对象

1.35 岁以上的高龄孕妇。

2.产前生化筛查结果属高危的人群。

3.生育过染色体异常儿的孕妇或夫妇一方有染色体异常者。

4.曾有不良孕产史者,包括自然流产、死产、新生儿死亡、畸胎等或特殊致畸因子(如大剂量化学毒剂、辐射或严重病毒感染)接触史。

5.曾生育过或者家族中有某些单基因病,并且这些疾病的产前诊断条件已经具备。

二、产前诊断方法

产前诊断途径主要有三种:胎儿结构检查、遗传物质检查、基因产物检查。

1.胎儿结构检查　超声检查是一项简便、无创的产前诊断方法。B 型超声应用最广,利用超声检查能作出某种疾病的产前诊断或排除性诊断。也可直接动态观察胎心和胎动,并用于胎盘定位,选择羊膜穿刺部位,引导胎儿镜操作,采集绒毛和脐带血标本;X 线检查主要用于检查 24 周以后胎儿骨骼先天畸形。但X 线对胎儿有一定影响,现已极少使用;胎儿镜能直接观察胎儿,可于怀孕 15～21 周进行操作。此方法尚未广泛运用于临床。近年来,磁共振技术在产前诊断的应用日益广泛。

2.遗传物质检查　包括通过羊水、绒毛细胞和胎儿血细胞培养,开展染色体核型分析以及利用 DNA分子杂交、限制性内切酶、聚合酶链反应(PCR)等技术检测 DNA。

3.基因产物检测　利用羊水、羊水细胞、绒毛细胞或血液,进行蛋白质、酶和代谢产物检测,检测先天性代谢疾病、胎儿神经管缺陷等。

三、常见出生缺陷的产前诊断

1.胎儿结构异常　超声影像检查是目前诊断胎儿结构异常的主要方法。不同孕周的超声检查各有其临床价值。在正常妊娠的检查中,常规超声应安排 5 次。第 1 次:确定妊娠及孕周;第 2 次:11～13 周 6天,颈项透明层测量,严重结构畸形筛查;第 3 次:18～24 周胎儿畸形筛选超声;第 4 次:30～34 周生长测量及 IUGR 的诊断随访;第 5 次:38 周后胎儿大小估计和羊水指数测量。其中,11～13 周 6 天 B 超检查可诊断的某些胎儿严重结构畸形包括:严重中枢神经系统畸形,心脏位置异常、严重心脏畸形或早期心衰,胸腔占位,腹壁缺损,双肾缺如、严重尿路梗阻,致死型骨骼系统畸形(长骨极度短小),胎儿严重水肿等;18～24周 B 超检查标准尚未统一。在美国普遍运用美国超声医学研究所(AIUM)1994 年公布的标准,包括以下检查:侧脑室、颅后窝(包括小脑半球和小脑延髓池)、四腔心、脊柱、胃、肾脏、膀胱、胎儿脐带附着处和完整的前腹壁。2007 年 AIUM 新发布的规范中,在胸腔的基本检查项目中列入了心脏的左室流出道和右室流出道,肢体的基本检查项目中纳入了手、足的检查。英国皇家妇产科学院(RCOG)建议中孕期详细筛查还应该包括心脏的大血管流出道、脸和唇的检查等。我国卫生部规定必须检出的严重畸形包括:无脑儿,严重脑膨出,严重开放性脊柱裂,单腔心,严重腹壁缺损内脏外翻,致死型骨骼系统畸形等。产前超声诊断的影响因素很多,如孕周、胎儿体位、孕妇腹壁条件、异常种类、羊水量、操作者的经验、仪器和检查所花时间等,具有很大的局限性和不确定性,目前通过超声检查仅能诊断 40%～70%的结构畸形,因此,在检查前需要告知超声畸形筛查的局限性。随着磁共振技术的发展,因其具有较高软组织对比性、高分辨率、多方位成像能力和成像视野大等优点,使 MRI 技术成为产前诊断胎儿畸形的有效补充手段,而且越来越多地被产科临床应用。目前,MRI 不作为筛查的方法,只有在超声检查发现异常,但不能明确诊断的患儿,或者通过 MRI 检查发现是否存在其他异常。可运用 MRI 扫描进行鉴别诊断的主要结构异常有:①中枢神经系统异常,如侧脑室扩张、后颅窝病变、胼胝体发育不全、神经元移行异常、缺血性或出血性脑损伤等;②颈部结构异常,如淋巴管瘤及先天性颈部畸胎瘤等;③胸部病变,如先天性膈疝、先天性肺发育不全和先天性囊腺瘤样畸形;④腹部结构异常,包括脐部异常、肠管异常及泌尿生殖系异常等。对于羊水过少、孕妇肠道气体过多或过于肥胖者,超声检查显示胎儿解剖结构较差,此时应用 MRI 检查较理想。

2.染色体病　包括数目异常和结构异常引起的疾病。常见的常染色体数目异常疾病有 21-三体综合征、18-三体综合征和 13-三体综合征等。常见的性染色体数目异常疾病有特纳氏综合征(45,XO)、克氏综合征(47,XXY)等。染色体结构异常以缺失、重复、倒位、易位较常见。传统的细胞遗传学方法亦称染色体核型分析是确诊染色体病的主要方法。通过分析胎儿细胞的染色体核型,可及时诊断染色体数目异常和有明显染色体结构异常的胎儿。但有一些染色体畸变难以发现或确诊,如标志染色体、微缺失综合征和其他一些染色体隐蔽性重排等,还需结合一些分子细胞遗传学技术如荧光原位杂交技术(FISH)、光谱核型分析(SKY)、荧光定量 PCR、巢式 PCR、多重 PCR、Southern 印迹杂交、比较基因组杂交、限制性片段长度多态性(RFLP)、基因芯片等技术等。传统的核型分析方法需要大量人力,要 2 周以上或 3 周才能得到结果。分子诊断学的进步可以在 1～2 天内诊断常见的染色体数目异常疾病,方法包括使用染色体特异性 DNA 探针的 FISH 和使用染色体特异性短重复序列标记物的 QF-PCR,统称为快速染色体异常检测技术(RAD)。与核型分析不同,这些技术只用于特定染色体异常的检出。目前,产前诊断运用 FISH 或 PCR 技术主要用来检测 13、18、21、X 和 Y 等染色体数目异常。

3.单基因病　是指单一基因突变引起的疾病,这些改变包括 DNA 中一个或多个核苷酸的置换(点突变),DNA 中核苷酸的插入或缺失而导致蛋白质的移码和一些三核苷酸重复顺序的扩展。目前已开展针对地中海贫血、血友病、脆性 X 综合征等疾病的基因诊断。产前基因诊断的适用范围:①遗传性疾病由单一基因缺陷造成;②患者家族中的突变基因已被确认,或突变基因所在的染色体能用遗传标记所识别;③胎儿父母以及家庭中先证者的标本均可获得。另外,检测必须由经临床验证有资质的基因诊断室进行。常用的方法主要是 PCR 与内切酶等联合应用以及遗传标记连锁分析法。基因诊断分直接诊断和间接诊断两种:①直接基因诊断方法:直接检测致病基因本身的异常。通常使用基因本身或邻近 DNA 序列作为探针,进行 Southern 杂交,或通过 PCR 扩增产物,以检测基因点突变、缺失、插入等异常及性质。主要适用于已知基因异常疾病的诊断。如脆性 X 综合征,是一种常见的遗传性智力发育不全的综合征。95%以上的脆性 X 综合征是 FMR1 基因(CGG)n 结构扩增的动态突变引起的,5%以下是由于 FMR1 基因的错义突变和缺失型突变影响了 FMR 蛋白的正常结构导致的。对该疾病的诊断主要是脆性 X 染色体检查以及用 PCR、RTPCR 的方法扩增 FMR1 序列。②间接基因诊断方法:当致病基因虽然已知,但其异常性质未知时,或疾病基因本身尚未知时,主要通过基因和DNA多态的连锁分析间接地作出诊断。连锁分析基于遗传标记与基因在染色体上连锁,通过对受检者及其家系进行连锁分析,分析子代获得某种遗传标记与疾病的关系,间接推断受检子代是否获得带有致病基因的染色体。产前基因诊断取材方法包括创伤性和非创伤性。前者主要包括羊膜腔穿刺、绒毛取样、胎儿脐血取样、胎儿镜活检和胚胎活检等;后者仍然处于尝试阶段,如经母体外周血富集或从宫颈口采集脱落胎儿细胞等。

4.先天性代谢缺陷病　多为常染色体隐性遗传病。因基因突变导致某种酶缺失,引起代谢抑制、中间产物累积而出现临床表现。除极少数疾病在早期用饮食控制(苯丙酮尿症)、药物治疗(如肝豆状核变性)外,至今尚无有效治疗方法,故开展先天性代谢缺陷病的产前诊断极为重要。可经取孕妇羊水、血或尿检查特异性代谢产物,也可直接检测基因结构,诊断相关疾病。例如苯丙酮尿症(PKU),是一种以智力低下为特征的先天性氨基酸代谢障碍疾病,属于常染色体隐性遗传性疾病。经典型PKU是苯丙氨酸羟化酶(PAH)缺乏所致,可以用PAH基因探针检测DNA多态性以及用PAH基因单核苷酸多态位点进行连锁分析等方法进行携带者诊断和产前诊断。至今,有二十余种先天性代谢缺陷病可通过羊水代谢产物进行产前诊断。通过绒毛或羊水细胞培养进行酶活性测定和DNA分析进行产前诊断的先天性代谢缺陷病达四十余种。我国已成功地对PKU、肝豆状核变性、溶酶体贮积症、21-羟化酶缺乏性肾上腺皮质增生症等疾病进行产前诊断。不过还难以大范围、常规性开展此类工作。

四、临床特殊情况的思考和建议

1.胎儿四肢短小的鉴别诊断　胎儿四肢短小是一种严重的出生缺陷,其临床诊断标准为:B超测胎儿双顶径减去胎儿股骨长大于4cm,或B超测胎儿股骨长与胎儿足长之比小于0.88。四肢短小常见类型有软骨发育不全、软骨发育低下致死性发育不良、成骨不全、软骨生成不全等。各型畸形均有其特征性改变:如三叉手(手指向外张开,中指和无名指之间分离)多为软骨发育不全,颅骨回声强度较脑中线回声低时提示成骨不全、软骨生成不全等。多发性骨折常见于成骨不全Ⅱ型。另外四肢短小畸形往往合并颈部透明层增宽、胎儿水肿、羊水过多等异常超声表现。超声检查很难明确判断具体类型,但可区分致死性和非致死性畸形。若长骨长度小于正常孕周平均值的4倍标准差、股骨长/腹围比值<0.16即应警惕致死性畸形。胸围值小于同孕龄的第5百分位数时,常合并有肺发育不良,多为致死性畸形。Ⅰ型致死性发育不良股骨弯曲呈"电话接收器状"。Ⅱ型致死性发育不良头颅呈"三叶草"样(颞骨处横切面上显示头颅呈三角形,两侧颞部明显突出而前额部变窄向前突出)。借助MRI等可进一步鉴别诊断。胎儿骨骼发育异常大多数是遗传性疾病。超声发现胎儿肢体短小时应行胎儿染色体检查,排除染色体畸变。基因突变也可导致四肢短小畸形。软骨发育低下、软骨发育不全、致死性发育不良等与成纤维细胞生长因子受体基因(FGR3)突变有关。成骨不全与Ⅰ型胶原基因(COL1A1及CO//A2)突变有关。软骨生成不全(Ⅱ型)、软骨生成低下与Ⅱ型胶原基因(COL2A1)突变有关。采用PCR联合RFLP可检测相关基因的点突变。

2.胎儿脑室扩张的诊断及预后　侧脑室三角区间径≥10mm称为侧脑室扩张,是临床最常见的胎儿中枢神经系统(CNS)异常表现。若间径10～14mm为轻度扩张;间径≥15mm,周围脑组织厚度>3mm为中度;间径≥15mm,周围脑组织厚度<3mm为重度。超声检查可在横轴位切面上直接测量从大脑中线到侧脑室侧壁的宽度,即侧脑室宽度(LVW)。也可通过观察侧脑室的形状,脑实质的厚度,结构等间接评估侧脑室情况。侧脑室后角增宽和脉络膜被压薄是侧脑室增宽的早期表现。因此测量侧脑室后角的宽度是有价值的。如观察到脉络膜很薄或自由漂浮在脑室中,脑室即存在极度扩张。侧脑室扩张会单独出现,也会与其他胎儿脑发育异常,如脑积水、出血性脑损伤、导水管狭窄和Dandy-Walker畸形等合并出现。胎儿的

预后取决于侧脑室扩张的程度以及是否合并有其他畸形或染色体异常。一旦发现脑室增宽,需进一步详细、全面的超声及染色体检查。由于磁共振(MRI)具有软组织分辨率高、不受颅骨影响等优势,在显示CNS结构异常上优于超声检查。因此建议超声发现胎儿脑室扩张时,补充MRI检查是必要的。

3.双胎妊娠产前诊断的注意事项　双胎的畸形发生率高于单胎,尤其是先天性心脏畸形、食管闭锁与无脑畸形的发生率明显升高。单绒毛膜双胎者还有其独特异常,包括双胎输血综合征(TTTS)、联体双胎和双胎反向动脉灌注(TRAP)序列征等。TRAP序列征是因双胎时动脉-动脉吻合导致出现从供血胎儿泵到无心畸胎体内的血流反向灌注,其表现型包括无心畸胎、无头畸胎(没有颅或胸,通常为畸形的上肢)、无心无躯畸胎(有一些头颅结构)和无心无躯干寄生胎畸胎等。这些异常均可通过超声发现。早孕期超声应努力明确受精卵数目、绒毛膜数目和羊膜囊数目等。鉴于双胎妊娠的复杂性,建议孕20周时均应接受超声检查。特别是单绒毛膜双胎者应在孕24周后每两周接受一次超声检查。双胎中出现染色体核型异常的几率也比单胎明显增高。双胎时经羊膜腔穿刺术检查染色体核型是否会增加流产风险存在争议。多数研究者倾向认为双胎的羊膜腔穿刺术是相对安全的。如果在连续超声下容易区别两个羊膜腔时,可分别将两个穿刺针进入不同的羊膜腔内。如果羊膜腔之间区别不明显,可在第一个孕囊中吸取羊水后注入染色剂(深红色靛青)作为标记物。在第一个羊膜腔中注入染色剂后,再次穿刺吸出清亮羊水,证明进入第二个羊膜腔。

4.侵入性产前诊断的安全性　目前常用的侵入性产前诊断技术包括羊膜腔穿刺、绒毛取样和脐带穿刺等。在规范的较大型医疗机构,由经培训的技术熟练的医师操作实施这些技术是比较安全的。羊膜腔穿刺术时,存在发生羊水渗漏,阴道出血和流产等的风险。流产率约为0.2%～0.5%。传统的羊膜腔穿刺术多选择在孕18～24周。也有研究者主张早期羊膜腔穿刺,即在妊娠12～14周进行,有助于早诊断、早处理。不过多数研究指出此方法与传统的羊膜腔穿刺术比较,安全性较差。妊娠早期(11～14周)绒毛取样(CVS)的风险一直是引人注目的问题。加拿大、美国的多个研究中心报告显示:CVS的流产率与羊膜腔穿刺术比较,没有统计学差异。20世纪90年代初期的一些研究认为,CVS会增加胎儿肢体短缩畸形(LRDs)风险。近年来,多数报道倾向认为LRDs的发生与取样时间有关。孕9周前取样可以导致LRDs,如果在孕70天后经熟练、有经验的操作者取样,其发生率不会增加。脐带穿刺术时,所有羊水穿刺术并发症都有可能出现,另外需特别注意胎儿心动过缓的发生。心动过缓可能与脐带动脉破损和缺氧(如胎儿贫血或心功能衰竭)有关,尚无合适的方法治疗脐带穿刺术后的心率缓慢。适当的人为刺激或者应用阿托品等药物复苏,也许有效。

5.表观遗传学在胎儿发育异常研究中的作用　表观遗传学是近年发展起来的前沿学科。2003年10月实施的人类表观基因组计划,深刻影响了包括产前诊断在内的诸多基础与应用性学科。表观遗传学是研究转录前基因在染色质水平的结构修饰(不涉及DNA序列改变,是在细胞分裂过程中可遗传的基因组修饰作用)对基因功能的影响。表观遗传学机制涉及DNA甲基化、组蛋白修饰和染色质重塑等。其中DNA甲基化是最常见的复制后调节方式之一,在基因表达调控、发育调节、基因组印记等方面发挥重要作用。所谓基因组印迹是指父母配子发育过程中一些特定基因得到不同标记(印迹)的过程,这些基因因父源或母源的不同而导致表达的不同。Prader-Willi综合征(PWS)与Angelman综合征(AS)都是在染色体同一区域(15q11-q13)的缺失,但却有不同的亲源性。PWS综合征的临床特征是:身材矮小、肥胖、多食、性腺机能减退,以及智力障碍。Angelman综合征的临床特征是小头畸形、共济失调步态、癫痫、智力障碍、无意识发笑、大嘴、吐舌。PWS患者的缺失都发生在父源性15号染色体上;而AS患者的缺失都发生在母源性的染色体上,这就是亲源效应或基因组印迹效应导致同一染色体区域的缺失会产生不同的发育缺陷特征。

6.非侵入性产前诊断染色体疾病及单基因疾病的应用前景　　无创是产前诊断技术发展的趋势。从染色体疾病的产前诊断而言,可从孕妇外周血分离、富集或在孕早期经宫颈收集、获取胎儿细胞。其中胎儿有核红细胞是最合适作产前诊断的细胞类型,其表达的特异抗原如运铁蛋白受体和特异的胎儿血红蛋白肽链可作为细胞标记,利于细胞的分类、鉴定和富集。并且数量较多,从妊娠 6 周至分娩均存在。目前分离胎儿细胞的手段包括密度梯度离心、流式细胞分类计、磁激活细胞分类(MACS)、荧光激活细胞分类(FACS)、选择性细胞培养技术、尼龙毛柱分离法、单独溶解红细胞法等。对母体循环中胎儿的 RNA 进行分析可以更直接反映胎儿染色体的情况。有报道,可通过测定母体血浆中 PLAC4 单核苷酸多态性等位基因比率来诊断 21-三体综合征。虽然此项技术尚处于临床前研究阶段,但对于开展无创性诊断有着重要的意义。对于单基因疾病的产前诊断,由于孕妇血浆和血清中的胎儿 DNA 处于一种母体 DNA 背景过多的环境中。双等位多态性、杂合多态性的胎儿 DNA 不能在母体内决定性表达,很难检测到胎儿从母亲继承来的等位基因。利用母亲和胎儿的 DNA 甲基化的差异性就可能突破在母血浆中检测胎儿 DNA 的局限性。如针对甲基化部位的甲基化特异性 PCR(MSP)引物从母血浆中检测胎儿从父系继承下来的等位基因。针对未甲基化部位的 MSP 引物用来检测母血浆中从母系继承下来的胎儿等位基因。此方法在单基因疾病的无创性产前诊断领域有良好的应用前景。

(侯国秀)

第四节　孕期用药

出生缺陷被定义为先天性的严重偏离正常的形态和功能。出生缺陷的发病率在 6%～8%,其中新生儿被发现的严重畸形的发生率约为 1%～3%。环境和遗传是导致出生缺陷的主要原因,遗传性疾病所造成者不到 1/3。所以,大家对其他因素导致的出生缺陷更加关注,孕期用药是重要的因素之一。据统计,约有 40%～90% 的孕妇在已知或未知受孕的情况下接触过一种或几种药物,这些药物涉及范围较广,常见者包括维生素、抗生素,另外还有矿物质、泻药、止吐药、镇静剂、抗酸药、利尿剂及抗组胺剂。一些药物的安全性及致畸性已被证实,但超过一半的药物安全性尚需要更多的研究证实。另外,20 世纪中期所认为的"子宫为胎儿提供一个'盾牌',可以抵挡外界环境,孕妇使用的药物不会通过胎盘危及胎儿"的观点已经被废弃。目前已经证实,绝大多数药物可通过胎盘转运到胎儿体内。因此,评价药物的安全性对妊娠期正确选择安全、有效的药物,掌握用药的时机及剂量非常重要。

一、药物暴露时间

妊娠期间,药物可以通过影响母亲的内分泌、代谢等间接影响胚胎,也可以透过胎盘屏障直接影响胎儿,药物对胎儿有副作用还是有致畸性,首先取决于药物暴露的时期。妊娠被分为以下几个阶段。

1.妊娠前期　从女性发育成熟到卵子受精时期。

2.围着床期　从受精到着床的 2 个星期。

3.胚胎期　从第 2 周至第 8 周。

4.胎儿期　从第 9 周至足月。

妊娠前期使用药物一般比较安全,但要注意半衰期长的药物,它可能会影响胚胎的正常生长。围着床期被称为"全"或"无"时期,合子进行分裂,细胞被分成外细胞团和内细胞团。此期暴露致畸因子通常会破坏大量细胞,引起胚胎死亡。如果只有一些细胞受损,通常在正常发育过程中进行弥补。胚胎期是发生结构畸形的最关键时期,因为该阶段完成其器官发生。胎儿期是系统发育时期,此时虽然胎儿的器官已经基本形成,但很多器官的发育是贯穿整个孕期的,依然可能受到影响。药物对各器官结构和功能的影响是变化的,有些因素会持续作用于整个胎儿期,如大量酒精暴露。已知或可疑对胎儿有致畸作用/副作用的药物或物质见表 16-1。

表 16-1　已知或可疑对胎儿有致畸作用/副作用的药物或物质

类视黄醇	抗肿瘤药物	抗生素
大剂量维生素 A	氨基蝶呤	氟康唑
异维 A 酸	甲氨蝶呤	四环素
芳香维甲酸	白消安	其他药物
阿曲昔丁	环磷酰胺	血管紧张素转化酶抑制剂
激素	抗惊厥药	胺碘酮
雄激素	苯妥英,海因	可卡因
己烯雌酚	三甲双酮,甲	锂
丹那唑	乙双酮	甲巯嘧啶
抗凝药	丙戊酸	胶体次枸橼酸铋
华法林	卡马西平	青霉胺
其他香豆素类抗	苯巴比妥	奎宁
凝药	扑米酮	放射性碘
		反应停
		甲氧苄啶

二、孕期用药选择

(一)抗感染药物

1.抗生素

(1)青霉素类:FDA 风险等级均属 B 类。可能为妊娠期最安全的抗生素,是孕妇的首选药物。能够迅速通过胎盘,是治疗妊娠期梅毒和预防先天性梅毒的一线药物。研究表明,青霉素类药物的使用并不增加胎儿先天畸形的发生率。常用的包括青霉素、苄星青霉素、阿莫西林、氨苄西林及羧苄西林。近年新研制的广谱青霉素类药物对孕妇的安全性尚没有证实,需要进一步研究,临床上还没有发现相关的严重副作用。

(2)头孢菌素类:FDA 风险等级为 B 类。是除青霉素外孕期最常用的抗生素,常用于治疗孕期的严重感染。分第一代、第二代、第三代及第四代,能迅速通过胎盘。2001 年在匈牙利进行的一个大样本研究表明,头孢类抗生素与畸形无关。但根据动物实验结果,第二、三代头孢类抗生素由于含有 N-甲基硫四氮唑链,理论上可导致动物子代睾丸发育不良,但临床上并没有发现,尚需进一步证实,故有学者建议,孕期若使用头孢类抗生素,应首选不含此链的药物——头孢西丁。常用者还包括头孢拉定、头孢呋辛、头孢他啶、头孢曲松等,第四代头孢类抗生素如头孢吡肟已逐渐在临床使用,虽然资料较少,但通常认为孕期使用是安全的。

(3)大环内酯类：常用者包括红霉素、阿奇霉素和螺旋霉素。红霉素 FDA 风险等级为 B 类，不能通过胎盘，目前尚无证据证实其与胎儿或新生儿畸形有关，故孕期可用。红霉素抗菌谱和青霉素相似，并可对支原体、衣原体、螺旋体和放线菌素有抑制作用。需引起注意的是，2003 年于瑞士进行的一项病例对照研究认为，孕早期使用红霉素可能与心脏缺陷有关。阿奇霉素 FDA 风险等级为 B 级，可通过胎盘。有限的人类资料提示阿奇霉素与先天性畸形无关，在孕期适用。其作用与红霉素相似，常用于治疗细菌和支原体感染。螺旋霉素 FDA 风险等级为 C 类，可通过胎盘。在孕期很少将其作为治疗感染的一线广谱抗生素使用，常用于治疗弓形虫感染，目前尚没有有关的致畸报道，但资料有限，尚有待进一步证实。

(4)克林霉素：FDA 风险等级为 B 类，可通过胎盘。目前尚没有人类孕早期使用的资料，虽然动物实验没有发现其与先天性畸形有关，但孕早期很少使用此类药物。

(5)氯霉素：FDA 风险等级为 C 类，可通过胎盘。目前尚没有氯霉素与出生缺陷相关的报道。但已经证实的是新生儿直接大量使用氯霉素可导致灰婴综合征的发生(表现为发绀、血管塌陷和死亡)，而对于孕期使用氯霉素导致胎儿畸形的报道少之又少，1997 年的一篇报道称对孕早期暴露于氯霉素的 100 名婴儿进行随访，没有发现先天性畸形的增加。鉴于该药的风险，其使用还存在争议，故孕期慎用，甚至有学者主张孕期禁用。

(6)喹诺酮类：FDA 风险等级均属 C 类，可通过胎盘。是一类广谱的抗生素，常用于治疗泌尿系统感染，包括环丙沙星、诺氟沙星、氧氟沙星等。制药商报道，狗在妊娠期使用喹诺酮，发生不可逆性关节病可能与此药的使用有关，但在其他动物并没有发现。对孕期暴露于喹诺酮类药物的妇女进行随访，多数研究发现孕期使用喹诺酮类药物，可能与某些畸形有关，但畸形为非特异性，且常常和严重的先天性畸形无关。孕期使用环丙沙星的资料是有限的，但总体认为，治疗剂量的环丙沙星不太可能是致畸原，与严重先天性畸形可能无关，但由于人类资料有限，并不能证明环丙沙星没有风险。由于孕期抗生素有更好的选择，故孕期环丙沙星不太使用，甚至有学者建议在孕期禁忌使用喹诺酮类药物。但妊娠期使用此类药物并不是终止妊娠的指征。

(7)抗结核药：常用者包括利福平、异烟肼、乙胺丁醇。利福平 FDA 风险等级为 C 类，可通过胎盘。在啮齿类动物中发现有致畸作用，在孕兔研究中没有发现致畸作用。人类研究的资料有限，目前尚没有引起先天性畸形的证据。异烟肼 FDA 风险等级 C 级，可通过胎盘。目前的研究并未提示异烟肼是一种致畸物。美国胸科协会推荐对妊娠合并结核的妇女使用异烟肼，母体获益远远大于胚胎及胎儿风险。乙胺丁醇 FDA 风险等级为 B 类，可通过胎盘。目前没有乙胺丁醇与先天性缺陷有关的报道，孕期适用。有学者认为孕期乙胺丁醇联合使用异烟肼、利福平对治疗疾病是比较安全的，但似乎有视觉方面的损害，故目前并不首选这种联合疗法。

(8)呋喃妥因：FDA 风险等级为 B 级。常用于治疗妊娠期泌尿系统感染。目前尚没有发现呋喃妥因对动物有致畸作用，也没有研究提示该药对人类是致畸剂。但小样本的研究提示，在近分娩期使用此药，新生儿有发生溶血性贫血的风险。由于呋喃妥因应用普遍，而发生新生儿溶血性贫血的报道很少，故 FDA 将其风险归为 B 类，孕期可用，但为安全起见，近分娩期应避免使用此药。

(9)氨基糖苷类：常用者为链霉素和庆大霉素，可迅速通过胎盘。链霉素 FDA 风险等级为 D 类，已经明确孕妇使用大剂量链霉素可损伤胎儿第 8 对颅神经，诱导耳毒性，虽然发生率较低，但孕期已经不用。庆大霉素 FDA 风险等级为 C 级，虽然宫内暴露于庆大霉素导致先天性耳聋的风险很低，许多研究并没有发现庆大霉素与先天性缺陷的相关性，但考虑到氨基糖苷类药物的耳毒性，故孕期慎用。目前已有氨基糖苷类药物的替代产品——氨曲南，是单环内酰胺类药物，没有肾毒性或耳毒性，对动物无致畸性，但没有相关的人类资料,仅动物资料显示为低风险,FDA 将其风险等级归为 B 类。

（10）四环素类:已明确其致畸性,故孕期禁用。包括四环素、土霉素及强力霉素,均归为 D 级。由于四环素类药物可通过胎盘引起胎儿损害:牙齿呈黄褐色,然后出现抑制胎儿骨骼生长及牙釉质发育不良,并有罕见的肝坏死的报道,因此孕期禁用。

2.抗真菌药　被用于治疗阴道念珠菌病,常用者包括克霉唑、制霉菌素、咪康唑、两性霉素 B、酮康唑。目前尚没有阴道或局部使用克霉唑致先天性缺陷的报道,且阴道和皮肤吸收的药物量少,故 FDA 将其风险等级归为 B 类,孕期可用。关于制霉菌素,没有孕期使用可致先天性缺陷的报道,也没有相关的动物实验,证据不足,FDA 将其归为 C 级,孕期可用。咪康唑也是局部抗真菌药,虽然孕期使用咪康唑与先天性缺陷的关系尚不清楚,但有的研究认为并不能排除其相关性可能,故 FDA 将其归为 C 类,适合局部使用。两性霉素 B 风险等级为 B 级,动物研究及许多研究都没有发现孕期使用两性霉素对胎儿有不良影响,故在孕期由于需要而应用两性霉素是有益的。酮康唑是一种人工合成的广谱抗真菌药,动物实验证明,大剂量口服该药,对胚胎有毒性并有致畸性,而局部应用该药,似乎没有危害。故动物资料提示口服酮康唑有风险,人类资料有限,可能适用于局部应用。FDA 将其风险等级归为 C 类。

3.抗病毒药　抗病毒药种类很多,但许多药物的研究还没有完成,安全性能不详,且抗毒药物是通过对 RNA 和 DNA 的作用来抑制病毒的复制,故孕期限制使用。

（1）齐多夫定:为核苷反转录酶抑制剂,是胸腺嘧啶脱氧核苷的类似物,用于治疗人类免疫缺陷病毒疾病（HIV）。自 20 世纪 80 年代开始,由于 HIV 病毒的传播,现在人们对该药颇为关注。已有多项研究证实,齐多夫定可有效降低母婴 HIV-1 垂直传播,WHO 建议采取更有效的抗反转录病毒的措施以增强阻断母婴垂直传播的风险。对于孕期 HIV 感染者,2006 年指南推荐三联药物进行抗病毒治疗,齐多夫定、拉米夫定和单剂量的奈韦拉平。总之,在必要时使用,母体获益还是远远大于对胎儿或胚胎带来的风险的,FDA 将其风险等级归为 C 类。

（2）阿昔洛韦:FDA 风险等级为 B 类。临床上常作为治疗疱疹病毒和水痘的药物,尤其是生殖器原发性 2 型单纯疱疹病毒（HSV）感染,但不能用于治疗妊娠期复发的生殖器疱疹。动物实验没有发现阿昔洛韦有致畸性,多数研究也是同样的结论,目前虽有个别报道关于孕期暴露阿昔洛韦与先天性畸形的相关性,但似乎与用药无关,证据不足。1998 年疾病控制预防中心（CDC）制定的性传播疾病治疗指南指出:妊娠期间首发的生殖器疱疹可以口服阿昔洛韦治疗。存在威胁生命的母体 HSV 感染时（如播散性感染、脑炎、肺炎或肝炎）可以经静脉给药。关于孕妇使用阿昔洛韦的研究提示接近足月使用阿昔洛韦在那些反复发作或新近感染生殖器疱疹的孕妇中可以降低疾病的复发,由此可能降低剖宫产率。但是并不推荐对反复发作性生殖器疱疹的孕妇常规使用阿昔洛韦。故一些研究者认为,在存在适应证时应使用阿昔洛韦,但应对宫内暴露该药物的儿童长期随访。

（3）利巴韦林（病毒唑）:FDA 风险等级为 X 类。孕期禁忌使用。动物实验证实,利巴韦林是潜在的致畸因子,对动物后代引起的畸形涉及颅面部、神经系统、眼、四肢、骨骼及胃肠。厂商建议,育龄期男性应避免使用此药,若已经使用,则应有效避孕 6 个月再考虑妊娠。但也有争议,认为可能夸大了男性通过精液传递有潜在中毒量的利巴韦林给妊娠妇女及其后代的风险。由于尚缺乏人类妊娠期使用该药的报道,故无法得出确切结论。

4.抗寄生虫药　妊娠期感染比较普遍,一般没有症状或症状较轻,尚可耐受,产后方治疗。

（1）甲硝唑:FDA 风险等级为 B 类,可通过胎盘,主要用于治疗滴虫性阴道炎、细菌性阴道病及抗阿米巴感染。目前已有多项研究对孕期使用甲硝唑的安全性进行研究和评估,结果都没有发现其导致胎儿或新生儿发生畸形的危险性增加,这些研究中包括 1995 年发表的对 7 项研究 32 篇文献进行的 Meta 分析,以及 2001 年进行的一项前瞻性研究,样本为 217 例孕期暴露甲硝唑的妇女。但目前关于孕早期使用甲硝唑仍有争议,原因为动物实验证明甲硝唑对细菌有致突变作用,对啮齿类动物有致癌作用,虽然在人类没有发现这种致癌性,但也很难进一步在人类证实。所以,目前对甲硝唑的使用,多数人包括生产厂商建议,在孕早期禁用甲硝唑,在中、晚孕期使用甲硝唑治疗厌氧菌感染、滴虫、细菌性阴道病等是安全的。

(2)氯喹:是在妊娠各期应用最广泛的一线抗疟药,FDA 分类属 C 类。动物实验证实大剂量应用氯喹可致畸,但多数人类资料表明孕期使用治疗剂量的氯喹,并不增加流产、死产或先天性畸形的风险,当然,也会出现一些轻度并发症,如瘙痒、头昏及一些不适主诉症状。但孕期大剂量、长时间使用氯喹可增加流产率,对合并系统性红斑狼疮的患者尤其如此。很久以前,曾将氯喹作为一种堕胎药使用,但这种剂量是非常大的,非常危险,甚至危及患者的生命,这种使用已经被摒弃。也有学者认为孕期氯喹的使用可能导致新生儿出生缺陷的轻度增加。但总的来说,孕期使用氯喹是安全的。而且妊娠期感染疟疾后,会导致母儿出现严重并发症,包括贫血、流产、死产、低出生体重、胎儿窘迫以及先天性疟疾。故大多数学者支持在妊娠合并疟疾时使用氯喹,因为获益远远大于药物对胚胎和胎儿的风险。

(3)林丹:FDA 风险等级为 C 类,用于局部治疗阴虱病、疥疮。动物实验证明林丹不是致畸因子,尚缺乏人类妊娠期使用该药的相关研究。有些学者建议在妊娠期将除虫菊酯和胡椒基丁醚联合应用作为治疗阴虱的一线药物,而林丹则作为顽固性感染的治疗,也可交替使用。

(4)乙胺嘧啶:为叶酸拮抗剂,具有抗疟作用和治疗弓形虫病,FDA 风险等级为 C 类。厂商公布的妊娠期动物实验证明,对有些动物如小鼠、仓鼠和小型猪有致畸作用。虽有个案报道乙胺嘧啶与先天性畸形有关,且一些其他的叶酸拮抗剂如甲氨蝶呤也是致畸因子,但该药与畸形的关系仍然受到质疑。考虑到与所有的抗疟药物一样,由于妊娠合并疟疾本身疾病所导致的不良预后,故在孕期使用母体获益还是远远大于胚胎或胎儿风险的。有作者推荐乙胺嘧啶联合磺胺嘧啶可作为治疗胎儿感染的最佳方法,但应用时仍推荐同时补充甲酰四氢叶酸(5mg/d),尤其在妊娠早期,以防叶酸缺乏。鉴于妊娠期感染疟疾给母儿带来的严重不良结局,WHO 建议对疟疾流行地区的孕妇定期预防性应用抗疟药可改善母儿结局,推荐最有效的预防方案为磺胺嘧啶-乙胺嘧啶联合应用,其效果佳,价格低廉,易于生产,值得推广。

(5)甲苯咪唑:是治疗各种蠕虫病,包括蛲虫病、鞭虫病、蛔虫病和钩虫病,FDA 风险等级为 C 类。对一些妊娠动物如鼠使用成人使用剂量数倍的药物时,发现有致畸作用,而对其他多种动物进行实验,没有发现这种胚胎毒性或致畸性。2003 年一项前瞻性对照研究随访 192 例妊娠期使用甲苯达唑妇女的预结局,两组新生儿出生缺陷、自然流产和出生体重的发生率并没有统计学差异。有限的人类资料提示孕期使用为低风险。

(二)心血管药物

1.降压药

(1)肼屈嗪:为妊娠期高血压疾病首选药物,常于妊娠后半期使用,FDA 风险等级为 C 类,可通过胎盘。目前尚无肼屈嗪致先天性畸形的报道,诸多涉及单独使用和联合使用其他抗高血压药物的研究发现,孕期使用肼屈嗪是相对安全的。但也有小样本的研究报道该药物的使用可能与一些畸形有关,但不排除由于母亲患有严重的疾病而引起。

(2)拉贝洛尔:为 β 受体阻滞剂,是国内治疗妊娠期高血压最常使用的药物之一,FDA 风险等级为 C 类,可通过胎盘。目前尚没有致畸的报道。除非在孕早期使用拉贝洛尔,该药并不增加胚胎及胎儿的影响,不影响子宫胎盘的血流,可以通过增加肺泡表面活性物质的产生而降低早产儿肺透明膜病的发生。但也有报道称拉贝洛尔可致胎儿生长受限和胎盘重量减轻,但无法排除是药物作用所致还是疾病本身子痫前期所致。故总的来说,孕期仍推荐使用但需重视并监测拉贝洛尔所可能带来的并发症。

（3）硝苯地平：是一种钙离子拮抗剂，FDA风险等级为C类。孕期使用硝苯地平还存在争议。动物研究提示孕期使用硝苯地平可减少子宫血流量，可致轻度出生缺陷，但缺乏有说服力的人类数据，目前还在临床上使用。但要注意的是，与硫酸镁联合应用时，由于硝苯地平可增强硫酸镁对神经肌肉的阻滞作用，可出现严重副反应如四肢痉挛、吞咽困难及反常呼吸。

（4）硝普钠：是一种起效快的血管扩张剂，FDA分类为C类。长期应用可使氰化物在胎儿肝内积蓄。仅用于治疗严重高血压时。目前尚未发现硝普钠与先天缺陷有关。

（5）利尿剂：常用的药物为呋塞米，可通过胎盘。动物实验证实呋塞米可致畸，但临床上尚未发现该药引起的严重副作用或畸形。常用于治疗肺水肿、严重高血压或充血性心力衰竭时，紧急使用并不增加胎儿的风险，故风险等级为C类。由于利尿剂可能引起母体低血容量，降低胎盘血流灌注量，而并不改善妊娠结局，故现在并不主张使用呋塞米治疗妊娠期高血压疾病，若使用利尿剂治疗妊娠期高血压疾病，则风险等级为D类。

2.心脏药物　洋地黄、地高辛及洋地黄毒苷均属强心苷类药物，常用于治疗充血性心力衰竭和室上性心动过速，风险等级为C类。目前动物实验和有限的人类资料均未发现洋地黄或各种毛地黄糖苷类药物与先天性缺陷有关，孕期适用。

3.抗凝药　肝素是妊娠期首选的抗凝药，由于分子量大，不能通过胎盘，因此与先天性畸形无关，风险等级为C类，孕期适用。但长期使用可致母亲骨质疏松和血小板减少，故应同时补钙。20世纪70年代发展起来的新药达那肝素、依诺肝素及那屈肝素均为自猪黏膜提取的低分子肝素产物，分子量4000～6500kD，为普通肝素的1/3～1/2。由于其分子量相对较大，也不能通过胎盘。相对于普通肝素，低分子肝素抗凝作用强，生物半衰期长，副作用小，骨质丢失减少，出血可能性小。动物实验证明，这三种药物在孕鼠和孕兔中没有致畸性和胚胎毒性。但人类资料有限，其安全性尚需要大样本的研究去证实，因此目前治疗和预防静脉血栓还是首选普通肝素。

（三）中枢神经系统药物

1.解热镇痛药

（1）阿司匹林：为非甾体类抗炎药物。低剂量使用FDA风险等级为C类，若妊娠早期或妊娠晚期全程使用，则风险增加为D类。妊娠期使用阿司匹林可影响母亲凝血功能，致贫血、产前和产后出血、过期妊娠和产程延长。研究已经证实，大剂量使用可能与围产儿死亡增加，胎儿生长受限和致畸作用有关；小剂量使用对妊娠期高血压疾病和胎儿生长受限可能有益，当然这需要更多的研究评价其安全性和有效性。

（2）对乙酰氨基酚：常用于妊娠各期的镇痛和退热。药物可通过胎盘，风险等级为B类。治疗剂量下，短期应用比较安全，大量使用，可导致母亲严重贫血、胎儿肝毒性和新生儿肾脏疾病。与阿司匹林不同，该药不影响母亲的凝血功能，孕期适用。

2.抗惊厥药

（1）硫酸镁：可用于抗惊厥和治疗早产，风险等级为B类，孕期可用。诸多研究发现，硫酸镁与先天性缺陷无关，治疗剂量的硫酸镁副作用小，但长期应用可致胎儿持续性低钙血症导致先天性佝偻病。近分娩期使用此药时，应加强监测新生儿有无呼吸抑制、肌无力和反射消失的中毒症状，尤其在出生后24～48小时。

（2）卡马西平：是一种三环类抗癫痫药，可通过胎盘，风险等级为D类。动物研究证实，卡马西平具有致畸性。人类资料也表明该药物与先天性缺陷的风险增加有关，包括神经管缺陷。2001年发表的一项前瞻性研究得出的结论为，从妊娠期暴露于抗癫痫药的婴儿中观察到的结构畸形，是由药物而非癫痫本身引起。但孕期应用卡马西平治疗或预防癫痫，母亲的获益远远大于对胚胎或胎儿带来的风险。

3.镇静药

(1)吗啡:风险等级为 C 类,但若于分娩时大剂量长期使用,则风险等级为 D 类。动物实验证明吗啡没有致畸性,人类资料亦提示其与出生缺陷也无相关性,但成瘾性强,且可迅速通过胎盘,对新生儿的呼吸有抑制作用,因此,在孕期慎用。

(2)哌替啶:目前无致畸性证据,风险等级为 B 类。但正如所有的麻醉药品一样,应用不当如大剂量长时间应用会增加母儿风险,风险等级则为 D 类。若产程中使用该药,则新生儿呼吸可被抑制,甚至致命。故应估计产程结束的时间,若估计 4 小时内新生儿即将娩出,则不建议使用该药。

(3)氯丙嗪及异丙嗪:为吩噻嗪类药物,风险等级均为 C 类。常用于加强镇静和镇痛,与哌替啶合用,成为冬眠合剂。多数研究认为,妊娠早期使用氯丙嗪和异丙嗪并不增加先天性畸形的发生。故目前认为小剂量、偶然使用该药是相对安全的,但不建议产时使用,以防对新生儿产生不良影响。

(4)地西泮:风险等级为 D 类。动物实验证明地西泮有致畸性,虽然人类资料的证据不足,尚有很大争议,认为即使引起出生缺陷,发生率也较低,但许多学者仍认为在孕早期和孕晚期使用均有风险。

(四)降糖药

胰岛素是治疗妊娠合并糖尿病的首选药物,风险等级为 B 类,不易通过胎盘。口服降糖药包括常用的二甲双胍、甲苯磺丁脲、阿卡波糖、格列本脲等,虽然这些药物 FDA 风险等级为 B 类和 C 类,并不是孕期禁用的药物,多数研究表明,孕期使用口服降糖药与先天性畸形无关,但胰岛素仍是治疗妊娠期糖尿病的首选。主要由于胰岛素不通过胎盘,而口服降糖药多数通过胎盘,故减少了人们对降糖药的担心。另外,胰岛素能很好地控制单纯依靠饮食而不能控制的血糖,减少母儿并发症。

(五)抑制胃酸分泌剂

西咪替丁是一种 H_2-受体拮抗药,用于治疗消化性溃疡及预防分娩前胃酸吸入。动物研究表明西咪替丁有轻微的抗雄激素作用,会不会对人类也有相同的作用尚不清楚,虽然尚无西咪替丁致畸的相关报道,但人类宫内暴露于西咪替丁的潜在毒性尚没有进行系统研究,无法确定。目前认为孕期可用。奥美拉唑常用于治疗十二指肠和胃溃疡等,风险等级 C 类。动物实验证明奥美拉唑不是一种严重的致畸剂,但人类资料有限,故建议孕早期尽量避免使用该类药物,若一旦使用,则告知对胚胎或胎儿的风险低,但要随访其后代。

(六)抗肿瘤药物

环磷酰胺是一种烷化剂的细胞毒性药物,FDA 将其风险等级归为 D 级。研究已证实,妊娠早期使用可致多种畸形,是一种致畸原。但在妊娠晚期使用环磷酰胺似乎与胎儿发生先天性畸形的风险无关,许多个案报道和小样本的研究结论支持这一观点。故妊娠早期禁用,妊娠中、晚期可用。对于职业接触的药师与护理人员,虽然证据不足,仍建议在准备怀孕前应尽量避免接触,孕前暴露于这些药物可能有致畸、致流产和致突变作用。甲氨蝶呤是一种叶酸对抗药,FDA 风险等级为 X 类。妊娠早期暴露可致甲氨蝶呤综合征,主要表现为生长受限、颅骨不能骨化、颅缝早闭、眼眶发育不全、小的低位耳、智力发育迟缓,危险暴露时间为受孕后 6～8 周。妊娠中晚期使用可致胎儿毒性和死亡。故孕期禁用,妊娠母亲尽量避免职业暴露该药物。

【临床特殊情况的思考和建议】

1.对药物的危险度如何进行评估　虽然有确切证据可导致畸形的药物有几十余种,已在上述表格中罗列,但相对于众多药物来讲,绝大多数药物的安全性尚有待进一步研究去证实。尤其在妊娠期,孕妇的药物代谢能力已经改变,而随着孕周的不同,药物对于胚胎和胎儿的危险度也发生改变,医生自教材和一些药物手册上所获得的信息并不一定就是真理。由于孕期用药涉及伦理原则,不能对人体进行前瞻性研究,故我们的信息实际上许多是源自于动物实验.个案报道或小样本的回顾性研究,即使有大样本的调查资料,也不能排除个体差异和易感性。另外,用自动物实验获得的证据和资料来评价药物对人及其后代的影响,还是需要考虑更多的因素,包括药代动力学、用药途径、种属差异等。所以,对药物的危险度进行评估时,医生不能仅仅根据教材所提供的信息来判断,不能认为教材就是"金标准",而要花费更多的精力去查阅大量的文献,寻找更多的"循证"医学证据,提供给更多的"循证"证据。

2.药物 FDA 分类系统能否作为"金标准"　如上所述,根据潜在的益处和母亲及胎儿的风险,为了便于临床医生查阅与使用,FDA 按照药物对胎儿的危险程度进行了分级:A、B、C、D、X。然而,这种分类系统并不能反映某一药物潜在致畸危险的最新科学信息,可能建立在个案报道或有限的动物资料基础之上,更新较慢。畸形学学会公共事务委员会于 1994 年曾建议摒弃这种分类系统,支持寻找循证医学证据,所以这种分类系统仅供参考,不能作为孕期药物使用的金标准。但是由于这种分类简洁实用,便于临床医师查询,故目前这种分类系统仍经常被采用。

3.如何理解药物的安全性　常常对于患者质疑的药物安全性问题,医生很难下一个肯定的结论:安全或不安全。这是由于药物的安全是一个"相对"概念,尤其对孕期所使用的药物更是如此。有些药物经过多年的研究证实孕期使用是安全的;但更多的情况是多数药物在孕期使用少,有限的资料没有发现其对母儿的不良作用;还有一些药物在孕期根本就没有使用过,但资料有限和没有资料的药物并不是安全的,而是不知其是否安全,还需要进一步观察和研究,需要更多的证据去证实。另外,有些药物单独使用也许是安全的,但联合其他药物或在其他混杂因素的影响下就变得"不安全"了,所以,药物的安全是一个"相对"概念,并要懂得强调"背景"风险的重要性。

4.中草药的安全性问题　由于我国缺乏对中草药的安全性的系统的研究,目前大部分人误认为中草药致畸作用是安全的,其实不然。中草药品种上万,其中有些对人体有生殖毒性。如红花、枳实、蒲黄、麝香、当归等对子宫有兴奋作用,易致胎儿缺血缺氧,引发胎儿发育不良、畸形、早产、死胎等。大黄、芒硝、大戟、巴豆、商陆、牵牛子、甘遂等可刺激肠道,反射引起子宫强烈收缩而造成流产、早产。有些中草药生南星、附子、乌头、一枝蒿、川椒、甘遂、大戟、朱砂、雄黄、巴豆、商陆、芫花、蜈蚣等,所含各种生物碱及化学成分复杂,本身有一定毒性,可直接或间接影响胎儿生长发育。雷公藤可杀伤男性精子引发男性不育,雄黄对胎儿有致畸作用,朱砂含有可渗透的汞盐(水银)可在孕妇体内蓄积使胎儿发生小头畸形、智能低下、耳聋等。因此,需要服用中草药时要注意配方中有否上述禁忌的药物,注明孕妇禁用和慎用的中成药应避免用。另外,对计划妊娠夫妇和孕期尽量避免滥用药物,包括中草药。

5.关于如何解答患者咨询的建议　对孕前和孕期用药,尤其是孕期用药,患者最关心的莫过于"药物是否对胎儿或新生儿有潜在副作用? 会不会引起畸形或影响其智力发育?"其实不仅患者关心这类话题,其他科医生也相当关心,对孕妇他们不敢随便开药,经常让孕妇询问产科医生他们所开的药物是否可以使用。针对患者的咨询,我们该如何解答呢? 主要要做到以下几点:①核实孕龄:仔细询问末次月经是否记忆准确,月经周期是否规律,早孕反应出现的时间,孕早期有无行 B 型超声检查,胎动出现的时间等,以核实确切孕龄。如果末次月经记忆不清或月经不准确者,行超声检查以了解胎儿情况及孕龄。②了解药物暴露史:包括所用药物的名称、剂型、剂量、使用方法、使用时间及药物暴露时期。③有无其他内科、外科疾病,是否在用药治疗。④妊娠期间,尤其是妊娠前 3 个月有无接触过放射线、化学物质、或感染过病毒、弓形虫。⑤家族史和遗传史。仔细询问病史后进行全身体检,以了解孕妇及胎儿的状况,然后再总结所用药物是否对胎儿有影响,若有影响,可能的风险有多大,可能的不良结局是什么。对于目前已明确的致畸原,告知可能引起的畸形类型及其预后,初步探讨是否可以通过手术矫正,是否影响后代的智力发育,建议咨询儿科医生相关畸形的预后如何,充分了解后再决定是否选择终止妊娠。对于大多数尚不能明确风险的药物,医生在告知有关人类的最新药物风险方面的信息后,还要强调很重要的一点——"背景"风险,即正常普通人群先天畸形的发生风险,为3‰～5‰,这种"背景"风险很可能高于药物所引起的先天性畸形的发生率。而对那些有合并症的患者,如糖尿病、癫痫,如果不进行治疗,疾病本身可导致先天性畸形的概率远远高于药物对胎儿的危害。

(侯国秀)

第十七章　产科并发症

第一节　妊娠剧吐

妊娠剧吐是发生于妊娠早期至妊娠 16 周之间,以恶心呕吐频繁为重要症状的一组症候群。Wernicke-Korsakoff 综合征:由于剧吐导致维生素 B_1 缺乏而表现为中枢神经系统症状,眼球运动障碍、共济失调、精神和意识障碍。MRI 检查可见颅脑异常。如不及时治疗可有 50% 的死亡率。

妊娠剧吐往往发生在妊娠早期,严重者不能进食,导致酸、碱平衡失调以及水、电解质代谢紊乱,甚至发生多脏器损害危及生命。其发病率在 0.1%～2%,多见于初产妇。

【诊断与鉴别诊断】

(一)临床依据

1.病史　停经史,恶心呕吐,严重者不能进食,精神萎靡消瘦,嗜睡甚至昏迷。

2.体征　脱水表现:皮肤干燥,体重减轻,严重者体温升高,血压下降,脉速,黄疸等。妇科检查可见阴道壁及子宫颈变软,着色,子宫增大与停经月份相符,软,有饱胀感。

3.实验室检查　尿液检查:尿妊娠试验阳性,尿酮体阳性。检查项目及意义。

(1)B超检查:确定胎儿是否正常。

(2)尿液分析:了解尿酮体,尿液分析中尿比重增加,尿中可出现蛋白和管型,判断病情。

(3)血常规:可见红细胞总数和血红蛋白升高,血细胞比容增高,提示血液浓缩。

(4)血生化检查:钾、氯浓度降低;严重者可见肝肾受损表现,如谷丙转氨酶、血胆红素、尿素氮、肌酐等升高。了解病情严重程度。

(5)血生化检查:乙肝三系,排除妊娠合并肝炎。

4.心电图检查　可有低钾引起的异常。

5.眼底检查　以了解有无视网膜出血。

6.神经系统检查　了解有无 Wernicke-Korsakoff 综合征。

(二)诊断思路和原则

1.停经后恶心、呕吐剧烈,尿酮体阳性。

2.B超诊断为宫内孕。

3.排除肝炎、糖尿病酮症、胃肠疾病、胆道疾病、胰腺炎或脑炎、脑肿瘤等。

4.血常规、血黏度、血生化、心电图、神经系统检查、眼底检查,判断疾病严重程度和并发症。

【治疗方案及选择】

1.禁食 2～3d。

2.肌内注射维生素 B_1。

3.静脉补液。

(1)补液止吐:每日补液量至少维持 3000ml,给予 5%～10%葡萄糖 2000ml,5%葡萄糖盐水、林格液 1000ml,或根据孕妇体质状况和液体丢失情况酌情加减。液体内可加 10%氯化钾 20ml、维生素 C 3g/维生素 B 200mg。

(2)纠正酸中毒:根据血二氧化碳结合力水平,予以静脉补充 5%碳酸氢钠溶液。

(3)疗效不佳者可用氢化可的松 200～300mg 加入 5%葡萄糖静脉注射。

4.适时终止妊娠:经过上述处理,病情无改善,体温在 38℃以上,心率超过 120/min,并出现持续黄疸,出现多发性神经炎及神经性体征,或眼底出血者,应考虑终止妊娠。

【病情疗效评价】

1.尿酮体或以上需住院治疗。

2.需及时发现水、电解质、酸碱平衡紊乱。

3.出现体温在 38℃以上,心率超过 120/min,并出现持续黄疸,出现多发性神经炎及神经性体征,或眼底出血者为重症,及时终止妊娠。

4.一般补液治疗 3d 后须进行疗效评估,症状缓解、尿液分析酮体减少、电解质及酸碱平衡表示治疗方案有效。

5.重症者待症状消失、神经性体征消失、电解质及酸碱平衡正常方可出院。

(侯国秀)

第二节　过期妊娠

凡平时月经周期规则,妊娠达到或超过 42 周(≥294d)尚未分娩者,称过期妊娠。过期妊娠占妊娠总数的 3%～15%。过期妊娠使胎儿窘迫、胎粪吸入综合征、成熟障碍综合征、新生儿窒息、围生儿死亡、巨大儿以及难产等不良结局发生率增高。

过期妊娠可能与下列因素有关:雌孕激素比例失调、子宫收缩刺激发射减弱、胎儿畸形、遗传因素。

【诊断与鉴别诊断】

(一)临床依据

应正确核实孕周,根据孕周进行诊断。

1.以末次月经计算　平时月经规则,周期为 28d 的孕妇,以末次月经第一日计算,停经超过 42 周(≥294d)尚未分娩者,可诊断为过期妊娠。

2.根据排卵日计算　月经不规则、月经周期长、哺乳期受孕和末次月经不清的孕妇,可根据基础体温提示的排卵期推算预产期,若排卵后≥280d 仍未分娩者可诊断为过期妊娠。

3.根据 B 型超声检查确定孕周　妊娠 20 周内,B 型超声检查对确定孕周有重要意义。妊娠 5～12 周以胎儿顶臀径推算预产期较为准确,妊娠 12～20 周以胎儿双顶径、股骨长度推算预产期较好。

4.其他　根据妊娠最初血、尿 hCG 增高的时间、早孕反应出现时间、胎动开始时间以及早孕期妇科检查发现的子宫大小推算孕周。

(二)检查项目及意义

在核实孕周同时,应确定胎盘功能是否正常。

1.胎动计数　妊娠超过 40 周后的孕妇,应计数胎动进行自我监护,如胎动<10 次/12h 或逐日下降超过 50%,提示胎儿缺氧。

2.胎儿电子监护仪检测　包括 NST、OCT。在预测过期妊娠胎儿储备力方面,NST 有相对较高的假阴性率(假阴性指 NST 正常,但一周内胎儿死亡),故单纯 NST 有反应型,不能说明胎儿储备力良好,常需结合 B 型超声检查估计胎儿宫内安危,一般每周 1～2 次。NST 无反应型需进行 OCT 检查,若多次反复出现胎心晚期减速,提示胎盘功能减退,胎儿明显缺氧。

3.B 型超声检查　每周 1～2 次观察羊水量、胎动、胎儿呼吸样运动、胎儿肌张力,其中羊水量减少是胎儿慢性缺氧的信号。如加上 NST,5 项评分总分≤3 分提示胎儿宫内明显缺氧。

4.胎儿脐动脉血流 S/D 比值测定　可隔日检测,若 S/D 比值≥3,疑胎儿缺氧,需结合其他检查排除胎盘功能不良。

5.尿 E_3、E/C 比值测定　隔日检测一次。如尿 E/C 比值<10 或 24h 尿 E_3<10mg,提示胎盘功能不良。

6.孕妇血清胎盘生乳素(HPL)测定　HPL<4mg/L,或突然下降 50%,表示胎盘功能低下。

7.羊膜镜检查　观察羊水颜色,了解羊水有无胎粪污染。若胎膜已破可直接观察到羊水的形状。

(三)诊断思路和原则

1.在诊断之前必须准确核实孕周。

2.诊断成立后必须判断胎盘功能是否正常,一旦发现胎盘功能不良,需尽快终止妊娠。

【治疗方案及选择】

确诊过期妊娠后要及时终止妊娠。终止妊娠的方法应根据胎盘功能、胎儿大小、宫颈成熟度等综合分析,选择恰当的方式分娩。

1.引产　对确诊过期妊娠而无胎儿窘迫、无明显头盆不称、胎盘储备功能尚好者、羊水指数>5cm,可考虑引产。

(1)促宫颈成熟:宫颈成熟度是影响引产成功率的主要因素,不成熟的宫颈引产不易成功。因此,引产前应常规进行宫颈 Bishop 评分,如<7 分,引产前应给予促宫颈成熟治疗。

(2)引产:对宫颈成熟,Bishop 评分>7 分者,应予以引产。对胎头已衔接者,通常采用人工破膜,破膜时羊水清者可静脉滴注缩宫素,并行 OCT 检测。引产过程中应严密监护胎心、宫缩及产程进展。

2.剖宫产　具有以下情况之一者,应考虑剖宫产终止妊娠,以降低新生儿窒息及围生儿病死率。

(1)胎盘功能不良,胎儿储备力差,不能耐受宫缩者。

(2)巨大儿,估计胎儿体重≥4000g 特别是>4500g,头盆不称、肩难产的危险性大者。

(3)合并胎位异常如臀先露者。

(4)引产失败或产程进展缓慢,疑有头盆不称者。

(5)产时胎儿窘迫,短时间内不能经阴道结束分娩者。

(6)同时存在其他妊娠合并症及并发症如糖尿病、肾炎、妊娠期高血压疾病、妊娠期肝内胆汁淤积症等。

【病情与疗效评价】

对过期妊娠者,下列情况视病情严重。

1.胎动减少甚至消失伴有 NST 阴性。

2.反复出现晚期减速。

3.羊水过少伴粪染。

4.胎儿头皮血 pH<7.2。

对过期妊娠引产分娩者,需要连续评价的指标是羊水性状与胎心监护。

（侯国秀）

第三节　流产

妊娠不足 28 周、体重不足 1000g 而终止妊娠者称为流产。妊娠 12 周末前终止者称早期流产,妊娠 13 周至不足 28 周终止者称为晚期流产。

因自然因素导致的流产称为自然流产。自然流产率占全部妊娠的 10%～15%,其中 80% 以上为早期流产。按流产发展的不同阶段又可分为四种临床类型,分别为先兆流产、难免流产、不全流产和完全流产。此外,尚有 3 种特殊情况包括:稽留流产,即指宫内胚胎或胎儿死亡后未及时排出者;习惯性流产指连续自然流产 3 次或 3 次以上者;以及流产合并感染。

【诊断与鉴别诊断】

（一）临床依据

1.先兆流产　病史停经后阴道少量流血,伴或不伴下腹痛或腰骶部胀痛,体格检查阴道及宫颈口可见少量血液,宫颈口未开,无妊娠物排出,子宫大小与停经时间相符。辅助检查血、尿 hCG 升高,B 超显示宫内见妊娠囊。

2.难免流产　在先兆流产基础上阴道流血增多,腹痛加剧,或阴道流液胎膜破裂。体格检查阴道内多量血液,有时宫颈口已扩张,见部分妊娠物堵塞宫口,子宫大小与停经时间相符或小。辅助检查血 hCG、孕激素不升或降低,B 超显示宫内可见妊娠囊,但无胚胎及心管搏动。

3.不全流产　难免流产发生部分妊娠物排出宫腔或胚胎（胎儿）排出宫腔后嵌顿于宫颈口。影响子宫收缩而大量出血。因此,病史阴道大量流血,伴腹痛,甚至休克。体格检查阴道可见大量血液及宫颈管持续血液流出,宫颈口有妊娠物堵塞,子宫小于停经时间。

4.完全流产　有流产症状,妊娠物已排出。病史阴道流血减少并逐渐停止,体格检查阴道及宫颈口可见少量血液,宫颈口闭合,子宫大小接近正常。辅助检查血、尿 hCG 明显降低,B 超显示宫内无妊娠物。

5.稽留流产　先有早孕症状后减轻,有或无先兆流产的症状。体格检查子宫大小比停经时间小。辅助检查血 hCG、孕激素降低,B 超显示宫内可见妊娠囊,但无胚胎及心管搏动。

6.习惯性流产　指连续自然流产 3 次或 3 次以上者。临床经过同一般流产。

7.流产合并感染　病史常发生于不全流产或不洁流产时,有下腹痛、阴道恶臭分泌物,可有发热。体格检查阴道、宫颈口可有脓性分泌物,宫颈摇摆痛,子宫压痛。严重时引发盆腔腹膜炎、败血症及感染性休克。辅助检查:血常规显示白细胞增高,C 反应蛋白高等感染指标上升。

（二）检查项目及意义

1.B 超　测定妊娠囊的大小、形态、胎心搏动,可辅助诊断流产类型及鉴别诊断。

2.血 hCG 水平　连续测定血 β-hCG 水平的动态变化,有助于妊娠的诊断和预后判断。

3.血常规、血凝等。

4.其他相关性检查

（1）孕激素的连续监测也有助于判断妊娠预后。

（2）针对流产合并感染应行红细胞沉降率、CRP、宫腔分泌物培养等相关检查。

（3）稽留流产患者应行凝血功能检测。

（4）习惯性流产患者应行夫妇双方染色体核型、TORCH、甲状腺功能检测等相关检查。

（三）诊断思路和原则

1.病史　停经史；早孕反应及出现时间；阴道流血量和时间；腹痛部位及性状；有无组织物排出；阴道分泌物有无异味；有无发热、晕厥等表现；既往病史（内分泌疾病史、流产史、生殖器官疾病或手术史）等。

2.体格检查　生命体征；有无贫血和急性感染征象；妇科检查。

3.辅助检查

（1）B超：测定妊娠囊的大小、形态、胎心搏动，可辅助诊断流产类型及鉴别诊断。

（2）血 hCG 水平：连续测定血 β-hCG 水平的动态变化，有助于妊娠的诊断和预后判断。

（3）血常规、血凝等。

（4）其他相关性检查：①孕激素的连续监测也有助于判断妊娠预后；②针对流产合并感染应行红细胞沉降率、CRP、宫腔分泌物培养等相关检查；③稽留流产患者应行凝血功能检测；④习惯性流产患者应行夫妇双方染色体核型、TORCH、甲状腺功能检测等相关检查。

【治疗方案及选择】

（一）先兆流产

1.一般处理　嘱患者卧床休息、严禁性生活，保持足够的营养供应及情绪稳定，同时予心理治疗。

2.药物治疗

（1）黄体功能不足者可予黄体酮 20～40mg 肌内注射，每日一次。

（2）在 IVF-ET 患者出现早期流产征象时也可同时加用 hCG。

（3）维生素 E 对黄体功能不足也有一定治疗作用。

（4）甲状腺功能低下者可口服小剂量甲状腺素。

（二）难免流产

一旦确诊，应及时行清宫术排出胚胎及胎盘组织，刮出物送病理学检查。

（三）不全流产

在输液、输血同时立即行刮宫术或钳刮术，并给予抗生素预防感染。

（四）完全流产

行 B 超检查，如无感染，可不予特殊处理。

（五）稽留流产

1.行凝血功能检测：如有异常，予纠正后再行清宫术。

2.因稽留流产时胎盘组织常与子宫壁致密粘连，清宫前应予口服倍美力片 0.625mg，每次 5 片，每日 3 次，以期提高子宫肌对缩宫素的敏感性。

3.手术中应行 B 超监测。

4.如粘连致密、手术操作困难，为避免子宫穿孔等并发症，不可强求一次清宫彻底，必要时可 5～7d 行二次清宫术或行宫腔镜下电切割术。

5.中期妊娠稽留流产也可考虑行 B 超引导下利凡诺尔羊膜腔内注射引产，继行清宫术。

6.手术前给予米索可有助于软化宫颈及促进子宫收缩。

7.术后应给予人工周期药物以促进子宫内膜修复。

（六）习惯性流产

1.病因检查　反复自然流产患者妊娠前应做的相关检查。

（1）女性生殖器：应做详细的妇科检查,注意有无子宫内口松弛、陈旧性裂伤、子宫轮廓是否规整、有无子宫发育不良、子宫畸形、子宫肌瘤、附件肿瘤等;疑有宫腔异常者,可行超声、HSG、诊断性刮宫或宫腔镜等相关检查,排除子宫纵隔、宫腔息肉、黏膜下肌瘤、宫腔粘连等,并取子宫内膜组织送病理学检查;宫颈内口功能不全借助于宫颈内口探查术或 HSG 多可明确诊断;疑有子宫畸形不能确定者可行腹腔镜检查。

（2）内分泌功能检测:BBT、激素水平测定、超声监测卵泡发育和排卵的情况、经前子宫内膜组织活检、宫颈黏液检查、阴道脱落细胞学检查等;此外,还应行甲状腺功能的检测,有糖尿病史者尚需行空腹血糖和（或）OGTT。

（3）染色体检查:检测夫妇双方的染色体核型,如有可能,同时行流产清宫刮出物或排出物的染色体核型检测。

（4）免疫学检查:夫妇双方的血型[如女方为 O 型而男方为非 O 型,则需测定抗 A 抗体和（或）抗 B 抗体];检测夫妇血液中抗精子抗体;HLA 位点抗原;混合淋巴细胞试验（MLK）等。

（5）Torch 全套检查:弓形虫、支原体检测;病毒学检测:单纯疱疹病毒Ⅱ（HSV-Ⅱ）、风疹病毒（RUV）、巨细胞病毒（CMV）。

（6）精液检测;排除母体严重营养不良、过度吸烟饮酒等不良嗜好以及不良环境因素如长期接触有毒化学物质或放射线等。

2.治疗

（1）对症处理:①对有宫颈内口松弛者于停经 14～16 周行宫颈内口环扎术;②积极处理子宫纵隔、子宫肌瘤、宫腔息肉、宫腔粘连等相关疾病。

（2）药物治疗:习惯性流产患者确诊妊娠后,可常规注射 hCG 3000～5000U,隔日一次,直至妊娠 8 周后停止。

（3）免疫治疗:①有学者对不明原因的习惯性流产患者行主动免疫治疗;②女方抗精子抗体滴度达 1∶32 或更高者,应行避孕套避孕 3～6 个月,以避免抗精子抗体继续产生,如抗体滴度持续不下降,可采用免疫抑制药如小剂量泼尼松片治疗;③男方抗精子抗体滴度达 1∶32 或更高者也应采用免疫抑制治疗。

3.流产合并感染

（1）应以迅速控制感染和尽快清除宫腔内感染组织为目的。

（2）宜据病情严重程度及辅助检查选择合适的抗生素,并尽早施行清宫手术,手术前应先给予抗生素并使血中药物浓度达到有效水平。

（3）在以上治疗的同时,积极予以支持治疗以改善患者的一般情况、增强抵抗力和提高患者对手术的耐受能力。

【病情与疗效评价】

1.流产类型不同,临床表现也不同。详细的病史是病情判断的关键。

2.生命体征、阴道流血量,以及妇科检查。

3.动态妊娠试验和 B 型超声检查。

4.血常规、血凝、CRP、血生化等实验室检查。

先兆流产经治疗后如阴道流血等症状未加重,一般一周一次评价疗效,复查血 hCG 和 B 超。直到症状消失,B 超提示胎儿存活,表示可继续妊娠。如症状加重,B 超提示胚胎发育不良,血 hCG 不升或下降,表明流产不可避免,应及时终止妊娠。

难免流产术后两周内如仍有阴道流血,需行 B 超检查了解有无妊娠物残留。手术后如月经有异常或停经者要告知及时检查。警惕宫腔粘连。

（李春红）

第四节 妊娠期高血压疾病

妊娠期高血压疾病是孕产妇及围生儿死亡主要原因之一,目前国内采用与国际基本一致的分类和诊断标准。

【诊断标准】

1.妊娠期高血压 妊娠期首次出现收缩压≥140mmHg 和(或)舒张压≥90mmHg,于产后 12 周恢复正常。尿蛋白阴性。少数患者可伴有上腹部不适或血小板减少。产后方可确诊。

2.子痫前期 ①轻度:妊娠 20 周后出现收缩压≥140mmHg 和(或)舒张压≥90mmHg 伴蛋白尿≥0.3g/24 小时或随机尿蛋白≥(+)。②重度:收缩压≥160mmHg 和(或)舒张压≥110mmHg;蛋白尿≥2.0g/24小时或随机蛋白尿≥(++);持续性头痛或视觉障碍或其他脑神经症状,持续性上腹部疼痛;血肌酐>106μmol/L;血小板<100×10^9/L;血 LDH 升高;血 ALT 或 AST 升高。

3.子痫 子痫前期基础上发生不能用其他原因解释的抽搐。

4.慢性高血压并发子痫前期 慢性高血压孕妇妊娠 20 周前无蛋白尿,20 周后出现蛋白尿≥0.3g/24 小时或随机尿蛋白≥(+);或妊娠 20 周前有蛋白尿,20 周后尿蛋白明显增加或血压进一步升高或出现血小板减少<100×10^9/L。

5.妊娠合并慢性高血压 妊娠 20 周前收缩压≥140mmHg 和(或)舒张压≥90mmHg,妊娠期无明显加重;或妊娠 20 周后首次诊断高血压并持续到产后 12 周以后。

【重度子痫前期临床表现】

1.收缩压≥160mmHg 和(或)舒张压≥110mmHg。

2.存在中枢神经系统和消化系统症状和体征,视觉障碍。

3.少尿。

4.血小板<100×10^9/L。

5.血肌酐>106μmol/L。

6.血 ALT 或 AST 升高。

7.血 LDH 升高。

8.凝血功能障碍。

9.心力衰竭、肺水肿。

10.胎儿生长受限或羊水过少。

11.胎盘早剥。

【检查项目】

1.血压和尿蛋白检查,必要时行 24 小时动态血压变化和 24 小时尿蛋白定量检查。

2.血常规:包括 Hb,HCT,PLT。

3.肝功能:包括 AST,ALT,LDH,白蛋白,胆红素。

4.血脂。

5.肾功能:包括肌酐,尿酸,BUN。

6.凝血功能:血浆凝血酶原时间、凝血酶时间、部分活化凝血活酶时间、血浆纤维蛋白原、凝血酶原国际标准化比率、纤维蛋白(原)降解产物、D-二聚体、3P 试验、抗凝血酶-Ⅲ。

7.必要时动脉血气分析,血电解质。

8.必要时查 ACL,β_2-Gp1,及自身免疫疾病相关指标检查。

9.心电图;必要时超声心动图检查,同时了解心包积液。

10.眼底检查。

11.超声等影像学检查肝、胆、胰、脾、肾等脏器,腹水、胸水。

12.胎心监测:胎心电子监测;超声检查胎儿、胎盘、羊水情况,脐动脉、子宫动脉等血流指数;必要时做胎儿生物物理评检查。

13.必要时头颅 CT 或 MRI 检查。

【处理】

1.原则

(1)全面获得孕前、孕期病史及发病过程和就诊过程。

(2)重度子痫前期和重度妊娠期高血压收住院评估监测治疗,无条件医院需及早转诊到三级医院。

(3)轻度子痫前期和妊娠期高血压(非重度),因为医院床位的限制条件,需要根据产前检查情况、发现疾病时的母胎状况、孕妇及家人的依从性、医院追访条件等多方面因素进行个案处理。有条件可以收住院评估,也可以在院外严密监测,评估母胎双方情况。

(4)轻度子痫前期和妊娠期高血压(非重度)注意孕妇发病风险分析,注意休息和营养及蛋白质的补充,取左侧卧位。缩短产前检查时间,依据变化酌情收入院监测评估和干预。

(5)重度子痫前期和重度妊娠期高血压治疗基本原则是休息、镇静、解痉,有指征地降压、利尿,密切监测母胎情况,适时终止妊娠。应根据病情轻重分类,进行个体化治疗。

(6)子痫:控制抽搐,病情稳定后终止妊娠。

2.评估和监测　重度子痫前期病情复杂、变化快,分娩和产后生理变化及各种不良刺激等均可能导致病情加重。因此,对产前、产时和产后的病情进行密切监测和评估十分重要。目的在于了解病情进展情况,及时合理干预,早防早治,避免不良临床结局发生。

(1)注意症状和体征改变:了解头痛、胸闷、眼花、上腹部疼痛等自觉症状,注意右上腹触诊、神经系统检查等。

(2)测体重:每日 1 次。

(3)血压和尿常规、尿量监测:注意 24 小时的动态波动变化。

(4)实验室检查和眼底检查及必要的检查:见上述检查项目。

(5)胎心、胎动、胎儿电子监护。

(6)超声检查:包括母体和胎儿胎盘血流的检查。

根据病情决定检查频度和内容,注意动态衍变,以掌握病情变化。

3.治疗

(1)休息和饮食:应注意休息,并取侧卧位。保证摄入充足蛋白质和热量。保证充足睡眠,必要时可睡前口服地西泮 2.5~5mg。

(2)降压治疗。①应用时机:收缩压≥160mmHg 和(或)舒张压≥110mmHg 的重度高血压孕妇应降压治疗;收缩压≥140mmHg 和(或)舒张压≥90mmHg 的非重度高血压患者可使用降压治疗。②目标血压:孕妇无并发脏器功能损伤,控制收缩压在 130~155mmHg,舒张压应控制在 80~105mmHg;孕妇并发脏器功能损伤,则收缩压应控制在 130~139mmHg,舒张压应控制在 80~89mmHg。③注意事项:降压过程力求下降平稳,不可波动过大,且血压不可低于 130/80mmHg,以保证子宫胎盘血流灌注。孕期一般不使用利尿剂降压,以防血液浓缩、有效循环血量减少和高凝倾向。不推荐使用阿替洛尔和哌唑嗪。硫酸镁不作为降压药使用。禁止使用血管紧张素转换酶抑制剂(ACEI)和血管紧张素Ⅱ受体拮抗剂(ARB)。

可选择的常用降压药物如下。

①常用口服药有拉贝洛尔、硝苯地平短效或缓释片。如口服药物血压控制不理想,可使用静脉用药,常用有:酚妥拉明、拉贝洛尔、盐酸乌拉地尔、尼卡地平。

②拉贝洛尔(柳氨苄心定):50~150mg,口服,3~4 次/天。静脉注射:初始剂量 20mg,10 分钟后如未见有效降压则剂量加倍,最大单次剂量为 80mg,直到血压被控制,每日最大总剂量为 220mg。静脉滴注:50~100μg 加入 5%葡萄糖溶液 250~500ml,根据血压调整滴速。血压稳定后改口服。心动过缓和传导阻滞者不宜使用。

③硝苯地平:5~10mg,口服,3~4 次/日,24 小时总量不超过 60mg。紧急时舌下含服 10mg,起效快,但不推荐常规使用。

④酚妥拉明:10~20mg 溶入 5%葡萄糖溶液 100~250ml,以 10μg/min 静脉滴注。

⑤盐酸乌拉地尔:100mg(20ml)+0.9%氯化钠注射液 30ml,每小时 0.3ml(10μg/min)起始静脉泵滴注,每次增加 0.6ml(20μg/min),最大剂量为 400μg/min。

⑥尼卡地平:口服初始剂量为 20~40mg,3 次/天。静脉滴注,根据血压变化每 10 分钟调整剂量。

⑦尼莫地平:二氢吡啶类钙离子通道阻滞剂,可选择性扩张脑血管。用法:20~60mg 口服,2~3 次/天;静脉滴注:20~40mg 加入 5%葡萄糖溶液 250ml,每日总量不超过 360mg。

⑧硝酸甘油:可同时扩张静脉和动脉,降低前、后负荷,主要用于合并急性心力衰竭和急性冠脉综合征时高血压急症的降压治疗。起始剂量为 5~10μg/min,静脉滴注,每 5~10 分钟增加滴速至维持剂量 20~50μg/min。

⑨硝普钠:强效血管扩张剂。用法:50mg 加入 5%葡萄糖溶液 500ml 按 0.5~0.8μg/(kg·min)静脉缓滴。孕期仅适用于其他降压药物应用无效的高血压危象孕妇。产前应用不超过 4 小时。

国内没有应用的药:肼屈嗪、甲基多巴。

(3)硫酸镁:硫酸镁是子痫治疗的一线药物,也是重度子痫前期预防子痫发作的预防用药。

①预防用药:重度子痫前期预防子痫;子痫前期临产和引产中预防子痫;产后用药预防子痫及晚期产后子痫。

②治疗用药:子痫;复发子痫。

③控制子痫:静脉用药,负荷剂量为硫酸镁 2.5~5g,溶于 10%葡萄糖溶液 20ml 静脉推注(15~20 分钟),或者 5%葡萄糖溶液 100ml 快速静脉滴注,继而 1~2g/h 静脉滴注维持。或者夜间睡眠前停用静脉给药,改为肌内注射,用法:25%硫酸镁 20ml+2%利多卡因 2ml 臀肌深部注射。24 小时硫酸镁总量为 25~30g。

④预防子痫发作(适用于重度子痫前期和子痫发作后)负荷和维持剂量同控制子痫处理。次日不用负荷量,用药时间长短根据病情需要掌握,一般每天静脉滴注 6~12 小时,预防用药 24 小时总量不超过 25g。用药期间每日评估病情变化,决定是否继续用药。

使用硫酸镁必备条件:①膝腱反射存在;②呼吸≥16 次/分;③尿量≥25ml/h 或≥600ml/d;④备有 10%葡萄糖酸钙。镁离子中毒时停用硫酸镁并静脉缓慢推注 10%葡萄糖酸钙 10ml。如患者同时合并肾功能不全、心肌病、重症肌无力等,则硫酸镁应慎用或减量使用。条件许可,用药期间可监测血清镁离子浓度。

（4）扩容剂：

①扩容疗法可增加血管外液体量，导致一些严重并发症发生，如肺水肿、脑水肿等。因此，除非有严重低蛋白血症或严重液体丢失（如呕吐、腹泻、分娩失血），一般不推荐扩容治疗。

②血浆白蛋白低可给予白蛋白 10～20g。

③其他扩容剂有血浆、全血、低分子右旋糖酐。需严格掌握适应证。

（5）镇静药：目的是缓解孕产妇精神紧张、焦虑症状，改善睡眠。可用药物有：

①地西泮（安定）：口服 2.5～5.0mg，2～3 次/天，或者睡前服用，可缓解患者的精神紧张、失眠等症状，保证患者获得足够的休息。地西泮 10mg 肌内注射或者静脉注射（>2 分钟）可用于控制子痫发作和再次抽搐。

②苯巴比妥：镇静时口服剂量为 30mg/次，3 次/天。控制子痫时肌内注射 0.1g。

③冬眠合剂：冬眠合剂由氯丙嗪（50mg），哌替啶（度冷丁，100mg）和异丙嗪（50mg）三种药物组成，可抑制中枢神经系统，有助于解痉、降压、控制子痫抽搐。通常以 1/3～1/2 量肌内注射，或以半量加入 5% 葡萄糖溶液 250ml，静脉滴注。由于氯丙嗪可使血压急剧下降，导致肾及胎盘血流量降低，而且对母胎肝脏有一定损害，故仅应用于硫酸镁治疗效果不佳患者。

（6）促胎肺成熟：子痫前期和妊娠期高血压患者在孕周<34 周终止妊娠的产前接受糖皮质激素促胎肺成熟治疗。①地塞米松 5mg，肌内注射，每 12 小时 1 次，连续 2 天；或倍他米松 12mg，肌内注射，每天 1 次，连续 2 天。②临床已有宫内感染证据者禁忌使用糖皮质激素。

（7）分娩时机和方式：子痫前期患者经积极治疗母胎状况无改善或者病情持续进展的情况下，终止妊娠是唯一措施。

1）终止妊娠时机：①小于孕 26 周的重度子痫前期患者经治疗病情不稳定者建议终止妊娠。②孕 26～28 周的重度子痫前期患者根据母胎情况及当地围生期母儿诊治能力以及家属意愿决定是否可以行期待治疗。③孕 28～34 周的重度子痫前期患者，如病情不稳定，经积极治疗 24～48 小时病情仍加重，应终止妊娠；如病情稳定，可以考虑期待治疗，但转至具备早产儿救治能力的 2～3 级医疗机构。④孕 34 周后的重度子痫前期患者，胎儿成熟后可考虑终止妊娠。⑤孕 37 周后的子痫前期患者可考虑终止妊娠。⑥子痫控制 2 小时后可考虑终止妊娠。

2）终止妊娠的方式：如无产科剖宫产指征，原则上考虑阴道试产。但如果不能短时间内阴道分娩、病情有可能加重，危急母胎安全，可考虑放宽剖宫产指征。

（8）分娩期间和产后注意事项：

①应继续降压治疗并将血压控制在≤(160～155)/(110～100)mmHg。

②继续监测血压、尿蛋白，依据病情监测检验指标。

③继续硫酸镁应用，防止产时子痫、产后子痫。

④晚期产后子痫。

⑤对于早发子痫前期、产后硫酸镁用药时限需个案化处理，至少应用 24～48 小时，并酌情延长用药时间。

⑥严密监测母胎状况。

⑦酌情缩短二程。

⑧积极预防产后出血。

⑨预防感染。

⑩产后不可使用任何麦角新碱类药物。

⑪在重要器 功能恢复正常后方可出院。

（9）子痫的处理：处理包括控制抽搐，控制血压，预防子痫复发及适时终止妊娠等。

①一般急诊处理：保持气道通畅，维持呼吸、循环功能稳定，密切观察生命体征，留置导尿管监测尿量等。避免声、光等刺激。预防坠地外伤、唇舌咬伤。

②控制抽搐：硫酸镁是治疗子痫及预防复发的首选药物。当患者存在硫酸镁应用禁忌或硫酸镁治疗无效时，可考虑应用地西泮、苯妥英钠或冬眠合剂控制抽搐，具体参见镇静药物的应用。

③控制血压：当收缩压大于 160mmHg，舒张压大于 110mmHg 时要积极降压以预防心脑血管并发症。

④适时终止妊娠：子痫患者抽搐控制 2 小时后可考虑终止妊娠。

（10）其他治疗：子痫前期尤其是重度子痫前期患者，存在高凝倾向时可考虑预防性抗凝治疗。卧床期间应注意血栓形成。小剂量阿司匹林对预防子痫前期有一定作用，但对其治疗未见明显影响，子痫前期患者不建议常规给予小剂量阿司匹林治疗。

不主张常规应用利尿剂，出现全身性水肿、肺水肿、脑水肿、肾功能不全、急性心力衰竭时，可酌情使用呋塞米等快速利尿剂。甘露醇主要用于脑水肿。严重低蛋白血症有胸、腹水和心包积液者应补充白蛋白并应用利尿剂。有指征性选择抗凝。

（11）严重并发症处理原则：

1）注意多学科诊治和必要的院内外会诊和转诊。

2）对于高血压性心脏病：①强心利尿同时抗高血压；②进行液体管理整体状况评估后，保证出量＞入量或出入量平衡；24 小时总入量 1500～2000ml，必要时液体总入量限制在 100ml；补液速度＜100ml/h。

3）HELLP 综合征的诊断和治疗。

【诊断标准】

1.血管内溶血　外周血涂片见破碎红细胞、球形红细胞，胆红素≥20.5μmol/L 或 1.2mg/dl，血清结合珠蛋白＜25mg/dl。

2.肝酶升高　ALT≥40U/L 或 AST≥70U/L，LDH≥600U/L 或升高达异常范围。

3.血小板减少　血小板计数＜$100×10^9$/L。

【治疗原则】

1.有指征的输注血小板和使用肾上腺皮质激素　①血小板计数＞$50×10^9$/L 且不存在过度失血或者血小板功能异常时不建议预防性输注血小板或者在剖宫产术前输注血小板；②血小板计数＜$50×10^9$/L 可考虑肾上腺皮质激素治疗；③血小板计数＜$50×10^9$/L 且血小板数量迅速下降或者存在凝血功能障碍时应考虑备血，包括血小板；④血小板计数＜$20×10^9$/L 时阴道分娩前要输注血小板，剖宫产前输注血小板。

2.适时终止妊娠　绝大多数 HELLP 综合征患者应在积极治疗后终止妊娠。只有当胎儿不成熟且母胎病情稳定的情况下方可在三级医疗单位进行期待治疗。

3.分娩方式　HELLP 综合征患者可酌情放宽剖宫产指征。

4.高血压脑病　积极抗高血压治疗，预防子痫发作，尽快终止妊娠。

5.胎盘早剥　尽快结束分娩，预防和控制凝血功能障碍。

6.肾功能衰竭　按产科肾功能衰竭处理。

7.凝血功能障碍　按产科凝血功能障碍处理，注意重度子痫前期和早发型子痫前期存在的母体潜在疾病的相关处理。

（崔照领）

第五节　早产

妊娠满 28 周至不足 37 周间分娩称为早产。分为自发性早产和治疗性早产两种,自发性早产包括未足月分娩和未足月胎膜早破;治疗性早产为妊娠并发症或合并症而需要提前终止妊娠者。

【诊断标准】

1.早产　妊娠 28～37 周间的分娩称为早产。

2.早产临产　妊娠晚期(28～37 周)出现规律宫缩(每 20 分钟 4 次或 60 分钟 8 次),同时伴有宫颈的进行性改变(宫颈容受度≥80%,伴宫口扩张)。

【早产预测】

当妊娠不足 37 周,孕妇出现宫缩可以应用以下两种方法进行早产临产的预测:

1.经阴道测量或经会阴测量或经腹测量(在可疑前置胎盘和胎膜早破及生殖道感染时)超声检测宫颈长度及宫颈内口有无开大。

妊娠期宫颈长度正常值:经腹测量为 3.2～5.3cm;经阴道测量为 3.2～4.8cm;经会阴测量为 2.9～3.5cm。

对有先兆早产症状者应动态监测宫颈长度和形态变化:宫颈长度大于 30mm 是排除早产发生较可靠的指标;漏斗状宫颈伴有宫颈长度缩短有意义。

2.阴道后穹隆分泌物胎儿纤维连接蛋白(fFN)检测,fFN 阴性者发生早产的风险降低。1 周内不分娩的阴性预测值为 98%,2 周内不发生分娩的阴性预测值为 95%。fFN 检测前不宜行阴道检查及阴道超声检测,24 小时内禁止性生活。检测时机:妊娠 22～35 周。

3.超声与 fFN 联合应用:两者均阴性可排除早产。

【早产高危因素】

1.早产史。

2.晚期流产史。

3.年龄<18 岁或>40 岁。

4.患有躯体疾病和妊娠并发症。

5.体重过轻(体重指数≤18kg/m²)。

6.无产前保健,经济状况差。

7.吸毒或酗酒者。

8.孕期长期站立,特别是每周站立超过 40 小时。

9.有生殖道感染或性传播感染高危史,或合并性传播疾病如梅毒等。

10.多胎妊娠。

11.助孕技术后妊娠。

12.生殖系统发育畸形。

【治疗原则】

1.休息　孕妇应卧床休息。

2.应用糖皮质激素　糖皮质激素促胎肺成熟。

(1)糖皮质激素的应用指征:

①妊娠未满 34 周、7 天内有早产分娩可能者。

②孕周＞34 周但有临床证据证实胎肺未成熟者。

③妊娠期糖尿病血糖控制不满意者。

（2）糖皮质激素的应用方法：

①地塞米松 5mg，肌内注射，每 12 小时 1 次连续 2 天；或倍他米松 12mg，肌内注射，每天 1 次连续 2 天。

②羊膜腔内注射地塞米松 10mg 1 次。羊膜腔内注射地塞米松的方法适用于妊娠合并糖尿病患者。

③多胎妊娠则适用地塞米松 5mg，肌内注射，每 8 小时 1 次连续 2 天，或倍他米松 12mg，肌内注射，每 18 小时 1 次连续 3 次。

（3）糖皮质激素应用注意事项：副作用有孕妇血糖升高及降低母、儿免疫力。目前一般情况下，不推荐产前反复、多疗程应用。禁忌证为临床存在宫内感染证据者。

3.应用宫缩抑制剂　宫缩抑制剂可争取时间将胎儿在宫内及时转运到有新生儿重症监护室（NICU）设备的医料机构，并能保证产前糖皮质激素应用。目前无一线用药。所有宫缩抑制剂均有不同程度的副作用而不宜长期应用。

（1）硫酸镁：孕期用药属于 B 类。

1）用法：负荷剂量为 3～5g，半小时内静脉滴入，此后依据宫缩情况以 1～2g/h 速度静脉点滴维持，宫缩抑制后继续维持 4～6h 后可改为 1g/h，宫缩消失后继续点滴 12 小时，同时监测呼吸、心率、尿量、膝腱反射。有条件者监测血镁浓度。血镁浓度 1.5～2.5mmol/L 可抑制宫缩。

2）禁忌证：重症肌无力、肾功能不全、近期心肌梗死史和心肌病史。

3）副作用：①孕妇：发热、潮红、头痛、恶心、呕吐、肌无力、低血压、运动反射减弱，严重者呼吸抑制、肺水肿、心跳停止；②胎儿：无负荷试验（NST）无反应型增加，胎心率变异减少，基线下降，呼吸运动减少；③新生儿：呼吸抑制、低 Apgar 评分、肠蠕动降低、腹胀；④监测指标：孕妇尿量、呼吸、心率、膝腱反射，血镁浓度。

备用 10％葡萄糖酸钙 10ml 用于解毒。

（2）β 肾上腺素受体激动剂类药物：孕期用药属于 B 类。

1）用法：心率≥140 次/分应停药。

2）绝对禁忌证：心脏病、肝功能异常、子痫前期、产前出血、未控制的糖尿病、心动过速、低血钾、肺动脉高压、甲状腺功能亢进症、绒毛膜羊膜炎。

3）相对禁忌证：糖尿病、偏头痛、偶发心动过速。

4）副作用：①孕妇：心动过速、震颤、心悸、心肌缺血、焦虑、气短、头痛、恶心、呕吐、低血钾、高血糖、肺水肿；②胎儿：心动过速、心律失常、心肌缺血、高胰岛素血症；③新生儿：心动过速、低血糖、低钙、高胆红素血症、低血压、颅内出血。

5）监测指标：心电图、血糖、血钾、心率、血压、肺部情况、用药前后动态监测心绞痛症状及尿量，总液体限制在 2400ml/24h。

（3）硝苯地平：孕期用药属于 C 类。

1）用法：首次负荷量为 30mg 口服或 10mg 舌下含，20 分钟 1 次，连续 4 次。90 分钟后改为 10～20mg/（4～6）h 口服，或 10mg/（4～6）h 舌下含服，应用不超过 3 天。

2）副作用：血压下降、心悸、胎盘血流减少、胎心率减慢。

3）禁忌证：心脏病、低血压和肾脏病。

（4）吲哚美辛：孕期用药为 B/D 类。

1）用法：150～300mg/d，首次负荷量为 100～200mg，直肠给药，或 50～100mg 口服，以后 25～50mg/（4～6）h，限于妊娠 32 周前短期内应用。

2）副作用：孕妇主要是消化道反应，恶心呕吐和上腹部不适等，阴道出血时间延长，分娩时出血增加。胎儿如在妊娠 34 周后使用可使动脉导管缩窄、胎儿心脏衰竭和肢体水肿，肾脏血流减少，羊水过少等。

3）禁忌证：消化道溃疡、吲哚美辛过敏者，凝血功能障碍及肝肾疾病患者。

（5）阿托西班（缩宫素受体拮抗剂）：国外临床试验中用法为：短期静脉治疗，首先单次静脉注射 6.75mg 阿托西班，再以 300μg/min 输入 3 小时，继以 100μg/min 输入直至 45 小时。此后开始维持治疗（皮下给予阿托西班 30μg/min）直至孕 36 周。其更广泛应用有待进一步评估。

（6）抗生素：抗生素的应用并不能延长孕周及降低早产率。①有早产史或其他早产高危因素的孕妇，应结合病情个体化应用。②早产胎膜早破的孕妇建议常规给予口服抗生素预防感染。

（7）胎儿的监测：超声测量评价胎儿生长发育和估计胎儿体重，包括羊水量和脐动脉血流监测及 NST。

（8）孕妇监测：包括生命体征监测，尤其体温和心率监测常可发现早期感染迹象。定期复查血、尿常规、C 反应蛋白等。

（9）分娩时机的选择：①对于不可避免的早产，应停用一切宫缩抑制剂；②当延长妊娠的风险大于胎儿不成熟的风险时，应选择终止妊娠；③妊娠小于 34 周时根据个体情况决定是否终止妊娠。如有明确的宫内感染则应尽快终止妊娠；④对于≥34 周的患者，有条件者可以顺其自然。

（10）分娩方式的选择：分娩方式的选择应与孕妇及家属充分沟通。①有剖宫产史者行剖宫产，但应在估计早产儿有存活可能性的基础上选择实施。②阴道分娩应密切监测胎心，慎用可能抑制胎儿呼吸的镇静剂。第二产程可常规行会阴侧切术。

【早产胎膜早破】

1.早产胎膜早破（PPROM）定义　妊娠 37 周以前未临产而发生的胎膜破裂。

2.PPROM 诊断　通过临床表现、病史和简单的试验及辅助检查来进行，病史对于 PPROM 的诊断有 90% 的准确度，不应被忽视。

3.宫内感染诊断　判断有无绒毛膜羊膜炎主要依据临床诊断。PPROM 孕妇入院后应常规进行阴道拭子细菌培养＋药敏检测。分娩后胎盘、胎膜和脐带行病理检查，剖宫产术中行宫腔拭子及新生儿耳拭子细菌培养可以帮助确诊，并作为选用抗生素时的参考。

宫内感染的临床指标如下（有以下三项或三项以上即可诊断）：①体温升高≥38℃；②脉搏≥110 次/分；③胎心率＞160 次/分或＜110 次/分；④血白细胞升高达 $15×10^9$/L 或有中性粒细胞升高；⑤C 反应蛋白上升；⑥羊水有异味；⑦子宫有压痛。

其中胎心率增快是宫内感染的最早征象。

4.早产胎膜早破处理　药物治疗前需做阴道细菌培养。

（1）抗生素：作用肯定，可用青霉素类或头孢类抗生素及广谱抗生素如红霉素类。

（2）糖皮质激素：可应用，用法同“早产”。

（3）宫缩抑制剂：如无宫缩不必应用。如有宫缩而妊娠＜34 周，无临床感染征象可以短期应用，并根据各医院条件选择转诊。

（4）转诊：小于 34 周的孕妇建议在有 NICU 的医疗机构治疗。以宫内转运为宜。在给予基本评价与应急措施后，如短期内无分娩可能，尽早将胎儿在宫内转运到有 NICU 的医疗单位。

（5）终止妊娠：如孕周小，但发现感染应立即终止妊娠。妊娠＞34 周，根据条件可不常规保胎。

（李春红）

第六节　母儿血型不合

胎儿从父亲和母亲各接受一半基因成分,胎儿红细胞可能携带来自父亲的抗原,表现为胎儿的血型与母亲不同。当胎儿红细胞经胎盘进入母体的血液循环后,诱导母体的免疫系统产生抗体,抗体又经胎盘入胎儿血液循环系统,结合胎儿红细胞,使胎儿红细胞被破坏,导致胎儿和新生儿溶血性疾病(HDN)。发生在胎儿期和新生儿早期。主要表现为胎儿的溶血性贫血、心衰、水肿及新生儿早期黄疸。

常见有 ABO 血型系统及 Rh 血型系统不合两大类。

【诊断标准】

1.病史　孕妇以往有不明显原因的死胎、流产、早产及新生儿死亡或出生后迅速出现黄疸等病史。

2.辅助检查

(1)孕妇及丈夫血型检查:孕妇为 O 型,而丈夫血型为 A、B 或 AB 型者有发生 ABO 血型不合的可能,孕妇为 Rh 阴性,丈夫为 Rh 阳性者,则可能发生 Rh 血型不合。

(2)抗体效价测定:①Rh 阴性女性,未产生 Rh 抗体(未致敏 Rh 阴性):对于未致敏 Rh 阴性血孕妇,应从孕 18～20 周开始每月行一次间接 Coomb′试验。如果孕妇是 Rh 阴性,第一次产检抗体为阴性,需在孕 28 周重复筛查,另一次抗体筛查在分娩时。②Rh 阴性女性,已产生 Rh 抗体(致敏的 Rh 阴性):Rh 抗体效价评估:应定期测抗体效价,效价在 1:16 以上提示病情较严重。③ABO 血型抗体效价与新生儿溶血病的发生率关系尚无统一结论,孕晚期 ABO 血型抗体效价≥1:512 时,新生儿溶血病的可能性大。脐血 ABO 血型抗体筛查对预测新生儿溶血病很有意义,其准确性可达 70%。

(3)B 超下胎儿大脑中动脉血液监测胎儿宫内变化:①胎儿贫血的发生伴随着胎儿大脑中动脉收缩期峰值流速的升高。虽然至少有一半的贫血胎儿可能表现为正常的峰值流速,但相对于胎儿孕周的高峰值流速可以提示胎儿贫血的严重程度。②胎儿水肿状态,包括胸、腹腔是否有积液,有无头皮水肿(双重光环),有无心脏扩大、肝脾肿大及胎盘增大、增厚。一般 2～4 周检查 1 次,必要时每周 1 次。

(4)胎心监护:妊娠 32 周起进行 NST 检查,如出现正弦曲线提示可能出现贫血、缺氧。

(5)羊水穿刺:羊水颜色及光密度(AOD450)、羊水中胆红素测定。

(6)脐带血管穿刺:脐带血管穿刺取样检查胎儿血型、Rh 因子、Hb、Bil 等。

【治疗原则】

1.妊娠期处理

(1)免疫球蛋白:Rh 母胎血型不合的母亲,间接 Coomb′试验阴性,可分别于妊娠 28 周、40 周肌内注射抗 D 免疫球蛋白。

Rh 母胎血型不合的母亲,已产生 Rh 抗体(致敏的 Rh 阴性),母体静脉输注免疫球蛋白(400～500mg/kg,每 4 周一次)可降低胎儿溶血病发生的严重程度。

(2)血浆置换:在测抗体效价高时做血浆置换。Rh 血型不合孕妇,在孕中期(24～26 周)抗体滴度高,但胎儿水肿尚未出现时,进行血浆置换,可降低抗体的浓度达 80%,但这种下降是暂时的。

(3)宫内输血:在无胎儿水肿时,有直接证据显示胎儿显著贫血,才可进行胎儿输血治疗。宫内输血具有一定的风险。

(4)终止妊娠时间和方式:根据既往分娩史、血型不合类型、抗体滴度、胎儿溶血的严重程度、胎儿成熟度以及胎盘功能状态综合分析。轻者原则上不超过预产期;重者一般经保守治疗后维持妊娠达 32～34 周可终止妊娠。对 ABO 血型不合其抗体效价达 1∶512,对 Rh 血型不合效价达 1∶32,应考虑终止妊娠。

轻者无其他剖宫产指征可以阴道分娩,产程过程中严密监测胎心变化;重者可行剖宫产术终止妊娠。

2.分娩期处理

(1)做好新生儿复苏准备,尽可能准备好血源、器械,做好换血准备。

(2)新生儿娩出后,尽快钳夹脐带,立即在距脐轮处夹住,应保留脐带 5~6cm,以浸泡有 1∶5000 呋喃西林溶液的消毒纱布包裹,外套消毒避孕套以免干燥,固定于腹部,以备必要换血之用。自胎盘端收集脐血,查血型、血红蛋白、网织细胞计数、有核红细胞计数、胆红素及 Coomb′试验。

3.新生儿处理

(1)光照疗法:以蓝色荧光为好。患儿应戴黑罩,男婴尚需保护睾丸,每日 8~12 小时,光照期间每小时翻身一次。

(2)白蛋白或血浆疗法:25% 白蛋白每次 1g/kg,或血浆 25ml/次。静脉注射。

(3)肾上腺皮质激素:泼尼松 2.5mg,每日 3 次,或地塞米松 1mg 稀释于葡萄糖液内静脉滴注。

(4)苯巴比妥:每日 3 次,口服,共 7 日。

(5)换血疗法:当血清胆红素＞205μmol/L(200mg/dl)可考虑换血。

【预防】

1.抗 D 免疫球蛋白的应用使 Rh 阴性血导致的新生儿溶血病成为一种可预防的疾病。

2.抗 D 免疫球蛋白是从血液中提取的,含有血红细胞的 Rh 抗原产生的高滴度抗体。它来自于人血浆,可以有效地预防 Rh 阴性血导致的同种异体免疫反应。

(1)Rh 母胎血型不合的母亲,间接 Coomb′试验阴性,建议可分别于妊娠 28 周、足月、产后 72 小时内,肌内注射抗 D 免疫球蛋白 300μg,如条件不允许,至少于产后注射一次。

(2)如果分娩后或其他潜在的致敏过程(自然流产或人工流产后、宫外孕、葡萄胎、羊水穿刺、脐血穿刺、产后出血等)的 72 小时之内没有注射抗 D 免疫球蛋白,一旦发现马上注射抗 D 免疫球蛋白,最长可在 28 天之内有效。

(李春红)

第七节　胎儿窘迫

胎儿窘迫是指胎儿在子宫内因急性或慢性缺氧和酸中毒所致的一系列病理状态,严重者危及其健康和生命或发生胎死宫内。胎儿窘迫可分急性及慢性两种,急性常发生在分娩期,慢性发生在妊娠晚期,但可延续至分娩期并加重。

【诊断标准】

1.病史

(1)慢性胎儿窘迫常伴有妊娠期高血压疾病、妊娠合并慢性肾炎、过期妊娠、妊娠期肝内胆汁淤积症、糖尿病、羊水过少、胎儿宫内生长受限、严重贫血等病史。

(2)急性胎儿窘迫常伴有脐带脱垂或脐带受压、前置胎盘大出血、帆状血管前置、胎盘早期剥离、急产、催产素静脉滴注引产或加速产程,或产程中有严重头盆不称等病史。

2.临床表现

(1)胎动减少,每 12 小时内少于 10 次,甚至消失。

(2)破膜后,羊水持续绿色或由清变为绿色,混浊、稠厚、量少。

(3)无宫缩时,胎心率持续在160次/分以上或在110次/分以下。

3.辅助检查

(1)NST表现为无反应型,OCT及CST有频繁的变异减速及晚期减速。

(2)B超羊水少,特别是动态观察羊水量变化更有意义;B超检测脐动脉血流S/D比值。

(3)胎儿血气测定 pH<7.20(正常值7.25~7.35),PO_2<10mmHg(正常值15~30mmHg),PCO_2>60mmHg(正常值35~55mmHg)。

【治疗原则】

1.急性胎儿窘迫

(1)立即改变体位,可纠正仰卧位的低血压,也可缓解脐带受压。

(2)应积极寻找原因并立即给予治疗,如宫缩过强而出现心率显著变化,如在滴注催产素者应立即停用宫缩剂,必要时使用宫缩抑制剂,若入量不足要纠正电解质紊乱及酸中毒等。

(3)给母亲吸氧,最好采用面罩高流量纯氧间断给氧。

(4)尽快终止妊娠:对多次宫缩中反复出现变异减速或晚期减速而宫口未开全者,宜以剖宫产终止妊娠,如宫已开全而头位较低者,可行产钳助产;宫口未开全者,可以剖宫产终止妊娠。

2.慢性胎儿窘迫

(1)查明有无妊娠并发症或合并症及严重程度,将母体情况及胎儿窘迫程度作全盘考虑,作出处理决定。

(2)定期作产前检查,估计胎儿大小及其情况,嘱孕妇卧床休息,取左侧卧位,定时低流量吸氧,每日2~3次,每次30分钟。积极治疗妊娠合并症及并发症。

(3)对孕龄小于34周有合并症或并发症者,可用地塞米松使胎儿成熟,以备及早终止妊娠。

(4)终止妊娠,妊娠接近足月胎动已减少,NST表现为无反应型,B超羊水量已逐步减少者,OCT出现晚期减速等不必顾及宫颈成熟度,应考虑及时终止妊娠,以剖宫产为宜。

(5)凡距离预产期越远,胎儿娩出后存活可能性越小,预产越差,须根据条件尽量采取保守治疗,以期延长孕龄,同时促胎肺成熟,应向家属说明情况。

(侯国秀)

第八节　死胎

妊娠20周后胎儿在宫内死亡者称死胎,胎儿在分娩过程中死亡称为死产,亦是死胎的一种。

死胎在宫内滞留过久,因坏死的蜕膜及变性绒毛所释放的组织凝血活酶进入母体,可引起母体凝血功能障碍。一般胎儿死亡后,母血中纤维蛋白原以每周0.2~0.85g/L(20~85mg/dl)的速度递减,当血中纤维蛋白原浓度降至1g/L(100mg/dl)以下时可发生凝血功能障碍,故胎儿死亡时间在3周以上,有可能发生因凝血功能障碍所致的产后出血。

【诊断标准】

1.临床表现

(1)孕妇自觉胎动消失。

(2)孕妇自觉腹部不再增大,反而缩小。

(3)子宫较应有的妊娠月份为小,腹围缩小,乳房亦缩小。

(4)听不到胎心。

2.辅助检查 B超示胎心消失,胎体变形包括颅骨重叠、脊柱成角等。

【治疗原则】

1.确诊胎儿已死亡,应尽早引产,死亡不久的可直接采取羊膜腔内注射药物或前列腺素引产终止妊娠。

2.胎儿死亡后超过3周尚未排出者,应做凝血功能检查,除血小板计数、凝血时间、凝血酶原及凝血酶时间检查外,重点检查纤维蛋白原,如$<1.5g/L$,血小板$<100×10^9/L$时,应给予治疗,同时监测血纤维蛋白原水平,恢复至$2g/L$时再行引产。应作好预防产后出血的准备,准备好治疗DIC的物品。

3.应用抗生素预防感染。

4.排出的胎盘、脐带、胎膜及胎儿均做病理检查,以寻找死亡原因。

5.疑有宫内感染者应对产妇、胎儿及胎盘做各种血的特殊测定及特殊的病理检查。

(黄丹维)

第十八章 胎儿发育异常

第一节 胎儿生长受限

胎儿生长受限(FGR)是指任何孕周,任何原因导致胎儿发育速度延缓,出生时体重小于同孕周标准体重第 10 百分数位以下,或平均体重低于平均体重 1.5 个标准差以下的胎儿。IUGR 胎儿的发生率为 4%～7%。IUGR 胎儿的围生期死亡率、患病率及先天异常的发生率均明显高于正常发育的胎儿。尽早诊断,及时给予必要的治疗在某种程度上可改善胎儿预后。

一、病因

胎儿生长受限的病因多而复杂,有些尚不明确。根据发病环节的不同,可分为母体因素、胎儿附属物因素及胎儿自身因素。

1.母体因素

(1)遗传因素:父母双方的遗传因素对胎儿体重的影响较大。尤其是胎儿染色体异常,有相当一部分来自母亲或父亲的遗传,其中一部分胎儿常 IUGR。

(2)妊娠合并症及其并发症:妊娠高血压综合征、前置胎盘、妊娠期肝内胆汁淤积症等常导致 IUGR。孕妇患有原发性高血压、心脏病、肾疾病、糖尿病、贫血、胶原免疫系统疾病、营养不良等也常导致 IUGR。

(3)感染性疾病:感染和高热不仅直接干扰胎儿发育,许多病原微生物还可感染胎儿引起胎儿异常。TORCH 感染就是一组导致孕妇感染并易感染胎儿,引起胎儿异常的病原微生物。其中 T 指弓形虫(TO)、R 指风疹病毒(RV)、C 指巨细胞病毒(CMV)、H 指单纯疱疹病毒(HSV)、O 指其他,主要是梅毒螺旋体。

(4)孕妇吸烟、酗酒、接触有害射线和有害化学物质等。

(5)其他:年龄、产次、身高、体重、高原生活等都对胎儿发育产生影响。

2.胎儿附属物因素

(1)前置胎盘、胎盘梗死、副胎盘、轮廓胎盘、帆状胎盘、胎盘过小。

(2)脐带缠绕、扭转、打结、脐带过长和过短等。

3.胎儿自身因素

(1)多胎妊娠常因宫内环境受限及胎儿营养障碍而发生 IUGR。

(2)染色体异常(21-三体、18-三体、13-三体)可表现 IUGR。

(3)胎儿宫内感染和各种先天畸形常伴有 IUGR 存在。

二、分类

根据 IUGR 发生的时期及胎儿体表发育特征,将 IUGR 分为两大类型,即匀称型胎儿生长受限和非匀称型胎儿生长受限。

1.匀称型胎儿生长受限　抑制胎儿生长的因素在受孕时或妊娠早期就已经存在,属于原发性胎儿生长受限,又称 I 型 IUGR。特点:①胎儿体重、身长、头径发育一致性延缓;②外表无营养不良表现,器官分化及成熟度与孕龄相符,但各器官的细胞数均少,脑重量轻;③常由胎儿内在因素异常所致,包括胎儿染色体异常、宫内感染等;④约有 1/3 胎儿有先天畸形,预后不良;⑤发生率占 IUGR 的 10%～30%。

2.非匀称型胎儿生长受限　孕早期胚胎发育正常,到妊娠中、晚期才受到危险因素影响,属于继发性胎儿生长受限,又称 II 型 IUGR。特点:①新生儿发育不匀称,头围和身长与孕龄相符而躯干小;②外表呈营养不良或过熟状态,皮下脂肪少;③主要原因是由于胎儿营养障碍所致,包括妊娠合并症、并发症、多胎、胎盘脐带异常等;④较少有胎儿畸形;⑤各器官的细胞数正常,但体积缩小,尤其是肝脏;⑥发生率占 IUGR 的 70%～90%;⑦与 I 型相比,II 型 IUGR 如诊断处理及时得当,可明显改善胎儿预后。

三、诊断

胎儿发育迟缓要注意从 3 个方面进行诊断。①是否有(或可疑)IUGR 的诊断;②IUGR 类型的诊断或病因学诊断;③目前胎儿宫内安危的诊断。因此要从以下方面入手:

1.病史　注意有无引起胎儿生长受限的诱发因素,如既往有否不良孕产史、先天畸形、胎儿生长受限等病史;孕妇有无营养缺乏、吸烟、酗酒和吸毒品等的历史;此次妊娠有无合并症及并发症;有无有害微生物感染;有无射线及有害化学物质接触史。

2.估计孕龄　详细询问月经史,注意月经周期是否规律,准确了解末次月经日期、早孕反应及胎动出现的时间,准确计算妊娠周数。

3.宫高、腹围　系统进行产前检查,定期测量宫高、腹围,推测胎儿生长与孕龄是否相符。有两种常用估计胎儿发育的方法,即百分位数法和胎儿发育指数法。如果连续 3 周宫高腹围不增长或均在正常第十百分位数以下,应密切注意有胎儿生长受限的可能。胎儿发育指数＝宫高(cm)－3×(妊娠月份＋1),指数在－3 和＋3 之间为正常,小于－3 提示有胎儿生长受限的可能。

4.体重测量　孕妇体重在妊娠 12 周以后,清晨空腹连续 3 周体重不增加者可疑有胎儿发育迟缓。在孕晚期每周增加 0.5kg,若体重不增加或反而减少,应注意胎儿发育迟缓。

5.超声胎儿测量和胎儿形态学检查　对可疑有胎儿发育迟缓者,应系统地进行胎头双顶径(BPD)及股骨长度(FL)监测,每周 1 次,并连续描记胎儿发育曲线。正常情况下妊娠 30 周以前 BPD 每周增长 3mm,30～36 周每周增长 2mm,37 周以后增长较缓慢。BPD 与孕周的关系可以参考如下公式:BPD＝0.244×孕周－0.175。如果胎龄在 30 周以内每周胎头 BPD 增长≤1.5mm,胎龄在 30 周以上每周胎头 BPD 增长≤1.0mm 则应怀疑 IUGR。近年来应用超声测量股骨、头围、胸围、腹围、皮下软组织厚度、小脑横径等与胎儿发育有明显相关性可作为诊断 IUGR 的重要参考指标。

对高度怀疑胎儿发育迟缓的胎儿,要详细通过三维超声等进行形态学检查以除外胎儿是否畸形及有无严重的发育缺陷。如胎儿躯干肢体的发育,胎儿心脏结构、肾脏等脏器的发育。

6.TORCH 感染的相关病原微生物及其抗原抗体检测。

7.其他胎儿胎盘功能检查　尤其Ⅱ型 IUGR,胎儿胎盘功能检查能及时发现胎儿宫内储备功能情况,及时发现不利于胎儿生长的因素,对于指导临床治疗、判定治疗效果和选择分娩时机至关重要。有胎心率基线监护;胎儿生物物理评分;羊水量监护;胎儿血流监测。

四、治疗

1.去除病因　积极治疗妊娠合并症及并发症。

2.卧床休息、间断吸氧、左侧卧位　以改善子宫胎盘血流,改善胎儿供氧。吸氧可选用鼻导管或面罩吸氧,低流量(1～2L/min),每天 1～3 次,每次 10～30min。

3.饮食治疗　提倡营养均衡的膳食,包括水、电解质、氨基酸、糖类、脂溶性和水溶性维生素、微量元素等,避免偏食。

4.补充营养物质

(1)脂肪乳剂(英特利匹特):静脉滴注,每次 250～500ml,每 3 日 1 次,连用 1～2 周。

(2)10％葡萄糖 500ml 加维生素 C 或能量合剂静脉滴注,每日 1 次,连用 10d。

(3)脂肪乳 500ml 静脉滴注,每 3 日 1 次,连续 1～2 周。

(4)叶酸:每次 5～10mg,每日 3 次,连用 15～30d。

(5)适当补充维生素 E 族、B 族、钙、铁及锌等。

5.疏通微循环,改善血液黏稠度　对伴有血液黏度升高,血液浓缩,血细胞比容≥35％,血浆黏度比≥1.6,全血黏度比≥3.6 者可应用右旋糖酐-40 500ml 加丹参 15g,静脉滴注。阿司匹林 50mg,每日 1 次口服,肝素 25mg 皮下注射。从妊娠 28～30 周开始,连续 6～8 周。

6.适时分娩　IUGR 经治疗后孕妇病情稳定,胎儿继续生长发育,孕妇体重、宫高、腹围、BPD 有所增加,羊水量无进一步减少,胎儿胎盘功能允许,可以继续妊娠,动态监测至妊娠足月,但不宜超过预产期。

以下情况需立即终止妊娠:

(1)治疗后胎儿生长受限未见好转,每周 NST 反复无反应型,CST 试验阳性,胎儿生物物理评分 4～6 分。

(2)治疗中发现羊水量逐渐减少,胎儿停止生长 3 周以上,孕妇自觉胎动明显减少,有胎儿宫内窘迫征象。

(3)妊娠合并症、并发症治疗中病情加重,为母婴安全应尽快结束妊娠。

对未满 36 周的早产,应在终止妊娠前 24h 至 7d 内静脉注射地塞米松每日 10mg,连续 3d。胎盘功能不良或母体有应用肾上腺皮质激素禁忌证者可经羊膜腔内注射地塞米松 10mg。

7.分娩方式选择

(1)剖宫产:IUGR 胎儿多有宫内储备功能不足,对缺氧耐受能力差,或伴有慢性胎儿窘迫者,应放宽剖宫产指征。

(2)阴式分娩:经治疗胎盘功能良好,羊水量正常,胎儿成熟,宫颈成熟度 Bishop 评分≥7 分者可阴式分娩。

（方春霞）

第二节　巨大胎儿

胎儿体重达到或超过 4000g 者称为巨大胎儿。据国际妇产科组织统计,巨大胎儿的发生率为 5.3%,男婴多于女婴。国内巨大胎儿发生率为 5.62%~6.49%。体重超过 4500g 的发生率占 0.4%。巨大胎儿是胎儿性难产的原因之一,并发肩难产机会多,处理不当可发生子宫破裂、软产道损伤、新生儿窒息、颅内出血、锁骨骨折等,对母儿均极为不利。

一、病因

1.遗传因素　父母身材高大或父母在出生时为巨大胎儿者,易分娩巨大胎儿。

2.产次　某些经产妇胎儿体重随分娩次数增多而增加,产次越多,巨大胎儿发生率相应增加。

3.营养　孕妇饮食摄入过多且活动太少也是发生巨大胎儿的因素之一。

4.糖尿病　孕妇患轻型糖尿病或隐性糖尿病,常可分娩巨大胎儿。

5.过期妊娠　过期妊娠如胎盘功能良好,胎儿仍继续发育,可成为巨大胎儿。

二、诊断

1.病史　有巨大胎儿分娩史、糖尿病病史及肥胖患者,具有分娩巨大胎儿的可能性。夫妇身材高大或自身在出生时体重较大时,应警惕此次妊娠有发生巨大胎儿的可能性。

2.临床表现　孕妇体重增加迅速,妊娠晚期出现呼吸困难,腹部沉重及两肋胀痛等症状。

3.腹部检查　腹部明显膨隆,呈尖腹或悬垂腹。宫底高常>40cm,腹围常>110cm 先露部常不能衔接而浮动。除外双胎妊娠、羊水过多、胎儿畸形、妊娠合并腹部肿物以后,应考虑为巨大胎儿。

4.超声检查　双顶径达 10cm 以上,股骨长超过 7.8cm 以上,可能为巨大胎儿。胎儿头径及股骨长偏大者需进一步测胸围、腹围、肩径、及皮下软组织厚度。若胎儿胸部横径大于双顶径 1.3cm、胸围大于头围 1.6cm,发生肩难产的可能性大,应提高警惕。

三、处理

1.孕期处理　既往有巨大胎儿分娩史者,应检查孕妇有无糖尿病,必要时行糖耐量试验,可疑糖尿病者应积极控制血糖,防止此次妊娠发生巨大胎儿。孕期可疑有巨大胎儿倾向者,妊娠 36 周后可根据胎儿成熟度、胎盘功能及糖尿病控制情况,限期有计划性终止妊娠。对于已经诊断为巨大胎儿者,应根据胎儿大小、孕妇骨盆情况及产次,选择适宜的分娩方式。对于双顶径达 10cm 以上,股骨长超过 8.0cm 以上且胎儿胸部横径大于双顶径 1.3cm、胸围大于头围 1.6cm 者易发生肩难产,不宜试产。估计胎儿体重超过 4500g,产妇骨盆中等大小者不宜试产,应限期剖宫产分娩。

2.分娩期处理

(1)阴式分娩:经产妇,胎儿体重<4500g,骨盆较宽敞者可以试产。巨大胎儿试产在分娩过程中应严密观察,监护产程进展及胎儿安危,认真填写产程图,防止产科并发症。第一产程中,因子宫过度膨胀,可

导致原发或继发宫缩乏力。产程稍有延长就要及时找出原因,不宜试产过久。若第一产程及第二产程延长,胎头停止在中骨盆迟迟不能下降者也应尽早剖宫产。若胎头双顶径已达坐骨棘水平以下2cm,第二产程延长时,可行较大会阴斜后切开后产钳助产。

在助产时特别要注意肩难产。当胎儿较大时,不宜过早进行外旋转,使胎儿双肩径沿骨盆入口横径或斜径下降至中骨盆,再协助旋转胎肩,使双肩径沿骨盆最大径线下降。

(2)肩难产及其处理:巨大胎儿胎头娩出后,胎肩娩出困难,前肩被嵌顿在耻骨联合上方,用常规助产方法不能娩出胎儿,称肩难产。

见于巨大胎儿分娩时第一产程减速期延长或第二产程超过1h,或困难的阴道助产,阻力较大或宫口开全后胎头下降缓慢。胎头娩出后胎颈缩回,胎肩被嵌顿,用常规办法胎肩仍不能娩出者,如能除外胎儿畸形应立即考虑为肩难产。

此时胎胸受压使胎儿不能呼吸,需保持镇静,准确快速处理。首先清理胎儿口腔及呼吸道黏液,查清发生肩难产的原因,行双侧阴部神经阻滞麻醉,使产道松弛。做足够大的侧切,有利助产操作。做好新生儿窒息复苏准备,同时采取以下手法:

①屈大腿法:令产妇尽量屈曲大腿,使双腿紧贴腹壁,双手抱膝,减小骨盆倾斜度使腰骶段脊柱前凹度缩小,耻骨联合升高数厘米,这时嵌顿于耻骨联合后的前肩自然松动,前肩即可娩出。

②压前肩法:助手在耻骨联合上方触到胎儿前肩并向后下加压,同时接产者牵引胎头,有助于嵌顿前肩的娩出。

③旋肩法:胎儿双肩嵌顿在骨盆入口前后径上。助产者手伸入阴道,放在胎儿肩峰与肩胛之间,握其后肩,另一手置胎儿前肩,双手加压旋转,使胎肩达骨盆斜径上,嵌顿的前肩松动得以娩出。也可将后肩旋转180°,在旋转过程中娩出后肩。旋转时注意勿旋转胎颈及胎头,以免损伤臂丛神经。

④牵后臂娩出后肩法:助产者手顺骶骨部伸入阴道,胎儿背在母体右侧用右手,在左侧用左手,将示指和中指放入胎儿后肘窝,然后以手压后肘窝,使胎儿屈后臂,然后握住胎儿的手,沿胸的方向将手臂牵出阴道而娩出后肩。

⑤死胎处理:如胎儿已死,立即行锁骨离断术,缩短双肩径,使胎儿易于娩出。

(3)剖宫产:术前、术中及术后注意防止产后出血。宫壁切口要充分防止裂延,可疑糖尿病巨大胎儿者按早产儿处理,防止新生儿低血糖。

(方春霞)

第三节 胎儿畸形

胎儿畸形泛指出生前胎儿期形成的各种异常,包括形态结构和功能方面的异常。形态结构的异常主要有3种:①先天畸形:指由于胚胎内部有异常而不能正常发育所致的结构缺陷。②先天变形:指胚胎内部无异常,本来可以发育成正常的胎儿,由于外界有不正常压力的压迫胎儿造成的结构改变。③先天阻断症:指原来已经正常发育好的组织又受到了宫内的损坏。本节主要介绍的是胎儿先天畸形,其发生的原因很多,主要与遗传、环境、食物、药物、微生物感染、母儿血型不合等有关。在围生儿死亡中胎儿畸形占第一位。

一、染色体异常综合征

1.21 三体综合征　　即先天愚型,是人类最常见的一种染色体病,也是人类第 1 个被确诊的染色体病。自 1866 年由英国医师 Langdom Down 首次对此病作过临床描述,故称唐氏综合征。1959 年法国 Lejeune 首先发现此病是由于多了一条 21 号染色体,故称 21 三体综合征。1965 年 Yunis 用放射自显影及染色体显带技术确定,此额外的染色体根据大小应是第 22 号染色体,但考虑到临床上将 21 三体这一名称已习为所用,因此在 1971 年的巴黎会议决定仍沿用 21 三体这一名称,但在 Denver 体制的排号配对中,将第 21、22 号排序颠倒一下,即将较小的一对算作第 21 号排在 22 号前面,而较大的 22 号排在后面。该病发生的主要原因是由于父母的生殖细胞减数分裂时染色体不分离。其发生也与母亲的年龄、射线接触、病毒感染、服用致畸药物以及遗传因素等有关(表 18-1)。

表 18-1　21 三体综合征的主要特征

发生部位	症状	出现频率
发病率		1/600~1/800 新生儿
一般情况	男女均可发病,寿命长短不一。如无严重的心脏畸形,可活至成年。成活者有患白血病的倾向	
精神、神经	严重智力低下,IQ 最低＜25	100％
	肌张力低下	100％
头部	小头畸形	50％
	枕骨扁平	53％~82％
	秃发	非常常见
	发际低	80％
颈部	皮肤赘生皱褶	80％
面部	戏剧性表情(无意识地作鬼脸)	90％
眼	眼距宽、外眼角上斜	80％
	内眦赘皮	50％
鼻	鼻根低平	90％
口	伸舌(有时流涎,特别是婴幼期)	100％
	上颌发育差,腭弓高、短而窄	95％
心脏	各种先天性心脏病(常见室间隔缺损)	50％
手	手短而宽	60％
脚	第 1 和第 2 趾间距宽	65％

此病男性患者无生育能力,50％为隐睾。女性患者偶有生育能力,所生子女 1/2 将发病,故须注意加强优生指导。另外,该病患者 IgE 较低,易发生呼吸道感染等,死亡率高。已经证明超氧化物歧化酶-1(SOD-1)基因位于第 21 号染色体上,而此病患者的 SOD-1 要比正常人高(1.45∶1)。故认为此酶的增高与 21 三体患者的痴呆症状有关。

目前,该病的诊断必须依靠产前胎儿细胞或产后新生儿染色体核型分析才能够确定诊断。由于该病仍无法治疗,所以应依靠及时、准确的产前筛查以尽早终止妊娠而减少该病患儿的出生。

近10年来,对唐氏综合征的产前筛查一直受到学者的重视,使得该领域的进展很快。从最初的孕妇年龄筛查发展到母体血清标志物筛查和超声筛查;从羊膜腔穿刺检查发展到早期绒毛膜活检和非创伤性母血中直接分离胎儿细胞;从胎儿细胞的染色体型分析发展到现在可用荧光原位杂交技术来诊断胎儿细胞的染色体异常。

妊娠早期,唐氏综合征与胎儿颈部透明度(NT)增高(B超测定)和孕妇血清 FreeB hCG 升高以及妊娠相关蛋白(PAPP-A)有关。NT 已被单独结合另两项血清标志物(结合试验)应用于其他筛查报告中。尽管这两项的血清标志物筛查试验的可靠性很高,但 NT 检查的可靠性是不确定的,这种不确定性导致妊娠早、中期筛查试验是否完善的争论。

妊娠中期筛查唐氏综合征,在过去的10年当中已被广泛采用,即根据就诊孕妇的不同血清标志物,再结合孕妇年龄得出该孕妇妊娠唐氏综合征胎儿的危险度。怀有患病胎儿时,孕妇血清中 AFP 和游离雌三醇降低,而 HCG 升高。测定这三种标志物的浓度,再结合年龄,组成了被广泛使用的三项试验。在通常的试验情况下,大约5%或更多已接受筛查试验的孕妇,需作羊水穿刺以保证60%～80%患病的胎儿被查出。大部分的筛查试验阴性的孕妇的胎儿是正常的,但假阳性结果仍然引起相当的恐慌。但通过联合筛查试验,这样的孕妇人数减低了,应该是较为可行的一种方法。

唐氏综合征的产前筛查是一种造福社会与家庭的事情,与肿瘤等疾病的早期筛查相比,明显地经济与高效。虽然目前广泛使用着妊娠中期的筛查,但随着联合筛查试验不断被认识,相信在不久的将来,它将会从现在的研究阶段进入到临床的常规应用中。

2.18 三体综合征(Edward 综合征) 该病于1960年首先报告,发生率占新生儿的0.3‰,女:男为3:1,多数在胚胎期流产。该病的发生一般认为是由于母亲卵子减数分裂发生不分离所致,与母亲年龄、遗传、射线及病毒感染等有关。

(1)诊断要点

①临床表现:生长发育迟缓、眼裂狭小、耳畸形低位、小颌、胸骨短小、骨盆小、船形足,手呈特殊指交叉握拳状,即拇指紧贴掌心,3、4指紧贴手掌,2、5指压于其上,肌张力高,90%有先天性心脏病,以室间隔缺损及动脉导管未闭多见。25%患者表现有通贯手。

②染色体诊断同上。

③超声检查。

(2)治疗:90%以上在胚胎早期自然流产而淘汰,除极少数患儿存活较长时间外,一般患儿于出生后仅存活2个月左右。肺炎、心脏畸形及多种其他畸形是导致患儿死亡的主要原因。产前诊断一旦确立,应征求孕妇及家属的意见进行引产。

二、单基因异常综合征

即单基因畸形综合征,临床可根据染色体结构改变并结合家系分析进行诊断,这里对可能造成分娩困难的 X 连锁脑积水综合征(家族性脑积水)做一介绍,该病为 X 连锁隐性遗传病,因大脑导水管狭窄造成脑室内外有大量脑脊液(500～3000ml)蓄积于颅腔内,致颅腔体积增大,颅缝明显变宽,囟门显著增大。

1.诊断要点

(1)若为头先露,在耻骨联合上方触到宽大、骨质薄软、有弹性的头。胎头大于胎体并高浮,胎头跨耻征阳性。阴道检查可见盆腔空虚,胎先露部过高,颅缝宽,囟门大且紧张,颅骨软而薄,触之有如乒乓球的感觉。

（2）辅助检查：B 型超声在孕 20 周后，若脑室率—中线至侧脑室侧壁距离/中线致颅骨内缘距离＞0.5，应考虑脑积水的存在。胎头周径明显大于腹周径，颅内大部分被液性暗区占据，中线漂动。

2.处理　应主要考虑母亲安全，若为头先露，确诊后应引产。宫口开大 3cm 行穿颅术，放出脑脊液。

三、多基因异常

神经管缺陷（NTDs）：NTDs 系在胚胎发育早期（妊娠 21～28d），由于受到某些致畸因子的作用，使神经管不闭合所出现的一系列先天畸形。主要包括无脑儿、脑膜或脑膨出、脊柱裂。无脑儿生下后即死亡，而脊柱裂根据病变的部位及程度可存活而残废。NTDs 是国内最高发的先天畸形，全国发生率为 2.7‰，许多发达国家 NTDs 发生率均在 1‰左右。NTDs 主要为多基因遗传病，发病与环境关系密切，在我国北方七省 NTDs 发生率为 7‰，最高发生地为山西省。本病女胎多见，有人认为与绒毛膜促性腺激素（HCG）不足或胚胎受体细胞对 HCG 不敏感有关。现研究认为妊娠早期多种维生素及叶酸或维生素 B_{12} 的缺乏，以及高热或接触高温、桑那浴等都与本病发生有关。本病可以在妊娠中期做母血清 AFP 测定，并辅以 B 型超声诊断，必要进行羊水穿刺做 AFP 及乙酰胆碱酯酶的测定。AFP 是糖蛋白，由胎儿肝脏及卵黄囊合成，其产生在胎儿具有时间规律，在母体中也有相似的规律。一般妊娠 16 周就可以从母血中检测到，32 周达高峰，以后逐渐降低。胚胎发育到 23～25d 前、后神经孔相继封闭、形成一个不与外周相通的神经管，如未能正常闭合则形成开放性神经管畸形如无脑儿、脊柱裂等。当胎儿存在这类畸形时，脑脊液中的 AFP 可直接进入羊水，造成羊水 AFP 水平显著升高。胎儿期神经尚未分化成熟，可溶性胆碱酯酶进入脑脊液较成人多，故通过检测此酶也可诊断神经管缺陷，并且其准确性较 AFP 更高。

1.无脑儿　是先天畸形胎儿中最常见的一种，女胎比男胎多 4 倍。

（1）诊断要点

①临床表现：特殊外观为无颅盖骨，双眼突出，颈短，若伴羊水过多常早产，否则为过期产。分两种类型，一种是脑组织变性坏死突出颅外，另一种类型是脑组织未发育。

②体征：腹部检查时，感觉胎头较小。肛门检查和阴道检查时，可扪及凹凸不平的颅底部。

③辅助检查如上所述，孕母血清标志物 AFP、HCG 等结合 B 型超声多可确诊。超声可在孕 10 周对无脑儿做出诊断。

④鉴别诊断：应与面先露、小头畸形、脑脊膜膨出相区别。大的脑脊膜膨出常伴有大面积颅骨缺损。孕 14 周后 B 型超声探查见不到圆形颅骨光环，头端有不规则瘤结，也可行 X 线摄片，无颅盖骨即可确诊。

（2）处理：无脑儿无存活可能，一经确诊应引产，分娩多无困难，偶尔因头小不能充分扩张软产道而致胎肩娩出困难，需耐心等待。如伴有脑脊膜膨出造成分娩困难，可行毁胎术或穿颅。

2.脊柱裂　属脊椎管部分未完全闭合的状态。胎儿脊柱在孕 8～9 周开始骨化，骨化过程若椎体两半不融合则形成脊椎裂，多发生在胸腰段，孕 18 周是发现的最好时机，20 周后表现明显，B 型超声可见脊柱间距变宽或形成角度呈 V 或 W 形，脊柱短小，不规则弯曲，不完整。严重者应终止妊娠。

（李春红）

第四节　多胎妊娠

在一次妊娠中,宫腔内同时有两个或两个以上胎儿时称双胎妊娠或多胎妊娠。以双胎为例,分为双卵双胎和单卵双胎。双卵双胎的发生率受种族、遗传、年龄、孕产次以及促排卵药物的影响,报道在 1.3‰～49.0‰。不等,单卵双胎自然发生率在 4‰左右,促排卵治疗后单卵双胎发生率可升至 8‰。近二十年随着辅助生育技术和胎儿医学的发展,双胎妊娠正成为方兴未艾的热点围生医学领域。

【多胎的发生学及诱发因素】

多胎妊娠,以双胎妊娠为例,可以发生在一个卵子与一个精子相遇结合(单卵双胎,也可以发生在两个卵子与两个精子相遇结合(双卵双胎)。

当一个卵子与一个精子受精后,受精卵在从输卵管壶腹部往宫腔移形的同时,不断呈倍数分裂,形成桑葚胚,着床后继续分裂为囊胚,胚胎逐步分化发育,成长为胎儿。单卵双胎发生原因不明,如果分裂发生在桑葚期前,则形成双羊膜双绒毛膜双胎;若分裂发生在囊胚期,则形成双羊膜单绒毛膜双胎;若分裂发生在羊膜囊已形成后,则形成单羊膜单绒毛膜双胎。其中以双羊膜单绒毛膜双胎最常见,约占单卵双胎的68%,单羊膜单绒毛膜双胎较少见,约占单卵双胎的1%～2%。如果受精卵在受精 13 日原始胚盘已形成后分裂,则形成联体双胎(两个胎儿共用内脏器官)或寄生胎。联体双胎的发生率为单卵双胎的1:1500。单卵双胎具有相同的遗传基因,两个胎儿性别、血型及其他种表型完全相同。联体双胎和寄生胎属胎儿畸形。单卵双胎的发生率在世界范围内都相对恒定,约每 250 例分娩出现 1 例,并与种族、遗传、年龄和产次等基本无关。

当两个卵子与两个精子分别结合,受精分裂发育,则形成双卵双胎。双卵双胎具有不同的遗传基因,两个胎儿性别、血型及其他种表型(如指纹、外貌、精神类型)完全不同。双卵双胎的发生率是单卵双胎的两倍,约占双胎的 70%,不同人种、孕妇年龄、孕妇体重、有无多胎分娩家族史等因素都会影响双卵双胎的发生,高龄孕妇、肥胖妇女、有双胎分娩家族史的妇女容易生育双胎。高卵泡刺激素水平与双胎发生有关。不孕症的促排卵治疗和辅助生育技术的广泛应用,使双胎,尤其是双卵双胎发生率大增。超排卵疗法可能导致 25%～30%的病例发生多胎妊娠。脉冲性促性腺激素疗法导致 10%的病例发生多胎妊娠。

同期复孕:一种两个卵子在短时期内不同时间受精而形成的双卵双胎,精子可以是来自相同或不同男性,检测 HLA 型别可识别精子的来源。曾有新闻报道国外一女子生育的双胎中一个为白人、一个为黑人。

异期复孕:在一次受精后隔一个排卵周期后再次受精妊娠。属于双卵双胎中特殊罕见的类型。人类未见报道。

【妊娠期母体变化】

双胎或多胎妊娠时,与单胎妊娠相比母体负担更重,变化更大。子宫体积及张力明显增大,其容量将增加超过 10L,重量将增加至少 9kg,当合并羊水过多时,容积和重量增加更明显。孕妇血容量扩张较单胎妊娠多 500ml,心率和心搏量都增加,心输出量增多,加上宫底上升抬高横膈,心脏向左相上移位更加明显,心脏负担加重。由于血容量的剧增,以及两个胎儿的发育,对铁、叶酸等营养物质的需要剧增,而孕妇常常早孕反应重,胃储纳消化吸收功能减弱,孕期易患贫血、低钙血症等。相对于单胎,双胎或多胎妊娠孕妇骨关节及韧带的变化更加明显。容易发生腰椎间盘突出或耻骨联合分离,影响孕妇活动。

【诊断及鉴别诊断】

(一)诊断

1.病史及临床表现　有家族史或(和)孕前曾用过促排卵药或接受体外受精多个胚胎移植(IVF-ET)的

多为双卵双胎。早孕期早孕反应明显。中期妊娠后体重增加迅速,腹部增大与停经月份不相符,多伴有下肢水肿、静脉曲张等压迫症状,妊娠晚期常感身体沉重,行走不便,严重者有呼吸困难。

2.孕期产科检查　宫底高度大于停经月份,常超出妊娠图的90th％位,四步诊时腹部可触及多个小肢体或三个胎极,在腹部不同部位可听到两个或多个胎心,胎心率相差10次以上。下腹部和下肢皮肤可见妊娠纹,多见脚背或脚踝水肿。

3.产科超声检查　是诊断双胎或多胎的主要手段。孕6～7周时可见两个或多个妊娠囊,孕9周时可见到两个或多个原始心管搏动。可通过查看胎盘和胎儿性别判断单卵双胎和双卵双胎。若有两个胎盘,胎儿性别不同,提示双卵双胎;若超声影像图上只有一个胎盘,可以是单卵双胎,也可以是双卵双胎。临床常根据有无双胎峰来协助判断绒毛膜性。所谓双胎峰指分隔的胎膜与胎盘胎儿面接触处呈三角形,提示双绒毛膜双羊膜双胎。无双胎峰或分隔的胎膜与胎盘胎儿面接触处呈T形,提示单绒毛膜双羊膜双胎。另外测定两个相邻孕囊的间隔胎膜厚度可辅助诊断。间隔胎膜厚度≥2mm提示双羊膜双绒毛膜双胎。超声检查还可以筛查胎儿先天畸形、早期发现双胎输血综合征并辅助治疗、判断胎方位等。常见的畸形有脑积水、无脑儿、脑脊膜膨出、脐膨出及内脏外翻、连体畸形及无心畸形等,均可经妊娠中期的排畸B超检查诊断。产后检查胎盘有助于判断双胎类型。

（二）鉴别诊断

当宫底高度大于停经月份时,首先应重新核定孕周,特别对于月经周期不规则的孕妇,第二应排空膀胱再测宫底高度,作好这两项工作后确定子宫大于停经月份,还应与以下情况相鉴别:

1.妊娠滋养细胞疾病。

2.子宫畸形(纵隔子宫、双角子宫或残角子宫)合并妊娠。

3.子宫肌瘤合并妊娠。

4.附件肿瘤合并妊娠。

5.羊水过多。

6.巨大儿。

通过询问相关病史,主要依靠超声检查,可以鉴别诊断。

【并发症及对母儿的影响】

多胎妊娠比单胎妊娠发生孕产妇与胎儿并发症的风险增加,除容易早产等常见并发症外,还有一些特有的并发症,危及胎儿安全。

（一）常见并发症

1.流产　多胎妊娠容易发生自然流产,据报道流产的双胎比足月分娩的双胎多三倍以上。单绒毛膜双胎是自然流产的高危因素,与双绒毛膜双胎的流产比例为18∶1。

2.早产　因胎膜早破或宫腔内压力过高及严重母儿并发症等原因,约占50％的双胎并发早产,导致围生儿病死率增高。美国一项调查显示16年间,双胎足月分娩数下降22％,与医源性干预有关,但并未造成围生儿病死率增高。

3.妊娠期高血压疾病　双胎并发妊娠期高血压疾病可高达40％,比单胎多3～4倍,具有发病早、程度重、容易出现心肺并发症等特点。

4.妊娠肝内胆汁淤积症　发生率是单胎的2倍,胆酸常高出正常值10～100倍,容易引起死胎及死产。

5.贫血　双胎并发贫血是单胎的2.4倍,与铁及叶酸缺乏有关。

6.羊水过多及胎膜早破　双胎羊水过多发生率约为12％,约14％双胎并发胎膜早破。

7.胎盘早剥　多胎易发胎盘早剥,可能与妊娠期高血压疾病发病率增加有关,另外,胎膜早破或双胎第一胎儿娩出后宫腔压力骤降,是胎盘早剥的另一常见原因。

8.宫缩乏力　双胎子宫肌纤维伸展过度,常并发原发性宫缩乏力,易致产程延长和产后出血。经阴道分娩双胎,其平均产后出血量500ml,这与子宫过度膨胀、产后宫缩乏力加上胎盘附着面积增大有关。

9.难产　胎位为臀头位,胎头交锁易致难产,即使是头头位,胎头碰撞也会难产。多胎包括双胎的剖宫产率增加。

10.脐带缠绕或脐带脱垂　也是双胎常见并发症,常见于单羊膜囊双胎。可致胎儿死亡。

11.过期妊娠　美国一项研究表明孕39周以后双胎死产的风险超过了新生儿死亡的风险。有学者建议将40周以后的双胎妊娠视为过期妊娠。

(二)特有并发症

1.双胎生长不一致　指胎儿大小不等。双胎生长不一致可以因为双胎间胎盘血管吻合引起的血流动力学不平衡,也可以因为胎盘植入部位不理想,另外双卵双胎可能有不一样的遗传生长潜力,特别在性别不同时也是原因之一。临床主要依靠超声诊断。以腹围差异超过20mm,或根据超声测定胎儿生长指标计算胎儿体重,相差超过25%以上来诊断双胎生长不一致。双胎生长不一致,不良围生期结局增加。呼吸窘迫、脑室内出血、脑室周围白质软化、败血症和坏死性小肠结肠炎等的发生率都随着双胎生长不一致程度的上升而上升。当体重相差超过30%时,胎儿死亡的相对风险增加5倍以上。有时妊娠早中期双胎中的一个胎儿死亡,可被另一胎儿压成薄片,称纸样胎儿。

2.双胎输血综合征(TTTS)　是双羊膜囊单绒毛膜单卵双胎的并发症。通过胎盘间的动-静脉吻合支,血液从动脉向静脉单向分流,使一个胎儿成为供血儿,另一个胎儿成为受血儿。导致供血儿贫血、血容量减少,致使发育迟缓,肾灌注不足,羊水过少,胎儿活动受限并引起"贴附胎"(即固定不动胎儿),甚或死亡;受血儿血容量过多,可因循环过负荷而发生胎儿水肿、胎儿充血性心力衰竭。严重双胎输血综合征可能在妊娠中期出现,产前诊断该综合征的标准包括:单绒毛膜双胎(依靠同性别双胎或胎盘胎膜超声检查)、双胎间体重差异>20%、较大胎儿羊水过多、较小胎儿羊水过少以及血红蛋白差异>5g/dL(脐带穿刺测量)。产后诊断双胎输血综合征主要依靠双胎间体重差异>15%~20%,血红蛋白差异>5g/dL,伴随较小胎儿贫血。产后胎盘病理检查和胎盘血管灌注造影有助诊断。

3.单羊膜双胎　大约占单卵双胎的1%。两个胚胎共用一个羊膜囊,容易发生脐带相互缠绕,重者导致胎儿宫内死亡。目前缺乏对其有效的预测方法,定期或及时行超声多普勒测定脐带血流波形及血流阻力指数变化有助于早期发现及诊断。一些研究显示脐带缠绕引起的胎儿死亡较多见于妊娠早期,孕30~32周后发生率下降。

4.联体双胎　受精卵在胚盘已开始形成后才分裂形成双胎,属于单羊膜囊妊娠的特有并发症。估计发生率为每60000例妊娠中有一例。联体可涉及任意数量的器官,可分为前(胸部联胎)、后(臀部联胎)、头(头部联胎)和尾(骶部联胎)四类,其中最常见的连接部位为胸部和(或)腹部。联体双胎属于胎儿畸形,可通过超声检查进行产前诊断。

5.无心双胎　是单绒毛膜单卵双胎的又一罕见、特有并发症,被称为双胎反向动脉灌注(TRAP)畸形。发生率大约为每35000例分娩中有1例。表现为一个有正常身体结构但心衰的供血胎儿,和一个没有正常心脏及其他各脏器的受血胎儿。无心畸形属致死性畸形。病因不明,有假说认为胚胎期存在大的胎盘动脉-动脉短路,常伴有静脉-静脉短路,在供体胎儿的灌注压力下,受体胎儿接受供体胎儿的反向血流,"用过的"动脉血到达受血儿,优先进入髂血管,仅灌注下半身,使得上半身生长发育受严重影响。正常或供血胎儿常发生心衰,如未经治疗,50%~75%的供血胎儿将发生死胎。

【临床管理】

（一）孕前准备

1.计划妊娠"计划妊娠"新理念倡导从生理、心理、环境、营养、遗传、经济等各方面作好充分准备,减少孕后并发症的发生,降低出生缺陷发生率。建议准备怀孕的夫妇到正规妇幼保健机构至少看一次孕前门诊。

2.不滥用促排卵药物。

3.规范辅助生育技术的临床应用,避免三胎或三胎以上妊娠。

（二）孕期管理

1.强调正规建卡、定期产检的重要性　从孕3个月开始建卡,在有资质的产科医院定期、正规产前检查,可早期发现和诊断多胎妊娠,筛查胎儿结构或染色体异常,诊断和治疗多胎妊娠的各种并发症,使多胎妊娠对母儿的不良影响降到最低。

2.妊娠期处理及监护

(1)监测胎儿生长发育,注意依靠超声检查,了解胎儿是否生长一致,有无生长受限或胎儿畸形,诊断双胎绒毛膜性,早期发现并治疗双胎输血综合征。

(2)营养指导,补充含一定叶酸量的复合维生素,纠正贫血,适当补充铁及钙剂,合理饮食,保证胎儿生长所需的足够营养。

(3)防治早产,合理应用宫缩抑制剂。一旦出现宫缩或阴道流水,应住院治疗。对可疑早产孕妇,可检测宫颈及阴道分泌物中的胎儿纤维连接蛋白,结合B超了解宫颈内口形状和宫颈管长度,及时采取治疗。

(4)防治母体严重妊娠期并发症,妊娠期注意血压及尿蛋白变化,及时发现和治疗妊娠期高血压疾病。重视孕妇瘙痒主诉,动态观察孕妇血甘胆酸及肝功能变化,早期诊断和治疗妊娠肝内胆汁淤积症。

(5)定期监测胎心、胎动变化,可自孕33周起,每周行NST检查。

(6)妊娠晚期通过腹部触诊和B超检查确定胎位,帮助选择分娩方式。

（三）分娩处理及产后观察

1.分娩处理　对于双胎的分娩方式,过去认为多数双胎能经阴道分娩,现在很多医院选择剖宫产终止妊娠。特别是臀头位、臀臀位、横位双胎。对于合并急性羊水过多,孕妇出现呼吸困难等严重不适,或胎儿宫内窘迫,或有严重并发症(如子痫前期或子痫)不能继续妊娠时,或已发生胎膜早破,可提前终止妊娠。三胎以上孕妇常规选择剖宫产。联体双胎也常规选择剖宫产。

某医院主张在双胎孕妇满37周后,择期剖宫产。剖宫产时注意腹壁切口的选择,以纵切口为宜。子宫下段横切口不可太低。娩出胎儿时注意辨清胎儿身体部位,避免"助娩"变难产,或造成胎儿产伤。对于双胎合并羊水过多或多胎,可视子宫收缩力情况预防性行B-lynch背带式缝合,预防产后出血。

经阴道分娩适用于以下情况:头头位或头臀位双胎,妊娠足月,无头盆不称,宫颈条件成熟,产力好,临产后产程进展顺利,无胎儿宫内窘迫者。

分娩时注意产程处理,宫缩乏力时可在严密监护下给予低浓度缩宫素静脉滴注加强宫缩;第一产程全程严密观察胎心变化和产程进展;第二产程行会阴侧切,当第一胎儿娩出后,立即用血管钳夹紧胎盘侧脐带,防止第二胎儿失血。助手在腹部协助固定第二胎儿为纵产式,定时记录胎心和宫缩,及时阴道检查了解胎位,注意有无脐带脱垂或胎盘早剥。如无异常,可等待第二胎自然临产,若等待15分钟仍无宫缩,可行人工破膜,静脉滴注低浓度催产素,帮助胎儿在半小时内娩出。若发现脐带脱垂、胎盘早剥,应立即产钳助产或臀牵引,迅速娩出胎儿,必要时可改剖宫产。推荐导乐及家属陪伴分娩,给予产妇精神支持,注意补充产妇高热量、易吸收的食物或饮品,使产妇有足够的体力完成分娩。

2.产后观察 无论阴道分娩还是剖宫产,均需积极防治产后出血。注意观察生命体征、子宫收缩和阴道出血量,加强产后宫缩剂的应用。当出血量大于 800ml 以上,及时输血。

【复杂性双胎的分娩时机与分娩方式】

(一)适宜的分娩时机

对于无并发症及合并症的双绒毛膜双羊膜囊双胎,38~39^{+6} 周分娩较为合适;对于无并发症及合并症的单绒毛膜双羊膜囊双胎,适宜分娩时机为 37~38 周;单绒毛膜单羊膜囊双胎适宜分娩孕周 32~36 周。

复杂性双胎(如双胎输血综合征、选择性胎儿生长受限、贫血-红细胞增多序列征、单绒毛膜双胎减胎或宫内治疗后),需结合孕妇及胎儿的具体情况制定个体化的分娩方案,分娩时机为 32~36 周。

在发育不均衡未足月双胎,分娩时间应该主要权衡健康胎儿的生物参数与受累胎儿的具体情况,因为有一死胎宫内伴行的存活胎高病死率和患病率,故单绒双胎早产的阈值可能会更低。

复杂性双胎分娩前期的处理:32 周前使用硫酸镁保护胎儿神经系统,具体用药方案目前尚未统一,笔者单位使用方案:25% 硫酸镁注射液 40mL 加入 5% 葡萄糖液或生理盐水 500mL 静脉滴注,每日 1 次,连续 2d。接近 34 周时促胎肺成熟治疗,地塞米松注射液 6mg,肌肉注射,每 12h 1 次,共 4 次一疗程。34 周后若母胎情况良好,严密监测下,可酌情延长孕周,不超过 37 周。

(二)适宜的分娩方式

1.双胎阴道分娩中的技术操作 第一个胎儿娩出后助手立即腹部固定尽可能使第二胎维持纵产式,同时超声确定第二胎的胎产式和胎先露。第一胎娩出后,有 20% 的第二胎胎产式会自动改变,在头/头位,有 0.8%~3.9% 第二胎需行臀牵引,近 10% 因胎儿窘迫、脐带脱垂或不衔接需行产时剖宫产。臀牵引优于外倒转术。与臀牵引术比较,在外倒转术中,产时并发症(包括胎盘早剥、胎儿窘迫和脐带脱垂)总发生率更高(30.4% 和 6.0%,P=0.001),而 5min Apgar 评分、新生儿产伤、NICU 入住率、新生儿呼吸窘迫综合征(NRDS)及新生儿脑室内出血,母体产后出血及感染方面,外倒转术与臀牵引术的发生率差异无统计学意义。第二胎非头位者,更适宜采用臀牵引术(臀牵引术的成功率为 95%,而外倒转术成功率为 42%)。

臀牵引术操作方法(使用或不使用内倒转术),子宫放松是操作的必要条件,在尝试倒转前可静脉使用 50~100μg 硝酸甘油,在胎膜完整的情况下抓住第二胎的胎足,轻柔持续地牵引双足至产道,同时,另一只手在孕妇的腹部外施压将胎头推向宫底,尽可能延迟进行第二胎人工破膜,胎儿变成纵产式时才考虑人工破膜。

2.双胎阴道分娩间隔时间 以前研究提示,双胎分娩间隔时间不超过 30min,分娩间隔延长可能因胎盘血流灌注减少导致第二胎缺氧。最近的双胎分娩研究提示,间隔时间 1~33min,平均 8min,5min Apgar 评分差异无统计学意义。但当第一胎有胎心减速或心动过缓时,分娩应该加速,当第二胎非头位时,常需要快速熟练地进行内倒转术或臀牵引术,减少宫颈内口关闭的风险。

第二胎与第一胎理想的间隔时间尚无统一标准,随着间隔时间延长,第二胎的脐动静脉 pH,CO_2 分压,碱剩余均会逐渐恶化。第二胎在 15min 内分娩,无脐动脉 pH<7 的病例发生;在 16~30min 分娩,则有 5.9% 发生脐动脉 pH<7;超过 30min 分娩,则有 27% 发生脐动脉 pH<7。

在需要快速分娩时,使第二胎维持头位,需要娴熟的技术和精准的判断力,一旦胎头抵达坐骨棘或坐骨棘下水平可使用器械助产,尚无资料显示这种进退两难处境时处理的对与错,主要依赖于个人经验而定,前提是分娩应在能随时开展剖宫产的房间进行,或者能使胎儿有良好结局。但数据表明,若不使用胎头吸引器等器械助产,第二胎的剖宫产率可能会增高。尽管第一胎阴道分娩后第二胎剖宫产的机会仅 4%,但当事医生的经验和态度很重要。因此,第二胎的分娩应尽可能尽快完成。

3.镇痛分娩 硬膜外麻醉常规推荐在双胎分娩中,以利于紧急剖宫产和宫内操作(宫内或宫外倒转术）。

4.第二个胎儿的人工破膜时机　目前,第二个胎儿的人工破膜时机目前尚未统一,最好延迟人工破膜直到子宫收缩重新建立,先露部分已入盆,排除脐带脱垂。

5.其他影响双胎阴道分娩的因素　双胎的分娩方式主要取决于靠近宫颈胎儿的胎方位和体重。在阴道分娩时,第二胎出生胎儿若体重＞第一个先露胎儿体重的 20%,则不良围产结局(围产儿死亡、出生窒息、呼吸窘迫综合征、新生儿感染、产伤等)明显增加。

综上所述,双胎妊娠的分娩时机和分娩方式非一成不变,亦非机械刻板,宜遵循母婴安全为第一要任的宗旨,实施个体化医疗的原则,秉承最适宜的就是最好的。在缺乏明确的母胎引产指征时,避免未临产剖宫产,建议严密期待至 38 周后,因为未临产行剖宫产易导致新生儿呼吸系统疾患(短暂呼吸急促或呼吸窘迫综合征)及精神神经认知方面疾患等一系列并发症。

【胎儿镜激光治疗双胎输血综合征】

(一)TTTS 的 Quintero 分期标准及胎儿镜激光手术适应证

1.TTTS 的 Quintero 分期标准　Ⅰ期:受血胎儿最大羊水池＞8cm(20 周以上,＞10cm),供血胎儿最大羊水池＜2cm;Ⅱ期:供血胎儿膀胱不充盈;Ⅲ期:超声多普勒改变(脐动脉舒张期血流缺失或反流,静脉导管血流 a 波反向,脐静脉血流享动);Ⅳ期:一胎或双胎水肿;Ⅴ期:至少一胎胎死宫内。

2.胎儿镜激光手术适应证

(1)Quintero 分期Ⅱ～Ⅳ期。

(2)Quintero 分期Ⅰ期,孕妇腹胀症状行性加重以及羊水异常有加重趋势者,需要严密观察,酌情处理,可以参考胎儿心功能费城儿童医院 CHOP 评分等 TTTS 补充评估系统进行手指征判断。

(二)禁忌证

①孕妇存在各系统特别是泌尿生殖系统的急性感染;②先兆流产者应慎行胎儿镜手术。

(三)术前准备

①向孕妇及家属解释手术方法和过程、手术的必要性及其风险以及可能的并发症,并签署知情同意书。②进行血尿常规、肝肾功能、心电图、凝血功能、阴道清洁度和细菌学检查,排除急性炎症特别是泌尿生殖道急性炎症。③确认手术方式和方法前壁胎盘建议使用弧形胎儿镜或 30 胎儿镜等。④可考忠术前预防性使用抗生素。⑤必要时术自页防性使用宫缩抑制剂。⑥测量宫颈长度。

(四)麻醉方式

1.局麻　利多卡因局部浸润麻醉。

2.椎管内麻醉　此麻醉方法适用于手术时间较长的病例。

3.镇静　必要时可使用镇静剂。

(五)设备及器械

①胎儿镜影像系统。②穿刺套管。③胎儿境系统。④激光生成装置。⑤羊水灌注系统。⑥彩色超声诊断仪。

(六)技术实施过程

1.选择穿刺位置

(1)确定胎盘位置、穿制点应在条件允许情况下远离胎盘及子宫下段。

(2)确定胎儿脐带胎盘插入位置,穿相位置尽量暴露两个脐带插入点及之间区域。

(3)确定供血胎儿位置,穿刺位置尽量暴露供血胎儿长轴。

(4)超声实时引导,尽可能避开胎盘及孕妇腹壁血管。

2.选择手术设备:前壁胎盘建议使用弧形胎儿镜或 30°胎儿镜等。

3.麻醉:根据情况可以选择局部麻醉或椎管内麻醉。

4.操作方法

(1)麻醉完成后,在选定穿刺部位做皮肤切口。

(2)超声引导下在皮肤切口处置入穿刺套管。

(3)必要时羊水取样进行产前诊断。

(4)置入胎儿镜进入受血胎儿羊膜腔。

(5)胎儿镜下寻找两胎儿间的隔膜、双胎脐带胎盘插入部位、供血胎儿以及血管交通支(动脉-动脉交通支、动脉-静脉交通支、静脉-静脉交通支)。

5.观察确定血管交通支

(1)尽量对所有通过两胎儿之间隔膜的血管进行全程循迹观察,尽量找到其起源的脐带插入点。

(2)确定是否与对侧脐带插入点发出的血管存在交通。

(3)注意是否存在胎膜部位的血管交通支。

6.激光导丝通过胎儿镜鞘进入羊膜腔、激光输出功率为 40W。激光凝固距离目标位置为 1cm 左右凝固血管长度 1～2cm。激光照射角度尽量保持 90°垂直于目标位置。

7.寻找目标血管并进行激光凝固胎儿镜激光治疗技术方法选择:下列 3 种是常见的 3 种激光凝固血管通支的技术,具体优劣尚有争议,建议根据具体情况选择手术治疗方式。

(1)非选择性血管交通支凝固术(NSLCPY):技术要点为使用激光凝固全部通过两胎儿之隔膜的血管。

(2)选择性血管交通凝固术(SLCPV):技术要点为对经胎儿镜确定为双胎之间血管交通支的血管,根据其类型有序、依次进行激光凝固:首先是动脉-静脉交通支(供血儿动脉至受血儿静脉),然后是静脉-动脉交通支(供血儿静脉至受血儿动脉),最后是动脉-动脉交通支和静脉-静脉交通支。

(3)Solomon 技术:在选择性血管交通支凝固术之上发展而来,在选择性血管凝固的基础上。对疑固点之间的胎盘区域进行连续线状激光凝固,并连接各个凝固点。8.详细记录术中所见的胎盘及其表面血管形态、交通支类型和数量、凝固次序等。

9.测量宫颈长度"。并根据孕妇具体情况。考虑是否行宫颈环扎术。

(七)胎儿镜术后的处理

1.术后处理

(1)监测孕妇生命体征。

(2)注意宫缩情况。

(3)注意早产、胎膜早破、胎盘早剥、羊水渗漏等并发症。

(4)注意穿刺点有无出血、渗出、化脓等。

(5)嘱孕妇注意卧床休息和外阴清洁,禁止性生活。

(6)注意腹痛、阴道出血或异常分泌物、发热等,及时随诊。

2.术后监测

(1)术后 24h 超声复查确定手术治疗效策:①TTTS 病情是否恢复或进展。②胎儿血流多普勒。③胎儿是否存话;④宫颈长度及形态。

(2)术后每周复查超声了解胎儿生长发育、羊水情况、胎儿各种血流多普勒情况、胎儿心脏功能、宫颈长度、是否存在双胜贫血-红细胞增多序列征(TAPS)和 TTTS 复发等。

（3）定期检查凝血功能及血常规、注意腹痛、阴道流血及阴道分泌物。

（4）普通产科检查。

（5）分娩后处理：检查胎盘、脐带（如果有一胎胎死宫内需要检查死始），确认胎盘绒毛膜性质与手术效果，条件允许需要行胎盘血管灌注进一步确认手术效策。

（6）随访新生儿。

（八）本后常见并发症的预防及处理

1.出血　手术操作时在超声引导下尽量避开血管。术后近期出血可能是由于穿刺造成的血管损伤，若盆腹腔出血较多，现察血红蛋白下降明显，应立即行腹腔镜甚至开腹止血。

2.感染　手术通过腹部进入宫腔，可能出现术后感染，感染可致胎膜早破及流产。在术中应严格注意无菌操作，合理应用抗生素预防感染。术前应充分准备及消毒，保持穿刺点及外阴、阴道清洁，特别对术前有阴道出血者应提前应用抗生素预防感染，术后出现阴道出血者需加强管理，一旦出现发热症状，合理应用抗生素。胎膜早破是胎儿镜宫内治疗的主要并发症。

3.流产和早产　随着胎儿镜治疗操作技术的成熟，以及学习曲线的原因，总的流产率趋于稳定，若出现流产、早产迹象应卧床休息、保胎、对症治疗，提高胎儿存活率。

4.一胎胎死宫内后凝血功能障碍　凝血功能异常可发生在一胎胎死宫内后，尤其是未行血管凝固的胎儿或有血管交通支残留的胎儿，死亡胎儿释放大量凝血活性物质，可发生胎儿血管栓塞综合征引起血栓形成及 DIC，需定期复查凝血功能及血常规，早期发现和预防 DIC。

【临床特殊情况的思考和建议】

1.双胎输血综合征的早期诊断与治疗进展　双胎输血综合征（TTTs）是单卵双胎中单绒毛膜双胎的严重并发症，TTTs 发生率为 10%～25%，国外报道为 5%～15%。不经宫内治疗，围生儿病死率高达 80%～100%。

TTTs 的病理生理基础是两个胎儿胎盘间血管存在吻合。血管的吻合可分为浅表及深层两种。浅表的吻合指胎盘胎儿面表层的较大血管的吻合，大多数是动脉，动脉的直接吻合，少数是静脉-静脉的直接吻合。而在胎盘深层的两个胎儿循环间的动脉-静脉吻合是导致 TTTs 的主要原因。TTTs 的供血儿由于不断地向受血儿输送血液，导致低血容量、贫血、少尿、羊水过少、胎儿宫内生长迟缓；受血儿则高血容量、胎儿尿量增多、羊水过多、胎儿心脏增大、非免疫性水肿。

TTTs 有急慢性之分。急性者少见，有血流动力学改变后的后果，但两个胎儿间体重差异小于 15%。慢性 TTTs 的两个胎儿间体重差异大于等于 15%，血红蛋白差异大于 5g/100ml。慢性 TTTs 可发生在妊娠的早、中、晚期，严重 TTTs 多发生在孕早期和孕中期。Salomon 和 Ville 报道孕 25 周左右 TTTs 的围生儿死亡率为 90%，存活儿中 20%～40%留有神经系统后遗症。

超声医学的发展和仪器的进步使 TTTs 的早期诊断成为可能。"双胎峰"和 Quintero 评分系统是临床诊断 TTTs 的主要依据。

（1）"双胎峰"：用于判断双胎的绒毛膜性。超声图像上如果在双胎两个胎盘的连接处见胎膜成三角形，或称 A 形突向羊膜腔，称双胎征阳性，提示为双绒毛膜双胎；如果在双胎两个胎盘的连接处见胎膜呈直角形，或称 T 形突向羊膜腔，称双胎征阴性。提示为单绒毛膜双胎。孕 10～14 周超声诊断绒毛膜性的准确率可达 100%，但中期妊娠，特别是在孕 24～28 周，诊断的准确率降低，无双胎峰，也不能排除单绒毛膜双胎。

除双胎峰外，超声检查为单个胎盘、同性别胎儿、胎儿间羊膜间隔小于 2mm 有助于诊断单卵双胎。

（2）Quintero 评分系统：1999 年由 Quintero 提出，根据超声图像的变化，将 TTTs 分为 5 期。第 1 期，表现为羊水过多或过少;第2期在1期的基础上,供血儿膀胱无充盈;第3期在前两期的基础上,出现超声多普勒血流波形改变,如脐动脉舒张末期血流波形缺失,静脉导管a波反向,脐静脉搏动波等;第4期在前3期的基础上出现胎儿水肿;第5期胎儿宫内死亡。Quintero评分系统在诊断和监测TTTs以及作为宫内治疗的判断指针方面被广泛应用。但近年,有学者认为Quintero评分系统缺乏对TTTs治疗预后的信息,建议使用新的Rossi评分系统。

大多数TTTs可以在孕16~26周得到超声学诊断。近年,Nicolaides提出孕11~14周测量两个胎儿的颈项透明层厚度差,可以预测TTTs。

对于TTTs的治疗过去有羊水减量、羊膜中隔打孔、选择性灭胎等。羊水减量法因其损伤性小,长久以来一直是TTTs的首选治疗方法。序贯羊水减量可以提高胎儿生存率达50%左右,并降低生存儿的并发症至20%左右。自1985年Delia等报道用胎儿镜以钕-钇铝石榴石(Nd-YAC)激光对4例胎盘血管吻合支照射证实可以阻塞胎盘间的血管血流。近二十多年,在胎儿镜下激光凝固胎盘吻合血管术不断成熟,成为治疗TTTs的经济有效的主要方法。孕16至26周开始治疗,可提高至少一个胎儿的生存率至80%,生存儿的并发症降至10%。Yamamoto和Ville总结该激光治疗效果,17种发表刊物的1300例TTTs激光治疗病例围生儿平均生存率为57%(50%~100%),生存儿1~6个月大时有2%~7%出现脑部损害。该手术有创,胎儿流产发生率为6.8%~23%,胎膜早破发生率为5%~30%。该治疗由于需要特殊设备和技术,目前全世界能开展的医院不多。

2.多胎妊娠如何进行产前筛查与诊断 自从开展唐氏综合征的产前母体血清学筛查以来,大大降低了唐氏儿的出生率。Shaw Sheng-Wen报道自1994年台湾开展中孕期唐氏儿血清学两联(即β-hCG,AFP)筛查后,唐氏儿的出生率由0.63‰下降到0.16‰。对于筛查的方法,目前国际上没有统一的联选标准,各国、各地区,甚至一个城市的不同医院使用的筛查方案也不尽相同。有早孕期两联血清学筛查(即β-hCG、PAPP-A)合并超声测量胎儿颈项透明层(NT)、中孕期两联血清学筛查(β-hCG、AFP)、三联血清学筛查(β-hCG、AFP、uE$_3$)、四联血清学筛查(β-hCG、AFP、uE$_3$、inhibinA)结合中孕期遗传学超声检查软指标(如颈项皮肤厚度、心室强光点、肠管强回声、肾盂增宽、四肢骨短小等)。美国妇产科协会(ACOG,2007)建议将早孕期的联合筛查作为所有孕妇的常规筛查方法。而逐步序贯筛查,即早孕期采用两联血清学筛查合并胎儿颈项透明层(NT)测量,加上中孕期四联血清学筛查可获得95%以上的检出率,而假阳性率可控制在5%以内。

随着辅助生殖技术的开展,双胎、三胎等多胎发生率大大增加。对于多胎妊娠如何进行唐氏儿的筛查和诊断,提出了新问题和新挑战。Dahoun曾报道一例单绒毛膜双羊膜双胎的核型分析一胎为47,XX,+21,另一胎为47,XX,21/46,XX。Pelikan报道一例罕见的18-三体和21-三体双卵双胎病例。相比于单胎妊娠,采用早孕期、中孕期超声及母体血清学筛查的方法可行,但敏感性低,假阳性率高。对于双胎而言,在早孕期判断"绒毛膜性"和测量NT非常重要,是测定和修正"风险率"的重要基础。双卵双胎中每个胎儿的唐氏风险是独立的,双绒毛膜双胎的风险应求每个胎儿风险之和,单绒毛膜双胎的风险计算应以NT为基础,计算拟然比的几何均值。对于多胎妊娠,相比于中期妊娠的血清学筛查,早孕期的NT测量更为重要。

目前,羊水穿刺染色体检查是判断胎儿有无染色体疾病的金标准。对于高风险的双卵双胎和双绒毛膜双胎应分别穿刺,检查两个胎儿的核型;对于单绒毛膜双胎或单羊膜双胎,只需用检查一个胎儿的核型即可。

3.双胎妊娠中一胎死亡对妊娠结局的影响 双胎妊娠中一个胎儿死亡后如何处理,是迅速结束妊娠,娩出存活胎儿?还是继续妊娠?随着双胎发生率的增多,临床医生不得不面对增多的双胎中一胎死亡的临床处理问题。

双胎中一胎死亡的发生率国内报道在 3.65%～6.83% 之间。国外报道发生率在 0.5%～8.9% 之间,其中双胎中一个胎儿流产或"消失"发生于中孕期之前,占自然受孕双胎的 20%～60%。造成双胎中一胎死亡的原因主要分为以下四方面:①脐带因素:脐带绕颈、脐带打结、脐带过度旋转扭曲;②胎盘因素:双胎输血综合征、帆状胎盘血管前置、绒毛膜羊膜炎;③胎儿因素:胎儿畸形;④原因不明。

双胎妊娠中一胎死亡后对妊娠结局的影响因发生死胎时的孕周和双胎的类型不同而迥异。早孕期双胎之一因各种原因死亡后,死胎可自行吸收、吸收,对生存儿的生长发育不造成影响。孕 3～4 个月一胎死亡后,因其骨骼未完成骨化,可被存活胎儿挤压成纸样儿。妊娠中晚期,一胎死亡后,对生存儿的影响主要决定于两个胎儿的胎盘间有无吻合的血管。如果有胎盘间的血管交通,死胎可以通过释放凝血物质进入存活儿,使之出现肌肉强直、组织梗死等,同时可以导致母体发生凝血功能障碍,发生 DIC。双胎输血综合征或无心胎儿发生一胎死亡后,可通过胎盘间的血管交通和血流动力学改变,造成另一胎儿的相继死亡。即使进行宫内手术,阻断两个胎儿胎盘间的血管吻合,另一胎儿神经系统后遗症的发生率达 26%。

对双胎中一胎死亡的处理,要根据发生孕周、双胎种类、发生死胎的原因而定。对于孕 34 周以后发生的双胎一胎死亡,不论何种原因所致,建议立即终止妊娠。

（崔照领）

第十九章　胎盘及其附属物异常

妊娠时,胎儿与其附属物(包括胎盘、胎膜、脐带及羊水)是一个有机的整体,如果一部分胎儿附属物异常,均可能造成不良的妊娠结局,甚至危及母儿生命。

第一节　前置胎盘

妊娠时胎盘正常附着于子宫体部的后壁、前壁或侧壁。孕28周后胎盘附着于子宫下段,其下缘甚至达到或覆盖宫颈内口,其位置低于胎先露部,称为前置胎盘。前置胎盘可致晚期妊娠大量出血而危及母儿生命,是妊娠期的严重并发症之一。分娩时前置胎盘的发生率国内报道为0.24%～1.57%,国外报道为0.3%～0.9%。

【病因及发病机制】

确切病因目前尚不清楚。高龄孕妇(>35岁)、经产妇及多产妇、吸烟或吸毒妇女为高危人群。其病因可能为:

1.子宫内膜损伤　多次刮宫、多次分娩、产褥感染、子宫疤痕等可损伤子宫内膜,或引起炎症或萎缩性病变,使子宫蜕膜血管缺陷。当受精卵着床时,因血液供给不足,为摄取足够营养而增大胎盘面积,伸展到子宫下段。前置胎盘患者中85%～90%为经产妇。瘢痕子宫妊娠后前置胎盘的发生率5倍于无瘢痕子宫。

2.胎盘异常　多胎妊娠时,胎盘面积较大而延伸至子宫下段,故前置胎盘的发生率较单胎妊娠高一倍;副胎盘亦可到达子宫下段或覆盖宫颈内口;膜状胎盘也可扩展至子宫下段,发生前置胎盘。

3.受精卵滋养层发育迟缓　受精卵到达宫腔时,滋养层尚未发育到能着床的阶段,继续下移,着床于子宫下段而形成前置胎盘。

【临床分类】

按胎盘下缘与宫颈内口的关系,分为3种类型。

1.完全性前置胎盘　或称为中央性前置胎盘,宫颈内口全被胎盘组织覆盖。

2.部分性前置胎盘　宫颈内口部分被胎盘组织覆盖。

3.边缘性前置胎盘　胎盘下缘附着于子宫下段,但未超越宫颈内口。

胎盘下缘与宫颈内口的关系随子宫下段的逐渐伸展、宫颈管的逐渐消失、宫颈口的逐渐扩张而改变。因此,前置胎盘的分类可随妊娠的继续、产程的进展而发生变化。临产前的完全性前置胎盘可因临产后宫颈口扩张而变为部分性前置胎盘。故诊断时期不同,分类也可不同,目前均以处理前最后一次检查来确定其分类。

【临床表现】

特点为妊娠晚期无痛性反复性阴道流血，可伴有因出血多所致的相应症状。出血可发生于中期妊娠的晚期和晚期妊娠的早期，发生出血较早者，往往由于出血过多而流产。

1.无痛性阴道出血　妊娠晚期或临产时，突发性无诱因、无痛性阴道流血是前置胎盘的典型症状。妊娠晚期子宫峡部逐渐拉长形成子宫下段，而临产后的宫缩又使宫颈管消失而成为产道的一部分。但附着于子宫下段及宫颈内口的胎盘不能相应的伸展。与其附着处错位而发生剥离，致血窦破裂而出血。初次出血一般不多，但也可初次即发生致命性大出血。随着子宫下段的逐渐拉长，可反复出血；完全性前置胎盘初次出血时间较早，多发生在妊娠 28 周左右，出血频繁，出血量也较多；边缘性前置胎盘初次出血时间较晚，往往发生在妊娠 37～40 周或临产后，出血量较少；部分性前置胎盘的初次出血时间及出血量则介于以上两者之间。部分性及边缘性前置胎盘患者胎膜破裂后，若胎先露部很快下降，压迫胎盘可使出血减少或停止。

2.贫血、休克　反复出血可致患者贫血，其程度与阴道流血量及流血持续时间呈正比。有时，一次大量出血可致孕妇休克、胎儿发生窘迫甚至死亡。有时，少量、持续的阴道流血也可导致严重后果。

3.胎位异常　常见胎头高浮，约 1/3 患者出现胎位异常，其中以臀位和横位为多见。

【诊断】

孕 28 周后胎盘附着于子宫下段，其下缘甚至达到或覆盖宫颈内口，其位置低于胎先露部，可诊断为前置胎盘，但其临床类型随诊断时期不同，分类可有差别，目前均以处理前最后一次检查来确定其分类。临床上，对任何可疑前置胎盘患者，在没有备血或输液情况下，不能做肛门或阴道检查，以免引起出血，甚至是致命性出血。

1.病史　妊娠晚期或临产后突发无痛性阴道流血，应考虑前置胎盘；了解每次出血量以及出血的总量。但也有许多前置胎盘无产前出血，通过超声检查才能获得诊断，同时应询问有无多次刮宫或多次分娩史。

2.体征　反复出血者可有贫血貌，严重时出现面色苍白、四肢发冷、脉搏细弱、血压下降等休克表现。

(1)腹部体征：子宫大小与停经月份相符，子宫无压痛，但可扪及阵发性宫缩，间歇期能完全放松。可有胎头高浮、臀先露或胎头跨耻征阳性，出血多时可出现胎心异常，甚至胎心消失；胎盘附着子宫前壁时可在耻骨联合上方闻及胎盘血流杂音。

(2)宫颈局部变化：一般不做阴道检查，如果反复阴道出血，怀疑宫颈阴道疾病，需明确诊断，则在备血、输液、输血或可立即手术的条件下进行阴道窥诊，严格消毒外阴后，用阴道窥器观察阴道壁有无静脉曲张、宫颈糜烂或息肉等病变引起的出血，不作阴道指检，以防附着于宫颈内口处的胎盘剥离而发生大出血。如发现宫颈口已经扩张，估计短时间可经阴道分娩，可行阴道检查，首先以一手食、中两指轻轻行阴道穹隆部叩诊，如感觉手指与胎先露部之间有较厚的软组织，应考虑前置胎盘，如清楚感觉为胎先露，则可排除前置胎盘；然后，可轻轻触摸宫颈内有无胎盘组织，确定胎盘下缘与宫颈内口的关系，如为血块则易碎，若触及胎膜并决定阴道分娩时，可刺破胎膜，使羊水流出，胎先露部下降压迫胎盘而减少出血。

3.辅助检查方法

(1)B 型超声检查：可清楚显示子宫壁、宫颈、胎先露部及胎盘的关系，为目前诊断前置胎盘最有效的方法，准确率在 95% 以上，超声诊断前置胎盘还要考虑孕龄，中期妊娠时胎盘占据宫壁一半面积，邻近或覆盖宫颈内口的机会较多，故有半数胎盘位置较低。晚期妊娠后，子宫下段形成及向上扩展成宫腔的一部分，大部分胎盘上移而成为正常位置胎盘。附着于子宫后壁的前置胎盘容易漏诊，因为胎先露遮挡或腹部超声探测深度不够，经阴道彩色多普勒检查可以减少漏诊，而且安全、准确，但应注意避免因操作不当引起出血。

（2）磁共振检查（MRI）：可用于确诊前置胎盘，但价格昂贵，国内已开展应用。

（3）产后检查胎盘胎膜：产后应检查胎盘有无形态异常，有无副胎盘。胎盘边缘见陈旧性紫黑色血块附着处即为胎盘前置部分；胎膜破口距胎盘边缘在7cm以内则为边缘性或部分性前置胎盘。

【鉴别诊断】

应与胎盘早剥、帆状胎盘前置血管破裂、胎盘边缘血窦破裂鉴别。诊断时应排除阴道壁病变、宫颈癌、宫颈糜烂及息肉引起的出血。

【对孕妇、胎儿的影响】

1.产时、产后出血　附着于子宫前壁的前置胎盘行剖宫产时，如子宫切口无法避开胎盘，则出血明显增多。胎儿分娩后，子宫下段肌肉收缩力较差，附着的胎盘不易剥离，即使剥离后因开放的血窦不易关闭而常发生产后出血。

2.植入性胎盘　前置胎盘偶可合并胎盘植入，由于子宫下段蜕膜发育不良，胎盘绒毛可植入子宫下段肌层，使胎盘剥离不全而发生大出血，有时需切除子宫而挽救产妇生命。

3.贫血及感染　产妇出血，贫血而体弱，加上胎盘剥离面又靠近宫颈内口，容易发生感染。

4.围生儿预后不良　出血量多可致胎儿缺氧或宫内窘迫。有时因大出血而须提前终止妊娠，新生儿死亡率高。

【处理】

治疗原则是抑制宫缩、控制出血、纠正贫血及预防感染，正确选择结束分娩的时间和方法。根据出血量、有无休克及程度、妊娠周数、胎儿是否存活而采取相应的处理。

1.期待疗法　适用于出血不多或无产前出血者、生命体征平稳、胎儿存活、胎龄<36周、胎儿体重不足2300g的孕妇。原则是在确保孕妇安全的前提下，继续延长胎龄，以期提高围生儿的存活率。若无阴道流血，在妊娠34周前可以不必住院，但要定期超声检查，了解胎盘与宫颈内口的关系；一旦出现阴道流血，就要住院治疗。期待疗法应在备血、有急诊手术条件下进行，一旦出血增多，应立即终止妊娠。期待疗法具体如下：

（1）绝对卧床休息：左侧卧位，定时吸氧（每日吸氧3次，每次20～30分钟）、禁止性生活、阴道检查、肛门检查、灌肠及任何刺激，保持孕妇良好情绪，可应用镇静剂地西泮5mg，口服，每日3次。

（2）抑制宫缩：是期待治疗成功与否的重要措施，子宫收缩可致胎盘剥离而引起出血增多，可用硫酸镁、利托君、沙丁胺醇、硝苯地平等药物抑制宫缩。首选硫酸镁，首次负荷剂量4g，稀释于5%葡萄糖液100ml中快速静脉滴注，再用10g稀释于5%葡萄糖液1000ml中以1.5～2.0g/h速度静脉滴注，每日用量10～15g。

（3）纠正贫血：视贫血严重程度补充铁剂，或少量多次输血。

（4）预防感染：可用广谱抗生素预防感染。

（5）促胎儿生长及肺成熟：密切监护胎儿宫内生长情况，由于贫血及胎盘位置不利于胎儿生长，故可适当使用能量等支持药物促胎儿宫内生长，大于32孕周妊娠者，可给予地塞米松10mg静脉或肌内注射，每日1～2次。连用2～3日，以促进胎儿肺成熟，急需时可羊膜腔内一次性注射。

（6）终止时机：严密观察病情，期待治疗一般至36周，各项指标提示胎儿已成熟者，可适时终止妊娠，避免在出现危险时再处理及急诊终止妊娠。对无反复出血者可延长至足月。

2.终止妊娠

（1）剖宫产：可在短时间内娩出胎儿，结束分娩，对母儿相对安全，是处理前置胎盘的主要手段。完全性前置胎盘必须以剖宫产终止妊娠。近年来对部分性及边缘性前置胎盘亦倾向剖宫产分娩。

（2）阴道分娩：适用于边缘性前置胎盘、出血不多、头先露、无头盆不称及胎位异常，且宫颈口已开大、估计短时间内分娩者。可在备血、输液条件下人工破膜，并加强宫缩促使胎头下降压迫胎盘而止血。一旦产程停滞或阴道流血增多，应立即剖宫产结束分娩。

（3）紧急转送：如无输血、手术等抢救条件时，应立即在消毒下阴道填塞纱布、腹部加压包扎、开通静脉输液通路后，由医务人员亲自护送至附近有条件的医院治疗。

【预防】

采取有效的避孕措施，避免多次人工流产及刮宫损伤，预防感染。发生妊娠期出血时，应及时就医，及早作出诊断和处理。

【临床特殊情况的思考和建议】

1.前置胎盘孕妇终止妊娠时机的选择　选择合适的时间终止妊娠在前置胎盘的处理中十分重要，过早终止不利于新生儿的成活，一味碍于延长孕龄的考虑，可能会丧失最佳处理时机而增加母婴危险。一般情况下，对于无阴道流血的前置胎盘孕妇，尽量延长孕周至足月后终止妊娠；若有少量阴道流血，完全性前置胎盘可在孕 36 周后、部分性及边缘性前置胎盘可在孕 37 周后终止妊娠；若阴道流血量较多，胎肺不成熟者，可经短时间促肺成熟后终止妊娠；一旦前置胎盘发生严重出血而危及孕妇生命安全时，不论胎龄大小均应立即剖宫产。

2.前置胎盘围手术期处理

（1）前置胎盘多倾向于剖宫产终止妊娠，对出现紧急情况出血较多者应在积极纠正休克、备血、输液的同时，及时手术。

（2）无论何种条件下手术均尽可能在手术前行 B 超检查，确定胎盘的确切位置及分布，应选用手术熟练的主刀和助手用最短的时间娩出胎儿，可有效减少出血，减少并发症。如为选择性手术，则应在充分与家属沟通后，并准备全麻设备，手术前若孕妇条件许可可适当进行血液稀释，输血可在出血基本控制后进行。

（3）手术中注意根据胎盘附着于子宫的位置而选择子宫切口，在胎盘位于下段前壁时，进腹后往往可见下段部位血管充盈或怒张，作子宫切口时应尽可能避开，或先行血管结扎，采用子宫下段偏高纵切口或体部切口，推开胎盘边缘后破膜，娩出胎儿。但应避免纵切口向下延伸而撕裂膀胱，更不主张撕裂胎盘而娩出胎儿。但在紧急情况时已误入胎盘者，则尽量将胎盘沿宫壁剥离后娩出胎儿，也可撕裂胎盘娩出胎儿，助手应快速将脐带自胎盘侧向新生儿侧挤压并切断以减少新生儿失血。侧壁前置胎盘可选择下段横切口，在无胎盘侧作一小切口后撕开子宫壁向另一侧延长，同时将胎盘向一侧推移娩出胎儿。后壁前置胎盘可选择子宫下段横切口，但由于胎盘挤压往往使先露部高浮，导致出头困难，故可将切口适当向上，也可为扩大切口留有余地。

（4）胎儿娩出后，立即以缩宫素 20U 子宫肌壁内及子宫下段肌壁内注射以加强子宫收缩，必要时可使用欣母沛宫体注射，并徒手剥离胎盘。胎盘剥离后，子宫下段胎盘附着面往往不易止血，可用热盐水纱垫直接压迫，也可在明胶海绵上放置凝血酶压迫出血处，或用可吸收线 8 字缝合血窦、双侧子宫动脉或髂内动脉结扎、髂内动脉栓塞以及宫腔内纱条填塞等方法止血。如无效或合并胎盘植入，可行子宫全切除术或子宫次全切除术（应完全切除胎盘附着的出血处）。

（5）前置胎盘术中出血量估计尤其重要，前壁前置胎盘或中央性前置胎盘尤其大部分胎盘位于前壁时，手术分娩出血较多，可引起休克，甚至可危及生命，即使保住生命，有时因输血不及时或输血量不足，往往可引起严重并发症。故术中正确及时估计出血量和及时输血是避免产妇不良后果发生的有效办法。前置胎盘术中出血往往较急，吸引器难以完全将溢出之血液及羊水完全吸净，可漫至手术单、手术床以及床周地面等。可采用多种统计出血方法综合分析出血量并及时补充。同时要预防继发性宫缩乏力、DIC、感染等不良后果的发生。

3.中期妊娠引产问题　临床诊断前置胎盘须于妊娠 28 周后,但有部分要求行中期妊娠引产的患者中,发现胎盘位置低或呈中央性表现,在引产过程中,尤其中央性前置胎盘者仍可能面临大出血的棘手问题。临床传统采用利凡诺羊膜腔内注射引产,其效果肯定。但为减少出血,在引产过程中,要求尽量缩短分娩时间并有较好的子宫收缩,在进入产程后加用缩宫素,并于产后加大用量。也有推荐在利凡诺注射前 48 小时起口服米菲司酮 50mg,每天 2 次×3 天,可显著地诱导子宫内膜细胞凋亡,使整个胎盘均匀自子宫壁剥离,减少出血。也有用天花粉注射引产,因天花粉蛋白是直接作用到胎盘,胎盘的血窦被凝固的纤维蛋白沉着,血流阻塞,分娩时可有效减少出血,但要注意预防过敏反应。使用方法为:天花粉蛋白皮试为阴性后,用天花粉蛋白试探液 0.045mg 做肌注,同时肌注地塞米松 10mg。观察 2 小时,患者无不适,给予天花粉蛋白注射液 1.2mg 肌注,6 小时后给予地塞米松 10mg 肌注,第 2 天给予地塞米松 10mg 肌注×3 天,监测体温、脉搏、血压,密切注意宫缩胎动,阴道流血,至胎儿、胎盘娩出。

(杨承竟)

第二节　胎盘早剥

妊娠 20 周后或分娩期,正常位置的胎盘于胎儿娩出前,全部或部分从子宫壁剥离,称为胎盘早剥。它是晚期妊娠严重的并发症之一。由于其起病急、发展快,处理不当可威胁母儿生命。国内报道发生率 0.46%～2.10%,围生儿死亡率为 20%～42.8%,是无胎盘早剥的 15 倍;国外报道发生率约 1%～2%,围生儿死亡率约 15%。发生率的高低还与产后是否仔细检查胎盘有关,有些轻型胎盘早剥患者症状不明显,易被忽略。

【病因及发病机制】

发病机制尚不完全清楚,但下列情况时胎盘早剥发病率增高。

1.孕妇血管病变　胎盘早剥多发生于子痫前期、子痫、慢性高血压及慢性肾脏疾病的孕妇。当这类疾病引起全身血管痉挛及硬化时,子宫底蜕膜也可发生螺旋小动脉痉挛或硬化,引起远端毛细血管缺血坏死而破裂出血,血液流至底蜕膜层与胎盘之间,并形成血肿,导致胎盘从子宫壁剥离。

2.机械因素　腹部外伤或直接被撞击、性交、外倒转术等都可诱发胎盘早剥。羊水过多时突然破膜,羊水流出过快,或双胎分娩时第一胎儿娩出过快,使宫内压骤减,子宫突然收缩而导致胎盘早剥。临产后胎儿下降,脐带过短使胎盘自子宫壁剥离。

3.子宫静脉压升高　仰卧位低血压综合征时,子宫压迫下腔静脉使回心血量减少,子宫静脉瘀血使静脉压升高,导致蜕膜静脉床瘀血或破裂而发生胎盘剥离。

4.其他　高龄孕妇、经产妇易发生胎盘早剥;不良生活习惯如吸烟、酗酒及吸食可卡因等也是国外发生率增高的原因;胎盘位于子宫肌瘤部位易发生胎盘早剥。

【病理及病理生理变化】

胎盘早剥的主要病理变化是底蜕膜出血,形成血肿,血肿产生张力使该处胎盘以出血点为中心自子宫壁向四周剥离,如剥离面小,张力增大可压迫止血使血液很快凝固而出血停止,临床可无症状或症状轻微。如继续出血,胎盘剥离面也随之扩大,形成较大的胎盘后血肿,血液可冲开胎盘边缘及胎膜经宫颈管流出,表现为外出血,称为显性剥离。如胎盘边缘或胎膜与子宫壁未剥离,或胎头进入骨盆入口压迫胎盘下缘,使血液积聚于胎盘与子宫壁之间而不能外流,故无阴道流血,称为隐性剥离。由于血液不能外流,胎盘后出血越积越多,可致子宫底升高,当出血达到一定程度,压力增大,血液冲开胎盘边缘和胎膜经宫颈管流出,即为混合性出血。有时胎盘后血液可穿破羊膜而溢入羊膜腔,形成血性羊水。

胎盘早剥尤其是隐性剥离时,胎盘后血肿增大及压力增加,使血液浸入子宫肌层,引起肌纤维分离、断裂及变性,称为子宫胎盘卒中。当血液经肌层浸入浆膜层时,子宫表面可见蓝紫色淤斑。以胎盘附着处为明显;偶尔血液也可渗入阔韧带、输卵管系膜,或经输卵管流入腹腔。卒中后的子宫收缩力减弱,可发生大量出血。

严重早剥的胎盘,剥离处的胎盘绒毛及蜕膜释放大量组织凝血活酶,进入母体血循环后激活凝血系统,而导致弥散性血管内凝血(DIC),在肺、肾等器官内形成微血栓,引起器官缺氧及功能障碍。DIC 继续发展可激活纤维蛋白溶解系统,产生大量纤维蛋白原降解产物(FDP),引起继发性纤溶亢进。由于凝血因子的大量消耗及高浓度 FDP 的生成,最终导致严重的凝血功能障碍。

【临床表现及分类】

国内外对胎盘早剥的分类不同。国外(Sher,1985)分为 Ⅰ、Ⅱ、Ⅲ 度,国内则分为轻、重两型,我国的轻型相当于 Sher Ⅰ 度,重型则包括 Sher Ⅱ、Sher Ⅲ 度。

1.国外胎盘早剥的 Sher 分度

(1)Ⅰ度:多见于分娩期,胎盘剥离面积小,患者常无腹痛或腹痛轻微,贫血体征不明显。腹部检查:子宫软,子宫大小与妊娠周数相符,胎位清楚,胎心多正常,产后检查胎盘母体面时发现有凝血块及压迹即可胎盘早剥。

(2)Ⅱ度:胎盘剥离 1/3 左右,主要症状为突然发生的持续性腹痛、腰酸或腰背痛,疼痛程度与胎盘后积血多少成正比。无阴道流血或仅有少量阴道流血,贫血程度与外出血量不符。腹部检查:子宫大于妊娠周数,宫底随胎盘后血肿增大而升高。胎盘附着处压痛明显,宫缩有间歇,胎位可扪及,胎儿存活。

(3)Ⅲ度:胎盘剥离超过胎盘面积 1/2,临床表现较 Ⅱ度加重。患者可出现恶心、呕吐、面色苍白、四肢湿冷、脉搏细数、血压下降等休克症状。腹部检查见:子宫硬如板状,宫缩间歇期不能放松,胎位触不清,胎心消失。

Ⅲa:患者无凝血功能障碍。

Ⅲb:患者有凝血功能障碍。

2.国内胎盘早剥的分型

(1)轻型:以外出血为主。胎盘剥离面不超过胎盘面积的 1/3,体征不明显,主要症状为较多量的阴道流血,色暗红,无腹痛或伴轻微腹痛,贫血体征不明显。检查:子宫软,无压痛或胎盘剥离处有轻压痛,宫缩有间歇。子宫大小与妊娠月份相符,胎位清楚,胎心率多正常。部分病例仅靠产后检查胎盘,发现胎盘母体面有陈旧凝血块及压迹而得以确诊。

(2)重型:常为内出血或混合性出血,胎盘剥离面一般超过胎盘面积的 1/3,伴有较大的胎盘后血肿,多见于子痫前期、子痫,主要症状为突发的持续性腹痛,腰酸及腰背痛。疼痛程度与胎盘后积血多少呈正相关,严重时可出现恶心、呕吐、出汗、面色苍白、脉搏细弱、血压下降等休克征象。临床表现的严重程度与阴道流血量不相符。检查:子宫硬如板状,压痛,尤以胎盘剥离处最明显,但子宫后壁胎盘早剥时压痛可不明显。子宫往往大于妊娠月份,宫底随胎盘后血肿的增大而增高,子宫多处于高张状态,如有宫缩则间歇期不能放松,故胎位触不清楚。如剥离面超过胎盘面积的 1/2,由于缺氧,常常胎心消失,胎儿死亡。重型患者病情凶险,可很快出现严重休克、肾功能异常及凝血功能障碍。

【辅助检查】

1.B型超声检查　可协助了解胎盘附着部位及胎盘早剥的程度,并可明确胎儿大小及存活情况,超声声像图显示胎盘与子宫壁间有边缘不清楚的液性暗区即为胎盘后血肿,血块机化时,暗区内可见光点反射。如胎盘绒毛膜板凸入羊膜腔,表明血肿较大。有作者认为超声诊断胎盘早剥的敏感性仅15%左右,即使阴性也不能排除胎盘早剥,但可排除前置胎盘。

2.实验室检查　了解贫血程度及凝血功能。可行血常规、尿常规及肝、肾功能等检查。重症患者应作以下试验:

(1)DIC筛选试验:血小板计数、血浆凝血酶原时间、血浆纤维蛋白原定量。

(2)纤溶确诊试验:凝血酶时间、副凝试验和优球蛋白溶解时间。

(3)情况紧急时,可行血小板计数,并用全血凝块试验监测凝血功能,可粗略估计血纤维蛋白原含量。

【诊断与鉴别诊断】

结合病史、临床症状及体征可作出临床诊断。轻型患者临床表现不典型时,可结合B型超声检查判断。重型患者出现典型临床表现时诊断较容易。关键应了解病情严重程度,了解有无肝、肾功能异常及凝血功能障碍,并与以下晚期妊娠出血性疾病进行鉴别。

1.前置胎盘　往往为无痛性阴道流血,阴道流血量与贫血程度呈正比,通过B型超声检查可以鉴别。

2.先兆子宫破裂　应与重型胎盘早剥相鉴别。可有子宫瘢痕史,常发生在产程中,由于头盆不称、梗阻性难产等使产程延长或停滞,子宫先兆破裂时,患者宫缩强烈,下腹疼痛拒按,胎心异常。可有少量阴道流血,腹部可见子宫病理缩复环,伴血尿。

【并发症】

1.弥散性血管内凝血(DIC)　重型胎盘早剥特别是胎死宫内的患者可能发生DIC,可表现为皮肤、黏膜出血,以及咯血、呕血、血尿及产后出血。

2.出血性休克　无论显性及隐性出血,量多时可致休克;子宫胎盘卒中者产后因宫缩乏力可致严重的产后出血;凝血功能障碍也是导致出血的重要原因。大量出血使全身重要器官缺血缺氧导致心、肝、肾衰竭,脑垂体及肾上腺皮质坏死。

3.羊水栓塞　胎盘早剥时,剥离面子宫血管开放,破膜后羊水可沿开放的血管进入母血循环导致羊水栓塞。

4.急性肾衰竭　重型胎盘早剥常由严重妊娠期高血压疾病等引起。子痫前期或子痫时,肾内小动脉痉挛,肾小球前小动脉极度狭窄,导致肾脏缺血。而胎盘早剥出血、休克及DIC等,可在其基础上更加减少肾血流量,导致肾皮质或肾小管缺血坏死,出现急性肾衰竭。

5.胎儿宫内死亡　如胎盘早剥面积大,出血多,胎儿可因缺血缺氧而死亡。

【处理】

1.纠正休克　当患者出血较多,胎心音听不到,面色苍白、休克时应立即面罩给氧,建立静脉输血通道,快速输新鲜血和血浆补充血容量及凝血因子,以保持血细胞比容不小于0.30,尿量>30ml/h。

2.及时终止妊娠　快速了解胎儿宫内安危状态,胎儿是否存活,母儿的预后与处理的早晚有直接关系。胎盘早剥后,由于胎儿未娩出,剥离面继续扩大,出血可继续加重,并发肾衰竭及DIC的危险性也更大,严重危及母儿的生命,因此,确诊后应立即终止妊娠,娩出胎儿以控制疾病进展。

3.早期预防及识别凝血功能异常及脏器功能损害　胎盘早剥时剥离处的胎盘绒毛及蜕膜释放大量组织凝血活酶,易导致弥散性血管内凝血(DIC),并在肺、肾等器官内形成微血栓,引起器官缺血缺氧及功能障碍。同时在产前出血的同时易发生产后出血,产后应密切观察子宫收缩、宫底高度、阴道流血量及全身情况,并监测主要脏器的功能情况,避免造成急性损害而危及生命或形成永久损害。

【预防】

对妊娠期高血压疾病及慢性肾炎孕妇,应加强孕期管理,并积极治疗,防止外伤、避免性生活,对高危患者不主张行倒转术,人工破膜应在宫缩间歇期进行。

【临床特殊情况的思考和建议】

1.不典型胎盘早剥的临床诊断　不典型胎盘早剥相当一部分病例无明显诱因可查,临床医师易放松警惕。故应重视询问患者易忽视的问题如长时间仰卧、体位的突然改变等。胎盘早剥的症状体征与胎盘附着部位、胎盘剥离面大小有关,如子宫后壁胎盘早剥往往表现为腰酸等不适。不典型胎盘早剥因早期病情轻,易误诊为先兆早产,前置胎盘出血及临产,故应重视动态观察,在行胎儿宫内情况监护时(NST)如发现胎心基线平坦,又无明显原因时应高度警惕。对予以保胎期待治疗无好转的"先兆早产",持续少量阴道流血或胎心监护异常要考虑到不典型胎盘早剥。不典型胎盘早剥也可发展成重型病例,其死胎发生、产后出血、胎儿窘迫等均明显升高。

2.胎盘早剥时终止妊娠方法的抉择

(1)剖宫产:对于重型胎盘早剥,估计不可能短期内经阴道分娩者;即使是轻型患者,出现胎儿窘迫而需抢救胎儿者;病情急剧加重,危及孕妇生命时,不管胎儿存活与否,均应立即剖宫产。此外,有产科剖宫产指征、或产程无进展者也应剖宫产终止。术前应常规检查凝血功能,并备足新鲜血、血浆和血小板等,术中娩出胎儿和胎盘后,立即以双手按压子宫前后壁,用缩宫素 20U 静脉推注、再以 20U 子宫肌内注射,多数可以止血,必要时可使用卡前列素氨丁三醇注射液宫体注射。

(2)阴道分娩:患者全身情况良好,病情较稳定,出血不多,且宫颈口已开大,估计能在短时间内分娩者,可经阴道分娩。先行人工破膜使羊水缓慢流出,减少子宫容积,以腹带紧裹腹部加压,使胎盘不再继续剥离,如子宫收缩乏力,可使用缩宫素加强宫缩以缩短产程,产程中应密切观察心率、血压、宫底高度、阴道流血量及胎儿宫内情况,一旦发现病情加重或出现胎儿窘迫征象,或产程进展缓慢,应剖宫产结束分娩。

3.凝血功能异常的处理

(1)补充血容量和凝血因子:出血可导致血容量不足及凝血因子的丧失,输入足够的新鲜血液可有效补充血容量及凝血因子。10U 新鲜冷冻血浆可提高纤维蛋白原含量 1g/L。无新鲜血液时可用新鲜冰冻血浆替代。也可输入纤维蛋白原 3~6g,基本可以恢复血纤维蛋白原水平。血小板减少时可输入血小板浓缩液。经过以上处理而尽快终止妊娠后,凝血因子往往可恢复正常。

(2)肝素的应用:高效的抗凝剂,可阻断凝血过程,防止凝血因子及血小板的消耗,宜在血液高凝期尽早使用,禁止在有显著出血倾向或纤溶亢进阶段使用。

(3)抗纤溶治疗:DIC 处于血液不凝固而出血不止的纤溶阶段时,可在肝素化和补充凝血因子的基础上应用抗纤溶药物治疗。临床常用药物有抑肽酶、氨甲环酸、氨基己酸、氨甲苯酸等。

4.肾功能的保护　对胎盘早剥患者,一律放置持续导尿,观察排尿情况,必要时可放置滴液式集尿袋便于观察,如患者出现少尿(尿量<17ml/h)或无尿(尿量<100ml/24h)时应诊断肾功能衰竭,应及时补充血容量,必要时测中心静脉压,然后可用呋塞米 40mg 加入 25%葡萄糖液 20ml 中静脉推注。或用 20%甘露醇 250ml 快速静脉滴注,必要时可重复应用,一般多在 1~2 日内恢复。如尿量仍不见增多,或出现氮质血症、电解质紊乱、代谢性酸中毒等严重肾衰竭时,可行血液透析治疗,多可于一周内好转。对不可逆性肾功能损害考虑行肾移植手术。

5.子宫卒中及子宫切除问题　胎盘早剥形成的胎盘后血肿,使血液浸入子宫肌层,引起肌纤维分离、断裂及变性,子宫表面可见蓝紫色瘀斑,称为子宫胎盘卒中,子宫胎盘卒中后子宫肌收缩力减弱,常常引起宫缩乏力,使出血增加。故在手术中应及时使用宫缩剂,按摩子宫,也可用温盐水纱布包裹卒中的子宫,促进血液循环,恢复平滑肌收缩功能,如仍出血不止,可结扎子宫动脉上行支或髂内血管,经以上处理,仍有不能控制之出血或出现 DIC 时经抗 DIC 治疗无效后可行子宫切除术。对残端应予包埋缝合,避免残端出血。

（李春红）

第三节　胎膜病变

　　胎膜是由羊膜和绒毛膜组成。胎膜外层为绒毛膜,内层为羊膜,于妊娠 14 周末,羊膜与绒毛膜相连封闭胚外体腔,羊膜腔占据整个宫腔,对胎儿起着一定的保护作用。同时胎膜含甾体激素代谢所需的多种酶,与甾体激素的代谢有关。胎膜含多量花生四烯酸的磷脂,且含有能催化磷脂生成游离花生四烯酸的溶酶体,故胎膜在分娩发动上有一定作用。胎膜的病变与妊娠的结局有密切的关系。

一、胎膜早破

　　胎膜早破(PROM)是指胎膜破裂发生在临产前。胎膜早破可导致产妇、胎儿和新生儿的风险明显升高。胎膜早破是产科的难题。一般认为胎膜早破发生率在 10%,大部分发生在 37 周后,称足月胎膜早破,若发生在妊娠不满 37 周称足月前胎膜早破,发生率为 2.0%。胎膜早破的妊娠结局与破膜时孕周有关。孕周越小,围生儿预后越差。常引起早产及母婴感染。

【病因】

　　目前胎膜早破的病因尚不清楚,一般认为胎膜早破的病因与下述因素有关。

　　1.生殖道病原微生物上行性感染　胎膜早破患者经腹羊膜腔穿刺,羊水细菌培养 28%～50% 呈阳性,其微生物分离结果往往与宫颈内口分泌物培养结果相同,提示生殖道病原微生物上行性感染是引起胎膜早破的主要原因之一。B 族溶血性链球菌、衣原体、淋病奈瑟菌、梅毒和解脲支原体感染不同程度与 PPROM 相关。但是妊娠期阴道内的致病菌并非都引起胎膜早破,其感染条件为菌量增加和局部防御能力低下。宫颈黏液中的溶菌酶、局部抗体等抗菌物质等局部防御屏障抗菌能力下降微生物附着于胎膜,趋化中性粒细胞,浸润于胎膜中的中性粒细胞脱颗粒,释放弹性蛋白酶,分解胶原蛋白成碎片,使局部胎膜抗张能力下降,而致胎膜早破。

　　2.羊膜腔压力增高　双胎妊娠、羊水过多、过重的活动等使羊膜腔内压力长时间或多时间的增高,加上胎膜局部缺陷,如弹性降低、胶原减少,增加的压力作用于薄弱的胎膜处,引起胎膜早破。

　　3.胎膜受力不均　胎位异常、头盆不称等可使胎儿先露部不能与骨盆入口衔接,盆腔空虚致使前羊水囊所受压力不均,引起胎膜早破。

　　4.部分营养素缺乏　母血维生素 C 浓度降低者,胎膜早破发病率较正常孕妇增高近 10 倍。体外研究证明,在培养基中增加维生素 C 浓度,能降低胶原酶及其活性,而胶原是维持羊膜韧性的主要物质。铜元素缺乏能抑制胶原纤维与弹性硬蛋白的成熟。胎膜早破者常发现母、脐血清中铜元素降低。故维生素 C、铜元素缺乏,使胎膜抗张能力下降,易引起胎膜早破。

　　5.宫颈病变　常因手术机械性扩张宫颈、产伤或先天性宫颈局部组织结构薄弱等,使宫颈内口括约功能破坏,宫颈内口松弛,前羊水囊易于楔入,使该处羊水囊受压不均,加之此处胎膜最接近阴道,缺乏宫颈黏液保护,常首先受到病原微生物感染,造成胎膜早破。

6.创伤　腹部受外力撞击或摔倒,阴道检查或性交时胎膜受外力作用,可发生破裂。

【临床表现】

90％患者突感较多液体从阴道流出,并有阵发性或持续性阴道流液,时多时少,无腹痛等其他产兆。肛门检查时触不到胎囊,如上推胎儿先露部时,见液体从阴道流出,有时可见到流出液中有胎脂或被胎粪污染,呈黄绿色。如并发明显羊膜腔感染,则阴道流出液体有臭味,并伴发热、母儿心率增快、子宫压痛、白细胞计数增高、C 反应蛋白阳性等急性感染表现。隐匿性羊膜腔感染时,虽无明显发热,但常出现母儿心率增快。患者在流液后,常很快出现宫缩及宫口扩张。

【诊断】

根据详细的询问病史并结合临床及专科检查可诊断胎膜早破。当根据临床表现诊断胎膜早破存在疑问时,可以结合一些辅助检查明确诊断。明确诊断胎膜早破后还应进一步检查排除羊膜腔感染。

1.胎膜早破的诊断

(1)阴道窥器检查:见液体自宫颈流出或后穹隆较多的积液中见到胎脂样物质是诊断胎膜早破的直接证据。

(2)阴道液 pH 测定:正常阴道液 pH 为 4.5～5.5,羊水 pH 为 7.0～7.5,如阴道液 pH＞6.5,提示胎膜早破可能性大。该方法诊断正确率可达 90％。若阴道液被血、尿、精液及细菌性阴道病所致的大量白带污染,可产生假阳性。

(3)阴道液涂片检查:取阴道后穹隆积液置于干净玻片上,待其干燥后镜检,显微镜下见到羊齿植物叶状结晶为羊水。其诊断正确率可达 95％。如阴道液涂片用 0.5％硫酸尼罗蓝染色,镜下可见橘黄色胎儿上皮细胞;若用苏丹Ⅲ染色,则见到黄色脂肪小粒可确定为羊水。

(4)羊膜镜检查:可以直视胎儿先露部,看不到前羊膜囊即可诊断胎膜早破。

(5)胎儿纤维连接蛋白(fFN):胎儿纤维连接蛋白是胎膜分泌的细胞外基质蛋白,胎膜破裂,其进入宫颈及阴道分泌物。在诊断存在疑问时,这是一个有用和能明确诊断的实验。

(6)B 型超声检查:可根据显露部位前样水囊是否存在,如消失,应高度怀疑有胎膜早破,此外,羊水逐日减少,破膜超过 24 小时者,最大羊水池深度往往＜3cm,可协助诊断胎膜早破。

2.羊膜腔感染的诊断

(1)临床表现:孕妇体温升高至 37.8℃或 38℃以上,脉率增快至 100 次/分或以上,胎心率增快至 160 次/分以上。子宫压痛,羊水有臭味,提示感染严重。

(2)经腹羊膜腔穿刺检查:在确诊足月前胎膜早破后,最好行羊膜穿刺,抽出羊水检查微生物感染情况,对选择治疗方法有意义。常用方法有:

1)羊水细菌培养:是诊断羊膜腔感染的金标准。但该方法费时,难以快速诊断。

2)羊水白细胞介素 6 测定(IL-6):如羊水中 IL-6≥7.9ng/ml,提示急性绒毛膜羊膜炎。该方法诊断敏感性较高,且对预测新生儿并发症如肺炎、败血症等有帮助。

3)羊水涂片革兰染色检查:如找到细菌,则可诊断绒毛膜羊膜炎,该法特异性较高,但敏感性较差。

4)羊水涂片计数白细胞:≥30 个白细胞/ml,提示绒毛膜羊膜炎,该法诊断特异性较高。如羊水涂片革兰染色未找到细菌,而涂片白细胞计数增高,应警惕支原体、衣原体感染。

5)羊水葡萄糖定量检测:如羊水葡萄糖＜10mmol/L,提示绒毛膜羊膜炎。该方法常与上述其他指标同时检测,综合分析,评价绒毛膜羊膜炎的可能性。

(3)动态胎儿生物物理评分(BPP):因为经腹羊膜腔穿刺较难多次反复进行,特别是合并羊水过少者,而期待治疗过程中需要动态监测羊膜腔感染的情况。临床研究表明,BPP＜7 分(主要为 NST 无反应型、胎儿呼吸运动消失)者,绒毛膜羊膜炎及新生儿感染性并发症的发病率明显增高,故有学者推荐动态监测BPP,决定羊膜腔穿刺时机。

【对母儿的影响】

1.对母体影响

(1)感染:破膜后,阴道病原微生物上行性感染更容易、更迅速。随着胎膜早破潜伏期(指破膜到产程开始的间隔时间)延长,羊水细菌培养阳性率增高,且原来无明显临床症状的隐匿性绒毛膜羊膜炎常变成显性。除造成孕妇产前、产时感染外,胎膜早破还是产褥感染的常见原因。

(2)胎盘早剥:足月前胎膜早破可引起胎盘早剥,确切机制尚不清楚,可能与羊水减少有关。据报道最大羊水池深度<1cm,胎盘早剥发生率12.3%、而最大池深度<2cm,发生率仅3.5%。

2.对胎儿影响

(1)早产儿:30%~40%早产与胎膜早破有关。早产儿易发生新生儿呼吸窘迫综合征、胎儿及新生儿颅内出血、坏死性小肠炎等并发症,围生儿死亡率增加。

(2)感染:胎膜早破并发绒毛膜羊膜炎时,常引起胎儿及新生儿感染,表现为肺炎、败血症、颅内感染。

(3)脐带脱垂或受压:胎先露未衔接者,破膜后脐带脱垂的危险性增加;因破膜继发性羊水减少,使脐带受压,亦可致胎儿窘迫。

(4)胎肺发育不良及胎儿受压综合征:妊娠28周前胎膜早破保守治疗的患者中,新生儿尸解发现。肺/体重比值减小、肺泡数目减少。活体X线摄片显示小而充气良好的肺、钟形胸、横膈上抬到第7肋间。胎肺发育不良常引起气胸、持续肺高压,预后不良。破膜时孕龄越小、引发羊水过少越早,胎肺发育不良的发生率越高。如破膜潜伏期长于4周,羊水过少程度重,可出现明显胎儿宫内受压,表现为铲形手、弓形腿、扁平鼻等。

【治疗】

总体而言,对胎膜早破的处理已经从保守处理转为积极处理,准确评估孕周对处理至关重要。

1.发生在36周后的胎膜早破　观察12~24小时,80%患者可自然临产。临产后观察体温、心率、宫缩、羊水流出量、性状及气味,必要时B型超声检查了解羊水量,胎儿电子监护进行宫缩应激试验,了解胎儿宫内情况。若羊水减少,且CST显示频繁变异减速,应考虑羊膜腔输液;如变异减速改善,产程进展顺利,则等待自然分娩。否则,行剖宫产术。若未临产,但发现有明显羊膜腔感染体征,应立即使用抗生素,并终止妊娠。如检查正常,破膜后12小时,给予抗生素预防感染,破膜24小时仍未临产且无头盆不称,应引产。目前研究发现,静滴催产素引产似乎最合适。

2.足月前胎膜早破治疗　是胎膜早破的治疗难点,一方面要延长孕周减少新生儿因不成熟而产生的疾病与死亡;另一方面随着破膜后时间延长,上行性感染成为不可避免或原有的感染加重,发生严重感染并发症的危险性增加,同样可造成母儿预后不良。目前足月前胎膜早破的处理原则是:若胎肺不成熟,无明显临床感染征象,无胎儿窘迫,则期待治疗;若胎肺成熟或有明显临床感染征象,则应立即终止妊娠;对胎儿窘迫者,应针对宫内缺氧的原因,进行治疗。

(1)期待治疗:密切观察孕妇体温、心率、宫缩、白细胞计数、C反应蛋白等变化,以便及早发现患者的明显感染体征,及时治疗。避免不必要的肛门及阴道检查。

1)应用抗生素:足月前胎膜早破应用抗生素,能降低胎儿及新生儿肺炎、败血症及颅内出血的发生率;亦能大幅度减少绒毛膜羊膜炎及产后子宫内膜炎的发生;尤其对羊水细菌培养阳性或阴道分泌物培养B族链球菌阳性者,效果最好。B族链球菌感染用青霉素;支原体或衣原体感染,选择红霉素或罗红霉素。如感染的微生物不明确,可选用FDA分类为B类的广谱抗生素,常用β-内酰胺类抗生素。可间断给药,如开始给氨苄西林或头孢菌素类静脉滴注,48小时后改为口服。若破膜后长时间不临产,且无明显临床感染征象,则停用抗生素,进入产程时继续用药。

2)宫缩抑制剂应用:对无继续妊娠禁忌证的患者,可考虑应用宫缩抑制剂预防早产。如无明显宫缩,可口服利托君;有宫缩者,静脉给药,待宫缩消失后,口服维持用药。

3)纠正羊水过少:若孕周小,羊水明显减少者,可进行羊膜腔输液补充羊水,以帮助胎肺发育;若产程中出现明显脐带受压表现(CST显示频繁变异减速),羊膜腔输液可缓解脐带受压。

4)肾上腺糖皮质激素促胎肺成熟:妊娠35周前的胎膜早破,应给予倍他米松12mg静脉滴注,每日1次共2次;或地塞米松6mg,肌内注射,每日2次,用2天。

(2)终止妊娠:一旦胎肺成熟或发现明显临床感染征象,在抗感染同时,应立即终止妊娠。对胎位异常或宫颈不成熟,缩宫素引产不易成功者,应根据胎儿出生后存活的可能性,考虑剖宫产或更换引产方法。

3.小于24孕周的胎膜早破　这个孕周最适合的处理尚不清楚,必须个体化,患者及家人的要求应纳入考虑。若已临产,或合并胎盘早剥,或有临床证据显示母儿感染存在,这些都是积极处理的指征。有些父母要求积极处理是因为担心妊娠25～26周分娩的胎儿虽然有可能存活,但极可能发生严重的新生儿及远期并发症。

目前越来越多的人考虑期待处理。但有报告指出,小于24周新生儿的存活率低于50%,甚至在最新最好的研究中,经过12个月的随访后,发育正常的新生儿低于40%。因此,对于小于24周的PPROM,对回答父母咨询必须完全和谨慎。应让父母明白在最好的监测下新生儿可能的预后:新生儿死亡率及发病率都相当高。

考虑到预后并不明确,对于小于24周的早产胎膜早破,另一种处理方案已形成。即:在首次住院72小时后,患者在家中观察,限制其活动,测量体温,每周报告产前评估及微生物/血液学检测结果。这种处理有待随机试验评估,但考虑到经济及心理因素,这种处理很显然是合适的。

4.发生在24～31孕周的胎膜早破　在这个孕周,胎儿最大的风险仍是不成熟,这种风险比隐性宫内感染患者分娩产生的好处还重要。因此,期待处理是这个孕周最好的建议。

在这个孕周,特别对于胎肺不可能成熟的患者,使用羊膜腔穿刺检查诊断是否存在隐性羊膜腔感染存在争议。在某些情况下,特别是存在绒毛膜羊膜炎隐性体征,如低热、白细胞计数升高和C反应蛋白增加等,可以考虑羊膜腔穿刺。

一项评估26～31周PPROM患者72小时后在家中及医院治疗的对比随机研究指出,在家中处理是一项可采纳的安全方法,考虑到新生儿及母亲的结局,这种处理明显减少母亲住院费用。Hoffmann等指出,这种形式更适合一周内无临床感染迹象、B超提示有足量羊水的患者。我们期待类似的大样本随机研究结果,决定这个孕周PPROM的合适处理。

在24～31周PPROM的产前处理中,应与父母探讨如果保守处理不合适时可能的分娩方式。结果发现,正在出现一种值得注意的临床实践趋势。Amon等以围产学会成员的名义发表的一项调查显示,特别是胎儿存活率不高的孕周,在1986～1992年分娩的妇女中,孕24～28周因胎儿指征剖宫产率增加了2倍。然而,Sanchez-Ramos等在1986～1990年研究指出,极低体重婴儿分娩的剖宫产率从55%降低至40%($P<0.05$),新生儿的死亡率并没有改变,低Apgar评分的发生率、脐带血气值、脑室出血的发生率,或新生儿在重症监护室治疗的平均时间也没有改变。Weiner特别研究32周前的臀先露病例,得出结论:剖宫产通过减少脑室出血的发生率而减少围产儿的死亡率。Olofsson等证实了这个观点。

客观地说,低出生体重婴儿经阴道分娩是合理的选择,若存在典型的产科指征,借助剖宫产可能拯救小于32周臀先露的婴儿。

5.发生于 31～33 孕周的胎膜早破　该孕周分娩的新生儿存活率超过 95%。因此,不成熟的风险和新生儿败血症的风险一样。尽管这个时期用羊膜腔穿刺检查似乎比较合理,但对其价值仍未充分评估。在 PPROM 妇女中行羊膜腔穿刺获取羊水的成功率介于 45%～97%,即使成功获取羊水,但由于诊断隐性宫内感染缺乏金标准,使我们难于解释革兰染色、羊水微生物培养、白细胞酯酶测定及气相色谱分析的结果。Fish 对 6 个关于应用培养或革兰染色涂片诊断羊水感染研究的综述指出,这些检查诊断宫内感染的敏感率为 55%～100%,特异性为 76%～100%。羊水感染的定义在评价诊断实验对亚临床宫内感染诊断的敏感性及特异性时特别重要,例如,如果微生物存在即诊断宫内感染,羊水革兰染色及培养诊断的敏感性为 100%;如果将新生儿因败血症死亡作终点,诊断宫内感染的敏感性将明显减低,这将漏诊很多重要疾病。Fish 用绒毛膜炎组织病理学证据定义感染,但 Ohlsson 及 Wang 怀疑这一点,他们接受临床绒毛膜羊膜炎及它的缺点;Dudley 等用新生儿败血症(怀疑或证实)定义感染;而 Vintzileos 等联合临床绒毛膜羊膜炎及新生儿败血症(怀疑或证实)定义感染。

Dudley 等指出,在这个孕周羊膜腔穿刺所获得的标本中,58% 的病例胎肺不成熟。这一结果和显示胎肺成熟率为 50%～60% 的其他研究相一致。考虑到早产胎膜早破新生儿呼吸窘迫问题,胎肺成熟测试(L/S 值)阳性预测值为 68%,阴性预测值为 79%。对特殊情况如隐性感染但胎肺未成熟及胎肺已成熟但羊水无感染状况缺乏足够评估,因而无法决定正确的处理选择。

如果无法成功获取足够多羊水,处理必须依据有固有缺陷的临床指标结果,并联合精确性差的 C 反应蛋白及血常规等血液参数评估感染是否存在。虽然 Yeast 等发现没有证据显示羊膜腔穿刺引起临产,但这种操作并不是完全无并发症的,在回答患者及家人咨询时,这种情况必须说明。特别是在这个孕周,羊膜腔穿刺在患者处理中的作用有待评估。在将列为常规处理选择前,最好先进行大样本前瞻性随机试验。

6.发生在 34～36 周的胎膜早破　虽然在这个孕周仍普遍采用期待疗法,但正如 Olofsson 等关于瑞典对 PPROM 的产科实践的综述中提出的,很多人更愿意引产。这个孕周引产失败的可能性比足月者大,但至今对其尚未做充分评估。

应该清楚明确,宫内感染、胎盘早剥或胎儿窘迫都是积极处理的指征。

【预防】

1.妊娠期尽早治疗下生殖道感染　及时治疗滴虫阴道炎、淋病奈氏菌感染、宫颈沙眼衣原体感染、细菌性阴道病等。

2.注意营养平衡　适量补充铜元素或维生素 C。

3.避免腹压突然增加　特别对先露部高浮、子宫膨胀过度者,应予以足够休息,避免腹压突然增加。

4.治疗宫颈内口松弛　可于妊娠 14～16 周行宫颈环扎术。

【临床特殊情况的思考和建议】

胎膜早破应用抗生素的价值及选择:胎膜早破患者中应用抗生素可以提高新生儿的预后,同时还可以减少母亲感染、推迟分娩、减少新生儿感染和新生儿在出生 28 天内需要肺表面活性物质及氧气的数量。选用何种抗生素也非常重要,现在认为大环内酯类抗生素能够消除细菌治病因子产物,发挥抗蛋白酶活性,稳定活化的炎性细胞。β-内酰胺类抗生素仅削弱细菌细胞壁合成,减少内毒素的释放,但增加炎症细胞因子的释放,对新生儿有潜在的副作用。所以目前有观点认为在胎膜早破患者中应用红霉素治疗可以更加好的改善新生儿的预后和减少儿童缺陷。

二、绒毛膜羊膜炎

胎膜的炎症是一种宫内感染的表现,常伴有胎膜早破和分娩延长。当显微镜下发现单核细胞及多核细胞浸润绒毛时称为绒毛膜羊膜炎。如果单核细胞及多核细胞在羊水中发现时即为羊膜炎。脐带的炎症称为脐带炎,胎盘感染称为胎盘绒毛炎。绒毛膜羊膜炎是宫内感染的主要表现,是导致胎膜早破和(或)早产的主要原因,同时与胎儿的和新生儿的损伤和死亡密切有关。

【病因】

研究证实阴道和(或)宫颈部位的细菌通过完整或破裂的胎膜上行性感染羊膜腔是导致绒毛膜羊膜炎的主要原因。20多年前已经发现阴道直肠的B族链球菌与宫内感染密切相关。妊娠期直肠和肛门菌群异常可以导致阴道和宫颈部位菌群异常。妊娠期尿路感染可以引起异常的阴道病原体从而引起宫内感染,这种现象在未治疗的与B族链球菌相关无症状性菌尿病患者中得到证实。细菌性阴道病被认为与早产、胎膜早破、绒毛膜羊膜炎,以及长期的胎膜破裂、胎膜牙周炎、A型或O型血、酗酒、贫血、肥胖等有关。

宫颈功能不全导致宿主的防御功能下降,从而为上行性感染创造条件。

【对母儿的影响】

1.对孕妇的影响　20世纪70年代宫内感染是产妇死亡的主要原因。到90年代由于感染的严重并发症十分罕见,由宫内感染导致的孕产妇死亡率明显下降。但由宫内感染导致的并发症仍较普遍,因为宫内感染可以导致晚期流产和胎儿宫内死亡。胎膜早破与宫内感染密切相关。目前宫内感染已公认是早产的主要原因。宫内感染还可导致难产并导致产褥感染。

2.对胎儿、婴儿的影响　宫内感染对胎儿和新生儿的影响远较对孕产妇的影响大。胎儿感染是宫内感染的最后阶段。胎儿炎症反应综合征(FIRS)是胎儿微生物入侵或其他损伤导致一系列炎症反应,继而发展为多器官衰竭、中毒性休克和死亡。另外胎儿感染或炎症的远期影响还包括脑瘫,肺支气管发育不良,围产儿死亡的并发症明显增加。

【临床表现】

绒毛膜羊膜炎的临床症状和体征主要包括:①产时母亲发热,体温$>37.8℃$;②母亲明显的心跳过速$(>120$次/分$)$;③胎心过速$(>160bpm)$;④羊水或阴道分泌物有脓性或有恶臭味;⑤宫体触痛;⑥母亲白细胞增多(全血白细胞计数$>15×10^9\sim18×10^9/L$)。

在以上标准中,产时母亲发热是最常见和最重要的指标,但是必须排除其他原因,包括脱水、或同时有尿路和其他器官系统的感染。白细胞升高非常重要,但是作为单独指标诊断意义不大。

体检非常重要,可以发现未表现出症状和体征的绒毛膜羊膜炎孕妇,可能发现的体征包括:①发热;②心动过速$(>120bpm)$;③低血压;④出冷汗;⑤皮肤湿冷;⑥宫体触痛;⑦阴道分泌物异常或恶臭。

另外还有胎心过速$(>160\sim180bpm)$,应用超声检查生物物理评分低于正常。超声检查羊水的透声异常可能也有一定的诊断价值。

【诊断】

根据临床症状及体征诊断并不困难。但常需采用下列辅助检查,估计羊水量及羊水过多的原因。在产时,绒毛膜羊膜炎的诊断通常以临床标准作为依据,尤其是足月妊娠时。

1.羊水或生殖泌尿系统液体的细菌培养　对寻找病原体可能是有诊断价值的方法。有学者提出获取宫颈液培养时可能会增加早期羊水感染的危险性,无论此时胎膜有否破裂。隐性绒毛膜羊膜炎被认为是早产的重要诱因。

2.羊水、母血、母尿或综合多项实验检查　无症状的早产或胎膜早破的产妇需要进行一些检查来排除有否隐性绒毛膜羊膜炎。临床医生往往进行一些实验室检查包括羊水、母血、母尿或综合多项实验检查来诊断是否有隐性或显性的羊膜炎或绒毛膜羊膜炎的存在。

3.羊水或生殖泌尿系统液体的实验室检查　包括以下几项:

（1）通过羊膜穿刺获得的羊水,可进行白细胞计数、革兰氏染色、PH 值测定、葡萄糖定量,以及内毒素、乳铁蛋白、细胞因子(如白细胞介素 6)等的测定。

（2）羊水或血液中的细胞因子定量测定通常包括 IL-6、肿瘤坏死因子-α、IL-1 以及 IL-8。尽管在文献中 IL-6 是最常被提及的,但目前尚无一致的意见能表明哪种细胞因子具有最高的敏感性或特异性,以及阳性或阴性的预测性。脐带血或羊水中 IL-6 水平的升高与婴儿有长期的神经系统损伤有关。这些都不是常规的实验室检查,在社区医院中也没有这些辅助检查。

（3）PCR 作为一种辅助检查得到了迅速发展。它被用来检测羊水中或其他体液中的微生物如 HIV 病毒、巨细胞病毒、单纯疱疹病毒、细小病毒、弓形体病毒以及细菌 DNA。PCR 检测法被用来诊断由细菌体病原体引起的羊水感染,但只有大学或学院机构才能提供此类检测方法。

（4）羊膜穿刺术可引起胎膜早破。正因为如此,有人提出检测宫颈阴道分泌物来诊断绒毛膜羊膜炎。可能提示有宫颈或绒毛膜感染存在的宫颈阴道分泌物含有胎儿纤连蛋白、胰岛素样生长因子粘连蛋白-1以及唾液酶。羊膜炎与 IL-6 水平、胎儿纤连蛋白有密切关系。然而,孕中期胎儿纤连蛋白的测定与分娩时的急性胎盘炎无关。羊水的蛋白组织学检测能诊断宫内炎症和或宫内感染,并预测继发的新生儿败血症。但读者谨记这些检测并不是大多数医院能做的。

（5）产前过筛检查表明:B 族链球菌增殖可增加发生绒毛膜羊膜炎的风险,而产时抗生素的应用能减少新生儿 B 族链球菌感染的发生率。在产时应用快速 B 族链球菌检测能较其他试验发现更多处于高危状态的新生儿。快速 B 族链球菌检测法的应用使一些采用化学药物预防产时感染的母亲同时也能节约花费于新生儿感染的费用大约差不多 12000 美元。近年来更多来自欧洲的报道也提到了 B 族链球菌检测和产时化学药物预防疗法的效果,但同时也提出 PCR 检测如何能更好改进 B 族链球菌检测的建议。

4.母血检测

（1）当产妇有发热时,白细胞计数或母血中 C 反应蛋白的水平用来预测绒毛膜羊膜炎的发生。但不同的报道支持或反对以 C 反应蛋白水平来诊断绒毛膜羊膜炎。但 C 反应蛋白水平较外周血白细胞计数能更好地预测绒毛膜羊膜炎,尤其是如果产妇应用了皮质醇激素类药物,她们外周血中的白细胞可能会增高。

（2）另一些学者提示母血中的 α_1 水解蛋白酶抑制复合物能较 C 反应蛋白或白细胞计数更好的预测羊水感染羊水中的粒细胞计数看来较 C 反应蛋白或白细胞计数能更好预测羊水感染。事实上,羊水中白细胞增多和较低的葡萄糖定量就高度提示绒毛膜羊膜炎的发生,在这种情况下也是最有价值的信息。分析母体血清中的 IL-6 或铁蛋白水平也是有助于诊断的,因为这些因子水平的增高也和母体或新生儿感染有关。在母体血清中的 IL-6 水平较 C 反应蛋白可能更有预测价值。母血中的 α_1 水解蛋白酶抑制复合物、细胞因子以及铁蛋白没有作为广泛应用的急性绒毛膜羊膜炎标记物。

【治疗】

包括两部分的内容,第一部分是对于怀疑绒毛膜羊膜炎孕妇的干预和防止胎儿的感染;第二部分是包括对绒毛膜羊膜炎的病因、诊断方法,以及可疑孕妇分娩的胎儿及时和适合的治疗。

1.孕妇治疗　一旦绒毛膜羊膜炎诊断明确应该即刻终止妊娠。一旦出现胎儿窘迫应紧急终止妊娠。目前建议在没有获得病原体培养结果前可以给予广谱抗生素或依据经验给予抗生治疗,可以明显降低孕产妇和新生儿的病死率。

早产和胎膜早破的处理:早产或胎膜早破的孕妇即使没有绒毛膜羊膜炎的症状和体征,建议给予预防性应用抗生素治疗,对于小于 36 周早产或胎膜早破的孕妇,明确应预防性应用抗生素。足月分娩的孕妇有 GBS 感染风险的应预防性应用抗生素。一些产科医生发现在 32 周后应用糖皮质激素在促胎儿肺成熟的作用有限。而应用糖皮质激素是否会增加胎儿感染的风险性现在还没有明确的依据,应用不增加风险。

2.新生儿的治疗　儿科医生与产科医生之间信息的交流对于及时发现新生的感染非常有意义。及时和早期发现母亲的绒毛膜羊膜炎可有效降低新生儿的患病率和死亡率。

【临床特殊情况的思考和建议】

在早产胎膜早破患者中经常要应用到免疫调节剂（地塞米松和吲哚美辛），由于担心会增加绒毛膜羊膜炎的发生、导致炎症的扩散，许多临床医生犹豫不决。研究表明胎儿的损伤与炎症反应过程中产生的大量细胞因子有密切关系，降低炎症反应的药物在预防早产、新生儿损伤和远期围产儿发病中可能起到一定的作用。所以，对于存在绒毛膜羊膜炎的孕妇在应用足够的抗生素的前提下应用地塞米松等免疫调节剂是安全的，而且对于改善围产儿的结局有益。

（苏　东）

第四节　脐带异常

脐带是胎儿与母体进行物质和气体交换的唯一通道。若脐带发生异常（包括脐带过短、缠绕、打结、扭转及脱垂等），可使胎儿血供受限或受阻，导致胎儿窘迫，甚至胎儿死亡。

一、脐带长度异常

脐带的长度个体间略有变化，足月时平均长度为 55～60cm，特殊的脐带长度异常病例，长度最小几乎为无脐带，最长为 300cm。正常长度为 30～100cm。脐带过长经常会出现脐带血管栓塞及脐带真结，同时脐带过长也容易出现脐带脱垂。短于 30cm 为脐带过短。妊娠期间脐带过短并无临床征象。进入产程后，由于胎先露部下降，脐带被拉紧使胎儿血循环受阻出现胎儿窘迫或造成胎盘早剥和子宫内翻，也可引起产程延长。若临产后疑有脐带过短，应抬高床脚改变体位并吸氧，胎心无改善应尽快行剖宫产术。

通过动物实验以及人类自然分娩的研究，似乎支持这样一个论点：脐带的长度及羊水的量和胎儿的运动呈正相关，并受其影响。Miller 等证实：当羊水过少造成胎儿活动受限或因胎儿肢体功能障碍导致活动减少时会使得脐带的长度略微缩短。脐带过长似乎是胎儿运动时牵拉脐带以及脐带缠绕的结果。Soemes 和 Bakke 报道臀位先露者脐带长度较头位者短大约 5cm。

二、脐带缠绕

脐带围绕胎儿颈部、四肢或躯干者称为脐带缠绕。约 90％为脐带绕颈，Kan 及 Eastman 等研究发现脐带绕颈一周者居多，占分娩总数的 21％，而脐带绕颈三周发生率为 0.2％。其发生原因和脐带过长、胎儿过小、羊水过多及胎动过频等有关。脐带绕颈一周需脐带 20cm 左右。对胎儿的影响与脐带缠绕松紧、缠绕周数及脐带长短有关。脐带缠绕可出现以下临床特点：①胎先露部下降受阻：由于脐带缠绕使脐带相对变短，影响胎先露部入盆，或可使产程延长或停滞；②胎儿宫内窘迫：当缠绕周数过多、过紧时或宫缩时，脐带受到牵拉，可使胎儿血循环受阻，导致胎儿宫内窘迫；③胎心监护：胎心监护出现频繁的变异减速；④彩色超声多普勒检查：可在胎儿颈部找到脐带血流信号；⑤B 型超声检查：脐带缠绕处的皮肤有明显的压迹，脐带缠绕 1 周者为 U 形压迫，内含一小圆形衰减包块，并可见其中小短光条；脐带缠绕 2 周者，皮肤压迹为 W 形，其上含一带壳花生样衰减包块，内见小光条；脐带缠绕 3 周或 3 周以上，皮肤压迹为锯齿状，其上为一条衰减带状回声。当产程中出现上述情况,应高度警惕脐带缠绕,尤其当胎心监护出现异常,经吸氧、改变体位不能缓解时,应及时终止妊娠。临产前 B 型超声诊断脐带缠绕,应在分娩过程中加强监护,一旦出现胎儿宫内窘迫,及时处理。值得庆幸的是,脐带绕颈不是胎儿死亡的主要原因。Hankins 等研究发现脐带绕颈的胎儿与对照胎儿对比出现更多的轻度或严重的胎心变异减速,他们的脐带血 PH 值也偏低,但是并没有发现新生儿病理性酸中毒。

三、脐带打结

脐带打结分为假结和真结两种。脐带假结是指脐静脉较脐动脉长,形成迂曲似结或由于脐血管较脐带长,血管卷曲似结。假结一般不影响胎儿血液循环,对胎儿危害不大。脐带真结是由于脐带缠绕胎体,随后胎儿又穿过脐带套环而成真结,Spellacy 等研究发现,真结的发生率为 1.1%。真结在单羊膜囊双胎中发生率更高。真结一旦影响胎儿血液循环,在妊娠过程中出现胎儿宫内生长受限,真结过紧可造成胎儿血循环受阻,严重者导致胎死宫内,多数在分娩后确诊。围产期伴发脐带真结的产妇其胎儿死亡率为 6%。

四、脐带扭转

胎儿活动可使脐带顺其纵轴扭转呈螺旋状,生理性扭转可达 6～11 周。若脐带过度扭转呈绳索样,使胎儿血循环缓慢,导致胎儿宫内缺氧,严重者可致胎儿血循环中断造成胎死宫内。已有研究发现脐带高度螺旋化与早产发生率的增加有关。妇女滥用可卡因与脐带高度螺旋化有关。

五、脐带附着异常

脐带通常附着于胎盘胎儿面的中心或其邻近部位。脐带附着在胎盘边缘者,称为球拍状胎盘,发现存在于 7% 的足月胎盘中。胎盘分娩过程中牵拉可能断裂,其临床意义不大。

脐带附着在胎膜上,脐带血管如船帆的缆绳通过羊膜及绒毛膜之间进入胎盘者,称为脐带帆状附着。因为脐带血管在距离胎盘边缘一定距离的胎膜上分离,它们与胎盘接触部位仅靠羊膜的折叠包裹,如胎膜上的血管经宫颈内口位于胎先露前方时,称为前置血管。在分娩过程中,脐带边缘附着一般不影响母体和胎儿生命,多在产后胎盘检查时始被发现。前置血管对于胎儿存在明显的潜在危险性,若前置血管发生破裂,胎儿血液外流,出血量达 200～300ml,即可导致胎儿死亡。阴道检查可触及有搏动的血管。产前或产时任何阶段的出血都可能存在前置血管及胎儿血管破裂。若怀疑前置血管破裂,一个快速、敏感的方法是取流出的血液做涂片,找到有核红细胞或幼红细胞并有胎儿血红蛋白,即可确诊。因此,产前做 B 型超声检查时,应注意脐带和胎盘附着的关系。

六、脐带先露和脐带脱垂

胎膜未破时脐带位于胎先露部前方或一侧称为脐带先露,也称隐性脐带脱垂。胎膜破裂后,脐带脱出于宫颈口外,降至阴道甚至外阴,称为脐带脱垂。脐带脱垂是一种严重威胁胎儿生命的并发症,须积极预防。

七、单脐动脉

正常脐带有两条脐动脉,一条脐静脉。如只有一条脐动脉,称为单脐动脉。Bryan 和 Kohler 通过对 20000 个病例研究发现,143 例婴儿为单脐动脉,发生率为 0.72%,单脐动脉婴儿重要器官畸形率为 18%,生长受限发生率为 34%,早产儿发生率为 17%。他们随后又发现在 90 例单脐动脉婴儿中先前未认识的畸形有 10 例。Leung 和 Robson 发现在合并糖尿病、癫痫、子痫前期、产前出血、羊水过少、羊水过多的孕妇其新生儿中单脐动脉发生率相对较高。在自发性流产胎儿中更易发现单脐动脉。Pavlopoulos 等发现在这些胎儿中,肾发育不全、肢体短小畸形、空腔脏器闭锁畸形发生率增高,提示有血管因素参与其中。

【临床特殊情况的思考和建议】

脐动脉多普勒记录的意义和应用:通过多普勒超声监测胎儿脐动脉血流波形是目前唯一的通过随机研究评估的样本合理的试验。这些研究的结论均支持对高危妊娠应用多普勒超声监测胎儿脐动脉血流波形以降低围产儿发病率(定义为需要住院和引产)和死亡率。然而,对低危妊娠进行研究发现,多普勒监测组有更多的围产儿死亡。这可能是临床医师不能分辨同样的数据在低危妊娠中的预测价值可能较低,这导致过早的干预分娩。所以多普勒不能被推荐用做低危人群的常规筛查方法。

(刘　芳)

第五节　羊水量异常

正常妊娠时羊水的产生与吸收处于动态平衡中,正常情况下,羊水量从孕 16 周时的 200ml 逐渐增加至 34~35 周时 980ml,以后羊水量又逐渐减少,至孕 40 周时约为 800ml。到妊娠 42 周时减少为 540ml。任何引起羊水产生与吸收失衡的因素均可造成羊水过多或过少的病理状态。

一、羊水过多

妊娠期间,羊水量超过 2000ml 者称羊水过多,发生率为 0.9%~1.7%。

羊水过多可分为急性和慢性两种,孕妇在妊娠中晚期时羊水量超过 2000ml,但羊水量增加缓慢,数周内形成羊水过多,往往症状轻微,称慢性羊水过多;若羊水在数日内迅速增加而使子宫明显膨胀,并且压迫症状严重,称为急性羊水过多。

【病因】

羊水过多的病因复杂,部分羊水过多发生的原因是可以解释的,但是大部分病因尚不明了,根据 Hill 等报道,约有 2/3 羊水过多为特发性,已知病因多可能与胎儿畸形及妊娠合并症、并发症有关。

1.胎儿畸形　是引起羊水过多的主要原因。羊水过多孕妇中,18%~40% 合并胎儿畸形。羊水过多伴有以下高危因素时,胎儿畸形率明显升高:①胎儿发育迟缓;②早产;③发病早,特别是发生在 32 周之前;④无法用其他高危因素解释。

(1)神经管畸形:最常见,约占羊水过多畸形的 50%,其中主要为开放性神经管畸形。当无脑儿、显性脊柱裂时,脑脊膜暴露,脉络膜组织增生,渗出增加,以及中枢性吞咽障碍加上抗利尿激素缺乏等,使羊水形成过多,回流减少导致羊水过多。

(2)消化系统畸形:主要是消化道闭锁,如食管、十二指肠闭锁,使胎儿吞咽羊水障碍,引起羊水过多。

(3)腹壁缺损:腹壁缺损导致的脐膨出、内脏外翻,使腹腔与羊膜腔之间仅有菲薄的腹膜,导致胎儿体液外渗,从而发生羊水过多。

(4)膈疝:膈肌缺损导致腹腔内容物进入胸腔使肺和食道发育受阻,胎儿吞咽和吸入羊水减少,导致羊水过多。

(5)遗传性假性低醛固酮症(PHA):这是一种先天性低钠综合征,胎儿对醛固酮的敏感性降低,导致低钠血症、高钾血症、脱水、胎尿增加、胎儿发育迟缓等症状,往往伴有羊水过多。

(6)VATER 先天缺陷:VATER 是一组先天缺陷,包括脊椎缺陷,肛门闭锁、气管食管瘘及桡骨远端发育不良,常常同时伴有羊水过多。

2.胎儿染色体异常   18-三体、21-三体、13-三体胎儿可出现胎儿吞咽羊水障碍,引起羊水过多。

3.双胎异常   约 10% 的双胎妊娠合并羊水过多,是单胎妊娠的 10 倍以上。单卵单绒毛膜双羊膜囊时,两个胎盘动静脉吻合,易并发双胎输血综合征,受血儿循环血量增多、胎儿尿量增加,引起羊水过多。另外双胎妊娠中一胎为无心脏畸形者必有羊水过多。

4.妊娠期糖尿病或糖尿病合并妊娠   羊水过多中合并糖尿病者较多,占 10%～25%,母体高血糖致胎儿血糖增高,产生渗透性利尿,以及胎盘胎膜渗出增加均可导致羊水过多。

5.胎儿水肿   羊水过多与胎儿免疫性水肿(母儿血型不合溶血)及非免疫性水肿(多由宫内感染引起)有关。

6.胎盘因素   胎盘增大,胎盘催乳素(HPL)分泌增加,可能导致羊水量增加。胎盘绒毛血管瘤是胎盘常见的良性肿瘤,往往也伴有羊水过多。

7.特发性羊水过多   约占 30%,不合并孕妇、胎儿及胎盘异常,原因不明。

【对母儿的影响】

1.对孕妇的影响   急性羊水过多引起明显的压迫症状,妊娠期高血压疾病的发病风险明显增加,是正常妊娠的 3 倍。由于子宫肌纤维伸展过度,可致宫缩乏力、产程延长及产后出血增加;若突然破膜可使宫腔内压力骤然降低。导致胎盘早剥、休克。此外,并发胎膜早破、早产的可能性增加。

2.对胎儿的影响   常并发胎位异常、脐带脱垂、胎儿窘迫及因早产引起的新生儿发育不成熟,加上羊水过多常合并胎儿畸形,故羊水过多者围生儿病死率明显增高,约为正常妊娠的 7 倍。

【临床表现】

临床症状与羊水过多有关,主要是增大的子宫压迫邻近的脏器产生的压迫症状,羊水越多,症状越明显。

1.急性羊水过多   多在妊娠 20～24 周发病,羊水骤然增多,数日内子宫明显增大,产生一系列压迫症状。患者感腹部胀痛、腰酸、行动不便,因横膈抬高引起呼吸困难,甚至发绀,不能平卧。子宫压迫下腔静脉,血液回流受阻,下腹部、外阴、下肢严重水肿。检查可见腹部高度膨隆、皮肤张力大、变薄,腹壁下静脉扩张,可伴外阴部静脉曲张及水肿;子宫大于妊娠月份,张力大,胎位检查不清、胎心音遥远或听不清。

2.慢性羊水过多   常发生在妊娠 28～32 周。羊水在数周内缓慢增多,出现较轻微的压迫症状或无症状,仅腹部增大较快。检查见子宫张力大、子宫大小超过停经月份,液体震颤感明显,胎位尚可查清或不清、胎心音较遥远或听不清。

【诊断】

根据临床症状及体征诊断并不困难。但常需采用下列辅助检查,估计羊水量及羊水过多的原因。

1.B 型超声检查   为羊水过多的主要辅助检查方法。目前临床广泛应用的有两种标准:一种是以脐横线与腹白线为标志,将腹部分为四个象限,各象限最大羊水暗区垂直径之和为羊水指数(AFI);另一种是以羊水最大深度(MVP 或 AFV)为诊断标准。国外 Phelan JP 等以羊水指数>18cm 诊断为羊水过多;Schrimmer DB 等以羊水最大深度为诊断标准,目前均已得到国内外的公认。MVP 8～11cm 为轻度羊水过多,12～15cm 为中度羊水过多,≥16cm 为重度羊水过多。B 型超声检查还可了解胎儿结构畸形如无脑儿、显性脊柱裂、胎儿水肿及双胎等。

2.其他

(1)羊水甲胎蛋白测定(AFP):开放性神经管缺陷时,羊水中 AFP 明显增高,超过同期正常妊娠平均值加 3 个标准差以上。

(2)孕妇血糖检查:尤其慢性羊水过多者,应排除糖尿病。

(3)孕妇血型检查:如胎儿水肿者应检查孕妇 Rh、ABO 血型,排除母儿血型不合溶血引起的胎儿水肿。

(4)胎儿染色体检查:羊水细胞培养或采集胎儿血培养作染色体核型分析,或应用染色体探针对羊水或胎儿血间期细胞真核直接原位杂交,了解染色体数目、结构异常。

【处理】

主要根据胎儿有无畸形、孕周及孕妇压迫症状的严重程度而定。

1.羊水过多合并胎儿畸形　一旦确诊胎儿畸形、染色体异常,应及时终止妊娠,通常采用人工破膜引产。破膜时需注意:

(1)高位破膜,即以管状的高位破膜器沿宫颈管与胎膜之间上送 15cm,刺破胎膜,使羊水缓慢流出,宫腔内压逐渐降低,在流出适量羊水后,取出高位破膜器然后静滴缩宫素引产。若无高位破膜器或为安全亦可经腹穿刺放液,待宫腔内压降低后再行依沙吖啶引产。亦可选用各种前列腺素制剂引产,一般在 24～48 小时内娩出。尽量让羊水缓慢流出,避免宫腔内压突然降低而引起胎盘早剥。

(2)羊水流出后腹部置沙袋维持腹压,以防休克。

(3)手术操作过程中,需严密监测孕妇血压、心率变化。

(4)注意阴道流血及宫高变化,以及早发现胎盘早剥。

2.羊水过多合并正常胎儿　对孕周不足 37 周,胎肺不成熟者,应尽可能延长孕周。

(1)一般治疗:低盐饮食、减少孕妇饮水量。卧床休息,取左侧卧位,改善子宫胎盘循环,预防早产。每周复查羊水指数及胎儿生长情况。

(2)羊膜穿刺减压:对压迫症状严重,孕周小、胎肺不成熟者,可考虑经腹羊膜穿刺放液,以缓解症状,延长孕周。放液时注意:①避开胎盘部位穿刺;②放液速度应缓慢,每小时不超过 500ml,一次放液不超过 1500ml,以孕妇症状缓解为度,放出羊水过多可引起早产;③有条件应在 B 型超声监测下进行;④密切注意孕妇血压、心率、呼吸变化;⑤严格消毒,防止感染,酌情用镇静药预防早产;⑥放液后 3～4 周如压迫症状重,可重复放液以减低宫腔内压力。

(3)前列腺素合成酶抑制剂治疗:常用吲哚美辛,其作用机制是抑制利尿作用,期望能抑制胎儿排尿减少羊水量。常用剂量为:吲哚美辛 2.2～2.4mg/(kg·d),分 3 次口服。应用过程中应密切随访羊水量(每周 2 次测 AFI)、胎儿超声心动图(用药后 24 小时一次,此后每周一次),吲哚美辛的最大问题是可使动脉导管狭窄或提前关闭,主要发生在 32 周以后,所以应限于应用在 32 周以前,同时加强超声多普勒检测。一旦出现动脉导管狭窄立即停药。

(4)病因治疗:若为妊娠期糖尿病或糖尿病合并妊娠,需控制孕妇过高的血糖;母儿血型不合溶血,胎儿尚未成熟,而 B 型超声检查发现胎儿水肿,或脐血显示 Hb<60g/L,应考虑胎儿宫内输血。

(5)分娩期处理:自然临产后,应尽早人工破膜,除前述注意事项外,还应注意防止脐带脱垂。若破膜后宫缩仍乏力,可给予低浓度缩宫素静脉滴注,增强宫缩,密切观察产程进展。胎儿娩出后应及时应用宫缩剂,预防产后出血。

【临床特殊情况的思考和建议】

羊水过多患者什么情况下行胎儿染色体检查?

羊水过多的病因复杂,部分羊水过多发生的原因是可以解释的,但是大部分病因尚不明了,而胎儿畸形又是引起羊水过多的主要原因,所以对于原因不明的羊水过多患者是否要进行胎儿染色体检查是临床医生和孕妇常常面临的选择。轻度羊水过多胎儿重大畸形发生风险约为1%,中度羊水过多的畸形发生的风险约为2%,重度羊水过多的畸形发生风险约为11%。最近的一系列研究表明,如果胎儿超声筛查正常,常规的染色体核型筛查发现非整倍体的畸形的风险<1%。所以对于轻度羊水过多而且超声筛查结构正常的病例不主张行染色体核型筛查,只有当已有病情加重时才有必要行染色体核型筛查。

二、羊水过少

妊娠晚期羊水量少于300ml者称羊水过少,发生率为0.5%～5.5%,较常见于足月妊娠。羊水过少出现越早,围产儿的预后越差,因其对围生儿预后有明显的不良影响,近年受到越来越多的重视。

【病因】

羊水过少的病因目前尚未完全清楚。许多产科高危因素与羊水过少有关,可分为胎儿因素、胎盘因素、孕妇因素和药物因素四大类。另外,尚有许多羊水过少不能用以上的因素解释,称为特发性羊水过少。

1.胎儿缺氧　胎儿缺氧和酸中毒时,心率和心输出量下降,胎儿体内的血液重新分布,心、脑、肾上腺等重要脏器血管扩张,血流量增加;肾脏、四肢、皮肤等外周脏器的血管收缩,血流量减少,进一步导致尿量减少。妊娠晚期胎尿是羊水的主要来源,胎儿长期的慢性缺氧可导致羊水过少。所以羊水过少可以看做胎儿在宫内缺氧的早期表现。

2.孕妇血容量改变　现有研究发现羊水量与母体血浆量之间有很好的相关性,如母体低血容量则可出现羊水量过少,反之亦然。如孕妇脱水、血容量不足,血浆渗透压增高等,可使胎儿血浆渗透压相应增高,胎盘吸收羊水增加,同时胎儿肾小管重吸收水分增加,尿形成减少。

3.胎儿畸形及发育不全　在羊水过少中,合并胎儿先天性发育畸形的很多,但以先天性泌尿系统异常最常见。

(1)先天性泌尿系统异常:先天性肾缺如,又名Potter综合征,是以胎儿双侧肾缺如为主要特征的综合征,包括肺发育不良和特殊的Potter面容,发生率为1:(2500～3000),原因至今不明。本病可在产前用B超诊断即未见肾形成。尿路梗阻亦可发生羊水过少,如输尿管梗阻、狭窄、尿道闭锁及先天性肾发育不全。肾小管发育不全(RTD),RTD是一种以新生儿肾衰竭为特征的疾病,肾脏的大体外形正常,但其组织学检查可见近端肾小管缩短及发育不全。常发生于有先天性家族史、双胎输血综合征及目前摄入血管紧张素转换酶抑制剂者。这些疾病因胎儿无尿液生成或生成的尿液不能排入羊膜腔致妊娠中期后严重羊水过少。

(2)其他畸形:并腿畸形、梨状腹综合征(PBS)、隐眼-并指(趾)综合征、泄殖腔不发育或发育不良、染色体异常等均可同时伴有羊水过少。

4.胎膜早破　羊水外漏速度大于再产生速度,常出现继发性羊水过少。

5.药物影响　吲哚美辛是一种前列腺素合成酶抑制剂,并有抗利尿作用,可以应用于治疗羊水过多,但使用时间过久,除可以发生动脉导管提前关闭外,还可以发生羊水过少。另外应用血管紧张素转换酶抑制剂也可导致胎儿低张力、无尿、羊水过少、生长受限、肺发育不良及肾小管发育不良等副作用。

【对母儿的影响】

1.对胎儿的影响 羊水过少是胎儿危险的重要信号,围生儿发病率和死亡率明显增高。与正常妊娠相比,轻度羊水过少围生儿死亡率增高13倍,而重度羊水过少围生儿死亡率增高47倍。主要死因是胎儿缺氧及畸形。妊娠中期重度羊水过少的胎儿畸形率很高,可达50.7%。其中先天性肾缺如所致的羊水过少,可引起典型Potter综合征(胎肺发育不良、扁平鼻、耳大位置低、肾及输尿管不发育,以及铲形手、弓形腿等),死亡率极高。而妊娠晚期羊水过少,常为胎盘功能不良及慢性胎儿宫内缺氧所致。羊水过少又可引起脐带受压,加重胎儿缺氧。羊水过少中约1/3新生儿、1/4胎儿发生酸中毒。

2.对孕妇的影响 手术产儿率增加。

【诊断】

1.临床表现 胎盘功能不良者常有胎动减少;胎膜早破者有阴道流液。腹部检查:宫高、腹围较小,尤以胎儿宫内生长受限者明显,有子宫紧裹胎儿感。临产后阴道检查时发现前羊水囊不明显,胎膜与胎儿先露部紧贴。人工破膜时发现羊水极少。

2.辅助检查

(1)B型超声检查:是羊水过少的主要辅助诊断方法:妊娠晚期最大羊水池深度≤2cm,或羊水指数≤5cm,可诊断羊水过少;羊水指数<8cm为可疑羊水过少。妊娠中期发现羊水过少时,应排除胎儿畸形。B型超声检查对先天性肾缺如、尿路梗阻、胎儿宫内生长受限有较高的诊断价值。

(2)羊水直接测量:破膜后,直接测量羊水,总羊水量<300ml,可诊断为羊水过少。

(3)其他检查:妊娠晚期发现羊水过少,应结合胎儿生物物理评分、胎儿电子监护仪检查、尿雌三醇、胎盘生乳素检测等,了解胎盘功能及评价胎儿宫内安危,及早发现胎儿宫内缺氧。

【治疗】

根据导致羊水过少的不同的病因结合孕周采取不同的治疗方案。

1.终止妊娠 对确诊胎儿畸形,或胎儿已成熟、胎盘功能严重不良者,应立即终止妊娠。对胎儿畸形者,常采用依沙吖啶羊膜腔内注射的方法引产;而妊娠足月合并严重胎盘功能不良或胎儿窘迫,估计短时间内不能经阴道分娩者,应行剖宫产术;对胎儿贮备力尚好,宫颈成熟者,可在密切监护下破膜后行缩宫素引产。产程中连续监测胎心变化,观察羊水性状。

2.补充羊水期待治疗 若胎肺不成熟,无明显胎儿畸形者,可行羊膜腔输液补充羊水,尽量延长孕周。

(1)经腹羊膜腔输液:常在中期妊娠羊水过少时采用。主要有两个目的:①帮助诊断,羊膜腔内输入少量生理盐水,使B型超声扫描清晰度大大提高,有利于胎儿畸形的诊断;②预防胎肺发育不良,羊水过少时,羊膜腔压力低下(≤1mmHg),肺泡与羊膜腔的压力梯度增加,导致肺内液大量外流,使肺发育受损。羊膜腔内输液,使其压力轻度增加,有利于胎肺发育。具体方法:常规消毒腹部皮肤,在B型超声引导下避开胎盘行羊膜穿刺,以10ml/min速度输入37℃的0.9%氯化钠液200ml左右,若未发现明显胎儿畸形,应用宫缩抑制剂预防流产或早产。

(2)经宫颈羊膜腔输液:常在产程中或胎膜早破时使用。适合于羊水过少伴频繁胎心变异减速或羊水Ⅲ度粪染者。主要目的是缓解脐带受压,提高阴道安全分娩的可能性,以及稀释粪染的羊水,减少胎粪吸入综合征的发生。具体方法:常规消毒外阴、阴道,经宫颈放置宫腔压力导管进羊膜腔,输入加温至37℃的0.9%氯化钠液300ml,输液速度为10ml/min。如羊水指数达8cm,并解除胎心变异减速,则停止输液,否则再输250ml。若输液后AFI已≥8cm,但胎心减速不能改善亦应停止输液,按胎儿窘迫处理。输液过程中B型超声监测AFI、间断测量宫内压,可同时胎心内监护,注意无菌操作。

【临床特殊情况的思考和建议】

母亲水化治疗在羊水过少中的价值和意义:孕妇水化治疗可以增加羊水过少妊娠的羊水指数,在正常妊娠可以增加 2.01cm(95% CI 1.43~2.56),足月妊娠可达 4.5cm(95% CI 2.92~6.08)。孕妇水化治疗如果持续(每天至少饮水 2L,持续一周)的话,可以使羊水量增加的短期效应得到延长,这也提示母亲水化治疗是处理羊水过少的一种方法。Ross 等为证实这一假说对 10 个足月妊娠妇女进行连续研究,联合应用母体水化和 DDAVP 抗利尿剂以维持母亲的低渗状态,发现羊水量增加。羊水指数在 8 小时内增加[(4.1±0.6)~(8.2±1.5)cm]并且持续至 24 小时[(8.2±1.3)cm]。

(苏 东)

第二十章　妊娠合并症

第一节　妊娠合并先天性心脏病

先天性心脏病(CHD)是由于心脏、血管在胚胎发育过程中的障碍所致的心血管先天性畸形。先天性心脏病在新生儿中的发病率为 0.7%～0.8%。资料报道,出生时患有先天性心脏病的女婴中,大约 90% 可以存活至成年,目前超过 50% 的妊娠期心脏病为先天性心脏病,而且还将不断增加,随着心脏外科的迅速发展,先天性心脏病手术后合并妊娠的孕妇明显增多,妊娠合并先天性心脏病已跃居妊娠合并心脏病的首位。因此,对妊娠合并先天性心脏病孕妇的合理处理,从而降低孕产妇死亡率和围生儿死亡率,保护母婴健康,是目前产科医生面临的重要问题。

一、病因

引起胎儿心脏发育畸形的原因,目前认为可能是多方面的,近年的研究提示胎儿周围环境、母体情况与遗传基因等的变化是主要的因素。

1.胎儿周围环境及母体的因素　以子宫内病毒感染最为重要,母亲在妊娠初 3 个月内患风疹其所生婴儿先天性心脏血管病的患病率较高,这是由于胎儿心脏大血管发育在妊娠第 2、3 个月中形成,此时子宫内的病毒感染足以影响到胎儿心脏发育,发生的畸形以动脉导管未闭与肺动脉瓣或肺动脉狭窄多见。子宫内柯萨奇病毒感染亦可引起先天性心脏血管畸形,其他如羊膜的病变、胎儿受压、妊娠早期先兆流产、母体营养不良、糖尿病、苯酮尿、高血钙、放射线和细胞毒药物在妊娠早期的应用等,都有使胎儿发生先天性心脏血管病的可能。

2.早产　早产儿患室间隔缺损和动脉导管未闭者较多,前者与室间隔在出生前无足够时间完成发育有关,后者与早产儿的血管收缩反应在出生后还不够强而动脉导管未能收缩闭合有关。

3.高原环境　高原地区动脉导管未闭和房间隔缺损较多。我国青海高原地区儿童患先天性心血管病者达 8.8%～13.7%,远较平原地区高,高原氧分压低是主要因素。

4.遗传因素　在一个家庭中,有兄弟姐妹同时患先天性心脏血管病和父母与子女同时患先天性心脏血管病的事例,前者在先天性心脏血管病患者中占 1.7%～3.4%,后者占 0～0.35%,而且有时所患先天性心脏血管病的类别可以相同:单基因遗传病、多基因遗传病和染色体异常的遗传性疾病,常同时有心脏血管畸形,这说明先天性心脏血管病有遗传因素的存在。遗传学研究显示约 6% 的先天性心脏血管病患者有染色体的畸形和单个基因的突变,并认为多数先天性心脏血管病是上述基因和染色体的变化与环境因素相互作用所形成。

5.其他因素　高龄的母亲生出患法洛四联症婴儿的几率较大。有些先天性心脏血管病有显著的男女性别间发病差别。

二、常见的先天性心脏病

(一)房间隔缺损

房间隔缺损为最常见的成人先天性心血管病。女性多于男性,男女之比为1:2,且有家族遗传倾向。

1.病理生理　由于左心房压力通常高于右心房,因此房间隔缺损的分流一般系由左至右,分流量的大小随缺损的大小及两侧心房压力差而不同。如缺损极大且两侧心房的压力相等,此时分流的方向将取决于两侧心室的阻力,亦即取决于肺循环与周围循环的阻力,由于右心室的阻力通常较低,因此分流仍是由左至右。因右心室除接受上、下腔静脉流入右心房的血液外,还接受由左心房流入右心房的血液,故肺循环血流量增加,严重者可达体循环血量的4倍。由于肺循环血流量增加,故可引起右心室及肺动脉压升高,甚至可出现相对性的肺动脉瓣狭窄,造成肺动脉和右心室之间存在压力差。在晚期病例肺动脉压显著升高、肺动脉口显著狭窄或右心衰竭使右心压力高于左心时,可出现右至左的分流而引起发绀。

妊娠分娩后由于肺血管阻力升高,可发生逆向分流,在极少数产妇,由于产后失血过多,全身静脉血回流不足而发生血管收缩,使大部分静脉血经过房间隔缺损处进入右心房,未进入左心室,导致排血量不足,甚至可发生心脏骤停。故育龄妇女的房间隔缺损应于妊娠前修补,以防加重病情。

2.临床表现

(1)症状:本病症状随缺损的大小而轻重不一,轻者可完全无症状,仅在体格检查时发现本病。重者劳累后出现心悸、气喘、乏力、咳嗽与咯血。

本病后期可出现右心衰竭,有静脉充盈、肝大、水肿、发绀等表现。本病可有阵发性心动过速、心房颤动等心律失常,偶有由于扩大的肺动脉压迫喉返神经而引起声音嘶哑,但并发感染性心内膜炎者少见。

(2)体征:缺损较大者发育较差,皮肤苍白,体格瘦小,而左侧前胸由于长期受增大的右心室向前推压而隆起,有些患者甚至有胸椎后凸或侧弯。望诊与触诊时,可发现心前区有抬举性而弥散的心尖搏动。叩诊时心浊音界扩大。听诊时在胸骨左缘第二肋间可听到Ⅱ～Ⅲ级的收缩期吹风样喷射性杂音,此杂音大都不伴有震颤,但在第一及第三肋间胸骨左缘往往亦有同样响度的杂音,此杂音系由于循环血流量的增多和相对性肺动脉瓣狭窄所致。肺动脉瓣区第二心音多数增强,并有明显分裂。

并发显著肺动脉高压时,左至右分流量减少以致消失,并可出现右至左分流,患者有发绀。肺动脉瓣区第二心音分裂此时可不显著。当肺动脉高压引起肺动脉瓣关闭不全时,胸骨左缘可有高调的吹风样递减型舒张期杂音。

晚期患者可发生心力衰竭,肺部出现啰音,颈静脉怒张,肝大,双下肢及腹部皮肤压陷性水肿,三尖瓣区可出现吹风样收缩期杂音,为相对性三尖瓣关闭不全所致。

3.辅助检查

(1)X线检查:肺充血,肺动脉段明显凸出,肺门血管影粗而搏动强烈,形成所谓肺门舞蹈。心影增大,以右心室及右心房扩大为主,因而心脏向左转移,心影大部分在左侧胸腔内,主动脉影则缩小。

(2)心电图:典型病例所见为右心前导联QRS波呈rSr′或rSR′或R波伴T波倒置,电轴右偏,有时可有P-R间期延长。

(3)超声心动图:除可见肺动脉增宽,右心房、右心室增大外,剑突下心脏四腔图可显示房间隔缺损的部位及大小。彩色多普勒可显示分流方向,并可测定左、右心室排血量,从而计算出肺循环血流量/体循环血流量比值(Qp/Qs)。

(4)心导管检查:典型病例不需要进行心导管检查。当疑有其他合并畸形,或需测定肺血管阻力以判断手术治疗预后时,应进行右心导管检查。根据房、室水平压力及血氧含量的测定并计算分流量以判断病情。

4.诊断和鉴别诊断　根据典型的心脏听诊、体征、X线、心电图、超声心动图所见,配合心导管检查的结果,诊断本病不太困难。本病需与瓣膜型单纯肺动脉口狭窄、室间隔缺损、原发性肺动脉高压等相鉴别。

(1)瓣膜型单纯肺动脉口狭窄:可在胸骨左缘第二肋间听到响亮的收缩期杂音,X线片上可见右心室肥大,肺总动脉凸出,心电图有右心室肥大及不全性右束支传导阻滞等变化,因此和房间隔缺损有相类似之处。但肺动脉口狭窄的杂音响,传导较广,常伴有震颤,而肺动脉瓣第二心音则减轻或听不见。X线片上可见肺纹稀少,肺野清晰,超声心动图可见肺动脉瓣病变。右心房导管检查发现右心室与肺动脉间有较显著的收缩期压力差而无分流,则对诊断肺动脉口狭窄更为有利。

(2)较大的室间隔缺损:因左至右的分流量较大,其X线与心电图表现可与房间隔缺损相似,肺动脉瓣区第二心音可亢进或分裂,因此与房间隔缺损的鉴别比较困难。但本病杂音为全收缩期反流型,最响处的位置较低,常在第三、四肋间,多伴有震颤,除右心室增大外,左心室亦常有增大等可资鉴别。超声心动图显示室间隔有回声的失落,右心导管检查发现分流部位在心室,则对诊断本病更为有利。

(3)原发性肺动脉高压:原发性肺动脉高压的体征和心电图表现与房间隔缺损颇相似。X线检查肺总动脉凸出,肺门血管影增粗,右心室和右心房增大,但肺野不充血或反而清晰。右心导管检查发现肺动脉压明显增高而左至右分流的证据可资鉴别。

5.处理

(1)经导管介入房间隔缺损封闭术。

(2)手术治疗。

6.预后　一般随年龄增长而病情逐渐恶化,死亡原因常为心力衰竭,其次为肺部感染、肺动脉血栓形成或栓塞。合并房间隔缺损如无并发症,孕妇死亡率极低,胎儿死亡率约15%。如并发肺动脉高压,发生右向左分流,则需终止妊娠。

(二)室间隔缺损

按国内统计,在成人先天性心脏病中,本病仅次于房间隔缺损占第二位,近年来国内儿科先天性心脏病手术治疗开展较普遍,成人室间隔缺损患者相应减少。室间隔缺损可作为单独畸形,亦可作为法洛四联症或艾森门格综合征的一部分存在,也常见于主动脉干永存、大血管错位、肺动脉闭锁等中。一般所称室间隔缺损是指单纯的室间隔缺损。

1.病理生理　室间隔缺损必然导致心室水平的左向右分流,其血流动力学效应为:①肺循环血量增多;②左心室容量负荷增大;③体循环血量下降。由于肺循环血量增加,肺动脉压力增高早期肺血管阻力呈功能性增高,随着时间推移,肺血管发生组织学改变,形成肺血管梗阻性病变,可使右心压力逐步升高超过左心压力,而转变为右向左分流,形成艾森门格综合征。

2.临床表现　一般根据血流动力学受影响的程度,症状轻重等,临床上分为大、中、小型室间隔缺损。

(1)小型室间隔缺损:在收缩期左右心室之间存在明显压力阶差,但左向右分流量不大,Qp/Qs<1.5,右心室压及肺动脉压力正常。缺损面积一般<0.5cm²/m²(体表面积),有称之为Roger病。此类患者通常无症状,沿胸骨左缘第三、第四肋间可闻及Ⅳ～Ⅵ级全收缩期杂音伴震颤,肺动脉瓣区第二心音可有轻度分裂,无明显亢进。

(2)中型室间隔缺损:左、右心室之间分流量较大,Qp/Qs为1.5～2.0,但右心室收缩期压力仍低于左心室,缺损面积一般为 0.5～1.0cm²/m²(体表面积)。听诊除在胸骨左缘可闻及全收缩期杂音伴震颤外,并可在心尖区闻及舒张中期反流性杂音,肺动脉瓣区第二心音可轻度亢进。部分患者有劳力性呼吸困难。

(3)大型室间隔缺损:左、右心室之间收缩期已不存在压力差,左向右分流量大,Qp/Qs>2.0。因血流动力学影响严重,存活至成人期者较少见,且常已有继发性肺血管阻塞性病变,导致右向左分流而呈现青紫;并有呼吸困难及负荷能力下降;胸骨左缘收缩期杂音常减弱至Ⅲ级左右,肺动脉瓣区第二心音亢进;有时可闻及因继发性肺动脉瓣关闭不全而致的舒张期杂音。

3.辅助检查

(1)X线检查:成人小室间隔缺损X线片上可无异常征象;中等大室间隔缺损可见肺血增加,心影略向左增大;大室间隔缺损主要表现为肺动脉及其主要分支明显扩张,但在肺野外1/3血管影突然减少,心影大小不一,表现为左心房、左心室大,或左心房、左心室、右心室增大或以右心室增大为主,心尖向上抬举提示右心室肥厚。

(2)心电图:成人小室间隔缺损心电图可以正常或在V₁导联出现rSr图形;中等大室间隔缺损可有左心室肥厚,V₅导联R波增高、q波深而窄、T波高尖等左心室容量负荷过重的表现,也可同时在V₁导联呈现右心室肥厚图形;大室间隔缺损时常以右心室肥厚图形为主。

(3)超声心动图:用以确定诊断同时可以测定缺损大小及部位,判断心室肥厚及心腔大小。运用Doppler技术还可测算跨隔及跨(肺动脉)瓣压差,并可推算Qp/Qs值,是本病最重要的检查手段。

(4)心导管检查:典型的室间隔缺损一般不需要进行心导管检查及心血管造影。如疑有多孔缺损(室间隔上不止一个缺损口)或合并有其他先天畸形时应进行导管介入检查,对大的缺损已有继发性肺动脉病变,决定是否可行手术治疗时应行心导管检查,并进行肺动脉扩张的药物试验。

4.诊断和鉴别诊断 根据临床表现,X线、心电图、超声心动图检查,诊断本病不太困难,结合心导管检查在大多数情况下可确诊本病。

本病需与下列疾病相鉴别:

(1)房间隔缺损:本病症状同室间隔缺损无明显区别,但心脏杂音部位较室间隔缺损要高,以胸骨左缘第二肋间为主,第二心音亢进并有固定性分裂。三尖瓣区可有舒张期隆隆样杂音。X线表现主要是肺充血的表现,常见到肺血流增多,肺门血管影粗大而搏动强烈,肺动脉段明显凸出,主动脉影缩小,右心房、右心室增大。超声心动图示,右心室内径增大,室间隔的活动从属于右心室的收缩,即心室喷血期中,室间隔呈现向前的活动。心导管检查和选择性指示剂稀释曲线测定均可显示在心房水平有左至右分流,心导管可从右心房进入左心房,依据这些特点可将本病确诊。

(2)肺动脉口狭窄:轻者长时间无症状,重者常见症状为心悸、气喘、咳嗽、乏力、胸闷,可发生右心衰竭。胸骨左缘第二肋间有响亮的粗糙喷射性收缩期杂音,多伴有震颤,第二心音分裂并减轻,可有肺动脉收缩期喷射音。X线表现右心室增大,但肺血流少,外野最明显。心导管检查右心室压力增高,但肺动脉压力减低,右心室收缩压与肺动脉收缩压间压力阶差超过10～15mmHg以上,选择性心血管造影可清楚地显示右心室及肺动脉中的形态,这与室间隔缺损时的左右心室同时显影不同。

(3)梗阻型心肌病:梗阻型心肌病有左心室流出道梗阻者,可在胸骨左下缘听到收缩期的杂音,其位置和性质与室间隔缺损的杂音类似。但此病半数在心尖部有反流性收缩期杂音,X线片示肺无主动性充血,心电图左心室肥大和劳损的同时有异常深的Q波,超声心动图见室间隔明显增厚、二尖瓣前瓣叶收缩期前移,右心导管检查和指示剂稀释曲线测定未能发现在心室水平的左至右分流,左心导管检查和选择性左心室造影显示左心室与流出道间有收缩期压力阶差、心室腔小、肥厚的室间隔阴影凸入心腔等,都与室间隔缺损不同。

5.处理

(1)非手术介入治疗。

(2)手术治疗:在开展非手术介入治疗以前,成人小室间隔缺损 Qp/Qs<1.3 者一般不考虑手术,但应随访观察;中度室间隔缺损 Qp/Qs 为 1.5~2.0 者应考虑手术,此类患者在成人中少见;介于以上两者之间 Qp/Qs 为 1.3~1.5 者可根据患者总体情况决定是否手术,除非年龄过大有其他疾患不能耐受手术者仍应考虑手术治疗;大室间隔缺损伴明显肺动脉压增高者不宜手术。

缺损口径小的孕产妇只要不发生右向左分流,一般发生心力衰竭的少,能顺利度过妊娠与分娩。缺损较大者常会有肺动脉高压症状,并可出现右向左分流和心力衰竭。高位缺损常合并其他心血管异常,如妊娠前未经修补手术,妊娠后可使心力衰竭、心律失常及感染性心内膜炎的发生率明显增加。临产后可使肺动脉高压加重,导致血液右向左分流及发绀。

(三)动脉导管未闭

动脉导管未闭为常见的先天性心脏病之一,每出生 1500~5000 婴儿中约有 1 例,在医学史上是第一种可用外科手术完全治愈的先天性心脏血管病。在某医院统计的 1085 例先天性心脏血管病中动脉导管未闭占 21.2%。男女患病有别,男:女为 1:3。

1.病理生理　由于在整个心动周期主动脉压总是明显高于肺动脉压,所以通过未闭动脉导管持续有血流从主动脉进入肺动脉,即左向右分流,使肺循环血流量增多,肺动脉及其分支扩张,回流至左心系统的血流量也相应增加,致使左心负荷加重,左心随之增大。由于舒张期主动脉血分流至肺动脉故使周围动脉舒张压下降、脉压增大。

2.临床表现　成人动脉导管未闭者可因分流量大小,有以下几种临床表现形式:

(1)分流量甚小,即未闭动脉导管内径较小,临床上可无主观症状,突出的体征为胸骨左缘第二肋间及左锁骨下方可闻及连续性机器样杂音,可伴有震颤,脉压可轻度增大。

(2)中等分流量者患者常有乏力、劳累后心悸、气喘胸闷等症状,心脏听诊杂音性质同上,更为响亮伴有震颤,传导范围广泛;有时可在心尖部闻及由于左心室扩大二尖瓣相对关闭不全及(或)狭窄所致的轻度收缩及(或)舒张期杂音,周围血管征阳性。

(3)分流量大的未闭动脉导管,常伴有继发性严重肺动脉高压,可导致右向左分流。上述典型杂音的舒张期成分减轻或消失,继之收缩期杂音亦可消失而仅可闻及因肺动脉瓣关闭不全的舒张期杂音,此时患者多有青紫,且临床症状严重。

3.辅助检查

(1)X 线检查:透视下所见肺门舞蹈征是本病的特征性变化。胸片上可见肺动脉凸出;肺血增多,左心房及左心室增大。严重病例晚期出现右向左分流时,心影反可较前减小,并出现右心室增大的表现,肺野外带肺血减少。

(2)心电图:常见的有左心室大、左心房大的改变,有肺动脉高压时,可出现右心房肥大,右心室肥大。

(3)超声心动图检查:二维超声心动图可显示未闭动脉导管,并可见左心室内径增大。彩色多普勒可测得存在于主动脉与肺动脉之间的收缩期与舒张期左向右分流。

(4)心导管检查:为了了解肺血管阻力、分流情况及除外其他复杂畸形,有时需要作右心导管检查及逆行升主动脉造影。

4.诊断和鉴别诊断　根据典型的杂音、X 线和超声心动图改变,结合心导管检查,可以相当准确地诊断本病。

本病的鉴别诊断,主要是与其他足以引起连续杂音的疾病加以鉴别。

（1）先天性主动脉肺动脉间隔缺损：此病与较大的动脉导管未闭极为相似，不同点在于此病的分流部位较低，因而在临床上杂音最响的部位较动脉导管未闭的患者低一个肋间且较向右，可作为鉴别诊断的参考，但此点并非绝对可靠，比较可靠的鉴别诊断方法为超声心动图见肺总动脉和主动脉均增宽，其间有缺损沟通；心导管检查时如进入主动脉则是到升主动脉而非到降主动脉，逆行性主动脉造影时心导管顶端送到主动脉根部注射造影剂可见主动脉与肺动脉同时显影。

（2）主动脉窦部动脉瘤穿破入右心：由于先天性梅毒或感染性心内膜炎的原因，产生主动脉窦部动脉瘤侵蚀穿破至肺动脉、右心房或右心室，从而引起左至右分流。其临床表现酷似动脉导管未闭，同样有连续性机器样杂音。但此病有突发病的病史，例如突然心悸、胸闷不适，并感左胸有响音等，随后发生心力衰竭。此病杂音较动脉导管未闭者为低，其舒张期的部分较响，这一切均是鉴别的依据。

此外，本病在婴儿、幼儿期或肺动脉压显著增高时，可能只有收缩期杂音，要注意和室间隔缺损、房间隔缺损、肺动脉瓣狭窄等相鉴别，依据超声心动图及心导管易鉴别之。

5.处理　因本病易并发感染性心内膜炎，故即使分流量不大亦应及早争取手术或介入治疗。手术安全成功率高，任何年龄均可进行手术治疗，但对已有明显继发性肺动脉梗阻病变，出现右向左分流者则禁忌手术。

合并妊娠患者导管细而分流少且肺动脉压正常者，除在分娩期易发生感染性心内膜炎外，孕产期多经过顺利；如存在大的动脉导管未闭，大量的主动脉血向肺动脉分流，如伴有肺血管阻力增加，可引起显著肺动脉高压，使血液分流逆转，发生发绀，进一步使子宫动脉氧饱和度下降，可危及胎儿。孕妇先是左心衰竭，继而右心衰竭。心力衰竭是此类孕产妇死亡的主要原因。

（四）先天性原发性肺动脉高压

原发性肺动脉高压（先天性肺小动脉病变所致）是指肺小动脉原发的增生性病变所致的闭塞性肺小动脉高压，病因是多方面的，先天性肺小动脉病变是其中之一。

1.发病机制　导致原发性肺动脉高压的先天因素认为是肺小动脉中层有先天性缺陷退化或萎缩，因而导致一系列病变，主要是肌型肺小动脉内膜增厚，有的形成垫状或瓣状向腔内凸出，有的形成血管球样结构，内弹力膜断裂或阙如，肌层变薄或阙如。弹力型动脉有内膜增厚及粥样硬化，内弹力膜断裂等。

上述的病变可造成肺动脉狭窄，因而出现血流动力学改变，当肺动脉压力明显增高时，右心室排血受阻因而右心室压力增高，长时间的右心室收缩负荷增加引起右心室的肥厚，最后发生右心衰竭，心脏排血量降低，右心室将扩大，右心房与周围静脉血压会升高。

2.临床表现

（1）症状：患者可有气急、胸痛、咯血、晕厥等症状，严重时有发绀，因肺动脉压力显著增高使右心室、右心房压力亦增高，从而可能使卵圆孔重新开放，出现右至左分流。晚期出现右心衰竭表现。

（2）体征：心脏浊音界增大，肺动脉瓣区有收缩期喷射音和第二心音亢进或兼有分裂，部分患者在三尖瓣区有吹风样收缩期杂音（由相对性三尖瓣关闭不全所致），在肺动脉瓣区有吹风样舒张期杂音（由相对性肺动脉瓣关闭不全所致）。

3.辅助检查

（1）X线检查：X线示右心室明显增大，右心房可增大，肺动脉段明显凸出，肺动脉主要分支扩张，而周围肺野纹理细小、稀疏。

（2）心电图与心向量图电轴右偏，有显著右心室肥大伴劳损，并可有右心房肥大的变化。

（3）超声心动图：M型超声心动图示肺动脉瓣曲线波低平，收缩中期关闭。切面超声心动图示肺动脉增宽，搏动强，右心室前壁和室间隔增厚。

（4）心导管检查：肺动脉压显著增高，右心室收缩压增高，肺总阻力增高而肺毛细血管压正常，亦无左、右心室之间血液分流的证据。

（5）心血管造影示右心室及肺动脉排空延迟，末梢肺动脉细小。

4.诊断及鉴别诊断　　本病诊断主要在于排除继发性肺动脉高压。常见的继发性肺动脉高压主要由动脉导管未闭、房间隔缺损、室间隔缺损造成，故应与之鉴别。

5.处理　　本病预后差，目前缺乏有效的治疗办法，多种扩张血管药物可以试用，但其疗效并不肯定。

（五）法洛四联症

法洛四联症是指室间隔缺损、肺动脉口狭窄、主动脉右位（骑跨）与右心室肥大四种情况合并存在的先天性心脏血管畸形，其中以室间隔缺损与肺动脉口狭窄两者为主。本病为临床上最常见的发绀型先天性心脏血管病，在成人先天性心脏病中所占比例接近10%。

1.发病机制　　由于肺动脉口存在狭窄，右心室压力增高，工作加重，遂致肥厚。室间隔缺损大，使两侧心室压力相等。右心室的静脉血即被送过室间隔缺损而进入骑跨的主动脉。主动脉同时接受左心室的血液与部分右心室的血液，因而动、静脉血流在主动脉处混合被送达身体各部，造成动脉血氧含量降低，临床上出现发绀与红细胞增多症。肺动脉口狭窄愈重，室间隔缺损愈大，则右至左分流愈多，发绀愈严重。肺动脉口愈狭窄，进入肺循环血流愈少，在肺部氧合的血量也愈少，因而整个循环的氧合血液减少，遂又使发绀更为显著。由于右心室压力增高，体循环血流量增大，静脉回流也增多，右心房负担加重，因而亦增大。肺动脉口狭窄轻，室间隔缺损小的患者，右心室压力不太高，可无右至左分流，因而无发绀，称为非发绀型法洛四联症。

2.临床表现

（1）症状：本病的突出症状是发绀。发绀在婴儿期即出现，但在出生后的数月中可由于动脉导管未闭而不出现发绀，或仅在哭闹、吸吮时才出现发绀，婴儿喂奶困难，体重不增。发绀产生后数月至数年可出现杵状指。气喘亦为本病的常见症状，多在劳累后出现，可能是阵发性，这在2个月~2岁间较常见，患者易感乏力，劳累后有气喘与乏力常使患者采取下蹲的姿势，这在2~10岁期间颇为常见。部分患者有头晕、阵发性昏厥，甚至癫痫样抽搐。脑血管意外（如脑梗死）、感染性心内膜炎、肺部感染为本病常见并发症。

（2）体征：发绀与杵状指（趾）为常见的体征，患者一般发育较差，智力正常，亦偶有智力迟钝者，左胸或前胸部可能隆起。

心脏听诊肺动脉瓣第二心音减弱以至消失，胸骨左缘常可闻及收缩期喷射性杂音。杂音的响度与肺动脉狭窄的程度成反比例，因狭窄越重，则右心室的血液进入骑跨的主动脉越多，而进入肺动脉的越少。心脏浊音区可扩大，心前区与中上腹可有抬举性搏动。

3.辅助检查

（1）血液常规检查：可见红细胞计数及血红蛋白含量和血细胞比容均显著增高。

（2）X线检查：主要为右心室肥厚表现，肺动脉段凹陷，形成木靴状外形，肺血管纹理减少。

（3）心电图：心电图的主要改变为右心室的肥大与劳损，右侧心前区各导联的R波明显增高，伴有ST段压低与T波倒置，部分患者有右心房肥大的表现，即P波高尖。心电轴常右偏+90°~+210°之间。

（4）超声心动图检查：可显示右心室肥厚、室间隔缺损及主动脉骑跨。右心室流出道狭窄及肺动脉瓣的情况也可以显示。

（5）磁共振计算机断层显像：显示扩大的升主动脉骑跨于室间隔之上，而室间隔有缺损，肺动脉总干则甚小。右心室漏斗部狭窄，肺动脉瓣瓣环亦可见狭窄。

（6）心导管检查：右心导管检查在本病可有下列发现：①肺动脉狭窄引起的右心室与肺动脉间的压力

阶差改变。分析压力曲线的形态,可帮助判断狭窄的类型;②心导管可能由右心室直接进入主动脉,或由右心室通过室间隔缺损进入主动脉,从而证实跨位的主动脉和室间隔缺损的存在;③右心室血氧含量高于右心房,证实有通过室间隔缺损的左至右分流的存在;④在室间隔缺损较大而主动脉跨位较明显的患者,主动脉、左心室与右心室的收缩压几乎相等。

(7)选择性心血管造影:选择性右心室造影时,可见肺动脉与主动脉同时显影,说明有主动脉骑跨的存在。此外又可显示室间隔缺损的部位与大小、肺动脉口狭窄的情况等。

4.诊断和鉴别诊断　本病的诊断结合症状、体征主要依靠正确的辅助检查来确诊。本病预后较差,多数患者在20岁以前死亡,存活至成年有发绀型先天性心脏血管病者以本病为最常见,但需与下列情况相鉴别:

(1)肺动脉口狭窄伴有房间隔缺损由右至左分流(法洛三联症):此病发绀出现较晚,胸骨左缘第二肋间的收缩期杂音较响,所占时间较长,肺动脉瓣区第二心音减轻、分裂。X线片上见心脏阴影增大较显著,肺动脉总干明显凸出。心电图中右心室劳损的表现较明显,右心导管检查、选择性心血管造影,发现肺动脉口狭窄属瓣膜型,右至左分流水平在心房部位,可以确立诊断。

(2)艾森门格综合征:室间隔缺损和动脉导管未闭的患者发生严重肺动脉高压时,使左至右分流转变为右至左分流,形成艾森门格综合征。此综合征发绀出现晚,肺动脉瓣区有收缩期喷射音和收缩期吹风样杂音,第二心音亢进并可分裂,可有吹风样舒张期杂音。X线检查可见肺动脉干明显凸出,肺门血管影粗大而肺野血管影细小,右心导管检查发现肺动脉显著高压等,可资鉴别。

(3)三尖瓣下移畸形和三尖瓣闭锁:三尖瓣下移畸形时,右心房增大,右心室相对较小,常伴有房间隔缺损而造成右到左分流。心前区可听到四个心音,X线示心影增大,常呈球形,右心房甚大。心电图示右心房肥大和右束支传导阻滞,选择性右心房造影显示增大的右心房和畸形的三尖瓣,可以确立诊断。

(4)完全性大血管错位:肺动脉源出自左心室,而主动脉源出自右心室,常有心房或室间隔缺损或动脉导管未闭,心脏显著增大,X线示肺部充血。选择性右心室造影可以确立诊断。

5.处理　本病治疗主要是手术。手术时间以3岁以下为宜,手术方法有三类。①在体循环与肺循环之间造成分流,以增加肺循环的血流量,使氧合血液得以增加;②施行肺动脉瓣狭窄切开或漏斗部狭窄的切除,以增加肺循环的血流;③直视下根治手术,在体外循环的条件下,切开心脏修补室间隔缺损,切开狭窄的肺动脉瓣或切除漏斗部的狭窄或切开瓣环或狭窄的肺动脉段补以心包或涤纶人造组织片,如有房间隔缺损亦同时予以修补。这是彻底纠正本病畸形的治疗方法。但手术死亡率较高。

未经手术矫治合并妊娠者,妊娠期外周阻力下降和静脉回流增加作用在阻塞的右心室流出道,导致右向左分流增加,妊娠期可能发生严重心力衰竭。另外体循环动脉氧饱和度降低对胎儿危害很大,可发生流产及早产。分娩时体循环阻力突然下降可诱发严重发绀、晕厥和死亡。由于孕产妇及胎儿的死亡率较高,一般不宜妊娠。据报道其出生婴儿心脏缺陷的患病率为3%～17%。

(六)主动脉缩窄

本病为较常见的先天性动脉血管畸形,临床上易被忽略,在先天性心脏血管病中约占2.2%,小儿尸检病例中所占的比率更高。本病多见于男性,男女比例为4～5:1。

1.病理生理　本病肺循环的血流情况正常。左心血液排入升主动脉及主动脉弓亦顺利。由于缩窄段的存在,使血流不畅,于是缩窄段以上血压升高,头部或上肢的血液供应正常或增加。缩窄段以下血压降低,下半身血液供应减少。成人型的病例,在缩窄段的周围即出现侧支循环,锁骨下动脉与降主动脉的分支之间产生吻合,借以维持身体下半部的血液供应。吻合途径主要为:①锁骨下动脉的上肋间分支与主动脉的第一肋间分支在胸部吻合;②锁骨下动脉的肩胛部分支与主动脉的肋间分支在胸壁吻合;③锁骨下动脉的内乳动脉分支与髂外动脉的腹壁动脉分支在腹部吻合。上述的吻合支显著增粗、扭曲,主动脉的肋间动脉分支常侵蚀肋骨后段的下缘。锁骨下动脉亦增粗。侧支循环的分布可能限于胸壁的里面,因而临床上通过胸壁表层未必能触及或看见。此外,轻型的主动脉缩窄则侧支循环不多或不明显。缩窄段以上血压长期升高使左心室负担增高而逐渐肥大。

2.临床表现

(1)症状:在15岁之前往往无明显的自觉症状,30岁以后症状渐趋明显。表现在三个方面:①由于头部及上肢血压升高所产生的症状,包括头痛、头晕、耳鸣和鼻出血等,严重的可产生脑血管意外,以及心力衰竭,后两者在40岁以后尤易发生;②由于下肢血液供应不足而产生的症状,包括下肢无力、冷感、酸痛、麻木甚至间歇性跛行;③由于侧支循环而增粗的动脉压迫附近器官而产生的症状,如压迫脊髓而引起的下肢瘫痪,压迫臂神经丛引起上肢的麻木与瘫痪等。此外,患者还可能发生感染性动脉内膜炎。

(2)体征:成年患者体格多较魁梧,主要体征:①上肢血压高而下肢血压显著低于上肢(正常人用常规血压计测量时股动脉收缩压较肱动脉收缩压读数高2.26~5.32kPa)。胸骨上窝和锁骨上窝常有显著搏动(由锁骨下动脉增粗引起)。腹主动脉、股动脉、腘动脉和足背动脉脉搏微弱或不能触及。上肢血压增高常常在10岁以后才明显。缩窄部位在左锁骨下动脉开口的近端,患者左上肢血压可低于右上肢;②侧支循环动脉扭曲、显著搏动并有震颤,较常见于肩胛间区、腋部、胸骨旁和中上腹部等处;③心脏体征示心脏浊音向左、向下扩大。沿胸骨左缘、中上腹、左侧背部有收缩中后期Ⅱ~Ⅵ级吹风样杂音,肩胛骨附近、腋部、胸骨旁可听到侧支循环的收缩期或连续性血管杂音。心尖区可有主动脉收缩期喷射音。

3.辅助检查

(1)X线检查:X线检查示左心室增大。正位片见升主动脉扩大并略向右凸出且搏动明显,缩窄后主动脉段也扩大,形成向左凸出的阴影,如同时有左锁骨下动脉扩张则形成"丁"字形向左凸出的阴影。左前斜位片中有时可见缩窄的主动脉影和缩窄后主动脉段的扩大,矢面断层摄片中可以更清楚地看到。

肋骨后段的下缘被侵蚀为本病的特征之一。被侵蚀的肋骨为第三至第十肋,可能为单根或多根受累,呈单侧或双侧性。明显的肋骨侵蚀多在12岁以后出现。缩窄不严重或缩窄段在胸主动脉的下部者,则肋骨侵蚀现象不明显。

食管吞钡检查时,可见食管向前及向左移位。

(2)心电图检查:以左心室肥大或兼有心肌劳损为最多见,亦可有正常范围的心电图。儿童患者常为正常。

(3)超声心动图:M型超声心动图不易探测本病病变。切面超声心动图可见左心室后壁和室间隔增厚、主动脉增宽、搏动增强。在胸骨上窝取主动脉长轴切面观察可见主动脉和主动脉弓增宽,搏动明显增强,如降主动脉缩窄则降主动脉变小。

(4)磁共振成像和X线计算机断层显像:矢面和左前斜位断层显像可见主动脉缩窄的部位和形态,有时还可见到扩张的侧支循环血管。

(5)心导管检查:逆行性主动脉心导管检查,可将心导管送达缩窄的主动脉段上、下方,记录到该处的压力并描记其压力曲线,在缩窄段的上方主动脉腔内压力增高,压力曲线显示收缩压的升高较舒张压的升高显著,故脉压增大。缩窄段内或缩窄段下方的压力降低,压力曲线显示收缩压的降低较舒张压的降低显著,故脉压减低,压力曲线波动较小而圆钝,连续测压记录中可看到此两处不同压力曲线的差别。

(6)选择性心血管造影:采用心血管造影术尤其是逆行性胸主动脉选择性造影,可以使缩窄段的动脉显影,从而了解缩窄段的位置、长短和程度,该段近端和远端的主动脉扩张以及侧支循环血管情况,作为手术治疗的参考。

4.诊断和鉴别诊断　本病的临床表现以及各项检查有一定特性,故如对本病的警惕性提高,诊断并无困难。

本病需与下列疾病相鉴别:

(1)多发性大动脉炎:本病多发生于年轻女性,常有单侧或双侧肢体出现缺血症状,如肢体无力、发凉、酸痛、麻木甚至肌肉萎缩,伴有动脉搏动减弱或消失,血压降低或测不出,颈动脉和椎动脉狭窄和闭塞者,可出现脑动脉缺血症状,如头昏、眩晕、头痛、记忆减退,单侧或双侧视物有黑点,视力减退,视野缩小甚至失明,嚼肌无力和咀嚼时腭部肌肉疼痛。查体双侧颈动脉搏动减弱或消失,并有颈部血管杂音。血清抗主动脉抗体测定、数字减影血管造影(DSA)及主动脉造影可进一步明确诊断。

(2)血栓闭塞性脉管炎(Buerger病):血栓闭塞性脉管炎为周围血管慢性闭塞性炎症,主要累及四肢中、小动脉和静脉,好发于青年男性,多有吸烟史,表现为肢体缺血、剧痛、间歇性跛行、足背动脉搏动减弱或消失,游走性浅表静脉炎,重者可有肢体溃疡或坏死等,必要时行主动脉造影可协助诊断。

5.处理　本病治疗方法是实施缩窄段的手术切除。手术以在青春期施行较好,最适合的年龄在10～20岁之间。30岁以上因主动脉的弹性减弱,可能影响对端的吻合,10岁以下主动脉尚在发育中,吻合中或植入的血管可能以后因主动脉逐渐长大而显得狭窄,可能影响到手术的长期效果。由于本病为进行性的和较严重的先天性心脏血管病,目前手术的死亡率不高而疗效满意,因此凡上肢血压有明显增高、心脏增大的患者,均应施行手术治疗。不能手术治疗的患者,内科治疗主要针对高血压和心力衰竭,经皮穿刺置入带球囊心导管的扩张术则疗效未肯定。预防感染性动脉内膜炎、心力衰竭和脑血管并发症,对未手术治疗的患者甚为重要。

(七)单纯型肺动脉口狭窄

单纯的肺动脉口狭窄以往在国内外均被认为是少见的先天性心脏血管畸形。自右心导管检查术被广泛应用后,证明本病较常见(占13.4%),本病的男女性别比例无显著的差异。

单纯肺动脉口狭窄是与法洛四联症相对而言。法洛四联症为常见的先天性心脏血管病之一,肺动脉口狭窄是其主要构成部分,同时有室间隔缺损、主动脉骑跨与右心室肥大。单纯肺动脉口狭窄则是针对室间隔无缺损的患者而言,包括以肺动脉口狭窄为唯一畸形的先天性心脏血管病以及有房间隔缺损或卵圆孔未闭的肺动脉口狭窄患者,后两者如肺动脉口狭窄严重,可使右心房压力增高,引起右至左分流而出现发绀,则被称为法洛三联症。

1.病理生理　正常肺动脉口面积为$2cm^2/m^2$体表面积,新生儿则约为$0.5cm^2/m^2$体表面积,肺动脉口狭窄时,一般要瓣口面积减少60%才出现血流动力学改变。这时右心室排血受阻,因而右心室的压力增高而肺动脉的压力则减低或尚正常。两者的收缩压差达1.33kPa以上,可能达到19.95～31.92kPa。长时间的右心室收缩负荷增加引起右心室的肥厚,但心脏的排血量尚能维持,最后右心室发生衰竭,心脏排血量将降低,右心室将扩大,右心房与周围静脉血压将升高。肺总动脉及其分支狭窄时狭窄远端的肺动脉压力降低而近端的肺动脉压力则升高。肺动脉口高度狭窄、右心室压力显著增高的患者,右心房压亦相应地增高并可超过左心房压力,如患者同时有房间隔缺损或卵圆孔未闭,即可出现右至左分流而引起发绀。

肺动脉口高度狭窄、右心室压力显著增高的患者,右心房压亦相应地增高并可超过左心房压力,如患者同时有房间隔缺损或卵圆孔未闭,即可出现右至左分流而引起发绀。

2.临床表现

(1)症状:轻度狭窄可无症状,重度狭窄在劳累后可出现呼吸困难、心悸、气喘、咳嗽、乏力以及胸闷,偶有胸痛或晕厥。伴有房间隔缺损的患者,可能出现发绀与杵状指(趾)等,但多在婴幼儿期以后才出现。患者较易有肺部感染,患肺结核的颇不少见。后期可有右心衰竭的症状。偶可并发感染性心内膜炎。

（2）体征：狭窄程度轻者对生长、发育无影响，严重者发育较差，体格瘦小。心脏浊音区的扩大多不显著。瓣膜狭窄者听诊在胸骨左缘第二肋间有响亮而粗糙的吹风样喷射型收缩期杂音，其响度在Ⅱ～Ⅴ级之间，有时在第一与第三肋间亦有同样响度，多数伴有震颤，杂音常向左锁骨下区、左颈根部及背部传导。漏斗部狭窄者，杂音的最响处多在第三、四甚至第五肋间。肺总动脉及其分支狭窄患者杂音可在肺动脉瓣区或向两侧腋部与背部传导，出现较晚，因而将第二心音淹没，有时杂音呈连续性。吸入亚硝酸异戊酯或下蹲后杂音均可增强，肺动脉瓣区第二心音分裂，肺动脉瓣成分多减轻甚至听不到。

严重狭窄者可有右心室增大的体征，心前区可有抬举性搏动。伴有房间隔缺损而有右至左分流的患者，可有发绀和杵状指（趾）的体征。

3.辅助检查

（1）X检查：狭窄程度轻者，X线可能正常。中、重型患者X线改变有肺血管影细小以致肺野异常清晰，肺总动脉段明显凸出程度与肺动脉狭窄程度成正比，有时甚至如瘤状，搏动明显，但肺门血管搏动减弱，半数患者则有左肺门血管影增大，右心室增大，心影呈葫芦形。伴有房间隔缺损或右心室压力显著增高的患者，右心房可有增大。漏斗部和肺总动脉及其分支狭窄的患者，则肺总动脉多不扩大，且偶有凹下者。

（2）心电图：心电图变化与病变程度、病程长短以及右心室内压力的变化有关，随右心室内压力的高低而显示轻重不一的表现，即正常心电图、不完全性右束支传导阻滞、右心室肥大、右心室肥大伴有心前区广泛性T波倒置。部分患者有P波增高，显示右心房增大，心电轴有不同程度的右偏。

（3）超声心动图：超声心动图示右心室增大，前壁增厚，室间隔增厚并常与左心室后壁呈同向运动，右心房可增大。切面超声心动图示瓣膜增厚向肺动脉方面呈圆顶状凸出，肺动脉总干扩张，右心室流出道增宽。近年来用连续波多普勒超声心动图可颇为准确地探测出右心室与肺动脉间的压力阶差而彩色多普勒血流显像探测到肺动脉内高速湍流所呈现的多色镶嵌，有助于选择狭窄射流的方位来进行连续波多普勒定向探测上述压力阶差。

（4）磁共振成像和X线计算机断层显像：矢面断层显像可显示肺动脉瓣环和右心室漏斗部不同水平的狭窄情况，较横面断层显像好。对肺动脉瓣瓣膜的显像更难以观察其活动情况。

（5）心导管检查：右心导管检查中，主要有重大诊断价值的发现为：右心室压力增高，肺动脉压力正常或有降低。右心室与肺动脉之间有明显的压力差。正常右心室与肺动脉的收缩压差不超过1.33kPa，如差异超过该范围，则可认为有肺动脉口狭窄。依据这一压力阶差，可以估计肺动脉口狭窄的程度，一般认为阶差在5.32kPa以下为轻度狭窄，5.32～13.30kPa之间为中度狭窄，而13.30kPa以上为重度狭窄。无房间隔缺损的患者，血氧含量无异常改变，有房间隔缺损时，右心房血氧含量增高，但当右心房压力增高而出现右至左分流时，则动脉血氧降低。

（6）选择性心血管造影：通过右心导管进行选择性右心室造影显示瓣膜狭窄者，造影剂受阻于肺动脉瓣处，在心室收缩期瓣融合如天幕状，凸出于肺动脉内，瓣孔如鱼口状，造影剂由此孔喷出如狭条状然后呈扇状分开。漏斗部狭窄者则见右心室流出道狭窄如管道或有局限性肥厚与瓣膜间形成第三心室。肺总动脉及其分支狭窄者可见到肺总动脉或其分支的局部狭窄。

4.诊断和鉴别诊断　依据体征、X线、心电图、超声心动图变化和磁共振成像本病诊断基本不难。右心导管检查可以确诊并有助于判定狭窄的类型和程度。选择性心血管造影有利于了解肺动脉、肺动脉瓣和右心室漏斗部的解剖情况。

本病应与下列疾病相鉴别：

（1）房间隔缺损：房间隔缺损的患者在胸骨左缘第二肋间可听到收缩期杂音伴有收缩期喷射音。X线示肺动脉总干凸出、右心室增大。心电图示不完全性右束支传导阻滞或右心室肥大。与轻、中度肺动脉瓣膜狭窄颇有相似之处,临床常易混淆。但房间隔缺损的患者肺动脉区第二心音亢进并呈固定分裂,X线示肺野充血与肺动脉口狭窄的患者表现不同。超声心动图显示房间隔的回声缺失,而肺动脉瓣无明显病变。右心导管检查显示在心房水平有左至右分流,选择性心血管造影无肺动脉瓣病变等可资鉴别。但也要注意:房间隔缺损可和肺动脉口狭窄合并存在。

(2)室间隔缺损:室间隔缺损与肺动脉口狭窄患者均可在胸骨左缘听到响亮的收缩期杂音,但其最响处的位置前者在第四肋间且为反流性全收缩期型,可与肺动脉狭窄相鉴别。但漏斗部狭窄患者的杂音位置亦较低,鉴别仍有困难。室间隔缺损多有左心室的增大,如其左至右的分流量大,则肺动脉总干亦凸出,但此时肺血管将变粗,与肺动脉口狭窄有所不同。右心导管检查发现心室部左至右有分流,可以明确诊断。但也要注意室间隔缺损可和肺动脉口狭窄尤其是漏斗部狭窄合并存在。

(3)先天性原发性肺动脉扩张:本病的临床表现与心电图变化和轻型的肺动脉瓣膜狭窄很相类似,因此鉴别诊断较困难。右心导管检查未能发现右心室与肺动脉间收缩期压力阶差或其他压力异常,同时又无分流的存在,而X线示肺动脉总干凸出,则对诊断本病有利。

(4)法洛四联症:重度肺动脉狭窄伴有房间隔缺损,而有右至左分流的患者(即法洛三联症),需与法洛四联症相鉴别。法洛四联症的患者出生时即有发绀而三联症则在收缩期杂音多甚响,四联症患者X线示肺动脉总干不凸出等有助于鉴别。右心导管检查和选择性右心造影可以明确诊断。

5.处理 本病的主要治疗方法是施行手术切开狭窄的瓣膜,切除漏斗的肥厚部分,切开瓣环或狭窄段补以心包或涤纶片。手术年龄以在儿童期施行为佳,症状显著,发生右心衰竭者,则在婴儿期即应施行手术。手术的指征为:①患者有明显症状;②心电图或X线显示右心室肥大;③静息时右心室与肺动脉间的收缩压差在5.33kPa以上。手术的方法有两大类,一类是经右心室用器械进行盲目切开或切除的方法,另一类是在低温麻醉或体外循环的条件下直视切开或切除的方法。盲目手术的疗效较难保证,直视手术疗效较好。

近年来有采用带球囊心导管扩张肺动脉瓣膜狭窄的方法。本法可免除开胸手术,虽然长期疗效尚待确定,近期效果显示是很有前途的方法。

对于不施行手术治疗的患者,应密切注意预防发生感染性心内膜炎和心力衰竭的发生。

三、先天性心脏病对孕妇及胎儿的影响

妊娠合并心脏病是孕产妇死亡的最重要原因,因妊娠期、临产后及分娩时心脏的负担加重,妊娠时由于胎儿的发育,子宫、胎盘逐渐长大,母体对氧的需求和血液供应量也大大增加,因而血浆容量增加可达40%～50%,红细胞增加为15%～20%,相比之下,红细胞计数、血细胞比容及血红蛋白含量均有下降,形成稀释性贫血。其中由于孕激素、肾素、醛固酮、催乳素的作用,使液体量增加6～8.5L,钠增加约500～900mmol。妊娠晚期及分娩时,由于增大的子宫压迫下腔静脉,使静脉回心血量减少,可发生头昏、晕厥、称之为仰卧位低血压综合征。分娩时,每一次宫缩可增加心排血量约20%(200～500ml自子宫排出),收缩压升高,左心室负荷增加10%。分娩方式的不同,失血量亦各异,剖宫产或其他方式的手术产,失血量往往超过阴道自然分娩。产后子宫收缩,胎盘排出,原循环在这些组织中的血液进入体循环中,使血浆容量及心排血量增加20%～30%。妊娠期所出现的这些变化,均可加重心脏负担,使心脏病情恶化。

妊娠期这个较长的过程(40周)对正常妇女已是一个较重的负担,对于患有先天性心脏病的妇女则负担更重,危险更大。先天性心脏病患者多数在儿童期被发现并经过治疗。无青紫的先天性心脏病,无论是

否进行手术治疗,均可较好地承受妊娠,有青紫的先天性心脏病合并妊娠时,母儿均极危险,死亡率较高。很多先天性心脏病患者,平时健康状况很好,没有症状,妊娠时由于心脏负担加重,给孕妇带来一定的危险。妊娠合并先天性心脏血管病,是产科一个重要的合并症,孕产妇的死亡率可高达 1%～4%,胎儿的死亡率更高。

孕妇能否妊娠直达足月,受着多种因素的影响:①心脏代偿功能:心脏代偿功能Ⅰ～Ⅱ级者,在妊娠、分娩及产褥期发生心力衰竭者很少。心脏代偿功能Ⅲ级者其心力衰竭率就有显著提高,可达 47%,而Ⅰ级者发生率为 7%,Ⅱ级者发生率为 17%;②孕妇年龄:一般先天性心脏病的病变是进行性的,其代偿功能则随年龄的增长而逐渐减退,年龄超过 35 岁者,对妊娠期变化耐受性降低,预后较差;③过去曾有过心力衰竭史者,妊娠期再次发生心力衰竭的可能性增加;④妊娠后孕妇的生活环境与休养条件、社会因素与家庭因素对孕妇影响很大,对有先天性心脏血管病的孕妇则更为重要。任何一个因素处理不当,都会使孕妇的心功能负担加重而危及孕妇及胎儿的健康。

先天性心脏病孕妇的胎儿较正常孕妇的胎儿发育差。妊娠会加重孕妇的心脏功能负担,从而导致心力衰竭的发生,孕妇发生心力衰竭可使胎儿宫内缺氧或胎盘供血不足,而引起流产、早产或胎儿宫内死亡等,若勉强继续妊娠,则胎儿发育不良,往往是低智能儿,甚至是畸形。

四、妊娠并先天性心脏病的处理

对患有先天性心脏病的生育年龄的妇女,最好在未妊娠时先明确其心脏病的病因、病理改变以及心脏代偿功能的分级。如房间隔缺损小于 $1cm^2$,室间隔缺损面积小于 $1cm^2$,动脉导管未闭者口径小、肺动脉压正常,肺动脉口狭窄属于轻度,可以耐受妊娠与分娩;而房间隔缺损大于 $2cm^2$ 者,需经手术矫治后方可妊娠。Ⅰ级、Ⅱ级心功能及无并发症的一般可以妊娠。对心脏功能Ⅲ～Ⅳ级的伴有发绀的先天性心脏病患者,不宜妊娠。先天性心脏病伴有心房颤动,或过去妊娠时有心力衰竭史,或合并有较严重的内科疾病,如肾炎、肺功能不全等,均不宜妊娠。凡是有不宜妊娠因素者,均应动员其做人工流产。如已有心力衰竭者,则必须于心力衰竭控制后再做人工流产。

先天性心脏病患者,如已妊娠,则应及时请心脏科医生会诊,如果决定可以妊娠,其处理原则主要是在各期中预防和治疗心力衰竭。

(一)妊娠期的处理

1.确定心脏病的诊断,评估其功能状态。

2.建立定期检查与随诊制度,与心脏科医生和护理或照顾患者的人员密切联系,以便能较好地对孕妇进行监护。

3.保证有规律、恰当的休息,避免过度用力和情绪波动。

4.合理膳食,有足够的营养又不能使患者的体重增加过多,适当限制钠盐的摄入,给予足够的铁剂。

5.及时治疗妊娠期间发生的感染、贫血、发热等疾病。

6.治疗阵发性心律失常,防止其再发生。

7.选用洋地黄、利尿剂及卧床休息,积极治疗心力衰竭,注意心血管药物对胎儿的影响:①洋地黄用于心力衰竭、心房颤动、心房扑动、阵发性室上性心动过速,对胎儿无害;②奎尼丁用于室上性及室性心律失常,对胎儿无害,但可能发生早产;③利尿剂在妊娠 20 周以后不能长期应用,因为可导致高血钙、血尿酸过多、高血糖、低血钾、低血钠、低血压及碱中毒等,对胎儿影响较少,偶尔可因血压降低而致胎儿窘迫。新生儿可发生低血糖及高铁胆红素性黄疸;④肾上腺素受体拮抗药,妊娠期如有指征可以使用,但可能导致胎儿宫内发育迟缓(IUGR)、心动过缓;⑤香豆素衍生物,妊娠期禁用,可导致胎儿畸形;⑥肝素对母亲可引起出血,因不通过胎盘,故对胎儿无致畸作用;⑦普鲁卡因胺,可用于室性心律失常,对胎儿无影响;⑧提早两周住院,做好分娩前的准备。

(二)分娩期的处理

1.根据患者功能状态,必要时在临产及分娩过程中进行心脏监护,监护母亲和胎儿的情况,胎儿出生后仍须继续监护。

2.产程开始时,应及时给予氧气吸入,同时给予抗生素预防感染,如无产褥感染,产后一周停药。

3.产程中适当使用异丙嗪、哌替啶等镇静剂,使产妇保持安静。

4.产程出现心力衰竭症状时,立即静脉注射毛花苷 C 或毒毛旋花子苷 K。

5.宫颈口开全后,防止产妇用力屏气,应施行会阴侧切,必要时行胎头吸引术、产钳术、臀牵引术等助产,及早结束分娩。死胎可用穿颅术。

6.胎儿娩出后,产妇腹部放置砂袋加压,以防止腹压突然降低而发生心力衰竭。

7.如产程进展较慢,产妇过度劳累,应在心功能未恶化前,以剖宫产结束分娩。在急性心力衰竭时,首先应控制心衰,再行手术。手术过程中应加强监护。

(三)产后及产褥期处理

1.密切观察体温、心率、呼吸、血压等变化,因在产后一周内,尤其 24 小时内,由于回心血量骤然增加,往往容易发生心力衰竭,因此对患有心脏病的产妇延长产后监护是很必要的。

2.产后如子宫收缩无力,应按摩子宫底刺激子宫收缩,必要时注射对心脏病无害的子宫收缩剂如缩宫素,但禁用麦角类药物。如产后出血超过 300ml,可以输血,但需注意输血速度。

3.产后积极预防产褥感染及尿路感染,因产后子宫内胎盘剥离后的巨大创面或产道的创伤,常为亚急性感染性心内膜炎的感染源。

4.产前、产时曾有过心力衰竭的产妇,产后仍继续用强心药。

5.心功能Ⅲ级以上者,不宜哺育婴儿。

(四)妊娠合并心脏手术问题

原则上心脏手术应在非妊娠时实施。在孕期中估计能度过妊娠与分娩者,尽量不作心脏手术。但若心功能Ⅲ～Ⅳ级在妊娠早期已发生肺水肿,孕妇又不愿做人工流产,而手术操作不复杂、麻醉要求不高者,则可考虑手术,手术宜在妊娠 12 周以前进行。但对手术比较复杂、需低温麻醉或体外循环条件下进行的心脏直视手术,不宜在妊娠期进行。

(李　勇)

第二节　妊娠合并甲状腺功能亢进症

生育年龄的妇女患甲状腺疾病是常见的。大多数病例的原因是自体免疫。Graves 病、桥本甲状腺炎或慢性甲状腺炎在患甲状腺功能亢进的妇女中占多数。尽管有些患者被劝告不能生育,但自发妊娠仍有发生。患有甲状腺疾病的妇女在妊娠中可能发生在胎儿身上潜在的医学问题,特别是甲状腺功能不全。患甲状腺疾病的妇女预防措施是重要的。绝大多数患甲状腺疾病的妇女并非禁忌口服避孕药。患有甲亢的妇女和曾行甲状腺部分切除术及^{131}I 治疗的 Graves 病患者,其妊娠结果均可能受到影响。内科医生在诊断妊娠合并 Graves 病时,可能遇见几种临床情况:①患者正在接受抗甲状腺药(ATD)治疗;②在妊娠中第一次被诊断为甲亢；③甲亢患者以前曾接受部分甲状腺切除术治疗；④甲亢曾经过抗甲状腺药治疗后处于缓解状态；⑤曾生育过甲状腺功能不良的患儿。每种临床情况的治疗决定都需在详细综合内科及产科病史，细致的体格检查，以及对实验室检查作出正确解释的基础上确定。已报道妊娠妇女合并甲亢或曾患甲亢的并发症中，绝大多数与缺乏对疾病自然过程的了解、对药物治疗缺乏耐心和顺从，或是妊娠中此病诊断太晚有关。如果在妊娠中能早期确诊和正确的治疗，那么母亲及孕期胎儿的预后将是良好的。

在使用抗甲状腺药（ATD）治疗妊娠合并甲亢以前，治疗方法包括单独使用复方碘溶液，或与甲状腺次全切除术联合治疗，使围生期死亡率降低到4%～32%，比仅用支持疗法的孕妇胎儿死亡率45%明显降低。而新生儿的甲状腺肿及甲状腺功能低下却成为常见并发症。1951年报道丙硫氧嘧啶（PTU）治疗19例妇女22次妊娠，丙硫氧嘧啶的开始剂量为300mg/d，分次服用，药物剂量随临床症状的好转而减少，到妊娠晚期减为每次50mg，每天2次，在分娩时停药，无1例新生儿死亡，无新生儿甲肿或甲减患者。

为了避免新生儿发生甲肿和甲减，建议当患者甲状腺功能恢复正常时加用甲状腺素治疗。在妊娠的最后几周可减少PTU用量，50～100mg/d控制甲亢。

产后阶段的Graves病的复发和恶化首先由Amino等人报道，并意识到患Graves病的妇女产后复发的甲亢应与产后发生的甲状腺炎、甲亢相鉴别。

一、流行病学

据报道，妊娠合并甲亢的流行率约为0.2%，日本筛查9453例早期妊娠的妇女，0.4%有抑制性血浆TSH和自身免疫性甲状腺疾病的其他化学标志物。另外约0.4%妇女血浆TSH受抑制，但没有自身免疫的其他指标。这一发现与正常早期妊娠妇女血浆中TSH抑制或降低是一致的。

二、病因学

妊娠合并甲亢的最常见原因是Graves病，约占病人总数85%（表20-1）。其他原因包括多结节性甲状腺肿、毒性单结节性甲状腺肿、亚急性甲状腺炎。医源性甲亢常见于接受甲状腺素治疗的患者。过量的甲状腺素治疗可使血清游离甲状腺素（FT_4）和游离甲状腺素指数（FT_4I）正常，并伴有血清TSH的抑制。少数病人诉说有偶发心悸，减少甲状腺激素的剂量会使甲状腺试验在4～6周内正常化。

表 20-1　妊娠合并甲亢的原因

Graves病	TSH分泌过多性垂体瘤
多结节性甲状腺肿	卵巢甲状腺肿
毒性甲状腺肿	妊娠剧吐性短暂甲亢
亚急性甲状腺炎	囊状胎块
医源性甲状腺肿	

三、妊娠前的劝告

未控制的甲亢使妊娠妇女流产、早产、先兆子痫、胎盘早剥等的发生率增加，早产儿、胎儿宫内发育迟缓、足月小样儿等的危险性提高。母体的TSAb可以通过胎盘刺激胎儿的甲状腺引起胎儿或新生儿甲亢。

所以,如果患者甲亢未控制,建议不要怀孕;如果患者正在接受 ATD 治疗,血清 TT_3 或 FT_3、TT_4 或 FT_4 达到正常范围,停 ATD 或者应用 ATD 的最小剂量,可以怀孕;如果患者为妊娠期间发现甲亢,在告知妊娠及胎儿可能存在的风险后,如患者选择继续妊娠,则首选 ATD 治疗,或者在妊娠 4～6 个月期间手术治疗。妊娠期间应监测胎儿发育。有效地控制甲亢可以明显改善妊娠的不良结果。

未妊娠的 Graves 病患者有 3 种治疗方法。12～24 个月的长期 ATD 治疗,使 20%～50% 的患者症状缓解。这对短期病史者,小的甲状腺肿及没有眼征的患者都有可能得到缓解。用 [131]I 部分破坏甲状腺,手术切除大部分甲状腺组织等是可接受的治疗方法。甲状腺部分切除术的主要并发症是永久性甲减,病人需要甲状腺素替代治疗维持正常生理需要。不同形式的处理应同病人及其家属交待清楚,特别是那些可能对母亲、胎儿、新生儿有影响的长、短期并发症。人们常提的问题是 ATD 可能对胎儿产生什么不良反应? 在怀孕前接受 [131]I 治疗对母亲和胎儿有什么危险? 行甲状腺切除术而患甲减的母亲甲状腺激素治疗会对胎儿产生什么不良反应? 可以肯定地说,妊娠期甲状腺药物的使用对胎儿及新生儿没有影响,也没有证据说明母亲怀孕前接受的放射性治疗会对胎儿及孩子未来的生活产生不利影响。在怀孕前应使甲状腺功能恢复正常,避免在接受 [131]I 治疗后的 6 个月内怀孕。在接受抗甲状腺药治疗过程中怀孕者对胎儿有潜在的影响,新生儿甲状腺肿及新生儿甲减是由于丙硫氧嘧啶和甲巯咪唑(MMI)剂量过大造成的。ATD 治疗不会产生胎儿先天畸形。在怀孕过程 ATD 的剂量应经常调整,妊娠期间应有规律定期进行甲状腺试验。使血清 FT_4 和 FT_4I 水平处于正常高限的 1/3。在怀孕的最后几周药物剂量可中断。还应告诉孕妇产后有甲状腺炎及甲亢复发的可能性,极少见有新生儿甲亢者。正接受甲状腺替代疗法的母亲,在怀孕过程中左甲状腺素的需求量会增加。在诊断妊娠时应测甲状腺功能,并在妊娠第 20 和 24 周之间,第 28 和 32 周之间复查,以估计甲状腺激素的正确替代剂量。

四、临床表现

妊娠合并甲亢的诊断可能有些困难。正常妊娠可以出现许多甲亢的症状与体征,如怕热、心悸等。也有病人出现严重的毒血症状,甚至有充血性心力衰竭,直到测定甲状腺功能后才弄清其原因。甲亢的典型症状、体征并非在每个患者身上都出现。只有细致的询问病史和体格检查后内科医生才怀疑本病。随着敏感的诊断技术的出现,在妊娠早期存在小的甲状腺肿、消瘦、无法解释的心动过速、多动症、异常的乏力、毒血症、脉压过大等,即可及早诊断和治疗,这对预防母亲、胎儿发病率,降低死亡率是至关重要的。大多数并发症的出现是由于甲亢未做到早诊断或早治疗。

Graves 病在 40 岁以下人群中是以自发性为主,它在 30～40 岁开始明显多见于女性,女:男为 7:1～10:1。呈现弥漫性甲状腺肿、甲状腺毒症,浸润性突眼及偶然出现浸润性皮肤病等特征。

(一)症状

大多数病例症状逐渐发展,就诊时病史已有数月。妊娠剧吐的患者有轻微症状(双手震颤,心悸)并长期恶心、呕吐。大多数患者主诉为神经质,易兴奋、心悸、疲劳、怕热、消瘦、月经规律的改变及正常体力活动耐力降低。患者上述症状有不同表现形式,易兴奋表现为人与人相互关系处理困难,易哭、易喜,个性改变或压抑,易疲劳表现为在同样条件下不如原来活跃。上楼梯常感无力或喘不过气来。怕热,患者可能抱怨屋内太热或想开窗或开空调。睡觉时盖薄被子。常见月经减少,甚至闭经;大便次数增加,但罕见明显的腹泻。心悸可呈持续性或发作性。常见食欲好而体重减轻,有约 10% 患者食欲低而体重增加。暴露在阳光下的皮肤有瘙痒或皮疹,在严重病例,随着充血性心力衰竭的发展会表现出一系列心血管系统症状。

（二）体征

细致的体格检查非常重要，可能会出现甲状腺实验室检查结果异常，妊娠的前半阶段（表 20-2）病人，早期妊娠症状有时很难与真正的甲亢相鉴别。几乎每个年轻的 Graves 病患者都有甲状腺弥漫性增大，呈对称性，约为正常的 $2\sim4$ 倍。甲状腺由软变硬，很少有恶变倾向。腺体表面光滑，也可见不规则或小叶结构。若弥漫性甲状腺肿会存在孤立小结。应随访观察有无恶变的可能性。触诊可能感觉到震颤，也能听到一种连续性杂音。皮肤（特别是手）温暖湿润，面色发红，手掌红斑，偶有毛细血管扩张征。有些病人可见白斑。头发敏感较脆，有头发脱落。指甲远侧边缘分离。甲床与指甲连续处不规则分离（甲剥离），又称 Plummer 指甲。

表 20-2   早期妊娠合并甲亢的鉴别诊断

亚临床状态甲亢，FT_4I 与抑制性 TSH 正常
15％以上的正常妊娠
多胎妊娠
轻微的恶心、呕吐
甲状腺功能亢进
多胎妊娠
妊娠剧吐性短暂甲亢
Graves 病

注：FT_4I：游离甲状腺素指数

心血管功能的改变是甲状腺毒症的最显著表现。甲亢患者休息时外周阻力降低，由于每搏输出量和心率均增加，导致心脏输出量增加，经常出现心动过速，心率超过 90 次/分。由于收缩压高而舒张压低，使脉压增大。弥散而有力的心尖搏动提示心脏增大；而 X 线表现正常。在心尖区可听到收缩期甚至是提前或迟到的收缩期杂音，心音很响。有 10％甲状腺毒症患者会出现房颤或心衰。妊娠合并甲亢的患者，血流动力学检测显示 65％患者心排血量升高，而 35％的患者外周阻力降低。

眼征在甲状腺毒症中是常见体征，上睑挛缩，在眼睑和角膜间露出巩膜。表现为目光炯炯有神，凝视。这是由于儿茶酚胺过量所致，而不依赖于 Graves 病的眼病。眼睑迟滞是指当向下视物时，上睑不能随眼球向下转动，向上视物时，眼球不能随眼睑向上转动。浸润性眼病是指 Graves 病的一种特征，有时虽经 ATD 治疗仍持续存在，发生于 $30％\sim50％$ 的病人，症状包括眼部刺激感，畏光、流泪、眼部不适，特别在读书或看电视后，遇到烟雾刺激后加重。视物模糊及复视是多数严重患者的表现。眶周水肿不常见，可见结膜从下睑中隆起水肿。突眼以单侧者少，双侧者多，少数严重病人眼球半脱位及角膜溃疡，可致视盘水肿及失明。

神经系统反常表现坐卧不宁，注意力时间缩短及疲劳感下的强迫性运动。情绪波动，无明显原因大哭。可见手和舌头细颤。近端肌肉无力，表现为病人不能使腿保持在伸展位，或坐位、卧位时不用胳膊辅助不能抬起腿。

（三）实验室检查

FT_4 或 FT_4I 在几乎所有甲状腺毒症的病人中都升高。血清 TSH 使用敏感方法测定是抑制的或测不出来。有些病人血清 FT_4 可能在正常范围，或在正常上限，这些病人测定血清 FT_3 或游离三碘甲腺原氨酸指数（FT_3I）可证实诊断。

测定血清抗体和 TPOAb 证实是否存在自体免疫。在特殊情况下血清促甲状腺素受体抗体（TRAb）有助于诊断（表 20-3），Graves 病时 TRAb 有刺激性活性，也反映了甲状腺刺激性免疫球蛋白（TSI）活性。

10%～27%的患者有血钙过高,部分病人甲亢合并甲状旁腺功能亢进,血清磷酸酶水平处于较高水平。

表 20-3　妊娠时测定 TSR 抗体的指征

以前妊娠有所生新生儿患甲亢
活动性疾病正在行 ATD 治疗
部分切除术后或治疗缓解,甲状腺功能正常
新生儿心动过速
胎儿宫内发育迟缓
超声示胎儿甲状腺肿

由于中性粒细胞降低,白细胞总数常较低,淋巴细胞相对过多,血小板和内在凝血机制在正常范围内。

Graves 病患者其他自体免疫性疾病(如恶性贫血、原发性肾上腺功能减退、特发性血小板减少性紫癜及 1 型糖尿病等)发病增多,并出现相应实验室指标的改变。

五、妊娠结局

妊娠母亲与胎儿的后果与甲亢的控制与否密切相关,怀孕早期诊断并迅速开始治疗者或者在甲状腺毒症控制以后怀孕的患者,其母儿均预后良好。在妊娠后半阶段有甲亢者,母儿出现较多并发症,有些妇女症状不典型,因为病人年轻,相对健康,缺少并发因素,对病情有一定耐受性,直到出现并发症表现才就诊。并发症进展的诱因包括毒血症、感染和严重贫血。Davic 等人报道,经济条件差的人群中,12 年内 60 例妊娠妇女发现有甲亢,32 例首次妊娠时确诊。8 例未用 ATD 即分娩,其中 5 例发生充血性心力衰竭,1 例自发流产;7 例婴儿早产,其中 4 例是死产。发展为充血性心力衰竭患者中,3 例有严重的先兆子痫,3 例贫血,血细胞比容低于 25%;2 例合并肾盂肾炎,5 例败血症致流产。36 例经治疗的妇女在分娩时甲状腺功能正常,1 例发展为充血性心力衰竭。

母亲甲亢没有及时控制也影响围生期的发病率及死亡率(表 20-4)。早产儿、小胎龄儿、宫内死胎、毒血症已有报道。早产儿发病率为 53%,死亡率 24%,比治疗控制甲亢组明显为高。

表 20-4　未控制甲亢时潜在的母儿并发症

母亲	胎儿
妊娠高血压综合征	甲亢
早产	新生儿甲亢
充血性心力衰竭	宫内发育迟缓(IUGR)
甲亢发作	小于胎龄儿(SGA)
流产	早产
感染	死产
胎盘早剥	

六、治疗

妊娠合并甲亢的治疗,无论对母亲还是胎儿均十分重要,常用 ATD 疗法,也曾推荐应用 β 受体拮抗药和碘化物。必要时可以选择性甲状腺次全切除术。

(一)抗甲状腺药(ATD)治疗

治疗甲亢的药物主要有两种:丙硫氧嘧啶(PTU)和甲巯咪唑(MMI)。丙硫氧嘧啶被推荐为妊娠合并甲亢治疗的一线用药,因为甲巯咪唑可能与胎儿发育畸形有关。另外,甲巯咪唑所致的皮肤发育不全较丙硫氧嘧啶多见,所以治疗妊娠期甲亢优先选择丙硫氧嘧啶,甲巯咪唑可作为第二线用药。无论母亲现有 Graves 病还是有既往患病史,对妊娠和胎儿都是一个风险因素。对孕妇 ATD 治疗可能导致胎儿甲减,孕妇促甲状腺素受体抗体(TRAb)通过胎盘可能导致胎儿甲亢。因此,孕妇 ATD 治疗的目标是确保血清 T_4 在正常非妊娠人群参考范围的上限,避免胎儿出现甲减。应密切监测孕妇 T_4 和 TSH 水平,检测 TRAb 滴度水平,必要时进行胎儿超声检查,一般很少需要进行胎儿血样检测。妊娠期 TRAb 滴度正常和未进行 ATD 治疗的孕妇,罕见胎儿甲亢。欧洲常用卡比马唑,它是甲巯咪唑的代谢衍生物。其临床疗效与甲巯咪唑相似。这些药物抑制碘的氧化过程和碘化甲状腺素在甲状腺的合成,使甲状腺素的合成与释放减少。丙硫氧嘧啶和甲巯咪唑对降低血清中甲状腺激素浓度有相似作用。另外,丙硫氧嘧啶还直接抑制外周组织中 T_4 转变为 T_3。甲巯咪唑的血清半衰期为 6~8 小时,而丙硫氧嘧啶为 1 小时,由于它们的半衰期不同,丙硫氧嘧啶应每 8 小时给药一次,甲巯咪唑每天 1 次。甲巯咪唑为 5~10mg/片剂型,丙硫氧嘧啶为 50mg/片。甲巯咪唑的效力是丙硫氧嘧啶的 10 倍,因为丙硫氧嘧啶与血浆蛋白结合比例高,胎盘通过率低于甲巯咪唑,丙硫氧嘧啶通过胎盘的量仅是甲巯咪唑的 1/4。

ATD 的不良反应出现在 5% 的患者(主要是皮疹、发热、恶心、瘙痒)。瘙痒可能是甲亢的症状,应详细慎重询问患者在开始 ATD 治疗前是否存在瘙痒,有些病人诉有金属性味觉,不中断治疗这些不良反应亦可消失。用丙硫氧嘧啶替代甲巯咪唑,交叉致敏者罕见,两种药物严重不良反应主要是粒细胞缺乏症,发生率约为 1:300,与用药剂量明显相关。每天甲巯咪唑剂量低于 25mg 不会出现粒细胞缺乏症。粒细胞减少症是指粒细胞数低于 $(1.8~2.0)×10^9/L(1800~2000/mm^3)$,而粒细胞缺乏是指粒细胞数目少于 $(0.5~1.0)×10^9/L(500~100/mm^3)$。多数病例症状急性发作,包括发热、咽痛、全身不适及龈炎。这种罕见并发症可见于开始用药治疗 10 天到 4 个月后。在开始治疗前有必要测定淋巴细胞计数,因为 Graves 病常能找到淋巴细胞。应让病人知道潜在的并发症,指导中断用药和一出现相应症状及时看医生。该症需要住院并应用抗生素、糖皮质激素、支持疗法等综合治疗措施。

其他罕见的药物毒性作用包括肝炎、与脑炎相似的症状和血管炎。丙硫氧嘧啶可产生细胞损害,由甲巯咪唑引起的黄疸是胆汁淤积型黄疸。有 ATD 严重并发症的患者,不提倡可选择药物的转换。在妊娠中,甲状腺次全切除术是适应证,术前准备需用 β 受体拮抗药或碘化物治疗。

妊娠时应用两种 ATD 有相似的治疗效果。使用甲巯咪唑后的新生儿并发症是先天性皮肤发育不全。皮损局限于头皮顶部,特征为先天性皮肤缺乏,齿状缘、"溃疡"损害常能自愈。

ATD 治疗妊娠期甲亢的目标是使用最小有效剂量的 ATD,在尽可能短的时间内达到和维持血清 FT_4 在正常值的上限,避免 ATD 通过胎盘影响胎儿的脑发育。ATD 过量可能产生新生儿甲减及甲状腺肿。孕妇一旦诊断甲亢均应治疗,可疑病例应密切观察,一出现症状或甲状腺试验恶化即开始治疗。有些孕妇随着妊娠进展,由于免疫学的改变,甲状腺试验可能自然转为正常,但甲亢常出现在产后期。

仔细观察疾病的临床发展和甲状腺试验对于妊娠合并甲亢的处理是很重要的。患者应定期随访,在治疗开始最好 2 周 1 次,每次均行甲状腺试验。妊娠早期控制甲亢可防止母亲严重的并发症,例如:早产、毒血症、充血性心力衰竭、甲状腺危象。甲亢未受控制的患者,会发生胎盘早剥,有严重症状的患者建议住院。

ATD 的起始剂量是丙硫氧嘧啶 50~100mg,每日 3 次或甲巯咪唑 10~20mg,每日 1 次口服,监测甲状腺功能,及时减少药物剂量。大多数患者丙硫氧嘧啶不超过 150mg,每日 3 次或甲巯咪唑不超过 20mg,每日 1 次。有较大甲状腺肿、较长病史及较多症状者可适当加量。患者每 2 周复查 1 次,血清 FT_4 和 FT_4I 的浓度将有改善,在首次治疗后 3~8 周,甲状腺试验可正常。血清 FT_4、FT_4I 是观测对 ATD 治疗反应的最好试验。据报道,血清 FT_4 或 FT_3I 用于调整 ATD 剂量是不恰当的,因在母血中 FT_3 水平与脐带血中 FT_4、FT_3 的浓度无相关性,在经过硫脲类开始治疗后,母体内 FT_4 的正常化早于 FT_3 母血中 FT_4 和脐带血中 FT_4 有较大相关性。当母体内 FT_3 正常时,有 ATD 治疗过量的危险。在母血 FT_4 水平正常后几周到几月,母血中 TSH 保持较低水平。所以在 ATD 治疗的前 2 个月测定血清 TSH 没有帮助。此后血清 TSH 的测定用于估计甲状腺功能状态与 ATD 剂量关系。正常的血 TSH 是对治疗反应良好的指标。此时 ATD 可减量,甚至可在妊娠最后几周停药。TSH 测定对应用 ATD 患者的首次随诊有帮助,若 TSH 正常可减少 ATD 剂量。

如前所述,症状轻,病程短者对治疗反应较快。体重增加,脉率降低是对治疗效果好的体征。然而,脉率的估计受使用 β 受体拮抗药的限制。

一旦甲状腺试验结果改善,ATD 剂量即可减半。如果甲状腺试验继续改善,随着病人症状改善,ATD 剂量可进一步减少。治疗目的是使用最小剂量的 ATD 保持血 FT_4I、FT_4 水平在正常上限范围内。当患者甲状腺功能正常,继续使用小剂量 ATD:丙硫氧嘧啶 50~100mg 或甲巯咪唑 5~10mg,几周后 ATD 可停药。约 30% 甲亢病人 ATD 可于妊娠 32~36 周或再早些时间停药,为防复发连续治疗达妊娠 32 周是可取的。

由结节性(多发或单纯)甲状腺肿大引起的甲亢治疗与 Graves 病相似,有报告单纯毒性腺瘤引起的甲亢的治疗是在妊娠达 13 周后,在超声指导下经皮注射无水乙醇(95% 浓度)4 次,每次 3ml 无菌乙醇,每 3 天注射 1 次,患者在 2 周内甲状腺功能正常。

1 例由垂体分泌 TSH 过多引起甲亢病例,接受连续皮下注射奥曲肽治疗后甲亢缓解,垂体瘤变小,怀孕后中断奥曲肽治疗。奥曲肽是一种生长激素释放抑制因子的一种长效类似物,但甲亢在 6 个月再发,再次治疗至分娩,婴儿甲状腺功能正常,体重 3300g,且无先天畸形。病例特点是有临床甲亢症状与体征,患者可出现垂体瘤引起的面部损害,如头痛、视野缺损。甲状腺素增高和 TSH 增高。

(二)甲状腺素加抗甲状腺治疗

如前所述,妊娠合并甲亢需要联合治疗,即甲状腺素加抗甲状腺联合治疗,加入左甲状腺素可降低产后甲状腺炎发生率。确切效果尚需要证实。

(三)β 受体拮抗药

β 受体拮抗药对控制高代谢综合征很有效,它在与 ATD 联合应用时,仅用几周即使症状减轻。普萘洛尔的常用量为每 6~8 小时服 20~40mg,阿替洛尔为 25~50mg,每天 2 次,治疗几天症状即改善,维持剂量要保持心率在 70~90 次/分。可单独应用或用于甲状腺次全切除术的术前准备。外科手术后必须应用 β 受体拮抗药,以防发生甲状腺危象。因为普萘洛尔能引起胎儿宫内发育迟缓、产程延长、新生儿心动过缓等并发症,故不提倡长期应用该药。应用 β 受体拮抗药也会使自发流产率增高。

(四)碘化物

妊娠期禁忌使用碘化物,因为它与新生儿甲减和甲状腺肿有关。仅在手术前准备的短时间内或处理甲状腺危象时应用碘化物对新生儿无危险。最近给一组轻度甲亢孕妇每天 6～40mg 碘化物。其中 70% 碘化物仅用于妊娠晚期(7～9 个月)。甲状腺试验保持在正常上限或轻微升高。出生的新生儿均正常,无明显新生儿甲减。胎儿中仅有 2 例出现短暂脐血 TSH 升高。

(五)外科

部分妊娠甲亢需要手术治疗。术前计划妊娠的甲亢患者需要服用丙硫氧嘧啶、普萘洛尔和碘制剂。外科手术虽是控制甲亢的有效方法,但仅适用于 ATD 治疗效果不佳、对 ATD 过敏,或者甲状腺肿大明显,需要大剂量 ATD 才能控制甲亢时。手术时机一般选择在妊娠 4～6 个月。妊娠早期和晚期手术容易引起流产和早产。术后要保持甲状腺功能正常。甲状腺次全切除术后提倡测 TRAb 的滴度,高滴度预示胎儿发生甲亢,如果胎儿甲亢诊断成立,给母亲的 ATD 将有效控制胎儿心动过速,使其生长正常化。

(六)母乳喂养

近 20 年的研究表明,哺乳期应用 ATD 对于后代是安全的,使用丙硫氧嘧啶 150mg/d 或甲巯咪唑 10mg/d 对婴儿脑发育没有明显影响,但是应当监测婴儿的甲状腺功能;哺乳期应用 ATD 进行治疗的母亲,其后代未发现有粒细胞减少、肝功损害等并发症。母亲应该在哺乳完毕后,服用 ATD,之后要间隔 3～ 4 小时再进行下一次哺乳。甲巯咪唑的乳汁排泌量是丙硫氧嘧啶的 7 倍,所以哺乳期治疗甲亢,丙硫氧嘧啶应当作为首选。

妊娠期和哺乳期禁用放射性碘,特别是孕 12 周之后,因为此时胎儿甲状腺很易聚集碘化物。育龄妇女在行 ^{131}I 治疗前一定确定未孕。如果选择 ^{131}I 治疗,治疗后的 6 个月内应当避免怀孕。偶有妊娠头 3 个月粗心应用 ^{131}I 者,用药前做妊娠试验很有必要。建议病人在月经周期开始 2 周后接受治疗。如母亲在妊娠前 12 周内接受 ^{131}I 治疗,会发生先天畸形和(或)先天性甲减。若治疗在 12 周后,则很可能发生甲减,若未终止妊娠,建议应用丙硫氧嘧啶 7～10 天,以减小碘化物循环的影响,降低胎儿的放射性暴露危险。

(七)甲亢发作或危象

甲状腺危象是一种危及生命的情况,患者在应激情况下发展为甲状腺毒症,例如严重感染、麻醉药物应用、劳累、外科手术、停用 ATD 或 ^{131}I 治疗后,它表现为甲亢症群的恶化,若存在甲亢的严重症状,应考虑本病;体温升高和脑神经系统的改变,包括易兴奋、严重震颤、焦急不安、智力状态改变、从定向力障碍到明显的精神失常或昏迷,若出现智力改变需做出甲状腺亢进症状发作的诊断。心血管系统症状包括心悸、充血性心力衰竭、快速心律失常或房颤。恶心、呕吐和腹泻也不少见。实验室检查对甲状腺亢进发作的诊断无帮助。可发现白细胞过多、肝酶升高、高钙血症等。妊娠合并甲亢发作的发病率为 1%～2%,它常由先兆子痫、胎盘早剥、充血性心衰、感染及劳累触发。未治疗的妊娠合并甲亢发生甲状腺危象的危险性增大,以及应激状态下甲亢控制不良者易发甲状腺危象。

在应用 ATD 之前,甲状腺危象出现在甲状腺切除术后,若妊娠期行手术,则应在用 ATD 使甲状腺功能正常后手术,β 受体拮抗药与 ATD 合用,或用于 ATD 过敏者。

甲亢发作治疗包括一般与特殊方法,病人应受特殊护理。首先弄清诱发因素,控制体温方法包括一条凉毛毯或海绵吸温水,酒精擦浴,不宜用水杨酸类,可用对乙酰氨基酚 10～20g 直肠给药,每 3～4 小时 1 次,神经系统障碍用氯丙嗪 25～50mg,哌替啶 25～50mg,每 4～6 小时 1 次,体外物理降温防止颤抖。特殊 ATD 包括降低由甲状腺释放的甲状腺激素方法,和阻止其在外周组织的作用。丙硫氧嘧啶因能阻止 T_4 转化为 T_3,300～600mg 负荷量日服、鼻饲或直肠栓剂给药,以后每 6 小时给予 150～300mg。以前对丙硫氧嘧啶有变态反应者,可应用一半剂量的甲巯咪唑,碘化物对阻止甲状腺素的释放有速效,在应用 ATD 之后 1～3 小时给予,以防止激素存留在甲状腺内,复方碘化物每天 30～60 滴,分 3 次给予,或口服饱和碘化钾 3 滴,每天 3 次,连用几天。若口服不耐受,可静脉给予碘化钠 0.5g 每 12 小时 1 次。另一种选择是通过口服碘化胆囊造影剂,例如碘泊酸钠。地塞米松磷酸盐 8mg,每天分次服用,或氢化可的松琥珀酸钠 300mg 每天或同等剂量的泼尼松 60mg,对阻止外周组织的 T_4 转化为 T_3 有效。还可防止潜在的急性肾上腺功能不全。以 1mg/分的速度静滴普萘洛尔用于控制脉率。若达到 10mg,应持续心电监护,若有耐受则给予口服 40~60mg,每 6 小时 1 次。在妊娠 24~28 周后应持续胎儿心电监护到甲状腺危象纠正后,直到分娩或心血管系统及代谢功能达正常。在分娩后建议用[131]I 部分破坏术。在妊娠 24 周前,甲状腺功能达正常者也可手术。通过积极处理,死亡率降到小于 20%。

（杨承竟）

第三节　妊娠糖尿病

妊娠期糖尿病(GDM)是指妊娠期首次发生或发现的不同程度的糖代谢异常,包含了一部分妊娠前已患有糖尿病但孕期首次被诊断的患者。世界卫生组织将 GDM 定为糖尿病的一个独立的类型。若妊娠前已明确诊断有糖尿病,在此基础上合并妊娠者称为糖尿病合并妊娠。

近年来,随着人们生活水平的不断提高和生活方式的改变,越来越多的女性在妊娠期间出现糖代谢异常。大量的流行病学调查数据显示 GDM 的发病率有种族差异,为 2.2%~14%。亚洲人是 GDM 的高发人群。如果妊娠期间血糖水平控制不好,不仅使羊水过多、巨大儿、肩难产、胎儿畸形、早产、新生儿呼吸窘迫综合征、新生儿低血糖等不良妊娠结局的发生率增加,还可对子代产生远期的不良影响,在高糖环境中生长的后代有更高的机会发生肥胖和糖尿病,而孕妇在未来患糖尿病的机会也显著增高,再次妊娠发生糖尿病的机会也会增加。因此开展妊娠期糖尿病的早筛查、早诊断、早干预有重要的临床意义。

【妊娠与糖尿病的关系】

1.妊娠对糖尿病的影响　为了适应胎儿生长发育的需要,妊娠期间对营养物质的需求增加,葡萄糖作为基本的营养要素,在胎儿的生长发育过程中起重要作用,是胎儿能量代谢的重要来源。早孕期间若妊娠反应严重,进食减少,机体会动用体内的脂肪组织产生能量,导致酮体增加,严重时可发生饥饿性酮症酸中毒或低血糖昏迷、休克等。妊娠中晚期由于雌、孕激素水平的升高,增加了母体对葡萄糖的利用,而在血容量增加、血液稀释、肾小球滤过率增加以及肾小管对葡萄糖的再吸收不增加等多种因素的影响下,孕妇的空腹血糖水平较非孕时低。

妊娠中晚期随着胎盘的生长,其合成和分泌的胎盘生乳素、雌激素、孕激素、胎盘胰岛素酶增加,母亲的肾上腺皮质激素也分泌增加,这些激素均具有胰岛素抵抗的作用,使机体组织对胰岛素的敏感性下降;为了适用内分泌的改变,孕妇胰腺的 β 细胞功能亢进,分泌更多的胰岛素来维持体内糖代谢的平衡。随着妊娠的进展,胰岛素的抵抗愈明显,机体需要的胰岛素越多,若孕妇有胰岛功能缺陷的时候,胰岛素的分泌量达不到所需的水平,会产生不同程度的糖代谢异常。许多研究也表明,胰岛素抵抗和胰岛功能缺陷是妊娠期糖代谢异常的主要病理生理机制,当血糖水平过高时,需饮食控制甚至使用胰岛素调整血糖。产后随着胎盘的排出,体内对抗胰岛素的激素水平迅速下降,胰岛素的用量也需相应减少甚至停药。

2.糖尿病对妊娠的影响

(1)对孕妇及分娩过程的影响:GDM 的主要影响是对妊娠和分娩带来不良后果。宫内高糖环境不利于胚胎的着床、生长和发育。若早孕期血糖控制不好,胚胎停育、胎儿畸形、自然流产的发生率明显增加。孕期易发生感染尤其是泌尿系感染,若血糖控制不佳,可出现饥饿性或高糖性酮症。由于高血糖可以影响血管内皮功能,故合并妊娠期高血压疾病的发病率增加。GDM 患者羊水过多的发病率增加,可能与高血糖导致的胎儿排尿过多有关,同时可引起胎儿的高胰岛素血症,脂肪的合成增加和脂肪重新分布,胎儿的肩周和腹部的脂肪堆积增加,不仅使巨大胎儿的发生率增加,还增加了难产尤其是肩难产、产道损伤、新生儿窒息、锁骨骨折、产后出血和产褥期感染的风险。

另一方面,被诊断为 GDM 意味着母亲本人的糖尿病(主要是 2 型糖尿病)易感性。在一项长期的跟踪随访研究中,36%的 GDM 患者在 22～28 岁范围内罹患妊娠期糖尿病。在随后越来越多的研究表明这个比例甚至还要更高,患 GDM 的女性是糖尿病患者的主要部分。

(2)对胎儿及新生儿的近远期影响:血糖的高低对胎儿的生长发育有重要影响。母亲高血糖和胎儿高胰岛素血症导致新生儿体脂沉积,可致胎儿体脂的重新分布和巨大胎儿的发生。高血糖还可影响胎儿肺表面活性物质的合成,造成新生儿呼吸窘迫综合征的发生率增加。高血糖可以诱发胎儿高胰岛素血症,当新生儿离开母体高血糖的环境后,体内的高胰岛素水平可致新生儿低血糖;另外低钙和低镁血症的发生率也增加。若 GDM 病情严重合并血管病变时,可发生胎儿宫内生长受限。

对 GDM 患者的子女长期追踪结果显示,妊娠期间胎儿暴露于高糖环境中会提高晚年糖尿病基因表型的表达率。怀孕期间患有糖尿病的子女在 20～24 岁患 T2DM 的可能性有 45%,而这一几率在分娩后患糖尿病的患者子女中仅为 8.6%。大量的观察性研究都证实了 GDM 患者的子代更倾向于患糖尿病。更让人担忧的是这个结果具有代际效应:GDM 患者提高了其子代发病率,就像永久性的恶性循环一样,子代也具有 GDM 的倾向性,从而孙代的糖尿病发病率随之提升。

【妊娠期糖尿病的高危因素】

据报道,GDM 的危险因素包括肥胖、高龄、家族史、既往 GDM 病史、不良孕产史、人种、多囊卵巢综合征等,而近期证实高血压也是 GDM 的危险因素之一。许多研究发现母亲的低出生体重史、矮个子和低体力活动与 GDM 有关。低社会经济水平、孕期吸烟、多产、民族、孕期增重偏多等因素具有争议,但亚洲人群是 GDM 的高发人群。

目前得到大多数学者公认的 GDM 的高危因素包括:年龄大于 25 岁;孕前体重超过正常;GDM 高发种族;有糖尿病家族史;糖耐量异常史;不明原因的死胎、死产、流产史、巨大儿、特别是有肩难产史、畸胎和羊水过多史,过去有子痫前期病史,或有 GDM 病史;妊娠胎儿过大、羊水过多、子痫前期;外阴瘙痒伴反复假丝酵母菌感染,易生疮疖者;严重感染史;肥胖,早孕期空腹尿糖阳性者。

【妊娠期糖尿病的临床表现】

1.孕前已有糖尿病但未被诊断出来的患者,在妊娠早期即可表现出尿糖阳性和空腹血糖的升高。如果患者未进行正规的产前检查,随着妊娠的进展,可逐渐出现羊水过多、巨大胎儿、妊娠期高血压疾病、胎儿宫内生长受限等并发症,患者会相应出现胸闷、头痛、眼花、水肿或体重增长异常等临床表现,体格检查发现孕妇的宫高异常,超声检查提示羊水厚径和胎儿生长的异常等。严重者糖代谢的紊乱进一步恶化,可出现糖尿病的典型的"三多一少"症状,甚至出现意识障碍或昏迷即糖尿病酮症酸中毒时才来就医。因此早孕期常规进行尿液检验和空腹血糖的测定可以筛查出孕前糖尿病。

2.孕前已有糖尿病但已被诊断出来的患者,如果妊娠前能够得到规范的咨询和治疗,孕期在内科和产科医生的密切监护下,调整和管理好血糖,多数不会出现上述的临床表现,但仍应监测血压、宫高和体重的增长等。

3.大部分妊娠期糖尿病的患者孕期没有糖尿病典型的临床表现,是在妊娠期糖尿病的常规筛查时被诊断出来的。一旦得到确诊,应严密监护孕妇的血糖水平、血压、宫高和体重的增长等,结合超声和胎儿电子监护等辅助检查手段来评估胎儿宫内的状况。

【妊娠期糖尿病的筛查和诊断】

推荐使用"两步法"筛查 GDM，但在美国全国范围内推行仍需进一步的研究；也可选用国际妊娠与糖尿病研究组织（IADPSG）的推荐标准。

GDM 的筛查通常在 24～28 孕周进行，孕早期的筛查对象主要针对未被确诊的 2 型糖尿病孕妇，以及伴有超重或肥胖等糖尿病相关风险因素的孕妇。但目前筛查早期 GDM 的最佳方法尚无明确定论，因此此用于筛查一般人群 2 型糖尿病的标准也可用于孕早期的筛查。

筛查试验应纳入超重或肥胖的育龄期女性以及有下列至少一项的额外危险因素：①缺乏体能运动。②糖尿病患者一级亲属。③高危种族或民族（如非裔美国人、拉丁美洲人、亚裔美国人等）。④曾分娩体重大于 4000g 的胎儿。⑤GDM 病史。⑥高血压病史。⑦高密度脂蛋白水平低于 0.90mmol/L，三酰甘油水平高于 2.82mmol/L。⑧被诊断为多囊卵巢综合征。⑨既往检查糖化血红蛋白水平高于 5.7%，糖耐量减低或空腹血糖受损。⑩其他与胰岛素抵抗相关的因素（如孕前 BMI＞40、黑棘皮症等）。⑪心血管病史。

目前我国许多产科医生与医疗机构推荐使用"一步法"来筛查早期 GDM，即在 24～28 孕周进行 2h，75g OGTT 检查，以筛查有无 GDM，诊断界值如下：空腹、1h、2h 血糖值分别为 5.1、10.0、8.5mmol/L，任何一项血糖值达到或超过上述界值，则诊断为 GDM。为进一步区分出孕前糖尿病和 GDM，通常在第一次妊娠检查时检测血糖情况，如果空腹血糖（FPG）≥7.0mmol/L、人糖化血红蛋白 A1c（GHbA1c）≥6.5%、OGTT 负荷后 2h 血糖≥11.1mmol/L 或随机血糖≥11.1mmol/L 且伴有糖尿病典型症状者，可判断孕前就患有糖尿病。美国糖尿病协会（ADA）认为糖化血红蛋白也能用于 GDM 的早期筛查，但其灵敏度不如 OGTT 试验，即使早期筛查结果为阴性，妊娠 24～28 周的 GDM 筛查仍然有必要进行，因为早期正常但中后期发展为 GDM 的孕妇占较大比例。75g 2h OGTT 试验目前已被许多学会推荐，其中 IADPSG 就建议在孕期进行 75g 2h OGTT 试验。2011 年 ADA 认可这一标准，但同时也认为这些阈值会明显增加 GDM 的患病率。2013 年美国国立卫生研究院（NIH）强调，"一步法"筛查 GDM 在改善妊娠结局方面缺乏证据，并且增加了经济负担。截止到 2017 年，ADA 依然认为，IADPSG 所推荐的"一步法"筛查试验需要进一步研究和评估。

【GDM 的治疗】

2010 年发表在 BMJ 上的一篇关于妊娠期糖尿病治疗效果的系统分析，总结妊娠期糖尿病治疗的益处。数据来源于 Embase、Medline、AMED、BIOSIS、CCMed、CDMS、CDSR、CENTRAL、CINAHL、DARE、HTA、NHSEED、Heclinet、SciSearch 等数据库，截至 2009 年 10 月。文章的结论认为经过治疗的孕妇围生期并发症降低，如肩难产发生率降低（OR 0.40，95% CI 0.21 to 0.75），子痫前期发生率降低（2.5% vs 5.5%，P＝0.02），等等。因此，只要发现妊娠期糖尿病，就应该积极治疗。

澳洲糖耐量异常研究组（ACHOIS）提供了强有力的证据表明正确处理 GDM 对妊娠女性来说都是十分必要的。这项随机对照试验招募了 1000 名糖耐量异常的女性，招募标准是：空腹血糖高于 7.7mmol/dl，餐后两小时血糖在 7.8～11.1mmol/dl 范围内。她们被随机分为 4 组接受不同的 GDM 治疗，分别是：饮食控制，血糖监测，胰岛素治疗以及常规的产科护理。在接受常规产科护理的那组患者并不知道自己患病，对于治疗组而言，目标是空腹血糖＜5.5mmol/L，餐后 2h 血糖＜7.0mmol/L。三个干预治疗组的严重不良分娩史（死亡、肩难产、骨折、神经瘫痪）发生率约为 1%，比较而言对照组的发病率高达 4%（P＝0.01）。另外治疗组的过期妊娠、子痫前期发生率较低，两组早产率没有明显差异。另一个重要的发现是经过积极治疗的女性拥有较高的生活质量并且不容易发生产后抑郁的情况。

1.饮食治疗　是 GDM 治疗的基本方法也是主要手段，目的是保证孕妇和胎儿的营养摄入充足的情况下，保持孕妇的血糖控制在正常范围，减少围产儿的并发症及死亡率。80% 的患者可以通过饮食治疗将血糖控制在理想范围。可以由产科医生、营养科医生或从事健康教育的护士对孕妇进行饮食的宣教和指导。

（1）治疗方法：少量多餐是GDM饮食治疗的基本原则。早、中、晚三餐的碳水化合物量应控制在10%～15%、20%～30%、20%～30%，加餐点心或水果的能量可以在5%～10%，有助于预防餐前的过度饥饿感。饮食治疗过程中与胰岛素治疗要密切配合，对于使用胰岛素治疗者加餐中的碳水化合物摄入量应加以限制。重要的是通过加餐防止低血糖的发生。例如，使用中效胰岛素的患者可在下午3～4点加餐；如果夜间或晚餐后经常出现低血糖，可在晚睡前半小时适当加餐。同时饮食计划必须实现个体化，要根据文化背景、生活方式、经济条件和教育程度进行合理的膳食安排和相应营养教育。

（2）推荐营养摄入量

1）总能量的计算：参考妊娠妇女孕前体重和合适的体重增长速度。对于孕前理想体重的妇女，孕期能量需求在前3个月为30～38kcal/（kg理想体重·d）（约为2200kcal/d），4～9个月可逐渐增加到35～40kcal/（kg·d）（约为2500kcal/d），以增加血容量和维持胎儿生长，理想的体重增加为11～15kg，而超重孕妇则建议体重增加7～11kg。仍应避免能量过度限制（<1200kcal/d），尤其是碳水化合物摄入不足（<130g）可能导致酮症的发生，对母亲和胎儿都会产生不利影响。

2）碳水化合物：推荐摄入宜占总能量的40%～50%，每日主食不低于150g。对维持孕期血糖正常更为合适。应尽量避免食用精制糖。等量碳水化合物食物选择时可优先选择低血糖指数食物。

3）蛋白质：推荐摄入量为1.0～1.2g/（kg·d）或者蛋白质占总热能的12%～20%。

4）脂肪：推荐膳食脂肪总量占能量百分比为30%～35%。应适当限制动物脂肪、红肉类、椰子油、全牛奶制品中的饱和脂肪量，而主要由橄榄油等富含单不饱和脂肪酸应占总热能1/3以上。

5）膳食纤维：是一种不产生热能的多糖。水果中的果胶、海带、紫菜中的藻胶、某些豆类中的胍胶和魔芋粉等有控制餐后血糖上升幅度，改善葡萄糖耐量和降低血胆固醇的作用。推荐每日摄入20～35g。可在饮食中多选些富含膳食纤维的燕麦片、苦荞麦面等粗杂粮、海带、魔芋粉和新鲜蔬菜等。

6）维生素及矿物质：妊娠期有计划地增加富含维生素B6、钙、钾、铁、锌、铜的食物（如瘦肉、家禽、鱼、虾和奶制品、新鲜水果和蔬菜等）。

有关GDM饮食治疗效果的相关研究比较少，但是一项随机试验的结果为ADA推荐的医学营养治疗（MNT）提供了理论支持。在这项研究中，215名GDM患者随机分为两组，分别提供MNT和标准护理。结果表明，MNT分组中更少的调查对象需要胰岛素治疗（24.6% vs 31.7%，P=0.05），同时也有趋势表明MNT分组中较少患者的糖化血红蛋白>6%（8.1% vs 13.6%，P=0.25）。因此ADA提倡所有女性都应当接受个体化的营养咨询以达到既能提供所需的营养和热量又能维持目标血糖的目的。对于超重的女性而言，推荐限制热量的30%～33%，大约是25kcal/kg。碳水化合物所占热量的百分比需要限制在35%～40%。

另外亦有数据支持怀孕期间实行低碳水化合物饮食方案，并且建议食用低血糖指数（GI）的碳水化合物。一项非随机试验表明，对于各个年龄段的GDM患者而言，饮食中碳水化合物所占比例小于42%，将会有效降低餐后血糖水平，从而降低胰岛素的使用几率。另一项研究随机将怀孕的女性分为两组，提供低GI种类的食物或是高GI种类的食物，结果表明前者的血糖水平较低，胰岛素抵抗效应较弱，并且胎儿出生体重较低。另一项关于GI的研究显示，对于同样55%碳水化合物膳食而言，接受低GI饮食的女性较高GI饮食的女性而言，胎儿出生体重较轻（3408±78g vs 3644±90g）。后期研究将范围放大到所有的怀孕女性，它指出低GI碳水化合物饮食概念在所有怀孕女性当中都是值得推荐的。

2.GDM的运动疗法　运动疗法可降低妊娠期基础的胰岛素抵抗，是GDM的综合治疗措施之一，每天30分钟的中等强度的运动对母儿无不良影响。可以选择一种低等至中等强度的有氧运动，或称耐力运动，主要是由机体中大肌肉群参加的持续性运动,常用的一些简单可用的有氧运动包括:步行、上肢运动、原地跑或登楼梯等。运动的时间可自 10min 开始,逐步延长至 30～40min,其中可穿插必要的间歇时间。建议餐后进行运动。一般认为适宜的运动的次数为 3～4 次/周。

GDM 运动治疗的注意事项包括:运动前行 EKG 检查以排除心脏疾患,并需筛查出大血管和微血管的并发症。有以下并发症者视为 GDM 运动疗法的禁忌证:1 型糖尿病合并妊娠、心脏病、视网膜病变、双胎妊娠、宫颈功能不全、先兆早产或流产、胎儿宫内发育受限、前置胎盘、慢性高血压病、妊娠期高血压等。

运动时要防止低血糖反应和延迟性低血糖,预防措施包括:进食 30min 后进行运动,时间控制在 30～45min,运动后休息 30min。血糖水平低于 3.3mmol/L 或高于 13.9mmol/L 者停止运动。运动时应随身带些饼干或糖果,有低血糖先兆时可及时食用。避免清晨空腹未注射胰岛素之前进行运动。运动期间以下情况出现及时就医:阴道流血、流水、憋气、头晕眼花、严重头痛、胸痛、肌无力、宫缩痛。

3.胰岛素治疗　当饮食和运动治疗不能将血糖控制在理想范围时,需及时应用胰岛素控制血糖。GDM 患者经饮食治疗 3～5d 后,测定孕妇 24h 的末梢血糖(血糖轮廓试验),包括夜间血糖、三餐前 30min 血糖及三餐后 2h 血糖及尿酮体。如果夜间血糖≥5.6mmol/L,餐前 30min 血糖≥5.8mmol/L,或餐后 2h 血糖≥6.7mmol/L,或控制饮食后出现饥饿性酮症,增加热量摄入血糖又超过孕期标准者,应及时加用胰岛素治疗。

(1)妊娠期常用的胰岛素制剂及其特点(表 20-5)

表 20-5　妊娠期常用胰岛素制剂和作用特点

胰岛素制剂	起效时间(h)	达峰值时间(h)	有效作用时间(h)	最大持续时间(h)
超短效人胰岛素类似物	0.25～0.5	0.5～1.5	3～4	4～6
短效胰岛素	0.5～1	2～3	3～6	6～8
中效胰岛素	2～4	6～10	10～16	14～18
预混型胰岛素				
70/30(70% NPH 30%R)	0.5～1	双峰	10～16	14～18
50/50(50% NPH 50%R)	0.5～1	双峰	10～16	14～18

1)超短效人胰岛素类似物:门冬胰岛素是目前唯一被批准可以用于妊娠期的人胰岛素类似物。其特点是起效迅速,皮下注射后 5～15min 起效,作用高峰在注射后 30～60min,药效维持时间短,大约 2～4h。具有最强或最佳的降低餐后高血糖的作用,用于控制餐后血糖水平,不易发生低血糖,而且使用方便,注射后可立即进食。

lispro 和 aspart 是两种新型的超短效人胰岛素类似物,并且现在已经被广泛应用。虽然在最初有一个小规模非对照试验提出 lispro 对于患有 TIDM 的患者而言具有致畸性,但这个结果并没有在接下来的研究中被进一步证实。相反其他的观察性研究证实,无论是 GDM 患者或是妊娠合并糖尿病的患者,lispro 的使用并不会影响妊娠期合并症的发生率。aspart 的相关报道并不是很多,但有一项大规模随机对照试验证实了 aspart 的有效性和安全性,该试验将 322 名怀孕的 TIDM 患者分为两组,分别使用 aspart 和常规短效人胰岛素,结果证明两组胎儿的转归并没有明显差异。另外还有几个小规模的研究同样证实了这一点。虽然在一项研究中,aspart 在一名实验对象的脐带血中被检测到,但是在其他的研究对象身上并没有发现同样的现象。这可能和生产过程中血胎屏障被破坏而患者又同时在输入胰岛素有关。

2)短效胰岛素:其特点是起效快,剂量易于调整,可以皮下、肌肉和静脉内注射使用。皮下注射后 30min 起效,作用高峰在注射后 2～4h,药效持续时间 6～8h。静脉注射胰岛素后能使血糖迅速下降,半衰期为 5～6min,故可用于抢救糖尿病酮症酸中毒。

3)中效胰岛素(NPH):是含有鱼精蛋白、短效胰岛素和锌离子的混悬液,只能皮下注射而不能静脉使用。注射后必须在组织中蛋白酶的分解作用下,将胰岛素与鱼精蛋白分离,释放出胰岛素再发挥生物学效应。其特点是起效慢,注射后 2～4h 起效,作用高峰在注射后 6～10h,药效持续时间长达 16～20h,其降低血糖的强度弱于短效胰岛素。

4)长效胰岛素:关于长效胰岛素使用的相关实验结果较为不确定。虽然有一些使用 glargine 的病例报道和小量的病例总结显示应用 glargine 并不会增高病理妊娠的发生率。但这些病例中的大多数都是 1 型 DM 患者,而只有 48 名 GDM 患者。根据目前发表的文献和非随机对照试验来看,对于妊娠期间使用 glargine 还是值得商榷的事情。在 glargine 安全性被完全证实之前,其使用在 GDM 患者中都是不应该被推荐的。

(2)胰岛素治疗方案:最符合生理要求的胰岛素治疗方案为:基础胰岛素联合餐前胰岛素。基础胰岛素的替代作用能够长达 24h,而餐前胰岛素能快起快落,控制餐后血糖。根据血糖监测的结果,选择个体化的胰岛素治疗方案。

1)基础胰岛素治疗:选择中效胰岛素(NPH)睡前皮下注射适用于 FPG 高的孕妇,早餐前和睡前 2 次注射适用于睡前注射 NPH 的基础上早餐前 FPG 达标而晚餐前血糖控制不好者。

2)餐前短效胰岛素治疗:仅为餐后血糖升高的孕妇三餐前 30min 注射超短效人胰岛素类似物或短效胰岛素。

3)混合胰岛素替代治疗:中效胰岛素和短效胰岛素混合,是目前应用最普遍的一种方法,即三餐前注射短效胰岛素,睡前注射 NPH。

4)持续皮下胰岛素输注(胰岛素泵):使用短效胰岛素或超短效胰岛素类似物,在经过一段时间多次皮下注射胰岛素摸索出一日所需的适当剂量后,采用可调程序的微型电子注射泵,模拟胰岛素的持续基础分泌和进餐前的脉冲式释放,将胰岛素持续皮下输注给患者。妊娠期间如需应用胰岛素泵,必须收治住院,在内分泌医生和产科医生的严密监护下进行,其适应证如下:①糖尿病合并妊娠血糖水平波动大,难以用胰岛素多次注射稳定血糖者;②1 型糖尿病患者应用胰岛素泵获得良好血糖控制者,可在孕期持续使用;③糖尿病急性并发症抢救期间。对于有发生低血糖危险因素、知识和理解能力有限的孕妇不易应用胰岛素泵。

(3)妊娠期应用胰岛素期间的注意事项:胰岛素应从小剂量开始,0.3～0.8U/(kg·d),早餐前>晚餐前>中餐前,每次调整后观察 2～3d 判断疗效,每次以增减 2～4U 或不超过胰岛素用量的 20% 为宜,直至达到血糖控制目标。胰岛素治疗时清晨或空腹高血糖的处理:这种高血糖产生的原因有三方面:夜间胰岛素作用不足,黎明现象,Somogyi 现象。前两者必须在睡前加强中效胰岛素的使用,而 Somogyi 现象应减少睡前中效胰岛素的用量。

(4)口服降糖药在糖尿病孕妇中的应用(表 20-6):对于妊娠期间口服降糖药物一直都有很大的争议。大多数政府药监部门不赞成使用,糖尿病相关组织也建议在计划怀孕期间就应当停用口服降糖药。但现在已经有了关于格列苯脲和二甲双胍随机对照试验,证明在短期之内无副作用。

表 20-6　口服降糖药物的分类

药物名称	作用部位	孕期安全性分级	胎盘通透性	乳汁分泌
第二代磺酰脲类(格列苯脲、格列	胰腺	B	极少量	未知
吡嗪、格列美脲)	胰腺	C	未知	

药物名称	作用部位	孕期安全性分级	胎盘通透性	乳汁分泌
双胍类(二甲双胍)	肝、肌细胞、脂肪细胞	B	是	动物
α-葡萄糖苷酶抑制剂(拜糖平)	小肠	B	未知	未知
噻唑烷二酮类(吡格列酮)	肝、肌细胞、脂肪细胞	C	未知	动物
非磺酰类胰岛素促分泌剂瑞格列奈	胰腺	C	未知	未知

格列本脲是目前临床上最广泛应用于 GDM 治疗的口服降糖药,其作用的靶器官为胰腺,99% 以蛋白结合形式存在,不通过胎盘。目前的临床研究的表明该药使用方便和价格便宜,其疗效与胰岛素治疗一致。治疗期间子痫前期和新生儿光疗率升高,少部分有恶心、头痛、低血糖反应,未发现明显的致畸作用。

二甲双胍是另一个应用较为广泛的口服降糖药,其主要是通过增加胰岛素的敏感性来达到降低血糖的作用。该药孕期临床使用经验仍不充分,目前资料显示无致畸性(FDA 为 B 类),在 PCOS 的治疗过程中对早期妊娠的维持起重要作用。对宫内胎儿远期的安全性有待进一步证明。

4.GDM 的孕期监测　孕期血糖控制目标(ADA 标准)为:FPG 维持在 3.3～5.6mmol/L;餐后 2 小时血糖控制在 4.4～6.7mmol/L;夜间血糖水平不低于 3.3mmol/L。糖化血红蛋白反映取血前 2～3 个月的平均血糖水平,可作为糖尿病长期控制的良好指标,应在 GDM 的初次评估和胰岛素治疗期间每 1～2 个月检查一次,正常值应维持在 5.5% 左右。用微量血糖仪测定末梢毛细血管全血血糖水平。血糖轮廓试验是了解和监测血糖水平的常用方法。小轮廓是指每日四次(空腹及三餐后 2 小时)末梢血糖监测;对于血糖控制不良或不稳定者以及孕期应用胰岛素治疗者,应加强监测的频率,可采用大轮廓即每日七次(空腹、三餐前半小时、三餐 2 小时,午夜)血糖监测;血糖控制稳定至少应每周行血糖轮廓试验监测一次,根据血糖监测结果及时调整胰岛素的用量。不主张使用连续血糖检测仪作为常规监测手段。

妊娠中晚期尿糖阳性并不能真正反映患者的血糖水平,尿糖结果仅供参考。检测尿酮体有助于及时发现孕妇摄取碳水化合物或热量不足,也是早期糖尿病酮症酸中毒的一个敏感指标,应定期监测。

5.孕妇并发症的监测　每 1～2 周监测血压及尿蛋白,一旦并发先兆子痫,按先兆子痫原则处理;注意患者的宫高曲线,如宫高增长过快,或子宫张力增大,及时行 B 超检查,了解羊水量。孕期出现不明原因恶心、呕吐、乏力、头痛甚至昏迷者,注意检查患者的血糖,尿酮,必要时行血气分析,明确诊断。

在孕早中期开始进行超声波胎儿结构筛查,尤其要注意检查中枢神经系统和心脏的发育(复杂性先天性心脏病、无脑儿、脊柱裂、骨骼发育不全等)。孕中期后应每月一次超声波检查,了解胎儿的生长情况。自孕 32～34 周起根据孕妇的情况,可开始行 NST,每周 1 次;同时可行超声多普勒检查了解脐动脉血流情况。足月后应结合宫高和超声测量充分评估胎儿的体重以及宫内的安全性,制订分娩时机和分娩方式,减少分娩期并发症的发生。

6.围术期及产程中的治疗　分娩期及围术期胰岛素的使用原则:产程中、术中、产后非正常饮食期间停用所有皮下注射胰岛素,改用胰岛素静脉滴注,避免出现高血糖或低血糖。供给足够葡萄糖,以满足基础代谢需要和应激状态下的能量消耗。供给胰岛素以防止酮症酸中毒的发生,控制高血糖,并有利于糖的利用。保持适当血容量和电解质代谢平衡。产前或手术前必须测定血糖、尿酮体及尿糖。选择性手术还要行电解质、血气、肝肾功能检查。每 1～2 小时监测一次血糖,根据血糖值维持小剂量胰岛素静脉滴注。

具体方案:产前需胰岛素控制血糖者计划分娩时,引产前一日睡前中效胰岛素正常使用;引产当日停用早餐前胰岛素;给予静脉内滴注普通生理盐水;一旦正式临产或血糖水平减低至 3.9mmol/L 以下时,静脉滴注从生理盐水改为 5%葡萄糖液并以 100～150ml/h 的速度输注,以维持血糖水平大约在 5.6mmol/L 左右;若血糖水平超过 5.6mmol/L,则采用 5%葡萄糖液 250ml/h,加短效胰岛素,按 1.25U/h 的速度静脉输注;血糖水平采用快速血糖仪每小时监测 1 次,调整胰岛素或葡萄糖输注的速度。

7.GDM 的产后处理　未恢复正常饮食前要密切监测血糖水平及尿酮体,根据检测结果调整胰岛素的用量。术后鼓励患者尽早起床活动,鼓励母乳喂养,尽早恢复进食,一旦恢复正常饮食,停止静脉滴注胰岛素,并及时行血糖大轮廓试验。血糖大轮廓试验异常者,应用胰岛素皮下注射,根据血糖水平调整剂量,所需胰岛素的剂量往往较孕期明显减少约 1/2～2/3。产后恢复正常血糖者无须继续胰岛素治疗。若产后 FPG 反复≥7.0mmol/L,应视为糖尿病合并妊娠,即转内分泌专科治疗。新生儿出生后及时喂糖水以预防新生儿低血糖,生后半小时应查血糖,如出现低血糖,及时转儿科。

8.GDM 的产后随访　出院前要进行产后随访的宣教,指导生活方式、合理饮食及适当运动。了解产后血糖的恢复情况。产后 6～12 周,行 OGTT 口服 75g 葡萄糖,测空腹及服糖后 2 小时血糖,按照 1999 年 WHO 的标准明确有无糖代谢异常及种类。糖代谢正常:FPG＜6.11mmol/L,服糖后 2 小时血糖＜7.8mmol/L;空腹血糖受损(IFG):7.0mmol/L＞FPG≥6.11mmol/L;糖耐量受损(IGT):11.1mmol/L＞2hPG≥7.8mmol/L;糖尿病:FPG≥7.0mmol/L,和(或)服糖后 2 小时血糖≥11.1mmol/L。建议有条件者每年随访一次。

9.糖尿病教育　自我管理是 GDM 治疗中至关重要的环节。因此,对于糖尿病护理团队而言,对育龄女性进行知识普及和健康教育是十分必需的。其中包括提供 GDM 和血糖监测的相关知识,饮食方面的咨询以及提供产后的健康生活方式。因此可见营养师和糖尿病宣教者在 GDM 患者的治疗过程中占有十分重要的地位。ADA 近期发布了有关女性糖尿病患者妊娠期间医疗保健的专家建议,其主要内容包括:进行妊娠前相关教育、评价并积极治疗伴发的糖尿病并发症和心血管等疾病、建议患者血糖水平稳定达标后再考虑妊娠、妊娠前建议进行强化胰岛素治疗以获得最佳临床疗效、妊娠前积极控制血压、血脂等危险因素等。

有证据表明,对于糖耐量异常的人群来说,减轻体重的 5%～7%将会有效地预防和延缓糖尿病的发生。Diabetes Prevention Program 和 Finnish Diabetes Prevention Study 两个组织的研究都指出,严格的干预手段,包括生活方式、运动监督和热量管理是十分有效的。这两个组织中 15%的研究对象为 GDM 患者,这种管理模式在 GDM 患者中同样被推荐,但是目前对于放宽标准的干预方案是否能产生同样的效果尚无定论。迄今为止,只有一些小规模的短期研究关注于单独的膳食管理,或是一些兼顾生活方式和体育锻炼的研究,并没有明确的结果显示对糖耐量异常的患者有效。某种程度上来说,这与产后的年轻女性很难做到维持健康生活方式有关,因为她们要养育子女、回归原来的工作岗位,并且还要考虑接受成人再教育,尽管如此,健康饮食和适量的体育运动是绝对值得推荐的。

总之,GDM 是一种发病率很高的常见疾病,在发病的初期就需要进行干预和治疗。在正确的干预治疗方案下,GDM 对妊娠带来的风险和危害将会被降到最低。但 GDM 患者同样拥有远期糖尿病发生的高风险因素。因此在顺利分娩之后,健康的生活方式和定期的糖尿病筛查仍然是必须的,这样才能有效减低糖尿病的发病率。

（苏　东）

第四节　糖尿病酮症酸中毒

【概述】

据不全统计 0.1%～0.5% 的孕妇合并胰岛素依赖性糖尿病。在非孕糖尿病患者中,每 1000 个患者中有 13.4 例酮症酸中毒,其死亡率 6%～10%。Cousins 回顾了 1965～1985 年的病例,发现在 1008 例妊娠期糖尿病患者中,酮症酸中毒发生率为 9.3%,围产儿死亡率为 30%,孕妇死亡率有所上升。本病是代谢内分泌疾病中造成孕产妇死亡的原因之一。

1 型糖尿病(T1DM)治疗中断或剂量不足,2 型糖尿病(T2DM)遭受各种应激时,糖尿病代谢紊乱加重,脂肪分解加速,酮体生成增多增速超过利用而积聚时,血酮体往往增高超过正常高限 2mmol/L,称为酮血症。其临床表现为酮症,酮体积聚过多发生代谢性酸中毒时称糖尿病酮症酸中毒。病情严重时发生昏迷称为糖尿病酮症酸中毒昏迷。

【诱因】

1.1 型糖尿病(T1DM)　糖尿病患者由于胰岛素中断或不足,或胰岛素失效。

2.2 型糖尿病(T2DM)　由各种应激状态诱发糖尿病酮症酸中毒,其应激状态包括:①感染:最常见,有全身性感染、败血症、肺炎、化脓性皮肤病、胃肠系急性感染、急性胰腺炎、胆囊胆管炎、腹膜炎、肾盂肾炎、盆腔炎等。②急性创伤:外伤、灼伤、手术、麻醉、急性心肌梗死等。③饮食失调:胃肠疾患,食物中毒,高热等,尤其伴有严重呕吐、腹泻、厌食、大汗等导致严重失水而进食水分或补液不足者。④妊娠、分娩:在妊娠期妇女酮症酸中毒的诱因包括感染(最常见于肾盂肾炎),在早产患者应用拟交感药物,糖皮质激素治疗,胰岛素抵抗,机械胰岛素泵失效或没有按时注射胰岛素等。⑤物理、化学、生物及职业等因素。

【发病机制】

1.代谢紊乱　1 型糖尿病加重时,胰岛素绝对缺乏、三大代谢紊乱,不但血糖明显增高,而且脂肪分解代谢增加,脂肪酸在肝脏脂肪 β 氧化产生大量乙酰辅酶 A。由于糖代谢紊乱,草酰乙酸不足,乙酰辅酶 A 不能进入三羧酸循环氧化供能而缩合成酮体。同时由于蛋白质合成减少,分解增加,血中成糖、成酮氨基酸均增加,使血糖、血酮进一步升高。当胰岛素不足时,脂肪分解大于合成,大量的游离脂肪酸经血循环进入肌肉及肝脏等组织。静脉的相对高血糖刺激了酮体产生,高血糖活化了肝内碱酰基转移酶,促进酯化脂肪酸透过线粒体膜转运至有 B 氧化酶的部位以合成羟基丁酸盐和乙酰乙酸盐。高血糖素还降低 2,6 二磷酸果糖浓度,导致糖异生和高血糖。如果不纠正,产生渗透性利尿可导致循环衰竭和低血压,循环血量不足将刺激儿茶酚胺分泌,增重高血糖使代谢紊乱。

2.酮体生成增多　在胰岛素相对或绝对不足时,由于升血糖素等拮抗激素增多,游离脂肪酸分解加速,大部分在肝脏细胞线粒体内经 β 氧化成为乙酰辅酶 A,再缩合成酮体。

3.酮症和酮症酸中毒形成　脂肪酸在线粒体中经 β 氧化形成的乙酰辅酶 A,大部分又与草酰乙酸结合后经三羧酸循环而氧化产生能量、CO_2 及水分。当胰岛素不足时草酰乙酸减少,乙酰辅酶 A 不易进入三羧酸循环时,可形成酮体,其中乙酰乙酸与 β 羟丁酸为较强的有机酸,积累过多时遂产生酮症酸中毒。

4.糖尿病患者死胎发生的原因　对于 1 型糖尿病患者发生不可能解释的死胎,其原因尚不清楚。几项研究表明可能与下列原因有关:①宫内缺氧与血糖控制不佳和酮症酸中毒有关。由于儿茶酚胺增加使子宫动脉收缩,减少了子宫和胎盘的血供。②有作者在绵羊静注 β 羟丁酸后,可观察到子宫血流减少。胎儿 β 羟丁酸及血浓度与母体平行。胎儿本身的高血糖可导致渗透性利尿,胎儿血容量下降和胎盘灌流量减少。③另有作者提出一假说,认为由于母体高血糖所致的胎儿胰岛素增加,将增加胎儿氧化代谢和对氧的需求。或者由于 2,3-二磷酸甘油减少所致氧解离曲线左移,增加血红蛋白对氧的亲和力,从而降低对组织的供氧。在胎羊的实验中也发现高血糖减少了 2,3-二磷酸甘油和氧分压,同时降低心肌收缩力。

【病理变化】

1.酸中毒　β羟丁酸、乙酰乙酸及蛋白质分解产生的有机酸增加,循环衰竭,肾脏排出酸性代谢产物减少导致酸中毒。酸中毒可使胰岛素敏感性降低,组织分解增加,K^+ 从细胞内逸出,抑制组织氧利用和能量代谢。严重的酸中毒时可使微循环功能变化,心肌收缩力下降,抑制呼吸中枢,诱发心律失常。

2.严重失水　严重高血糖、高血酮和各种酸性代谢产物引起渗透性利尿。酮症酸中毒时酮体从肺排出带走大量水分,厌食、呕吐使水分摄入不足,若有感染高热,大量出汗都会引起细胞外失水、血浆渗透压增加,水分从细胞内向细胞外转移,引起细胞内失水。

3.电解质平衡紊乱　渗透性利尿可使钠、钾和磷酸大量丢失,厌食、呕吐又使电解质摄入减少,引起电解质代谢紊乱。胰岛素作用不足,物质分解增加,合成减少,钾离子从细胞内逸出,导致细胞内失钾。当发生严重低钾时可诱发心律失常,甚至心脏骤停。

4.严重并发症　由于酸中毒,严重失水,电解质平衡紊乱,脏器功能紊乱,脑缺氧加重,导致脑水肿。严重失水,血容量减少,微循环障碍未能及时纠正,可导致血容量性休克,肾灌注量减少引起少尿或无尿,严重者发生急性肾衰竭。

此外,常见的并发症还有严重感染(肺炎、泌尿系感染)、败血症、弥漫性血管内凝血、糖尿病高渗性昏迷和乳酸性酸中毒、急性胰腺炎及急性胃扩张。

【诊断要点】

1.临床表现　酮症酸中毒患者感倦怠、四肢无力、极度口渴、多饮多尿、脱水、呕吐、腹痛等临床表现。严重者由于心肌收缩力减低,搏出量减少,周围血管扩张,血压下降。失水、血容量不足易导致周围循环衰竭与休克。呼吸加快、加深,有酮味。当 pH 下降至 7.2 以下时出现库斯莫尔呼吸。中枢神经系统受抑制会出现意识模糊、昏迷。

2.实验室检查

(1)尿常规:尿糖及酮体阳性,可有蛋白及管型。

(2)高血糖:血糖一般在 $16.8 \sim 28.0 mmol/L$($300 \sim 500 mg/dl$)之间。超过 $36.6 mmol/L$($600 mg/dl$)应注意高渗性状态。

(3)高血酮:酮体 $>1.0 mmol/L$ 为高血酮,$>3.0 mmol/L$ 提示酸中毒。酮症酸中毒时酮体可超过 $8.6 mmol/L$($50 mg/dl$)。有时可达 $30 mmol/L$。血 β羟丁酸升高。

(4)酸碱平衡失调:血实际 HCO_3^- 和标准 HCO_3^- 降低,CO_2 降低,酸中毒失代偿后 pH 下降;剩余碱负值增大。

(5)电解质改变:血钾初期正常或偏低,尿量减少后可偏高。血钠、血镁、血氯降低,正常或增高与脱水、血液浓缩、肾功能状态有关。

(6)血尿素氮和肌酐常偏高。血浆渗透压轻度上升。部分患者即使无胰腺炎存在,也可出现血清淀粉酶和脂肪酶升高。治疗后数天可降至正常。即使没有感染,血细胞和中性粒细胞比例常升高。

在实验室检查时应参照正常妊娠时的数值。如常用的硝普钠检测酮体的试验,测不到 B 羟基丁酸盐,而这是循环酮体中主要部分,从而低估了酮血症的严重程度。

【治疗】

早期酮症患者给予足量短效胰岛素及口服补充液体,严密观察病情。定期查血糖、血酮,调整胰岛素用量。治疗目的：①加强胰岛素依赖组织的葡萄糖利用；②逆转酮症和酮中毒；③纠正水和电解质失衡。

酮症酸中毒患者应立即抢救，转入 ICU 治疗，抢救措施包括：①尽快补液，恢复循环血量，改善组织灌注；②纠正失水状态，降低血糖；③纠正电解质平衡及酸碱平衡失调；④消除诱因，防治并发症，降低病死率。

1. 补液　补液是治疗的关键，可有效地改善组织灌注。通常使用生理盐水。一般根据患者体重和失水程度估计已失水量，开始时输液速度要快，在 1～2 小时内输入 0.9％氯化钠 1000～2000ml，前 4 小时输入所计算失水量的 1/3 液体，以便尽快补充血容量，改善周围循环和肾功能，并保证胎盘血液供应。如有低血压或休克，快速输液不能有效提升血压，应输入胶体溶液并采用其他抗休克措施。最好在监测中心静脉压下指导输液，一般每 4～6 小时输液 1000ml，24 小时输液量应包括失水量和部分继续失水量，一般为 4000～6000ml，平均需补充钠 500mEq、钾 300mEq、磷酸盐 70mEq。当血糖下降至 13.9mmol/L（250mg/dl）时改用 5％葡萄糖液，并按每 2～4g 葡萄糖加入 1U 短效胰岛素。

2. 胰岛素治疗根据《内科学》（第 7 版，2008）关于糖尿病酮症酸中毒治疗方法的指引，胰岛素常用方法如下：采用小剂量（短效）胰岛素治疗方案，每小时给予每公斤体重 0.1U 胰岛素，使血清胰岛素浓度恒定达到 100～200μU/ml。通常将短效胰岛素加入生理盐水持续静脉滴注，剂量为每小时每千克体重 0.1U，亦可间歇静脉注射，首剂以胰岛素 10U 静脉注射，继以 5U/h 速度静脉滴注。一般血糖浓度以 70～110mg/（dl·h）的速度降低为宜，每 1～2 小时复查血糖。当血糖浓度降至 13.9mmol/L 时开始输入 5％的葡萄糖溶液，按糖 3～4g 比 1U 胰岛素的比例加胰岛素滴注至酮体消失。每 4～6 小时复查血糖以调节输液中胰岛素的剂量。随后可每 4～6 小时皮下注射胰岛素 4～6U，使血糖稳定在较安全的范围内。病情稳定后过渡到用胰岛素常规皮下注射。当血糖降至 150mg/dl，静脉滴注胰岛素量应进一步降低至 2U/h。并根据需要每小时改变一次剂量以保证血糖浓度控制在 50～120mg/dl 的范围内。在非孕患者的研究中，达到血糖量低于 250mg/dl，pH＞7.3，血碳酸氢盐＞15mEq 所需平均时间分别是 6.7、8.7、11.1 小时。

血糖过高者（＞16.6mmol/L），用胰岛素 0.2～0.4U/kg 一次性静脉注射，然后给予胰岛素持续静脉滴注：0.9％ NS＋RI，按 0.1U/kg/h 的速度输入，同步监测血糖，从使用胰岛素开始每 1～2 小时监测一次血糖，根据血糖下降情况进行调整，要求平均每小时血糖下降 3.9～5.6mmol/L 或下降超过静脉滴注前水平的 30％。达不到此标准者，或血糖反而升高者可能存在胰岛素抵抗，应将胰岛素加倍。

3. 纠正电解质及酸碱平衡失调　糖尿病酮性酸中毒主要由酮体中酸性代谢产物引起，如非孕患者一样，酮症酸中毒血中电解质水平不能反映真正的缺水量，经输液和胰岛素肿瘤后，酮体水平下降，酸中毒可自行纠正，一般不必补碱。严重酸中毒时可以补碱，根据《内科学》（第 7 版）指引，补碱指征：血 pH＜7.1，HCO_3^-＜5mmol/L。应采用等渗性碳酸氢钠（1.25％～1.4％）溶液。给予碳酸氢钠 50mmol/L，即将 5％碳酸氢钠 84ml 加注射用水至 300ml 配成 1.4％等渗溶液，一般仅给 1～2 次。有学者提出当 pH 小于 7.1 时，可给小剂量 $NaHCO_3$ 溶液（44mEq 在 30 分钟内输入）；当 pH 小于 6.9 时应使用大剂量（88mEq），随着酮体的代谢，为了防止代谢性碱中毒，当 pH 达 7.2 后不应再用碳酸氢盐。

酮症酸中毒患者有不同程度失钾，但治疗前的血钾水平不能真实反映体内缺钾程度。随着胰岛素的应用，酸中毒的纠正，钾转运至细胞内而使血钾快速下降，因而需要经常监测电解质，通常以 20mEq/h 的量输入钾。根据《内科学》（第 7 版）指引有以下几点：①治疗前血钾低于正常，立即开始补钾，头 2～4 小时通过静脉输液每小时补钾约 13～20mmol/L（相当于氯化钾 1.0～1.5g）；②血钾正常，尿量＞40ml/L，也立即开始补钾；③血钾正常，尿量＜30ml/h，暂缓补钾，待尿量增加后再开始补钾；④血钾高于正常，暂缓补钾；⑤头 24 小时内可补氯化钾达 6～8g 或以上，部分稀释后静脉输入，部分口服；⑥治疗过程中定时监测血钾和尿量，调整补钾量和速度，病情恢复后应继续口服钾盐数天。

4.并发症的处理及预防　酮症酸中毒的并发症包括：低血糖、休克、严重感染、肾衰竭、代谢性酸中毒、高氯血症、脑水肿、中枢神经系统酸中毒，以及酮症酸中毒的复发。及时做出诊断与预防，找出原因，对症治疗。注意以下几点：①休克；经快速输液后仍不能纠正，应找出原因，排除产科的其他合并症、并发症和感染的因素。②当血糖低于 13.9mmol/L 时，输入 5% 葡萄糖溶液，并按比例加入胰岛素。③输入 0.45% 的氯化钠可预防氯的过度输入。④补液过多可导致心力衰竭和肺水肿，应注意预防，酌情使用利尿药和正性肌力药。⑤肾衰竭是本症的主要死亡原因之一，注意预防，严密观察尿量的变化，及时处理。⑥脑水肿常与脑缺血、补碱不当、酸中毒有关，应及时发现并处理，否则死亡率很高。⑦预防复发，通过仔细检查诱因和连续使用胰岛素可防止复发，而后者更主要。因为胰岛素的半衰期为 5~7 分钟，如果不补充，血胰岛素会很快下降。我们认为糖尿病酮症酸中毒的治疗终点不是好转而是 DKA 消失。

（苏　东）

第五节　糖尿病高渗性状态

糖尿病高渗性状态以严重失水、高血糖（＞33.3mmol/L、600mg/dl）、高渗透压（有效血浆渗透压＞320mOsm/L）、较轻或无酮症、伴不同程度的神经精神系表现，低血压、脑血管意外、肾功能不全等为特征。在妊娠期妇女发生本病伴有神经系统表现常会误诊为子痫昏迷。病死率很高（40%~60%），必须及早抢救。

【病因和发病机制】

国内外报道此组患者约有 2/3 在 60 岁以上，属Ⅱ型轻症。一般无酮症史。仅用饮食控制或口服降糖药治疗，但从未妥善控制或因某些诱发因素促使患者失水而病情恶化，不少患者可见于尚未确诊为糖尿病者；少数患者属胰岛素依赖型。发病时伴酮症酸中毒，亦可见于无糖尿病或非糖尿病患者。妊娠合并糖尿病未诊断处理，孕期可发展为本症，出现神经系统症状常误诊为子痫、子痫前期而误用葡萄糖液加硫酸镁滴注，使病情加重。

诱因中重要者有感染、胃肠疾病、高热、急性脑血管意外（外伤、分娩、手术、心梗）、服引起血糖增高或失水的多种药物，如苯妥英钠、噻嗪类利尿剂、糖皮质激素、某些免疫抑制剂或因腹膜透析、血液透析而失水、或因伴发尿崩症，进服甲状腺激素等而诱发本症。也可由于误用葡萄糖盐水治疗诊断未明的高热糖尿病患者所致。多种原因造成严重失水，或失水多于失钠，以致血钠常＞145mmol/L 甚至达 155mmol/L 以上，血糖常＞33.3mmol/L（600mg/dl），甚至达 111mmol/L（2000mg/dl）以上。血浆渗透压达 320mOsm/L 以上而发病。

【临床表现】

1.初起症状　患者症状有高热、厌食、恶心、呕吐、腹泻、失水等，或糖尿病者血糖＞33.3mmol/L（600mg/dl）时，应考虑本症。其中少数为酮症的伴随症，且有时可为起病时早期表现。起病时往往呈糖尿病症状加重，烦渴多尿，但由于胃肠疾患或高热等引起厌食、吐泻而失水加重。

2.神经系统症状　从起病 1~2 日后患者出现表情迟钝，进行性嗜睡。于 1~2 周后由于高级神经受高血糖、高血渗、酸中毒等抑制而渐入昏迷状态。神经系统症群与酮症酸中毒不同，除感觉神经受抑制而神志淡漠、迟钝，甚而木僵外，运动神经受累较多，常见卒中，不同程度的偏瘫，全身性或灶性运动神经发作性表现，包括失语症、偏瘫、眼球震颤和斜视，以及灶性或全身性癫痫发作等；反射常亢进或消失，前庭功能障碍，有时有幻觉、骚动不安等。由于本症中高渗状态更严重，脑部失水，脑血栓梗死及出血病灶较多，血供不足更严重而引起不同表现。

3.明显失水 明显失水为本症的病征,早期多尿,晚期少尿,甚而无尿。失水严重时体重明显下降,皮肤、黏膜、唇舌非常干燥,血压多下降,眼球松软,有时体温上升达40℃以上,可能为中枢性高热,亦可因各种感染所致。

4.循环、呼吸系统系统症状 患者感心悸,心动过速,亦可因血钾失常而发生心律不齐、血压下降,严重时可进入休克阶段。呼吸亦可因酸中毒、高热等而加速。

【实验室检查】

1.血糖明显升高 常>33.3mmol/L(600mg/dl),有时可达168.0mmol/L(3000mg/dl)或更高。

2.血钠升高 常大于150mmol/L,也可见正常,甚而偏低。

3.血浆有效渗透压 常大于320mOsm/L,有时可达450mOsm/L以上。

4.血钾 一般大于4.5mmol/L,但大多正常,甚或偏低。

5.血pH 大多正常或稍偏低于7.35,也可高于正常半数呈轻度酸中毒。

6.血酮 可稍增高,大多正常,除非伴酮症酸中毒者较高。

7.血常规 白细胞明显升高,血细胞比容亦增大,如比容正常者大多有贫血并存。

8.尿常规 糖强阳性。

【诊断与鉴别诊断】

本症诊断标准为:

1.血糖>33.3mmol/L(600mg/dl)。

2.血钠>150mmol/L。

3.血浆有效渗透压>320mOsm/L。

鉴别诊断方面,主要为酮症酸中毒、低血糖症和乳酸性酸中毒等。

【防治】

本症是完全可以预防的,具体措施有下列几项:

1.早期发现与严格控制糖尿病,保健工作中应包括血糖定期检查,如能发现无症状性病者宜注意饮食等防治措施。

2.防治各种感染、应激、高热、胃肠失水、灼伤等多种情况。尤其是易导致严重失水者,以免发生高渗状态。

3.注意各种导致本症的药物,如利尿剂、升血糖药物(如双氢克尿塞、氯苯甲噻二嗪、苯妥英钠等)、糖类皮质激素、心得安(普萘洛尔);注意用高能量(含高浓度葡萄糖)流质时失水;以及腹膜及血液透析时失水。

如已发生本症者应积极抢救,措施如下:

(1)尽快输液纠正失水及血容量不足:失水、血容量不足是本症的主要病理改变,严重失水、高渗状态为本症的特点,加速扩容与降低血浆渗透压,纠正失水及降低血浆黏稠度是处理的关键。

补液量视失水程度而定,如失水严重超过原来体重1/10以上者,可按体重10%~15%估计给液量,应分批逐渐补足。如无心功能不全早期应快速输液,第一小时可静滴1~1.5L左右。初4h内输入液量的1/3。一般12h内可补给输入补液量的一半加尿量。余下1/2在以后的12h内输完。可根据中心静脉压补液,不宜过快过多,以免发生肺水肿和脑水肿。如血钠>155mmol/L开始可先用0.45%低渗盐水(77mmol/L),但不宜太多,先输1000ml后视血钠含量酌情决定,血浆渗透压<320mmol/L时改为等渗溶液。目前国内外一般认为渗透压明显升高者应给0.45%~0.6%低渗液(NaCl),但如有休克、血压低者应给0.9% NaCl溶液,以便迅速扩张微循环,补充血容量,纠正血压及维持微循环,低渗液有溶血倾向之,且

易导致脑水肿,一日补液总量3000～6000ml,一般约3～5L。视病情可同时采用胃肠道补液。

(2)补钾:治疗开始后2h即应补钾,给钾原则如治疗酮症酸中毒病例,初用每小时静滴10～20mmol KCl溶液,可加入上述补液中或胰岛素溶液中滴注。

(3)胰岛素:应用小剂量治疗的原则与糖尿病酮症时相仿。一般每增高血糖5.551mmol/L(100mg/dl)给胰岛素10U,如有严重失水,循环衰竭可经静脉滴注或每1～2h静脉推注,或先用一较大剂量静脉推注(约10～20U),继以肌注或皮下注射;但如循环衰竭,皮下吸收不良者应以静滴为妥。每小时剂量为5～10U,第一日总量一般在100U以下,如剂量过大血糖下降太快太多,亦可酿成脑水肿,增加病死率,必须防止。如血糖下降至13.88mmol/L(250mg/dl),或下降较快者,有时须暂停胰岛素。或将量减半,或延长注射期,渐过渡到常规治疗。不少Ⅱ型病者,病情好转后可不用胰岛素。

4.治疗诱因及伴发症。

5.治疗并发症,包括感染、血栓形成、弥漫性血管内凝血、心血管并发症、无尿少尿、脑水肿。

(杨承霓)

第六节　糖尿病孕妇分娩新生儿合并症及产前干预

近几十年来,虽然对妊娠糖尿病的复杂病情有了较深刻的认识,但妊娠糖尿病孕妇分娩畸形儿的发生率并未明显降低。目前先天畸形已经取代胎死宫内和呼吸窘迫综合征,成为导致患糖尿病孕妇不全流产和胎儿死亡的重要病因。据测算胎儿畸形的发生率为6%～10%。

妊娠糖尿病的致畸作用多发生在妊娠早期,多认为在妊娠第8周以前,也有报道认为最容易发生于受孕第3周到第6周,并且这类畸形是不可逆的。大量临床资料证实,母亲怀孕早期血清葡萄糖水平与胎儿畸形率密切相关。Reece等发现妊娠糖尿病患者在怀孕前3个月内血糖高于正常水平者分娩畸形儿发生率明显高于正常对照组;孕妇血糖水平越高,分娩畸形儿的概率越高,但畸形儿的确切病因并未完全阐明。已提出的学说包括卵黄囊发育受损、花生四烯酸或肌醇缺乏、氧自由基的释放、信号转移的分裂等。细胞生长和发育受外界从细胞膜传至细胞核不同生长信号的影响。许多研究证明了多种因素影响,认为血糖过高这一因素在发病机制中起重要作用。

高血糖和酮血症:用易感动物的研究证明高血糖在胎儿器官形成时具有明显致畸作用。血糖达33.3mmol/L对胚胎组织发育时神经和机体组织的损害有重要意义,而低血糖水平对胚胎发育时肢体长度、肢节减少现象可能有关。用培养过期胚胎模型研究高血糖对胎儿的影响,发现20%的胎儿畸形发生在血糖增至正常两倍时,血糖浓度高于正常四倍时胎儿畸形的发生率达50%,当血糖高达50mmol/L时畸形率可达100%。

Reece等实验研究提示糖尿病的致畸作用与花生四烯酸和肌酐缺乏有关。提高花生四烯酸可明显降低高血糖致血管神经畸形率。Goldman等通过饮食疗法给实验动物增加花生四烯酸,发现神经管缺陷、腭裂、下颌过小的发生率明显降低。

高酮血症已被认为是造成糖尿病畸胎的生物因素。最近研究显示,大量β-羟丁酸对生长因子致畸胎发生率有明显降低作用,进一步研究证明高血糖和低β-羟丁酸对畸胎的发生有协同作用。

卵黄囊损伤学说:有研究提出高血糖可导致胚胎内脏卵黄囊和其他组织一系列损害作用。过度的D-葡萄糖在器官发育过程中对卵黄囊细胞的结构功能有明显损害作用,进而影响胚胎组织。

氧自由基增高也被认为在糖尿病胚胎病发病机制中起了一定作用。在高血糖培养基孵育小鼠胚胎能致 80% 的畸形率,并发现增加拮抗氧自由基的酶、过氧化物歧化酶不仅拮抗高血糖的致畸作用,而且也拮抗 β-羟丁酸和 α-酮戊二酸的作用。

若干研究已经证明糖尿病的致胎儿畸形是多种关键因素、同步化共同作用的结果。否则,无论单一因素如何严重,也不会引起畸形,这可以解释为什么只有一部分高血糖孕妇分娩畸形胎儿。目前许多研究证明,给予妊娠糖尿病孕妇补充维生素 E 及其他抗氧化剂、肌醇、花生四烯酸等物质可降低畸形的发生率。

一、妊娠糖尿病巨大胎儿

妊娠糖尿病巨大胎儿(GDM-MS),是妊娠糖尿病(GDM)孕妇最多见的围生儿并发症。随着 GDM 发生率的逐年增高,GDM-MS 及其围生期与远期并发症的发生率也相应增加。20 年来,GDM 的处理已获明显改善,但 GDM-MS 的发生率却变化不大,是目前临床工作中的一个重要问题。

(一)GDM-MS 的特征

与非糖尿病性巨大胎儿相同,GDM-MS 的定义,目前全世界尚未统一。国内现仍多采用新生儿出生体重(NBW)≥4000g 为巨大胎儿。由于不同孕龄的 NBW 不同,故较常用的定义是大于孕龄儿,即 NBW≥相应孕龄的第 90 百分位数。与非糖尿病巨大胎儿不同,GDM-MS 的特征是对胰岛素敏感的组织器官,如脂肪、肌肉、肝脏与心脏等体积可增加 50%;而对胰岛素不敏感的脑、肾脏的体积不增加,故胎儿呈现不成比例的异常发育,如体重与身长的比例增加,以及头与肩、头与胸的比例下降等。GDM-MS 的典型外表是,脸色红润、下颌脂肪层明显、两腿多呈屈曲和外展位的巨大胎儿。这些巨大胎儿通常是软弱的。非对称性发育的 GDM-MS,较非糖尿病巨大胎儿更易并发围生期与远期的各种并发症。

根据不同的巨大胎儿定义和 GDM 的诊断标准,GDM-MS 的发生率差异较大。

(二)GDM-MS 的发病机制

1.代谢性机制

(1)孕妇高血糖-胎儿高胰岛素血症:当孕妇胰腺 β 细胞分泌胰岛素功能受损,并对胰岛素敏感的肝脏与肌肉呈现抗胰岛素作用时,可引起高血糖症。孕妇血糖,尤其是餐后血糖与 NBW 直接相关;餐后 2 小时血糖<5.6、5.6~6.6 及 6.7~9.1mmol/L 时,GDMMS 的发生率分别为 9.9%、15.5% 及 27.5%。多量葡萄糖通过胎盘可致胎儿高血糖,血葡萄糖是释放胰岛素的主要刺激剂,刺激胎儿胰腺 β 细胞增生、肥大及胰岛素分泌增多,致使胎儿过早产生非生理性成人型胰岛素分泌类型,以维持血糖正常,但胎儿胰岛素不能通过胎盘进入孕妇血液循环。孕妇血糖控制良好,可降低 NBW。现已证实,胎儿与新生儿的 β 细胞功能增加致胎儿胰岛素量增高,直接与妊娠后半期孕妇血糖量相关;妊娠晚期胎儿胰岛素量与胎儿体积呈正相关。长期给予正常孕猴宫内胎仔胰岛素,可致其脂肪、心脏和肝脏过度生长。南此可见,胰岛素为一促进组织合成代谢、刺激胎儿发育的重要激素。

(2)高血氨基酸-胎儿高胰岛素血症:约 20%~30% 血糖正常的 GDM-MS 的形成,难以用单纯高血糖解释。GDM 孕妇的血氨基酸、脂肪均增高,并均和 NBW 相关。有关研究已证实,孕妇氨基酸与脂肪也可通过胎盘,刺激胎儿 β 细胞分泌胰岛素量增加,在联合其他生长因子作用下,可促进胎儿生长。这可能为通过与葡萄糖不同作用机制致 GDMMS 形成。

(3)其他有关 GDM-MS 的代谢因素:孕妇胰岛素敏感度,尤其在妊娠晚期,敏感度下降与 NBW、游离脂肪层量增生密切相关;延迟免疫反应性胰岛素分泌量增加与大于孕龄儿发生率升高有关;脐血胰岛素原量增加与 NBW 增加显著相关,鉴于胰岛素原半衰期较胰岛素长,故更能可靠地反映胎儿胰腺 β 细胞的功能。

2.非代谢性机制　鉴于血糖控制良好的 GDM 者仍可分娩巨大胎儿,现研究已涉及 GDM-MS 的非代谢性促胎儿生长诸因子,包括营养与遗传等。有关因子为胰岛素样生长因子Ⅰ、Ⅱ及其相应的结合蛋白;免疫反应性成纤维细胞因子Ⅱ;磷酸葡萄糖变位酶的基因;各类激素,如生长激素、垂体催乳素、甲状腺素与胎盘催乳素等。胎盘自身调节机制和营养过度等,都可能是 GDM 产生巨大胎儿的病因。

(三)GDM-MS 的近期及远期并发症

1.肩难产　肩难产为 GDM-MS 严重的、潜在的并发症。其原因是 GDM-MS 发育不对称,致躯干与头的比例,包括肩与头、胸与头比例明显增加,胎儿双顶径<双肩径而发生肩难产率上升,当 GDM 孕妇 NBW >3500g,肩难产率较非 GDM 儿增加 2~3 倍;NBW 4000~4500g 及>4500g 的 GDM-MS 肩难产率分别增加 2.8%~23.0% 及 10.0%~50.0%。伴随肩难产增加,臂丛神经损伤等产伤也经常发生。此外,GDM-MS 的剖宫产率也明显增高。剖宫产率增高的诸因素中,以新生儿脂肪增加最为突出,产妇术后发病率也随之增加。

2.新生儿低血糖　分娩期血糖值可明显影响本病的发生率及其严重程度。代谢控制差的 GDM 孕妇多量葡萄糖、氨基酸与脂肪进入胎儿体内,而其胰岛素不能通过胎盘,导致胎儿分泌胰岛素量增多;分娩后,母血供应突然中断,致供胎儿的葡萄糖供应受阻,但新生儿仍继续分泌胰岛素,从而导致低血糖产生。

3.新生儿低血钙、低血镁及高胆红素血症、红细胞增多症等代谢紊乱,也常见于代谢控制差的 GDM-MS 孕妇中。

4.新生儿呼吸窘迫综合征　高血糖-高胰岛素血症可抑制胎儿肺表面活性物质合成。分娩后母血糖供应中断致新生儿低血糖、儿茶酚胺量增加、脑钠尿肽缩血管反应减弱与低氧血症,也是产生新生儿呼吸窘迫综合征的因素。

5.围生儿死亡　GDM 孕妇红细胞释氧量下降与高血糖可降低胎盘供氧量;胎儿高胰岛素血症致胎儿的耗量增加;妊娠高血压综合征是 GDM 的常见并发症又可加重宫内胎儿缺氧,从而导致 GDM-MS 的死亡率高于正常。

6.新生儿肥大性心肌病　新生儿肥大性心肌病是易被忽视的并发症,由胎儿高胰岛素血症刺激所致。病理变化是心室壁和室间隔增厚;心肌改变,包括心肌原纤维增生与肥厚,正常心肌原纤维类型破坏。心肌肥大可降低心脏血充盈量与输出量,其临床表现不一,可仅由心脏超声检查发现,但无症状,直至出现心力衰竭。罹患本病的危险程度与孕妇血糖控制有关。

7.肥胖症与糖尿病　肥胖症与糖尿病,属 GDM 远期并发症,常见于 GDM-MS。青、少年肥胖症与其母亲孕前体重、羊水胰岛素含量有关,而与其 NBW 的关系不清。本症的发生可能与 GDM 胎儿的内在因素有关。GDM 也是其子代日后发生糖尿病的高危因素。儿童期的合理营养摄入,可以控制 GDM 孕妇分娩的胎儿的体重在正常范围,降低日后糖尿病的并发率。

(四)GDM-MS 的预测

至今尚无理想的预测 GDM-MS 的方法。已报道的研究大致分为物理与生化检测两类。

1.物理测定　应用超声进行检查。由于 GDM 胎儿的头周径明显小于孕龄配对的非 GDM 胎儿,而前者的腹周径、肩周径为主,或结合双顶径、股骨长预测 GDM-MS 是可靠的,但结果均示阳性预测率不高(61%~77%)。故认为以超声预测 GDM-MS 的能力也是有限的,该预测并不比临床估计更正确,采用超声产前预测的剖宫产率较未预测者明显上升,但并不能明显降低肩难产等产伤率。另有报道,采用 X 线断层摄影技术监测体重>4200g,肩间径>14cm 胎儿的阳性预测率为 78%。测定的放射量对胎儿是安全的,同时又可兼测孕妇的盆骨径线。

2.生化检测　妊娠早期糖化血红蛋白≥63g/L 的孕妇大于胎龄儿的发生率,高于血红蛋白<63g/L

者;妊娠 24～28 周连续测定空腹血糖>5mmol/L 与糖化血红蛋白>23%者,预测 GDM-MS 的敏感性、特异性可达 100%及 93%。

3.其他 正常与低体重(体重指数≤26)GDM 者,预测 NBW 的指标是孕前体重指数、诊断前孕妇体重增加情况;孕妇身高、产次、孕龄及餐后血糖值。超体重及肥胖(体重指数>26)GDM 者,预测 NBW 的指标是诊断前孕妇体重增加、空腹血糖与餐后血糖值,其中以孕前体重指数与 NBW 最为相关。

(五)GDM-MS 的防治措施

有关 GDM 病情控制与巨大胎儿防治的关系,仍存在分歧。多数文献报道严格控制 GDM 者的血糖,可降低巨大胎儿的发生率,此已成为现代产科的标准处理措施。但于妊娠晚期才给予控制血糖,则效果不明显。

1.饮食控制 多数认为,严格控制饮食可降低巨大胎儿发生率,该治疗可降低孕妇体重增加率及控制血糖,以减少供给胎儿的物质。GDM 孕妇理想的饮食控制是既不引起饥饿性酮体产生,又可严格限制碳水化合物的摄入,不出现餐后高血糖。有报告推荐,体重指数<20、20～26、>26 者的每日碳水化合物摄入量分别为 159、126、105kJ/kg,早、午、晚三餐热卡分别占总量的 20%、25%、25%,三餐间少量饮食均占 5%,睡前少量饮食占 15%。饮食控制应具有个体化,根据血糖、尿糖与酮体调整至满意水平。加强对 GDM 孕妇的教育,有助于获得良好疗效。不遵时随访、不服从饮食指导与血糖监护者的巨大胎儿发生率,明显高于积极配合的治疗者。也有人认为,单纯饮食调整并不一定是理想的控制 GDM-MS 的措施。

2.运动锻炼 饮食控制联合适度的运动锻炼,有助于 GDM 孕妇的代谢控制。近年来推荐的上臂摆动仪适合 GDM 孕妇锻炼并较安全。孕妇可舒服地坐在椅子上,进行两手臂摆动并结合脚踏锻炼。该活动对孕妇躯干部的机械性刺激不大,其下肢也无过多体重负荷,宫缩监护仪可随时显示活动中孕妇的胎心率与宫缩变化,以达到安全监护。每周锻炼 3 次,每次 20 分钟。经 4 周锻炼后可改善 GDM 孕妇的糖代谢状况,并增加对胰岛素的敏感性。

3.胰岛素治疗 多数文献报道,胰岛素治疗是降低 GDM-MS 发病率及发生率较有效的措施。给予胰岛素可降低血糖,恢复β细胞调节功能,改善胰岛素分泌,提高肌肉转化葡萄糖体系功能并增加对胰岛素的敏感性,从而减少供应胎儿的物质并改善各物质代谢,降低 GDM-MS 的发生率。

有人推荐,对已确诊为 GDM 的孕妇,不论其血糖值如何,均应予以常规胰岛素治疗以降低巨大胎儿的发生率,这尤其适合于对胰岛素对抗较强的肥胖 GDM 孕妇。但多数认为,应采用选择性治疗,其指征有空腹血糖>5.0～5.8mmol/L,餐后 1 小时和餐后 2 小时血糖分别>7.8 和 6.7mmol/L,及持续呈现尿酮体阳性和饮食控制或联合运动锻炼不能控制的高血糖者。

胰岛素治疗原则与非孕糖尿病者大致相同,区别在于 GDM 孕妇餐后高血糖远较高空腹血糖多见,宜以中、短效胰岛素合用。妊娠 20～30 周葡萄糖代谢尚不稳定、胰岛素敏感性下降,故该阶段的胰岛素需要量明显增加,并需频繁测定血糖以校正胰岛素用量;妊娠 30 周后,葡萄糖代谢趋于稳定,胰岛素需要量相对一致,并低于妊娠 30 周前;产前 3～7 天停用中效胰岛素;分娩后产妇对胰岛素的敏感性迅速恢复,故胰岛素用量应偏小至不用。胰岛素开始治疗时间与 GDM-MS 的发生率有关,妊娠 36 周开始,胰岛素治疗的巨大胎儿发生率高于妊娠 36 周前即予胰岛素治疗者。胰岛素治疗的目标是使轻度与重度 GDM 孕妇的血糖下降,分别为 15%与 30%～40%。这可避免为降低过高的胎儿胰岛素水平所需,而致 GDM 孕妇出现临床或亚临床性低血糖。

胰岛素的用量应具有个体化。初次推荐剂量可按 0.7U/kg 给予。早餐前 20 分钟注射全天量的 2/3,正规胰岛素(RI)与中效胰岛素(NPH)用量之比为 1:2,其中 RI 峰量针对早餐、NPH 峰值出现于注射胰岛素后 4～5 小时,针对中午 12 时至下午 2 时间的午餐;晚上注射全天量的 1/3,其中 1/2 量 RI 晚餐前注射,晚餐前血糖水平反映早餐前注射 NPH 的持续作用效果;另 1/2 量 NPH 睡前注射,使胰岛素作用时间持续整夜,以维持过量葡萄糖被抑制。以后,根据血、尿糖值调整胰岛素量。鉴于个体间的胰岛素需要量差异较大,为防止用药后引起低血糖的不良反应,初用者剂量应为计算量的 1/3～1/2。一般认为,GDM 孕妇采用小剂量的胰岛素(每日约 10～30U)治疗,往往可以控制血糖达到良好的水平。

多数报告认为,采用胰岛素或联合饮食治疗 GDM 者的巨大胎儿发生率低于单纯饮食治疗。

二、妊娠糖尿病的产科处理

妊娠糖尿病孕妇经过精心护理,其围生期死亡率可降至与正常孕妇相近的最低限度,孕晚期无明显诱因出现死产的病例减少,但仍有孕晚期胎死宫内的危险。如果糖尿病未得到控制或者合并血管病变而造成胎盘缺血,上述问题更为严重。血糖控制不良的孕妇会致羊水过多或巨大胎儿。合并血管病变或先兆子痫的糖尿病孕妇在中期妊娠就可能表现宫内发育迟缓的遗传特征。

由于糖尿病合并血管病变的孕妇危险性极高,多数需要提前终止妊娠。无上述合并症者可延至足月,一般在 37～38 周实施剖宫产结束妊娠。尽管这可以防止死产,但早产儿的死亡率及肺发育不成熟现象难以控制,很容易导致新生儿呼吸窘迫综合征。

胎儿监护措施与孕妇控制血糖方法联合临床应用明显改善了糖尿病孕妇产科处理质量。胎儿监护的目的:①降低或消除死亡率;②监测胎儿变化;③为临床医生提供进一步确诊依据,避免不必要的早产。

(一)胎死宫内的病理生理学

妊娠糖尿病胎死宫内的确切机制尚不清楚。当血糖维持在正常生理范围内时,极少发生死产。糖尿病孕妇早产胎儿常发现骨髓造血系统活跃,表明造成死产的原因可能与慢性宫内缺血缺氧有关。胎儿红细胞增多症伴酸中度与孕妇血糖增高有关。糖尿病控制不良孕妇的氧合血红蛋白曲线左移,导致氧合血红蛋白亲和力增加,最终使红细胞在组织释放氧的能力降低,使胎儿慢性缺氧程度加重。

糖尿病孕妇胎儿发育受阻的因素之一是因为子宫血流量减少所带来的氧合其他营养物质减少。酮症酸中毒和先兆子痫两者均减少子宫血流量和伴有宫内发育迟缓。酮症酸中毒时,低血容量与低血压可以减少绒毛间血流量;先兆子痫患者螺旋动脉狭窄和痉挛也可导致上述状况。

(二)产前胎儿监视与妊娠糖尿病

通过饮食控制血糖保持正常水平的妊娠糖尿病患者胎死宫内的危险性极低,故有些医生对无并发症 GDM 直到妊娠 40 周才开始胎儿监护。但多数专家认为对需要胰岛素控制血糖的 GDM 从 32 周开始需要每两周进行一次胎儿无应激试验(NST)监护,若 NST 为无反应型,则随之采取胎儿生物物理学方面(BPP)或宫缩应激试验(CST)监护。

(三)分娩时机与途径

假如患者血糖控制良好,胎儿监护持续正常,应延迟至胎儿成熟后分娩。一般血糖控制良好的孕妇若需催产,多安排在妊娠 38～40 周进行;但若 38 周时宫颈条件不成熟,或确信胎儿在正常大小范围,不能简单因为孕妇血糖偏高而行催产分娩。合并血管病变的孕妇高血压恶化或宫内发育迟缓时可提前分娩。宫颈状况决定是否引产和何时引产。

妊娠 39 周之前择期分娩前,常常进行羊膜腔穿刺术证明胎儿肺成熟度。尽管妊娠合并糖尿病时磷脂酰胆碱/鞘磷脂(L/S)比值有异议,许多研究认为大于或等于 2.0 的成熟率者呼吸窘迫综合征发病率很低。当产前检查提示胎儿受损时,必须考虑分娩。羊膜腔穿刺得出 L/S 值是肺成熟的,须马上进行分娩。如果 L/S 值示胎肺不成熟,应进行其他试验监测评价胎儿受损害状态,以确定何时分娩。

妊娠糖尿病孕妇的分娩方式尚有争议。产前胎儿监护提示胎儿窘迫时常选剖宫术。若妊娠达 38 周,且肺已成熟,而母亲血糖代谢控制不良或以往有死产史,现胎儿有胎死宫内的危险,则应选择催产。若宫颈发育不成熟或怀疑胎儿过大时应实行剖宫产。有认为超声检查显示胎儿体重超重应及时采取剖宫产。糖尿病孕妇剖宫产指征现已放宽,这对减少肩难产和臂丛神经损伤等并发症是有意的。超声检查对预测巨大胎儿方面的价值尚需积累经验。

(苏　东)

第七节　妊娠合并病毒性肝炎

病毒性肝炎是由多种肝炎病毒引起的严重危害人类健康的消化系统传染病。按照病原体不同可分为甲、乙、丙、丁、戊型。其中甲型、戊型肝炎经粪-口途径传播为主,其他 3 型主要通过输血、注射、皮肤破损、性接触等肠道外途径感染。孕妇在妊娠任何时期都可被感染,以乙型肝炎最为常见。孕妇感染的发生率为非孕妇的 6 倍,是我国孕产妇主要死亡原因之一。

【疾病与妊娠的相互作用】

1.妊娠对病毒性肝炎的影响　妊娠期新陈代谢旺盛,胎儿的呼吸排泄等功能均需母体完成,肝是性激素代谢及灭活的主要场所,妊娠期雌、孕激素分泌大大增加,妊娠期孕妇所需热量较非妊娠期高,铁、钙、各种维生素和蛋白质需求量大大增加,若孕妇原有营养不良,则肝功能减退,加重病情;妊娠高血压综合征可引起小血管痉挛,使肝、肾血流减少,而肾功能损害,代谢产物排泄受阻,可进一步加重肝损害。

2.病毒性肝炎对妊娠、分娩的影响　病毒性肝炎对妊娠分娩影响因不同类型而定。

(1)甲型肝炎:是由甲型肝炎病毒(HAV)引起,主要是通过被 HAV 污染的水、食品、餐具、手等经口传播,获永久性免疫。妊娠期患病主要表现为急性黄疸。妊娠早、中期患病可致流产,妊娠晚期患病使孕妇病情严重化,可致早产、死胎、新生儿窒息,严重者致肝衰竭,凝血机制障碍致产后出血。HAV 不通过胎盘,不存在母儿宫内传播的情况。

(2)乙型肝炎:是由乙型肝炎病毒(HBV)引起。HBV 主要存在于血液中,同时也存在于唾液、乳汁、胆汁、粪尿、汗液、鼻咽分泌物、精液、宫颈及阴道分泌物中。主要是通过输血、注射传播,其次是通过食用被 HBV 严重污染的食品、性生活及密切的生活接触传播。

(3)丙型肝炎:由丙型肝炎病毒(HCV)引起,多数人认为 HCV 存在母婴垂直传播,晚期妊娠患病者,2/3 发生母婴传播,且有 1/3 发展为慢性肝病。

(4)丁型肝炎:是由丁型肝炎病毒(HDV)引起。母婴传播较少见。

(5)戊型肝炎:是由戊型肝炎病毒(HEV)引起。HEV 传播途径与甲型肝炎相似,孕妇易感染且易为重症,但对母婴传播研究较少,国内尚未见有母婴传播报道。

【疾病特点】

1.诊断要点

(1)流行病学资料:有接触史、当地正在流行或到过疫区等情况有利于甲型肝炎的诊断。有家族史、输血史、手术史、针刺史、性接触史等有利于乙、丙型肝炎的诊断。

(2)临床表现资料:①近期出现无其他原因可以解释的乏力、食欲缺乏、厌油、肝大或黄疸,应考虑为急性肝炎。②急性肝炎患者在短期内黄疸迅速加深,极度乏力、消化道症状加重、出血倾向明显、腹水迅速增多、肝显著缩小、肝肾综合征、肝性脑病等应考虑为重型肝炎。③急性肝炎患者病程超过半年,仍然存在有肝炎的症状、体征和肝功能损害;或虽病史不详,但症状、体征、影像学检查、实验室检查等综合分析符合慢性肝炎改变者,应考虑慢性肝炎诊断。慢性肝炎诊断确立后,应根据临床表现和实验室检查进一步进行分度(轻、中、重度)。④临床症状轻,肝内淤胆时间较长者,应考虑淤胆型肝炎的诊断。⑤有慢性肝炎病史、门静脉高压、肝功能减退表现是临床诊断肝硬化的主要依据,根据炎症活动情况(如 ALT 升高)进一步确定活动型或静止型。

(3)实验室及其他检查:①血常规。急性肝炎白细胞变化不明显。慢性肝炎、肝硬化后期白细胞、血小板及红细胞均可减少。②尿常规。尿胆红素、尿胆原增多。③肝功能检查。丙氨酸转氨酶(ALT)是目前反映肝细胞受损的最常用指标。急性肝炎时表现为峰值型升高,数值可达正常上限的数倍至数十倍;慢性肝炎时呈持续或反复性升高,有时甚至成为慢性肝炎唯一的肝损害表现。重型肝炎时因肝细胞大量坏死,ALT 随黄疸迅速加深反而下降,出现"胆酶分离"现象。天冬氨酸转氨酶(AST)活性低于 ALT,如 AST 活性高于 ALT 时常表示肝细胞病变较严重,肝外病变(如心肌病变)也可引起 AST 升高。血清碱性磷酸酶(ALP)及 γ-谷氨酰转肽酶(γ-GT):胆汁淤积时均明显升高,青少年或骨病患者 ALP 也可升高,肝癌、酒精性肝病 γ-GT 均可升高。凝血酶原时间延长,凝血酶原活动度(PTA)降低,低于 40% 可考虑重型肝炎,低于 20% 可发生自发性出血,低于 10% 提示预后恶劣。血清胆红素(Bil)水平反应肝损伤程度。④病原学及免疫学检查。甲型肝炎:抗-HAVIgM 阳性提示 HAV 近期感染,是早期诊断甲型肝炎最简便而可靠的血清学标志。乙型肝炎:HBVDNA 检测是 HBV 感染复制最直接最特异的指标(表 20-7)。丙型肝炎:抗-HCV 阳性是 HCV 感染的标志,血清 HCVRNA 阳性是病毒感染和复制的直接指标,也是抗病毒治疗的观察指标。丁型肝炎:HDVAg 是病毒感染的直接标志。抗-HDV 为总抗体,不是保护性抗体。HDVRNA 阳性是诊断 HDV 感染的最直接证据。戊型肝炎:抗-HEVIgM 阳性提示 HEV 近期感染。

表 20-7　HBV 血清学检查的临床意义

HBsAg	抗-HBsAg	HBeAg	抗-HBeAg	抗 HBcAg	意义
	+	+			急性肝炎早期,传染性强
	+	+		+	急慢性现症感染,传染性强(大三阳)
+		+		+	传染性应结合 HBVDNA 检测(小三阳)
+			+	+	有过 HBV 感染,传染性根据 HBVDNA
	+			+	感染的恢复期,有免疫力,无传染性
	+				注射疫苗后;遥远的过去 HBV 感染过
			+	+	窗口期;HBV 感染已过

2.血清学诊断乙肝病毒胎内感染　应注意以下 3 项依据。

(1)新生儿脐血清 HBsAg 阳性可为参考指标。

(2)新生儿脐血清 HBcAb-IgM 阳性即可确定宫内感染。

(3)如有条件测脐血清,乙肝病毒 DNA 阳性,更可确诊,但此项指标在国内尚不能推广应用。

3.鉴别诊断要点

(1)与其他原因引起的黄疸相鉴别:如溶血性黄疸、肝外梗阻性黄疸。

(2)与其他原因引起的肝炎相鉴别:①其他病毒引起的肝炎。EB 病毒和巨细胞病毒等均可引起肝脏损害。②感染中毒性肝炎。细菌、立克次体、钩端螺旋体感染都可引起肝大、黄疸、肝功能异常,伴有其原发病的临床表现,肝炎病毒标志阴性,相应病原学和免疫学检查可有助于鉴别。③酒精性肝病。长期嗜酒可引起酒精性肝炎、肝硬化,可根据长期饮酒史和血清 γ-GT、AST 明显升高及肝炎病毒标志物阴性等加以鉴别。④自身免疫性肝炎。常有血沉增快、球蛋白明显升高、多种自身抗体阳性等表现。

（3）与药物性肝损害相鉴别：妊娠期给药引起的肝损害并不少见。常用的药物有氯丙嗪、异烟肼、利福平、对氨基水杨酸钠、磺胺、四环素、地西泮、巴比妥类药物、酒精中毒及吸入氟烷、氯仿等。诊断药物引起的肝损害，除详询病史以外，还应注意伴有皮疹、皮肤瘙痒、蛋白尿、关节痛和嗜酸性粒细胞增多等，并且停药后症状迅速消退。

（4）其他：与妊娠期肝内胆汁淤积症、妊娠期急性脂肪肝、HELLP 综合征、妊娠反应相鉴别。

【治疗】

治疗原则：原则上与非孕期病毒性肝炎相同。以休息、营养为主，"保肝"药物为辅，避免加重因素（如饮酒、过度劳累、使用损害肝的药物及精神刺激等）。

1. 一般处理　肝炎急性期应卧床休息，饮食宜清淡，必要时静脉输液，以保证液体和热量的补充；注意纠正水和电解质的紊乱，维持酸碱平衡；禁用对肝功能有害的药物，如氯丙嗪、巴比妥类等。

2. 妊娠合并甲型肝炎　目前对甲肝尚无特效药，一般多采取下列综合措施。

（1）休息、保肝支持疗法：常用茵陈冲剂、垂盆草冲剂以及维生素 C 和复合维生素 B，或静脉滴注葡萄糖液等。

（2）由于甲肝病毒不通过胎盘屏障，不传给胎儿，故不必进行人工流产或中期妊娠引产。由于肝功能受损可影响母体代谢、产生缺氧等，以致较易发生早产，所以在孕晚期必须加强胎动计数等自我监护。有早产先兆者需及早住院治疗。

（3）关于哺乳：分娩后甲肝已痊愈者可以哺乳，如在急性期则应禁止哺乳，不仅可防止母婴垂直传播，而且有利于母体的康复。

3. 妊娠合并乙型肝炎

（1）一般治疗：在肝炎急性期隔离和卧床休息，清淡及低脂肪饮食，每日应供给足够热能，如消化道症状较剧，则给予葡萄糖液静脉滴注。

（2）保肝药物的应用：给予大量维生素 C、维生素 K_1 及维生素 B_1、维生素 B_6、维生素 B_{12} 等。如有贫血或低蛋白血症者，可予适量输鲜血、人体清蛋白或血浆。

（3）抗病毒治疗：可选用抗乙肝免疫核糖核酸，妊娠期禁用干扰素治疗。

（4）中草药治疗：以清热利湿为主，常用茵陈汤加减。对退黄疸、改善肝功能和临床症状有益。成药有联苯双酯、垂盆草冲剂、黄疸茵陈冲剂、香菇多糖等。

4. 产科处理

（1）妊娠早期：如 HBsAg 滴定度高且 HBeAg 阳性伴有临床表现者应在积极治疗情况下，可行人工流产术。妊娠中晚期的患者当以保肝治疗而不宜贸然行引产术，以免由于引产而引起不良后果。

（2）分娩与产褥期：必须注意以下 3 个方面，防止出血、防止感染、密切注意临床症状及肝功能检测结果，以防止病情发展。产后应常规留脐血检测肝功能和肝炎血清学指标。

5. 新生儿的处理　近年来主张对 HBsAg 阳性孕妇所产的婴儿，需在出生后 24h 内、出生后 1 个月及 6 个月各皮内注射乙肝疫苗 $30\mu g$，一般可阻断 90% 的母婴传播率。如有条件可于出生后再肌内注射一支人类 HBs 免疫球蛋白（HBIG）则更有利于防止母婴垂直传播。婴儿出生后，应立即隔离护理 4 周。因产妇母乳内多半含有肝炎病毒，不宜哺乳。产后回奶，不宜服用雌激素，以免损害肝功能。

【妊娠合并重症肝炎】

1. 诊断标准　起病急剧，中毒症状明显，黄疸严重。

（1）1 周内血清胆红素 $\geqslant171\mu mol/L$（10mg/dl），或每日升高 $\geqslant17.1\mu mol/L$（1mg/dl）。

(2)凝血酶原时间明显延长,较正常值延长 0.5～1 倍甚或更长。

(3)有不同程度的肝性脑病,严重者可出现肝臭。

(4)可有腹水出现甚或肝浊音界缩小。

2.治疗措施

(1)一般处理:①需专人护理,正确记录血压、呼吸、脉搏及出入量;②予以低脂肪、低蛋白、高糖类流汁或半流汁饮食,保证热能为 6276kJ(1500kcal)/d,并予以大量维生素。

(2)输温鲜血 600～800ml,以增加凝血因子,并需输入体白蛋白或冻于血浆,有利防止肝细胞坏死和降低脑水肿的发生。

(3)胰高糖素 1mg 加正规胰岛素 8U,10％氯化钾 10～20ml 加 10％葡萄糖液 500～1000ml,静脉滴注。

(4)胎肝细胞悬液 200ml,静脉滴注,每日或隔日 1 次,可用 3～5 次,能收到极好效果。称为胎肝细胞移植。

(5)14-氨基酸-800 250ml 或复方支链氨基酸 250ml,静脉滴注,1～2/d,可促进肝情况好转。

(6)10％门冬氨酸钾镁 40ml 溶于 10％葡萄糖液 250ml 中,静脉缓滴。

(7)无论有无感染征象,均应给予对肝肾功能影响最小的广谱抗生素。

【妊娠并发弥散性血管内凝血(DIC)】

1.妊娠合并重症肝炎并发 DIC 的诊断标准:①血小板≤50×10⁹/L;②凝血酶原时间较正常延长 1 倍以上;③纤维蛋白原≤1.25g/L(125mg/dl);④鱼精蛋白副凝(3P)试验或乙醇胶试验阳性。

2.并发 DIC 之处理:根据产科特点,在无产兆而发生 DIC 时,可用肝素,首次剂量为 25mg 加 5％葡萄糖液 100ml,静脉滴注(一般在 30min 滴完),之后再用 25mg 加 5％葡萄糖液 200ml,静脉缓滴。以后再根据化验结果决定肝素的应用剂量。如已临产或在产后 24h 之内发生 DIC 者,应以输温鲜血、冻干血浆等为主,而不宜贸然使用肝素。因为此时已有严重的凝血因子缺乏,加之产后子宫血窦开放本身即易出血,所以如肝素使用不当,更加重出血。

产科处理:入院后必须按急症处理,首先予以输温鲜血、人体清蛋白及冻干血浆,有肝性脑病者积极治疗 24h 后,应尽快结束分娩。处理原则如下:

(1)经产妇早产者可在上述积极治疗情况下,经阴道分娩。

(2)凡初产妇且已足月或近足月者,应在上述积极治疗 1～2d 采取局部麻醉行剖宫产术,但术后禁用哌替定(度冷丁)等镇痛药,以免加重肝负担使病情加剧,甚或死亡。

(3)术后行继续支持疗法和给广谱抗生素预防感染。

【预防】

1.健康教育　加强健康教育,培养健康的生活行为。

2.强化孕前的咨询　准备怀孕前,双方要做乙肝、丙肝病毒标志物测定,并要指导孕前及孕期卫生知识,减少各种病毒性肝炎的感染。

3.病毒性肝炎检测　孕期检测病毒性肝炎,早期诊断、积极治疗。不管有无症状,不管有无感染史,应常规做甲、乙、丙肝血清标志物检查。

4.减少医源性传播　医源性传播关系到妊娠母婴安全,也关系到医务人员的安全。①严格掌握使用血、血制品的适应证,并要注意感染窗口期的假阴性。②阻断母婴传播:对 HBsAg 阳性尤其是 HBeAg 同时阳性者应避免羊膜腔穿刺,并尽量缩短分娩时间,保证胎盘的完整性。

(李春红)

第八节　妊娠合并尿路感染

妊娠合并尿路感染,是指妊娠期病原体侵犯尿路黏膜或组织引起的尿路炎症,可分为上尿路感染和下尿路感染。根据流行病学资料显示,妊娠期妇女的发生率较高,约为 10.2%。

【疾病与妊娠的相互作用】

妊娠期发生尿路感染的主要原因如下。

1.雌激素与孕激素的作用　妊娠期黄体酮分泌增多,致输尿管壁松弛、管腔扩张、蠕动降低,引起功能性尿潴留,易发生便秘。

2.子宫压迫　妊娠期增大的子宫在骨盆入口处压迫输尿管,造成尿流受阻,便于细菌的侵入、停留、繁殖而致病。另外妊娠子宫多向右旋,右侧输尿管更易受压,故右侧感染的发生率要多于左侧。

3.妊娠期间阴道分泌物明显增多　使得尿道口污染的概率大大增加。此外,尿液的富营养化、盆腔淤血、子宫及胎头推压膀胱造成排尿不畅等,也成为引发尿路感染的诱因。

妊娠期尿路感染可以导致孕产妇及围生儿严重的并发症,如:早产、低出生体重儿、子痫前期、贫血等,甚至导致母儿死亡率的增加。尿路感染对胎儿的影响可能与致病菌的毒素增加子宫收缩,并通过胎盘直接影响胎儿有关。

【疾病特点】

1.诊断要点

(1)尿频、尿急、尿痛、排尿不尽感及下腹坠痛等尿路刺激征。

(2)发热、寒战、甚至出现毒血症症状等感染中毒症状。

(3)伴明显腰痛,输尿管点和(或)肋脊点压痛、肾区叩击痛等腰部不适。

2.尿路感染的实验室诊断标准为　①正规清洁中段尿细菌定量培养,菌落数 $\geq 10^5/ml$。②参考清洁离心中段尿沉淀白细胞>10/HP,或有尿路感染症状者。具备上述①②可以确诊。如无②则应再做尿细菌计数复查,如仍 $\geq 10^5/ml$,且两次的细菌相同者,可以确诊。③做膀胱穿刺尿培养,如细菌阳性,亦可确诊。④未有条件做尿细菌培养计数的单位,可用治疗前清晨清洁中段尿离心尿沉渣革兰染色找细菌,如细菌>1/HP,结合临床尿感症状,亦可确诊。⑤尿细菌数在 $10^4 \sim 10^5/ml$ 者,应复查,如仍为 $10^4 \sim 10^5/ml$,需结合临床表现或做膀胱穿刺尿培养来确诊。必须指出,有明显急性膀胱刺激征的妇女,尿中有较多白细胞,如中段尿含菌数>$10^2/ml$,亦可拟诊为尿感,并等待细菌培养结果。

3.常见并发症　主要指肾盂肾炎的并发症,若治疗后仍有持续高热和白细胞显著增加,应警惕并发症的出现。

(1)肾乳头坏死:是肾盂肾炎的严重并发症之一,可并发革兰阴性杆菌败血症,或导致急性肾衰竭。

(2)肾皮质、皮髓质脓肿和周围脓肿:患者除原有肾盂肾炎症状加剧外,常有持续发热、寒战、明显的单侧腰痛和压痛,有个别患者可在腹部触到肿块。肾脏彩超有助于诊断。

(3)肾盂肾炎并发感染性结石:变形杆菌等分解尿素的细菌所致的肾盂肾炎常可引起肾结石,称为感染性肾结石。常呈大鹿角形,多为双侧性,结石的小裂隙内常藏有致病菌。

(4)革兰阴性杆菌败血症:常突然寒战、高热,可引起休克,预后严重,死亡率高达 50%。

4.鉴别诊断

(1)肾结核:本病膀胱刺激症状更为明显,一般抗生素治疗无效,尿沉渣可找到抗酸杆菌,尿培养结核分枝杆菌阳性,而普通细菌培养为阴性。静脉肾盂造影可发现肾实质虫蚀样缺损等表现。部分患者伴有肾外结核,抗结核治疗有效,可资鉴别。但要注意肾结核常可能与尿路感染并存,尿路感染经抗生素治疗后,仍残留有尿路感染症状或尿沉渣异常者,应高度注意肾结核的可能性。

(2)慢性肾小球肾炎:慢性肾盂肾炎当出现肾功能减退、高血压时应与慢性肾小球肾炎相鉴别。后者多为双侧肾脏受累,且肾小球功能受损较肾小管功能受损突出,并常有较明确蛋白尿、血尿和水肿病史;而前者常有尿路刺激征,细菌学检查阳性,影像学检查可表现为双肾不对称性缩小。

【治疗】

妊娠早期就应常规做中段尿细菌培养,如有真性细菌尿,不管有无症状均应及时治疗。这不但有利于防止妊娠后期发生有症状肾盂肾炎和发展为慢性肾盂肾炎,且有助于减少妊娠高血压综合征和早产,保护母婴平安。

1.一般治疗　注意个人卫生,摄入充足的水分,避免便秘,定期排空膀胱(二次排尿法、睡前排尿,以便减轻膀胱内压力及减少残余尿)。

2.药物治疗　妊娠期妇女尿感的治疗能选择的可安全使用的药物较少,且需密切随诊。在早期妊娠阶段,磺胺嘧啶、呋喃妥因、头孢氨苄被认为是相对安全的。在晚期妊娠阶段,磺胺嘧啶应避免使用,因为可导致核黄疸。

(马登琴)

第九节　妊娠期肝内胆汁淤积症

【定义】

妊娠期肝内胆汁淤积症(ICP)是妊娠期特有的疾病,出现于妊娠中、晚期,临床以皮肤瘙痒和黄疸为特征。ICP主要危害围生儿,使围生儿发病率和死亡率明显升高,可发生胎膜早破、胎儿宫内窘迫、自发性早产、羊水胎粪污染、胎儿生长受限,甚至胎儿猝死。有报道胎儿窘迫发生率可达22%～41%,早产率18.4%～60%,羊水胎粪污染率为23.2%,胎儿死亡率亦达到0.4%～4.1%。对孕妇的影响主要是因脂溶性维生素的吸收减少,凝血功能异常,导致产后出血,也可发生糖、脂代谢紊乱,而一旦妊娠终止,症状即可自发地迅速消退。

【流行病学】

世界各地都有报道ICP病例,不同国家、地区的流行情况不同,有明显地域和种族差异,以智利和瑞典发病率最高,20世纪70年代有报道智利不同人种的发病率11.8%～7.6%,近年智利的发病率正在下降。我国长江流域的四川、重庆和长江三角洲是发病率较高的地区。ICP发病率为0.8%～12.0%。ICP发病率与季节有一定关系,冬季高于夏季。另多胎妊娠、母亲或姐妹有ICP病史的妇女中ICP发生率明显增高。

【病因和发病机制】

目前ICP的发病机制尚不清楚,较为公认的观点是,ICP是一种多病因疾病。可能与雌、孕激素,遗传、基因,免疫,环境等因素有关。

1.女性激素作用　妊娠期胎盘合成雌激素,孕妇体内雌激素水平大幅增加,雌激素可使 Na^+、K^+、ATP酶活性降低,减少能量提供,导致胆酸代谢障碍;雌激素可使肝细胞膜中胆固醇与磷脂比例升高,流动性降低,影响对胆酸的通透性,使胆汁流出受阻;雌激素作用于肝细胞表面的雌激素受体,改变肝细胞蛋白质的合成,使有机阴离子及胆酸载体合成减少,导致胆汁回流增加;雌激素 C-17 上烷基组与 P-糖蛋白结合后,促使胆小管排泌胆汁酸速率下降,导致胆汁淤积;雌三醇的代谢产物中,D-环葡萄糖醛酸雌激素与胆汁酸结构相似,可能发生载体竞争性抑制作用而导致胆汁淤积。上述因素综合作用可能导致 ICP 的发生。

孕激素与雌激素有协同作用。ICP 患者体内孕激素的代谢与正常孕妇存在差异,黄体酮代谢能力下降,导致硫酸盐代谢物大量生产。而有报道指出硫化黄体酮与雌激素的代谢产物 17β-葡醛酸雌二醇同样具有抑制胆盐输出泵(BSEP)介导的胆汁酸转运作用。

应用含雌、孕激素避孕药的妇女发生胆汁淤积性肝炎与 ICP 的临床表现类似,大量的动物 ICP 模型亦以大量雌激素诱导成功,这些均提示雌激素水平过高可能是诱发 ICP 的原因。但测定 ICP 血中雌、孕激素与正常妊娠一样平行增加,且雌、孕激素的合成是正常的,提示雌激素不是 ICP 致病的唯一因素,可能是雌激素代谢异常及肝脏对妊娠期生理性增加的雌激素的高敏感性引起的。

2.遗传、基因因素　ICP 有明显的地域和种族差异,智利的印第安混血人种 ICP 发病率最高。在母亲或姐妹中有 ICP 病史的妇女中 ICP 发生率明显增高,其完全外显及母婴垂直传播的特性,符合孟德尔优势遗传规律。这些提示本病可能与种族、遗传有关。

研究发现一些重要的基因,如 ABCB4 基因、ABCB11 基因、ATP8B1 基因等可能与 ICP 发病存在一定的关联。

(1)ABCB4 基因:也称为 MDR3 基因,在肝毛细胆管膜上高度表达,主要负责磷脂酰胆碱的转运,而磷脂酰胆碱可保护胆管免受胆汁盐的损伤。研究已证明,MDR3 无义突变可引起 ICP。DNA 测序发现,MDR3 外旋子 14 区 546 位胸腺嘧啶代替了胞嘧啶,相应的天门冬氨酸代替了丙氨酸,571 位胸腺嘧啶缺失,使细胞表面转运蛋白破坏,导致胆汁淤积。

(2)ABCB11 基因:也称 BSEP(BSEP)基因,位于人类第 2 条染色体长臂上 2q24～31。其编码的蛋白叫 ABCB11 蛋白,也称胆盐输出泵。Eloranta 等通过对 57 例 ICP 患者及 115 例健康妊娠妇女 ABCB11 基因的单核苷酸多态性进行研究,首先将 ABCB11 基因与 ICP 相关联,提示 ABCB11 基因是 ICP 的高度易感基因。Pauli-Magnus 等对 21 例 ICP 患者及 40 例正常妊娠妇女的 ABCB11 基因进行全基因测序研究,共发现 ABCB11 基因的 37 个变异位点,其中一个变异位点 N591S 是 ICP 患者特有的,也提示 ABCB11 基因变异与 ICP 发病的相关性。Meier 等的一项研究也支持 ABCBI1 基因在外显子 13 上的这个变异(V444A)可增加妊娠妇女患 ICP 的风险。

(3)ATP8B1 基因:即 FIC1 基因,其作用是编码 P 型 ATP 酶。该酶是毛细胆管膜氨基磷脂的载体或内向转移酶。该基因的纯合性突变会导致血清 γ_2-谷氨酰转肽酶(γ_2-GT)正常的患者发生胆汁淤积。

(4)CYP7A1 基因:编码的是合成胆汁酸的限速酶,在对人类和啮鼠动物肝细胞体外研究证实法尼醇受体(FXR)在胆汁酸的激活下,可启动一系列基因的转录活性,通过负反馈作用,间接阻遏 CYP7A1 编码基因的转录,从而导致胆汁酸生成减少。然而在孕鼠 ICP 模型试验中兰易等发现血中高雌激素水平和高浓度胆酸诱导了肝脏 FXR 的大量表达,但大量表达的 FXR 并未能抑制 CYP7A1 的表达,CYP7A1 表达增加,导致胆汁酸合成增加,当胆汁酸的大量合成超过肝脏的排泄能力时将引发胆汁淤积,推测该过程可能参与了妊娠期肝内胆汁淤积症的发生。

另有研究发现雌激素诱导的胆汁淤积促进回肠 FXR 和回肠胆汁酸结合蛋白(IBABP)及其 mRNA 的增加表达,导致胆汁酸肠肝循环转运增加,进一步加重胆汁淤积,这可能是 ICP 发病机制之一。

3.免疫因素　ICP 患者体内存在免疫失衡。体内 T 淋巴细胞亚群改变,由 Th2 向 Th1 型细胞因子偏移。妊娠子宫局部的炎症样反应是由蜕膜中的 NK 细胞与绒毛外细胞滋养细胞相互作用介导的。妊娠时体内产生的促炎因子,尤其是少量 IL-18 可抑制循环中的 NK 细胞和 NKT 细胞 IFN-γ 的产量,对体内

Th2 优势状态的维持起重要作用。但过量的 IL-18 与 IL-12 共同刺激 NK 细胞和 NKT 细胞产生过多 IFN-γ，体内 Th2 优势状态被打破，引发病理妊娠。与健康妊娠妇女相比，ICP 患者壁蜕膜中单个核细胞经植物凝血素（PHA）诱导体外培养后 IL-2 和 IFN-γ 水平明显升高，IL-4 水平变化不显著，IL-10 水平明显降低，IFN-γ/IL-4，IL-2/IL-10 的比值均明显升高。Ling 等研究显示，ICP 妇女较正常妊娠妇女蜕膜中 NK 和 NKT 细胞增多，CD56$^+$CD16$^+$NK 细胞明显升高且过度分泌 IFN-γ。提示 ICP 的发生可能与 Th1 偏移致细胞因子的失衡有关。但关于 NKT 和 NK 细胞在妊娠过程中如何调节 Th1/Th2 因子维持免疫平衡，或导致病理妊娠免疫紊乱的机制尚有待进一步研究。

4.环境因素　ICP 发病率与季节有一定关系，冬季高于夏季，提示 ICP 发生可能与环境因素有关。还有研究发现 ICP 患者血清及血浆硒浓度和谷胱甘肽过氧化物酶（GSH-PX）的活性均低于健康孕妇。由此推测，可能由于患者血硒水平降低，以及硒代谢增加，导致 GSH-PX 活性降低，抗氧化能力降低，导致氧自由基形成，破坏肝细胞膜，从而降低胆汁的排泄。

【临床表现】

1.症状

（1）瘙痒：几乎所有患者首发症状为孕期发生无皮肤损伤的瘙痒，多发生于妊娠中晚期（30 周后），有的甚至更早。可能为胆盐潴留于皮肤深层，刺激皮肤感觉神经末梢所致。瘙痒程度不一，常呈持续性，白昼轻，夜间加剧。瘙痒一般先从手掌和脚掌开始，然后逐渐向肢体近端延伸甚至可发展到面部，但极少侵及黏膜。这种瘙痒症状持续至分娩，分娩后数小时或数日内迅速消失，个别可持续至分娩后一周以上。如分娩 2 周后仍有瘙痒，则应寻找其他病因。

（2）黄疸：患者黄疸程度较轻，发生在瘙痒后数日至数周内，仅见于巩膜，不伴发热、腹痛，于分娩后数日内消退。再次妊娠时重复出现，且有一次比一次持续时间延长的倾向。

（3）其他症状：患者一般情况好，严重瘙痒时引起失眠和疲劳、恶心、呕吐、食欲减退及脂肪痢。

2.体征　四肢皮肤可见抓痕；20%～50% 患者在瘙痒发生数日至数周内出现轻度黄疸，部分病例黄疸与瘙痒同时发生，于分娩后数日内消退。同时伴尿色加深等高胆红素血症表现，ICP 孕妇有无黄疸与胎儿预后关系密切，有黄疸者羊水粪染、新生儿窒息及围生儿死亡率均显著增加。无急慢性肝病体征，肝大但质地软，有轻压痛。

【实验室检查】

1.甘胆酸（CG）及总胆汁酸　胆汁中的胆酸主要是甘胆酸（CG）及牛磺酸，CG 是胆酸和甘氨酸的结合物，是妊娠晚期血清中最主要的胆汁酸组分，ICP 患者 CG 水平明显高于正常，甚至是健康孕妇的 10～100 倍，而且可根据 CG 的升高幅度区分生理性和病理性 CG 增高。ICP 患者血清 TBA 水平也显著升高，可增至相同孕周健康孕妇的 5～8 倍。但也有病例在血清氨基转移酶的变化时 TBA 仍处于正常水平。胆汁酸升高发生在瘙痒症状出现或转氨酶升高前几周血清胆酸就已升高，其水平越高，病情越重，出现瘙痒时间越早，所以胆汁酸的测定在妊娠中晚期产前检查时可作筛查，早期诊断 ICP，对判断病情严重程度和及时监护、处理均有参考价值。

2.胆红素　由于妊娠期血液稀释，胆红素的浓度在正常是降低的。在轻度 ICP 时，因为肝功能未出现明显的损伤，TBIL、DBIL 的血清浓度与正常无差别，在重度 ICP 肝功能明显损伤，血清浓度升高，一般很少超过 85.5μmol/L，其中直接胆红素占 50% 以上。因此 ICP 患者仅有 10%～20% 会出现 TBIL 的升高。诊断的特异性不高。临床上可将这些指标作为实验室的辅助诊断指标。

3.血清酶　门冬氨酸转氨酶（AST）和丙氨酸转氨酶（ALT）是评价肝功能损伤的敏感指标，但是在胆汁淤积时，ALT 和 AST 一般只轻度升高 2～10 倍，其灵敏度次于血清胆汁酸。在其他肝胆疾病时，它们也可升高,因此,在诊断 ICP 时,不能作为确诊的指标,但是可以作为补充诊断的指标。

ALP 几乎存在于机体的各个组织中,健康孕妇血 ALP 也多为升高。其中大部分为胎盘分泌的同工酶,因此 ALP 测定在诊断 ICP 时不及前二者显著。

4.羊水的性状　ICP 患者羊水胎粪污染率对判断胎儿预后有一定指导意义。羊水羊膜腔穿刺术了解羊水的性状。穿刺的对象包括两种:一是孕周小于 36 周,有产科合并症或经药物控制仍有严重的瘙痒,或伴母血胆汁酸水平继续升高,或多次 NST 检查无反应,B 超检查羊水量减少等患者,则在羊膜腔穿刺了解羊水性状的同时促胎肺成熟。另一种是孕周已达 36 周,常规的胎儿监护方法未发现胎儿窘迫,但经药物治疗后,血清胆汁酸、转氨酶、胆红素等无明显好转者。

【影像学检查】

超声多普勒对胎儿脐动脉血流速度 PI 值、脐血流 S/D 值的监测对评价胎儿宫内状态有移极意义。某学者对 ICP 患者与正常组孕妇进行脐动脉血流波形检测,其 PI 值、S/D 值在 ICP 患者较正常孕妇升高,比较具有统计学差异(P<0.01),RI 统计学差异(P>0.05)。所以定期进行脐动脉血流的测定有助于加强对 ICP 患者的监护,有助于及早地发现 ICP 患者胎儿宫内不良状态,为临床医务工作者及时采取下一步治疗措施提供依据。

【病理】

ICP 患者肝组织活检见肝细胞无明显炎症或变性表现,仅肝小叶中央区胆红素轻度淤积,毛细胆管胆汁淤积及胆栓形成。电镜切片发现毛细胆管扩张合并微绒毛水肿或消失。ICP 胎盘合体滋养细胞超微结构的观察发现,ICP 组胎盘合体滋养细胞微绒毛稀少,表面微绒毛末端膨大,部分合体滋养细胞微绒毛缺失,线粒体肿胀,内质网扩张。这些改变减少了绒毛与母体的接触面积,减弱了物质交换能力。

【诊断】

Reyes 推荐的妊娠期肝内胆汁淤积(ICP)诊断标准:

1.妊娠期间皮肤瘙痒是突出的症状。

2.肝功能试验血清氨基转移酶轻到中度升高(2～10 倍),特征性的指标是血清胆汁酸浓度显著升高,可达正常值的 10～100 倍,且在出现皮肤瘙痒与其他实验室指标改变前已升高。

3.黄疸患者血清 TBIL 及 DBIL 升高,但 TBIL 波动在 20～85μmol/L,如 TBIL>170μmol/L 则可排除 ICP。

4.妊娠是皮肤瘙痒、黄疸及生物化学指标异常的唯一原因。

5.患者无剧烈呕吐、食欲不振、衰弱、精神异常或出血症状及肾衰竭表现,如出现上述症状则应考虑其他疾病。

6.所有症状、体征及生物化学指标异常在分娩后迅速消退。

【鉴别诊断】

诊断 ICP 需排除其他能引起瘙痒、黄疸和肝功能异常的疾病。ICP 患者无发热、急性上腹痛等肝炎表现,患者出现剧烈呕吐、精神症状或高血压,应考虑妊娠急性脂肪肝和先兆子痫,最重要的是 ICP 患者症状和实验室检查异常在分娩后很快消失,否则应考虑其他原因引起的胆汁淤积症。

【治疗】

对于孕妇而言,ICP 是良性疾病,但瘙痒严重者影响孕妇一般情况,治疗目的是缓解瘙痒症状,恢复肝功能。由于孕妇血液及羊水中胆汁酸均升高,使胎盘绒毛静脉腔内外均处于高浓度胆汁酸刺激之中,引起血管收缩,胎盘绒毛表面血管痉挛,氧合血流量减少,导致胎儿缺氧,可出现各种并发症,如胎儿宫内窘迫、早产等,所以治疗关键是降低血胆酸水平,注意胎儿宫内状况的监护,及时发现胎儿缺氧并采取相应措施,以改善妊娠结局。

1.一般治疗　适当卧床休息,取左侧卧位以增加胎盘血流量,给予吸氧,补充高渗葡萄糖、蛋白质、维生素类及能量既保肝又可提高胎儿对缺氧的耐受性。

定期复检肝功能、血胆酸了解病情。从孕34周开始每周行NST试验,必要时行胎儿生物物理评分,以便及早发现隐性胎儿缺氧。NST基线胎心率变异消失可作为预测ICP胎儿宫内缺氧的指标。

2.药物治疗　使孕妇临床症状减轻,胆汁淤积的生化指标和围生儿预后改善。

(1)熊去氧胆酸(UDCA):通过抑制肠道对疏水性胆汁酸的重吸收而降低血清胆汁酸水平,改善瘙痒症状及生物化学指标,改善胎儿环境从而延长胎龄。它是唯一经随机双盲、安慰剂对照研究证实的药物。用法:600～1000mg/d,分3～4次口服,连续14～20d为一疗程,间隔14d后可给予第二个疗程。

(2)S-腺苷蛋氨酸(SAME):通过甲基化作用灭活雌激素,对抗雌激素引起的胆汁淤积。还可通过转硫化作用转化胆汁酸,保护肝细胞。长期大量服用无明显不良反应,妊娠期使用安全。最近的研究表明SAME可调节肝细胞的生长,具有显著的抗凋亡作用,而这种作用并不依赖于其供甲基作用。因此,SAME在胆汁淤积性肝病肝细胞保护过程中的作用值得进一步研究。用法:1000～2000mg/d,口服或静脉滴注,根据病情治疗10～30d。

(3)考来烯胺:能与肠道胆酸结合后形成不被吸收的复合物而经粪便排出,阻断胆酸的肝肠循环,降低血胆酸浓度,减轻瘙痒症状,但不能改善生化参数异常及胎儿预后。由于考来烯胺(消胆胺)影响脂溶性维生素A、D、K及脂肪吸收,可使凝血酶原时间延长及发生脂肪痢。用药同时应补充维生素A、D、K。用法:8～16g/d,分2～3次口服。

(4)地塞米松:可诱导酶活性,能通过胎盘减少胎儿肾上腺脱氢表雄酮的分泌,降低雌激素的产生,减轻胆汁淤积;能促进胎肺成熟,避免早产儿发生呼吸窘迫综合征。但对孕妇代谢、免疫及胎儿神经发育有影响。用法:9～12mg/d,分3～4次口服,7d一疗程。

(5)苯巴比妥:此药可诱导酶活性和产生细胞素P450,从而增加胆汁流量,改善瘙痒症状,但生化参数变化不明显。目前仍有争议。用法:口服,60～100mg/d,连用2～3周,临近分娩期慎用以免抑制新生儿呼吸。

(6)中医药:如茵陈、丹参等药物治疗妊娠期肝内胆汁淤积(ICP)有一定效果。茵陈通过对肝细胞保护、刺激胆汁分泌、抗氧化、免疫调节等作用改善ICP患者瘙痒症状、异常生化指标及胎儿预后。有报道丹参注射液能够显著改善ICP患者的生化异常,增加妊娠时间,改善胎儿预后,这种作用可能与其免疫调节作用有关。

3.人工羊水置换　实验发现,单次羊膜腔内羊水置换后胎盘缺氧诱导因子1a和缺氧诱导因子1a mRNA的表达均显著降低,说明胎盘缺氧情况有明显改善。羊水置换后,羊水中胎粪、胆汁酸及胆红素等物质的含量迅速减少,大大解除了绒毛血管痉挛,减轻了滋养细胞的损伤,缓解了胎盘缺血、缺氧,利于继续妊娠。

传统治疗ICP多通过母体给药的间接方法,药物在母体内经过吸收和代谢并受到胎盘屏障的限制,到达胎儿体内的药物浓度有限且有延迟性,药效的发挥必然受到影响。母鼠静脉给药后,须经肝脏代谢,使母体血清胆酸值下降,间接降低羊水中胆汁酸浓度,发挥作用相对缓慢,且无法明确改善已有粪染的羊水情况,对减轻胎盘缺血缺氧的作用相对较弱。有实验对ICP模型胎鼠观察,羊膜腔内用药与单纯用生理盐水置换羊水相比,能更显著地改善胎盘缺氧,这可能与羊水中的药物被胎鼠吞食后,大部分的药物被肝脏摄取,改善了胎鼠肝脏胆汁分泌,降低了胎鼠血中的胆汁酸浓度有关,但羊水粪染率和死胎率无明显差异,可认为两者改善胎儿预后的作用相近,这在改变羊膜腔内给药次数及剂量的基础上,还值得进一步的研究。

4.适时终止妊娠 ICP患者血清胆汁酸水平与胎儿并发症(早产、胎儿宫内窘迫、羊水胎粪污染率)的发生呈明显正相关,当胆汁酸的浓度达到40μmol/L时,发生胎儿并发症的概率开始增加。而胆汁酸的浓度每增加1μmol/L,发生胎儿并发症的概率就会增加1%～2%。当其浓度小于40μmol/L时,可以减少对孕妇的临床处理,有学者认为,在其浓度小于40μmol/L时也有宫内胎儿死亡的发生,且有轻度的羊水、胎盘及胎膜的粪染。所以即使浓度小于40μmol/L也应该进行积极的临床处理。由于ICP患者阴道分娩时子宫平滑肌强烈的收缩进一步加重胎儿缺氧,胆酸盐可刺激肠蠕动,肛门括约肌松弛,胎粪排出污染羊水引发新生儿窒息,故常选择剖宫产结束妊娠。学者的研究表明更早地发现羊水胎粪污染、及时采取终止妊娠等积极诊治后的围生儿死亡率低于只对ICP患者采取NST、B超羊水量监测等常规的监护方法及期待治疗的围生儿死亡率。

(王成爱)

第十节 妊娠合并急性阑尾炎

妊娠合并急性阑尾炎是较常见的妊娠期外科并发症。可发生于妊娠各期,由于孕期特殊的解剖和生理变化,使妊娠合并急性阑尾炎的症状和体征不典型,增加了诊断的难度,易导致漏诊和误诊,直接影响母儿的安全。

【病因】
阑尾是一个管腔狭小、细长、远端封闭的退化器官,正常情况下,阑尾腔的内容物来自盲肠,阑尾壁的正常蠕动可将内容物排出,防止肠内容物的积聚和肠源性感染;当排空能力降低或管腔梗阻时可诱发阑尾发生炎症,一般认为粪石梗阻、虫体阻塞、胃肠功能紊乱以及淋巴组织增生等与阑尾炎的发生密切相关。妊娠期高水平孕激素的作用,胃肠蠕动功能减弱,使胃肠排空速率降低,也可能与妊娠期阑尾炎的发生有关。

【临床表现】
1.右下腹部疼痛和局部压痛:是最明显的症状和体征,妊娠早期急性阑尾炎的症状和体征与非孕期相似,可有典型的转移性右下腹痛及右下腹压痛、反跳痛和肌紧张等表现。妊娠中、晚期因增大的子宫使阑尾位置上移,急性阑尾炎时压痛点升高甚至可达右肋下肝区。

2.发热、恶心、呕吐、白细胞总数增高等,由于厌食、恶心、呕吐等常见于正常妊娠,因此症状易被忽视。

3.阑尾穿孔的临床表现:全腹痛、伴腹肌紧张,检查全腹均有压痛和反跳痛,腹水征可阳性。严重时可伴寒战、发热和中毒性休克表现。

【妊娠期急性阑尾炎的特点】
1.妊娠期阑尾压痛点上移 由于妊娠子宫的逐渐增大,阑尾的位置逐渐向上向外侧移位,阑尾炎时压痛点亦随妊娠月份的增加而上升,在妊娠中晚期可上升至髂嵴水平或以上,妊娠足月时甚至可达胆囊区,产后10天阑尾恢复至接近非孕时位置。

2.孕期腹部压痛、反跳痛、腹肌紧张不明显 妊娠中晚期由于增大的子宫撑起腹壁腹膜,而阑尾又处于腹腔深处、被增大的妊娠子宫所掩盖,使局部腹膜炎体征不典型。同时由于孕期腹壁变薄,腹肌松弛,前腹壁无肌紧张,而腰部有时可有明显触痛。

3.孕期感染扩散迅速 妊娠期增大的子宫将大网膜向上推,使其不易包围感染灶,炎症难以局限;而且孕期盆腹腔充血,使炎症容易迅速蔓延,孕期发生弥漫性腹膜炎及阑尾穿孔的几率明显增加。

【临床诊断】

1.临床表现　孕妇出现右下腹或右上中腹疼痛和局部压痛,应考虑急性阑尾炎的可能;在妊娠中晚期合并急性阑尾炎时,其临床症状和体征多不典型,使急性阑尾炎的诊断比较困难,极易误诊漏诊,应结合辅助检查协助诊断。

2.辅助检查

(1)血常规:妊娠期白细胞呈生理性增加,因此,白细胞计数的增加对诊断阑尾炎意义不大,但分类计数中性粒细胞超过 0.80,有核左移现象是有临床意义的。

(2)影像学检查

1)超声检查:一种简便、安全的检查方法。彩超在阑尾炎尤其是阑尾炎穿孔并腹腔积脓的诊断价值逐渐引起重视,急性阑尾炎的超声表现有:阑尾呈低回声管状结构,僵硬而压之不变形,不受压时阑尾直径大于 6mm,肌壁厚度大于或等于 2mm,在阑尾区域出现复杂包块,阑尾粪石是阑尾炎的重要诊断依据。但未发现病灶并不能排除阑尾炎。

2)螺旋CT:文献报道螺旋 CT 对诊断急性阑尾炎有较高的特异性和准确性,但由于 CT 的 X 线对胎儿可能会造成一定的影响,故临床上应用 CT 检查诊断孕期急性阑尾炎值得商榷。

(3)腹腔镜检查:对于疑似病例,腹腔镜有较好的诊断价值,可帮助临床医生准确了解腹腔内病变情况,降低阑尾穿孔等风险;在腹腔镜下诊断为急性阑尾炎后,能同时实施阑尾切除术,使诊断与治疗同步进行,目前腹腔镜已逐渐成为临床主要的诊断和治疗手段之一。

【临床处理】

1.治疗原则　一旦确诊,应立即手术治疗,强调及时手术的重要性。研究表明,对于妊娠期急性阑尾炎,延误手术时机将直接影响阑尾炎的母儿预后,延误超过 24 小时者,阑尾穿孔及弥漫性腹膜炎发生率明显增高,导致手术难度加大、手术时间延长,相应的流产、早产以及围生儿死亡率将显著增加,严重威胁母婴健康。一般来说发病 24 小时内手术者,阑尾穿孔率极低。因此对于高度可疑的急性阑尾炎患者应放宽手术探查指征,避免病情迅速发展。

2.疑似病例的临床处理　对于症状轻、体征不明显、体温正常、B 超检查未发现异常的疑似患者,可考虑严密监护下积极抗感染保守治疗,一旦病情有加重趋势即行剖腹探查。

(1)积极抗感染:静脉应用抗生素,通常选择第二代头孢或第三代青霉素。

(2)辅助检查进一步明确诊断:动态观察血常规结果中白细胞及中性粒细胞的变化,检测 C 反应蛋白,进一步检查彩色多普勒超声;有学者建议,当彩超检查能做出诊断时,即可决定手术治疗,对于彩超未发现异常者,可在征得患者及家属同意后选择 CT 检查,以提高诊断的准确率,减少不必要的手术。

(3)手术探查:对高度可疑的急性阑尾炎孕妇,为避免病情迅速发展,导致阑尾穿孔和弥漫性腹膜炎的发生,可选择剖腹探查或腹腔镜检查术。但是由于全身麻醉及腹腔充盈 CO_2 对胎儿的可能影响尚存在争议,临床上应在充分告知利弊的情况下,按知情同意原则选择探查方式。

3.确诊病例的临床处理　积极抗感染,尽快手术治疗。

(1)积极抗感染:静脉应用大剂量广谱抗生素,可根据细菌培养的药敏结果选择对胎儿比较安全的 FDAB 类药物。

(2)开腹手术

1)切口位置:妊娠早期取麦氏切口,妊娠中晚期切口应选择在压痛明显部位,通常应选取高于麦氏点的右侧腹直肌旁切口。

2)手术时体位:手术时孕妇体位稍向左侧倾斜,将孕妇右侧臀部提高 30～45°,使增大的子宫向左移,有利于暴露手术视野,手术操作轻柔,用湿纱布垫巾保护子宫,减少术中过多刺激子宫而引起流产、早产。如有阑尾穿孔,应尽量吸净脓液,腹腔用温生理盐水反复清洗吸尽。注意应将术中取出的脓液送细菌培养并作药敏试验,指导术后抗生素的应用。术后放置引流应注意,不要放置硬质引流管,以免刺激子宫。

3)术后管理:术后卧床休息,维持水电解质平衡及营养物质的补充;加强抗感染,术后 3～4 天内静脉给予足量抗生素抗感染;保胎治疗,孕早期术后常规应用孕激素安胎治疗,孕中晚期术后常规应用 β_2 受体兴奋剂或硫酸镁抑制宫缩。密切监测生命体征及感染征象(如体温、白细胞计数、C 反应蛋白、局部体征);密切监测胎儿宫内情况及胎心胎动变化。

4)术后拆线:妊娠中晚期患者腹壁张力较大,因此拆线时间应推迟 1～2 天,必要时先行间断拆线。

(3)腹腔镜手术:随着腹腔镜手术技术的不断发展,妊娠已不再是腹腔镜手术的禁忌证,腹腔镜正逐渐广泛地应用于产科。近年研究表明,腹腔镜下阑尾切除术可用于妊娠各个时期,尤其是妊娠早、中期;在胎儿丢失率、新生儿出生时 Apgar 评分、出生体重及早产率方面,腹腔镜与开腹手术组间未见显著性差异,而且腹腔镜手术的术中并发症发生率较低,但也有报道称腹腔镜手术的胎儿丢失率比开腹手术者高。

4.产科处理 强调外科与产科医生共同研究决策,以保证孕妇及胎儿安全。

(1)妊娠早期:由于此时期阑尾切除术导致流产的可能性较低,而保守治疗发生阑尾穿孔和复发危险性较高,因此发生在孕早期的急性阑尾炎主张尽早手术治疗,术后行保胎处理。

(2)妊娠中期:该时期子宫相对不敏感,流产率低,是手术的最好时机,一旦诊断为急性阑尾炎应及时手术切除病灶。

(3)妊娠晚期:因明显增大的子宫使临床症状不典型,即使已经发生阑尾穿孔继发性腹膜炎,腹部症状和体征也可能很轻,因此对可疑患者应及时手术探查,以免造成严重后果。对于胎龄在 34 周以上、胎儿基本成熟者,也可选择先行剖宫产术,同时再行阑尾切除术,以避免阑尾切除术后短时间内再次手术的可能性。如能选择腹膜外剖宫产术可减少感染对胎儿的影响。

(4)临产期:对单纯性阑尾炎可采用非手术治疗,至分娩后根据病情决定处理方法,如症状未缓解或有复发可择期手术;对确诊为化脓、坏疽型阑尾炎或阑尾穿孔者,应及时行剖宫产术娩出胎儿,同时行阑尾切除术,并行腹腔冲洗、引流。

5.妊娠合并急性阑尾炎预后 妊娠期急性阑尾炎的预后与早期诊断、及时手术治疗密切相关,若发病时的妊娠月份越晚,临床表现则越不典型,延误治疗的可能性越大,因此预后也越差,发病至治疗的时间超过 48 小时者,预后较差;另外,体温超过 38℃、白细胞计数超过 $16×10^9/L$ 与围生儿预后不良有关。

(李焕香)

第十一节 妊娠合并子宫肌瘤

子宫肌瘤是女性生殖器官中最常见的一种良性肿瘤也是人体中最常见的肿瘤之一。妊娠合并子宫肌瘤的发生率为 0.3%～7.2%,随着晚婚、高龄分娩人群的增多,围生保健质量及重视程度的提高,医疗技术水平的提高,剖宫产率的提高,妊娠合并子宫肌瘤的发生率有上升趋势,估计实际上所占的比例会更高。

【病因】

有关子宫肌瘤形成及生长的病因迄今仍不十分清楚,可能涉及正常肌层的体细胞突变、性激素及局部生长因子间的较为复杂的相互作用。近代细胞遗传学研究提示,染色体结构异常与子宫肌瘤的发生、发展有一定联系。子宫肌瘤具有染色体的结构异常,如 12 号和 17 号染色体的异位、7 号染色体长臂丢失和 12 号染色体重排或三体异常等。有报道子宫肌瘤组织培养中异常核型可达 34.4%～46.1%,在组织学特殊的肌瘤其核型异常更为突出。根据大量临床观察和实验结果表明子宫肌瘤是一种激素依赖性肿瘤。雌激素是促使肌瘤生长的主要因素,如临床上子宫肌瘤多见于 30～50 岁妇女,而青春期前则罕见,绝经后肌瘤停止生长,逐渐萎缩甚至消失。在妊娠,外源性高雌激素的情况下,肌瘤生长较快,抑制或降低雌激素水平的治疗可使肌瘤缩小。近年来一些研究者还发现,孕激素在肌瘤的发病中也起着重要作用。临床妇产科医师用孕激素拮抗剂治疗子宫肌瘤,可使子宫肌瘤缩小,症状减轻,这充分证明了子宫肌瘤的发生的确与孕激素水平相关。研究还认为,一些生长因子在子宫肌瘤的生长过程中可能亦起着重要作用,如胰岛素样生长因子Ⅰ和Ⅱ,表皮生长因子和血小板生长因子 A、B。

研究发现子宫肌瘤的发生与年龄、生育因素、口服避孕药、肥胖及家族史等有关。

综上所述,子宫肌瘤的发生、发展可能是多因素共同作用的结果。其发病涉及机体局部或整体的雌激素(E_2)、孕激素(P)的变化、局部多肽生长因子反应,细胞有丝分裂率的改变及体细胞突变等诸方面。其中 E_2 通过增加细胞中表皮生长因子受体(EGFR)的表达来调节 PCNA 的增加,P 则通过增加细胞中 EGF 样蛋白的表达来调节增殖细胞核抗原(PCNA)的增加,最终导致子宫正常平滑肌层体细胞向肌瘤细胞的转变。这一途径可为肌瘤的发生提供一新的假设,并将有助于临床上采用新的方法进行治疗。

【子宫肌瘤的组织发生及类型】

目前已明确子宫肌瘤的组织来源是平滑肌,而非纤维性成分。肌瘤来源于未成熟的子宫肌细胞,肌瘤中的血管则来源于邻近区域的血管壁肌层,未分化的原始肌细胞和血管成分均为间叶组织,对甾体激素更为敏感,易发分化、肥大、增殖而成为肌瘤。

不同部位的子宫肌瘤引起的症状可以不一样,因此,根据肌瘤在子宫生长的位置可以分为以下几种,每一种肌瘤又各自有自己的特点:

1.子宫肌壁间肌瘤　这种肌瘤最多见,占总数的 60%～70%,肌瘤较小时一般不引起子宫外形改变,也可以没有什么症状。肌瘤较大时,子宫就会变大,子宫表面也可以突出包块,子宫腔也会变形。子宫腔增大以后,子宫内膜面积也随之增大,加上肌瘤的存在影响子宫的正常收缩,因此可能会造成一些月经量过多或者每次月经不容易干净的现象。肌壁间肌瘤有时单独一个,但常常有几个大小不等的肌瘤分布在肌层里,形成"多发性子宫肌瘤"。

2.子宫浆膜下肌瘤　肌瘤向子宫浆膜面生长,突起在子宫表面,占 20%～30%。浆膜下肌瘤也可以是一个或多个存在,常使子宫增大。由于浆膜下肌瘤长得离宫腔比较远,对子宫腔及内膜的影响较少,故而很少会有月经变化,常不容易被早期发现。浆膜下肌瘤比较大时,会出现一些压迫症状,如子宫前壁浆膜下肌瘤压迫膀胱会有尿频、尿急、排尿困难等,后壁的浆膜下肌瘤压迫直肠会引起排便困难等,而长在子宫两侧阔韧带中的浆膜下肌瘤,叫作"阔韧带肌瘤",阔韧带肌瘤除了可能造成输尿管梗阻引起肾积水外,其在增长的过程中常常会使输尿管的位置发生改变,因此,在处理此类患者的手术中应当更加谨慎。当肌瘤继续向子宫外面生长,最后形成一个只有一根细的蒂与子宫相连的肌瘤。若蒂部发生扭转,肌瘤会发生缺血与坏死,患者会突然出现剧烈腹痛。在极少数情况下,蒂部扭转断裂后,肌瘤脱落至腹腔或盆腔,形成游离性肌瘤,这种肌瘤由于失去了营养来源,往往会萎缩或是钙化。

3.子宫黏膜下肌瘤　子宫黏膜下肌瘤虽然仅占子宫肌瘤总数的 10%～15%,但其较多引起临床症状和影响妊娠,因此,被认为是临床最重要的类型。子宫黏膜下肌瘤多为单个,肌瘤向子宫腔黏膜方向生长,使宫腔变形增大,直接扩大了子宫内膜的面积,但子宫外形无明显变化。因此,患这种类型子宫肌瘤的患者往往很早就出现明显的月经改变。

【肌瘤变性】

子宫失去原有的典型结构时称肌瘤变性,子宫肌瘤变性可分为良性变和恶性变。

子宫肌瘤良性变包括:①萎缩。②透明变性(又称为玻璃样变性)是子宫肌瘤最常见的一种变性。直径大于4厘米的肌瘤都有可能发生不同程度的透明变性,这种变性一般不会引起什么特殊的临床症状,但可向其他几种变性发展。③囊性变常继发于透明变;④坏死。⑤脂肪变性。⑥钙化。⑦红色变性,是一种特殊类型的肌瘤坏死,常发生于孕妇或产妇。一般认为,肌瘤体积迅速增大,发生血管破裂,血液渗透在肌瘤组织之间,形成切面为暗红色的改变。患者表现为突然出现剧烈腹痛,疼痛固定在肌瘤生长的部位,部分伴有恶心、呕吐与发热(一般在38℃左右),甚至会引起流产或早产。

子宫肌瘤恶性变是指子宫肌瘤发生肉瘤样变,形成子宫肉瘤。子宫肌瘤发生恶变的机会很少,仅0.4%~0.8%,且半数以上发生在40~50岁,30岁以下者少见。

【临床表现】

非妊娠期子宫肌瘤的常见症状包括月经及白带改变、下腹包块及坠胀感、压迫症状等。当妊娠合并子宫肌瘤时,肌瘤的症状往往会被妊娠引起的症状所掩盖,因此,孕妇的自我感觉大多与正常妊娠没什么两样。需要注意的有以下几点:

1.突发剧烈、持续性的腹痛　这种疼痛常常由子宫肌瘤的变性、扭转引起,有别于宫缩引起的规律性腹痛。

2.阴道流血　妊娠合并子宫肌瘤的患者出现阴道少量流血,可伴有腹痛、腰酸,量逐渐增多,可伴有肉样组织排出,提示往往是先兆流产的迹象。

3.压迫症状　妊娠合并子宫肌瘤的患者发生的压迫症状除了考虑是由于增大的子宫压迫盆腔脏器而引起外,还有可能就是一些体积较大、质地较硬、位置较低的子宫肌瘤压迫引起。

【诊断】

1.停经史、子宫肌瘤病史。

2.妇检发现子宫形状不规则,子宫大小常常较停经月份大。

3.血尿β-HCG阳性。

4.B超可协助诊断。

【鉴别诊断】

妊娠合并子宫肌瘤红色变性时,需与卵巢肿瘤蒂扭转、急性阑尾炎、肾绞痛等急腹症鉴别。浆膜下肌瘤有时需与卵巢肿瘤、子宫畸形、宫角妊娠、盆腔炎性包块等鉴别。

【妊娠与子宫肌瘤的相互影响】

1.妊娠对子宫肌瘤的影响

(1)肌瘤位置的变化:随着妊娠期子宫增大,肌瘤的位置会发生相应的变化。

(2)肌瘤增大、质地变软:是因为妊娠后子宫的血液供应增多,加之妊娠期高水平的雌孕激素的共同作用,肌瘤生长较快,质地变软,使子宫肌瘤与周围肌层的界限不清,难以识别,因而造成在妊娠前未确诊的子宫肌瘤有漏诊的可能。

(3)肌瘤变性:肌瘤的生长过快经常伴随着肌瘤内部血液循环不良,加上肌瘤对周围血管的机械性压迫作用,常使得肌瘤充血变软,更容易引起退行性变,以表现为出血坏死的红色变性最多见,尤其是多见于妊娠中晚期及产褥期。

(4)肌瘤蒂扭转:这种情况见于浆膜下蒂细长的肌瘤患者,可发生急慢性扭转,出现剧烈腹痛等症状,注意与卵巢肿瘤蒂扭转及其他急腹症相鉴别。

2.子宫肌瘤对妊娠和分娩的影响

(1)不孕:子宫肌瘤患者中有25%～40%可以发生不孕。可能是肌瘤压迫输卵管影响精子与卵子结合,黏膜下肌瘤则可能通过干扰受精卵着床影响妊娠,另外子宫肌瘤患者常常伴有卵巢功能失调和子宫内膜增生过长,这些也是造成不孕的原因之一。

(2)流产、早产:有统计表明,妊娠合并子宫肌瘤的流产率达20%～30%,是正常人的2倍。尤其是黏膜下肌瘤,阻碍受精卵发育并且影响子宫内膜血供,另外较大的肌瘤使宫腔变形而机械性压迫胚胎,加上妊娠期间催产素酶易导致子宫平滑肌兴奋性增高,因而容易引起流产、早产。

(3)产科合并症

1)孕期:胎儿方面,主要是大的肌瘤或多发肌瘤产生宫腔变形,妨碍胎儿在宫腔内的正常转动而造成胎位不正,臀位及横位的发生率高,一般来讲,子宫肌瘤不会引起胎儿先天畸形,只有极少情况下,巨大的肌瘤压迫胎儿的生长,致使胎儿手足变形。母亲方面,较大的子宫肌瘤占据宫腔的大部分面积,使胎盘位置下移,引起前置胎盘,造成严重的产前出血。

2)分娩期:妊娠合并子宫肌瘤的孕妇大多数可以自然分娩,但总的来讲,剖宫产率是正常孕妇的2倍以上。主要见于子宫下段肌瘤和宫颈肌瘤引起的产道梗阻,多发性肌瘤引起的子宫收缩乏力等。

3)产后:宫缩乏力及胎盘粘连,剖宫产率增加均可引起产后出血,子宫复旧不良,恶露排除不畅易诱发产褥感染。

3.子宫切除对妊娠的影响

(1)不孕:黏膜下肌瘤行手术摘除后,极少数人可能出现宫腔粘连引起不孕。

(2)瘢痕子宫:子宫摘除必然会在子宫上留下瘢痕,尤其是多发子宫肌瘤,子宫留下了多处瘢痕,子宫就会失去正常的弹性和张力,可能在妊娠晚期和分娩时引起子宫破裂,造成胎儿死亡、孕妇出血,甚至危及孕妇的生命。

(3)术后受孕时机选择:由于子宫肌瘤存在术后复发的可能,有生育要求的妇女避孕的时间不宜过长,一般以一年左右为宜,文献报道在此期间的妊娠率为30%～60%。

【妊娠合并子宫肌瘤的治疗】

1.妊娠期　妊娠期合并肌瘤处理的原则是保胎,防止流产。如无症状者,不需特别处理,定期产前检查即可。即使出现红色变性,也不是手术的绝对指征,一般经过积极的对症处理症状会好转。因为妊娠期行肌瘤摘除术具有以下风险:①子宫血运丰富,止血困难。②肌瘤组织变软,与周围界限不清。③容易引起流产、早产。④手术后感染机会增加。⑤产后肌瘤多逐渐减小,不一定需手术治疗。但出现下列情况时,并且在充分做好术前的准备下可考虑行手术摘除肌瘤:①浆膜下肌瘤蒂扭转,经保守治疗无效。②肌瘤继续增大,嵌顿于盆腔,影响妊娠继续进行时。③肌瘤压迫附近器官出现严重症状时。④肌瘤红色变性经保守治疗无效时。

2.分娩期　鉴于子宫肌瘤对妊娠的影响,在分娩期应综合考虑孕妇的情况,选择合适的分娩方式。无论阴道分娩或剖宫产,均应积极做好准备,预防及治疗产后出血,必要时行子宫切除术。

(1)阴道分娩:大多数妊娠合并子宫肌瘤可以顺利地经阴道分娩,不需要过早、过多干预。如肌瘤直径<6cm,且位于腹腔内,预计肌瘤的存在不足以妨碍胎头下降,无其他产科合并症及高危因素存在,可阴道试产。

(2)剖宫产:在下列情况下,考虑到孕妇和胎儿的安全,可以考虑剖宫产终止妊娠:①肌瘤位于子宫下段或宫颈者,可阻塞产道或并发胎位不正及前置胎盘者。②阴道试产时出现难以纠正的宫缩乏力造成产程停滞或产程超过正常时限者。③产程中各项监护指标提示胎儿缺氧等异常情况者。④胎盘种植在瘤体表面,易引起胎盘粘连或植入,可能引起产后大出血或需做子宫切除者。⑤对于多年不孕或有习惯性流产、早产,胎儿来之不易的孕妇;高龄初产妇;有子宫肌瘤摘除史的孕妇,可以适当放宽剖宫产指征。

(3)剖宫产时是否同时行子宫肌瘤剔除术的问题:历年来存在两种观点:传统观点认为,妊娠期子宫壁血运丰富,肌瘤变软,手术剔除肌瘤时出血活跃,甚至难以控制,增加术中、术后出血及术后感染的机会,手术难度大,肌瘤位置改变,肌瘤与周围界限不清;产后子宫肌瘤可以缩小。故认为除非带蒂浆膜下子宫肌瘤,其他类型子宫肌瘤剖宫产术同时,均不主张行子宫肌瘤切除术。新的观点认为,剖宫产同时行子宫肌瘤剔除,手术难度、术中出血、术后并发症、术后恢复情况,术后住院天数均未明显增加,又可避免二次开腹手术,故主张尽量同时行肌瘤剔除。某学者分析了 122 例妊娠合并子宫肌瘤剖宫产同时行肌瘤摘除术的情况,与对照组相比术中出血量、术后肛门排气时间、术后患病率、住院时间均无明显差异。因此,选择合适的病例剖宫产同时行肌瘤剔除术是有必要的,也是安全可行的。

(4)注意预防产后出血、感染,密切注意肌瘤有无坏死、变性,无症状或经药物治疗后肌瘤缩小者,可不行手术治疗。

【妊娠合并子宫肌瘤红色变性的诊断及治疗】

妊娠合并子宫肌瘤红色变性多发生于妊娠中晚期或产褥期,妊娠期发生者占子宫肌瘤红色变性的 20%~34%,而直径>4cm 的子宫肌瘤红色变性发生率高达 43%。

1.临床表现

(1)症状:突然出现剧烈腹痛伴恶心、呕吐、发热(38℃左右)。

(2)体征:子宫迅速增大、变软、压痛、反跳痛明显,尤其是肌瘤部位压痛最明显。

(3)辅助检查:血白细胞明显升高,B 超示肌瘤增大迅速,回声减低,血流丰富。

2.诊断 根据肌瘤病史、结合上述临床表现首先考虑子宫肌瘤红色变性,但必须排除妊娠合并卵巢肿瘤蒂扭转、妊娠合并子宫肌瘤蒂扭转、急性阑尾炎等急腹症。

3.治疗策略 原则是支持和保守治疗,包括:①卧床休息;②充分静脉补液及一般支持疗法;③适当给予镇静剂、止痛剂、局部冰敷;④有宫缩者,给予宫缩抑制剂;⑤应用对胎儿影响不大的抗生素以预防感染。

绝大多数患者经过保守治疗后症状逐渐好转,一周左右即可恢复,可继续妊娠。个别肌瘤红色变性经保守治疗无效,患者情况迅速恶化者,可考虑行肌瘤摘除术,术中术后同时积极保胎。

(方春霞)

第十二节 妊娠合并卵巢肿瘤

文献报道妊娠合并卵巢肿瘤的比例为 0.08%~0.9%,其中恶性肿瘤仅占 2%~5%,随着 B 超的广泛应用及剖宫产率的升高使其发生率有所增加。而在非妊娠期卵巢肿瘤患者中,恶性肿瘤可高达 15%~20%,尽管其绝对数少,但遇到此类情况对医生、患者及胎儿都是一种挑战,由于妊娠期生理性变化,标准治疗对妊娠期妇女实施困难,缺乏前瞻性研究结果指导治疗。既要适时治疗患者的疾病,争取最好的治疗效果,又要争取保存胎儿、提高围产儿的存活率。

【病因】

妊娠合并卵巢肿瘤时,往往先有卵巢肿瘤,继而受孕。因此,其发病原因与非妊娠者相同,卵巢癌的发病原因至今尚存争议,大多学者认同可能与持续排卵、遗传、内分泌等因素有关。

【妊娠合并卵巢肿瘤常见的病理类型】

妊娠期合并的卵巢肿瘤类型与非妊娠期相同,但临床最常见的卵巢良性肿瘤的病理类型多为成熟囊性畸胎瘤(占 1/3～1/2)、浆液性囊腺瘤(10％左右)、黏液性囊腺瘤(10％左右)、黄体囊肿(10％左右)、单纯囊肿、子宫内膜异位囊肿等良性肿瘤。在妊娠期卵巢恶性肿瘤中,早期恶性肿瘤多见,病理组织学类型以低度恶性的上皮性肿瘤、恶性生殖细胞肿瘤为主,这可能是妊娠期女性年龄较轻的原因,亦有少数转移癌存在。

【临床表现】

卵巢肿瘤早期往往无症状,妊娠后引起的一系列变化往往掩盖合并存在的卵巢肿瘤引起的症状,但出现下列情况时,考虑合并了卵巢肿瘤:

1.妊娠合并卵巢肿瘤出现蒂扭转的比率高达 11％～15％,因此,孕妇在中孕期或产褥期突感一侧下腹剧痛,难以忍受,且伴恶心、呕吐时,应首先考虑为卵巢囊肿蒂扭转或破裂的可能。

2.妊娠早期的仔细检查可扪及部分孕妇一侧或双侧附件区的肿块,但在中晚期妊娠,由于增大的子宫和卵巢的移位,盆腔检查不易发现阳性结果。

3.足月妊娠临产后,产程延长,先露高浮,胎位异常而无产科因素存在,阴道检查发现盆腔内有肿块嵌顿时,应考虑到有卵巢肿瘤导致的梗阻性难产的可能。

【诊断】

1.停经史、以往有卵巢肿瘤的病史。

2.具有上述临床表现。

3.血尿 3-HCG 阳性、肿瘤标志物 CA125、AFP、β-HCG、LDH、CEA 分别对于上皮性卵巢癌、内胚窦瘤、卵巢原发性绒癌、无性细胞瘤、肠源性卵巢肿瘤具有监测作用,但应注意的是,妊娠期升高的 CA125、AFP、β-HCG 可能是由于正常妊娠引起。CA125 在正常妊娠早期可 1000kU/L,孕早期末开始下降至 35kU/L 以下,产后 1h 可再次短暂上升。妊娠期内胚窦瘤患者血清 AFP 水平是相应孕周均值的 12～24 倍,是开放性神经管畸形或其他胎儿畸形时的 3～4 倍。妊娠期卵巢原发性绒癌患者血清 β-HCG 水平是相应孕周均值的 10 倍以上,且不存在妊娠期正常的 β-HCG 分泌规律。

4.B 超动态监测,是最可靠的方法,准确率高达 90％以上,常可发现盆腔检查漏诊的卵巢肿瘤,协助明确肿块位置、大小、形态、肿块内部回声、肿块血流情况,初步可判断肿块的良恶性性质。

5.与 B 超相比,MRI 灵敏度更高,可以发现 B 超不能发现的盆腔深处＜1cm 的肿块,MRI 在评价妊娠期卵巢肿瘤时可以被安全使用,其优点是可以提供三维平面图像、描绘组织面及内容物特点。

【鉴别诊断】

良性肿瘤需与生理性囊肿如滤泡囊肿、黄体囊肿等相鉴别,这类囊肿以单侧多见,直径＜5cm,90％以上的功能性肿瘤会往往至妊娠中期(＜16 周)可逐渐缩小乃至消失。若卵巢囊性肿物长时间不消退或增大,或为囊实性、实性时应考虑为肿瘤。如为卵巢赘生性肿瘤还应与输卵管卵巢囊肿、浆膜下子宫肌瘤、巧克力囊肿、盆腔炎性包块、输卵管癌、直肠癌、库肯勃瘤等相鉴别。

【妊娠与卵巢肿瘤的相互关系】

1.妊娠对卵巢肿瘤的影响　虽然妊娠期盆腔血循环和淋巴循环丰富,但尚无证据表明,妊娠期会加速肿瘤的生长和扩散。妊娠中期和产褥期子宫位置发生变化,卵巢肿瘤蒂扭转率高达 11％～15％;少数情况下,妊娠子宫压迫引起卵巢肿瘤破裂和出血,一旦发生上述情况,往往需急诊手术治疗。

2.卵巢肿瘤对妊娠的影响　文献报道卵巢肿瘤患者的不孕率高达 40％。卵巢肿瘤是否影响妊娠取决于肿瘤的类型、性质和卵巢功能受损程度,如双侧卵巢巨大囊肿、功能性卵巢肿瘤、性腺发育不良的卵巢肿瘤和卵巢恶性肿瘤对受孕的影响最大,一旦剔除肿瘤,短期内即可受孕。卵巢肿瘤一般不影响妊娠进程,但肿瘤体积较大,可妨碍子宫增大,在孕早期可刺激子宫引起流产,孕中期影响胎位,分娩时阻塞产道,造成梗阻性难产、滞产,甚至子宫破裂。妊娠合并卵巢肿瘤急腹症发生率明显高于非妊娠期,蒂扭转多发生在孕16周前及产褥期,肿瘤破裂、出血、感染等也有发生,从而增加了流产、早产的危险性。患者胎盘偶可见癌细胞,但局限于绒毛间,无胎儿发病报道。

3.卵巢肿瘤治疗对妊娠的影响　妊娠合并卵巢肿瘤发生急腹症时,需急诊手术治疗,增加流产、早产的风险,若妊娠早期、中期合并卵巢恶性肿瘤,采取的化疗往往会引起流产、畸形、胎儿生长受限、胎死宫内等,孕晚期化疗并不影响胎儿的生长发育。

【妊娠合并良性卵巢肿瘤的处理】

1.妊娠前　已确诊为卵巢赘生性肿瘤时应行手术治疗后再妊娠,避免妊娠后可能出现的卵巢肿瘤蒂扭转、破裂、出血、流产、早产的发生,提高妊娠质量。

2.早期妊娠　早期妊娠合并卵巢肿瘤,如果未出现并发症,至妊娠3个月后手术为宜。等待期间对肿瘤直径<6cm的囊性肿块,应密切随访。因此时相当一部分是妊娠引起的生理性囊肿,至妊娠中期后缩小甚至消失。

3.中期妊娠　随访观察至16周的囊肿若无缩小或持续性增大,应考虑为卵巢肿瘤,一般认为手术时机选择在16～20周。此时子宫不太大,手术容易暴露。另外,此阶段的子宫敏感性较低,胎盘形成,发生流产的概率大大下降。手术操作需轻柔,尽可能避免刺激子宫,术前术后均须用宫缩抑制剂等安胎。

4.晚期妊娠　晚期妊娠合并卵巢肿瘤若未出现并发症,可随访至足月,应在产后择期手术或行剖宫产时同时手术,若分娩时肿瘤阻塞产道,应及时行剖宫产术同时一并切除肿瘤。

【妊娠合并恶性卵巢肿瘤的处理】

对已诊断或疑为卵巢恶性肿瘤者,不论妊娠何期均应及早手术。处理原则同非妊娠期相同,以手术治疗为主,辅以化学治疗。由于妊娠期卵巢恶性肿瘤患者具备年轻、肿瘤组织学类型以低度恶性及生殖细胞源性居多、临床分期早等特点,故适时的手术治疗及化疗多能获得比较好的治疗效果。对妊娠期合并卵巢恶性肿瘤的处理应根据肿瘤病理类型、临床分期、孕周及患者意愿综合考虑,实施个体化方案。

1.上皮性卵巢癌　对于Ⅰa期G1级上皮性卵巢癌,有生育要求者,只行患侧附件切除、对侧卵巢活检及盆腹腔冲洗液细胞学均为阴性,可维持妊娠至足月分娩,在足月分娩后6周开始化疗。对于孕早期、Ⅰa期以上的上皮性癌,应行肿瘤细胞减灭术,包括全子宫双附件、大网膜、阑尾切除,腹膜后淋巴结及转移灶清除术,术后应立即给予TC(泰素、卡铂)、或CP(环磷酰胺、顺铂)方案化疗。但对于中晚孕或珍贵儿,可考虑待胎肺成熟后行剖宫产的同时再做根治术,术后辅以化疗。

2.性索间质肿瘤　此类肿瘤最常见者为颗粒细胞瘤合并妊娠,属于低度恶性,因此,早期病例可单纯行患侧附件切除术。晚期者行根治术辅以BEP或VAC或BVP方案化疗。

3.恶性生殖细胞肿瘤　此类肿瘤最常见者为无性细胞瘤合并妊娠,Ⅰa期患者可单纯行患侧附件切除继续妊娠。进展期患者是否继续妊娠取决于孕周,早孕者如无须保留生育功能,则应行全子宫切除及双侧附件切除,术中应常规剖视对侧卵巢,对于病变较小,较年轻的患者,可保留部分卵巢组织,术后予BEP或BVP方案化疗。对于中晚孕者可给予非妊娠患者同样的化疗方案(BEP与BVP的化疗效果相当,但毒性更低)和剂量,而对胎儿无明显的损害,分娩后再做根治术。

4.转移性卵巢癌　对于转移性卵巢癌,由于原发灶常在消化道、乳腺及肝脏,母亲预后差,如患者及家属强烈要求继续妊娠,在无急腹症的情况下,可以维持妊娠,如有产科手术指征行剖宫产的同时可一并切除子宫及双侧附件,并切除其他部位容易切除的肿瘤原发病灶,术后根据原发瘤的特征,辅以相应的化疗。

(李春红)

第十三节 妊娠急性脂肪肝

妊娠急性脂肪肝(AFLP)又称产科急性假性黄色肝萎缩,是妊娠晚期特有的致命性少见疾病。该病起病急骤,病情变化迅速,临床表现与急性重型肝炎相似,发生在妊娠 28～40 周,多见于妊娠 35 周左右的初产妇,妊娠高血压综合征、双胎和男胎较易发生。既往文献报道母儿死亡率分别为 75％和 85％,但如能做到早期诊断、早期治疗、及时终止妊娠,可降低母亲死亡率,婴儿死亡率可降至 58.3％。

一、流行病学

本病最早是学们者在 1934 年提出此病,Sheehan 于 1940 年作了充分描述。1966 年有学者估计本病的发生率<3/100 万;而有学者 1989 年指出其发病率约 1/13000,近年来随着对本病进一步的认识,AFLP 的发病率有所增加。AFLP 发生在妊娠 28～40 周,多见于妊娠 35 周左右的初产妇,妊娠高血压综合征双胎和男胎较易发生。

二、致病原因

AFLP 的病因不明,由于 AFLP 发生于妊娠晚期,且只有终止妊娠才有痊愈的希望,故推测妊娠引起的激素变化,使脂肪酸代谢发生障碍,致游离脂肪酸堆积在肝细胞和肾、胰、脑等其他器官造成多器官损害。近年来已有多例复发病例和其子代有遗传缺陷报道,故有人提出可能是先天遗传性疾病,此外病毒感染、中毒、药物(如四环素)、营养不良、妊娠高血压综合征等多因素对线粒体脂肪酸氧化的损害作用可能也有关。

三、病理改变

AFLP 的主要病理改变是肝细胞内大量的脂肪微滴浸润,肝脏的总体结构不发生改变,肝细胞肿胀,胞质内充满脂肪滴,脂肪滴微小,并且在胞质中围绕在胞核的周围,HE 染色组织切片上见许多独特的空泡,进一步发展见少量的、大片的脂肪空泡,可能与脂肪变性有关,但炎症坏死不明显。用特殊脂肪油红染色,细胞中的脂肪小滴可见特殊染色,阳性率更高。病情开始在肝小叶中心带和中间带,以后发展到门脉区的肝细胞。病情进一步恶化,肾脏、胰腺、脑组织等器官均有微囊样脂肪变性。

由于胆小管阻塞或肝内胆汁堆积,约 40％的妊娠期脂肪肝存在胆汁淤积的组织学特点,炎症虽然不是AFLP 的独特表现,但也很常见(50％),严重的 AFLP 可表现为稀疏的小片状坏死,但不是大片的、全小叶的坏死。当组织学改变不典型时要与肝炎鉴别。

电镜检查细胞核位于细胞的中央,周围充满脂肪滴。线粒体肿胀,基质的密度增加。脂肪滴由游离脂肪酸组成,不是三酰甘油。分娩结束后肝脏的病理改变迅速改善,无后遗症,不会发展为肝硬化。

四、临床症状

起病初期仅有持续性恶心、呕吐、乏力、上腹痛或头痛,数天至 1 周出现黄疸且进行性加深,常无瘙痒。

腹痛可局限于右上腹,也可呈弥散性。常有高血压、蛋白尿、水肿,少数人有一过性多尿和烦渴,如不分娩病情继续进展,出现凝血功能障碍(皮肤瘀点、瘀斑、消化道出血、牙龈出血等)、低血糖、意识障碍、精神症状及肝性脑病、尿少、无尿和肾衰竭,常于短期内死亡。

(一)临床特点

AFLP 的临床特点包括:①发病初期有急性剧烈上腹痛,淀粉酶增高,似急性胰腺炎;②黄疸很重,血清结合胆红素增高,但尿胆红素常阴性。国内报告此种现象也可见于急性重型肝炎;③常于肝功能衰竭出现前即有严重出血及肾功能损害,ALT 升高,但麝香草酚浊度试验常正常;④B 型超声检查为脂肪肝波形,以助早期诊断,确诊靠病理检查。病理特点为肝小叶至中带细胞增大,胞质中充满脂肪空泡,无大块肝细胞坏死。

(二)并发症状

AFLP 时死产、死胎、早产及产后出血多见。少数病人还可出现胰腺炎和低蛋白血症。

五、诊断

AFLP 易发生于妊娠晚期,初产妇、妊娠高血压综合征、多胎是 AFLP 的高危因素,一半以上的 AFLP 伴有妊娠高血压综合征。诊断除根据病史、临床特点外,可参考辅助检查,确诊则依赖于组织学检查。

六、鉴别诊断

(一)急性重型病毒性肝炎

肝脏衰竭是急性重型病毒性肝炎的主要表现,临床上与 AFLP 极为相似,应特别注意鉴别。急性重型病毒性肝炎的血清免疫学检查往往阳性(包括肝炎病毒的抗原和抗体检测);转氨酶极度升高,往往>1000U/L;尿三胆试验阳性。血尿酸升高不明显,白细胞计数正常,肾功能异常出现较晚。外周血涂片无幼红细胞及点彩细胞。肝组织学检查见肝细胞广泛、大片状坏死,肝小叶结构破坏。

(二)妊娠肝内胆汁淤积症

妊娠肝内胆汁淤积症表现为瘙痒、转氨酶升高、黄疸、胆汁酸升高,而 AFLP 无瘙痒和胆汁酸的升高。妊娠期胆汁淤积症的组织学改变主要是肝小叶中央毛细胆管中胆汁淤积,胎盘组织亦有胆汁沉积;而AFLP 的肝细胞主要是脂肪小滴浸润,胎盘无明显改变。

(三)妊娠高血压综合征肝脏损害和 HELLP 综合征

AFLP 的肾小管上皮细胞有游离脂肪酸沉积,肾小管的重吸收障碍,导致水钠滞留,出现恶心、呕吐、高血压、蛋白尿、水肿等类似于妊娠高血压综合征的表现;同时重症的妊娠高血压综合征亦可出现肝功能、肾功能和凝血功能的障碍;当妊娠高血压综合征进一步发展,出现 HELLP 综合征时其临床表现和实验室检查与 AFLP 十分相似。两者之间的鉴别一定要引起临床重视。妊娠高血压综合征、先兆子痫和 HELLP综合征极少出现低血糖和高血氨,这不仅是重要的鉴别要点,而且是 AFLP 病情严重程度的标志,预示肝脏衰竭和预后不良。肝区超声和 CT 检查对鉴别诊断有帮助,但明确诊断只能依靠肝组织活检。妊娠高血压综合征、先兆子痫很少出现肝功能衰竭和肝性脑病,肝脏组织学检查示门脉周围出血,肝血窦中纤维蛋白沉积,肝细胞坏死;肝组织可见炎性细胞浸润。肝组织的免疫组化检查,肿瘤坏死因子(TNF)和中性粒细胞弹性蛋白酶的染色十分明显。

有时两者的临床表现十分类似,且两者可能同时存在,临床上鉴别十分困难。由于两者的产科处理一致,均为加强监测和及早终止妊娠,因此临床鉴别不是主要矛盾。

七、实验室检查

1.血常规　外周血白细胞计数升高,可达$(15.0\sim30.0)\times10^9/L$,出现中毒颗粒,并见幼红细胞和嗜碱性点彩红细胞;血小板计数减少,外周血涂片可见肥大血小板。

2.肝功能　血清总胆红素中度或重度升高,以结合胆红素为主,一般不超过$200\mu mol/L$;血转氨酶轻度或中度升高,ALT不超过300U/L,有酶-胆分离现象;血碱性磷酸酶明显升高;血清白蛋白偏低,β脂蛋白升高。

3.血糖　可降至正常值的$1/3\sim1/2$,是AFLP的一个显著特征。

4.血氨　可升高,出现肝性脑病时可高达正常值的10倍。

5.凝血功能　凝血酶原时间和部分促凝血酶原激酶时间延长,纤维蛋白原降低。

6.肾功能　血尿酸、肌酐和尿素氮均升高。尤其是尿酸的增高程度与肾功能不成比例,有时高尿酸血症可在AFLP临床发作前即存在。

7.尿常规　尿蛋白阳性,尿胆红素阴性。尿胆红素阴性是较重要的诊断指标之一,但尿胆红素阳性不能排除AFLP。

八、其他辅助检查

(一)影像学检查

B超见肝区的弥漫性高密度区,回声强弱不均,呈雪花状,有典型的脂肪肝波形。CT及MRI检查可显示肝内多余的脂肪,肝实质呈均匀一致的密度减低。

(二)病理学检查

病理学检查是确诊AFLP的唯一方法,可在B超定位下行肝穿刺活检。

1.光镜观察　肝组织学的典型改变为肝小叶结构正常,肝细胞弥漫性、微滴性脂肪变性,肝细胞肿大,以小叶中央静脉附近的肝细胞多见;胞质内散在脂肪空泡,胞核仍位于细胞中央,结构不变;可见胆汁淤积,无炎性细胞浸润。HE染色下,肝细胞呈气球样变,是本病最早的形态学改变,肝窦内可见嗜酸性小体。如肝细胞受损严重,则出现明显的坏死和炎症反应。

2.电镜检查　电镜下可见线粒体明显肿大,出现破裂、疏松和嵴减少,并见类结晶包涵体。滑面和粗面内质网、高尔基体内充满脂质而膨胀。

九、治疗

处理时期的早晚与本病的预后密切相关,保守治疗母婴死亡率极高,应尽可能早期行肝穿刺确诊。到器衰竭后有出血倾向时,做肝穿刺较危险,不宜进行。确诊后应迅速分娩并给予最大限度的支持治疗。

(一)一般治疗

卧床休息,给予低脂肪、低蛋白、高碳水化合物,保证足够热卡,静滴葡萄糖纠正低血糖;注意水电解质平衡,纠正酸中毒。

（二）换血或血浆置换

国外使用 3 倍于血容量的血换血,配以血液透析,对 1 例 AFLP 多器官功能衰竭患者治疗获得成功。血浆置换治疗可清除血液内的激惹因子,增补体内缺乏的凝血因子,减少血小板聚集,促进血管内皮修复,此治疗方法国外多用,并取得较好疗效。

（三）成分输血

大量冰冻新鲜血浆治疗可获得血浆置换疗法类似效果。可根据情况给予红细胞、血小板、人血白蛋白、新鲜血等。

（四）保肝治疗

维生素 C、支链氨基酸(六合氨基酸)、三磷腺苷（ATP）、辅酶 A 等。

（五）肾上腺皮质激素

短期使用肾上腺皮质激素以保护肾小管上皮,宜用氢化可的松,每天 200～300mg 静滴。

（六）其他

根据病情应用抗凝剂和 H_2 受体拮抗药,维持胃液 pH＞5,不发生应激性溃疡。肾衰竭利尿无效后可透析疗法、人工肾等治疗。使用对肝功能影响小的抗生素,如氨苄西林 6～8g/d,防治感染。

（七）产科处理

AFLP 一旦确诊或被高度怀疑时,无论病情轻重、病情早晚,均应尽快终止妊娠,理由如下:

1.本病可迅速恶化,危及母胎生命。

2.AFLP 迄今尚无产前康复的先例,大多数患者的肝功能在产后迅速改善,且只有在产后才开始改善。立即分娩的措施已使母儿存活率明显升高。

3.本病发生于近足月,分娩对胎儿影响不大。当 AFLP 与急性重型肝炎不能鉴别时,早期终止妊娠可改善前者的预后,也不会使后者的预后更加恶化。终止妊娠的方式是经剖宫产,还是经阴道分娩,目前尚无一致意见。一般认为宫颈条件差或胎位异常者,应力求迅速分娩,多采用剖宫产,术中采取局麻或硬膜外麻醉,不用全麻以免加重肝损害。若胎死宫内,宫颈条件差,短期不能经阴道分娩的也应行剖宫产分娩。剖宫产时如凝血机制障碍,出血不止经用宫缩剂等保守治疗无效者,应行次全子宫切除。术后禁用镇静、止痛剂。若条件许可,胎盘功能好,通过引产经阴道分娩的结果也较好。

产后仍需支持疗法,应用广谱抗生素预防感染,注意休息,不宜哺乳。经上述治疗,多数产妇病情改善,预后良好。肝脏损害一般在产后 4 周能康复,无慢性肝病后遗症。少数患者虽经迅速终止妊娠及上述各种方法治疗,病情继续恶化的,可考虑肝脏移植。文献报道对不可逆肝衰竭者肝移植确能提高生存率。

十、预后

据文献报道,1970 年前的 AFLP 的孕产妇死亡率高达 92％,1980 年前的孕产妇死亡率为 80％。近 10 年来 AFLP 的预后明显改善,有文献报道低于 10％,降低孕产妇死亡率的关键是早期诊断和及时终止妊娠。大部分孕妇终止妊娠后迅速改善,无明显后遗症。但也有报道出血性休克后出现持续性昏迷和垂体功能减退症等后遗症,有 1 例尿崩症。

一般认为 AFLP 患者再次妊娠不会复发。文献报道至少有 25 例 AFLP 患者再次妊娠不会复发,17 例有 1 次正常妊娠,4 例有 2 次正常妊娠。但目前认为 AFLP 有复发可能,从 1990 年以来,至少有 6 例复发的报道。第 1 例的 2 次 AFLP 均通过肝活检证实。第 2 例的前 2 次妊娠发生 AFLP,因剖宫产终止妊娠,新生儿存活,但于 6 个月时死亡。尸体解剖发现新生儿肝脏脂肪变性,游离脂肪酸的 β-氧化能力缺乏。第

3次妊娠无 AFLP,但新生儿也因游离脂肪酸 β-氧化能力缺乏而死亡。第 3 例第 1 胎因 AFLP 发生死胎 5 年后第 2 次妊娠,于妊娠 36 周发生 AFLP 急诊剖宫产,母儿预后良好。其他 3 例 AFLP 复发的病例,母儿的预后均良好。因此,有 AFLP 史的孕妇要告知复发的可能,在以后的妊娠中一定要加强临床和实验室的监测,在原发和复发的 AFLP 中,首发症状往往十分相似。

直到 1985 年,围生儿的死亡率为 50％左右。早期终止妊娠可以大大改善围生儿预后,一般认为存活的新生儿的预后良好。由于考虑到 AFLP 与遗传有关,因此 AFLP 孕妇分娩的新生儿要密切随访,是否存在先天性的肝酶缺乏影响线粒体的游离脂肪酸的 β-氧化能力,行皮肤成纤维细胞培养可以确诊。

（杨承竟）

第二十一章 正常分娩

第一节 分娩动因

人类分娩发动的原因仍不清楚。目前认为人类分娩的发动是一种自分泌因子/旁分泌因子及子宫内组织分子信号相互作用的结果,使得子宫由静止状态成为活动状态,其过程牵涉复杂的生化和分子机制。

【妊娠子宫的功能状态】

妊娠期子宫可处于四种功能状态:

1.静止期 在一系列抑制因子作用下,子宫肌组织在妊娠期95%的时间内处于功能静止状态。这些抑制因子包括孕激素、前列环素(PGI_2)、松弛素、一氧化氮(NO)、甲状旁腺素相关肽(PTH-rP)、降钙素相关基因肽、促肾上腺素释放激素(CRH)、血管活性肠肽及人胎盘催乳激素等,它们以不同方式增加细胞内的cAMP水平,继而减少细胞内钙离子水平并降低肌球蛋白轻链激酶(MLCK,肌纤维收缩所需激酶)的活性,从而降低子宫肌细胞的收缩性。实验证实胎膜可以产生抑制因子,通过旁分泌作用维持子宫静止状态。

2.激活期 子宫收缩相关蛋白(CAPs)基因表达上调,CAPs包括缩宫素受体、前列腺素受体、细胞膜离子通道相关蛋白及细胞间隙连接的重要组成元素结合素-43(connexin-43)等。细胞间隙连接的形成是保证子宫肌细胞协调一致收缩的重要前提。

3.刺激期 子宫对宫缩剂的反应性增高,在缩宫素、前列腺素(主要为PGE_2和$PGF_{2\alpha}$)的作用下产生协调规律的收缩,娩出胎儿。

4.子宫复旧期 这一时期缩宫素发挥主要作用。分娩发动主要是指子宫组织由静止状态向激活状态的转化。

【妊娠子宫转向激活状态的生理变化】

1.子宫肌细胞间隙连接增加 间隙连接(GJ)是细胞间的一种跨膜通道,可允许分子量<1000的分子通过,如钙离子。间隙连接可使肌细胞兴奋同步化,协调肌细胞的收缩活动,增强子宫收缩力,并可增加肌细胞对缩宫素的敏感性。妊娠早、中期细胞间隙连接数量少,且体积小;妊娠晚期子宫肌细胞具有逐渐丰富的间隙连接,并持续增加至整个分娩过程。间隙连接的表达、降解及其多孔结构由激素调节,黄体酮是间隙连接形成的强大抑制剂,妊娠期主要通过黄体酮抑制间隙连接的机制维持了子宫肌的静止状态。

2.子宫肌细胞内钙离子浓度增加 子宫肌细胞的收缩需要肌动蛋白、磷酸化的肌浆球蛋白和能量的供应。子宫收缩本质上是电位控制的,当动作电位传导至子宫肌细胞时,肌细胞发生去极化,胞膜上电位依赖的钙离子通道开放,细胞外钙离子内流入细胞内,降低静息电位,活化肌原纤维,进而诱发细胞收缩。故细胞内的钙离子浓度增加是肌细胞收缩不可缺少的。

【妊娠子宫功能状态变化的调节因素】

1.母体内分泌调节

(1)前列腺素类:长期以来认为前列腺素在人类及其他哺乳动物分娩发动中起了重要的作用。在妊娠任一阶段引产、催产或药物流产均可应用前列腺素发动子宫收缩;相反,给予前列腺素生物合成抑制剂可延迟分娩及延长引产的时间。临产前,蜕膜及羊膜含有大量前列腺素前身物质花生四烯酸、前列腺素合成酶及磷脂酶 A_2,促进释放游离花生四烯酸并合成前列腺素。PGF_2 和 TXA_2 引起平滑肌收缩,如血管收缩和子宫收缩。PGE_2、PGD_2 和 PGI_2 引起血管平滑肌松弛和血管扩张。PGE_2 在高浓度时可抑制腺苷酸环化酶或激活了磷脂酶 C,增加子宫肌细胞内钙离子浓度,引起子宫收缩。子宫肌细胞内含有丰富的前列腺素受体,对前列腺素敏感性增加。前列腺素能促进肌细胞间隙连接蛋白合成,改变膜通透性,使细胞内 Ca^{2+} 增加,促进子宫收缩,启动分娩。

(2)缩宫素:足月孕妇用缩宫素成功引产已有很长历史,但缩宫素参与分娩发动的机理仍不完全清楚。缩宫素结合到子宫肌上的缩宫素受体,激活磷脂酶 C,从膜磷脂释放出三磷酸肌醇和二酯酰甘油,升高细胞内钙的水平,使子宫收缩;缩宫素能促进肌细胞间隙连接蛋白的合成;此外,足月时缩宫素刺激子宫内前列腺素生物合成,通过前列腺素驱动子宫收缩。

(3)雌激素和孕激素:人类在妊娠期处于高雌激素状态。妊娠末期,孕妇体内雌激可增加间隙连接蛋白和宫缩素受体合成;促进钙离子向细胞内转移;激活蜕膜产生大量细胞因子,刺激蜕膜及羊膜合成与释放前列腺素,促进宫缩及宫颈软化成熟。雌激素通过上述机制促进子宫功能状态转变。而在大多数哺乳动物,维持妊娠期子宫相对静止状态需要黄体酮。黄体酮可抑制子宫肌间隙连接蛋白的形成。早在20世纪 50 年代就有学者提出,分娩时母体血浆内出现黄体酮撤退。现在认为分娩前雌/孕激素比值明显增高,或受体水平的黄体酮作用下降可能与分娩发动有关。

(4)内皮素:是子宫平滑肌的强诱导剂,子宫平滑肌内有内皮素受体。妊娠晚期在雌激素作用下,兔和鼠的子宫肌内皮素受体表达增加,但在人类中尚未肯定。孕末期,羊膜、胎膜、蜕膜及子宫平滑肌含有大量内皮素,能提高肌细胞内 Ca^{2+} 浓度,前列腺素合成,诱发宫缩;内皮素还能加强有效地降低引起收缩所需的缩宫素阈度。

(5)血小板激活因子(PAF):PAF 是一种强效的子宫收缩物质和产生前列腺素的刺激剂。随着临产发动,羊膜中 PAF 浓度增高。黄体酮可增高子宫组织中的 PAF 乙酰水解酶,而雌激素及炎症细胞因子可降低此酶水平,这些研究提示宫内感染炎症过程使 PAF 增高,促进了子宫收缩。

2.胎儿内分泌调节 研究显示,人类分娩信号也来源于胎儿。随着胎儿成熟,胎儿丘脑-垂体-肾上腺轴的功能逐渐建立,在促肾上腺皮质激素(ACTH)的作用下,胎儿肾上腺分泌的皮质醇和脱氢表雄酮(DHEA)增加,刺激胎盘的 17-α 水解酶减少孕激素的产生,并增加雌激素的生成,从而使雌激素/孕激素的比值增加;激活蜕膜产生大量细胞因子,如 IL-1、IL-6、IL-8、GCSF、TNF-α、TGF-β 及 EGF 等;还能通过加强前列腺素的合成和分泌,刺激子宫颈成熟和子宫收缩。孕激素生成减少而雌激素生成增加也促进子宫平滑肌缩宫素受体和间隙连接的形成;同时还可促进钙离子向细胞内转移,加强子宫肌的收缩,促使分娩发动。

3.母-胎免疫耐受失衡 从免疫学角度看,胎儿对母体而言是同种异体移植物,母体却对胎儿产生特异性的免疫耐受使妊娠得以维持。对母-胎免疫耐受机制有大量研究,提出的学说主要包括:

(1)主要组织相容性复合物 MHC-Ⅰ抗原缺乏。

(2)特异的 HLA-G 抗原表达。

(3)Fas/FasL 配体系统的作用。

（4）封闭抗体的作用。

（5）TH1/TH2 改变等。

一旦以上因素改变,引起母-胎间免疫耐受破坏,可导致母体对胎儿的排斥反应。研究发现,母体对胎儿的免疫反应是流产发生的主要原因之一。因此足月分娩中可能存在同样的机制,即由于母胎间免疫耐受的解除,母体启动分娩,将胎儿排出。

【机械性理论】

尽管内分泌系统的变化及分子的相互作用在分娩发动中占有极其重要的地位,无可否认,其最终是通过影响子宫收缩来达到促使胎儿娩出的目的。故有人认为:随着妊娠的进展,子宫的容积不断增加,且胎儿的增长速度渐渐超过子宫的增大速度使得子宫内压不断增强;此外,在妊娠晚期,胎儿先露部分可以压迫到子宫的下段和宫颈。上述两部分因素使得子宫肌壁和蜕膜明显受压,肌壁上的机械感受器受刺激(尤其是压迫子宫下段和宫颈),这种机械性扩张通过交感神经传递至下丘脑,使得神经垂体释放缩宫素,引起子宫收缩。羊水过多、双胎妊娠容易发生早产是这一理论的佐证。但机械因素并不是分娩发动的始动因素。

（杨承竟）

第二节　决定分娩的因素

决定分娩的要素有四:即产力、产道、胎儿及精神因素。产力为分娩的动力,但受产道、胎儿及精神因素制约。产力可因产道及胎儿的异常而异常,或转为异常;产力也可受到产妇精神因素的直接影响,比如:产程开始后,由于胎位异常,宫缩表现持续微弱,或开始良好继而出现乏力;在产妇对分娩有较大的顾虑时,可能从分娩发动之初宫缩就表现为不规律或持续在微弱状态。骨盆大小、形状和胎儿大小、胎方位正常时,彼此不产生不良影响;但如果胎儿过大、某些胎儿畸形或胎位异常,或骨盆径线小于正常或骨盆畸形,则即便产力正常,仍可能导致难产。

【产力】

产力是分娩过程中将胎儿及其附属物逼出子宫的力量,包括宫缩(子宫收缩力)、腹压(腹壁肌肉即膈肌收缩力)和肛提肌收缩力。

1.子宫收缩力　是临产后的主要产力,贯穿于整个分娩过程中。临产后的宫缩能迫使宫颈管短缩直至消失,宫口扩张,胎先露部下降,胎儿和胎盘胎膜娩出。

临产后的正常宫缩具有以下特点:

（1）节律性:节律性宫缩是临产的重要标志之一。正常宫缩是子宫体部不随意的、有节律的阵发性收缩。每次阵缩总是由弱渐强(进行期),维持一定时间(极期),随后由强渐弱(退行期),直至消失进入间歇期,间歇期子宫肌肉松弛。阵缩如此反复出现,贯穿分娩全过程。

临产开始时,宫缩持续 30 秒,间歇期约 5～6 分钟。随着产程进展,宫缩持续时间逐渐增长,间歇期逐渐缩短。当宫口开全之后,宫缩持续时间可长达 60 秒,间歇期可缩短至 1～2 分钟,宫缩强度也随产程进展逐渐增加,子宫腔内压力于临产初期约升高至 25～30mmHg,于第一产程末可增至 40～60mmHg,于第二产程可高达 100～150mmHg,而间歇期宫腔压力仅为 6～12mmHg。宫缩时子宫肌壁血管及胎盘受压,致使子宫血流量减少,但于子宫间歇期血流量又恢复到原来水平,胎盘绒毛间隙的血流量重新充盈,这对胎儿十分有利。

（2）对称性和极性：正常宫缩起自两侧子宫角部，以微波形式迅速向子宫底中线集中，左右对称，此为宫缩的对称性；然后以每秒约2cm的速度向子宫下段扩散，约15秒均匀协调地遍及整个子宫，此为宫缩的极性。

宫缩以宫底部最强、最持久，向下则逐渐减弱，子宫底部收缩力的强度几乎是子宫下段的两倍。这一子宫源性控制机制的基础是子宫肌中的起步细胞的去极化。

（3）缩复作用：子宫体部的肌肉在宫缩时，肌纤维缩短、变宽，收缩之后，肌纤维虽又重新松弛，但不能完全恢复原状而是有一定的程度缩短，这种现象称为缩复作用或肌肉短滞。缩复作用的结果，使子宫体变短、变厚，使宫腔容积逐渐缩小，迫使胎先露不断下降，而子宫下段逐渐被拉长、扩张，并将子宫向外上方牵拉，颈管逐渐消失，展平。

2.腹肌及膈肌收缩力（腹压）　是第二产程时娩出胎儿的重要辅助力量。当宫口开全后，胎先露部已下降至阴道。每当宫缩时前羊水囊或胎先露部压迫盆底组织及直肠，反射性地引起排便感，产妇主动屏气，腹肌和膈肌收缩使腹压升高，促使胎儿娩出。腹压必须在第二产程尤其第二产程末期宫缩时运用最有效，过早用腹压不但无效，反而易使产妇疲劳和宫颈水肿，致使产程延长。在第三产程胎盘剥离后，腹压还可以促使胎盘娩出。

3.肛提肌收缩力　在分娩过程中，肛提肌收缩力可促使胎先露内旋转。当胎头枕部露于耻骨弓下缘时，由于宫缩向下的产力和肛提肌收缩产生的阻力，两者的合力使胎头仰伸和胎儿娩出。

【产道】

产道是胎儿娩出的通道，分骨产道和软产道两部分。

1.骨产道　是指真骨盆，其后壁为骶、尾骨，两侧为坐骨、坐骨棘、坐骨切迹及其韧带，前壁为耻骨联合。骨产道的大小、形状与分娩关系密切。骨盆的大小与形态对分娩有直接影响。因此对于分娩预测首先了解骨盆情况是否异常。

（1）骨盆各平面及其径线。

（2）骨盆轴。

（3）产轴。

（4）骨盆倾斜度。

（5）骨盆类型：有时会对分娩过程产生重要影响。目前国际上仍沿用1933年考-莫氏分类法。按X线摄影的骨盆入口形态，将骨盆分为四种基本类型：女型、扁平型、类人猿型和男型。但临床所见多为混合型。

2.软产道　是由子宫下段、宫颈、阴道和盆底软组织构成的管道。在分娩过程中需克服软产道的阻力。

（1）子宫下段的形成：子宫下段由非孕时长约1cm的子宫峡部形成。妊娠12周后，子宫峡部逐渐扩展成为子宫腔的一部分，妊娠末期逐渐被拉长形成子宫下段。临产后进一步拉长达7~10cm，肌层变薄成为软产道的一部分。由于肌纤维的缩复作用，子宫上段的肌壁越来越厚，下段的肌壁被牵拉越来越薄，由于子宫上下段肌壁的厚、薄不同，在子宫内面两者之交界处有一环形隆起，称为生理性缩复环。

（2）宫颈的变化

1）宫颈管消失：临产前的宫颈管长约2cm，初产妇较经产妇稍长。临产后由于宫缩的牵拉及胎先露部支撑前羊水囊呈楔形下压，致使宫颈管逐渐变短直至消失，成为子宫下段的一部分。初产妇宫颈管消失于宫颈口扩张之前，经产妇因其宫颈管较松软，则两者多同时进行。

2）宫口扩张：临产前，初产妇的宫颈外口仅容一指尖，经产妇则能容纳一指。临产后宫口扩张主要是宫缩及缩复向上牵拉的结果。此外前羊水囊的楔形下压也有助于宫颈口的扩张。胎膜多在宫口近开全时自然破裂,破膜后胎先露部直接压迫宫颈,扩张宫口的作用更明显。随着产程的进展,宫口开全(10cm)时,妊娠足月的胎头方能娩出。

(3)骨盆底、阴道及会阴的变化:在分娩过程中,前羊水囊和胎先露部逐渐将阴道撑开,破膜后先露部下降直接压迫骨盆底,软产道下段形成一个向前弯的长筒,前壁短后壁长,阴道外口开向前上方,阴道黏膜皱襞展平使腔道加宽。肛提肌向下及向两侧扩展,肌束分开,肌纤维拉长,使5cm厚的会阴体变成2～4mm薄的组织,以利胎儿通过。阴道及骨盆底的结缔组织和肌纤维,于妊娠晚期增生肥大,血管变粗,血流丰富。于分娩时,会阴体虽然承受一定的压力,若保护不当,也容易造成裂伤。

【胎儿】

足月胎儿在分娩过程必须为适应产道表现出一系列动作,使之能顺利通过产道这一特殊的圆柱形通道:骨盆入口呈横椭圆形,而在中骨盆及骨盆出口则呈前后椭圆形。在分娩过程中,胎头是最重要的因素,只要头能顺利通过产道,一般分娩可以顺利完成,除非胎儿发育过大,则肩或躯干的娩出可能困难。

1.胎头　为胎儿最难娩出的部分,受压后缩小程度小。胎儿头颅由三个主要部分组成:颜面、颅底及颅顶。颅底由两块颞骨、蝶骨及筛骨所组成。颅顶骨由左右额骨、左右顶骨及枕骨所组成。这些骨缝之间由膜相连接,故骨与骨之间有一定活动余地甚至少许重叠,从而使胎头具有一定适应产道的可塑性,有利于胎头娩出。

(1)额缝:居于左右额骨之间的骨缝。

(2)矢状缝:左右顶骨之间的骨缝,前后走向,将颅顶分为左右两半,前后端分别连接前、后囟门。通过前囟与额缝连接,通过后囟与人字缝连接。

(3)冠状缝:为顶骨与额骨之间的骨缝,横行,在前囟左右两侧。

(4)人字缝:位于左右顶骨与枕骨之间,自后囟向左右延伸。

(5)前囟:位于胎儿颅顶前部,为矢状缝、额缝及冠状缝会合之处,呈菱形,2cm×3cm大。临产时可用于确定胎儿枕骨在骨盆中的位置。分娩后可持续开放18个月之久才完全骨化,以利脑的发育。

(6)后囟:为矢状缝与人字缝连接之处,呈三角形,远较前囟小,产后8～12周内骨化。

胎儿头颅顶可分为以下各部:

(1)前头:亦称额部,为颅顶前部。

(2)前囟:菱形。

(3)顶部:为前后囟线以上部分。

(4)后囟:三角形。

(5)枕部:在后囟下方,枕骨所在地。

(6)下颌:胎儿下颌骨。

胎头主要径线:径线命名以解剖部位起止点为度。在分娩过程,胎儿头颅受压,径线长短随之发生变化。

(1)胎头双顶径(BPD):为双侧顶骨隆起间径,为胎儿头颅最宽径线,妊娠足月平均为9.3cm。

(2)枕下前囟径:枕骨粗隆下至前囟中点的长度。当胎头俯屈,颏抵胸前时,胎头以枕下前囟径在产道前进,为头颅前后最小径线,妊娠足月平均9.5cm。

(3)枕额径:枕骨粗隆至鼻根部的距离。在胎头高直位时儿头以此径线在产道中前进,平均11.3cm,较枕下前囟径长。

(4)枕颏径:枕骨粗隆至下颌骨中点间径。颜面后位时,胎头以此径前进,平均为13.3cm,远较枕下前囟径长,足月胎儿不可能在此种位置下自然分娩。

（5）颏下前囟径：胎儿下颌骨中点至前囟中点，颜面前位以此径线在产道通过，平均为 10cm。故颜面前位一般能自阴道分娩。

2.胎式　指胎儿各部在子宫内所取之姿势。在正常羊水量时，胎儿头略前屈，背略向前弯、下颌抵胸骨。上下肢屈曲于胸腹前，脐带位于四肢之间。在妊娠期间，如果子宫畸形、产妇腹壁过度松弛或胎儿颈前侧有肿物，胎头可有不同程度仰伸，从而无法以枕下前囟径通过产道而导致头位难产。

3.胎产式　指胎儿纵轴与产妇纵轴的关系，可分为纵产式、斜产式与横产式三种。横产式或斜产式为胎儿纵轴与产妇纵轴垂直或交叉，产妇腹部呈横椭圆形，胎头胎臀各在腹部一侧。纵产式为胎儿纵轴与产妇纵轴平行，可以是头先露或臀先露。

4.胎先露及先露部　胎先露指胎儿最先进入骨盆的部分；最先进入骨盆的部分称为先露部。先露部有三种即头、臀、肩。纵轴位为头先露或臀先露，横轴位或斜轴位为肩先露。如果胎头与胎手同时进入骨盆称为复合先露。

（1）头先露：头先露占足月妊娠分娩的 96％。由于胎头俯屈和仰伸程度不同，可有四种先露部，即枕先露、前囟先露、额先露及面先露。

1）枕先露：最常见的胎先露部，此时胎头呈俯屈状，胎头以最小径（枕下前囟径）及其周径通过产道。

2）前囟先露：胎头部分俯屈，胎头矢状缝与骨盆入口前后径一致，前囟近耻骨或骶骨（高直位）。分娩多受阻。

3）额先露：胎头略仰伸，足月活胎不可能以额先露经阴道分娩。多数人认为，前顶与额先露为分娩过程中一个过渡表现，不能认为是一种肯定的先露，当分娩进展时，胎头俯屈就形成顶先露，仰伸即为面先露。但实际上确有前顶先露与额部先露存在，故还应作为胎先露的一种。

4）面先露：胎头极度仰伸，以下为颏及面为先露部。

（2）臀先露：为胎儿臀部先露。由于先露部不同，可分为单臀先露、完全臀先露及不完全臀先露数种。

1）单臀先露：为髋关节屈，膝关节伸，先露部只为臀部。

2）完全臀先露：为髋关节及膝关节皆屈，以至胎儿大腿位于胎儿腹部，小腿肚贴于大腿背侧，阴道检查时可触及臀部及双足。

3）不完全臀先露：包括足先露和膝先露。足先露为臀先露髋关节伸，一个膝关节或两个膝关节伸，形成单足或双足先露。膝先露为髋关节伸膝关节屈曲。

（3）肩先露：胎儿横向，肩为先露部。临产一段时间后往往一只手先脱出，有时也可以是胎儿背、胎儿腹部或躯干侧壁被迫逼出。

5.胎位或胎方位　胎位为先露部的指示点在产妇骨盆的位置，亦即在骨盆的四相位——左前、右前、左后、右后。枕先露的代表骨为枕骨（occipital，缩写为 O）；臀先露的代表骨为骶骨（sacrum，缩写为 S），面先露时为下颏骨（mentum，缩写为 M）；肩先露时为肩胛骨（scapula，缩写为 Sc）。

胎位的写法由三方面来表明：①指示点在骨盆的左侧（left，缩写为 L）或右侧（right，缩写为 R），简写为左或右。②指示点的名称，枕先露为"枕"，即"O"；臀先露为"骶"，即"S"；面先露为"颏"，即"M"；肩先露为"肩"，即"Sc"；额位即高直位很少见，无特殊代表骨，只写额位及高直位便可。③指示点在骨盆之前、后或横。

如枕先露，枕骨在骨盆左侧，朝前，则胎位为左枕前（LOA），为最常见之胎位。如枕骨位于骨盆左侧边（横），则名为左枕横（LOT），表示胎头枕骨位于骨盆左侧，既不向前也不向后。肩先露时肩胛骨只有左右（亦即胎头所在之侧）或上、下和前、后定位：左肩前、右肩前、左肩后和右肩后。肩先露以肩胛骨朝上或朝后来定胎位。朝前后较易确定，朝上下不如左右易表达，左右又以胎头所在部位易于确定。如左肩前表示胎头在骨盆左侧，(肩胛骨在上)，肩(背)朝前。左肩后，胎头在骨盆左侧(肩胛骨在下)，肩(背)朝后。

各胎位缩写如下：

(1)枕先露可有六种胎位：

左枕前(LOA)　　　　左枕横(LOT)

左枕后(LOP)　　　　右枕前(ROA)

右枕横(ROT)　　　　右枕后(ROP)

(2)臀先露也有六种胎位：

左骶前(LSA)　　　　左骶横(LST)

左骶后(LSP)　　　　右骶前(RSA)

右骶横(RST)　　　　右骶后(RSP)

(3)面先露也有六种胎位：

左颏前(LMA)　　　　左颏横(LMT)

左颏后(LMP)　　　　右颏前(RMA)

右颏横(RMT)　　　　右颏后(RMP)

(4)肩先露也有四种胎位：

左肩前(LScA)　　　　左肩后(LScP)

右肩前(RScA)　　　　右肩后(RScP)

枕、骶、肩胛位置与胎儿背在同一方向，其前位，背亦朝前；颏与胎儿腹在同一方向，其前位，胎背向后。

6.各种胎先露及胎位发生率　　近足月或者已达足月妊娠时，枕先露占95%，臀先露3.5%，面先露0.5%，肩先露0.5%。有的报道臀先露在3%~8%，目前我国初产妇比例很大，经产妇，尤其是多产妇很少，所以横产发生率很少。在枕先露中，2/3枕骨在左侧，1/3在右侧。臀位在中期妊娠及晚期妊娠的早期比数远较3%~4%为高，尤其是经产妇。但其中约1/3的初产妇和2/3经产妇在近足月时常自然转成头位。

胎头虽然较臀体积大，但臀部及屈曲于躯干前的四肢的总体积显然大于胎头。由于子宫腔似梨形，上部宽大、下部狭小，故为适应子宫的形状，足月胎儿头先露发生比例远高于臀先露。在妊娠32周前，羊水量相对较多，胎体受子宫形态的束缚较小，因而臀位率相对较高些，以后羊水量相对减少，胎儿为适应宫腔形状而取头先露。若胎儿脑积水，臀产比例也较高，表明宽大的宫体部较适合容纳较大的胎头。某些子宫畸形，如双子宫、残角子宫中发育好的子宫，宫体部有纵隔形成者，也容易产生臀先露。经产妇反复为臀产者应想到子宫有某种畸形的可能。

7.胎先露及胎方位的诊断　　有四种方法：腹部检查、阴道检查、听诊及超声影像检查。

(1)腹部检查：为胎先露及胎方位的基本检查方法，简单易行，在大部分产妇可获得正确诊断，但对少见的异常头先露，往往不易确诊。

(2)阴道检查：临产前此法不易查清胎先露及胎方位，所以有可能不能确诊；临产后，宫颈扩张，先露部大多已衔接，始能对先露部有较明确了解。阴道检查应在消毒情况下进行，以中、食指查先露部是头、是臀、还是肩部。如为枕先露，宫颈有较大扩张时，可触及骨缝、囟门以明确胎位。宫颈扩张程度越大，胎位检查越清楚。检查胎方位最好先查出矢状缝走向，手指左右横扫，上下触摸可查出一较长骨缝。矢状缝横置则为枕右或枕左横位，如为斜置或前后置，则为枕前位或后位。如前囟在骨盆前部很易摸到，表示枕骨在骨盆后位。前囟在骨盆左前方，为枕右后位；前囟在骨盆右前方为枕左后位。前囟如果在骨盆后面，阴道检查不易触及，尤其胎头下降胎头俯屈必然较重，后囟较小，用手不易查清。胎头受挤压严重时，骨片重叠,骨缝、囟门也不易触清。另一可靠确定胎方位方法为用手触摸胎儿耳廓,耳廓方向指向枕部,这只有在宫颈口完全扩张时方能实行。

阴道检查时还应了解先露部衔接程度。胎头衔接程度在正常情况下随产程进展而加深。胎头下降程度为判断是否能经阴道分娩的重要指标。胎头下降速度在第一产程比较缓慢,而在第二产程胎头继续下降,速度快于第一产程。一般胎头下降程度是以坐骨棘平面来描述。胎儿头颅骨质部平坐骨棘平面时称为"0"位,高于坐骨棘水平时称为"一"位,如高 1cm,则标为"一1"直到"一3",再高则表示胎头双顶径尚未进入骨盆入口平面,因为骨盆入口平面至坐骨棘平面约为 5cm,胎头双顶径至胎头顶部约为 3cm,所以胎头最低骨质部如在坐骨棘平面以上 3cm,显然胎头双顶径最多是平骨盆入口平面。胎头最低骨质部通过了坐骨棘平面,胎头位置称为"十"位,低于坐骨棘平面 1cm 称为"+1","+3"时,胎头最低点已接近骨盆出口,即在阴道下部,因为坐骨棘平面距离骨盆出口亦约为 5cm。在正常女性骨盆坐骨棘并不突出于骨盆侧壁,需经反复检查取得经验方能较准确定位。故可考虑另一较简单而大体可了解胎头衔接程度的方法,即用手指经阴道测胎头骨质最低部距阴道处女膜环的距离。如距离为 5cm 则表示胎头在坐骨棘水平,低于此为正值,高于此为负值。

(3)听诊:胎心音位置本身并非诊断胎方位的可靠依据,但可加强触诊的准确性。在枕先露和臀先露,躯干微前屈,胎背较贴近于子宫壁,利于胎心音传导,故在胎儿背部所接触之宫壁处胎心音最强。在颜面位,胎背反屈。胎儿胸部较贴近宫壁,故胎心音在胎儿胸壁侧听诊较清晰。

在枕前位,胎心音一般位于脐与髂前上棘连接中点。枕后位胎心音在侧腹处较明显,有时在小肢体侧听得也清楚。臀位则在脐周围。横位胎心音在枕前位的稍外侧。

(4)超声检查:在腹壁厚、腹壁紧张以及羊水过多的情况下,腹部检查等查不清胎先露及胎方位时,超声扫描检查可清楚检查出胎头、躯干、四肢等的部位和形像以及胎心情况,不但有助于胎先露、胎方位的诊断,也有助于胎儿畸形及大小的诊断。

8.临产胎儿应激变化　胎头受压情况下,阵缩时给予胎头的压力增高,尤其是破膜之后,在第二产程宫腔内压力可高达 200mmHg(27kPa)。颅内压为 40~55mmHg(5.3~7.3kPa)时,胎心率就可减慢,其原因系中枢神经缺氧,反射性刺激迷走神经之故。有时胎头受压而无胎心率变慢乃系胎膜未破,胎头逐渐受压而在耐受阈之内,这种阵发性改变对胎儿无损。

【精神心理因素】

随着医学模式的改变,人们已经开始关注社会及心理因素对分娩过程的影响。亲朋好友间关于分娩的负面传闻、电影中的恐惧场面使相当数量的初产妇进入临产后精神处于高度紧张,甚至焦虑恐惧状态。研究表明,产妇在分娩过程中普遍焦虑和恐惧倾向导致去甲肾上腺素减少,可使宫缩减弱而对疼痛的敏感性增加,强烈的宫缩有加重产妇的焦虑,从而造成恶性循环导致产妇体力消耗过大,产程延长。抑郁情绪与活跃期、第二产程延长及产后出血有一定的相关性。所以在分娩过程中产妇的精神心理状态可明显的影响产程进展,应予以足够的重视。

(杨承竟)

第三节　枕先露的分娩机制

分娩机制是指胎先露为适应骨盆各平面的不同形态,进行一系列转动,以最小径线通过产道的全过程。以枕左前的分娩机制为例详加说明。胎头的一连串转动可分解如下七个动作,即衔接、下降、俯屈、内旋转、仰伸、复位及外旋转、胎儿娩出。

(一)衔接

胎头双顶径进入骨盆入口平面,胎头颅骨最低点达到或接近坐骨棘水平,称为衔接。初产妇胎头衔接可发生于预产期前 1~2 周,若初产妇分娩开始而胎头仍未衔接,应警惕有无头盆不称。经产妇多在临产后胎头衔接。

胎头呈半俯屈状态进入骨盆入口,以枕额径衔接,由于枕额径大于骨盆入口前后径,胎头矢状缝坐落在骨盆入口右斜径上,胎头枕骨在骨盆左前方。

(二)下降

胎头沿骨盆轴前进的动作称为下降。下降贯穿于整个分娩过程,与俯屈、内旋转、仰伸、复位及外旋转等动作相伴随。下降动作呈间歇性,促使胎头下降的 4 个因素是:①宫缩时通过羊水传导的压力,由胎轴传到胎头;②宫缩时子宫底直接压迫胎臀,压力传至胎头;③胎体由弯曲而伸直、伸长,有利于压力向下传递,促使胎头下降;④腹肌收缩,使腹腔压力增加,经子宫传至胎儿。初产妇胎头下降因宫颈口扩张缓慢和盆底软组织阻力大而较经产妇慢。临床上将胎头下降的程度,作为判断产程进展的重要标志之一。

(三)俯屈

胎头下降遇到阻力时(骨盆不同平面的不同径线、扩张中的宫颈、骨盆壁和骨盆底),处于半俯屈状态的胎头借杠杆作用进一步俯屈,使下颏紧贴胸部,并使衔接时的枕额径(11.3cm)变为枕下前囟径(9.5cm),以胎头最小径线适应产道,有利于胎头继续下降。

(四)内旋转

当胎头到达中骨盆时,胎头为适应骨盆纵轴而旋转,使其矢状缝与中骨盆前后径相一致,此过程称为内旋转。因中骨盆前后径大于横径,枕先露时,胎头枕部位置最低,到达骨盆底,肛提肌收缩将胎头枕部推向阻力小、空间较宽的前方,枕左前的胎头向中线旋转 45°,后囟转至耻骨弓下方,使胎头最小径线与骨盆的最大径线相一致,于第一产程末胎头完成内旋转动作。

(五)仰伸

胎头完成旋转后,胎头下降达阴道外口时,宫缩和腹压继续迫使胎头下降,而肛提肌收缩力又将胎头向前推进,两者的共同作用(合力)使胎头沿产轴向前向上,胎头枕骨下部达耻骨联合下缘时,以耻骨弓为支点使胎头逐渐仰伸,胎头的顶、额、鼻、口、颏相继娩出。当胎头仰伸时,胎儿双肩径沿左斜径进入骨盆入口。

(六)复位及外旋转

胎头娩出时,胎儿双肩径沿骨盆入口左斜径下降。胎儿娩出后,为使胎头与胎肩恢复正常关系,胎头枕部向原方向(向左旋转)45°,称为复位。胎肩在骨盆腔内继续下降,前(右)肩向前向中线旋转 45°使胎儿双肩径转成与出口前后径一致的方向,胎头枕部需在外继续向左旋转 45°,以保持胎头与胎肩的垂直关系,称为外旋转。

（七）胎儿娩出

胎儿完成外旋转后,胎儿前(右)肩在耻骨弓下先娩出,随即胎体侧屈,后(左)肩也由会阴前缘娩出,胎儿双肩娩出后,胎体及胎儿下肢随之顺利娩出,至此胎儿娩出的全过程完成。

（侯国秀）

第四节　先兆临产及临产的诊断

当孕妇出现先兆临产时,应及时送至医院,不能因可能为假临产致使时间耽误而错过接产时机;而如果错误地诊断临产,则可能导致不适当的干涉而加强产程,造成孕妇及新生儿损害。

【先兆临产】

分娩发动之前,出现的一些预示孕妇不久将临产的症状称先兆临产。

1.假临产　孕妇在分娩发动前,由于子宫肌层敏感性增强,常出现不规律宫缩。假临产的特点有:①宫缩持续时间短且不恒定,间歇时间长且不规律,宫缩强度不增加;②常在夜间出现而于清晨消失;③宫缩时只能引起下腹部轻微胀痛;④宫颈管不缩短,宫口扩张不明显;⑤给予镇静药物能抑制宫缩。

2.胎儿下降感　又称为轻松感、释重感。由于胎先露部下降进入骨盆入口,使宫底位置下降,孕妇感觉上腹部受压感消失,进食量增多,呼吸轻快。

3.见红　在临产前24~48小时内,由于成熟的子宫下段及宫颈不能承受宫腔内压力而被迫扩张,使宫颈内口附着的胎膜与该处的子宫壁分离,毛细血管破裂而少量出血,与宫颈管内的黏液相混合并排出,称为见红,是分娩即将开始的比较可靠征象。若阴道流血超过平时月经量,则不应视为见红,应考虑是否有异常情况出现如前置胎盘及胎盘早剥等。

4.阴道分泌物增多　分娩前3周左右,孕妇因体内雌激素水平升高,盆腔充血加剧,子宫颈腺体分泌增加,使阴道排出物增多,一般为水样,易与破水相混淆。

【临产的诊断】

临产开始的重要标志为有规律且逐渐增强的子宫收缩,持续时间30秒或30秒以上,间歇5~6分钟,同时伴随进行性宫颈管消失、宫口扩张和胎先露部下降。用镇静药物不能抑制宫缩。

应连续观察宫缩,每次观察时间不能太短,至少要观察3~5次宫缩。既要严密观察宫缩的频率,持续时间及强度。同时要在无菌条件下行阴道检查,了解宫颈的软度、长度、位置、扩张情况及先露部的位置。国际上常用BISHOP评分法判断宫颈成熟度,估计试产的成功率,满分为13分,>9分均成功,7~9分的成功率为80%,4~6分成功率为50%,≤3分均失败。

【临床特殊情况的思考和建议】

临产时间的确定:临床上准确地确定分娩开始时间比较困难,多数是以产妇的回忆和主诉确定产程开始的大概时间,在产妇的回忆和主诉不可靠时,可根据活跃期开始的时间,向前推算8小时作为临产时间绘制产程图。为确定是否确实进入产程,应与假临产相鉴别。真假临产的鉴别不能单纯的根据产妇的自觉症状,因为对敏感的产妇,假临产时不规律宫缩可使其感到非常痛苦;而对不敏感的产妇,真正进入产程的宫缩不一定感觉痛苦。部分分娩者临产后可能伴有原发性宫缩乏力,宫缩欠规则,间隔时间与收缩时间常不按正常规律进行,使用强镇静剂如哌替啶100mg肌注后仍不能抑制宫缩,且由于宫缩影响产妇正常生活时也应视为已临产,不能认为尚未正式临产而忽视。

（侯国秀）

第五节　正常产程和分娩的处理

分娩全过程是从开始出现规律宫缩到胎儿、胎盘娩出为止,称分娩总产程,整个产程分为:

1.第一产程(宫颈扩张期)　从间歇 5~6 分钟的规律宫缩开始,到宫颈口开全(10cm)。初产妇宫颈较紧,宫口扩张较慢,需 11~12 小时,经产妇宫颈较松,宫口扩张较快,需 6~8 小时。

2.第二产程(胎儿娩出期)　从宫口开全到胎儿娩出。初产妇约需 1~2 小时,经产妇一般数分钟即可完成,但也有长达 1 小时者,但不超过 1 小时。

3.第三产程(胎盘娩出期)　从胎儿娩出后到胎盘娩出,需 5~15 分钟,不超过 30 分钟。

【第一产程及其处理】

1.临床表现　第一产程的产科变化主要为规律宫缩、宫口扩张、胎头下降及胎膜破裂。

(1)规律宫缩:第一产程开始,出现伴有疼痛的子宫收缩,习称"阵痛"。开始时宫缩持续时间较短(20~30 秒)且弱,间歇期较长(5~6 分钟)。随着产程的进展,持续时间渐长(50~60 秒)且强度增加,间歇期渐短(2~3 分钟)。当宫口近开全时,宫缩持续时间可达 1 分钟以上,间歇期仅 1 分钟或稍长。

(2)宫口扩张:宫口扩张是临产后规律宫缩的结果。在此期间宫颈管变软、变短、消失,宫颈展平和逐渐扩大。宫口扩张分两期:潜伏期及活跃期。此期宫颈扩张速度较慢,平均 2~3 小时扩张 1cm,需 8 小时,最大时限 16 小时。活跃期是指从宫口扩张 3cm~10cm。目前国际上倾向于将宫口扩张 4cm 作为活跃期的起点,且不主张在 6cm 前过多干预产程。此期间扩张速度加快,需 4 小时,最大时限为 8 小时。活跃期又分为 3 期:加速期指宫口扩张 3~4cm,约需 1.5 小时;最大加速期指宫口扩张 4~9cm,约需 2 小时;减速期指宫口扩张 9~10cm,约需 30 分钟。

(3)胎头下降:胎头能否顺利下降,是决定能否经阴道分娩的重要观察项目。胎头下降程度以胎头颅骨最低点与坐骨棘平面的关系标明;胎头颅骨最低点平坐骨棘平面时,以"0"表示;在坐骨棘平面上 1cm 时,以"－1"表示;在坐骨棘平面下 1cm 时,以"＋1"表示,余依此类推。一般初产妇在临产前胎头已经入盆,而经产妇临产后胎头才衔接。随着产程的进展,先露部也随之下降。胎头于潜伏期下降不明显,于活跃期下降加快,平均每小时下降 0.86cm。

(4)胎膜破裂:简称破膜,胎儿先露部衔接后,将羊水分隔成前、后两部分,在胎先露部前面的羊水,称前羊水,约 100ml,其形成的囊称前羊水囊。宫缩时前羊水囊楔入宫颈管内,有助于扩张宫口。随着宫缩继续增强,羊膜腔内压力更高,当压力增加到一定程度时胎膜自然破裂。胎膜多在宫口近开全时破裂。

2.产程观察及处理　入院后首先了解和记录孕妇的病史,全身及产科情况,初步得出是否可以阴道试产或需进行某些处理;外阴部应剃除阴毛,并用肥皂水和温开水清洗;对初产妇及有难产史的经产妇应行骨盆外测量;有妊娠合并症者应给予相应的治疗等。在整个分娩过程中,既要观察产程的变化,也要观察母儿的安危。及时发现异常,尽早处理。

(1)子宫收缩:产程中必须连续定时观察并记录宫缩规律性、持续时间、间歇时间及强度。

1)触诊法:助产人员将手掌放于产妇腹壁上直接检查,宫缩时宫体部隆起变硬,间歇期松弛变软。并记录下宫缩持续时间、强度、规律性及间歇期时间。每次至少观察 3~5 次宫缩,每隔 1~2 小时观察一次。

2)电子胎心监护仪:可客观反映宫缩情况,分为外监护和内监护两种类型。

①外监:临床最常用,适用于第一产程任何阶段。将宫缩压力探头固定在产妇腹壁宫体近宫底部,每隔 1~2 小时连续描记 30 分钟或通过显示屏连续观察。外监护容易受运动、体位改变、呼吸和咳嗽的影响,

过于肥胖的孕妇不适用。外监护可以准确地记录宫缩曲线，测到宫缩频率和每次宫缩持续的时间，但所记录的宫缩强度不完全代表真正的宫内压力。

②内监护：适用于胎膜已破，宫口扩张 1cm 及以上。将充满生理盐水的塑料导管通过宫颈口越过胎头置入羊膜腔内，外端连接压力探头记录宫缩产生的压力，测定宫腔静止压力及宫缩时压力变化。内监护可以准确测量宫缩频率、持续时间及真正的宫内压力。但宫内操作复杂，有造成感染的可能，故临床上较少应用。

良好的宫缩应是间隔逐渐缩短，持续时间逐渐延长，同时伴有宫颈相应的扩张。国外建议用 Montevideo 单位（MU）来评估有效宫缩。其计算方法是：计数 10 分钟内每次宫缩峰值压力（mmHg）减去基础宫内压力（mmHg）后的压力差之和；或取宫缩产生的平均压力（mmHg）乘以宫缩频率（10 分钟内宫缩次数）。该法同时兼顾了宫缩频率及宫缩产生的宫内压力，使宫缩强度的监测有了量化标准。如产程开始时宫缩强度一般为 80～100MU，相当于 10 分钟内有 2～3 次宫缩，每次宫缩平均宫内压力约为 40mmHg；至活跃期正常产程平均宫缩强度可达 200～250MU，相当于 10 分钟内有 4,5 次宫缩，平均宫内压力则在 50mmHg；至第二产程在腹肌收缩的协同下，宫缩强度可进一步升到 300～400MU，仍以平均宫缩频率 5 次计算，平均宫内压力可达 60～80mmHg；而从活跃期至第二产程每次宫缩持续时间相应增加不明显，宫缩强度主要以宫内压力及宫缩频率增加为主，用此方法评估宫缩不仅使产妇个体间的比较有了可比性，也使同一个体在产程不同阶段的变化有了更合理的判定标准。活跃期后当宫缩强度＜180MU 时，可诊断为宫缩乏力。

（2）宫口扩张及胎头下降：描记宫口扩张曲线及胎头下降曲线，是产程图中重要的两项内容，是产程进展的重要标志和指导产程处理的主要依据。可通过肛门检查或阴道检查的方法测得。在国内一般采用肛门检查的方法，当肛门检查有疑问时可消毒外阴做阴道检查。但在国外皆用阴道检查来了解产程进展情况。

1）肛门检查（简称肛查）

①方法：产妇取仰卧位，两腿屈曲分开，检查前用消毒纸遮盖阴道口避免粪便污染阴道。检查者站于产妇右侧，以戴指套的右手示指蘸取润滑剂后，轻轻置于直肠内，拇指伸直，其余各指屈曲以利示指深入。示指向后触及尾骨尖端，了解尾骨活动度，再触摸两侧坐骨棘是否突出并确定胎头高低，然后用指端掌侧探查宫口，摸清其四周边缘，估计宫颈管消退情况和宫口扩张厘米数。未破膜者在胎头前方可触到有弹性的前羊水囊；已破膜者能直接触到胎头，若无胎头水肿，还能叩清颅缝及囟门位置，确定胎方位。

②时间与次数：适时在宫缩时进行，潜伏期每 2～4 小时查一次；活跃期每 1～2 小时查一次。同时也要根据宫缩情况和产妇的临床表现，适当的增减检查的次数。过频的肛门检查可增加产褥感染的机会。研究提示，肛门检查次数≥10 次的产妇，其阴道细菌种数及计数均显著提高，且肛门检查与阴道细菌变化密切相关，即细菌种数及其计数随肛门检查次数的增加而增加。而检查次数过少在产程进展十分迅速时则可能失去准备接生的时间，这在经产妇尤其应注意。

③检查内容：宫颈软硬度、位置、厚薄及宫颈扩张程度；是否破膜；骶尾关节活动度，坐骨棘是否突出，坐骨切迹宽度，骶棘韧带的弹性、韧度及盆底组织的厚度；确定胎先露、胎方位以及胎头下降程度。

2）阴道检查

①适应证：于肛查胎先露、宫口扩张及胎头下降程度不清时；疑有脐带先露或脱垂；疑有生殖道畸形；轻度头盆不称经阴道试产 4～6 小时产程进展缓慢者。对产前出血者应慎重，须严格无菌操作，并在检查前做好输液、输血的准备。

②方法：产妇排空膀胱后，取截石位，消毒外阴和阴道。检查者戴好口罩，消毒双手，戴无菌手套，铺无

菌巾后用左(右)手拇指和示指将阴唇分开,右(左)手示指、中指蘸消毒润滑剂,轻轻插入产妇阴道,注意防止手指触及肛门及大阴唇外侧。因反复阴道检查可增加感染机会,故每次检查应尽量检查清楚,避免反复插入阴道。

③内容:测量骨盆对角径、坐骨棘间径、骶骨弧度、耻骨弓和坐骨切迹情况等;胎方位及先露下降程度;宫口扩张程度,软硬度及有无水肿情况;阴道伸展度,有无畸形;会阴厚薄和伸展度等,以决定其分娩方式。

肛查对于了解骨盆腔内的情况比阴道检查更清楚,但肛门检查对宫口、胎先露、胎方位、骨盆入口等情况的了解不及阴道检查直接明了。每次肛查或阴道检查所得的宫颈扩张大小及先露高度的情况均应做详细记录,并绘于产程图上。用红色"O"表示宫颈扩张程度,蓝色"×"表示先露下降水平,每次检查后用红线连接"O",用蓝线连接"×",绘成两条曲线。产程图横坐标标示时间,以小时为单位,纵坐标标示宫颈扩张及先露下降程度,以厘米为单位。正常情况下宫口开大与胎头下降是并行的,但胎头下降略为滞后。宫口开大的最大加速期是胎头下降的加速期,而胎头下降的最大加速期是在第二产程。对大多数产妇,尤其是初产妇,在宫口开全时胎头应达坐骨棘平面以下。但应指出,有相当一部分产妇胎头下降与宫口开大并不平行。因此,在宫口近开全时,胎头未下降到坐骨棘水平并不意味着不能经阴道分娩。有些产妇在破膜以后胎头才迅速下降,在经产妇尤为常见。1972年Philpott介绍了在产程图上增加警戒线和处理线,其原理是根据活跃期宫颈扩张率不得<1cm进行产程估算,如果产妇入院时宫颈扩张为1cm,按宫颈扩张率每小时1cm计算,预计9小时后宫颈将扩张到10cm,因此在产程坐标图上1cm与10cm标志点之处时间相距9小时画一斜行连线,作为警戒线,与警戒线相距4小时之处再画一条与之平行的斜线作为处理线,两线间为警戒区。临床上实际是以宫颈扩张3cm作为活跃期的起点,因此可以宫颈扩张3cm标志点处取与之相距4cm的坐标10cm的标志点处画一斜行连线,作为警戒线,与警戒线相距4小时之处再画一条与之平行的斜线作为处理线。两线之间为治疗处理时期,宫颈扩张曲线越过警戒线者应进行处理,一般难产因素可纠正者的产程活跃期不超过正常上限,活跃期经过处理仍超过上限时,常提示难产因素不易纠正,需要再行仔细分析,并及时估计能否从阴道分娩。

(3)胎膜破裂及羊水观察:胎膜多在宫口近开全或开全时自然破裂,前羊水流出。一旦胎膜破裂,应立即听胎心,并观察羊水性状、颜色和流出量,记录破膜时间。

羊水粪染与胎儿宫内窘迫的关系目前还有争论。对羊水粪染的发生机制大致可归纳为两种观点,即胎儿成熟理论及胎儿宫内窘迫理论。传统认为羊水粪染是胎儿缺血、缺氧的结果。当胎儿缺血、缺氧时,机体为了保证心、脑等重要脏器的血供,体内循环重新分配,消化系统的血供减少,胃肠道蠕动增加,肛门括约肌松弛,胎粪排出。胎儿成熟理论则认为羊水粪染是一种生理现象。随着妊娠周数增加,胎儿迷走神经张力渐强,胃肠道蠕动渐频,胎粪渐多,羊水粪染率渐增加。

羊水粪染的分度:Ⅰ度:羊水淡绿色、稀薄;Ⅱ度:羊水深绿色且较稠或较稀,羊水内含簇状胎粪;Ⅲ度:羊水黄褐色、黏稠状且量少。Ⅰ度羊水粪染一般不伴有胎儿宫内窘迫,Ⅱ~Ⅲ度羊水粪染考虑有胎儿宫内缺氧的存在。对羊水粪染者应作具体分析,既不要过高估计其严重性,也不要掉以轻心,重要的是应结合其他监测结果,明确诊断,及时处理,以降低围生儿的窒息率。在首次发现羊水粪染时,不论其粪染程度如何,均应作电子胎心监护。若CST阳性或者NST呈反应型而OCT又是阳性,提示胎儿宫内缺氧。如能配合胎儿头皮血pH测定而pH<7.2时,提示胎儿处于失代偿阶段,需要立即结束分娩。如CST为阴性、pH正常,可暂不过早干预分娩,但必须在电子胎心监护下严密观察产程进展,一旦出现CST阳性,则应尽快结束分娩。

(4)胎心:临产后应特别注意胎心变化,可用听诊法、胎心电子监护或胎儿心电图等方法观察。在观察胎心时,应注意胎心的频率、规律性和宫缩之后胎心率的变化及恢复的速度等。胎心的规律性和宫缩对胎心的影响较胎心率的绝对数更重要。

1)听诊器听取:有普通听诊器、木质听诊器和电子胎心听诊器3种,现在通常使用电子胎心听诊器。胎心听取应在宫缩间歇时,宫缩时听诊不能听到胎心。潜伏期应每隔1小时听胎心一次,活跃期宫缩较频时,应每15~30分钟听胎心一次,每次听诊1分钟。如遇有胎心异常,应增加听诊的次数。此法能方便获得每分钟胎心率,但不能分辨胎心率变异、瞬间变化及其与宫缩、胎动的关系。

2)胎心电子监护:多用外监护描记胎心曲线。将测量胎心的探头置于胎心音最响亮的部分,固定于腹壁上;将测量宫压的探头置于产妇腹壁宫体近宫底部,亦固定于腹壁上。观察胎心率变异及其与宫缩、胎动的关系,每次至少记录20分钟,有条件者可应用胎儿监护仪连续监测胎心率。此法能较客观地判断胎儿在宫内的状态,如脐带受压、胎头受压、胎儿缺氧或(及)酸中毒等。值得注意的是,在胎头入盆、破膜、阴道检查、肛查及作胎儿内监护安放胎儿头皮电极时,可以发生短时间的早期减速,这是由于胎头受骨盆或宫缩压迫所致。

3)胎儿心电图:分为直接法和间接法,因直接法需宫口开大到一定程度而且破膜后才能进行,并有增加感染的可能性,故较少采用。目前较多采用非侵入性的间接法,一般用三个电极,两个放在产妇的腹壁上,另一个置于产妇的大腿内侧。在分娩过程中如出现 P-R 间期明显缩短、S-T 段偏高和 T 波振幅加大,是胎儿缺氧的表现。胎儿发生严重的酸中毒时,则 T 波变形。有研究发现第二产程的胎儿心电图监测与产后胎儿脐动脉血 pH 及血气含量明显相关。

(5)胎儿酸血症的监测:胎儿头皮血 pH 与产时异常胎心率的出现,分娩后新生儿脐血 pH 及 Apgar 评分间存在着良好的相关性。因此胎儿头皮血 pH 被认为是判断胎儿是否存在宫内缺氧的最准确方法。胎儿头皮血 pH 正常值为 7.25~7.35。如 pH 为 7.20~7.24 为胎儿酸血症前期,应警惕有胎儿窘迫可能,此时应给孕妇吸氧。pH<7.20 则表示重度酸中毒,是胎儿危险的征兆,应尽快结束分娩。

胎儿的 pH 还受母体 pH 水平的影响。产程中母体饥饿、脱水、体力消耗可致代谢性酸中毒,过度通气可致呼吸性碱中毒,均可影响胎儿。为消除母源性酸中毒对胎儿头皮血血气分析的影响,可根据母儿间血气的差异进行判断:

1)母子间血气 pH 差值(△pH):<0.15 表示胎儿无酸中毒,0.15~0.20 为可疑,>0.20 为胎儿酸中毒。

2)母子间碱短缺值:2.0~3.0mEq/L 表示胎儿正常,>3.0mEq/L 为胎儿酸中毒。

3)母子间 Hb 5g/dl 时的碱短缺值:<0 或由正值变为负值表示胎儿酸中毒。

胎儿头皮血 pH 测定是一种创伤性的检查方法,只能得到瞬时变化而不能连续监测,因而限制了它的应用。当电子胎心监护初筛异常时,可考虑行胎儿头皮血气测定,如临床及胎心监护已确定重度胎儿宫内窘迫,应迅速终止妊娠而抢救胎儿,不必再做头皮血气测定。

(6)母体情况观察

1)生命体征:测量产妇的血压、体温、脉搏和呼吸频率并记录。一般第一产程期间宫缩时血压升高5~10mmHg,间歇期恢复原状。应每隔4~6小时测量一次。发现血压升高应增加测量次数。

2)饮食:鼓励产妇少量多次进食,吃高热量易消化食物,并注意摄入足够水分,以保证充沛的精力和体力。

3)活动与休息:宫缩不强且未破膜时,产妇可在室内适当活动,有助于产程进展和减轻产痛。待产时产妇的体位应以产妇感到舒适为准。已破膜者应该卧床,如果胎头已衔接,取平卧位即可,如胎头未衔接或臀位、横位时,应取臀高位,以免发生脐带脱垂。如产妇精神过度紧张,宫缩时喊叫不安,应安慰产妇,在宫缩时指导做深呼吸动作,也可用双手轻揉下腹部或腰骶部。产时镇痛可适当的应用哌替啶 50~100mg 及异丙嗪 25mg,可 3~4 小时肌注一次。也可选择连续硬膜外麻醉镇痛。

4)排尿与排便:应鼓励产妇每2~4小时排尿一次,以免膀胱充盈影响宫缩及胎头下降。因胎头压迫引起排尿困难者,必要时可导尿。初产妇宫口扩张<4cm,经产妇宫口扩张<2cm时可行温肥皂水灌肠,既能避免分娩时粪便污染,又能反射作用刺激宫缩加速产程进展。但胎膜早破、阴道流血、胎头未衔接、胎位异常、有剖宫产史、宫缩很强估计1小时内将分娩者或患严重产科并发症、合并症如心脏病等,均不宜灌肠。

【第二产程及其处理】

1.临床表现 宫口开全后仍未破膜,常影响胎头的下降,应行人工破膜。破膜后宫缩常暂时停止,产妇略感舒适,随后宫缩重现且较前增强,每次持续时间可达1分钟,间歇期仅1~2分钟。当胎头降至骨盆出口压迫盆底组织时,产妇有排便感,不由自主向下屏气。随着产程进展,会阴会渐渐膨隆和变薄,肛门松弛。于宫缩时胎头露于阴道口,且露出部分不断增大;在宫缩间歇期又缩回阴道内,称为胎头拨露。随产程进展,胎头露出部分逐渐增多,宫缩间歇期胎头不再缩回,称为胎头着冠,此时胎头双顶径超过骨盆出口。会阴极度扩张,应注意保护会阴,娩出胎头。随后胎头复位和外旋转,前肩、后肩和胎体相继娩出,后羊水随之涌出。经产妇第二产程短,有时仅需几次宫缩即可完成胎头娩出。胎儿娩出后产妇顿感轻松。

2.产程的观察和处理

(1)密切监护胎心及产程进展:第二产程宫缩频且强,应密切观察子宫收缩有无异常及胎先露的下降情况。警惕病理性缩复环及强直性子宫收缩的出现,同时密切观察胎心的变化,每5~10分钟听胎心一次(或间隔2~3次宫缩听一次胎心),如有胎心异常则增加听胎心的次数,有条件者应使用胎心电子监护。尤其应注意观察胎心与宫缩的关系,若第二产程在胎头娩出前,由于脐带受压或受到牵引,可出现变异减速,除非反复多次出现中、重度变异减速,否则不被认为对胎儿有害。如出现胎心变慢且在宫缩后不恢复和恢复慢,应尽快结束分娩。发现第二产程延长,应及时查找原因,采取相应措施尽快结束分娩,避免胎头长时间受压,引起胎儿窘迫、颅内出血等并发症发生。

(2)指导产妇用力:宫口开全后,医护人员应指导产妇正确用力。方法是让产妇双膝屈曲外展,双脚蹬在产床上,双手握住产床的把手。一旦出现宫缩,产妇深吸气屏住,并向上拉把手,使身体向下用力如排便状,以增加腹压。子宫收缩间期时,产妇呼气,全身肌肉放松,安静休息。当宫缩再次出现时再用同样的屏气用力动作,以加速产程的进展。当胎头着冠后,宫缩时不应再令产妇用力,以免胎头娩出过快而使会阴裂伤。

指导产妇正确用力十分重要,若用力不当使产妇消耗体力或造成不应有的软产道裂伤。尤其应注意的是宫口尚未开全,不可过早屏气用力,因当胎头位置低已深入骨盆到达盆底时,也可使产妇产生排便感并不自觉地用力。但此时用力非但不利于加速产程的进展,反而使宫颈被挤压在骨盆和胎头之间,从而使宫颈循环障碍而造成宫颈水肿,影响宫口开大而造成难产。

(3)接产准备:初产妇宫口开全,经产妇宫口扩张4cm且宫缩规律有力时,应将产妇送至产房做好接产准备工作。让产妇仰卧于产床上(或坐于特制的产椅上),两腿屈曲分开,露出外阴部,在臀下放一便盆或塑料布,用消毒纱布球蘸肥皂水擦洗外阴部,顺序是大小阴唇、阴阜、大腿内上1/3、会阴及肛门周围。然后用温开水冲掉肥皂水,为防止冲洗液流入阴道,用消毒干纱布盖住阴道口,最后以0.1%新洁尔灭冲洗或涂以碘附进行消毒,随后取下阴道的纱布球和臀下的便盆或塑料布,铺以消毒巾于臀下。接产者按无菌操作常规洗手后穿手术衣及戴手套,打开产包,铺好消毒巾,准备接产。

(4)接产

1)接产的要领:产妇必须与接产者充分合作;保护会阴的同时协助胎头俯屈,让胎头以最小的径线(枕下前囟径)在宫缩间歇时缓慢的通过阴道口,是预防会阴撕裂的关键;控制胎肩娩出速度,胎肩娩出时也要注意保护会阴。

2)产妇的产位:分娩时产妇的体位可分为仰卧位和坐位两种。

①仰卧位分娩:目前国内多数产妇分娩取仰卧位。

其优点:

a.有利于经阴道助产手术的操作如会阴切开术、胎头吸引术、产钳术等;

b.对新生儿处理较为便利。

但从分娩的生理来说,并非理想体位。

其缺点:

a.妊娠子宫压迫下腔静脉,使回心血量减少,产妇可出现仰卧位低血压;

b.仰卧位使骨盆的可塑性受限,且宫缩的效率较低,从而增加难产的机会;

c.胎儿的重力失去应有的作用,并导致产程延长;

d.增加产妇的不安和产痛等。

基于上述原因,仰卧位分娩时继发性宫缩乏力和胎儿窘迫的发生率较坐位分娩高,异常分娩也较多。所以它不是理想的分娩体位。

②坐位分娩

其优点:

a.可提高宫缩效率,缩短产程。由于胎儿的纵轴和产轴一致,故能充分发挥胎儿的重力作用,可使抬头对宫颈的压力增加。

b.由于子宫胎盘的血供改善,也可使宫缩加强,胎儿窘迫和新生儿窒息的发生率降低。

c.可减少骨盆的倾斜度,有利于胎头入盆和分娩机制的顺利完成。

d.X 线检查表明,由于仰卧位改坐位时,可使坐骨棘间距平均增加 0.76cm。骨盆出口前后径增加 1~2cm,骨盆出口面积平均增加 28%。

e.产妇分娩时感觉较舒适,由于产妇在分娩过程中可以环视周围的一切,并与医护人员保持密切联系,可减轻其紧张和不安的情绪。

其缺点:

a.分娩时间不宜过长,否则易发生阴部水肿;

b.坐位分娩时胎头娩出较快,易造成新生儿颅内出血及阴道、会阴裂伤;

c.接生人员需保护会阴和新生儿处理不便,这也是目前坐位分娩较少采用的主要原因。

自 20 世纪 80 年代以来,已对坐式产床做了不少的改进,其基本的构造包括靠背、坐椅、扶手和脚踏板等部分。产床的靠背部分是可调节的,在分娩过程中可根据宫缩的情况和胎头下降的程度适当的调整靠背的角度。在胎头即将娩出时可将靠背放平使产妇改为仰卧位,以便于助产者保护会阴和控制胎头娩出的速度。初产妇宫口开全或近开全,经产妇宫口开大 8cm 时,在坐式产床上就坐,靠背角度为 60°~80°。在上坐式产床后一小时内分娩最好,时间过长容易引起会阴水肿。

3)接产步骤:接产者站在产妇的右侧,当胎头拨露使阴唇后联合紧张时,开始保护会阴。具体方法如下:在会阴部盖上一块消毒巾,接产者右肘支在产床上,右手拇指与其余四指分开,每当宫缩时以手掌大鱼际肌向内上方托住会阴部,同时左手应轻轻下压胎头枕部,协助胎头俯屈,且使胎头缓慢下降。宫缩间歇期,保护会阴的右手应当松弛,以免压迫过久引起会阴部水肿。当胎头枕部在耻骨弓下露出时,左手应按分娩机制协助胎头仰伸。此时若宫缩强,应嘱产妇张口哈气以缓解腹压的作用,让产妇在宫缩间歇期使稍向下屏气,以使胎头缓慢娩出。胎头娩出后,右手仍需保护会阴,不要急于娩出胎肩,而应先以左手自其鼻根向下颌挤压,挤出口、鼻内的黏液和羊水,然后协助胎头复位及外旋转,使胎儿双肩径与骨盆出口前后径相一致。接产者的左手将胎儿颈部向下轻压,使前肩自耻骨弓下先娩出,继之再托胎颈向上,使后肩从会阴前缘缓慢娩出。双肩娩出后,保护会阴的右手方可离开会阴部。最后双手协助胎体和下肢相继以侧位娩出,并记录胎儿娩出时间。

胎儿娩出后1~2分钟内断扎脐带。若当胎头娩出时,见脐带绕颈一周且较松时,可用手将脐带顺胎肩推下或从胎头滑下。若脐带绕颈过紧或绕颈两周或两周以上,可先用两把血管钳将脐带一段夹住并从中间剪断,注意勿伤及胎儿颈部,待松弛脐带后协助胎肩娩出。

4)会阴裂伤的诱因及预防

①会阴裂伤的诱因:会阴水肿、会阴过紧缺乏弹力,耻骨弓过低,胎儿过大,胎儿娩出过快等,均易造成会阴撕裂。

②会阴裂伤的预防

a.指导产妇分娩时正确用力,防止胎儿娩出过快。

b.及时发现会阴、产道的异常,选择合适的分娩方式。如会阴坚韧、水肿或瘢痕形成,估计会造成严重裂伤时,可作较大的会阴切开术或改行剖宫产术。

c.提高接生操作技术,正确保护会阴。

d.初产妇行阴道助产前应作会阴切开,切开大小根据胎儿大小及会阴组织的伸展性。助产时术者与助手要密切配合,要求胎头以最小径线通过会阴,且不能分娩过快、过猛。

5)会阴切开

①会阴切开的指征:会阴过紧或胎儿过大,产钳或吸引器助产,估计分娩时会阴撕裂不可避免者,或母儿有病理情况急需结束分娩者。

②会阴切开的时间

a.一般在宫缩时可看到胎头露出外阴口3~4cm时切开,可以防止产后盆底松弛,避免膀胱膨出,直肠膨出及尿失禁。

b.也有主张胎头着冠时切开,可以减少出血。

c.决定手术助产时切开。过早的切开不仅无助于胎儿的娩出,反而会导致出血量的增加。

③会阴切开术:包括会阴后一侧切开术和会阴正中切开。常用以下两种术式:

a.会阴左侧后一侧切开术:阴部神经阻滞及局部浸润麻醉生效后,术者子宫缩时以左手食中两指伸入阴道内撑起左侧阴道壁,右手用钝头剪刀自会阴后联合中线向左侧45°,在宫缩开始时剪开会阴4~5cm。若会阴高度膨隆则需外旁开60°~70°。若会阴体短则以阴唇后联合上0.5cm处为切口起点。会阴侧切时切开球海绵体肌,会阴深、浅横肌及部分肛提肌,切开后用纱布压迫止血。此法可充分扩大阴道口,适于胎儿较大及辅助难产手术,其缺点为出血多,愈合后瘢痕较大。

b.会阴正中切开术:局部浸润麻醉后,术者于宫缩时沿会阴后联合正中垂直剪开2cm。此法切开球海绵体肌及中心腱,出血少,术后组织肿胀疼痛轻微。但切口有自然延长撕裂肛门括约肌危险,胎儿大或接产技术不熟练者不宜采用。

④会阴缝合:一般在胎盘娩出后,检查软产道有无裂伤,然后缝合会阴切口。会阴缝合的关键必须彻底止血,重建解剖结构。缝合完毕后亦行肛指检查缝线是否穿过直肠黏膜,如确有缝线穿过黏膜,则应拆除重缝。

【第三产程及其处理】

1.胎盘剥离的机制　胎儿娩出后,子宫底降至脐平,产妇有轻松感,宫缩暂停数分钟后再次出现。由于子宫腔容积突然明显缩小,而胎盘不能相应的缩小而与子宫壁发生错位而剥离,剥离面出血,形成胎盘后血肿。由于子宫继续收缩,剥离面积继续扩大,直至胎盘完全剥离而娩出。

2.胎盘剥离的征象

(1)子宫体变硬呈球形,胎盘剥离后降至子宫下段,下段被扩张,子宫体呈狭长形被推向上,宫底升高达脐上。

(2)剥离的胎盘降至子宫下段,使阴道口外露的一段脐带自行延长。

(3)若胎盘从边缘剥离时有少量阴道流血,若胎盘从中间剥离时则无阴道流血。

(4)用手掌尺侧在产妇耻骨联合上方轻压子宫下段时,子宫体上升而外露的脐带不再回缩。

3.胎盘娩出方式　胎盘剥离和娩出的方式有两种:

(1)胎儿面娩出式,即胎盘以胎儿面娩出。胎盘从中央开始剥离,然后向周围剥离,剥离血液被包于胎膜内。其特点是胎盘先娩出,随后见少量的阴道流血。这种娩出方式多见。

(2)母体面娩出式,即胎盘以母体面娩出。胎盘从边缘开始剥离,血液沿剥离面流出,最后整个胎盘反转娩出。其特点是先有较多的阴道流血随后胎盘娩出,这种方式较少。

4.第三产程的处理

(1)协助胎盘胎膜娩出:正确处理胎盘娩出,可减少产后出血的发生率。为了使胎盘迅速剥离减少出血,可在胎肩娩出后,静脉注射缩宫素10U。接产者切忌在胎盘尚未完全剥离之前,用手按揉、下压宫底或牵拉脐带,以免引起胎盘部分剥离出血或拉断脐带,甚至造成子宫内翻。当确认胎盘完全剥离时,于宫缩时以左手握住宫底(拇指置于子宫前壁,其余四指放在子宫后壁)并按压,同时右手轻拉脐带、协助娩出胎盘。

当胎盘娩出至阴道口时,接产者用双手捧住胎盘,向一个方向旋转并缓慢向外牵拉,协助胎膜完整剥离娩出。若在胎盘娩出过程中,发现胎膜部分断裂,可用血管钳夹住断裂上端的胎膜,再继续向原方向旋转,直至胎膜完全娩出。胎盘胎膜娩出后,按摩子宫刺激其收缩以减少出血。在按摩子宫的同时注意观察出血量。

(2)检查胎盘胎膜:将胎盘铺平,先检查胎盘母体面的胎盘小叶有无缺损,疑有缺损时可用 Kustener 牛乳测试法(从脐静脉注入牛乳,若见牛乳自胎盘母体面溢出,则溢出部位为胎盘小叶缺损部位)。然后将胎盘提起,检查胎膜是否完整。再检查胎盘胎儿面边缘有无血管断裂,以便及时发现副胎盘。副胎盘为另一个小胎盘与正常的胎盘分离,但两者间有血管相连。若有副胎盘、部分胎盘残留或大块胎膜残留,应无菌操作伸手入宫腔内取出残留组织。若仅有少量胎膜残留,可给予子宫收缩剂待其自然排出。详细记录胎盘娩出时间,方式,以及胎盘大小和重量。胎盘娩出后子宫应呈强直性收缩,硬如球状,阴道出血很少。

(3)检查软产道:胎盘娩出后,应仔细检查软产道(包括会阴、小阴唇内侧、尿道口周围、前庭、阴道和宫颈)有无裂伤。如有裂伤应立即按原来的解剖位置或层次逐层缝合。

(4)预防产后出血:正常分娩出血量多不超过 300ml。对既往有产后出血史或易发生产后出血的产妇(如分娩次数≥5 次的多产妇、多胎妊娠、羊水过多、滞产等),可在胎儿前肩娩出后静注麦角新碱 0.2mg,或缩宫素10U 加于 25%葡萄糖液 20ml 内静注,也可在胎儿娩出后立即经胎盘部脐静脉快速注入加入 10U 缩宫素的生理盐水 20ml,均能促使胎盘迅速剥离减少出血。若胎盘尚未完全剥离而阴道出血多时,应行手取胎盘术。若胎儿已娩出 30 分钟,胎盘仍未排出,出血不多时,应排空膀胱,再轻轻按压子宫及静注缩宫素,仍不能使胎盘排出时,再行手取胎盘术。若胎盘娩出后出血多时,可经下腹部直接注入宫体肌壁内或肌注麦角新碱 0.2~0.4mg,并将缩宫素 20U 加于 5%葡萄糖液 500ml 内静脉滴注。

手取胎盘时若发现宫颈内口较紧者,应肌注阿托品 0.5mg 及哌替啶 100mg。术者需更换手术衣及手套,外阴再次消毒后,将一手手指并拢呈圆锥状直接伸入宫腔。手掌面向着胎盘母体面,手指并拢以手掌尺侧缘缓慢将胎盘从边缘开始逐渐自子宫壁分离,另一手在腹部压宫底。待确认胎盘已全部剥离方可取出胎盘,取出后立即肌注子宫收缩剂。注意操作必须轻柔,避免暴力强行剥离或用手抓挖宫壁,防止子宫破裂。若找不到疏松的剥离面,不能分离者,可能是植入性胎盘,不应强行剥离。取出的胎盘立即检查是否完整,若有缺损应再次以手伸入宫腔清除残留胎盘及胎膜,应尽量减少进出宫腔次数。必要时可用大刮匙刮宫。

(5)产后观察:分娩结束后应仔细收集并记录产时的出血量。产妇应继续留产房观察 2 小时,注意产妇的一般情况、子宫收缩、子宫底高度、膀胱充盈情况、阴道流血量、会阴及阴道有无血肿等,发现异常情况及时处理。产后 2 小时后,将产妇和新生儿送回病房。

【产程研究新进展及专家共识】

目前,针对分娩人群的特点,如平均分娩年龄增高,孕妇和胎儿的平均体质量增加,硬脊膜外阻滞等产科干预越来越多,一些产程处理的观念值得质疑和更新,越来越多的产科研究再次回到了对正常产程曲线的描述中,并且有了许多与以往不一样的发现,结果发现:①无论初产妇还是经产妇,宫口从 4cm 扩张到 5cm 可能需要 6h 以上,从 5cm 扩张到 6cm 可能需要 3h 以上;②初产妇和经产妇的产程在宫口扩张 6cm 以前基本一致,在此之后,经产妇的产程进展明显加快;③初产妇第二产程中位持续时间的第 95 百分位数在应用硬脊膜外阻滞组及未应用硬脊膜外阻滞组分别为 3.6h 和 2.8h。由此可见,即使产程进展比较缓慢,最终仍然可以顺利经阴道分娩。在综合国内外相关领域文献资料的基础上,结合美国国家儿童保健和人类发育研究所、美国妇产科医师协会、美国母胎医学会等提出的相关指南及专家共识,中华医学会妇产科学分会产科学组专家对新产程的临床处理达成以下共识。

(1)第一产程

1)潜伏期:潜伏期延长(初产妇>20h,经产妇>14h)不作为剖宫产指征。

破膜后且至少给予缩宫素静脉滴注 12~18h,方可诊断引产失败。

在除外头盆不称及可疑胎儿窘迫的前提下,缓慢但仍然有进展(包括宫口扩张及先露下降的评估)的第一产程不作为剖宫产指征。

2)活跃期:以宫口扩张 6cm 作为活跃期的标志。

活跃期停滞的诊断标准:当破膜且宫口扩张≥6cm 后,如宫缩正常,而宫口停止扩张≥4h 可诊断活跃期停滞;如宫缩欠佳,宫口停止扩张≥6h 可诊断活跃期停滞。活跃期停滞可作为剖宫产的指征。

(2)第二产程:第二产程延长的诊断标准:①对于初产妇,如行硬脊膜外阻滞,第二产程超过 4h,产程无进展(包括胎头下降、旋转)可诊断第二产程延长;如无硬脊膜外阻滞,第二产程超过 3h,产程无进展可诊断。②对于经产妇,如行硬脊膜外阻滞,第二产程超过 3h,产程无进展(包括胎头下降、旋转)可诊断第二产程延长;如无硬脊膜外阻滞,第二产程超过 2h,产程无进展则可以诊断。

【临床特殊情况的思考和建议】

1.潜伏期与活跃期的界限　活跃期是指从宫口扩张 3cm~10cm。目前国际上倾向于将宫口扩张 4cm 作为活跃期的起点,且不主张在 6cm 前过多干预产程。

2.水中分娩　水中分娩在国外已有二百余年历史,1805 年法国的 Embr 最早使用这项技术。20 世纪 60 年代苏联尤戈·谢柯夫斯基开始进行水中分娩试验。20 世纪 80 年代后期,美国妇产科医生迈克尔·罗森彻尔在美国开始首家水中分娩中心。目前,英国超过半数的分娩中心设有分娩专用的水池。2003 年上海市开展中国首例水中分娩。国外水中分娩几乎包括所有能够阴道分娩者,我国开展时间较短,为确保母婴安全,适应证相对较少,禁忌证相对较多。

(1)对母儿的好处:①传统观点认为在水中分娩,由于水的浮力作用,使阴道内外的压力差变小,会阴组织逐渐扩张,容受性增加,从而减少会阴裂伤。但目前的研究结果缺乏足够证据证明水中分娩可以减少或增加会阴裂伤的发生率。②在水中便于孕妇休息和翻身,采取不同体位使盆底肌肉放松,促进宫颈扩张,从而缩短产程。但国外某些研究显示水中分娩第一产程缩短,第二、三产程比较,无统计学意义。我国学者研究报道,水中分娩与传统分娩产程时间相比,总产程无显著差别,第一产程较短,第二产程较长。③水中分娩具有产时镇痛的作用,减少了麻醉药物、镇痛药物以及催产素的应用。④水中分娩提高了产妇对分娩的满意度、对宫缩的应对技巧以及自尊。⑤有理论指出水中分娩给新生儿提供了与在母体内相似的环境,是最理想的出生环境。

(2)国外研究对水中分娩的风险进行了总结主要有:①感染:包括风疹病毒、乙型肝炎、丙型肝炎以及艾滋病感染;②产后出血:水中分娩的产后出血量难以估计准确,并且产后出血与会阴损伤程度关系密切,水中分娩对产后出血的影响还有待进一步的研究;③会阴裂伤;④胎儿心动过速;⑤脐带断裂:有报道水中分娩新生儿因娩后被快速牵拉出水面而造成脐带断裂者;⑥感染;⑦肺部水吸入;⑧溺水。另外水中分娩时,如母儿发生意外,出水送至病床抢救可能会延误治疗时机。

3.交叉型产程图与伴行产程图　产程图是各种分娩因素相互作用过程总的表现。通过观察,描绘产程进展的情况,可体现产程进展是否顺利,亦可借以估计分娩预后。曲线的形式有两种,一种为交叉型,其画法是宫颈扩张曲线自左向右,从下向上,先露下降曲线也自左而右,但从上向下,两条曲线于产程中期(宫口开大 4～5cm)交叉,然后各自分离,直到胎儿娩出。若两线交叉点有变异或不交叉,提示产程异常。另一种为伴行型,宫颈扩张曲线及先露下降曲线走向一致,均自左向右,从下向上,可反映分娩活动中宫颈扩张伴随先露不同程度下降的一般规律,即宫颈扩张越大,先露下降越低。伴行曲线便于对比,发现异常。

(苏　东)

第六节　新生儿处理

胎儿出生后四周内为新生儿期,是初生婴儿生理功能进行调整而逐渐适应宫外生活的时期。新生儿期的正确观察和处理是降低围生儿病率的重要手段。

一、正常足月新生儿的处理

凡胎龄满 37 至 42 周内出生的新生儿,体重在大于 2500g,小于 4000g 范围内、身长大于 47cm 者,称为正常足月新生儿。

【正常新生儿出生时的处理】

1.清理呼吸道　新生儿呼吸道的及时清理对防止吸入性肺炎的发生十分重要。胎头娩出后应立即将其鼻腔和口腔中的黏液和羊水挤出。胎儿娩出后应继续用吸痰管清洗新生儿鼻腔和口腔中残余的羊水和黏液,吸引时间应<10 秒,吸引器的负压不超过 100mmHg。当确认呼吸道内黏液和羊水已吸净而新生儿仍未啼哭时,可轻拍其足底和背部,新生儿大声啼哭,表示呼吸道已通畅。

2.Apgar 评分　新生儿 Apgar 评分是根据新生儿的心率、呼吸、肌张力、喉反射及皮肤颜色进行评分,每项 0～2 分,满分为 10 分,0～3 分为重度窒息,4～7 轻度窒息,8～10 分为正常。

新生儿娩出后由有经验的医师进行 Apgar 评分,娩出后 1 分钟和 5 分钟各评一次。若 5 分钟 Apgar 评分仍未达到 10 分,应继续每 5 分钟评价一次直至复苏成功。出生后 1 分钟的 Apgar 评分主要反映新生儿的酸碱平衡状态,评分越低,表示缺氧和酸中毒程度越重;出生后5分钟Apgar评分则是新生儿预后的指标。新生儿死亡率随Apgar评分的升高而降低,对新生儿复苏过程中出现Apgar倒评分情况,提示复苏方法不当或新生儿存在先天性疾患可能。

近年有不少学者对Apgar评分的价值提出疑义,认为它不能正确真实地反映新生儿的酸碱平衡状态,而且有较大的主观性。有研究显示,1分钟Apgar评分提示酸中毒存在的敏感性及阳性预测值均较差。提出如果有条件,于胎儿出生后立即做脐血的酸碱和血气分析更为准确。

3.脐带血酸碱和血气分析　脐血酸碱和血气分析具有快捷、客观、无创伤性,能较客观地反映胎儿组织器官的代谢状态及新生儿的出生状况,与新生儿的预后密切相关。采集方法是在新生儿出生后尚未呼吸前即刻用两把血管钳钳夹并剪下一段脐带,立即用肝素化处理的无菌注射器分别抽取脐动、静脉各1ml,密封后送血气分析。一般认为脐血 $pH<7.2$、脐静脉血 $PO_2<19mmHg$、母儿血 pH 差值 >0.2 提示胎儿宫内缺氧,可用于分析胎儿窘迫的原因,评价母体病理情况对胎儿酸碱平衡和氧供的影响,指导新生儿窒息的处理及判断新生儿预后。

4.处理脐带　在距脐带根部约15cm处钳夹第一把血管钳,用手自第一把血管钳处向脐带远端加压挤出脐血管内残留血液,在距第一把血管钳约3～5cm处钳夹第二把血管钳(尽量使两把血管钳之间无残留血液,以避免断脐时脐带内血液飞溅污染术者),在两把血管钳之间剪断脐带。在距脐带根部约0.5cm处剪断并结扎脐带,无菌纱布保护脐带断端周围,消毒脐带残端,药液不可接触新生儿皮肤,以免灼伤。待脐带断端干燥后用无菌纱布外包扎。

(1)新生儿断脐的时间:目前对胎儿娩出后断脐的最佳时间尚存在争议,主要有早断脐和晚断脐两种观点。

(2)断脐方法:目前断脐方法因所使用的断脐工具不同而不同,但均要严格遵循无菌原则,结扎前消毒脐根部周围。

1)气门芯套扎法:在平脐轮处到距脐根部0.5cm处用止血钳钳夹脐带留止血钳印,借助止血钳将气门芯套入脐带下缘止血钳钳夹的印迹处,剪去气门芯上缘0.5cm处脐带,消毒脐带断端后用脐带卷包扎。

2)线扎法:在距脐根部0.5cm处用粗丝线结扎第一道,再在离脐根部0.5～1.0cm处结扎第二道,在线外0.5cm处剪断脐带,用脐带卷包扎。

3)脐带夹断脐法:在距脐根0.5～1.0cm处夹上脐带夹,在脐带夹上0.5cm处剪断脐带,用脐带卷包扎。

4)脐带剪断器断脐:消毒后,距脐轮1cm处夹紧脐带后利用一次性脐带剪断器的内固定刀片迅速将脐带剪断,夹子留于脐带断端。

(3)脐带断端的消毒:胎儿出生后,对脐带断面的消毒处理是消灭新生儿脐炎、破伤风及降低围产儿病率的重要手段。常用的消毒方法有消毒剂消毒法、烧灼消毒法和微波消毒法等。

1)消毒剂消毒法:常用的断端消毒剂有2.5%碘酊、75%乙醇。2.5%碘酊用于脐带断端消毒需使用75%乙醇脱碘。

2)烧灼消毒法:高锰酸钾是一种强氧化剂,在消毒同时具有收敛作用,使脐带干燥,免包扎且感染率低,但要注意保护好新生儿皮肤以免灼伤。也可用3%碘酒消毒烧灼脐带断面,使脐血管闭合。

3)微波消毒法:断脐后,用无菌纱布擦干断面的残余血迹,无菌纱布保护好新生儿脐带周围皮肤,再用已预热消毒好的微波探头消毒断面,从而使脐动脉、脐静脉完全闭合。待整个脐带断面完全固化、变白后再将血管钳放开,暴露待其自然干燥。微波断脐可预防脐炎,缩短脱脐时间,并且断脐后不用包扎,护理观察方便。

4)其他消毒法:如脐粉、新生儿脐带结扎保护带等。脐粉主要由穿心莲、白芨、枯矾三种中草药组成。

穿心莲对金黄色葡萄球菌、溶血性链球菌有抑制作用,能提高白细胞对金黄色葡萄球菌的吞噬能力。白芨具有消肿生肌收口作用,所含黏液质可增加血清的黏滞性,促进血液凝固,止血效果迅速。枯矾能抑制白色念珠菌生长,具有燥湿、解毒、止血、定痛及较强的收敛作用。使用方法是在平脐轮处用止血钳钳夹脐带,15～30分钟开放止血钳,沿止血钳印上缘剪断脐带,断面用2.5％碘酊涂擦,敷上经过高压消毒的脐粉,再轻压上大约1.5cm×1.5cm经过高压灭菌的纱布球。

国内有学者研究认为以胶圈(气门芯)套扎、残端高锰酸钾烧灼、不包扎法为最好,脱脐时间短,无出血,脐炎发生率少。而国外多以灭菌的脐带夹紧夹残端,很少感染。

5.新生儿的一般处理　新生儿处理脐带后擦净面部及足底的胎脂及血迹,打足印及母亲右手拇指印于新生儿病例上,新生儿的手腕带和包被牌上注明新生儿性别、体重、出生时间、母亲姓名和床号。由新生儿科医生对新生儿作全面的体格检查。

【新生儿常见的几种特殊生理状态】

1.生理性黄疸　新生儿黄疸又称为新生儿高胆红素血症。约有75％的新生儿在出生后2～3天皮肤开始黄染,4～6天达高峰。这是新生儿肝脏功能还不健全造成的,一般在10～14天内会自行消退,不需要特殊治疗,预后良好。如果新生儿黄疸出现时间早、上升速度快,且逐渐加重,同时伴随不吃、不哭、不动或黄疸持续不退,需考虑病理性黄疸可能,拟进行特殊的检查及治疗。

2.乳腺肿大　新生儿出生后3～5天乳房逐渐增大,有时还会分泌出乳汁,男女均可有。这主要与胎儿期受母体黄体酮及催乳素的影响有关,一般在出生后2～3周后症状会逐渐消失,不需要做任何处理。

3.女婴阴道出血　有些女婴出生后数天内有阴道少许出血现象,一般持续1～3天。主要与胎儿期受到母体雌激素影响有关,不需做任何处理。

4.生理性体重下降　新生儿出生后第二天开始出现体重减轻5％～10％,一般于生后10天左右恢复。这是由于生后最初几天摄入少,加之大小便的排泄及呼吸、皮肤蒸发水分所致。

二、早产儿的处理

凡胎龄超过28周而未满37周出生的活产婴儿为早产儿。早产儿各种脏器生理功能不成熟,对外界适应能力差,在处理方面要针对其特点进行。

【早产儿出生时的处理】

1.体位　早产儿娩出后,使其躯体低于胎盘水平,面朝下或取头偏向一侧的仰卧位,用盐水纱布轻轻挤捏鼻腔及揩拭口腔,以防止新生儿的血液向胎盘逆流,促使咽喉部的黏液、血液和羊水排出。

2.清理呼吸道　在第一次呼吸前,使新生儿的头部伸展,用电动负压或口衔导管吸净咽喉部液,然后轻击足底,刺激啼哭。如出生前胎盘功能良好,出生时多数能适应新环境而在娩出后1～2分钟内开始自然呼吸。对不能建立自主呼吸的早产儿应迅速气管插管,吸出气管内液后,输氧、加压呼吸。对胎龄<32周的早产儿,可通过气管插管给予肺表面活性物质,提高肺泡表面张力,促使肺泡尽早扩张,减少缺血缺氧对大脑的损害。

3.断脐　在清理呼吸道、复苏的同时,过去的观点主张立即断脐,以减少高胆红素血症的发生而增加肝脏负担。但最近国外病例的对照研究认为,晚断脐带可增加早产儿红细胞量及血红蛋白含量,提高大脑的氧供,故主张晚断脐。

4.保温　断脐后迅速擦干全身,但不必擦去皮肤表面可起保温作用的胎脂,以暖干布包裹躯体避免散热过多。对体重<1500g的早产儿可采取塑料膜保温,出生后不擦干,将躯干四肢放于塑料膜中,头在外,

可用一端开口的塑料袋或大的保鲜膜。

【早产儿出生后的护理】

1.保暖　早产儿体温调节中枢发育不成熟,体温受周围环境影响大,低温可使早产儿的代谢率增加,从而增加氧耗,加重缺氧。一般认为室温应保持在24～26℃,相对湿度55%～65%。体重<2000g的早产儿,应置于暖箱内。体重1501～2000g者,暖箱温度为30～32℃;体重1001～1500g者,暖箱温度为32～34℃。

2.日常护理　除每日一次在固定时间(哺乳前)测一次体重外,喂奶、测体温、更换衣服与尿布等一切护理工作均在暖箱中完成。避免不必要的检查及移动。起初每2小时测腋下体温一次,于体温恒定后,每4～6小时测体温一次。体温应保持在皮温36～37℃,肛温36.5～37.5℃。

3.供氧　高浓度、长时间吸氧,易引起早产儿眼晶体后纤维组织增生,导致视力障碍。故建议仅在发生青紫及呼吸困难时给予吸氧,且不宜长期使用。氧浓度以30%～40℃为宜。

4.防止低血糖　早产儿肝糖原贮存不足,易于生后2～36小时内发生低血糖。据统计,出生后1天内,约半数早产儿出现低血糖,表现为衰弱无力、体温不升、嗜睡,甚至可发生呼吸暂停和惊厥。如出生后血糖值两次低于1.1mmol/L(20mg/dl),即可诊断并立即治疗。可静脉推注葡萄糖1g/kg,此后以每分钟10mg/kg的速度持续滴入,待血糖稳定后再维持24小时,以后根据喂养情况逐渐减量。

5.补充维生素及铁剂　早产儿体内各种维生素贮量少,生长快而需求量多,造成维生素相对缺乏,故出生后应给予维生素C 50～100mg和维生素K_1 1～3mg,肌内注射或静脉滴注,共2～3日。生后第10天起,给予浓缩鱼肝油滴剂,由每日1滴渐增至每日3～4滴,或维生素D_3 15万～30万U,肌内注射一次。生后1个月,给予铁剂,10%枸橼酸铁胺每日2ml/kg。出生体重<1500g者,生后第10天起,给予维生素E每日30mg,共2～3个月,以预防维生素E缺乏引起的溶血性贫血。

6.喂养　目前主张早喂养以防止低血糖的发生。一般于出生后4小时先试喂糖水1～2次。6小时开始母乳喂养。对体重过低或一般情况弱者,适当推迟喂奶,给予静脉补液。吮吸力差者,以胃管或肠管喂养。

7.预防感染　加强早产儿室内日常清洁消毒,严格执行隔离制度。早产儿如有感染,应及时治疗。

三、新生儿窒息

新生儿窒息是指出生时无呼吸或仅有不规则、间歇而浅表的呼吸,可以是胎儿窘迫的延续,亦可是娩出过程中一些因素引起的呼吸循环障碍,是导致新生儿脑瘫、智力低下及死亡的重要原因。据统计2000年全球<5岁儿童死亡1080万,其中<28天新生儿390万。全球42个发展中国家<5岁死亡数占90%,其中33%(29%～36%)为新生儿。其致死因素中新生儿窒息为第1位(占29%)。根据我国妇幼卫生监测显示,2000年我国<5岁儿童前3位死亡原因为肺炎、出生窒息、早产或低出生体重,新生儿窒息在三大死因中排第2位,在城市感染性疾病得到控制后出生窒息已成为第1位死因。熟练的复苏技术及规范的复苏流程是提高新生儿复苏成功率,改善新生儿预后的重要手段。

【病因】

凡能使血氧浓度降低的任何因素都可以引起窒息。新生儿窒息可因母体疾患、胎盘或脐带因素影响母体和胎儿间血液循环和气体交换引起。常见因素主要有:

1.母体疾患如妊娠高血压疾病、急性失血、严重贫血、心脏病等使母亲血液含氧量减低而影响胎儿。

2.脐带因素如脐带绕颈、打结或脱垂使脐带血流中断。

3.胎盘因素如胎盘早剥、前置胎盘、胎盘功能不足等均影响胎盘的血液循环。

4.胎儿因素如早产儿、巨大儿、呼吸道阻塞、宫内感染、先天性心血管系畸形和膈疝等导致肺不能充分扩张,无法有效通气,肺灌注不足。

5.分娩因素如产程延长、产力异常、各种手术产如产钳、镇痛、麻醉、催产药物使用不当等。

【诊断】

临床上主要通过病史和临床表现作出诊断。Apgar评分0~3分为重度窒息,4~7分为轻度窒息,8~10分为正常。目前有学者对上述诊断依据提出质疑,建议结合脐血的pH及血气分析结果进行诊断。

【治疗】

新生儿窒息的治疗是一项分秒必争的急救技术,要求在短时间内维持新生儿呼吸循环功能,提高血氧饱和度,减少缺氧对各脏器的损伤。因此,儿科、产科医生均需熟练掌握心肺复苏技术,并应紧密配合。

1987年美国新生儿学会(AAP)和美国心脏协会(AHA)开发了新生儿复苏项目(NRP),并制定了国际新生儿复苏指南NRPG,2000年以循证医学为基础对原有的指南进行删节与修改,形成"2000年版国际新生儿复苏指南"。目前国际复苏联合会(ILCDR)推荐的"2000年版新生儿复苏指南"在全世界得到广泛应用,对规范从业人员新生儿复苏流程起到了极大促进作用,同时,显著提高了新生儿复苏成功率,降低了新生儿病死率和致残率。为使我国新生儿复苏方案与2000年国际新生儿复苏指南接轨,提高我国新生儿复苏水平,我国于2005年制定了"中国新生儿窒息复苏指南",2007年又进行了修改和补充(附:新生儿窒息复苏指南2007修订版及2007年新版的新生儿复苏流程,卫生部妇幼保健与社区卫生司),大致内容如下:

1.复苏的准备工作　对可能出现新生儿窒息的情况,应提前准备好新生儿窒息复苏需要的物资及人员。

(1)物质准备:复苏前要准备好复苏的设备及器械并处于良好的工作状态。

(2)复苏人员:凡是参与接生和新生儿处置的产科医生、助产士、护士和新生儿科医生均需受过新生儿复苏的训练并能熟练配合。而由于新生儿窒息常在未预料的情况下发生,故每次分娩时都应该有具备复苏能力的人员在场。

2.复苏基本程序　包括评估-决策-措施,此程序在整个复苏中不断重复。主要根据呼吸、心率、肤色3个体征进行评估,通过评估进行决策是否需要进一步的复苏措施。

3.复苏的步骤　包括通畅呼吸道、提供正压人工呼吸、施行胸外按压,建立循环及注入肾上腺素4个阶段。

(1)快速评估:出生后立即用5~6秒钟的时间对下述4项指标进行评估:足月妊娠? 羊水清? 有哭声或呼吸? 肌张力好? 如4项中有1项为"否",则进行初步复苏。

(2)初步复苏

1)保暖:将新生儿放在辐射保暖台上或预热的包被裹住新生儿以减少热量散失等。对体重<1500g、孕周<32周的极低出生体重儿可将婴儿的头部以下躯体和四肢放在灭菌的塑料袋或保鲜膜内置于辐射保暖台上。

2)体位:置新生儿头轻度仰伸位(鼻吸气位)。

3)吸引:在肩娩出前助产者即用手将新生儿的口咽及鼻中的分泌物挤出。娩出后,用吸球或吸管(8F或10F)先口咽后鼻清理分泌物。吸引时间<10秒,吸引器的负压不超过100mmHg(13.3kPa);当羊水有胎粪污染时,快速评估新生儿有无活力,新生儿有活力时,继续初步复苏,如无活力,采用胎粪吸引管进行气管内吸引。

4)擦干:用干纱布或毛巾快速擦干全身。

5)刺激:用手指轻弹或手拍打患儿的足底或摩擦背部2次以诱发自主呼吸,如无效表明新生儿处于继发性呼吸暂停,需要正压人工呼吸。

(3)气囊,面罩正压人工呼吸:正压呼吸需要20～25cmH$_2$O,少数病情严重的初生儿起初可用2～3次30～40cmH$_2$O以后维持在20cmH$_2$O;频率40～60次/分(胸外按压时为30次/分)。经30秒100%氧的充分人工呼吸后,如有自主呼吸且心率≥100次/分,可逐步减少并停止正压人工呼吸。如自主呼吸不充分或心率<100次/分,继续施行人工呼吸。

(4)喉镜下经口气管插管:以下情况需要气管插管复苏:

1)需要气管内吸引清除胎粪时;

2)囊面罩人工呼吸无效或要延长时;

3)胸外按压的需要;

4)经气管注入药物时;

5)特殊复苏情况,如先天性膈疝或超低出生体重儿。

插管后可根据以下方法确定导管位置是否正确:

1)胸廓起伏对称;

2)听诊双肺呼吸音一致,尤其是腋下,且胃部无呼吸音;

3)无胃部扩张;

4)呼气时导管内有雾气;

5)心率、肤色和新生儿反应好转。

(5)胸外按压:当100%氧充分正压人工呼吸30秒后心率<60次/分。在正压人工呼吸同时须进行胸外按压,可用拇指法及双指法进行。胸外按压和人工呼吸的比例应为3:1,即90次/分按压和30次/分呼吸,达到每分钟约120个动作。因此,每个动作约1/2秒,2秒内3次胸外按压1次正压呼吸。30秒重新评估心率,如心率仍<60次/分,除继续胸外按压外,考虑使用肾上腺素。

(6)药物:在新生儿复苏时,很少需要用药。当心搏停止或在30秒的正压人工呼吸和胸外按压后,心率持续<60次/分,应自静脉或气管导管注入1:10000肾上腺素0.1～0.3ml/kg,3～5分钟可重复1次。急救扩容可使用等渗晶体液,推荐生理盐水。大量失血则需要输入与患儿交叉配血阴性的同型血或O型红细胞悬液。在新生儿复苏时不推荐使用碳酸氢钠和纳洛酮。

【临床特殊情况的思考和建议】

1.新生儿断脐的时间　目前对胎儿娩出后断脐的最佳时间尚存在争议,主要有早断脐和晚断脐两种观点。

早断脐:是在新生儿出生后立即断脐。研究报道延迟3分钟结扎脐带可影响血液流变学参数,引起新生儿黄疸和红细胞增多症、血黏滞度增高。故主张早断脐。

晚断脐:新生儿出生后不马上断脐,而是延迟一些时间,或等脐带搏动停止后断脐。近年来国内外有较多研究支持晚断脐。研究认为晚断脐可使新生儿获得更多的胎盘血液灌注,增加新生儿血容量。Mercer等对极低体重儿的研究发现,在23例晚断脐组中有2例男婴发生脑出血,而在早断脐的19例中有8例发生脑出血,在晚断脐组中没有发生晚发性败血症,而在早断脐的19例中有6例发生晚发性败血症,提示晚断脐对于低出生体重儿有重要意义。

鉴于此,我们建议对母儿血型不合及母体有传染病的新生儿宜早断脐,对无上述情况的新生儿可采用晚断脐。

2.二次断脐　在第一次断脐后24～48小时,用碘伏或75%酒精消毒脐带残端,止血钳剔去气门芯(或丝线或脐带夹等),提起脐带残端,沿脐轮上缘剪去脐带残端,脐带断端消毒后用纱布覆盖,外用新生儿脐带结扎保护带包扎,对渗血者在剪去脐带残端后立即用棉签压迫止血或用云南白药粉末适量撒于脐部再用脐带卷包扎效果甚佳。24～48 小时后拆除脐带卷。以后每日用 75％酒精常规消毒,保持脐部清洁干燥。近年大多数文献报道二次断脐可减少脐炎的发生,缩短脐带脱落时间,二次断脐的时间主张在第一次断脐后 48 小时。

3.早产儿肺表面活性物质应用的建议　对胎龄＜32 周的早产儿,可通过气管插管给予肺表面活性物质,提高肺泡表面张力,促使肺泡尽早扩张,减少缺血缺氧对大脑的损害。某医院对 6 例胎龄＜32 周的早产儿在出生后立即在气管插管下给予牛肺表面活性物质 1～2 支,效果良好,6 例患儿均建立了自主呼吸,故建议对胎龄小的早产儿尽早用肺表面活性物质。

4.新生儿窒息复苏用氧的建议　新生儿窒息复苏指南推荐复苏时用纯氧,但目前对纯氧复苏存在较大争议。近年研究提示,用纯氧复苏的缺氧新生大鼠较用空气复苏者肺、肝脏及肾脏的损伤明显。此外氧与早产儿视网膜病变(ROP)的发生关系也引起学术界的广泛关注,众多研究认为,给氧的浓度、时间以及相对缺氧和给氧方式等均可能是引起 ROP 的原因,但吸氧浓度、吸氧时间多长才有意义,目前尚无定论。大量的证据表明,对新生儿来说,纯氧的使用可能并非最佳选择。在瑞典,临床医生被推荐运用 40％的氧气进行新生儿复苏,并视患儿情况增加或减少复苏氧气的浓度,在美国及加拿大的许多医疗机构中 100％的氧气也已不再是新生儿复苏的首选。故建议县以上医疗单位创造条件在产房添置空气-氧混合仪以及经皮氧饱和度测定仪,使早产儿在复苏中得到合适浓度的氧(以＜40％为宜)并及时使用经皮氧饱和度仪监测氧饱和度使其维持在 90％～95％。

5.羊水胎粪污染处理新概念　过去认为分娩及复苏过程中胎粪吸入可引起吸入性肺炎,为防止上述情况发生,在胎肩娩出前立即对胎儿气道进行吸引清理。但近年国外多中心的随机对照研究显示,此方法不能减少胎粪吸入综合征和其他呼吸系统疾病的发生。过去对羊水胎粪污染的新生儿分娩后一律采用气管插管下吸引胎粪,近年来的随机对照研究发现,对有活力的新生儿,气管插管吸引胎粪不能减少胎粪吸入综合征的发生率,因此,新的指南提倡对羊水胎粪污染但有活力的新生儿不采用气管插管吸引胎粪,同时强调使用胎粪吸引管。

6.新生儿药物复苏新概念　过去由于考虑到建立静脉给药途径需要时间,气管内给药迅速,故推荐首剂量肾上腺素采用气管插管的导管内给药,但近年来研究显示,气管内给药所需剂量远大于通常的推荐剂量。目前推荐静脉途径一旦建立,应尽可能静脉给药。在一般的复苏过程中已不推荐使用碳酸氢钠以防止碱中毒对心肌和脑可能产生的损害。

(王成爱)

第二十二章　异常分娩

第一节　产力异常

产力包括子宫肌、腹肌、膈肌及肛提肌的收缩力,以子宫肌收缩力为主。产力异常指子宫肌收缩力异常。

一、子宫收缩乏力

子宫收缩乏力指子宫收缩虽有正常的节律性、对称性和极性,但间歇期长、持续时间短、收缩力弱,既不能促使子宫颈口逐渐扩张,也不能迫使胎儿逐渐下降,临产后即表现为子宫收缩乏力,称原发性宫缩乏力,导致潜伏期延长;如发生在产程某一阶段时,则为继发性宫缩乏力,常导致活跃期延长或停滞。

原因:头盆不称;胎位异常;精神因素;内分泌失调;子宫肌纤维过度伸展(羊水过多、多胎、巨大胎儿等)或变性(多次妊娠与分娩,曾有子宫急、慢性感染等);子宫发育不良或畸形;子宫肌瘤;临产后使用较大剂量镇静、镇痛药等引起。

【诊断标准】

1.临床表现

(1)子宫收缩协调,但间隔时间长、持续时间短、收缩力弱待产妇有不同程度不适和疲劳。

(2)潜伏期延长:潜伏期>16小时。

(3)活跃期延长:活跃期>8小时。

(4)活跃期停滞:活跃期2小时内子宫颈口扩张无进展。

(5)胎头下降延缓或停滞:初产妇活跃晚期,胎头下降速度<1cm/h;经产妇<2cm/h。胎头不下降达1小时以上,为下降停滞。

(6)第二产程延长宫口开全后,初产妇超过2小时,经产妇超过1小时尚未分娩。

(7)总产程>24小时为滞产。

2.检查

(1)腹部检查:子宫收缩时,子宫硬度用手指压子宫底部肌壁仍有凹陷出现。

(2)肛门或阴道检查:子宫口开张速度:潜伏期<1cm/4h,活跃期<1.2cm/h。

【治疗原则】

1.第一产程

(1)运用四步触诊法复查胎产式及胎方位,重新估计胎儿大小。

（2）阴道检查：了解子宫颈口扩张程度，有无宫颈水肿、胎方位、胎先露高低及产瘤有无和大小；了解骨盆大小、形态，除外头盆不称。如发现产道及（或）胎位异常，估计不能经阴道分娩者，及时施行剖宫产术。

（3）估计可经阴道分娩而胎儿监测无窘迫征象，采取下列措施。

1）鼓励进食：摄入不足者，可予补液，纠正酸中毒、电解质紊乱。

2）产妇极度疲劳时，可给予哌替啶 50～100mg（潜伏期）或地西泮（活跃期）10mg 静脉或肌内注射，以期起到镇静及促进子宫颈口扩张作用。

3）经以上处理 2～4 小时后，如子宫收缩不见转强，或宫口无进展时，阴道内检查除外头盆不称后应加强子宫收缩，按下列步骤进行。①嘱排空膀胱：排尿困难而膀胱胀满者，导尿。②破膜：注意羊水流出量、颜色及性状。③静脉滴注催产素：破膜后 0.5～1 小时，如宫缩不见转强，静脉滴注催产素加强宫缩。

2.第二产程

（1）胎头颅骨最低点未过坐骨棘，宫口开全已达或超过 2 小时或出现胎儿窘迫征象，应立即施行剖宫产术。

（2）第二产程延长，胎先露已达 S^{+3}，可行产钳或胎头负压吸引器助产。

（3）慎防产后子宫收缩乏力性出血及产褥感染。

二、子宫收缩过强

子宫收缩过强是指子宫收缩的节律性、对称性和极性均正常，仅收缩力过强、收缩持续时间长而间歇期时间短。若头盆相称，过强宫缩可致子宫颈口迅速开全，分娩在短时间内结束，总产程不足 3 小时称急产，可致母体会阴、阴道甚至子宫颈裂伤；脱落产（BBA），因未消毒引起感染和会阴裂伤。过强宫缩使胎盘血循环受阻，易发生胎儿窘迫、新生儿窒息或死亡；胎儿娩出过快，不能适应外界压力的骤变，可发生颅内血管破裂出血；生产时，新生儿坠地，可发生骨折、外伤等。如头盆明显不称，过强宫缩可造成子宫破裂，危及母、儿安全。

【诊断标准】

1.宫缩持续时间可长达 1 分钟，而间歇期可短至 1～2 分钟。宫缩极期时，子宫硬。

2.产程进展迅速，子宫颈口扩张及胎头下降均快。

3.头盆不称时，在子宫颈口扩张同时胎头迟迟不下降。

【治疗原则】

1.凡有急产史的孕妇，尤其胎先露位置较低者，应在临产前提前住院待产。

2.产程中吸氧及监测胎儿心率。

3.宫缩过强时酌情给予阿托品 0.5～1mg，肌内注射，或 25% 硫酸镁 10ml 溶于 5% 葡萄糖溶液 20ml 中缓慢静脉滴注。

三、子宫收缩不协调

子宫收缩丧失对称性及极性，为无效宫缩。由于宫腔内张力高，易至胎儿缺氧。多由精神过度紧张或头盆不称或胎膜早破羊水过少引起。

【诊断标准】

1.产妇感持续腹痛,拒按,呼叫,烦躁不安,疲惫不堪。

2.子宫收缩纤颤样,宫缩间歇时子宫壁仍不放松或有压痛。

3.胎心过速或不规律,有时胎位扪不清。

4.子宫颈口不扩张,胎先露不下降。

【治疗原则】

1.哌替啶100mg,肌内注射,使产妇入睡,醒后可能恢复协调性收缩,产程得以顺利进展。

2.如不协调性子宫收缩已被控制,头盆相称,但宫缩不强,可采用催产素静脉滴注催产。

3.若不协调性子宫收缩未能纠正,伴有胎儿窘迫或头盆不称,应行剖宫产术。

四、子宫痉挛性狭窄环

子宫壁某段肌肉呈痉挛性不协调收缩所形成的环状狭窄,可出现于子宫任何部位,但子宫体部与下段交界处最为多见,也可围绕胎体小部位,如颈、腰处,或在子宫颈外口处。宫缩时,狭窄环上部的肌肉收缩传不到环的下部,产程停滞;环紧卡胎体,阻碍胎儿下降。多因精神过度紧张,粗暴的阴道操作使子宫局部受到强刺激,或滥用宫缩剂等引起。

【诊断标准】

1.宫缩时,胎先露部不但不下降,反而上升;子宫颈口不但不扩张,反而缩小。

2.腹部在子宫上、下段处有狭窄环使子宫呈葫芦形,此环不随宫缩上移。

3.阴道检查有时可在子宫腔内触及坚硬而无弹性的环状狭窄,环的上、下部均不紧张。

【治疗原则】

1.立即停止阴道操作或停用宫缩剂。

2.给予镇静解痉剂,哌替啶100mg,肌内注射或阿托品1mg或25％硫酸镁20ml稀释后,在5～10分钟内缓慢静脉推注。

3.若经上述处理,狭窄环仍不松弛,且出现胎儿窘迫,应行剖宫产术,子宫切口视术中狭窄环的位置而定。

4.如宫口已开全,胎先露已入盆,可在麻醉下,试行阴道助产结束分娩。

(马登琴)

第二节　骨产道异常

骨产道即骨盆。畸形骨盆经线较正常短,称狭窄骨盆。

【诊断标准】

1.病史　曾患影响骨骼、脊柱或髋关节的疾病,如脊柱后突或侧突、佝偻病、结核病、脊髓灰质炎等;曾有下肢外伤而致跛足等。既往异常分娩史,如产程延长、分娩困难及新生儿产伤等。

2.检查

(1)全身检查:注意孕妇身材、体型及步态,有无悬垂腹、驼背,米氏菱形窝是否对称等。

(2)腹部检查:注意有无胎先露及胎位异常。初产近预产期、经产妇临产后胎头仍未入盆,检查胎头是否有无跨耻征阳性。

（3）骨盆测量：

1）外测量：可间接判断骨盆大小及形态。①髂前上棘间径：正常值 23～26cm，临界值为 22cm；②髂嵴间径：正常值 25～28cm，临界值为 24cm；③骶耻外径：正常值 18～20cm；④骨盆出口横径，正常值 8～9cm，加测出口后矢状径<8cm，两径之和应>15cm。

2）内测量：骨盆外测量疑有狭窄，应补充内测量，以明确狭窄程度。①骨盆入口平面前后径，以骶耻外径表示，此径短则测骶耻内径。耻骨联合下缘至骶岬上缘中点的距离，即对角径，如<11.5cm 为狭窄，减去 1.5～2cm 相当于骨盆入口前后径的长度。②中骨盆横径即坐骨棘间径，正常值 10cm 即容 6 指松；坐骨切迹底部宽度，可容 3 指正常值 4.5cm。坐骨棘间径不能精确测得，从坐骨棘突出程度及坐骨切迹宽窄，约略估计。

3.狭窄骨盆类型

（1）均小骨盆：骨盆形态属女性型，骨盆各平面径线皆较正常低值小 2cm 或更多。

（2）扁平骨盆：入口呈横扁圆形，骶耻外径<18cm，骶耻内径<11.5cm。

（3）男性型骨盆：入口平面各径线尚正常，但骨盆两侧壁自上向下逐渐向内倾斜呈漏斗状，故又称漏斗型骨盆。坐骨棘间径<10cm；坐骨结节间径<8cm，坐骨结节间径与后矢状之和<15cm；耻骨弓角<90°。

（4）横径狭窄骨盆：曾称类猿型骨盆，入口、中骨盆和出口的横径均短而前后径稍长，坐骨切迹增宽。

此外，尚有因骨科疾患致骨盆外形失去正常形态及对称性的畸形骨盆。

【治疗原则】

1.骨盆入口平面狭窄

（1）骶耻外径≤16cm（入口前后径小于等于 8.5cm），正常大小的足月活胎常不能入盆，以剖宫产为宜。

（2）骶耻外径 17～18cm（入口前后径 8.5～9.5cm），足月活胎，胎儿中等大小不宜试产，若胎儿偏小可以试产。进入产程后观察胎头下降。若发生胎膜早破或胎头始终不见下降，或产程无明显进展，或胎儿窘迫，均应考虑行剖宫产术。

（3）骨盆临界性狭窄，初产臀位，不宜试产，应行剖宫产术。

2.中骨盆狭窄

（1）如宫口已开全，胎头双顶径已降至坐骨棘水平以下，可经阴道行产钳或负压吸引器助产。

（2）如胎头双顶径停留在坐骨棘水平之上，或出现胎儿窘迫，应行剖宫产术。

3.骨盆出口狭窄

（1）出口横径显著狭窄，或出口横径与出口后矢状径之和<15cm，足月胎儿（3000g 左右）应行剖宫产术。

（2）出口横径与出口后矢状径之和>15cm，可经阴道分娩，应做较大的会阴侧切以防发生严重会阴裂伤。

4.畸形骨盆　凡畸形严重，头盆明显不称者，均应行剖宫产。

（李林萍）

第三节　软产道异常

一、子宫宫颈异常

1.双子宫　双宫颈:一侧子宫妊娠而另侧子宫可稍增长,如胎位正常并已入盆,则根据骨盆大小有自然分娩可能。若另侧子宫阻塞产道则需剖宫产,产后未孕侧子宫可排出大块蜕膜组织。

2.双角子宫　子宫形态呈元宝状鞍形子宫,有时宫底部凹陷较深,易致胎位异常。

3.子宫下段或宫颈部肿瘤　经B超确定部位,凡影响儿头入盆者均需行剖宫产术。

4.宫颈坚韧　高年初产、既往有慢性宫颈炎,既往宫颈手术史(锥切、电烙、激光、冷冻等)产程中宫缩强、先露下降但宫颈组织缺乏弹性扩张延缓或宫颈扩张停滞,经处理后不改善,为宫颈难产宜行剖宫产术。

二、外阴阴道异常

1.阴道纵隔　组织薄或不全纵隔可阴道分娩,产时切断并缝合止血。如坚韧则以剖宫产为宜。

2.阴道横膈　位置低、薄、可在产程中行"X"切开,产后缝扎。位置高、厚、坚韧,应计划性行剖宫产术。

3.外阴白色病变　严重者弹性消失,组织萎缩,宜行剖宫产术。

4.其他　陈旧性会阴Ⅲ度修补术后、生殖性瘘修补术后,应行剖宫产。

(张瑞奇)

第四节　胎位异常

一、臀位

因先露不同,分为单臀先露(腿直臀先露),完全臀先露(先露为臀和双足)及不完全臀先露[足及(或)膝先露]。均以胎儿骶骨为指示点,有骶左前、骶左横、骶左后、骶右前、骶右横、骶右后6种胎方位。

【诊断标准】

1.腹部检查　胎体纵轴与母体纵轴一致,于子宫底部触及圆而硬的胎头;在耻骨联合上方扪及较软、宽而不规则的胎臀;胎心音以脐部左上方或右上方最为清楚。

2.肛门检查或阴道检查　胎先露较低时,可触及较软、形状不规则的胎臀、足或膝,如宫颈已扩张2cm以上、胎膜已破,可扪及胎臀、肛门。

3.辅助检查　B超检查可提示臀先露类型。并可测量胎儿双顶径等各径线以推算胎儿体重,了解胎头仰伸程度。

【治疗原则】

1.妊娠期　妊娠32周后发现臀位,无合并症、无不良孕产史、无脐带绕颈者可试予矫正。

（1）膝胸卧位：每日 2 次，每次 15 分钟。1 周为一疗程,.如有不适或胎动改变立即停止。

（2）艾灸或激光照射至阴穴：每日 1 次，每次 15 分钟，共 1 周。

2.分娩期　胎儿无畸形，初产、足月单胎臀位，足先露、胎儿估计≥3500g,胎头仰伸，骨盆任一平面狭窄，高年初产，珍贵胎儿，以选择性剖宫产结束妊娠为妥。产道正常，经产臀位、胎儿较小，单臀先露，应争取阴道分娩。决定试产者，处理如下。

（1）第一产程：

①产妇取左侧卧位，不灌肠，不作肛查，尽可能保持胎膜完整。

②胎膜自破时，立即听胎心，并检查有无脐带脱出。持续胎心监护或每 10～15 分钟听胎心 1 次。堵臀过程中每次宫缩后听胎心。

③严密观察产程，进入活跃期后，子宫颈扩张进度在初产妇至少应为 1cm/h,经产妇应达 1.5cm/h；胎先露下降进度应与子宫颈扩张平行。

④如宫缩时在阴道口见到胎臀或胎足，应消毒外阴部做阴道检查以明确子宫颈扩张情况。即使子宫颈口已开全，为使阴道得以充分扩张、胎臀得以继续下降，应于宫缩时，用消毒治疗巾以手掌堵住阴道口，直至冲力甚大，估计胎臀即将娩出时，才准备接产。注意胎心变化，排空膀胱，并作好新生儿窒息的抢救准备。

⑤如活跃期子宫颈扩张停滞、宫颈口开全而胎臀仍在坐骨棘水平以上，一般不用催产素静脉滴注，改行剖宫产术结束分娩。

⑥产程中发生脐带脱垂，如宫颈开全有条件阴道分娩即作臀牵引术，若宫口未开全立即取臀高位将脐带轻轻还纳并手托在阴道内以最快速度在原地行剖宫产术。

（2）第二产程：

①经产妇，胎儿不大，产力良好，等待自然分娩。

②初产妇行会阴侧切术。避免在胎儿脐孔达会阴之前牵引。待胎儿脐部娩出会阴，接产者用双手按分娩机转协助胎肩、胎手及胎头娩出。娩出胎头时，不可猛力牵拉,慎防造成颅内出血或臂丛神经损伤；亦可用后出头产钳助娩。胎儿脐部娩出后，一般须在 7 分钟内娩出胎头。

二、横　位

根据胎头在母体左或右侧、胎儿肩胛朝向前方或后方，分为肩左前、肩左后、肩右前、肩右后 4 种胎方位。

【诊断标准】

1.腹部检查　子宫呈横椭圆形，子宫底高度较妊娠月份为低，耻骨联合上方空虚。在母体腹部一侧触及胎头，另侧为胎臀。胎心音在脐周最清楚。

2.肛门或阴道检查　胎膜未破时，先露部在骨盆入口上方，不能触及。若胎膜已破、子宫颈已扩张，可触及胎儿肩胛骨、肋骨及腋窝。如胎手已脱出子宫颈口，可用握手法鉴别为胎儿左手或右手。

3.辅助检查　B超检查能准确探清肩先露，并能确定具体胎位。

【治疗原则】

1.妊娠期　妊娠 30 周后发现横位，有明确的原因不必纠正，否则可试用膝胸卧式、艾灸或激光照射至阴穴位等方法纠正。

2.分娩期

(1)有骨盆狭窄、难产史、前置胎盘等产科指征者,行剖宫产术结束分娩。

(2)经产妇临产早期,腹壁松弛,胎膜未破,行外倒转术后,用腹带固定胎位。倒转术失败或胎膜已破者,行剖宫产手术。

(3)子宫先兆破裂,无论胎儿是否存活,立即行剖宫产术。子宫感染严重者,同时行子宫切除术。

(4)胎儿已死亡,无子宫先兆破裂者,待宫口开全或接近开全时,在全身麻醉下行断头术或碎胎术。

(5)凡经阴道分娩者,胎盘娩出后应常规探查子宫颈、子宫下段及子宫体腔有无裂伤,及时处理。术前、术后应用抗生素防治感染。

三、持续性枕后位

分娩过程中,胎头枕部位于母体骨盆后方,经充分试产,当分娩以任何方式结束时不论胎头在骨盆哪个平面胎头枕部仍位于骨盆后方者称持续性枕后位。

【诊断标准】

1.腹部检查　头位,在母体腹前壁扪及胎儿肢体,胎背偏向侧方。胎心音在脐下偏外侧较响亮。如胎头俯屈不良,胎背直伸,前胸贴近母体腹壁,则胎心音可在腹中线处闻及。

2.肛门检查或阴道检查　胎头矢状缝在骨盆右或左斜径上,大囟门在骨盆前方,小囟门在骨盆后方。若因胎头水肿、颅骨重叠,囟门扪不清,可从胎儿耳廓及耳屏位置、方向确定胎头方位。

3.辅助检查　B超检查时,根据胎头双顶径、颜面及枕部位置,可准确判断胎头方位。

【治疗原则】

1.体位纠正,向胎背方向侧卧,即左枕后向左侧,右枕后向右侧以利胎头枕部转向前方。

2.活跃晚期,若胎头下降延缓(进度<1cm/h)或阻滞(停滞不下 1 小时以上);或宫颈严重水肿;或出现胎儿窘迫现象,经处理后不进展应行剖宫产术。

3.宫口开全,胎头下降,先露达≥S^{+3}时,准备产钳助娩。注意胎头塑形严重造成先露低的假象,先试用手旋转胎头枕部向前,使矢状缝与骨盆出口前后一致,如转成枕前位困难,可转成枕后位,然后产钳助产。

4.胎盘排出后,立即检查软产道损伤。

四、持续性枕横位

临产后,胎头矢状缝取骨盆入口横或斜径入盆,在下降过程中未能完成内旋转者,经充分试产,分娩结束时仍持续于枕横位者称持续性枕横位。

【诊断标准】

1.腹部检查　胎背在母腹一侧,对侧为小肢体。胎头横阔。胎心音在胎背侧最清楚。

2.肛门或阴道检查　胎头矢状缝位于骨盆横径上。

【治疗原则】

1.密切观察胎头下降情况。

2.胎头已入盆而出现第二产程停滞时,做阴道检查,徒手旋转胎头使其矢状缝与骨盆出口前后径一致,继续等待。若不成功,第二产程延长,胎头矢状缝仍位于骨盆出口横位上而先露已达 S^{+3},可用吸引器边旋转边牵引。也可用手转儿头为枕前位产钳助产。如手转儿头困难,亦可用 K 氏产钳回转助产。

五、高直位

胎儿以不屈不伸姿势位于骨盆入口之上,其矢状缝与骨盆入口前后径相一致,偏离不超过15°,称高直位。胎头枕骨贴近耻骨联合者,为高直前位;枕骨靠近骶岬者,为高直后位。

【诊断标准】

1.腹部检查　高直前位时,胎背靠近母体腹前壁,耻骨联合后方正中稍显隆起,触摸胎头有较正常狭小感。高直后位时,胎儿小肢体靠近母体腹前壁,在下腹正中可触及胎儿下颏。无论高直前位还是高直后位,胎儿躯干较直,胎心音位置较高,在母体腹中线上。

2.阴道检查　胎头矢状缝与骨盆前入口后径一致。根据大小囟门位置,判断为高直后位(枕骶位)或高直前位(枕耻位)。

3.辅助检查　B超可探明胎头矢状缝位于骨盆入口前后径上,而双顶径位于骨盆入口横径上。

【治疗原则】

1.高直后位　多需行剖宫产术结束分娩。

2.高直前位　如胎儿较小、宫缩较强,可严密观察胎头是否俯屈、下降。如胎头双顶径达到或超过坐骨棘水平,有可能产钳助产。若胎头进一步仰伸成为颜面先露或额先露,产程无进展,应行剖宫产术。

六、额面位

颜面先露,颜部最低,以下颏为指示点,其有颏左前、颏左横、颏左后、颏右前、颏右横、颏右后6种方位。

【诊断标准】

1.腹部检查　胎体伸直,故子宫底较高,在子宫底部扪及胎臀,颏前位时胎儿肢体靠近母体腹壁,故易于触及,而胎心音由胸部传出,故在胎儿肢体侧最响亮。颏后位时,耻骨联合上方触及胎儿枕骨隆突与胎背间有明显凹沟,胎心音多较远且轻。

2.阴道检查　触及软硬不均、不规则的颜面部,能辨明胎儿的口、鼻、颧、眼、颏各部。按颏部位置确定颏前或颏后位。

3.辅助检查　B超可较早确定胎位及除外胎儿畸形。

【治疗原则】

1.凡骨盆狭窄、高龄产妇、胎儿窘迫,无论颏前或颏后位,尽早行剖宫产术结束分娩。

2.经产妇,产道与产力正常,颏前位者,可考虑等待其自然分娩,必要时子宫颈口开全且颏部抵达骨盆底后,以产钳助产。颏后位者,不能经阴道分娩,必须行剖宫产术。

（王成爱）

第五节　胎儿因素

一、巨大胎儿

胎儿出生体重≥4000g,称为巨大胎儿。由于胎儿较大及胎头不易变形,即使胎位、产道及产力均正常,也常造成难产。

【诊断标准】

1.腹部检查　子宫底高度,腹围的增长超过正常范围;妊娠图显示在第 90 百分位数以上;无羊水过多征象;触诊胎体大、胎头也大。

2.辅助检查　B超检查胎儿双顶径、股骨长、腹围等值均超过正常范围。宫高＋腹围≥140cm,双顶径＋股骨长>17cm 常提示巨大儿可能性大。

【治疗原则】

1.孕期筛查有无糖尿病,如合并 GDM,予以积极治疗。

2.妊娠晚期估计有无头盆不称,估计胎儿体重>4500g 者,为防止发生肩难产,应选择剖宫产。

3.如估计胎儿体重 4000g 左右,无明显头盆不称,可予试产,但试产时间不宜过久,临产后密切观察胎头下降和枕位情况,必要时行剖宫产术。

4.试产成功,胎头娩出后,尚需警惕肩难产,应作好处理准备。

二、脑积水

【诊断标准】

1.腹部检查　在子宫底部或耻骨联合上方扪及宽大、较软、似有弹性的胎头。

2.阴道检查　如为头先露而宫颈口已扩张,可扪及胎头颅缝增宽,囟门大且紧张,颅骨骨质软而薄,触之有乒乓球样感觉。

3.辅助检查

(1)B超:胎头双顶径增宽,脑室扩大,脑室宽度>1/3 大脑半球直径,脑积水可疑;>1/2 大脑半球直径,可以诊断。

(2)X 线:腹部摄片可见胎儿颅骨轮廓增大、骨质薄,颅缝增宽,囟门宽大,颜面部分相对变小等影像。

【治疗原则】

一旦确诊,应及早引产。临产后可行穿颅术,避免母体损害。臀先露者,待胎体娩出后,穿刺胎头后液。使胎头体积缩小后再牵出。

三、无脑儿

【诊断标准】

1.腹部检查　感觉胎头较小。

2.阴道检查　扪及凹凸不平的颅底部,应与臀位或颜面位鉴别。

3.辅助检查

(1)B超:胎儿颅骨不显像。

(2)X线:腹部平片显示无头盖骨的胎头。

(3)生化测定:羊水或母血中甲胎蛋白值升高。

【治疗原则】

一旦确诊,应及早引产,等待胎儿自然娩出。如发生胎肩娩出困难,可等待或行毁胎术。

(方春霞)

第二十三章　分娩期并发症

第一节　羊水栓塞

羊水栓塞（AFE），是指在分娩过程中羊水进入体循环中引起的急性缺氧、血流动力学衰竭和凝血的妊娠期过敏反应综合征。是严重的分娩并发症，死亡率高达60％～70％。

一、流行病学

1989～1991年我国孕产妇死亡的资料中羊水栓塞占孕产妇死亡的4.7％，是孕产妇死亡的第3位原因。据北京市20世纪90年代统计，羊水栓塞占孕产妇死亡的15.5％，在美国、澳大利亚，羊水栓塞是孕产妇死亡的第2位原因，占孕产妇死亡的10％，在英国占7％。某医院报道我国上海地区从1958～1983年资料统计羊水栓塞发生率为1：14838。Clark等报道，羊水栓塞的发病率在美国为1：(8000～80000)；最近，美国两个大样本调查研究表明，羊水栓塞在经产妇和初产妇的发生率分别是14.8/10万和6.0/10万。在澳大利亚近27年致命性羊水栓塞的发病率为1.03/10万。据报道，羊水栓塞引起死亡的孕产妇占孕产妇死亡的10％～20％。羊水栓塞孕产妇死亡率高达60％～70％，在不同的文献报道中，羊水栓塞的母亲死亡率有很大的不同。在美国国家登记资料5年统计羊水栓塞孕产妇死亡率是61％；英国国家登记统计资料羊水栓塞孕产妇死亡率是37％。有学者报道上海市1985～1995年间的75例羊水栓塞患者中死亡54例，死亡率为68％。虽然急救技术迅速发展，仍有约25％病例可即时或发病后1小时内死亡。大部分幸存者又都存在因缺氧导致的永久性神经损害。胎儿死亡率约为21％，羊水栓塞发生在分娩前，胎儿的预后是差的，胎儿的存活率大概是40％，在幸存的新生儿中29％～50％存在神经系统损害。

羊水栓塞绝大部分发生在妊娠晚期，尤以第一产程多见，罕有在产后48小时发病的。1995年Stevent Clark所分析的46例羊水栓塞患者中，70％发生在产程中、胎儿娩出之前；11％发生在阴道分娩，胎儿刚刚娩出后；19％发生在剖宫产中。

二、发病机制

早期研究，在产科因循环衰竭死亡后的尸体解剖中发现肺组织有羊水成分，经电子扫描图像显示在母体子宫下段局部，子宫颈内膜血管和胎盘着床部的血管中发现微血栓。因此，传统的观点认为，羊水栓塞是羊水内容物进入母血循环，导致肺部血管机械性梗阻，引起肺栓塞、肺动脉高压、急性肺水肿、肺心病、左心衰、低血压、低氧血症、凝血以致产生全身多器官功能障碍。

近期,Clark 等研究认为与栓塞相比,AFE 更可能是母体对胎儿成分的过敏反应,并建议称其为孕期过敏反应综合征。羊水或羊水内容物如鳞状上皮、黏液、毳毛及胎脂等,在子宫收缩下从子宫下段或宫颈内膜破裂的静脉进入母血循环,在胎盘早剥、子宫破裂、剖宫产、妊娠中期钳刮术、引产术或羊膜腔穿刺注药引产术时,羊水可直接由开放血管进入母血循环后,在某些妇女激发了一系列复杂的与人类败血症及过敏相似的病理反应;内毒素介质的释放是继发病理生理过程的核心。

(一)有关羊水栓塞的发病机制

目前认为羊水栓塞是由于羊水活性物质进入母血循环引起的"妊娠过敏样综合征"。引起羊水栓塞的羊水中的活性物质有:花生四烯酸的代谢产物、白三烯、前列腺素、血栓素及血小板活性因子、过敏因子、组织样促凝物质。这些活性物质进入血循环后可引起肺支气管痉挛、血小板聚集、血管内凝血,主要表现为心肺功能障碍、肺动脉高压、缺氧,继而发生多脏器损害等综合征。

1.AFE 时血流动力学的变化　既往的观点认为,AFE 导致肺部血管机械性梗阻,引起肺动脉高压、急性肺水肿、肺心病、左心衰、低血压、低氧血症,最终产生全身多器官功能障碍。而近来 Clark 等认为,正常羊水进入母血循环可能并无危害。学者用全羊水灌注兔的离体肺,未产生由于机械性栓塞而引起的肺动脉高压和肺水肿,但在镜下检查发现有胎儿毛发及上皮细胞沉着在血管内,也无明显的血管痉挛发生;而用不含羊水有形成分的羊水样血浆灌注离体肺,虽无机械样栓塞现象,但能立即使肺动脉压升高,产生肺水肿。这些结果证明 AFE 致心肺循环障碍的原因不完全是羊水中有形成分引起的机械栓塞,而是由于羊水入血后多种活性物质释放所引起的病理变化。

2.白三烯在羊水栓塞发病中的作用机制　白三烯是一组具有多种作用的生物活性物质,参与炎症和变态反应,又称为慢反应物质。当机体受到各种刺激和抗原抗体反应,会引起白三烯释放,它是过敏反应的重要介质,可导致过敏性哮喘或过敏性休克。白三烯能使支气管平滑肌强烈持久的收缩,增加毛细血管通透性和促进黏膜分泌,具有收缩肺血管的作用。可导致严重的低氧血症并产生低氧性肺动脉高压反应。另外,白三烯还具有强大的中性粒细胞、单核细胞和巨细胞趋化聚集作用,使肺血管膜和肺泡上皮损伤,引起肺水肿。此外,白三烯有负性肌力作用,影响心脏动力,使心输出量显著下降,再加上白三烯使血管通透性增高,血浆漏出,导致循环血量下降。

3.前列腺素在羊水栓塞发病中的作用　前列腺素是花生四烯酸的代谢产物,大剂量的花生四烯酸使血小板产生血栓素烷(TXA_2),从而使血管收缩,增加毛细血管的通透性;还可使血小板聚集,促使血栓形成。目前,一些动物实验提供了羊水栓塞的发生与前列腺素之间的紧密联系,认为羊水栓塞对肺部的病理改变如肺动脉高压、肺水肿,是由前列腺素及其代谢物血栓素所致。另外,呼衰和低氧血症时前列环素(PGI_2)与血栓素烷(TXA_2)比例失去平衡,促使血小板聚集 DIC 形成。

4.羊水栓塞与肥大细胞类胰蛋白酶　羊水栓塞由于异体抗原在母血中的暴露,会引起一种过敏反应,在此反应发生时,T 细胞和肥大细胞释放的颗粒中有一种肥大细胞类胰蛋白酶参与体内过敏反应。补体在激活羊水栓塞的发病机制中有重要的作用,在羊水栓塞的患者,补体 C_3 和 C_4 水平比正常妊娠低 2~3 倍。Benson 等研究 9 例羊水栓塞患者中 7 例胎儿抗原(sialyl Tn)升高,补体 C_3 平均水平 44.0mg/dl,C_4 平均水平 10.7mg/dl 显著低于自然分娩产后的对照组 117.3mg/dl 和 29.4mg/dl,C_3、C_4 水平分别降低 8% 和 5%。

5.血管内皮素-1 与羊水栓塞发病的关系　Khong 在 1998 年发现羊水栓塞死亡者的肺泡,细支气管内皮,肺血管内皮均有内皮素-1 表达,而羊水中胎儿上皮细胞-1 十分丰富,内皮素-1 与羊水栓塞时血流动力学及肺动脉高压的病理机制有密切关系,它可使肺血管及气道系统收缩。

（二）羊水栓塞发病的高危因素

1.宫缩过强　宫缩过强使宫内压增高,羊水易被挤入已破损的小静脉内。正常情况下羊膜腔内压力为0～15mmHg,与子宫内肌层、绒毛间隙压力相似。临产后,第一产程内,子宫收缩时羊膜腔内压力上升为40～70mmHg,第二产程时可达100～175mmHg,而宫腔内静脉压力为20mmHg,羊膜腔内压力超过静脉压,羊水易被挤入已破损的小静脉血管内。此外,宫缩过强使子宫阔韧带牵拉,宫底部举起离开脊柱,减轻对下腔静脉的压力,回心血量增加,有利于羊水进入母血循环。多数学者认为羊水栓塞与过强子宫收缩,不恰当使用宫缩剂有关。某医院分析广州市羊水栓塞死亡病例中,85%有过量使用催产素或前列腺素制剂催产、引产的病史。而Clark等认为当宫内压超过35～40mmHg时子宫血流完全停止,静脉血流已被阻断,羊水与子宫血流之间的交流也被阻断,因而认为羊水栓塞不一定与过强宫缩有关。

2.其他因素　子宫体或子宫颈有病理性或人工性开放血窦,如在前置胎盘、胎盘早剥、胎盘边缘血管破裂、胎盘血管瘤、人工胎膜、宫颈扩张术、引产、剖宫产术等各种原因造成的子宫体或宫颈血窦开放均是羊水栓塞发生的高危因素。HaimA等对美国多家医院近3百万个分娩病例进行分析,显示羊水栓塞发生率是7.7/10万。分析其基础资料见羊水栓塞发病率较高的因素有:年龄大于35岁,发病率为15.3/10万;高龄初产妇21.4/10万;前次剖宫产8.0/10万;糖尿病28.1/10万;双胎9.0/10万;前置胎盘231.9/10万;胎盘早剥102.5/10万、妊娠高血压11.5/10万;先兆子痫65.5/10万;子痫197.6/10万;胎膜早破7.8/10万;人工破膜5.4/10万;引产11.3/10万;绒毛膜、羊膜炎15.3/10万;胎儿窘迫15.5/10万;难产6.2/10万;产钳18.3/10万;胎头吸引器7.3/10万;剖宫产分娩15.8/10万。其中以母亲年龄、前置胎盘、胎盘早剥、子痫和剖宫产是最突出的有关因素。

三、病理生理

羊水栓塞是由于羊水进入母体循环而引起的一系列严重症状的综合征。基本病理生理学是由于微循环中的外来物质和激活的继发的内源性介质相互作用引起的急性过敏性反应综合征。开始于肺血管紧张收缩,导致严重的低血氧,血流动力学的改变,包括心肺功能衰竭、急性右心衰竭、左心衰竭、休克等,继而出现凝血及出血。临床表现主要为急性呼吸困难、急性进行性心肺功能衰竭,在许多病例迅速出现凝血功能障碍。其主要死亡原因为突发性心肺功能衰竭,难以纠正的休克,大量出血或多脏器功能衰竭。最近,根据国际羊水栓塞登记资料分析认为羊水栓塞主要临床表现在血流动力学,血液学和特殊的过敏性休克三方面。

羊水进入子宫静脉,经下腔静脉回心→右心房→右心室→肺动脉→肺循环→体循环。羊水中的胎儿抗原进入母体循环引起急性过敏反应及一系列的病理生理学变化,主要的病理生理变化有以下几方面:

（一）急性过敏反应

羊水中的胎儿抗原进入母体循环引起一系列急性过敏反应,激活一些过敏反应的因素和介质,主要有花生四烯酸代谢产物:白三烯(LT)、前列环素I_2(PGI$_2$)、血栓素(TXA$_2$)和肥大细胞脱颗粒释放类胰蛋白酶(MCT)、组胺等。这些过敏反应介质,特别是白三烯可导致过敏性哮喘和过敏性休克,患者产生过敏性休克样反应,出现寒战、严重休克状态,休克程度与出血量不成正比例。

（二）急性肺动脉高压

羊水中的抗原物质引起的过敏反应、各种介质、细胞因素以及有形成分可引起肺动脉痉挛和栓塞,产生急剧的血流动力学改变。当羊水进入肺血管时,羊水中的$PGF_{2\alpha}$等可引起肺血管痉挛,血管阻力升高,产生急性肺动脉高压。肺换气功能受影响,出现低血氧。肺动脉高压大约在羊水栓塞后10～30min发生。

　　羊水栓塞时肺动脉高压使右心前负荷加重,引起急性右心衰竭;肺血管痉挛使肺静脉缺血;左心回心血量减少,左心功能衰竭;心输出量下降,体循环血压降低。左心功能衰竭的原因可能与低氧对心肌损害、冠状动脉血流下降至心肌缺血及羊水对心肌的直接影响因素有关。

　　当母体受到胎儿抗原的刺激可产生抗原抗体反应,白三烯、前列腺素的释放直接影响肺血管完整性,并具有强大的中性粒细胞、单核细胞和巨噬细胞的趋化聚集作用,使肺血管和肺泡上皮损伤,支气管黏膜分泌增加,引起肺水肿。羊水栓塞时肺动脉高压、肺水肿还与羊水中的前列腺素及其代谢物血栓烷有关。羊水能诱发白细胞产生前列腺素,大剂量的花生四烯酸使血小板产生血栓素(TXA_2),从而使血管收缩,增加毛细血管的通透性。介质白三烯有收缩肺血管及增加肺毛细血管通透性的效应。有学者在动物实验中观察到注入碳环 TXA_2 入猫体内后,引起全身血管阻力升高,心输出量显著下降,因此认为血栓烷参与羊水栓塞的病理生理改变。

　　另外,羊水内容物可阻塞肺小动脉和毛细血管,形成广泛微小栓子,使肺血循环产生机械性阻塞,使肺泡失去换气功能。肺栓塞后严重影响肺内毛细血管氧的交换,微血管内血液灌注失调而发生缺氧和肺水肿。同时迷走神经兴奋引起反射性肺血管痉挛和支气管分泌亢进,亦加重肺动脉高压的病理改变。

(三)急性缺氧

　　羊水栓塞时各种因素引起肺动脉高压及支气管痉挛,导致血流淤滞和阻塞,以及血流通气比例失调。肺血管床面积减少 50% 以上,肺动脉压平均上升超过 20mmHg。肺动脉高压使肺血液灌注量明显减少,即肺高压。低灌注而出现急性呼吸衰竭,引起急性缺氧。明显的一过性氧饱和度下降,常在开始阶段出现,并在许多幸存者中引起神经系统的损伤。肺缺氧时,肺泡及微血管通透性增加;羊水中的抗原性物质及一些细胞活化因素、内毒素、介质等引起过敏样反应,使肺毛细血管通透性增加,血浆部分渗出,导致肺间质及肺泡内水肿,进一步加重缺氧。白三烯类化合物能使支气管平滑肌强烈持久地收缩,增加毛细血管通透性和促进黏膜分泌;具有收缩肺血管的作用,可导致严重的低氧血症,并产生低氧性肺动脉高压反应。肺局部缺氧可使肺血管内皮损伤,血小板聚集,肺血管内微血栓形成,肺出血,肺功能进一步损害。缺氧还可使肺泡表面活性物质的产生减少,分解增多,肺泡下塌,无效腔增加致难治性进行性缺氧。最终导致急性呼吸衰竭,成人呼吸窘迫综合征等一系列肺部疾患。羊水栓塞发生急性缺氧的原因可归纳为:①肺血管痉挛,肺动脉高压致换气障碍;②支气管痉挛,通气障碍;③肺水肿、成人呼吸窘迫综合征使通气、换气障碍;④心力衰竭、呼吸衰竭、DIC 等进一步加重缺氧。根据美国国家登记统计资料分析,羊水栓塞中有 83% 的患者有实验检测异常和临床缺血缺氧表现。

(四)弥漫性血管内凝血

　　在妊娠后期,无论正常妊娠或病理妊娠均有凝血因子的增加,从血液学角度来说都是处于高凝状态。其血中的凝血因子如纤维蛋白原,凝血酶原Ⅷ、Ⅶ、Ⅴ因子等一个或多个凝血因子处于高水平。羊水栓塞作为一个启动因素可加速凝血,造成弥散性血栓形成发生 DIC。约有 50% 的羊水栓塞患者会发生继发性的 DIC。不管分娩的方式如何,50% 的病例 DIC 发生在发病 4h 以内,起始症状常在发病 20~30min。尽管适当的积极治疗,仍有 75% 的患者死于严重的出血和凝血功能障碍。

　　羊水栓塞造成 DIC 的原因是多方面的:①羊水进入体循环后激活母体凝血系统,造成凝血功能障碍。启动凝血过程,羊水中含有大量的凝血因子Ⅹ、Ⅱ、Ⅶ等,并且还含有外源性凝血系统的组织因子。组织因子可能是羊膜细胞合成的。另外,胎儿皮肤、呼吸道、生殖上皮的组织因子可能也是羊水中该成分的主要来源。羊水进入母体循环后,促凝物质即可激活外凝血系统,形成复合物即凝血酶原,使凝血酶原形成凝血酶,后者使纤维蛋白原转化为纤维蛋白。同时羊水中凝血活酶样物质可直接促使血液凝固,使血液呈暂时性高凝状态。血管内微血栓形成,迅速消耗大量凝血因子,纤维蛋白原减少。②促进血小板聚集及活化;羊水内颗粒物质具有促血小板聚集和血小板破坏的作用,血小板聚集增加促进微血栓的形成。广泛的微血栓形成,会导致血小板的大量消耗,加重了血小板消耗性减少的程度。③激活纤溶系统同时羊水中又有活化因子(纤溶激活酶)可激活血浆素酶(纤维蛋白溶酶原,Pg)形成血浆素(纤维蛋白溶酶 P),对血浆中纤维蛋白原和纤维蛋白起水解作用,产生纤维蛋白降解产物 FDP,积聚于血中,FDP 有抗凝作用,使血液的高凝状态迅速进入纤溶活跃状态,迅速出现出血倾向和产后出血,血液不凝,引起出血性休克。④呼吸衰竭和低氧血症时前列环素(PIG_2)与血栓素烷(TXA_2)比例失去平衡,使血小板聚集,DIC 形成。肺血管内微血栓可加重肺动脉痉挛,肾血管内微血栓可使肾灌注量减少,造成急性肾衰竭。

(五)多脏器功能衰竭

羊水栓塞时由于急剧的心肺功能衰竭、严重缺氧及弥漫性血管内凝血导致脏器缺血缺氧,常引起多脏器功能衰竭。脑部缺氧可致抽搐或昏迷,造成神经系统损害的后遗症。由于低血容量、肾脏微血管栓塞,肾脏缺血缺氧可引起肾组织损害,导致急性肾衰竭。肺部缺氧可导致肺水肿、肺出血、成人呼吸窘迫综合征、呼吸衰竭等。多脏器功能衰竭是羊水栓塞死亡的重要原因之一,不少患者经紧急抢救虽然渡过了肺动脉高压、休克及 DIC 出血,但最终仍因多脏器功能衰竭而死亡。

四、临床表现

羊水栓塞多发生在分娩过程中,尤其在胎儿即将娩出前,或产后短时间内,极少超过产后 48 小时。罕见的羊水栓塞发生在临产前,或妊娠中期手术,经腹羊膜腔穿刺术创伤和生理盐水羊膜腔灌注术,剖宫产术者多发生在手术过程中。Clark 所分析的羊水栓塞患者,70%发生在产程中胎儿娩出前,11%发生在阴道分娩胎儿刚刚娩出后,19%发生在剖宫产术中。

羊水栓塞典型的临床表现为突然发生的急性心肺功能障碍、肺动脉高压、严重低氧血症、深度低血压、凝血功能障碍和难以控制的出血。表现为呼吸困难、发绀、循环衰竭、凝血障碍及昏迷五大主要症状。

(一)急性心肺功能衰竭

主要是在产程中,尤其是在刚破膜后不久,或分娩前后短时间内,产妇突然发生烦躁不安、寒战、气急等先兆症状;继而出现呼吸困难、发绀、抽搐、昏迷、血压下降、肺底部啰音等过敏样反应和急剧的心肺功能障碍的症状。严重者发病急骤甚至没有先兆症状,仅惊叫一声或打一个哈欠,血压迅速下降或消失,产妇可在数分钟内迅速死亡。经肺动脉导管发现在羊水栓塞的患者,有瞬时的肺动脉压升高,左心功能不全,有一定程度的肺水肿或成人呼吸窘迫综合征。

(二)严重的低氧血症

由于肺动脉高压和休克,患者出现严重的低氧血症,出现发绀、呼吸困难,血氧分压及氧饱和度急剧下降,PaO_2 可降至 80mmHg 以下,一般在 60~80mmHg 之间。

(三)休克

由肺动脉高压引起的心力衰竭、急性循环呼吸衰竭及变态反应引起心源性和过敏性休克。患者出现烦躁不安、寒战、发绀、四肢厥冷、出冷汗、心率快、脉速而弱、血压下降;DIC 高凝期的微血栓形成,使急性左心输出量低下,或心脏骤停致循环衰竭;凝血功能障碍凝血因子消耗致出血等均会引起急性循环衰竭、缺血、缺氧等休克的临床表现。

(四)凝血障碍

高凝期出现与出血不成比例的休克,此期持续时期很短,一般难以发现,凝血后期由于微血栓致脏器功能障碍。患者经过短暂的高凝期后,继之发生难以控制的全身广泛性出血,大量阴道流血,切口渗血、全身皮肤黏膜出血、消化道大出血甚至暴发性坏疽。有部分患者有急性严重的 DIC 而无心肺症状,在这部分患者以致命的消耗性凝血继发严重的广泛性出血表现为主,是羊水栓塞的顿挫型。

(五)急性肾衰竭与多脏器功能衰竭

羊水栓塞后期患者出现少尿或无尿和尿毒症的表现。这主要是由于循环功能衰竭引起的肾缺血及 DIC 高凝期形成的血栓堵塞肾内小血管,引起肾脏缺血、缺氧,导致肾脏器质性损害。羊水栓塞弥漫性血管内凝血可发生在多个器官系统,DIC 微血栓终末器官功能紊乱的发病率如下:皮肤 70%、肺 50%、肾 50%、垂体后叶 50%、肝脏 35%、肾上腺 30%、心脏 20%。

一般把呼吸困难、发绀、循环衰竭、凝血障碍及昏迷列为羊水栓塞五大主要症状。Clark 等于 1995 年根据美国国家登记统计资料分析 46 例羊水栓塞患者主要症状体征出现频率为:缺氧 100%、低血压 100%、胎儿窘迫 100%、肺栓塞或成人呼吸窘迫综合征 93%、心脏骤停 87%、发绀 83%、凝血 83%、呼吸困难 49%、支气管痉挛 15%、瞬时高血压 11%、抽搐 48%、弛缓失张 23%、咳嗽 7%、头痛 7%、胸痛 2%。同时报道超过 50% 的患者出现继发于凝血的产后出血。

五、诊断

(一)临床诊断

美国羊水栓塞临床诊断标准包括:①急性低血压或心脏骤停;②急性缺氧,表现为呼吸困难、发绀或呼吸停止;③凝血机制障碍,实验室数据表明血管内纤维蛋白溶解或无法解释的严重出血;④以上症状发生在子宫颈扩张、子宫肌收缩、分娩、剖宫产时或产后 30min 内;⑤对上述症状缺乏其他有意义的解释。

(二)实验室诊断

1.检测母亲外周血浆 Sialyl Tn 抗原浓度

Sialyl Tn 是一种存在于胎粪和羊水中的抗原物质,在出现羊水栓塞症状的患者,其血清中 Sialyl Tn 明显升高,羊水栓塞发生是因为母-胎屏障被破坏,使羊水及其有形成分入血。羊水和胎粪进入母血后使 Sialyl Tn 抗原出现在母血中,可用其敏感的单克隆抗体检测。有学者发现胎粪和羊水中的 Sialyl Tn 抗原能与单克隆抗体 TKH-2 特异性结合。羊水粪染的产妇血清中的 Sialyl Tn 抗原 $20.3\pm15.4U/ml$,略微高于羊水清亮产妇,而在羊水栓塞或羊水栓塞样综合征患者血清中 Sialyl Tn 抗原有明显升高 $105.6\pm59.0U/ml$,$P<0.01$。该方法可以较为直接地证实胎粪或羊水来源的黏蛋白是否进入了母体循环,是一种简单、无创、敏感的诊断羊水栓塞的方法。

2.血涂片羊水有形成分的检查 取母亲中心静脉(下腔静脉、右心房、肺动脉)血,离心后分三层,下层为血细胞,上层为血浆,中层为一层薄的蛋白样组织,其中该层可查找到羊水中的毳毛、胎脂、鳞状上皮、黏液,如为阳性说明有羊水进入母体血循环中。亦有从气管分泌物中找中羊水角化细胞。有学者对血中羊水成分检查的方法进行改良:取外周血 2～3ml 于肝素抗凝管中、混匀、离心,从血浆液面 1mm 处取 10～20μl 血浆于载玻片上寻找脂肪颗粒及羊齿状结晶及羊水其他有形物质。将余下的全部血浆移到另一试管内,再离心,将沉淀物分别染成涂片、中等厚度片和厚片共 3 张,待干或酒精灯烘干、瑞氏染色,油镜下寻找角化上皮、羊齿状结晶等羊水成分,其中羊齿状结晶在涂片干后不经染色即可镜检。在 18 例羊水栓塞患者中 15 例找到羊水成分,11 例找到脂肪颗粒,其中有 9 例为羊水结晶与脂肪颗粒均于同一标本内找到。可见羊水栓塞患者外周血中羊水的有形物质检出率为 83.33%,而对照组正常产妇其外周血羊水有形成分检出率为 11.11%,差异有显著性。对照组中未检出角化上皮及羊水结晶,仅见脂肪颗粒。

国外有学者对心脏病分娩时产妇进行 Swan-Gang 导管监测时,在肺动脉内也发现羊水成分,无任何

AFE临床症状。因此认为血中有羊水成分不能确认为羊水栓塞。在我们多年的临床实践中,认为有羊水栓塞的典型临床症状,配合外周血羊水成分检测阳性,有利于羊水栓塞的早期诊断,早期处理。因方法简单、快速,在基层医院可进行检测,因此,目前在临床中仍有一定应用价值,特别是基层医院。

3.抗羊颌下腺黏液性糖蛋白的单克隆抗体(TKH-2)诊断羊水栓塞

TKH-2能检测到胎粪上清液中极低浓度的Siglyl Tn抗原,被TKH-2识别的抗原不但在胎粪中大量存在,同时也可出现在清亮的羊水中。用放射免疫检测法在胎粪污染的羊水和清亮的羊水中都可测到Siglyl Tn抗原。现发现Siglyl Tn抗原是胎粪和羊水中的特征成分之一。随着免疫组织技术的不断发展,通过羊水栓塞死亡的人体组织研究,用免疫组织方法诊断羊水栓塞,特别是抗羊颌下腺黏液性糖蛋白的单克降抗体(TKH-2)诊断羊水栓塞是最敏感的方法之一,也是进一步研究的重点。

4.检测锌-粪卟啉(Znep-1)

Znep-1是胎粪的成分之一,可通过荧光测定法在高压液相色谱仪上测定,是一种快速无损、敏感的诊断方法,以35nmol/L作为临界值。在国外有将血清Znep-1和Sialyl Tn抗原测定作为羊水栓塞首选的早期诊断方法,亦可用于诊断不典型的羊水栓塞。

5.急性DIC的实验室诊断

(1)血小板计数:血小板减少是急性DIC的一个特征,发生羊水栓塞时,外凝系统被激活,在凝血酶的作用下,血小板聚集为微血栓存在于肺、肝、脾等内脏器官的微血管内,故外周血液中的血小板数减少,常低于$100 \times 10^9/L$,或进行性下降,甚至低于$50 \times 10^9/L$,血小板下降可作为DIC的基本指标之一。

(2)血浆纤维蛋白原含量<1.5g或呈进行性下降。

(3)3P试验阳性或血浆FDP>20ng/L,或血浆D-2聚体水平较正常增高4倍以上。

(4)PT延长或缩短3s以上,APTT延长或缩短10s以上。多数患者APTT在50~250s之间,甚至>250s。

(5)抗凝血酶Ⅲ(AT-Ⅲ)活性<60%。

(6)外周血破碎红细胞>2%~10%、进行性贫血、血红蛋白尿等。

(7)血浆内皮素-1(ET-1)水平>80mg/L。

由于DIC早期临床表现缺乏特异性,而常规检查项目在DIC的早期呈现阳性结果的很少,近年提出前DIC(Pre-DIC)的主要诊断依赖分子标志物的检查。主要标志物有:凝血酶原片段1和2(F1+2)、凝血酶-抗凝血酶复合物(TAT)、纤维蛋白肽A(FPA)、可溶性纤维素单体复合物(SFMC)、抗凝血酶Ⅲ(AT-Ⅲ)、β-血小板球蛋白(β-TG)、纤维蛋白降解产物(FDP)、D-二聚体、纤溶酶-纤溶酶抑制复合物(PIC)等,这些项目目前在一般的医院尚未开展。DIC的早期有血小板进行性下降、FDP和D-二聚体进行性增高。SFMC、TAT、PIC增高或部分项目增高对确定DIC的存在有参考意义。羊水栓塞所致的DIC是来自羊水中组织因子进入血液及继发性缺氧激活凝血因子形成微血栓;纤溶系统也被激活。其临床表现为凝血因子的消耗所致的出血和微血栓所致的脏器功能不全。其实验室检查是凝固系统的抑制物AT-Ⅲ和纤溶系的抑制物同等程度被消耗。

(三)其他辅助诊断

1.胸部X线检查 90%以上的患者可出现肺部X线异常改变,主要表现为肺栓塞及肺水肿。肺水肿时可见双肺圆形或密度高低不等的片状影,呈非节段性分布。多数分布于两肺下叶,以右侧多见,一般数天内可消失。可伴有肺不张、右心影扩大。上腔静脉及奇静脉增宽。但肺部X线正常也不能排除羊水栓塞。

2.超声心动图检查 超声心动图对提供心脏功能状态和指导治疗是需要的,在羊水栓塞的患者可见右心房扩大、房间隔移向左边,有时见左心变成 D 型,显示右心高压。三尖瓣关闭不全,显示严重的右心功能障碍。经食管超声心动图(TOE)检查最近用于羊水栓塞心肺功能的检测,常显示严重右心功能不全,包括右心扩大、舒张期室间隔平坦、三尖瓣反流和肺动脉高压,TOE 检查并可排除大的肺血栓。

3.血气分析　主要表现是严重低氧血症,并是进行性下降,血氧饱和度常在 80% 以下;严重缺氧时可 ≤40mmHg。动脉血气分析显示代谢性酸中毒或呼吸性酸中毒,常呈现混合性酸中毒。$PaCO_2$ >40mmHg,BE、HCO_3^- 浓度降低。

4.心电图　可显示窦性心动过速,ST-T 变化,心脏缺血缺氧的心电图改变。

5.放射性核素扫描或肺动脉造影　放射性核素[131]碘肺扫描有显影缺如,充填缺损。此方法简单、快速及安全。肺动脉造影可诊断肺栓塞,X 线征象可见肺动脉内充盈缺损或血管中断、肺段血管纹理减少。肺动脉造影还可以测量肺动脉楔压,对辅助诊断有帮助,但其方法并发症较多,目前很少应用。

6.死亡后诊断及病理论断

(1)取右心室血液检查:患者死亡后,取右心血置试管内离心,取沉淀物上层作涂片,找羊水中的有形成分,发现羊水中的有形成分如角化物、胎脂、毳毛等可作诊断。但因在非羊水栓塞死亡的产妇肺中亦有发现羊水有形成分,因而此法只能做参考。

(2)肥大细胞类胰蛋白酶的免疫组化检测:在过敏反应时,T 细胞和肥大细胞释放的颗粒中有一种肥大细胞类胰蛋白酶(Met)参与体内过敏反应,过敏休克和羊水栓塞死亡的尸体,检测其血液和肺组织,其 Met 含量增多。Met 是一种中性蛋白酶,参与过敏反应过程,在血清中相当稳定,是肥大细胞脱颗粒易于观察的一种标识。用免疫组化法检测体内组织 Met 增多,可提示体内存在过敏反应,结合病理形态改变,可增加过敏性休克诊断的可靠性。

(3)羊水中角蛋白的检测:在尸解病例中取肺脏组织,在肺脏的小血管内出现角化物、胎脂、胎粪、毳毛等可做出羊水栓塞的诊断。传统的 HE 染色染出的脱落的角化上皮和血管内脱落的上皮很难鉴别,特异性不强。中国医科大学法医学系用曲苯利蓝-2B 染液,在羊水吸入死亡的胎儿肺脏及羊水栓塞死亡的产妇肺脏的小血管内,均检出条索状蓝色均匀一致的角化上皮,此种方法对脱落的角化上皮染色具有特异性,而对血管内皮不染色,因此能区别血管内皮,具有很强的特异性和准确性。

(4)羊水栓塞主要的病理改变:在肺小动脉和肺毛细血管中发现角化鳞状上皮、无定形碎片,胎脂、黏液或毳毛等所组成的羊水栓子,可诊断为羊水栓塞。羊水成形物质多见于肺、肾,也可见于心、脑、子宫、阔韧带等,最特征性的改变是肺小动脉和毛细管内见羊水有形成分。特殊免疫组化抗羊颌下腺黏液性糖蛋白的单克隆抗体(TKH2)标记羊水成分中的神经氨酸 2N2 乙酰氨基半乳糖抗原(Sialyl Tn)、肺肥大细胞类胰蛋血酶等可以协助诊断。

目前早期诊断羊水栓塞仍然比较困难,临床上仍是依靠典型的临床表现、体征及从中心静脉或动脉插管中找到胎儿鳞状上皮或碎片和相应的辅助检查,协助诊断。确诊羊水栓塞主要依据是病理尸体解剖。

(四)鉴别诊断

羊水栓塞应与肺血栓、过敏性反应、休克、产后出血、子痫抽搐、胎盘早剥、心肌梗死、急性肺水肿、充血性心力衰竭、空气栓塞、气胸等做鉴别诊断。

1.肺血栓　妊娠晚期,血黏度增加,血液处于高凝状态,偶有因下肢深静脉或盆腔静脉血栓脱落致肺血栓,其症状与羊水栓塞相似。肺血栓多见于阴道产后或剖宫产后数天,下地活动时突然发病;突发性胸痛、呼吸困难、发绀、休克、突然死亡。根据无羊水栓塞诱因,发病经过与羊水栓塞不同,血液学检查无 DIC 改变。胸部 X 线表现及 CT 对肺栓塞的诊断有很大帮助。

2.过敏反应　羊水栓塞早期症状常见过敏样反应、寒战,需与过敏反应鉴别。过敏反应患者常有或在输液中发生症状,少见发绀、缺氧、呼吸困难等症状。血液检查无DIC改变,无严重的缺氧,X线肺部无羊水栓塞的表现。用抗过敏药地塞米松推注症状迅速好转。

3.子痫　羊水栓塞常有昏迷、抽搐,应与子痫鉴别。子痫时血压明显升高,有蛋白尿,出现典型的子痫抽搐。根据发病经过临床症状、体征、辅助检查常可鉴别。

4.急性充血性心力衰竭　羊水栓塞呼吸困难、缺氧须与急性充血性心力衰竭相鉴别。后者常见有心脏病的病史、心界扩大、奔马律、双肺弥漫性湿啰音,少见休克。血液学检查无DIC改变。

5.出血性休克　患者出现出血症状,伴休克;常有面色苍白、出冷汗,其症状与延缓型羊水栓塞相似。而产后出血性休克常有出血原因存在如宫缩乏力、子宫破裂、胎盘因素、软产道损伤、血液病等;休克时伴中心静脉压下降。根据病史,体征、血液DIC检查、胸片等可以鉴别。羊水栓塞的休克常有呼吸困难及发绀、中心静脉压上升,临床上两者有时难以完全区别。然而在治疗上有相同之处。

6.心肌梗死　是冠状动脉急性闭塞,血流中断,心肌因严重而持久缺血以致局部坏死所致。患者常剧烈胸痛,胸部紧缩感,有冠心病或心肌病病史,少数见于梅毒性主动脉炎。无肺部啰音,心绞痛发作时心电图有特殊改变,示ST段明显抬高,或胸前导联出现T波高耸,或缺血图形。

7.脑血管急症　脑血管瘤或脑血管畸形破裂,常见突然昏迷、抽搐、缺氧、休克、瞳孔散大等。根据神经系统检查有病理反射定位体征、偏瘫、CT检查可以鉴别。

8.气胸　系肺泡和脏层胸膜破裂,肺内气体通过裂孔进入胸腔所致,在产程中用力屏气可发生突发性气胸,常见症状有胸痛、伴刺激性咳嗽、呼吸困难、发绀、肺部呼吸音低。叩诊鼓音。患侧胸部或颈部隆起,有捻发感。X线见患侧透明度增高,纵隔偏移,血压常正常。

六、治疗

羊水栓塞患者多数死于急性肺动脉高压、呼吸循环衰竭、心脏骤停及难以控制的凝血功能障碍。急救处理原则包括生命支持、稳定产妇的心肺状态、正压供气、抗休克、维持血管的灌注、纠正凝血功能障碍等措施。

(一)纠正呼吸循环衰竭

心肺复苏及高级生命支持羊水栓塞时由于急剧血流动力学的变化致心脏骤停、心肺衰竭,如不能及时复苏,大部分患者可在10min内死亡。产科急救医师必须熟练掌握心肺复苏(CPR)技术,包括基础生命支持(BLS)和高级生命支持(ACLS),熟悉妊娠期间母体生理改变对复苏效果的影响。基础生命支持采用初级CABD方案:①进行胸外按压、心前区叩击复律(Cir-culation.C),必要时心脏电击除颤(Airway.A);②开放气道(Airway.A);③提供正压呼吸(Breathing.B);④评估(Defibrillation.D)。目标是针对恢复道气通畅、建立呼吸循环。高级生命支持采用高级ABCD方案,包括:①尽快气管插管(A);②确定气管套管位置正确、确定供氧正常、高流量正压供氧(B);③建立静脉通道,检查心率并监护,使用合适药物(C);④评估,鉴别诊断处理可逆转的病因(D)。

复苏用药包括:①肾上腺素0.5～1mg静推,可重复用药,隔3～5min重复一次。②碳酸氢钠,复苏早期不主张用碳酸氢钠纠正酸中毒,主要通过ABCD方案以改善通气换气及血液循环。多主张经历一段时间CPR后临床无明显改善,才考虑用碳酸氢钠,并根据血气分析指导用量。③心率缓慢可用阿托品,每次0.5～1mg静推。④用药途径,近10多年来已放弃使用心腔注射,改用静脉注射或气管内给药,用0.9%NaCl 10ml稀释,经导管注入气管内。但多次气管内给药可致动脉氧分压下降,一次注射中断CPR的时间不能超过10秒。

（二）正压供氧，改善肺内氧的交换

羊水栓塞的起始症状是由于肺动脉痉挛和栓塞，血管阻力升高，产生急性肺动脉高压；出现严重的呼吸困难、发绀和低氧，应立即行气管内插管呼气末正压供氧，以改善肺泡毛细血管缺氧，减少肺泡渗出液及肺水肿，从而改善肺呼吸功能，减轻心脏负担及脑缺氧，有利于昏迷的复醒。充分吸氧可最大限度地缓解脑和心肌缺血及酸中毒引起的肺动脉痉挛，改善缺氧，避免由于缺氧造成的心、脑、肾缺氧而致的多脏器功能衰竭。

（三）抗过敏

患者出现寒战，咳嗽、胸闷与出血量不成比例的血压下降时，可给地塞米松 20mg 静脉缓注。临床诊断为羊水栓塞者再给地塞米松 20mg 加入 10% 葡萄糖液 250～500ml 静脉滴注；或氢化可的松 200mg 静脉推注，然后以 100～300mg 置于葡萄糖液中静脉点滴，每日可用 500～1000mg。在美国国家羊水栓塞登记册中已认可用高剂量的类固醇治疗羊水栓塞，但并无统一的用量标准。目前，临床上以用地塞米松较多，较少使用氢化可的松。

（四）抗休克

休克主要因过敏反应、心肺功能衰竭、肺动脉高压、迷走神经反射、DIC 高凝期及消耗性低凝期出血所致。补充血容量、恢复组织血流灌注量是抢救休克的关键。应立即开放两条输液通道，放置中心静脉导管，测定中心静脉压；必要时也可作输液用。休克早期以补充晶体液及胶体液为主，常选用乳酸钠林格溶液（含钠 130mmol/L、乳酸 28mmol/L），各种平衡盐液。胶体液常用右旋糖酐 70、羟乙基淀粉（706 代血浆）、全血、血浆等。最好选用新鲜冰冻血浆，因内含有纤维蛋白原及抗凝血酶Ⅲ（AT-Ⅲ）；在补充血容量的同时可有利于改善凝血功能障碍。伴有出血时，如血红蛋白低于 50～70g/L、红细胞低于 1.8×10^{12}/L、血细胞比容低于 24% 时，应补充全血。补液量和速度最好以血流动力学监测指标作指导，当 CVP 超过 18cmH$_2$O 时，应注意肺水肿的发生。有条件的应采用 Swan-Gan2 导管行血流动力学监测。血液循环恢复灌注良好的指标为：尿量 ＞ 30ml/h，收缩压 ＞ 100mmHg，脉压 ＞ 30mmHg，中心静脉压为 5.1～10.2cmH$_2$O。

对于由于急性呼吸循环衰竭而致的休克，及经补充血容量仍不能纠正的休克可使用正性心肌药物，常用多巴胺。多巴胺是体内合成肾上腺素的前体，具有 β 受体激动作用，也有一定 α 受体激动作用，低浓度时有增强 α 受体兴奋作用，能增强心肌收缩力，增加心排出量，对外周血管有轻度收缩，高浓度时 β 受体兴奋作用，对内脏血管（肾，肠系膜，冠状动脉）有扩张作用，可增加心，肾的血流量。多巴胺用量一般 40～100mg 加入 5% 葡萄糖溶液 250ml 静滴，根据血压调节用量，起始剂量 0.5～1.0μg/（kg·min）可逐渐增加至 2～10μg/（kg·min）。多巴酚丁胺 20mg 加入 5% 葡萄糖液 100ml 中，按 5～10μg/（kg·min）静脉滴注。每日总量可达 240～480mg，但滴速不宜过快。抗休克的另一个选择药物为去甲肾上腺素，它可以升压并同时增加心肌输出量和肾灌注量。

（五）解除肺血管及支气管痉挛，减轻肺动脉高压

解除肺血管及支气管痉挛降低肺动脉高压的药物有：①盐酸罂粟碱：可阻断迷走神经反射引起的肺血管及支气管平滑肌的痉挛，促进气体的交换，解除迷走神经对心脏的抑制，对冠状动脉、肺及脑血管均有扩张作用。用盐酸罂粟碱 30～60mg 加入 5% 葡萄糖 250ml 静滴，可隔 12h 重复使用，每天总量不超过 300mg，是解除肺动脉高压的首选药物。②血管扩张剂：酚妥拉明为 α 肾上腺素受体阻滞剂，直接扩张小动脉和毛细血管解除肺动脉高压，起始剂量 0.1mg/min，维持剂量 0.1～0.3mg/min。可将酚妥拉明 10～20mg 加入 5% 葡萄糖液 250ml 内缓慢滴注，用静脉泵控制滴速。不良反应有低血压，心动过速，停药后消失。血管扩张剂可抑制肺动脉收缩，可降低肺动脉压力，从而降低右心室后负荷，增加右心排出量，改善通

气,改善肺气体弥散交换功能,减轻心脏前负荷。常用药物除酚妥拉明外还可选用肼屈嗪、前列环素静脉滴注。最近有应用一氧化氮吸入,气管内滴入硝普钠的;用 0.9% 生理盐水稀释的硝普钠液少量分次气管内滴入。血管扩张剂与非洋地黄类增强心肌收缩力的药物合用更合理更有效。在临床上对肺动脉高压、肺水肿或伴休克患者多采用多巴胺和酚妥拉明联合静脉滴注,有较好的效果。血管扩张剂常见的不良反应有体循环血压下降,用药过程中应特别注意初始用药剂量,密切观察患者血压的变化。③氨茶碱能解除血管痉挛,舒张支气管平滑肌,降低静脉压与右心负担,可兴奋心肌,增加心搏出量,适用于急性肺水肿。每次 250mg 加入 10% 葡萄糖溶液 20ml 静脉缓慢滴注。④阿托品能阻断迷走神经对心脏的抑制,使心率加快,改善微循环,增加回心血量,减轻肺血管及支气管痉挛,增加氧的交换。每次 0.5~1mg 静脉注射。心率减慢者可使用。

(六)处理凝血功能障碍

羊水栓塞 DIC 的发生率约 50%,往往造成严重的难以控制的出血,是羊水栓塞患者死亡的主要原因之一。凝血功能障碍表现为微血管病性溶血,低纤维蛋白原血症、凝血时间延长、出血时间延长及纤维蛋白降解产物增加。处理方面包括抗凝、肝素的应用、补充凝血因子等。

1.抗凝治疗肝素的应用　　由于羊水栓塞并发 DIC 其原发病灶容易去除,是否应用肝素治疗似有争议。大多数学者认为应在羊水栓塞的早期应用肝素。羊水进入母体循环后血高凝状态一般发生在起始症状 4min 至 1h 之间,在此段期间应该及时应用肝素,早期用肝素是抢救成功的关键。肝素具有强大的抗凝作用,它能作用于血液凝固的多个环节,抑制凝血活酶的生成,对抗已形成的凝血活酶,阻止纤维蛋白的形成,其作用是通过加速抗凝血酶Ⅲ(AT-Ⅲ)对凝血酶的中和作用,阻止凝血酶激活因子Ⅷ,影响纤维蛋白单体的聚合和加速 AT-Ⅲ 中和激活的因子Ⅸ、Ⅺ和Ⅹ。阻止血小板及各种凝血因子的大量耗损,并能阻止血小板凝集和破坏,防止微血栓形成,肝素主要用于抗凝,对已形成的血栓无溶解作用,故应用宜早。在羊水栓塞病因已祛除,在 DIC 凝血因子大量消耗期,以出血为主的消耗性低凝期不宜使用肝素;或在小剂量肝素使用下补充凝血因子。现广州地区使用肝素的方法一般是:肝素剂量用 0.5~1mg/kg(每 1mg 肝素相当于 125U),先用肝素 25mg 静脉推注,迅速抗凝,另 25mg 肝素稀释于 5% 葡萄糖 100~250ml,静脉点滴。亦可采用间歇静脉滴注法,肝素 50mg 溶于 5% 葡萄糖 100~150ml,在 30~60min 内滴完,以后根据病情每 6~8h 用药一次,24h 总量不超过 200mg。在我们的临床实践中,处理过的羊水栓塞患者,多在短期由高凝期进入消耗性低凝期,且病因(妊娠)多已祛除,羊水栓塞在病因祛除后 DIC 过程可自然缓解,一般不必多次,反复使用肝素,更不必达肝素化。故很少用间歇静脉滴注法。一般以在羊水栓塞起始高凝期用肝素 50mg,检查有凝血因子消耗,即及时补充凝血因子和新鲜冰冻血浆。新鲜冰冻血浆除血小板外,含有全部凝血因子,还含有 AT-Ⅲ 成分,可加强肝素的作用,又有防止 DIC 再发的作用。在应用肝素过程中应密切监测,应做凝血时间(试管法),监测凝血时间在 25~30min 为肝素适量;<12min 为肝素用量不足;>30min出血症状加重考虑为肝素过量。肝素过量时应立即停用肝素,需用鱼精蛋白对抗,1mg 鱼精蛋白可中和 100U(1mg)普通肝素。临床上用药剂量可等于或稍多于最后一次肝素的剂量。一般用量为 25~50mg,每次剂量不超过 50mg。经静脉缓慢滴注,约 10min 滴完。肝素有效的判断包括:①出血倾向改善;②纤维蛋白原比治疗前上升 400mg/L 以上;③血小板比治疗前上升 50×10^9/L 以上;④FDP 比治疗前下降 1/4;⑤凝血酶原时间比治疗前缩短 5s 以上;⑥AT-Ⅲ 回升;⑦纤维蛋白肽 A 转为正常。停用肝素的指征:①临床上病情明显好转;②凝血酶原时间缩短至接近正常,纤维蛋白原升至 1.5g 以上,血小板逐渐回升;③凝血时间超过肝素治疗前 2 倍以上或超过 30min;④出现肝素过量症状,体征及实验室检查异常。

低分子肝素(LMWH)有显著的抗 Ⅹα 和抗 Ⅱα(凝血酶)作用。与普通肝素相比,因肽链较短,而保留部分凝血酶活性。抗因子 Ⅹα 与抗凝血酶活性之比为 3.8:1,在拥有较强抗 Ⅹα 作用的同时对 Ⅱα 影响较小,较少引起出血的危险。主要用于血栓栓塞性疾病。近年有报道用于治疗早、中期 DIC,但羊水栓塞 DIC 发病急促,用广谱的抗凝药物普通肝素为宜。

2.凝血因子的补充 DIC 在高凝状态下,消耗了大量凝血因子和血小板,迅速转入消耗性低凝期,患者出现难以控制的出血,血液不凝,凝血因子减低,血小板减少,纤维蛋白原下降,在这种情况下必须补充凝血因子。新近的观点认为在活动性未控制的 DIC 患者,输入洗涤浓缩红细胞,浓缩血小板,AT-Ⅲ 浓缩物等血液成分是安全的。临床上常用的凝血因子种类有:①新鲜冰冻血浆(FFP):除血小板外,制品内含有全部凝血因子,其浓度与新鲜全血相似。一般 200ml 一袋的 FFP 内含有血浆蛋白 60～80g/L,纤维蛋白原 2～4g/L,其他凝血因子 0.7～1.0U/ml,及天然的抗凝血物质如 AT-Ⅲ、蛋白 C 及凝血酶。一般认为,若输注 FFP 的剂量 10～20ml/kg 体重,则多数凝血因子水平将上升 25%～50%。由于大多数凝血因子在比较低的水平就能止血,故应用 FFP 的剂量不必太大,以免发生循环超负荷的危险,通常 FFP 的首次剂量为 10ml/kg,维持剂量为 5ml/kg。②浓缩血小板:当血小板计数 $<50\times10^9$/L,应输注血小板,剂量至少 1U/10kg 体重。③冷沉淀:一般以 400ml 全血分离的血浆制备的冷沉淀为 1 袋,其容量为 20～30ml。每袋冷沉淀中含有因子Ⅷ约 100U,含约等于 200ml 血浆中的 von Willebrand 因子(vWF),此外,还含有 250～500ml/L 的纤维蛋白及其他共同沉淀物,包含各种免疫球蛋白等。④纤维蛋白原:当纤维蛋白原 <1.5g/L 可输注纤维蛋白原或冷沉淀,每天用 2～4g,使血中纤维蛋白原含量达到 1g/L 为适度。⑤AT-Ⅲ浓缩剂的应用:肝素的抗凝作用主要在于它能增强 AT-Ⅲ 的生物学活性。如血中 AT-Ⅲ 含量过低,则肝素的抗凝作用明显减弱。只有 AT-Ⅲ 浓度达到正常时,肝素的疗效才能发挥出来。因此,有人主张对 AT-Ⅲ 水平较低的患者,应首先应用 AT-Ⅲ 浓缩剂,然后再用肝素抗凝,往往会收到更好的疗效。在肝素治疗开始时,补充 AT-Ⅲ 既可以提高疗效,又可以恢复正常的凝血与抗凝血的平衡。现国内已有 AT-Ⅲ 浓缩剂制剂,但未普及,可用正常人血浆或全血代替。冻干制品每瓶含 AT-Ⅲ 1000U,初剂量为 50U/kg,静注,维持剂量为每小时 5～10U/kg。⑥凝血酶原复合物(pec):每瓶 pec 内约含有 500U 的因子Ⅸ和略低的因子Ⅱ、Ⅶ和Ⅹ,由于该制品内含有不足量的活化的凝血因子,所以有些制品内已加入肝素和(或)抗凝血Ⅲ(AT-Ⅲ)以防止应用后发生血栓栓塞。使用 pec 特有的危险是发生血栓性栓塞并发症;虽然在制剂中添加少量肝素后血栓栓塞并发症大为减少。

羊水栓塞所致的弥漫性血管内凝血(DIC)的处理原则是积极祛除病因,尽早使用肝素抗凝治疗。当病情需要时可输注血制品做替代治疗,但所有的血制品必须在抗凝的基础上应用。在采用血制品进行替代治疗之前,最好先测定抗凝血酶Ⅲ(AT-Ⅲ)的含量。若 AT-Ⅲ 水平显著降低,表明 DIC 的病理过程仍在继续,此时只能输注浓缩红细胞、浓缩血小板、AT-Ⅲ 浓缩剂,或输含 AT-Ⅲ 成分的新鲜冰冻血浆,避免应用全血、纤维蛋白原浓缩剂及冷沉淀。AT-Ⅲ 含量恢复正常是 DIC 病理过程得到控制的有力证据,此时补充任何所需的血液制品都是安全的。补充凝血因子应在成功抗凝治疗及 DIC 过程停止后仍有持续出血者(DIC 过程停止的指征是观察 AT-Ⅲ 水平被纠正),则凝血因子缺乏具有高度可能性,此时补充凝血因子既必要又安全。凝血因子补充的量应视病情而定,一般认为成功抗凝治疗以后,输注血小板及凝血因子的剂量,应使血小板计数 $>80\times10^9$/L,凝血酶原时间 <20s,纤维蛋白原 >1.5g/L。若未达到上述标准,应继续补充凝血因子和输注血小板。

3.抗纤溶治疗 最近多数学者再次强调,抗纤溶药物如六氨基己酸,抗血纤溶芳酸,氨甲环酸等使用通常是危险的,其可以延长微血栓存在的时间,加重器官功能的损害。因此,抗纤溶治疗,绝对不能应用于 DIC 过程高凝状态在继续的患者,因为此时仍需要纤溶活性以便尽快地消除微血栓,改善脏器的血流,恢复脏器功能。抗纤溶治疗只有在原发病及激发因素治疗、抗凝治疗、补充凝血因子 3 个治疗程序已经采用,DIC 过程已基本停止,而存在纤维蛋白原溶解亢进的患者。

（七）预防感染

常规预防性使用抗生素。使用对肝肾功能损害较小的抗生素。

（八）纠正酸碱紊乱

羊水栓塞患者常有代谢性酸中毒或呼吸性酸中毒,常呈现混合性酸中毒。羊水栓塞时治疗代谢性酸中毒通过加强肺部通气,以排出 CO_2 和肾排出 H^+,使 H^+-Ha^+ 交换增加,保留 Na^+ 和 HCO_3^-,以调节酸碱平衡。轻症酸中毒者,清除病因、纠正脱水后,能自行纠正,一般无须碱剂治疗,而重症者则需补充碱剂。

（九）产科处理原则

羊水栓塞发生后,原则上应先改善母体呼吸循环功能,纠正凝血功能障碍,病情稳定后即应立刻终止妊娠,祛除病因,否则病情仍会继续恶化。产科处理几个原则为:①如在第一产程发病,经紧急处理,产妇血压、脉搏平稳后,胎儿未能立即娩出,应行剖宫产术结束分娩;②如在第 2 产程发病,则应及时行产钳助产结束分娩;③产后如大量出血,凝血功能障碍应及时输注新鲜血、新鲜冰冻血浆、补充凝血因子、浓缩纤维蛋白原抑肽酶等。若经积极处理仍未能控制出血时即行子宫切除术,可减少胎盘剥离面大血窦的出血,又可阻断残留子宫壁的羊水及有形物质进入母血循环。子宫切除后因凝血功能障碍手术创面渗血而致的腹腔内出血,一般情况下使用凝血因子能奏效;若同时伴有腹膜后血肿、盆腔阔韧带血肿等可在使用凝血因子的同时行剖腹探查止血。亦有使用髂内动脉介入栓塞术,阻止子宫及阴道创面的出血,疗效未肯定;④关于子宫收缩剂的应用,可常规的应用适量的缩宫素及前列腺素,但不可大量应用,加大宫缩剂的用量未能达到减少出血的效果,同时可能将子宫血窦中的羊水及其有形物质再次挤入母体循环而加重病情。

（十）预防

羊水栓塞尚无特殊的预防方法,提出以下几点应注意的问题:①做好计划生育工作。②不行人工剥膜引产,人工破膜应避开宫缩,需引产或加强宫缩者,在人工破膜后 2h 再决定是否采用催产素静脉滴注。1991 年 Beischer 认为需行引产而人工破膜等待 4～6h 仍未引产则采用静脉滴注催产素,避免宫缩过程及胎儿宫内缺氧。③掌握催产素使用指征及常规,专人看护观察,以防宫缩过强,必要时应用镇静剂及宫肌松弛药物。④严格掌握剖宫产指征,宫壁切口边缘出血处用钳夹后缝合,减少羊水进入母血循环。⑤中期妊娠钳刮术,先破膜后再用宫缩药。采用羊膜腔内注药引产,应选用细针穿刺,在 B 超指引下避开胎盘,争取一次成功,避免胎盘血窦破裂而发生羊水栓塞。用水囊引产者,注入量不要过多,速度不要过快,避免子宫破裂而引起羊水栓塞。对晚期妊娠活胎引产,不适宜应用米非司酮、卡孕栓及各种不规范的引产方法,因其可诱发强烈宫缩而发生羊水栓塞。米索前列醇用于孕晚期引产的适宜剂量仍未明确,宜用最低有效剂量,剂量过大易引起宫缩过强致羊水栓塞及子宫破裂。

【羊水栓塞治疗新方法介绍】

1.一氧化氮的吸入　2006 年 McDonnell 报道使用一氧化氮迅速改变一例临产期羊水栓塞的血流动力学变化:患者 35 岁,G_2PO,孕 41 周＋6 天在硬膜外麻醉下自然分娩,阴道检查时见粪染羊水。在分娩过程中突发心血管功能衰竭,出现呼吸困难、发绀,心脏骤停、无呼吸和脉搏。即给胸部按压、心肺复苏、气管插管、紧急给麻黄碱 6mg 静注。2 分钟后心率在 140～160/min,呼吸速,胎心 60/min。当时诊断为局部麻醉反应和心血管神经系统的合并症。即在全身麻醉下行剖宫产结束分娩,关腹后产妇出现新鲜的阴道出血和身体多个部位出血。当时考虑羊水栓塞。在心脏骤停初始症状 1h 后,患者的凝血功能显示:PR 1.7,APTT 78s,血浆纤维蛋白原 0.9g/L,血红蛋白 12.2g/dl,血小板计数 $169×10^8$/L。已输晶体液 2000ml,2U 红细胞,2U 的新鲜冰冻血浆。手术后转入 ICU,患者仍然低氧,X-ray 显示肺部广泛浸润,给正性肌力药物及血管活性药物(去甲肾上腺素)。血液呈现不凝状况。PR 2.8,APTT＞250s,纤维蛋白原 0.3g/L,血红蛋白 7.3g/L,血小板计数 $51×10^9$/L。

在起始症状出现 45min 后,行经食管超声心动图(TOE)检查,TOE 显示严重的右心功能不全,包括右心扩大、舒张期室间隔平坦,严重的三尖瓣反流和肺动脉高压(68mmHg),在肺循环没有发现血栓物质。患者持续的心血管功能衰竭,发绀、低氧、凝血功能障碍和急性右心衰竭。在急性右心衰竭和肺功动脉高压的情况下,使用一氧化氮的吸入,一氧化氮吸入控制在 40ppm。结果血流动力学有显著的改善,在吸入 NO 治疗 2h 以后正性肌力药物需要量明显减少,配合其他综合治疗,约一天后 FiO_2 从 100％降至 40％:在第 2 天成功拔管,第 4 天撤离 ICU。

Tanus-Santos and Moreno 报道过使用 NO 作为选择性的血管扩张剂用于治疗羊水栓塞。鉴于羊水栓塞时肺动脉高压是血流动力学变化的关键,因此,使用 NO 是一种合乎逻辑的选择。吸入 NO 的浓度 40ppm 是在常用剂量的上限,但仍是安全剂量的范围。我们认为 NO 应用于羊水栓塞的治疗是一种有益的,是应该考虑的新的羊水栓塞综合治疗方法之一。

2.连续性血液透析滤过在羊水栓塞引起的 DIC 患者中的应用　Yuhko Kaneko 等撰文讨论连续性血液透析滤过(CHDF),在羊水栓塞中的应用,并报道一例成功的病例。患者 27 岁,孕 38 周行剖宫产术。手术后半小时子宫出血、阴道出血没有血块。B 超发现腹腔内出血。术后 4h 患者休克,血红蛋白由 10.7g/dl 降至 3.4g/dl,BP 46/22mmHg,P 140 次/min。诊断为心血管功能衰竭所致的休克。使用浓缩 RBC、平衡液、静滴多巴胺。实验室检查有 DIC 存在,PT 20.2s,纤维蛋白原 35mg/dl,FDP＞40μg/ml,AT-Ⅲ 58.0％,血小板 82000/μl,血氧分析呈代谢性酸中毒,BE 8.4MEq/L。用新鲜冰冻血浆、富集血小板、AT-Ⅲ 治疗 DIC。发病大约 9h 患者使用连续性静脉滤过。使用高通量聚丙烯纤维膜 APF-06s,由细胞外液交换人工细胞外液(置换液)每小时 200ml,在使用连续性静脉滤过 24h 以后,患者 PT 降为 11s、APTT 47.7s,纤维蛋白原 460mg/dl,FDP 20～40μg/dl,AT-Ⅲ 103％,血小板 133.000/μl。患者一般情况显著改善;盐酸多巴胺用量由 15μg/(kg·min)降至 5μg/(kg·min)。随后患者情况一天天好转,住院 24 天后母婴痊愈出院,母亲和胎儿没有任何并发症。

CHDF 是用人工细胞外液(置换液)连续的置换患者血液中存在的羊水物质,包括那些含在羊水中的胎粪。CHDF 可以清除分子量从 30kD 的物质;包括细胞因子 IL-6、(MW21kD)和 IL-8(mw8kD)。CHDF 在临床上应用于清除炎性细胞因子,由于血滤器允许滤出 50kD 以下的中分子量物质,而主要的炎症因子如 TNT-a、1L-1、1L-6、1L-8、1L-2 和 IL-10 的分子量均在 50kD 以下,血滤可将它们从血液中清除。因此 CHDF 可以清除 AFE 患者血液中超量的细胞因子,可防止过度炎症反应。

AFE 使用 CHDF 和血液滤过是有益的,血滤对清除高分子重量的物质比 CHDF 好,而 CHDF 对清除中分子量物质和合并代谢性的中毒、多脏器功能衰竭的患者较好。持续时间为 10 余小时至 7 天不等,AFE 漏入母体血液中的羊水是短暂、可限的,因此对 AFE 患者短时间的 CHDF 可见效。血滤对血流动力学影响远较血液透析为小,对过度炎症反应综合征的治疗有较明显的效果,目前已广泛用于危重病抢救。

3.重组活化凝血因子Ⅶa(rFⅡa)在 AFE 合并 DIC 中的应用　目前把血浆置换、体内膜肺(ECMO)、重组激活因子Ⅶa 的联合应用认为是治疗凝血功能障碍的新方法。羊水栓塞时,羊水中含有促凝物质,具有组织因子(组织凝血活酶)的活性,羊水进入母体循环后,促凝物质即可激活外凝血系统,因子Ⅳ与因子Ⅶ结合,在钙存在的条件下激活因子(Ⅹa),形成复合物即凝血酶原,使凝血酶原形成凝血酶,后者使纤维蛋白原转化为纤维蛋白。rFⅦa 最初用于治疗血友病患者,近年来已成功地用于治疗和预防非血友病的严重出血,常用于伴有 DIC 的难治性出血。用于羊水栓塞合并 DIC 可减少凝血因子用量,治疗效果显著。文献报道,当使用常规的方法未能控制严重产后出血时,应用 rFⅦa 是非常有效和安全的。产后出血患者应用 rFⅦa 的先决条件是:血红蛋白＞70g/L,国际标准化比率(INR)＜1.5,纤维蛋白≥1g/L,血小板≥50×10^9/L。推荐的用药初始剂量是 40～60μg/kg,静脉注射初次用药 15～30min 后仍然出血,考虑追加 40～

$60\mu g/kg$ 的剂量;如果继续出血,可间隔 $15\sim30min$ 重复给药 $3\sim4$ 次。最近 Franchiai 等总结 118 例患者,rFⅧa 的平均用量为 $716\mu g/kg$,90% 的患者能有效地停止或减少出血。

(苏 东)

第二节 围生期肺栓塞及易栓症

一、围生期肺栓塞

肺栓塞(PE)是由于肺动脉或其分支被内源性或外源性的栓子堵塞而引起的肺循环障碍,导致相应的临床和病理生理改变的综合征,是产科静脉血栓病的最严重的并发症,易导致猝死。妊娠期 PE 的发生率为 0.01%~0.04%,国外报道 PE 所致的孕产妇死亡占不明原因孕产妇死亡的 50%,未经治疗的 PE 死亡率可高达 12.88%,而经过治疗后患者死亡率降为 0.7%。PE 患者大部分来不及抢救,在 30min 内死亡。所以早期诊断,尽早预防是关键。

【病因及发病机制】

孕产期 PE 的高危因素:①血液高凝状态:妊娠期除Ⅺ和Ⅹ、Ⅻ因子外,其余凝血因子均增加,其中尤以纤维蛋白原为显著,凝血酶原时间及部分凝血活酶时间均缩短,抗凝血酶Ⅲ水平下降,凝血酶生成增加,这一生理改变持续至产后 2 周方恢复正常。同时,优球蛋白溶解时间延长,纤维蛋白溶酶原增加,纤维溶解活性降低,直至产后 3~5d 恢复正常。②血流瘀滞:妊娠期由于增大的子宫压迫髂静脉和下腔静脉,使静脉回流发生障碍,血流瘀积,引起血管内皮细胞受损,血管壁发生改变,易导致血栓形成。③黄体酮的作用:黄体酮可使静脉平滑肌松弛,血流缓慢,下腔静脉发生淤血,增加了深静脉血栓发生的可能性。④分娩或手术时的局部组织损伤:分娩和剖宫产手术时易使血管内壁受损,导致发生静脉栓塞的机会增多。⑤心脏病:有心脏病的孕妇,尤其在合并心房颤动或心力衰竭时,在妊娠及分娩期当血流动力学急剧变化时,心房的栓子即可脱落导致 PE 的发生。⑥其他因素:术后卧床,制动>3d,下肢肌肉收缩功能减弱,血流缓慢,以及术后创伤修复、凝血机制过强和抗凝药物的使用,均易促使血栓形成。

PE 引起的病理生理改变主要包括血流动力和呼吸功能两个方面。心肺功能改变的程度决定于肺动脉堵塞的范围、速度、原心肺功能的状态及肺血管内皮的纤溶活性等。轻者可无明显改变,重者可导致低氧血症、低碳酸血症、肺循环阻力增加、肺动脉高压、急性肺功能不全和猝死。①血流动力改变:当血管床有 50% 被堵塞时,可出现肺动脉高压;栓塞前如有严重的心肺疾患,对 PE 的耐受差,肺动脉高压的程度更为严重;神经体液因素除可引起肺动脉收缩外,还可引起冠状动脉及其他动脉血管的收缩,以至呼吸心搏骤停。②呼吸功能的改变:当 PE 发生后,肺泡无效腔扩大,被栓塞区域出现通气·灌注失常,无灌注的肺泡不能进行有效的气体交换;栓子释放的 5-羟色胺、组织胺等可引起无效腔及支气管痉挛,使气道阻力增加、通气受限,以上各种原因均可导致低氧血症的发生。目前研究表明 PE 与血管内皮功能改变有关。

【临床表现】

PE 是静脉血栓的严重并发症。发病急骤,可于短时间内致命。PE 的栓子 75%~90% 来自下肢静脉。绝大多数没有出现任何 DVT 的临床症状和体征,当出现 DVT 症状和体征时,肺梗死的危险性要低得多。下肢或盆腔静脉血栓形成的早期,血栓易于脱落栓子脱落后通过静脉循环到达心脏及肺,阻滞于肺血管形成 PE。PE 的临床症状轻重不一,从一过性气短到急性肺源性心脏病,出现突发呼吸困难、发绀、右心衰,甚至猝死。主要取决于肺血管堵塞的多少,发生速度和患者心肺的基础状况。肺血管床堵塞>25%～30%者肺动脉平均压可略有升高;>50%者可出现持续性肺动脉高压;堵塞达85%者可猝死。较大的PE可引起支气管痉挛肺泡表面活性物质减少,肺泡萎陷及肺通气/血流比失衡。患者发生不同程度的低氧血症、低碳酸血症和碱血症。

PE的症状和体征无特异性,临床表现多种多样,与血栓的大小、形状及堵塞肺血管床的部位与范围有关,主要取决于堵塞肺动脉的大小及肺段的多少。①呼吸困难:占临床症状的90%左右,多表现为不明原因的突然发作或原有呼吸困难突然加重,其特征是呼吸浅快,尤其是在起床活动、排便后更为明显。②胸痛:见于70%～88%的病例,以大、中肺动脉段堵塞较为常见,常合并外周血管堵塞。③咯血:见于30%左右的病例,常已发展至肺梗死。④咳嗽:表现为突发的刺激性咳嗽,见于约50%的患者。⑤惊恐或濒死感:见于50%～60%的患者。⑥晕厥:主要见于较大面积的PE患者,是由于心排血量锐减,血压急剧下降导致脑缺血所致。⑦其他:胸闷、心悸、气短及头晕亦为常见症状。

主要体征:①呼吸加快:大多数患者有呼吸增快。有学者提出,如呼吸频率<16/min,可以排除PE。②心率增加:超过半数患者的心率大于100次/min。③发绀:约20%病例伴有发绀,PE的栓子越大,影响的肺段越多,发绀表现越明显。④周围循环衰竭:血压下降或休克及组织灌注不良所致。⑤急性肺动脉高压和右心功能不全表现:肺动脉瓣听诊区第2心音亢进,胸骨左缘第2肋间可闻及收缩期喷射性杂音,并可见有明显的收缩期搏动,偶可闻及舒张期杂音,为肺动脉瓣关闭不全所致,部分患者可出现房性奔马律、颈静脉怒张、充盈。⑥肝大、下肢水肿:约20%患者有这些体征,提示右心衰竭的发生。⑦超过半数的患者患侧肺部可闻及湿啰音,有时还可闻及胸膜摩擦音及心包摩擦音。

【诊断】

根据临床表现、实验室检查及各项辅助检查明确诊断。

1.临床表现　可能表现为:①突发性呼吸困难(或原有呼吸困难突然加重),呛咳、咯血、胸痛等。②不明原因的急性右心衰竭及休克。③肺动脉瓣区收缩期杂音,强度较原来加重,肺动脉瓣区第2心音亢进。如有周围静脉血栓形成证据,则更支持PE的诊断。结合血气分析、心电图、胸部X线检查和肺通气灌注扫描等,基本上可做出诊断,必要时行肺动脉造影确诊。

2.实验室检查

(1)D-二聚体:是纤维蛋白单体经活化因子ⅩⅢ交联后,再经纤溶酶水解所产生的一种特异性降解产物。D-二聚体主要反映纤维蛋白溶解功能。增高或阳性见于继发性纤维蛋白溶解功能亢进,如高凝状态、弥散性血管内凝血、肾脏疾病、器官移植排斥反应、溶栓治疗等。虽然这项试验敏感性高,但特异性不强,不足以用来确诊。但D-二聚体异常升高的患者,应特别引起重视,而D-二聚体<500μg/L,则可基本排除诊断。

(2)动脉血气分析:患者几乎都有程度不等的低氧血症,动脉血氧分压(PaO_2)<80～85mmHg,平均62～72mmHg,有人认为PaO_2>90mmHg则可排除PE。二氧化碳分压($PaCO_2$)多明显下降,呈低碳酸血症,提示呼吸性碱中毒,系因过度通气所致。

3.辅助检查

(1)肺通气灌注扫描为目前诊断PE的首选方法,是一项准确的无创技术,能准确地诊断PE。以锝(^{99m}Tc)标记的清蛋白微球静脉注射,微球粒子进入肺血管床能准确地描绘出肺血流的分布,同时与肺通气扫描一起进行可增加该项检查的准确性。方法是让患者吸入^{133}Xe放射性气体或^{99m}Tc标记的药物雾化吸入显示通气情况。

(2)肺动脉造影(PA)是诊断PE最可靠的方法,可显示直径为0.5mm的血管病变及病变的部位、范围、程度和肺功能状况。如果出现肺动脉内充盈缺损,肺动脉分支完全阻断,肺野无血流灌注或肺动脉分支充盈和排空延迟等征象,则可确诊。肺动脉造影有一定的危险性,特别是肺动脉高压的患者,致残率为1%,死亡率为0.01%～0.5%,目前仅用于复杂病例的鉴别诊断及获得血流动力学资料。

(3)放射性核素肺通气-灌注扫描现被用为诊断 PE 最常用的检查方法。但临床有部分基础疾病:如慢性阻塞性肺疾病、充血性心力衰竭、支气管扩张、肺炎、间质性肺病以及肺癌等可影响患者的肺通气和血流状况,致使通气-灌注扫描判定甚为复杂,需结合临床进行判定。

(4)螺旋 CT 血管造影可以取代肺通气-灌注扫描作为最初的检查方法。该方法能直接显示栓子,准确性高。

(5)MRI 的优点在于能在冠状面和矢状面成像。普通 MRI 仅可以显示较大血管内的栓子,而对周围肺动脉则显影欠佳。

【治疗】

1.一般处理　本病发病急,须做紧急急救处理。

(1)应保持患者绝对卧床休息,高浓度吸氧。放置中心静脉压导管,测量中心静脉压,控制输液入量及速度,并可通过此途径给药。镇痛:有严重胸痛时可用吗啡 5～10mg,皮下注射,休克者避免使用。

(2)抗休克:为减低迷走神经兴奋性,防止肺血管和冠状动脉反射性痉挛,可静脉内注射阿托品 0.5～1mg,也可用异丙基肾上腺素、酚妥拉明(苄胺唑啉)。抗休克常用多巴胺 200mg 加入 500ml 葡萄糖液内静滴,开始速率为 2.5μg/(kg・min),以后调节滴速使收缩压维持在 12.0kPa(90mmHg)[10～25μg/(kg・min)]。

(3)治疗心力衰竭:毒毛旋花子苷 K 0.25mg 或毛花苷丙(毛花苷 C)0.2～0.4mg 加入 50%葡萄糖溶液 40ml 内静脉注射,必要时于 4～6h 重复用药。

(4)治疗支气管痉挛:给予氨茶碱 0.25g 加入 50%葡萄糖液 40ml 内静脉注射,必要时可用地塞米松 10mg 静脉注射。

(5)控制心律失常:快速室性心律失常,可用利多卡因 50～100mg 静脉注射,继以 1～2mg/min 静脉滴注。快速房性心律失常,首选毛花苷丙 0.2～0.4mg 加入 50%葡萄糖液 20～40ml 静脉注射或维拉帕米 5mg 加入 50%葡萄糖液 20～40ml 静脉注射。

2.抗凝疗法　一旦明确诊断或高度怀疑 PE 者,应立即开始抗凝治疗,可防止栓塞的继续发展和再发。

(1)目前常用的有普通肝素(UFH)、低分子肝素(LWMH)和华法林。肝素是一种带负电荷的蛋白,不通过胎盘。常用持续静脉滴注法,负荷剂量为 2000～3000U/h,继之 750～1000U/h 或 15～20U/(kg・h)维持,根据活化部分凝血活酶时间调整剂量,维持 APTT 为正常值的 1.5～2 倍。高度怀疑者可先用首剂。低分子肝素(LMWH)因其半衰期长,可皮下注射,无须实验室监测,应用方便,不通过胎盘,不进入乳汁,对胎儿及哺母乳的新生儿安全,不增加流产、早产及围生儿的死亡率,使院外应用成为可能。低分子肝素(5000U,Qd),或速碧林 0.2～0.4ml,Qd 或 Bid。

(2)维生素 K 拮抗剂:为常用的口服抗凝剂,可抑制依赖于维生素 K 的凝血因子。目前国内最常用的是醋硝香豆素(新抗凝)片,起作用快,口服后 36～48h 即达高峰,首次量为 2～4mg,维持量为 1～2mg/d。也可用双香豆素或双香豆乙酯(新双香豆素),首剂均 200mg,次日 100mg 口服,以后每天 25～75mg 维持。华法林首剂 15～20mg,次日 5～10mg,维持量为每天 2.5～5mg。维持 INR 为 1.8～2.5。因需数天发挥作用,需与肝素/低分子肝素至少重叠应用 4～5d,直到口服抗凝剂起作用,才停用肝素。一般口服抗凝剂需持续 3～6 个月。

华法林在妊娠 6～11 周应用可引起"特发性胚胎病变",包括有:鼻骨发育不良、骨骺发育不良、中枢神经系统异常,胎儿及新生儿出血及畸形。孕期任何时间用药均可引起新生儿出血,此药仅在产后给予。风心换瓣术后患者为权衡母胎利弊,建议整个孕期继续使用。

3.纤维蛋白溶解剂,即溶栓治疗 溶栓治疗 PE 是近年来的主要进展,它可使肺动脉内血栓溶解,改善肺组织血流灌注,降低肺循环阻力和肺动脉压力,改善右心功能;溶解深静脉系统的血栓,还可减少栓子来源,减少 PE 复发,改善生活质量和远期预后。一般在栓塞后 5d 内用纤维蛋白溶解剂治疗,效果较好,更适用于急性巨大肺栓塞,此时可与肝素同用,亦可待其疗程结束后再用肝素。常用药物有链激酶(SK)、尿激酶(UK)和组织型阿替普酶(纤溶酶原激活剂)等。

(1)尿激酶负荷量 4400U/kg,静注 10min,随后以 2200U/(kg·h)持续静滴 12h;另可考虑 2h 溶栓方案:2 万 U/kg 持续静滴 2h。

(2)链激酶负荷量 25 万 U,静注 30min,随后以 10 万 U/h 持续静滴 24h。链激酶具有抗原性,故用药前需肌注苯海拉明或地塞米松,以防止过敏反应。

(3)阿替普酶(rt-PA):50~100mg 持续静滴 2h。使用尿激酶、链激酶溶栓期间勿同用肝素。对以阿替普酶(rt-PA)溶栓时是否需停用肝素无特殊要求。其缺点是价格昂贵,目前难以普遍应用。

溶栓治疗结束后,应每 24h 测定 1 次凝血酶原时间(PT)或活化部分凝血激酶时间(APIT),当其水平低于正常值的 2 倍时,即应重新开始规范的肝素治疗。溶栓后应注意对临床及相关辅助检查情况进行动态观察,评估溶栓疗效。

溶栓治疗的绝对禁忌证有活动性胃肠道出血,2 个月内的颅内出血,颅、脊柱术后等。相对禁忌证有 10 天内的外科大手术、分娩,近期严重胃肠道出血,肝、肾衰竭,严重创伤,高血压Ⅲ级及出血性疾病等。

4.外科治疗

(1)肺栓子切除术:据报道死亡率高达 65%~70%。但本手术仍可挽救部分患者的生命,必须严格掌握手术指征:①肺动脉造影证明肺血管有 50%或以上被阻塞,栓子位于主肺动脉或左、右肺动脉处;②抗凝和(或)溶栓治疗失败或有禁忌证;③经治疗后患者仍处于严重低氧血症、休克、肾、脑损伤。

(2)腔静脉阻断术:主要预防栓塞的复发,以至危及肺血管床。方法有手术夹、伞状装置、网筛法、折叠术等。腔静脉阻断术后,侧支循环血管管径可能增大,栓子可通过侧支循环进入肺动脉,阻断器材局部也可有血栓形成,因此术后须继续抗凝治疗。

(3)放置下腔静脉滤器:适用于反复 PE 与下肢 DVT 有密切联系并有抗凝禁忌者。

总之对围术期出现"不明原因的呼吸困难或同时伴有低血压休克患者"应高度怀疑 PE,及时应用血管活性药物肾上腺素、多巴胺、多巴酚丁胺或联合应用气管内插管、防止猝死,如无禁忌证应积极溶栓或抗凝治疗。未经治疗者病死率高达 25%~30%,合理治疗能使病死率降至 2%~8%。因此,PE 防治形势十分严峻,加强 PE 预防意识,提高 PE 的诊断水平是降低病死率、改善预后的关键。

【预防】

1.一般通过临床细致检查,早期发现下肢深层静脉血栓形成,80%患者可以防止 PE 的发生。为防止静脉血栓形成可采取以下措施:

(1)剖宫产或难产手术应做到操作轻柔细致,减少组织损伤,尤其要注意避免损伤血管而诱发血栓形成。在分娩过程中应及时纠正脱水,保持水、电解质平衡,防止血液凝固性增加。

(2)产后、手术后鼓励病人尽可能多翻身及屈伸下肢,指导患者早期下床活动减少制动,促进血液回流,增强血液循环。

(3)高危患者需辅助机械预防,措施如:弹力袜、梯度压力泵等,必要时应用预防性抗凝血疗法。

2.药物抗凝预防血栓形成

(1)小剂量肝素预防术后 DVT、PE 的发生有肯定效果,尤其是年龄 40 岁以上,肥胖、恶性肿瘤及静脉曲张者,行盆腔、髋部等手术前,测定部分凝血活酶时间(APTT)及血小板、D-D,若正常,于术前 2h 皮下注射肝素 5000U,术后 12h 再次用药,至患者能起床活动,一般 5～7d。因肝素剂量低,不易并发肝素诱导的血小板减少症等并发症,不需特别行凝血机制的监测。

(2)口服抗凝剂:如醋硝香豆素(新抗凝片)、华法林(苄丙酮香豆素)常用于有 DVT 史、严重静脉曲张者,作预防性抗凝治疗。

(3)抗血小板制剂:双嘧达莫片,每天 100mg 口服,小剂量阿司匹林(每天口服 0.3～1.0g)、可抑制血小板集聚及粘连。非甾体类抗炎剂,如吲哚美辛即可抑制凝血酶 A2,减少静脉血栓形成。

二、易栓症

易栓症不是单一疾病,而是指由于抗凝蛋白、凝血因子、纤溶蛋白等的遗传或获得性缺陷或存在获得性危险因素而容易发生血栓栓塞的疾病或状态。1865 年法国 Armand Trousseau 教授首次报道静脉血栓与肿瘤之间存在关系,这可能是人们对易栓症的最早认识。易栓症的血栓栓塞类型主要为静脉血栓栓塞。

【病因】

其病因分为遗传性和获得性两类。

1.遗传性因素　遗传性易栓症是常染色体显性遗传病,是因遗传性抗凝血因子或纤溶活性缺陷而易发生血栓的一类疾病。

(1)因子 V Leiden(FVL)突变:FVL 突变是遗传性易栓症中最常见的类型。因子 V 基因中第 506 位的精氨酸(Arg)被谷氨酰胺(Gln)取代,导致 FVa 不易被裂解失活。突变后的 FVa 一方面能继续表达促凝活性,另一方面却对活化蛋白 C(APC)的裂解作用大大降低,从而产生活化蛋白 C 抵抗(APCR)。APCR 是由于 APC 不能有效水解和灭活 FVa 和 FⅧa,使得凝血酶生成过多,导致体内高凝状态,胎盘微血栓形成,胎盘梗死等等,最终增加胎儿生长受限、胎死宫内、妊娠期高血压疾病、胎盘早剥等的危险性。

(2)凝血酶原 G20210A 突变:凝血酶原(PT)G20210A 突变发生率仅次于 FVL 突变。PT 是肝脏合成的维生素 K 依赖性凝血因子。PT 基因 3'末端非翻译区 20210 位点核苷酸发生 G-A 突变,此区可能在基因表达中起调控作用,它可能增强了 PT 基因的转录或翻译效率,或是使转录的 mRNA 稳定性增强,导致 PT 浓度与活性增高。PT 在促凝血酶复合物的催化下变为具有活性的凝血酶,后者是凝血过程中的促凝、抗凝及纤溶系统平衡的关键角色,它将纤维蛋白原变成纤维蛋白单体,交联成网,形成血栓。又可与血管内皮细胞的血栓调节蛋白(TM)结合,激活蛋白质 C 抗凝系统。该突变的发生率在不良妊娠结局的妇女中为 10% 左右,与原因不明复发性流产、妊娠期高血压疾病、胎盘早剥和胎儿生长受限的发生密切相关。

(3)遗传性抗凝血酶缺乏症:抗凝血酶(AT)是肝脏、血管内皮细胞和巨核细胞产生的。AT 是凝血酶的主要抑制物,它与肝素结合后引起构型改变,以其暴露的精氨酸与因子Ⅻa、Ⅺa、Xa、Ⅸa、Ⅶa、Ⅱa 的丝氨酸残基结合使之失活。导致 AT 缺乏的基因突变超过去的 180 余种。AT 缺乏分两型:Ⅰ型为 AT 含量及活性降低;Ⅱ型为 AT 含量正常单功能降低。两种类型都导致抗凝血酶活性不同程度的降低。AT 缺乏的妇女中高达 70010,在此期间有血栓形成,且流产及死胎的风险均明显增高。

(4)遗传性蛋白 C(PC)、蛋白 S(PS)缺乏症:PC 和 PS 均是由肝脏合成的维生素 K 依赖性糖蛋白。PC 是无活性的酶原,当被内皮细胞表面的凝血酶和血栓调节蛋白复合物激活后成为活化蛋白 C(APC),使 PC 的活化增加 2 万倍。PS 是 APC 发挥抗凝作用的重要辅助因子,在协同因子 PS 存在时,APC 通过选择性地降解 Va 和Ⅷa,使二者失活,发挥抗凝作用。PS 或 PC 缺乏者在妊娠期及产褥期血栓的发生率是 10%～19%,在正常妊娠和妊娠并发症中 PC 或 PS 缺乏的发生率分别为 1% 和 7%,可导致反复自然流产。

(5)异常纤维蛋白原血症:纤维蛋白原(Fg)是一种糖基化蛋白,其 p 链基因有多个突变位点。许多学者认为,纤维蛋白原基因多态性可引起血浆纤维蛋白原水平增高,是易栓性疾病的独立危险因素。其病理机制可能为:①Fg 通过转变为纤维蛋白,结合低密度脂蛋白,刺激血管平滑肌细胞增生,直接促进动脉粥样硬化的形成;血浆 Fg 浓度升高可增强血小板的黏附和聚集,导致血栓形成。②Fg 的异常分布:由于胎盘绒毛间隙纤维蛋白的沉积,蜕膜血管纤维素样坏死,使胎盘灌注量下降。③高浓度 Fg 在短时间内可以刺激内皮细胞和(或)血管壁其他细胞大量合成、分泌 PAI-1,导致纤溶活性下降,血栓形成,管腔闭塞。

(6)纤溶酶原活化抑制物-1(PAI-1)增多:PAI-1 是 tPA 的抑制物,主要血管内皮细胞合成,存在于血浆中和血小板上,是血液循环中抑制纤溶活性的主要物质,属于丝氨酸蛋白酶抑制剂超家族,其水平升高导致纤溶活性降低,凝血过程增强。PAI-1 基因突变与多种血栓栓塞性疾病的发生密切相关,在妊娠早中期合体滋养细胞侵入子宫螺旋动脉,重塑血管,大量的纤维蛋白或类纤维蛋白沉积于小动脉壁内,而滋养细胞溶解纤维蛋白的能力降低,可引起胎盘微血栓形成、胎盘功能不良,导致妊娠期高血压疾病、FGR 等病理妊娠。

(7)亚甲基四氢叶酸还原酶(MTHFR)C677T 突变和高同型半胱氨酸血症:高同型半胱氨酸是由同型半胱氨酸(Hcy)代谢所需酶基因变异 C677T 突变或营养不良导致的代谢所需维生素辅助因子 B6、B12、叶酸缺乏所致。高同型半胱氨酸血症在孕早期对绒毛血管的形成有明显的抑制作用,绒毛血管数目明显减少,从而减少胚胎供血量,最终导致胚胎死亡或神经管缺陷的发生。其机制可能因 DNA 和蛋白质甲基化异常、胎盘梗死和对早期胚胎神经系统的毒性作用。此外,尚可通过刺激氧自由基的产生和释放,造成血管内皮损伤和功能异常、刺激血管平滑肌细胞增生、破坏机体凝血和纤溶系统,影响脂质代谢,使机体处于高凝状态,从而与胎盘早剥、FGR 和子痫前期重度等病理妊娠有关。

2.获得性因素　获得性因素往往是具有遗传性因素患者血栓事件的诱发因素,几种获得性因素并存时更易发生血栓,以静脉血栓形成为主。

(1)生理性高危因素:高龄(年龄≥35 岁)、吸烟、肥胖(BMI≥27.0kg/m²),孕期体重增长超过 15kg,妊娠期获得性高凝血因子水平等等。

(2)病理性高危因素:糖尿病,肝肾疾病,慢性消耗性疾病,脂质代谢异常,急性脊髓损伤或下肢瘫痪;异常病史及家族史:高血压、糖尿病史或其家族史,静脉血栓史或其家族史。

(3)产科高危因素:子痫前期(重度)及子痫、HELLP 综合征、胎盘早剥、胎儿生长受限(FGR)、羊水过少;妊娠剧吐、多胎妊娠、死胎及死产史、复发性流产等不良孕产史;产褥感染、产后出血等。

(4)免疫性高危因素:系统性红斑狼疮(SLE)、抗磷脂抗体(包括抗心磷脂抗体或抗狼疮抗体)阳性、特发性血小板减少症、免疫性肾病等。

(5)医源性高危因素:体外受精-胚胎移植(IVF-ET)术后,卵巢过度刺激综合征(OHSS),产后出血输血,剖宫产或阴道手术助产,子宫破裂,术后应用止血药,口服避孕药等等。其他如制动超过 3 天,长途跋涉或经济舱综合征等。

【病理发病机制】

易栓症不一定发生血栓性疾病,但可能因凝血—抗凝机制或纤溶活性失衡,子宫螺旋动脉或绒毛血管微血栓形成,导致胎盘灌注不良,甚至梗死,从而发生多种妊娠不良结局:复发性流产、严重的早发性子痫前期重度、新生儿凝血功能异常、死胎死产等,胎盘病理中应考虑有易栓症的存在。

1.妊娠期易栓症胎盘病变与母体循环　妊娠期易栓症的胎盘病变主要是由于母体的血流灌注不足所致,也可能是妊娠使得早已存在的情况促血栓形成倾向加速。如:绒毛周围大量纤维蛋白沉积,绒毛下血栓形成,底蜕膜血肿(亦称胎盘后血肿),螺旋动脉急性粥样硬化,胎盘梗死,胎盘早剥,脐带过细或胎盘重量减少。

2.妊娠期易栓症胎盘病变与胎儿循环　　完全发育的胎盘及其胎儿循环经脐带与胎儿相通,脐带内两根动脉在胎盘的附着部附近吻合(Hyrtl吻合),这种生理性的吻合可确保当一根动脉闭塞时,仍能维持整个胎盘的胎儿灌注。妊娠期易栓症的胎儿循环分为胎儿的循环障碍和胎儿血管血栓。

胎儿的循环障碍主要有绒毛膜的血管间缺乏吻合,水平方向与垂直方向的血管形成锐角,绒毛血管壁暴露于毒性物质中(如胎粪中的胆汁酸和细胞因子等),影响脐血流的脐带因素(如脐带扭转、边缘性、膜状或分叉附着等)。

胎儿血管的血栓,分为闭塞性和非闭塞性血栓,闭塞性血栓对胎儿的危害更严重。胎儿血管血栓多发生于胎盘浅表的血管及绒毛膜干的血管中,更常见于胎盘胎儿面的静脉和胎盘内的静脉中,偶与脐带血栓伴发。闭塞性血栓可见血管扩大、膨胀而坚硬,非闭塞性血栓为附壁血栓、内膜垫。其他如出血性血管内膜炎,绒毛膜血管病及绒毛膜血管瘤病,慢性血管周炎及末端绒毛发育不全等。

【临床表现】

无论是遗传性易栓症还是获得性高凝状态均缺乏典型的临床特征,最主要的临床特点是血栓易发倾向,最终以深静脉血栓栓塞性疾病(DVT)和肺栓塞(PE)形式出现,有些疾病动脉血栓的发生率也有升高。故临床应警惕易栓症的各种高危因素及对母儿的影响:如子痫前期重度、胎盘早剥、FGR、羊水过少及复发性流产等。

DVT最常发生于下肢,尤以腓静脉多见。下肢不对称肿胀(同一部位周径之差>1cm)、疼痛(Htoman征阳性)和浅静脉曲张是下肢DVT的三大症状。根据下肢肿胀的平面可初步估计静脉血栓形成的部位。双下肢水肿则提示下腔静脉血栓。疼痛性质呈坠痛或钝痛。浅静脉曲张为静脉压升高和侧支循环建立的表现。相当部分DVT无明显临床表现,称为“寂静型”DVT。肠系膜静脉血栓可呈类似急腹症的临床表现。

DVT常因栓子脱落栓塞于各级肺静脉可发生PE,其来势凶险,易致猝死。PE的主要临床表现为咯血、胸痛和呼吸困难三联征,多数情况下缺乏典型临床表现。如下肢DVT患者出现胸闷、气促、咯血,或突发晕厥,吸氧状态下血氧饱和度仍低,应高度怀疑肺栓塞,尤其“寂静型”DVT患者。PE还可出现肺炎和胸腔积液,及酷似心绞痛甚至心肌梗死的表现。

【筛查】

易栓症孕妇大多数存在容易发生易栓症的缺陷,如遗传性易栓症,或继发于某种疾病或因素(获得性易栓症)。所以筛查时需仔细询问病史及家族史,有无易栓症高危因素(上述各种病因)。每一次筛查均应建立在权衡易栓症患病风险的基础上。

易栓症的诊断一般可分为筛查实验及确证实验。但是由于确证实验一般用DNA分析法,基因检测结果虽然明确,但是存在实验室之间的差异而且有些遗传性易栓症的基因突变种类繁多,临床很难常规进行全面的基因分析。多数情况下,引起血栓形成的主要原因是多种机制交互重叠的结果。因此,有些筛查实验就是使用的确证实验。2006年美国病理家学会对易栓症的诊断问题提出了循证思维的共识性建议。

初筛试验为凝血四项,包括凝血酶时间(TT),凝血酶原时间(PT)和活化部分凝血活酶时间(APTT)。对于妊娠中晚期胎儿死亡的孕妇进行易栓症筛查,不良孕产史:如死胎、复发性流产孕妇做抗心磷脂抗体滴度检测。对于任何年龄复发或早发无法解释的静脉血栓栓塞患者均应进行筛查,做AT、PC、PS缺陷症和FVL检测以及凝血酶G20210A等基因分析。

【治疗】

1.治疗指征　　妊娠期妇女有明确遗传性易栓症病史;伴有静脉血栓、肺栓塞等家族史或过去史;有无不良妊娠史如:3 次及以上流产史、死胎史、死产史,凝血检查异常者;合并系统性红斑狼疮(SLE)、抗磷脂综合征(APS);本次妊娠有产科并发症如:妊娠期糖尿病、子痫前期、FGR 等;部分妊娠合并心脏病患者,如心脏换瓣术、风心二尖瓣病变伴心房纤颤者。

2.治疗措施　产科抗凝治疗研究开展较晚,国内外多数报道仍缺乏大样本的临床试验和对照研究。对抗凝剂的选择、使用对象、应用剂量、疗效观察尚无统一定论;目前多数认同的方案以 LMWH 为主,并可根据孕妇自身病情辅助以其他抗凝药物,国外常用阿司匹林,国内丹参注射液应用也较广泛。

国外易栓症的研究意见为:对需长期抗凝治疗(如人工瓣膜置换术后)、抗心磷脂综合征患者及有过血栓史的孕妇,可全程使用大剂量抗凝剂;对存在易栓症可能的孕妇可予中等剂量抗凝治疗,但如果易栓症患者出现血栓形成倾向,如受伤或长期卧床时,其风险增加,应该用大剂量抗凝治疗;对于不明原因血栓史的孕妇给予小剂量抗凝治疗。对于和高凝疾病有关的妊娠并发症应用低剂量或中等剂量治疗。治疗剂量参考 LMHW 5000U 每 12h 皮下注射 1 次或依诺肝素每天 80mg 为大剂量,LMWH 5000U 每天皮下注射 1 次或依诺肝素每天 40mg 为小剂量。国外有报道 LMWH 联合小剂量阿司匹林是防止易栓症孕妇发生流产的最佳治疗方案,但同样缺乏大规模的随机对照试验。

抗凝治疗过程中应注意监测出、凝血指标,用 LMWH 应使 D-二聚体水平维持于 0.3～0.5mg/L,当 D-二聚体低于 0.3mg/L 即停药。需长期应用华法林者,控制国际标准化比率(INR)在 1.5～2.0,鉴于母婴利弊风险不建议妊娠最初 3 个月以及分娩前后再改用 LMWH。

3.溶栓治疗　治疗目的是溶解血栓,快速恢复梗死区微循环,获得血流的早期灌注减少细胞结构及功能的损害。因为溶栓治疗风险大,应用时应极慎重,需要严格掌握适应证和用药时间,最好在发病 3 小时内进行溶栓治疗,在抗凝基础上溶栓。常用尿激酶,6 万～10 万 U/d,分 2～3 次静滴,维持 1～2h,持续 7～10d。亦可动脉导管直接注药溶栓,剂量可偏大达 120 万 U,维持 3～5d。

【预防】

1.提高预防意识　1995～2008 年,美国胸科医师协会(ACCP)三次对妊娠期静脉血栓的治疗指南进行修正;对于妊娠期易栓症的相关筛查及药物的预防和治疗不断进行完善和修正。迄今为止,易栓症以及其妊娠并发症受到多学科重视,相关研究也在逐步深入。提高易栓预防意识及处理水平可改善与之相关的妊娠不良结局。

2.易栓症并发症的预防　妊娠期易栓症并发症包括由于严重胎盘功能不良相关的子痫前期或(和)子痫、FGR、羊水过少、胎盘早剥或形态学正常的早产和无法解释的重复流产等,虽在临床上可能没有血栓形成的表现,但是再次妊娠仍有不良结局风险。其预防应当包括危险因素识别、相应指标筛查和检测及药物预防干预 3 个方面。

高危因素除了上述妊娠易栓症并发症,对于没有不良妊娠史者,若孕期发现诸如凝血异常、血脂异常、严重血液高凝,以及临床异常表现:妊娠中晚期单纯性羊水过少、超声提示胎盘回声异常或进行性增厚、脐血流异常或 FGR 等,尤其对于早发型子痫前期,应进行相应易栓症实验指标筛查:凝血-纤溶系统检测、自身抗体指标、胎盘.胎儿监测、羊水监测和动态观察。

预防性抗凝药物的使用,包括普通肝素(UFH)和低分子肝素(LMWH)、小剂量阿司匹林以及维生素拮抗剂(华法林)等。ACCP 推荐的预防性 UFH 为 5000U 皮下注射,每 12 小时 1 次;中等剂量的 UFH 为抗-Xa 0.1～0.3U/ml 的 UFH 剂量,每 12 小时 1 次;FUH 的调整剂量为 APTT 治疗范围的 UFH 剂量,皮下注射每 12 小时 1 次。预防性 LMWH 用量:达肝素 5000U 皮下注射,每日一次。亭扎肝素 4500U 皮下注射,每日一次;或者依诺肝素 40mg 皮下注射,每日一次。中等剂量 LMWH 用量:达肝素 5000U 皮下注射,每 12 小时一次。亭扎肝素 4500U 皮下注射,每日一次;或者依诺肝素 40mg 皮下注射,每 12 小时一次。

多数研究认为，早孕期应用小剂量阿司匹林不增加先天畸形风险，在孕中晚期应用小剂量阿司匹林（＜150mg/d）对胎儿安全。如果指征明确，应早期应用。其他抗凝药物，如维生素 K 拮抗剂:华法林可通过胎盘，早孕期避免使用，但可用于产后抗凝治疗。但对于换瓣术后的孕妇，权衡利弊应继续使用华法林。其他如维生素 C 及维生素 E 等抗氧化剂是否可以预防易栓症患者妊娠并发症还有赖于更多的研究。

（李焕香）

第三节　子宫破裂

【概述】

子宫破裂的定义为:子宫肌层的连续性中断。国内某学者报道子宫破裂发生率为 0.06‰～1.4‰,国际卫生组织 WHO 报道为 0.053‰,为妊娠期和分娩期严重的并发症,如延误治疗可造成母婴死亡,产妇病死率高达 50%,胎儿病死亡达 50%～75%或更多。

【病因及分类】

20 世纪 60 年代以前,子宫破裂多由胎先露下降受阻时的不规范助产所致。随着围生医学的发展,因难产手术和滥用缩宫素而导致的子宫破裂很少发生,子宫破裂比较常见的原因为急产、多产、外伤、臀位助产及前次剖宫产史和肌瘤切除所致的瘢痕子宫。诊断性刮宫或宫腔镜手术时子宫穿孔及不合理应用可卡因也可导致子宫破裂。近年来,剖宫产率的增加、前列腺素使用不当及剖宫产的瘢痕子宫再次妊娠的阴道分娩也是导致子宫破裂的原因,另外,自发性子宫破裂也时有发生。

分类:

1.子宫壁的完整性分类

(1)完全性子宫破裂:指宫壁全层破裂,使宫腔与腹腔相通。

(2)不完全性子宫破裂:指子宫肌层全部或部分破裂,浆膜层尚未穿破,宫腔与腹腔未相通,胎儿及其附属物仍在宫腔内。

2.按是否有子宫瘢痕分类

(1)瘢痕子宫破裂:占 87.1%。主要与前次剖宫产术式有关。ACOG 研究表明,在剖宫产的瘢痕子宫再次妊娠的阴道分娩(VBAC)试产中,前次剖宫产术式为子宫经典切口或 T 形切口者子宫破裂几率为 4%～9%,子宫下段纵切口者子宫破裂几率为 1%～7%,而子宫下段横切口者子宫破裂几率仅为 0.1%～1.5%。究其原因,是因为子宫体和子宫下段的组织构成不同(子宫体部含有 60%平滑肌和 20%结缔组织,而子宫下段则含有 80%的结缔组织)及肌纤维的走向特点使得子宫的纵向强度弱而横向强度高,而下段横向强度最大。同时前次剖宫产的操作技巧以及本次妊娠胎盘的位置、宫腔压力、妊娠间距等均与子宫破裂的发生有一定关系。以不全破裂多见。荷兰 Zwart 报道瘢痕子宫破裂发生率为 0.51‰。

(2)非瘢痕子宫破裂:主要有以下原因:①阻塞性难产致子宫破裂,包括头盆不称、胎位异常。破裂以子宫下段为主。②损伤性子宫破裂。③不恰当地应用催产素。④宫颈难产。国内报道一例系第一胎孕足月,临产 5h,胎头从前穹隆娩出,宫口未开,分娩后出血不多,行修补术。⑤子宫发育异常。荷兰 Zwart 报道非瘢痕子宫破裂发生率为 0.08‰。

【子宫破裂的临床表现】

1.子宫破裂发生的时间　9.5%～35%发生在妊娠期,常见为瘢痕子宫破裂、外伤和子宫发育异常;89.5%发生在临产后和分娩过程中,常见为阻塞性难产、不恰当地应用催产素、手术助产损伤、瘢痕子宫破裂等,少数见于中孕引产。

2.主要临床表现

(1)先兆子宫破裂:病理性缩复环形成、下腹部压痛、胎心率改变及血尿,是先兆子宫破裂的四大主要表现。研究表明,在子宫破裂前,胎心率与宫缩有明显的异常改变,可作为早期诊断的指标之一。在第一产程中。全程胎心监护能发现严重的心动过缓(4%)、心动过速(8%)、变异减少(24%)、宫缩过强(10%)和宫缩消失(22%);在第二产程中异常胎心率监护图形显著增多,变异减少发生率为47.8%;严重的变异减速占26.1%,宫缩过强占22%,宫缩消失占13%,异常的胎心率监护图形是子宫破裂的先兆,因而在瘢痕子宫再次妊娠的晚期和试产过程中,应加强对胎儿心率和子宫收缩的监护,有胎心率异常时需警惕子宫瘢痕破裂。

(2)子宫破裂:荷兰 Zwart 报道 210 例子宫破裂,出现下腹部持续性疼痛 69%,胎心异常 67%,阴道流血 27%,病理性缩复环 20%,宫缩消失 14%;162 例出现全部症状,91 例(56%)仅出现腹痛和胎心率改变。国内解左平报道 11 例子宫破裂病例,其中出现下腹部持续性疼痛 7 例,病理性缩复环 4 例,肉眼血尿 4 例,血性羊水 5 例,腹壁可触及胎体 4 例,胎心消失 7 例。

完全性子宫破裂:破裂时剧痛,随后宫缩停止,转为安静,后持续性腹痛,阴道流鲜红血,出现休克特征。腹部检查。全腹压痛、反跳痛和腹肌紧张,压痛显著,破口处压痛更为明显,可叩及移动性浊音。腹部可清楚触及胎儿肢体,胎动、胎音消失,而子宫缩小,位于胎儿一侧,阴道检查:宫颈口较前缩小,先露部上升,有时能触及裂口,能摸到缩小的子宫及排出子宫外的胎儿。但阴道检查常可加重病情,一般不必做。

不完全性子宫破裂:浆膜层尚未穿破,先兆征象不明显,开始时腹部轻微疼痛,子宫瘢痕部位有压痛,此时瘢痕已有部分裂开,但胎膜未破,若不立即行剖宫产术,瘢痕裂口会逐渐扩大,出现典型的子宫破裂的症状和体征。而子宫下段剖宫产切口瘢痕裂开,特别是瘢痕不完全裂开时,出血很少,且因有腹膜覆盖,因而缺乏明显的症状与体征,即所谓"安静状态破裂"。常在二次剖宫产手术时才发现,亦可以在自然分娩产后常规探查宫腔时发现。若形成阔韧带内血肿,则在宫体一侧可触及有压痛的包块,胎心音不规则。子宫体部瘢痕破裂多为完全破裂。

【辅助检查】

1.对于无明显症状的不完全性子宫破裂、子宫下段的瘢痕破裂及子宫后壁破裂,诊断较难,超声显示为:在无宫缩及宫内压力增加的情况下,子宫下段变得菲薄,甚至切口处肌层部分或全部缺损,有液体积聚,在膀胱充盈时,可出现楼梯样的皱褶,有一处较薄,峡部两侧不对称;当子宫下段受羊水流动、胎动、宫缩等影响时,羊膜囊迅速向子宫下段缺损的部位膨出,该声像图表现是先兆子宫破裂的确诊特征;子宫下段厚薄不均匀,肌层失去连续性是先兆子宫破裂有意义的征兆;但若子宫下段均匀变薄,厚度>3cm,且有明确的肌层,则表明无下段瘢痕缺损。若有内出血则表现为子宫壁混合性回声光团,内部回声杂乱,边界不清,回声分布不均,其外侧子宫浆膜层连续完整。或表现为一外凸低回声光团,内回声欠均匀,胎心异常或消失;腹腔穿刺可抽出血性液体。

2.子宫完全性破裂超声特点:子宫收缩成球形位于腹腔一侧,子宫肌壁较为疏松,可见子宫破裂口,浆膜层连续性中断,胎头变形,胎儿位于腹腔内,多数已死亡,胎儿周围环绕羊水及血液。胎膜囊可完整或不完整,胎盘多数亦随胎囊娩出腹腔,腹腔内可探及程度不等的不规则液性暗区,腹腔穿刺可抽出血性液体。

另外,计算机断层扫描 CT 或磁共振成像 MRI 可清晰显示胎儿在子宫外,子宫肌层连续性中断而做出诊断,但价格昂贵,难以广泛临床使用。

【鉴别诊断】

根据临床症状及超声影像学特点,典型的妊娠子宫破裂并不难诊断,但尚需与以下疾病鉴别:

1.妊娠合并子宫肌瘤　　不完全性妊娠子宫破裂与妊娠合并子宫肌瘤,肌瘤有完整包膜,有立体感,且不会突然发生,检查细致并结合临床及随诊可鉴别。

2.子宫占位病变　　完全性妊娠子宫破裂,子宫收缩于后方成团块状,容易误诊为子宫内口实性占位。此时观察腹腔是否有积液,仔细观察团块状回声内见宫腔波回声及包膜有连续性中断,结合临床可鉴别;超声诊断失误是由于仅注意对胎儿的检查,而忽略了病史以及胎儿周围有无子宫壁的回声,加之已排入腹腔的胎儿羊膜囊完整,囊内有少量的羊水,造成类似宫内妊娠的表现。而已收缩的子宫又误认为子宫内口的实性占位,导致误诊。

3.腹腔妊娠　　由于胎盘附着异常,血液供应不足,极少能存活至足月。仔细检查子宫轻度增大或不增大,子宫壁完整,宫腔内无胎儿及胎盘。本院曾收治 1 例瘢痕子宫、孕 27 周利凡诺引产术后 3 天,腹痛 2 天,行 MRI 拟诊腹腔妊娠转入本院,本院超声提示子宫破裂,急诊剖腹探查,见子宫下段瘢痕完全破裂,胎膜囊完整,胎头变形,胎儿位于腹腔内,已死亡,胎盘亦随胎囊娩出腹腔,腹腔内约 50ml 血浆液性液体。

【治疗】

先兆子宫破裂发现先兆子宫破裂时,应立即采取有效措施抑制子宫收缩,并尽快行剖宫产术。

子宫破裂一旦诊断,无论胎儿是否存活,均应在纠正休克、防治感染的同时行剖腹探查术,手术原则是简单、迅速,能达到止血目的。根据产妇的全身情况、子宫破裂的程度与部位、产妇有无生育要求、手术距离发生破裂的时间长短以及有无感染而决定采取不同的手术方式。子宫破裂时间短、裂口小且边缘整齐、无明显感染、需保留生育功能者,可行裂口修补术。破裂口较大且撕裂不整齐或感染明显者,应行子宫次全切除术。子宫裂口延及宫颈口者可考虑做子宫全切术。前次下段剖宫产瘢痕裂开,产妇已有小孩,应行裂口吻合术,同时行双侧输卵管结扎术。剖腹探查除注意子宫破裂的部位外,应仔细检查膀胱、输尿管、宫颈和阴道,如发现有裂伤,应同时行这些脏器的修补术。对个别产程长、感染严重病例,是否需做全子宫切除术或次全子宫切除术或仅缝合裂口加双侧输卵管结扎术,需视具体情况而定。

术前、术中、术后大剂量有效抗生素防治感染。子宫破裂应尽可能就地抢救,必须转院者,除抗休克治疗外,尚应包扎腹部,减少震动的情况下转送。

【子宫破裂的预后评估】

其预后与是否及时得到抢救与处理有很大关系。国内报道子宫破裂孕产妇死亡率约 12%,国外报道在工业化国家为 5%,而在发展中国家高达 55%,近年有下降。大约三分之二的子宫破裂继发于瘢痕子宫,复发性子宫破裂与妊娠期和围生期患病率高相关。尽管子宫破裂修补是治疗子宫破裂的可行方法,但是再次妊娠复发性子宫破裂发生几率增加,尤其是沿子宫纵轴方向破裂和距上次破裂时间很短而再次妊娠者发生再次破裂的风险增加。

【预防】

为避免子宫破裂的发生及提高子宫破裂的治愈率,仍应加强计划生育宣传及实施,做好预防保健工作,严格掌握药物(催产素、前列腺素等)引产及剖宫产指征,产时严密观察,禁止暴力压腹,避免损伤较大的阴道助产,提高产科质量。只有采取综合的措施,才能更好地预防子宫破裂的发生,保障母婴安全。

预防子宫破裂有如下措施:①加强产科医务人员职业道德及操作技术的培训,培养爱岗敬业精神。规范剖宫产术式,有建议子宫行子宫下段切口,且切口缝合 2 层较缝合 1 层发生子宫破裂风险低。②加强高危孕产妇管理,尤其是对瘢痕子宫孕妇的管理,落实提早住院,B 超了解子宫切口瘢痕情况,及时发现瘢痕子宫隐性破裂;但超声预测的阳性值仍存在争议,国外有学者认为孕晚期子宫下段瘢痕处 3.5mm 发生子宫破裂风险低。

对剖宫产再孕者,下列情况禁忌阴道试产:①前次剖宫产为子宫体部切口,子宫下段纵切口或 T 形切口。②前次妊娠剖宫产指征依然存在。③二次以上剖宫产史或原切口感染史。④前次手术方式不详。⑤剖宫产不足 2 年再次妊娠。⑥既往有子宫破裂史。超声观察子宫瘢痕处有胎盘附着,易致胎盘植入、粘连出血及子宫破裂。⑦有不适于阴道分娩的内外科合并症或产科并发症。⑧妊娠妇女及家属拒绝阴道试产。⑨不具备抢救急症患者的条件。

具备阴道试产者产程中通过胎心监护和 B 超严密监测子宫瘢痕变化,由于发生先兆子宫破裂时多伴有胎儿供血受阻而致胎心不规则或消失,因此分娩期持续胎心监护及时发现胎心变化,结合体征可早期诊断先兆子宫破裂,及时施行剖宫产。另外,对子宫破裂的高危人群如:早产或过期产,足月引产产妇,超重的产妇,需严密观察,严防子宫破裂的发生。

(侯国秀)

第四节　子宫翻出

子宫翻出又称子宫内翻是指子宫底部向宫腔内陷入,甚至自宫颈翻出的病变,这是一种分娩期少见而严重的并发症。多数发生在第三产程,如处理不及时,往往因休克、出血,产妇可在 3～4 小时内死亡。国内报道子宫翻出病死率可达 62% 左右。

【发生率】

子宫翻出是一种罕见的并发症,其发生率各家报道不一,Shan-Hosseini 等报道子宫翻出发生率约为 1∶6400 次分娩,Platt 等报道发生率约为 1∶2100 次分娩。陈晨等报道北京市红十字会朝阳医院 1982～1996 年间子宫翻出发生率为 1∶16473;湖南株洲市二院 1961～1981 年间发生率为 1∶4682;山东淄博市妇幼保健院 1984～1986 年间发生率为 1∶1666;广州市白云区妇幼保健院 2004～2009 年间发生率为 1∶10359。

【病因】

引起急性子宫翻出的病因较多,常常是多种因素共同作用的结果,但其先决条件必须有子宫壁松弛和子宫颈扩张,其中第三产程处理不当(约占 60%),胎儿娩出后,过早干预,按压子宫底的手法不正确,强行牵拉脐带等,导致子宫底陷入宫腔,黏膜面翻出甚至脱垂于阴道口外。其促成子宫翻出的因素有:

1.胎盘严重粘连、植入子宫底部,同时伴有子宫收缩乏力或先天性子宫发育不良,助产者在第三产程处理时,强拉附着于子宫底的胎盘脐带的结果,此时如脐带坚韧不从胎盘上断裂,加上用力揿压松弛的子宫底就可能发生子宫翻出。

2.脐带过短或缠绕:胎儿娩出过程中由于脐带过短或脐带缠绕长度相对过短,过度牵拉脐带也会造成子宫翻出。

3.急产宫腔突然排空:由于产程时间短,子宫肌肉尚处于松弛状态,在产程中因咳嗽或第二产程用力屏气,腹压升高,也会导致子宫翻出。

4.产妇站立分娩:因胎儿体重对胎盘脐带的牵拉作用而引起子宫翻出。

5.妊娠高血压疾病时使用硫酸镁时使子宫松弛,也会促使子宫翻出;有人报道植入性胎盘也会促使子宫翻出。

【分类】

1.按发病时间分类

(1)急性子宫翻出:子宫翻出后宫颈尚未缩紧,占 75% 左右。

（2）亚急性子宫翻出：子宫翻出后宫颈已缩紧，占 15％左右。

（3）慢性子宫翻出：子宫翻出宫颈回缩已经超过 4 周，子宫在翻出位置已经缩复但仍停留在阴道内，占 10％左右。

2.按子宫翻出程度分类

（1）不完全子宫翻出：子宫底向下内陷，可接近宫颈口或越过但还存在部分子宫腔。

（2）完全性子宫翻出：子宫底下降于子宫颈外，但还在阴道内。

（3）子宫翻出脱垂：整个子宫翻出暴露于阴道口外。

【临床表现】

子宫翻出可引起迅速的阴道大量流血，处理不及时，可致产妇死亡。子宫翻出产妇突觉下腹剧痛，尤其胎盘未剥离牵拉脐带更加重腹痛，遂即产妇进入严重休克状态，有时休克与出血量不成正比，出现上述现象时，应考虑到有子宫翻出的可能。

而慢性子宫翻出多因急性子宫翻出时未能及时发现，而后就诊的，此时的症状多表现为：

1.产后下腹坠痛，或阴道坠胀感。

2.大小便不畅。

3.产后流血史或月经过多。

4.因子宫翻出感染，出现白带多而有臭味，甚至流脓液，严重者有全身感染症状，发热、白细胞升高等。

5.因阴道流血而致继发性贫血。

【诊断与鉴别诊断】

在分娩第三产程有用手在下腹部推压子宫底或用手牵拉脐带的经过，产妇在分娩后突然下腹剧痛，出现休克，尤其与出血量不相称时，因考虑有子宫翻出的可能。当翻出子宫已脱垂于阴道口外时，诊断并不困难，但当胎盘未剥离已发生子宫翻出时有时会误诊为娩出的胎盘，再次牵拉脐带时即引起剧痛，此时应及时做阴道、腹部双合诊。

1.诊断

（1）腹部检查：下腹部摸不到宫底，或在耻骨联合后可触及一个凹陷。

（2）阴道检查：在阴道内可触及一球形包块，表面为暗红色、粗糙的子宫内膜，在包块的根部可触及宫颈环。如胎盘尚未剥离而完全黏附于翻出的宫体时，常易误诊为胎儿面娩出的胎盘，牵引脐带时可引起疼痛。

根据病史及检查可做出子宫翻出的诊断。

2.鉴别诊断　子宫翻出应与子宫黏膜下肌瘤以及产后子宫脱垂相鉴别。

（1）子宫黏膜下肌瘤：系子宫肌瘤向子宫黏膜面发展，突出于子宫腔，如黏膜下肌瘤蒂长，经子宫收缩可将肌瘤排除宫颈而脱出于阴道内。妇科检查时，盆腔内有均匀增大的子宫，如子宫肌瘤达到宫颈口处并且宫口较松，手指进入宫颈管可触及肿瘤；已经排出宫颈外者则可看见到肌瘤，表面为充血暗红色的黏膜所包裹，有时有溃疡及感染。如用子宫探针自瘤体周围可探入宫腔，其长短与检查的子宫大小相符，急性子宫翻出往往发生在分娩期，患者有疼痛、阴道流血及休克等临床表现。认真仔细观察鉴别并无困难。

（2）子宫脱垂：患者一般情况良好，妇科检查时可见脱出的包块表面光滑，并可见子宫颈口，加腹压时子宫脱出更加明显，内诊检查时可触摸到子宫体。

【治疗】

明确诊断后应立即开放静脉通路、备血及麻醉医生配合下进行抢救，延迟处理可增加子宫出血、坏死和感染机会，给产妇带来极大的危险和痛苦。处理的原则为积极加强支持治疗，纠正休克，尽早实施手法复位或手术,其具体处理应视患者的全身情况、翻出的时间长短和翻出部分的病变情况、感染程度等而决定。

1.阴道手法复位　子宫翻出早期,宫颈尚未收缩,子宫尚无淤血、肿胀,如果胎盘尚未剥离,不要急于剥离,因为此时先做胎盘剥离会大大增加出血量,加速患者进入严重休克状态;如果胎盘已经大部分剥离,则先剥离胎盘,然后进行复位,此外翻出子宫及胎盘体积过大,不能通过狭窄的宫颈环,需先剥离胎盘。应首先开放两条静脉通路,输液、备血、镇痛及预防休克。给予乙醚、氟烷、恩氟烷、芬太尼及异丙酚等麻醉下,同时给以子宫松弛剂,β-肾上腺素能药物,如:利托君、特布他林或硫酸镁。待全身情况得以改善,立即行手法子宫还纳术。方法:产妇取平卧位,双腿外展并屈曲,术者左手向上托起刚刚翻出的子宫体,右手伸入阴道触摸宫颈与翻出宫体间的环状沟,用手指及手掌沿阴道长轴方向徐徐向上向宫底部推送翻出的子宫,操作过程用力要均匀一致,进入子宫腔后,用手拳压迫宫底,使其翻出的子宫完全复位。子宫恢复正常形态后立即停止使用子宫松弛剂,并开始使用宫缩剂收缩子宫,同时使子宫保持在正常位置,注意观察宫缩及阴道流血情况,直至子宫张力恢复正常,子宫收缩良好时术者仍应继续经阴道监控子宫,以免子宫再度翻出。

2.阴道手术复位　Kuctnne法。即经阴道将宫颈环的后侧切开,将子宫还纳复位,然后缝合宫颈切口。但必须注意不能损伤直肠。

3.经腹手术复位　Huntington法。在麻醉下,切开腹壁进入腹腔后,先用卵圆钳或手指扩大宫颈环,再用组织钳夹宫颈环下方2~3cm处的子宫壁,并向上牵引,助手同时在阴道内将子宫体向上托,这样,一边牵引,一边向上托使子宫逐渐全部复位,复位后,在阴道内填塞纱布条,并给予缩宫素,预防子宫再度翻出,若宫颈环紧而且不易扩张情况下,可先切开宫颈环后,将翻出的子宫体逐渐向上牵引,使其慢慢复位,完成复位后缝合宫颈切口(Noltain复位法)。

4.经腹或经阴道子宫次(全)切除术　经各种方法复位不成功、复位以后宫缩乏力伴有大出血、胎盘粘连严重或有植入、翻出时间较长合并严重感染者,视其病情程度,选择阴道或腹式手术切除子宫。

5.其他方法　阴道热盐水高压灌注复位法:用热盐水可使宫颈环放松,盐水压力作用于翻出的子宫壁,促使其翻出的子宫逐渐复位,此方法简单易行,适用于病程短、病情较轻、局部病变小的患者。

【预防】

预防子宫翻出的关键是加强助产人员的培训,正确处理好第三产程,在娩出胎盘的过程中,仔细观察胎盘剥离的临床症状,当确认胎盘已经完全剥离时,于子宫收缩时以左手握住宫底,拇指置于子宫前壁,其余四指放在子宫后壁并按压,同时右手轻拉脐带,协助胎盘娩出。胎盘粘连时正确手法剥离,且不能粗暴按压子宫底或强行牵拉脐带。我院处理的两例急性子宫翻出均是第三产程处理不当所导致。

(王成爱)

第五节　脐带异常

脐带是胎儿与母体进行物质和气体交换的唯一通道。脐带异常可使胎儿血供受限或受阻,导致胎儿窘迫、甚至胎儿死亡。

一、脐带长度异常

脐带正常长度为30~70cm,平均55cm。

（一）脐带过短

脐带的安全长度须超过从胎盘附着处达母体外阴的距离。若胎盘附着于宫底,脐带长度至少 32cm 方能正常分娩,故认为脐带短于 30cm 称为脐带过短,发生率 1%。脐带过短分娩前常无临床征象,临产后可因胎先露部下降受阻,脐带被牵拉过紧致使胎儿血循环受阻,缺氧而出现胎心率异常;可导致胎盘早剥,脐带断裂,甚至子宫内翻;引起产程延长,以第二产程延长多见。若临产后怀疑脐带过短,应改变体位并吸氧,胎心无改善应尽快行剖宫产术。

（二）脐带过长

指脐带长度超过 70cm。脐带过长容易引起脐带打结、缠绕、脱垂及受压。

二、脐带缠绕

脐带围绕胎儿颈部、四肢或躯干者,称为脐带缠绕,是常见的脐带并发症,发生率为 13%～20%。约90% 为脐带绕颈,以绕颈 1 周者居多,绕颈 3 周以上罕见。

其发生原因和脐带过长、胎儿过小、羊水过多及胎动过频等有关。

对胎儿的影响与脐带缠绕松紧、缠绕周数及脐带长短有关。脐带绕颈 1 周需脐带 20cm 左右,因此脐带长度正常者绕颈 1 周对胎儿的影响并不大。

脐带缠绕的临床特点有:

1.胎先露部下降受阻　由于脐带缠绕使脐带相对变短,影响胎先露下降,导致产程延长或产程停滞。

2.胎儿窘迫　当缠绕周数过多、过紧时或胎先露下降时,脐带受到牵拉,可使胎儿血循环受阻,导致胎儿窘迫,甚至胎死宫内。

3.电子胎心监护　出现频繁的变异减速。

4.彩色多普勒超声检查　可在胎儿颈部发现脐带血流信号。

5.B 型超声检查　脐带缠绕处的皮肤有明显的压迹,脐带缠绕 1 周者皮肤为 U 形压迹;脐带缠绕 2 周者,皮肤为 W 形压迹;脐缠绕 3 周或 3 周以上,皮肤压迹为锯齿状。

当产程中出现上述情况,应高度警惕脐带缠绕,尤其当胎心监护出现异常,经吸氧、改变体位不能缓解时,应及时终止妊娠。临产前 B 型超声诊断脐带缠绕,应在分娩过程中加强监护,一旦出现胎儿窘迫,及时处理。

三、脐带打结

脐带打结分为假结和真结两种。脐带假结是指脐静脉较脐动脉长,形成迂曲似结或由于脐血管较脐带长,血管卷曲似结。假结一般不影响胎儿血液循环,对胎儿影响不大。脐带真结是由于脐带缠绕胎体,随后胎儿又穿过脐带套环而成真结。脐带真结较少见,发生率约 0.4%～1.1%。真结一旦影响胎儿血液循环,妊娠期可导致胎儿生长受限,真结过紧可造成胎儿血循环受阻,严重者导致胎死宫内,多数在分娩后确诊。

四、脐带扭转

胎儿活动可使脐带顺其纵轴扭转呈螺旋状,生理性扭转可达 6～11 周。若脐带过度扭转呈绳索样,使胎儿血循环受阻,造成胎儿缺氧,严重者可致胎儿血循环中断,导致胎死宫内。

五、脐带附着异常

(一)脐带边缘性附着

指脐带附着在胎盘边缘者,因其形状似球拍,故又称为球拍状胎盘。在分娩过程中,脐带边缘性附着一般不影响胎儿血液循环。多在产后胎盘检查时才被发现。

(二)脐带帆状附着

指脐带附着于胎膜上,脐带血管通过羊膜与绒毛膜之间进入胎盘。附着在胎膜上的脐带血管位置高于胎儿先露部,一般对胎儿无影响。如附着在胎膜的脐带血管跨过宫颈内口,位于先露部前方时,称为前置血管。前置血管受胎先露压迫,可导致胎儿窘迫或死亡。分娩过程中,如前置血管破裂,胎儿血液外流,出血量达 200~300ml 时,可发生胎儿死亡。前置血管破裂表现为胎膜破裂时有血液随羊水流出,伴胎心率异常或消失,胎儿死亡。取血检查见有核红细胞或幼红细胞及胎儿血红蛋白可确诊。

六、脐带先露和脐带脱垂

胎膜未破时脐带位于胎先露部前方或一侧称为脐带先露,也称隐性脐带脱垂。胎膜破裂后,脐带脱出于宫颈口外,降至阴道甚至外阴,称为脐带脱垂。脐带脱垂发生率约为 1/300 次分娩,是导致胎儿窘迫、新生儿窒息、死胎及死产的重要原因之一。

【病因】

脐带脱垂容易发生在胎先露部不能衔接时,常见原因有:①胎位异常,因胎先露与骨盆入口之间有间隙使脐带滑落,多见于臀先露、肩先露和枕后位等;②胎头高浮或头盆不称,使胎头与骨盆入口间存在较大间隙;③胎儿较小或多胎妊娠第二胎儿娩出前;④羊水过多、羊膜腔内压力过高,破膜时脐带随羊水冲出;⑤脐带过长。

【诊断】

有脐带脱垂危险因素存在时,应警惕脐带脱垂的可能。若胎膜未破,于胎动、宫缩后胎心率突然减速、改变体位、上推胎先露部及抬高臀部后迅速恢复者,应考虑有脐带先露的可能。彩色多普勒超声检查在胎先露部一侧或其下方找到脐血流声像图即可确诊。胎膜已破者一旦胎心率出现异常,应行阴道检查,如在胎先露旁或胎先露下方以及阴道内触及脐带者,即可确诊。检查时应动作轻柔迅速,以免延误处理时间及加重脐血管受压。

【处理】

1.脐带脱垂　一旦发现脐带脱垂,胎心尚好,胎儿存活者,应争取尽快娩出胎儿并做好新生儿窒息的抢救准备。

(1)宫口开全,胎头已入盆,应根据不同胎位行产钳术、胎头吸引术或臀牵引术等阴道手术助产。阴道助产有困难则行剖宫产术。

(2)若宫颈未开全,应立即就地行剖宫产术。在准备期间,产妇应取头低臀高位,必要时用手将胎先露推至骨盆入口以上,以减轻脐带受压。在准备手术时,必须抬高产妇臀部,以防脐带进一步脱出。检查者的手保持在阴道内,将胎儿先露上推,避免脐带受压。

(3)若宫口未开全又无立即剖宫产条件者,可采用脐带还纳术,但施术困难,成功率不高,已少用。

2.脐带先露　经产妇、胎膜未破、宫缩良好者,取头低臀高位,由于重力作用使胎先露退出盆腔,可减轻脐带受压,脐带也可能退回。密切观察胎心率,等待胎头衔接,宫口逐渐扩张,胎心仍保持良好者,可经阴道分娩。否则应行剖宫产终止妊娠。

【预防】

1.做好妊娠期保健,有胎位异常者及时纠正,如纠正有困难,或骨盆狭窄者应提前住院,及早确定分娩方式。

2.临产后胎先露未入盆或胎位异常者,应卧床休息,少做肛查或阴道检查,检查的动作要轻柔,以防胎膜破裂。一旦胎膜破裂,应立即听胎心,出现胎心率异常者立即做阴道检查。

3.胎头未入盆而需行人工破膜者,应在宫缩间歇时行高位破膜,缓慢放出羊水以防脐带被羊水冲出。

七、脐带病变

(一)单脐动脉(SUA)

人类正常脐带有两条脐动脉和一条脐静脉。如脐带中只有一条脐动脉,称为单脐动脉。单脐动脉的发生有两种学说:一种学说认为是先天性未发育,从胚胎发育开始就只有一支脐动脉;另一种学说是胚胎开始发育时存在两支脐动脉,但在以后的发育过程中,一支脐动脉继发性萎缩而逐渐消失。

单脐动脉的发生率文献报道差异很大,在单胎妊娠中发生率约为1%,在双胎中约为5%。1986年某学者报道连续检查1018例脐带,距新生儿脐轮3cm处取材,作肉眼和显微镜观察,发现SUA 6例,发生率为0.59%,其中3例为FGR。后又于2001年报道对410例死亡围生儿尸检与胎盘病理检查,发现SUA 16例,发生率为3.9%;说明FGR的发生与SUA有关。由于脐动脉在将进入胎盘前,可有吻合支(Hyrtl吻合支)或融合成一支主干后再分成两支,故取材部位过低,即在距胎儿面3cm以内,可能作出SUA的误诊。SUA在白人中的发生率较黑人者高。妊娠合并糖尿病、高胎产次、羊水过多或过少及双胎妊娠中SUA的发生率均增高。

单脐动脉对胎儿有一定影响,常与胎儿畸形共存,其发生率约在30%。SUA新生儿的平均体重较轻,且SUA在低体重儿中的发生率也较正常体重儿高。导致低体重儿发生率增高的原因,可能是胎盘部分面积萎缩,回流血量减少,使胎儿发育不良。由于SUA死亡率高,常伴发胎儿畸形及FGR,故在产前检查时,常规应用B超检测脐动脉,及时作出诊断,提高围生期诊疗质量。有的SUA婴儿可能是完全正常者,而有的SUA婴儿可能有畸形,故对SUA外观正常的新生儿除作B超等无损伤性检查,观察有无肾脏等畸形外,无须行其他创伤性检查。

(二)脐带囊肿

发生率为3%,可位于脐带的任何部分,分为真性囊肿和假性囊肿。假性囊肿为华通胶液化,无上皮包膜,常见于脐带的胎儿端。真性囊肿为胚胎期卵黄囊或尿囊的遗迹,有上皮性包膜,常在妊娠早期吸收。残留物衍化的囊肿一般均很小,没有特殊临床意义,偶有达鸡蛋大小,则可压迫脐带血管。来源于卵黄囊的囊肿,与尿囊管残留相比,前者有肌层、上皮可分泌黏液,且可成对,周围往往有小的卵黄囊血管网;而残留的尿囊管大小不一,可有或无管腔、无上皮或有扁平、立方上皮,偶为移行上皮,无平滑肌。肠系膜管连接胎儿回肠和卵黄囊,当原肠旋转并退回到腹腔时,肠系膜管萎缩,一般在妊娠第7周到第16周内完全萎缩,Jones等观察在第10周萎缩。若未完全萎缩退化,则残留在胎儿体内形成回肠的Meckel憩室;残留于脐带内者一般均为小管状,罕见较大的残留管,残留管内可有肝、胰、胃及小肠。扩张的肠系膜管残留还可伴有小肠闭锁,故在钳夹粗大脐带时,应注意此种异常情况。羊膜上皮包涵囊肿很罕见、囊肿多很小、囊内被覆羊膜上皮。

（三）脐带血肿

指脐带血管内的血液流出到周围的华通胶内。常发生于脐带近胎儿端,发生率为 1/13000～1/5000 次分娩。发生原因为:

1.脐动脉肌层或脐静脉弹力纤维发育不良,导致血管破裂。

2.脐带扭转、过短、脱垂,在分娩时被牵拉。

3.脐血管黏液或脂肪变,或华通胶缺乏,脐血管保护缺乏。脐带血肿易引起胎儿窘迫,围生儿死亡率高达 50%。

（四）脐带肿瘤

极罕见,多为脐带血管上皮性肿瘤。包括畸胎瘤、血管瘤、黏液瘤等,可发生于脐带任何部位,多发生于脐带的胎盘端。增大的肿瘤压迫脐带血管,影响胎儿血供,可导致胎儿死亡。

（五）脐血管血栓

较少见,可发生于孕早期而导致 SUA,多发生于近足月妊娠时。脐血管血栓在分娩中的发生率为 1/1300,在围生儿尸检中为 1/1000,在高危妊娠中的发生率为 1/250。血栓形成多因脐带受压,脐带帆状附着、在胎膜上行走的血管缺乏华通胶的保护、更易受压;脐带严重感染导致附壁血栓形成;脐带静脉曲张或脐带扭曲、打结;经脐带内输血和血肿引起。脐血管血栓可破裂;栓子可进入胎儿或胎盘导致梗死,甚至血栓广泛使循环受到影响导致胎儿死亡,Wolf 等报道产前引起胎儿心肌梗死;栓子还可引起胎儿截肢或由于 DIC 而广泛出血。围生儿死亡率很高,也可能是造成脑瘫的原因。值得注意的是,脐血管血栓形成可能是由于其他原因引起胎儿死亡后的继发性变化,而不是胎儿直接致死的原因。孕妇发生 DIC 或缺乏 C 蛋白、S 蛋白者,其胎盘血管中亦会有血栓形成;常伴发脐带炎和(或)绒毛膜羊膜炎。

（六）脐带水肿

Scott 等报道水肿的脐带中水分含量可达 93.5%,而起皱的脐带中水分含量 89.2%。随着妊娠的进展羊水量逐渐减少,脐带中的水分亦相应地减少。10% 的新生儿脐带有水肿,早产儿中较多,这种单纯的脐带水肿对胎儿无甚影响。不过,脐带水肿往往是胎儿水肿的合并症,此种情况常见于母胎 Rh 或 ABO 血型不合、HbBart 胎儿水肿综合征、母亲有糖尿病、早产和浸软胎儿。在肉眼观察水肿的脐带增粗、反光增强,显微镜观察水肿液呈弥漫性或局限性分布,华通胶内有大小不等的空泡,并可伴有炎症细胞浸润及血栓形成;而浸软胎儿脐带常伴有轻度水肿和着色。

（七）无盘绕脐血管

由于脐静脉较脐动脉长,脐血管又比脐带长,故在脐带华通胶质中,不仅脐静脉围绕脐动脉,且脐血管还呈弯曲、迂回状。若脐血管直,与整个脐带平行则为无盘绕脐血管。Strong 等观察 894 例胎儿,其中 38 例(4.3%)为无盘绕脐血管。无盘绕脐血管组胎儿窘迫、产时胎心反复减缓、早产、死胎、因胎儿窘迫而行剖宫产、羊水胎粪污染、核型异常等均显著高于脐血管有盘绕组。文献报道无盘绕脐血管的胎儿宫内死亡率达 10%,故产儿病率及死亡率增高的原因可能是这种脐血管的结构对外来压力的抗压强度减弱有关。产前可经超声检查辅助诊断。

八、无脐带

极罕见。此种发育异常导致胎盘直接与胎儿腹壁相连,合并内脏外翻(无脐带综合征),是一种致死性畸形。在胚胎发育过程中,当胚盘经周围合拢转变为圆柱胚时,胚胎体部闭合,体蒂(即脐带的前身)形成,胚内体腔(腹腔)与胚外体腔(绒毛膜腔)分开,与此同时,羊膜生长迅速将胎儿包于其中,绒毛膜腔闭合,并包围了脐带。由于胚盘合拢失败、体蒂发育异常,常伴有多种先天性缺陷。

（方春霞）

第六节　下生殖道损伤

胎儿经阴道分娩时可发生阴道、宫颈、会阴及其深部的裂伤和血肿,多发生在协助胎儿娩出所采用的各种阴道助产手术过程如产钳术、胎头吸引术、臀位牵引术及助产术及内倒转术、会阴切开术等。实施者未能正确的掌握各种手术的指征及操作方法是根本原因。

【分类及临床表现】

1.会阴撕裂　除浅表的Ⅰ度撕裂外,往往发生累及盆底组织的深Ⅱ度撕裂,有时还发生肛门括约肌断裂的会阴Ⅲ度撕裂,最严重的是肛门括约肌撕裂后,撕裂继续向上延伸使直肠亦发生裂伤,此种裂伤也有人称为会阴Ⅳ度裂伤。会阴部裂伤常与阴道撕裂共存。会阴裂伤的发生与接生时保护会阴的技术有关,除此也和阴道助产时会阴切开过小,或错误地选择会阴正中切开有关。当然也和助产技术例如产钳牵引时未按产道轴的方向而行暴力牵引、产钳牵引速度过快等有关。

2.阴道撕裂　阴道撕裂包括表浅的黏膜裂伤至深而累及大面积的阴道壁或盆底组织裂伤。常见的会阴侧切部位的顶点向上纵形裂伤,甚至可以延伸至阴道顶端,其深度亦各有不同,个别深度裂伤可达耻骨下支,有时可有数个裂口直到穹隆。阴道裂伤亦可以向外阴延伸,甚至累及小阴唇或尿道旁组织。形成阴道裂伤的主要原因与前者相仿,胎儿过大,急产,但产钳使用不当是重要原因。胎头旋转不完全而产钳勉强交合,牵引时又未按产道轴方向,以致未以最小的径线通过产道;中、高位的产钳则可能造成更大伤害。

3.宫颈撕裂　一般是纵形裂伤,撕裂常在顺时针方向三点或九点,撕裂有时可深达穹隆部。子宫颈环形撕裂较少见,环形撕裂是指子宫颈的上唇或下唇的内面因暴力而发生环形撕裂和翻出。宫颈撕裂常发生在胎儿过大、急产、宫口未开全而强行作产钳或对臀位牵引术的后出头处理用暴力牵拉所致。如撕裂过大、过深或累及血管均可导致大量出血。

4.血肿　当胎儿整个身体中径线最大而可变性较小的胎头通过阴道时,阴道的周径明显增加,尽管妊娠期产妇阴道充血、柔软,但在难产而需助产时产程的延长,手术的干扰,有时产妇还伴有妊娠高血压综合征,以致阴道黏膜下组织过分牵引而撕裂、出血而形成外阴及阴道血肿。有时因阴道或会阴撕裂的缝合不当,当有无效腔并尚有腔内出血而形成血肿,其范围可不断扩大,当在阴道深部形成大的血肿,在处理上是十分棘手的。另外需要注意的是在妊娠高血压疾病的情况下,外阴、阴道甚至阔韧带内可以有自发性血肿有时血肿巨大,除腹部可隐约扪及血肿外,子宫可被推向一侧;产后的自发性腹膜后血肿较为罕见,患者在产后出血不多的情况下,红细胞及血红蛋白下降明显,下腹部有深压痛而无反跳痛。患者可以有发热可以高达39℃,而常是在38℃上下徘徊,B超可见腹膜后有液性暗区。

5.膀胱破裂　阴道壁以及相邻的膀胱弹性均较大,如在术前常规导尿,则在阴道的一般助产术时不易发生破裂,但如因横位行断头术,胎儿颈部锐利的骨片或术者手持的器械位置不当均可刺破阴道前壁及膀胱而发生破裂。

以上各种损伤都可导致出血,特别是妊娠期盆底组织血供丰富,静脉丛众多,如损伤严重,可发生大量出血。

【预防】

1.熟悉阴道分娩及各种阴道助产术的适应证及禁忌证　这是防止各种下生殖道裂伤及血肿的首要条件。例如宫颈口未开全,禁止用产钳术;又例如使用目前产钳术中已摒弃不用的高位产钳术,如胎头位置明显高于坐骨棘而产程延长仍使用高位产钳助产则是一种冒险行为,是错误的。

2.在手术前熟悉并了解产妇的全身及产科情况

(1)产妇有无妊娠合并症及并发症以及严重程度,以便作出分娩方式的选择及术前准备。

(2)应了解产妇的骨盆外测量、宫底高度、胎儿大小(估计)等项有关数据,并了解阴道检查、胎位、胎先露高低等项的有关情况,对巨大胎儿应估计到发生肩难产的可能性。如有明显的头盆不称,则应以剖宫产终止妊娠。

(3)对产妇阴道助产的麻醉作出最佳选择。

(4)根据产妇情况,作好输血、输液准备。

(5)阴道助产在术前均应导尿使膀胱排空,避免术时损伤膀胱。

(6)阴道分娩特别是手术助产后常规检查宫颈、阴道、外阴、及会阴部情况,有无撕裂、血肿等,检查应仔细、完全,因阴道损伤常是复合性的,如阴道裂伤可和会阴Ⅲ度裂伤同时存在,故不应遗漏。

【治疗】

阴道、宫颈、会阴及其深部的损伤部往往较深,当行手术修补时,首先要有良好的照明;其次,应根据手术范围,采用恰当的麻醉,在达到满意的镇痛后才能有良好的暴露;第三,是有经验的助手协助暴露损伤部位。修补时应注意周围解剖结构,术时尽量恢复其原有的结构解剖,不留无效腔,但缝合不可过紧,以免组织坏死。

1.会阴裂伤处理　　会阴裂伤按其裂伤程度分为三度已如前述。新鲜的裂伤如注意消毒、止血,正确辨认其解剖组织并及时、正确修补缝合,即使会阴Ⅲ度裂伤的修补成功率亦达99%。修补前凡是有明显出血点先予以缝扎止血,然后局部以生理盐水冲洗干净后,浅表裂伤可以用丝线对合缝合,以后拆线;亦可用肠线皮内缝合。对Ⅱ度裂伤,特别是深Ⅱ度裂伤对损伤的组织按其解剖关系对端缝合,因会阴裂伤有时与阴道裂伤并存,在缝合时注意不留无效腔。

对会阴Ⅲ度裂伤的缝合,最好先用含甲硝唑的溶液将会阴部冲洗干净,如伴有阴道撕裂,先分离直肠阴道壁,用鼠齿钳提拉撕裂顶端上缘 0.5cm 处,用有齿钳提起阴道壁,以剪刀分离阴道壁及直肠其下端应至肛门处,侧缘以能暴露两侧的直肠壁 0.5～0.8cm 为度,以肠线间断缝合直肠壁,缝合时最好不穿过直肠黏膜,缝合至肛门,然后以两把鼠齿钳分别在肛门括约肌断裂处夹住括约肌断端,并向中间牵引,如可以合并并呈环形,令产妇作缩肛时,可见到或感到其收缩,即证实肛门括约肌无误,然后以粗丝线对两侧括约肌断端作8字缝合两针,再将会阴后联合下两侧撕裂组织对端缝合,最后以 0 号肠线间断缝合阴道壁,并缝合会阴部皮肤。

术后给予无渣半流质饮食三天,并服鸦片酊以抑制排便,外阴部每天用 1:1000 苯扎溴铵溶液轻轻拭洗,术后第四天开始每天口服 30ml 麻油,以利其排便。

2.阴道裂伤的处理　　浅层的阴道撕裂伤处理较容易,即对损伤处予以止血修补。但严重的阴道撕裂伤处理比较复杂。如裂伤部位较深、出血多,往往难以辨认动脉或静脉的出血,故一般在恰当的暴露下迅速做大的8字缝合结扎以达到迅速止血的目的。止血后仔细寻找并辨明阴道撕裂部的顶端,对裂伤缝合的高度应超过裂伤顶端的 0.5cm 左右,以免漏缝较高部位的血管而发生血肿;对裂伤阴道表层缝合以间断法较好,对裂伤面积大、出血多的部位缝合后应留置橡皮片以利引流,避免再次发生血肿。对此类较大的裂伤在缝合后局部衬以纱布再用手指加压 10～20 分钟亦有助于避免再次发生出血或血肿。

对裂伤范围大而且有较多的弥漫性出血难以缝合者,则局部以大纱布填塞加压止血为好,在裂伤部位相对应的一侧可令助手向下加压,在两个合力作用下,可达到止血效果,纱条则可在 24～48 小时内取出。这种方法虽然少用,但在紧急状况下还是行之有效的方法;纱条取出后一般不再出血,如无感染,裂伤部生长迅速,一般 2～3 周内即可愈合。

3.宫颈裂伤的处理 纵形宫颈裂伤一般采用缝合方法修补。在阴道充分暴露后,对撕裂整齐的两侧撕裂面的下端用卵圆钳夹住,轻轻向下并列牵引,缝合自最下端开始,缝合第一针后,以缝合线轻轻向下牵引并撤去卵圆钳,每隔 0.8cm 左右向下缝合数针直至完全缝合为止并剪去多余缝线。

横行宫颈裂伤少见,但处理比较困难,因裂伤的组织外翻,裂伤部的上端无法窥见,所以无法缝合,必须用纱条填塞法,即将翻出的裂伤的组织回纳后,迅速将纱条填塞阴道顶端及中端,同时用手在阴道内加压。助手则在腹部将产后的子宫向下推压,在两者的合力下达到止血的目的,术时注意应用子宫收缩剂,并及时排空膀胱,腹部及阴道压迫 20 分钟后,可以用沙袋加压于子宫底部并以腹带固定以代替手加压,纱条可在 48 小时轻轻抽出,如无感染,一般止血可以成功,裂伤部可以迅速愈合,但需注意在短期内不可做阴道检查。

4.产科血肿的处理 外阴小血肿可以局部加压,如血肿不长大,会逐渐被吸收,对迅速增大的血肿应切开血肿,取出血块及积血,如能找到出血点,予以结扎止血,可将血肿腔缝合,短时间内不出血亦无渗血,可不置皮片引流,然后缝合外阴皮肤。但仍用纱布加压于术部以防止再出血,但切开血肿找不到明确出血点者缝合后留置皮片引流为宜。

一般而言,阴道血肿处理比较困难,因阴道侧壁组织松弛,血肿不长到一定体积而发生压迫症状是难以发现的,特别是位于阴道中、上端的血肿。有些血肿可以继发于阴道裂伤的顶端因修补关闭的阴道顶端有小的血管未被缝扎而致。因此处理阴道血肿,特别是深部阴道血肿时应冷静考虑对策。对大的血肿显然不可能用压迫止血的方法来解决,而必须在满意的麻醉下(如硬膜外)下切开血肿,取出血块及积血,以良好的照明看清出血部位,大针 8 字缝合,余同阴道深裂伤缝合法,但必须自血肿腔向外置引流片,以免再次发生血肿。引流皮片一般在 48 小时内取出。对巨大的血肿,清除血肿和积血后,无法找到出血点,试行缝合后仍有出血、渗血者,不得已时亦可用纱条填塞,如盲目缝合,发生继发性血肿可能性很大,自发性阔韧带血肿,虽然少见,但较为危险,因患者有时可因子痫前期而伴发凝血功能障碍,而阔韧带血肿不断扩大,可以手术探查,可以从血肿侧根据血肿位置作平行于腹股沟斜行切口,自腹膜进入血肿区,取出血块,寻找出血点止血,但往往难以找到出血部位,而常为渗血,故可以用纱布压迫止血,并留置引流,于术后 24 小时至 48 小时取出,一般均能达到止血的目的。如在产后发现自发性腹膜后血肿,往往已在产后一两日,如无进行性贫血并发继发性感染可以保守治疗,如输血以抗生素预防感染,待血肿自行吸收,不必手术,其体温可逐渐下降至正常,一般情况亦日益改善。

5.膀胱破裂的处理 在横位断头术时,胎体、胎头及胎盘娩出后应检查阴道壁有无损伤,如有阴道前壁损伤,直通膀胱,一般为骨片划伤,此种穿透伤其切缘整齐,故立即修补后预后良好,但需留置导尿管 10 天,导尿管应保持通畅。

以上的阴道助产术并发症均可伴发多量出血,应根据产妇具体情况予以补液、输血,术后常规予以抗生素。

(张瑞奇)

第七节 产后出血的处理

产后出血指胎儿娩出后 24h 内阴道出血量超过 500ml 者是分娩期严重的并发症,产后出血包括胎儿娩出后至胎盘娩出前、胎盘娩出至产后 2h 以及产后 2～24h 3 个时期,多发生在前两期。产后出血为产妇重要死亡原因之一,在我国目前居首位。其发病率占分娩总数的 2%～3%,由于分娩时测量和收集失血量存在一定的困难,估计失血量偏少,实际产后出血发病率更高。产妇一旦发生产后出血,休克较重,持续时间较长者,即使获救,仍有可能发生严重的继发性垂体前叶功能减退[席汉综合征]后遗症,故应特别重视做好防治工作

一、病因

可分为子宫收缩乏力、软产道裂伤、胎盘因素及凝血功能障碍4类。以上原因可共存或相互影响。

1.子宫收缩乏力　胎儿娩出后,胎盘自宫壁剥离及排出,母体宫壁血窦开放致出血。在正常情况下由于产后宫腔容积缩小,肌纤维收缩加强,使交织于肌纤维间的子宫壁内血管被压迫止血,与此同时血窦关闭,出血停止。同时由于孕产妇的血液呈高凝状态,粘在胎盘剥离后损伤血管的内皮胶原纤维上的血小板大量聚集形成血栓,纤维蛋白沉积在血小板栓上,形成更大的血凝块,有效地堵塞子宫血管,使肌纤维收缩后放松时也不再出血。若胎儿娩出后宫缩乏力使子宫不能正常收缩和缩复,胎盘若未剥离、血窦未开放时尚不致发生出血,若胎盘有部分剥离或剥离排出后,宫缩乏力不能有效关闭胎盘附着部子宫壁血窦而致出血过多,是产后出血的主要原因。

引起宫缩乏力的原因有:产妇精神过度紧张,分娩过程过多使用镇静药、麻醉药;异常头先露或其他阻塞性难产,致使产程过长,产妇衰竭;产妇子宫肌纤维发育不良;子宫过度膨胀,如双胎、巨大胎儿、羊水过多,使子宫肌纤维过度伸展;产妇贫血、妊娠高血压综合征或妊娠合并子宫肌瘤等,均可影响宫缩。

2.软产道裂伤　为产后出血的另一重要原因。子宫收缩力过强,产程进展过快,胎儿过大,往往可致胎儿尚未娩出时宫颈和(或)阴道已有裂伤。保护会阴不当、助产手术操作不当也可致会阴阴道裂伤。而会阴切开过小胎儿娩出时易形成会阴严重裂伤,过早会阴侧切也可致切口出血过多。

会阴阴道严重裂伤可上延达阴道穹、阴道旁间隙,甚至深达盆壁,阴道深部近穹隆处严重撕裂,其血肿可向上扩展至阔韧带内。

分娩过程中,宫颈发生轻微裂伤几乎不可避免,通常裂伤浅且无明显出血,不做工宫颈裂伤诊断。出血较多的宫颈裂伤发生在胎儿过快通过尚未开全的宫颈时,严重时可向下累及阴道穹,上延可达子宫下段而致大量出血。

3.胎盘因素　胎盘因素引起的产后出血,包括胎盘剥离不全、胎盘剥离后滞留、胎盘嵌顿、胎盘粘连、胎盘植入、胎盘和(或)胎膜残留。

(1)胎盘滞留:胎盘多在胎儿娩出后15min内娩出,若30min后胎盘仍不排出,胎盘剥离面血窦不能关闭而导致产后出血。常见原因有:①胎盘部分剥离及剥离后滞留可因宫缩乏力所致;②胎盘嵌顿偶发生于使用缩宫素或麦角新碱后引起宫颈内口附近呈痉挛性收缩,形成狭窄环,把已完成剥离的胎盘嵌顿于宫腔内,妨碍子宫收缩而出血,这种狭窄环也可发生在粗暴按摩子宫时;③膀胱过度充盈也可阻碍胎盘排出而致出血增多。

(2)胎盘粘连或胎盘植入:胎盘全部或部分粘连于子宫壁上,不能自行剥离,称为胎盘粘连。部分粘连易引起出血。多次人工流产易致子宫内膜受损及发生子宫内膜炎。子宫内膜炎也可由其他原因感染所致,子宫内膜炎可引起胎盘粘连。胎盘植入是指胎盘绒毛因子宫蜕膜发育不良等原因而植入子宫肌层,临床上较少见。根据胎盘植入面积又可分为完全性与部分性两类。

(3)胎盘残留:较多见,可因过早牵拉脐带、过早用力揉挤子宫所致。胎盘残留可为部分胎盘小叶或副胎盘残留黏附于宫壁上,影响宫缩而出血,胎盘残留可包括胎膜部分残留。

4.凝血功能障碍　为产后出血较少见的原因。如血液病(血小板减少症,白血病,凝血因子Ⅶ、Ⅷ减少,

再生障碍性贫血等)多在孕前就已存在,为妊娠禁忌证。重症肝炎、宫内死胎滞留过久、胎盘早剥、重度妊娠高血压综合征和羊水栓塞等,皆可影响凝血或致弥散性血管内凝血,引起血凝障碍、产后出血不凝,不易止血。

二、临床表现

产后出血的主要临床表现为阴道出血过多,继发出血性休克,易于发生感染。随病因的不同,其临床表现亦有差异。

1.宫缩乏力　多在分娩过程中已有宫缩乏力,延续至胎儿娩出后,但也有例外。出血特点是胎盘剥离延缓,在未剥离前阴道不出血或仅有少许出血,胎盘剥离后因子宫收缩乏力使子宫出血不止,流出的血液能凝固。未能及时减少出血者,产妇可出现失血性休克表现:面色苍白、心悸、出冷汗、头晕、脉细弱及血压下降。检查腹部时往往感到子宫轮廓不清,摸不到宫底,系因子宫松软无收缩缘故。有时胎盘已剥离,但子宫无力将其排出,血液积聚于宫腔内,按摩推压宫底部,可将胎盘及积血压出。

2.软产道裂伤　出血特点是出血发生在胎儿娩出后,此点与子宫乏力所致产后出血有所不同。软产道裂伤流出的血液能自凝,若裂伤损及小动脉,则血色较鲜红。

3.凝血功能障碍　表现为血不凝,不易止血。

三、诊断

产后出血除从出血量进行诊断外,还应对病因作出明确的诊断,始能作出及时和正确的处理。

1.失血量的测定及估计

(1)称重法:分娩后敷料重(湿重)－分娩前敷料重(干重)＝失血量(血液比重为 1.05g＝1ml)。

(2)容积法:用专用产后接血容器收集血液后用量杯测定失血量。

(3)面积法:血湿面积按 10cm×10cm＝100ml,即每 1cm² 为 1ml 计算失血量。

(4)根据失血性休克程度估计失血量(为粗略估计):

休克指数＝脉率÷收缩压

指数＝0.5,为血容量正常

指数＝1,丢失血量 10%～30%(500～1500ml 血容量)

指数＝1.5,丢失血量 30%～50%(1500～2500ml 血容量)

指数＝2.0,丢失血量 50%～70%(2500～3500ml 血容量)

对产后未收集失血量的产妇,或外院转诊者做失血量的估计,指导休克抢救和补液用。

2.产后出血原因的诊断　根据阴道出血发生的时间、量,与胎儿、胎盘娩出之关系可初步判断引起产后出血的主要原因,有时产后出血的原因可互为因果。

(1)子宫收缩乏力:应警惕有时胎盘虽已排出,子宫松弛,较多量血液积聚于宫腔中,而阴道出血仅少量,产妇出现失血过多症状,故产后除密切注意阴道出血量外,还应注意子宫收缩情况。阴道出血量目测估计远少于实际失血量,故必须用弯盘收集测量。分娩前有宫缩乏力表现,胎盘娩出过程和娩出后出血过多,诊断当无困难,但要警惕前述隐性产后出血及可能与产道裂伤或胎盘因素同时存在。

(2)软产道裂伤:宫颈裂伤多在两侧,也可能呈花瓣样。若裂伤较重,波及宫颈血管时,则会产生多量出血。宫颈裂伤个别可裂至子宫下段。阴道裂伤多在阴道侧壁、后壁和会阴部,多呈不规则裂伤。若阴道裂伤波及深层组织,由于血运丰富,可引起严重出血。此时宫缩良好。阴道检查可明确裂伤的部位及裂伤的严重程度。

按会阴裂伤的程度可分为 3 度:Ⅰ度系指会阴皮肤及阴道口黏膜撕裂,未达肌层,一般出血不多。Ⅱ度系指裂伤已达会阴体肌层,累及阴道后壁黏膜,甚至阴道后壁两侧沟向上撕裂,裂伤可不规则,使原解剖组织不易辨认,出血较多。Ⅲ度系肛门外括约肌已断裂,甚至阴道直肠隔及部分直肠前壁有裂伤,此情况虽严重,但出血量不一定很多。

3.胎盘因素　胎盘剥离不全及剥离后胎盘滞留宫腔,临床上可见于子宫收缩乏力,胎盘未能娩出而出血量多。胎盘嵌顿则可发现子宫下段出现狭窄环。胎盘部分与宫壁粘连易发生剥离不全,且滞留的胎盘影响子宫收缩,剥离胎盘部位血窦开放出血,全部粘连者胎盘未能按时剥离排出,直至徒手剥离胎盘时,发现胎盘较牢固地附在宫壁上始能作出诊断。部分胎盘植入可发生未植入的部分剥离而出血不止,往往与胎盘粘连相混淆,当徒手剥离胎盘时,发现胎盘全部或部分与宫壁连成一体,剥离困难而确诊。在胎盘娩出后例行仔细检查胎盘、胎膜是否完整时,发现胎盘母体面有缺损或胎膜有缺损且边缘有断裂的血管,则表示有胎盘组织或副胎盘的遗留,可作出诊断。

4.凝血功能障碍　在孕前或妊娠期已有易于出血倾向,根据病史、出血特点(持续阴道出血,血液不凝,止血困难,全身多部位出血)及血小板计数、纤维蛋白原、凝血酶原时间等凝血功能检测可作出诊断。

四、处 理

原则是:针对出血原因,迅速止血,纠正失血性休克及防止感染。

1.子宫收缩乏力　加强宫缩是治疗宫缩乏力最迅速有效的止血方法。助产者迅速用一手置于宫底部,拇指在前壁,其余 4 指在后壁,均匀按摩宫底,经按摩后子宫开始收缩,亦可一手握拳置于阴道前穹,顶住子宫前壁,另一手自腹壁按压子宫后壁,使子宫体前屈,两手相对紧压子宫并做按摩。必要时可用另手置于耻骨联合上缘,按压下腹正中部位,将子宫上推,按摩子宫必须强调用手握宫体,使之高出盆腔,有节律轻柔地按摩。按压时间以子宫恢复正常收缩,并能保护收缩状态为止。在按摩的同时,可肌注或静脉缓慢推注缩宫素 10U(加入 20ml 10％～25％葡萄糖液内),然后将缩宫素 10～30U 加入 10％葡萄糖液 500ml 内静脉滴注,以维持子宫处于良好的收缩状态。卡孕栓 1mg 舌下含服或置阴道后穹处亦可起到很好的收缩子宫的效果。目前促进子宫收缩最好的药物为:欣母沛(卡列素氨丁三醇注射液),适用于常规处理方法无效的子宫收缩弛缓引起的产后出血现象。欣母沛 250g(1ml)深部肌内注射。

通过如上处理,多能使子宫收缩而迅速止血。若仍不能奏效可采取以下措施。

(1)填塞宫腔:近代产科学中鲜有应用纱布条填塞宫腔治疗子宫出血者,若需行此术则宜及早进行,患者情况已差则往往效果不好。方法为经消毒后,术者用一手在腹部固定宫底,用另手或持卵圆钳将特制宽 6～8cm、长 1～1.5m 的 4～6 层大纱条送入宫腔内,纱布条必须自宫底开始自内而外填塞,应塞紧。填塞后一般不再出血,产妇经抗休克处理后,情况可逐渐改善。若能用纱布包裹不脱脂棉缝制成肠形代替纱布条,效果更好。24h 后缓慢抽出纱布条,抽出前应先肌内注射缩宫素等宫缩药。宫腔填塞纱布条后应密切观察一般情况及血压、脉搏等生命体征,注意宫底高度、子宫大小的变化,警惕因填塞不紧、纱布条仅填塞于子宫下段、宫腔内继续出血,但阴道则未见出血的止血假象。

(2)结扎子宫动脉:按摩失败或按摩 30min 仍不能使子宫收缩恢复时,可实行经阴道双侧子宫动脉上行支结扎法。消毒后用两把长鼠齿钳钳夹宫颈前后唇,轻轻向下牵引,在阴道部宫颈两侧上端用 2 号肠线缝扎双侧壁,深入组织约 0.5cm 处,若无效,则应迅速开腹,结扎子宫动脉上行支,即在宫颈内口平面,距宫颈侧壁 1cm 处,触诊无输尿管始进针,缝扎宫颈侧壁,进入宫颈组织约 1cm,两侧同样处理,若见子宫收缩即有效。

(3)结扎髂内动脉:若上述处理仍无效,可分离出两侧髂内动脉起始点,以 7 号丝线结扎,结扎后一般可见子宫收缩良好。此措施可以保留子宫,保留生育能力,在剖宫产时易于施行。

(4)导管动脉栓塞术:股动脉置管,同步行盆腔动脉数字减影血管造影(DSA)以明确出血部位。根据患者的具体情况分别采用髂内动脉栓塞或子宫动脉栓塞术,用直径 1～3mm 的明胶海绵颗粒栓塞出血动脉,经 DSA 造影证实栓塞成功,如不能止血可同法栓塞另一侧。

(5)B-Lynch 子宫缝线术:在子宫前后缝线加压子宫,达到止血目的。手术步骤为:①腹部做耻上横切口,若剖宫产后出血,则切开原切口。②推高子宫下段膀胱,探查宫腔并清宫。③将子宫由腹腔提起再次检查辨认出血点,若为子宫收缩乏力将有凝血病样渗血或胎盘床大量出血,若胎盘部分或全部植入则无明显出血点,可先试用两手加压估计 B-Lynch 缝线技术潜在的成功机会。④如出血可控制,术者站在病人的左侧,用 70mm 的圆针,2 号铬肠线。在切口下缘距右侧边缘 3cm 处进针入宫腔,至切口上缘距侧方 4cm出针;将缝线拉出宫腔,直拉至距宫角 3～4cm 处;肠线由宫底垂直绕向子宫后壁,与前壁相应部位进针入宫腔,水平出针至左侧子宫后壁,将肠线拉出垂直至宫底绕至子宫前壁进针在子宫体的两侧后壁可见两条肠线。⑤两条铬肠线,在助手压子宫体的协助下牵拉,达到止血的母的,检查阴道有无出血。⑥鉴于止血完好,助手加压子宫体,术者结扎切口上下缘缝合线,并缝合关闭子宫切口。

(6)子宫切除:结扎血管或填塞宫腔仍无效时,应立即行子宫次全切除术,不可犹豫不决而贻误抢救时机。

2.软产道裂伤 止血的有效措施是及时准确地修补缝合。

一般情况下,严重的宫颈裂伤可延及阴道穹和裂口甚至伸入邻近组织,疑为宫颈裂伤者应在消毒下暴露宫颈,用两把卵圆钳并排钳夹宫颈前唇并向阴道口方向牵拉,顺时针方向逐步移动卵圆钳,直视下观察宫颈情况,若发现裂伤即用肠线缝合,缝时第 1 针应从裂口顶端稍上方开始,最后一针应距宫颈外侧端0.5cm 处止,若缝合至外缘,则可能日后发生宫颈口狭窄。阴道裂伤的缝合需注意缝合至底部,避免留下无效腔,注意缝合后要达到组织对合好及止血的效果。阴道缝合过程要避免缝线穿过直肠。缝合采取与血管走向垂直则能更有效止血。

会阴部裂伤可按解剖部位缝合肌层及黏膜下层,最后缝合阴道黏膜及会阴皮肤。

3.胎盘因素 治疗的关键是及早诊断和尽快去除此因素的存在。

胎盘剥离不全、滞留及粘连均可徒手剥离取出。部分残留用手不能取出者,可用大号刮匙刮取残留物。若徒手剥离胎盘时,手感分不清附着界限则切忌以手指用力分离胎盘,因很可能是胎盘植入,若确诊则以施行子宫次全切除为宜。胎盘嵌顿在子宫狭窄环以上者,应使用乙醚麻醉,待子宫狭窄环松解后,用手取出胎盘当无困难。

4.凝血功能障碍 若于妊娠早期,则应在内科医师协同处理下,尽早施行人工流产终止妊娠。于妊娠中、晚期始发现者,应协同内科医师积极治疗,争取去除病因或使病情明显好转。分娩期则应在对病因治疗的同时,出血稍多即做处理,使用药物以改善凝血机制,输新鲜血液,积极准备做好抗休克及纠正酸中毒等抢救工作。

5.出血性休克处理 产后出血量多而急,产妇因血容量急剧下降而发生低血容量性休克。休克程度与出血量、出血速度和产妇自身状况相关。在治疗抢救中应注意:①正确估计出血量,判断休克程度;②针对出血原因行止血治疗同时积极抢救休克;③建立有效静脉通道,做中心静脉压监测,补充血液及晶体平衡液、新鲜冷冻血浆等纠正低血压;④其他:给氧,纠正酸中毒,应用升压药物、肾上腺皮质激素,改善心脏功能及注意肾衰竭;⑤防治感染,应用有效抗生素。

五、预防

做好产后出血的预防工作,可以大大降低其发病率。预防工作应贯穿在以下各个环节。重视产前保健,正确处理产程,加强产后观察。

1.做好孕前及孕期的保健工作,孕早期开始产前检查监护,不宜妊娠者及时在早孕时终止妊娠。对具有较高产后出血危险的产妇做好及早处理的准备工作,这类产妇包括:①多孕、多产及曾有多次宫腔手术者;②高龄初产妇或低龄孕妇;③有子宫肌瘤剔除史;④生殖器发育不全或畸形;⑤妊高征;⑥合并糖尿病、血液病等;⑦宫缩乏力,产程延长;⑧行胎头吸引、产钳等助产手术助产,特别是并用宫缩药更需注意;⑨死胎等。

2.正确处理产程

(1)第一产程:密切观察产妇情况,注意水分及营养的补充,避免产妇过度疲劳,必要时可酌情肌注哌替啶,使产妇有休息机会。

(2)第二产程:指导产妇适时及正确使用腹压。对有可能发生产后出血者,应安排有较高业务水平的医师在场守候。有指征者适时适度做会阴侧切或会阴正中切开。接产技术操作要规范,正确引导胎头、胎肩及胎臀顺利娩出。对已有宫缩乏力者,当胎肩娩出后,即肌注缩宫素 10U,并继以静脉滴注缩宫素,以增强子宫收缩,减少出血。

(3)第三产程准确收集并测量产后出血量。不过早牵拉脐带,胎儿娩出后可等待 15min。待胎盘自然剥离征象出现后,轻压子宫下段及轻轻牵引脐带帮助胎盘、胎膜完整排出,并仔细检查胎盘、胎膜是否完整。检查软产道有无撕裂或血肿。检查子宫收缩情况,按摩子宫以促进子宫收缩。

3.加强产后观察。胎盘娩出后,产妇应继续留在产房观察 2h,因产后出血约 80% 发生在产后 2h 内,故应重点监护,密切观察一般情况、生命指征、阴道出血和宫缩情况。但也不能忽视 2h 以后的出血情况,应向产妇交代注意事项,医护人员定期巡视,发现问题及早处理。

4.失血较多尚未有休克征象者,应及早补充血容量,其效果远较发生休克后再补同等血量为好。

5.早期哺乳可刺激子宫收缩,减少阴道出血量。

(李春红)

第二十四章　产褥期及其疾病

第一节　正常产褥

从胎盘娩出至产妇全身各器官除乳腺外恢复至或接近于妊娠前状态,包括形态和功能,这一阶段称为产褥期,一般规定为 6 周。

【产褥期母体的生理变化】

1.生殖系统　产褥期变化最大的是生殖系统,其中又以子宫的变化最大。

(1)子宫复旧:子宫在胎盘娩出后逐渐恢复至未孕前状态的过程,称为子宫复旧。需时 6~8 周。

1)宫体变化:肌细胞数量无明显变化,但肌细胞长度和体积却明显缩小,其多余的细胞质变性自溶,在溶酶体酶系作用下,转化成氨基酸进入循环系统,由肾脏排出。因此,随着肌纤维的不断缩复,子宫体积不断缩小,于产后 1 周缩小至约妊娠 12 周大小;于产后 10 日,子宫降至骨盆腔内,腹部检查扪不到子宫底;产后 6 周,子宫恢复至非孕期大小。此时子宫重量由分娩结束时的 1000g 减少至约 50g。胎盘娩出时,胎盘附着处蜕膜海绵层随胎盘娩出。胎盘附着表面粗糙,分娩后 2~3 日,蜕膜浅层细胞发生退行性变,坏死脱落,形成恶露的一部分;深层保留的腺体和间质细胞迅速增殖,成为新的子宫内膜。产后第 3 周除胎盘附着部位以外的子宫内膜基本修复,胎盘附着部位的内膜修复约需至产后 6 周。子宫肌层间的血管由于肌层收缩而被压缩变细,最终闭塞形成血栓,后被机化吸收。

2)子宫下段变化:产后几周内,被动扩张、拉长的子宫下段缩复,恢复至非孕期的子宫狭部。

3)宫颈变化:胎儿娩出后,宫颈外口如袖口状,产后 2~3 日宫口可容 2 指,产后 1 周宫口关闭,宫颈管复原,产后 4 周左右宫颈管恢复至孕前状态。常因宫颈左右两侧(3 点及 9 点处撕裂),愈合后宫颈外口呈"一"字形横裂(已产型)。

(2)阴道、外阴的变化:阴道受胎先露部压迫,在产后最初几日内可出现水肿,阴道壁松软、平坦,弹性较差。阴道黏膜皱襞消失,产后阴道壁水肿逐渐消失,弹性恢复。产后 3 周阴道皱襞重新出现,但不能完全恢复至原有的程度。阴道黏膜上皮恢复至正常孕前状态需等到排卵恢复。

阴道分娩后外阴出现水肿,产后数日内消退。处女膜因分娩时撕裂而成为残缺不全的痕迹,呈处女膜痕,是经产的重要标志;阴唇后联合可有轻度裂伤,缝合后 3~5 日能愈合。分娩可造成盆底组织(肌肉和筋膜)扩张过度,弹性减弱,常伴有肌纤维部分撕裂,一般产褥期内可恢复。但分娩次数过多,间隔时间过短,盆底组织松弛,较难完全恢复正常,这也是导致子宫脱垂、阴道壁膨出的重要原因。

2.乳房　乳房的主要变化是泌乳。分娩后雌、孕激素的急剧下降,抑制了催乳激素抑制因子的释放,在催乳激素的作用下,乳房腺细胞开始分泌乳汁。哺乳过程是维持乳汁分泌及排出的最重要条件。婴儿的吸吮刺激可通过抑制下丘脑多巴胺及其他催乳激素抑制因子,致使催乳激素呈脉冲式释放,促进乳汁分泌。吸吮乳头还可反射性地引起神经垂体释放缩宫素,缩宫素可使乳腺腺泡周围的肌上皮细胞收缩,促进乳汁从腺泡、小乳导管进入输乳导管和乳窦而喷出,进而排出乳汁,此过程又称喷乳反射。乳汁产生的数量和产妇充足营养、足够睡眠、愉悦情绪和健康状况密切相关。产后 7 日内分泌的乳汁,称为初乳,初乳色偏黄是由于含有较多 β 胡萝卜素的缘故。

母乳中含有丰富的营养物质,尤其是初乳中含有丰富抗体和初乳小体即吞噬细胞,可增强新生儿的抵抗力。母乳中还含有丰富的蛋白和脂肪,多种免疫物质、矿物质、维生素和酶,对新生儿的生长发育有重要作用,是新生儿的最佳天然食物。母乳喂养过程是最深的感情交融,可加深母子感情,同时有利于促进子宫复旧,预防产后出血,有利于母亲健康。

3.循环系统 子宫胎盘循环结束后,大量血液从子宫进入产妇的体循环,加之妊娠期潴留在组织中的液体亦进入母体血循环中。产后 72 小时内,产妇血循环量增加 15%～25%,尤其是最初 24 小时,因此产后 72 小时内心脏负担明显加重,应注意预防心衰的发生。一般产后 2～6 周,血循环量恢复至孕前水平。

4.血液系统 产褥早期仍处于高凝状态,有利于胎盘创面迅速形成血栓,减少产后出血。白细胞于产褥早期仍较高,可达 $15 \times 10^9 \sim 30 \times 10^9 / L$,中性粒细胞比例增加而淋巴细胞比例下降,一般产后 1～2 周内恢复正常。血小板亦逐渐上升恢复正常。产褥早期可继续贫血,一般产后 10 日血红蛋白上升,红细胞沉降率于分娩后逐渐恢复至正常。

5.泌尿系统 产后第 1 周,一般为多尿期,这是由于妊娠期储留的大量液体进入体循环后通过肾脏排出。分娩过程中膀胱尤其是膀胱三角区受压,致使黏膜充血水肿和肌张力减低,对尿液刺激敏感性下降,且由于外阴疼痛使产妇不愿用力排尿,产褥早期易出现一过性尿潴留,尤其是产后最初 12 小时。

6.消化系统 产后 1～2 周内消化功能逐渐恢复正常。产褥早期胃肠肌张力仍较低,产妇食欲欠佳,喜进汤食,加之产妇活动少,肠蠕动减弱,容易发生便秘。

7.内分泌系统 分娩后,雌、孕激素水平急剧下降,至产后 1 周已降至孕前水平。血 HCG 产后 2 周内血中已测不出。胎盘分泌的胎盘生乳素,一般在产后 6 小时消失,血中不能测出。产后 6 周 FSH、LH 逐渐恢复,哺乳妇女其 PRL 值高抑制 FSH 和 LH 的分泌,不哺乳妇女一般产后 6～10 周恢复排卵。甲状腺功能于产后 1 周左右恢复正常。肾上腺皮质功能分娩后逐渐下降,约产后 4 日恢复正常。排卵的恢复与是否哺乳及哺乳时间长短有关,哺乳妇女一般在哺乳阶段不来月经,但也可以有排卵。

8.免疫系统 在产褥期,机体免疫功能逐渐恢复,NK 细胞和 LAK 细胞活性增加,有利于对疾病的防御。

【产褥期临床表现】

1.生命体征 正常产妇,产后生命体征在正常范围。产后 24 小时内,体温略升高但不超过 38℃,可能与产程长导致过度疲劳有关。产后 3～4 日可能会出现"泌乳热",乳房充血影响血液和淋巴回流,乳汁不能排出,一般不超过 38℃。心率可反映体温和血容量情况,当心率加快时,应注意有无感染和失血。血压于产褥初期平稳,若血压下降,需警惕产后出血。对有妊娠期高血压疾病者,产后仍应监测血压,预防产后子痫的发生。产后呼吸恢复为胸腹式呼吸。

2.子宫复旧和宫缩痛 胎盘娩出后,子宫收缩呈圆形,宫底即刻降为脐下一横指,产后 1 日略上升至脐平,以后每日下降 1～2cm,产后 10 日降至盆腔内。产后哺乳吸吮乳头反射性引起缩宫素分泌增加,故子宫下降速度较不哺乳者快。产后子宫收缩引起的疼痛,称为宫缩痛。经产妇宫缩痛较初产妇明显,哺乳者较不哺乳者明显。宫缩痛一般可以承受,多在产后 1～2 日出现,持续 2～3 日自然消失,不需特殊用药,也可酌情给予镇痛剂。

3.褥汗 产后一周内,孕期潴留的水分通过皮肤排泄,在睡眠时明显,产妇醒来满头大汗,习称"褥汗",

不属病态。

4.恶露　产后随子宫蜕膜脱落,含有血液和坏死蜕膜等组织经阴道排出,称为恶露。根据其颜色及内容物分为血性恶露、浆液性恶露、白色恶露。正常恶露有血腥味,但无异味,一般持续 4～6 周,总量可达 500ml。若有胎盘、胎膜残留或感染,可使恶露时间延长,并有臭味。

【产褥期处理】

产褥期母体各系统发生很多变化,如果不能正确处理这些变化,则可能由生理变化转为病理状态。

1.产后 2 小时　需在产房密切观察产妇,产后 2 小时内极易发生严重并发症,如产后出血、心衰、产后子痫和羊水栓塞等。注意观察生命体征,产后立即测量血压、脉搏、呼吸,以后每半小时测量一次。心脏病、妊娠期高血压疾病产妇更要密切注意心功能变化,此外还应注意阴道流血及子宫收缩情况。若宫缩不佳,可排空膀胱、按摩子宫、压出宫腔积血块,同时注射子宫收缩剂如缩宫素、欣母沛等。产后 2 小时进行阴道和直肠检查,注意有无阴道壁血肿及会阴切口缝线是否良好。若产后 2 小时一切正常,可将产妇连同新生儿送回休养室。

2.产后一周　重点仍是注意观察血压、心率、体温、呼吸,有内科合并症应注意对相应疾病的观察和处理,同时应注意预防晚期产后出血。

3.营养与饮食　产妇胃肠功能恢复需要一定时间,产后建议少量多餐,以清淡、高蛋白质饮食为宜,同时注意补充水分。

4.排尿和排便　产后应鼓励产妇尽早自行排尿,产后 4 小时即应让产妇自行排尿。若排尿困难,可采用温开水冲洗会阴,热敷下腹部刺激膀胱肌收缩;针刺两侧气海、关元、阴陵泉、三阴交等穴位;肌注新斯的明 1mg 兴奋膀胱逼尿肌,促进排尿。上述处理无效时,可留置导尿 2～3 日。产妇活动少,肠蠕动减弱,容易发生便秘,应鼓励产妇早日下床活动,多吃水果蔬菜等富含纤维素类食物,以预防便秘。对便秘者可口服适量缓泻剂。

5.观察子宫复旧及恶露　产后 1 周内应每日于大致相同时间手测宫底高度,以了解子宫复旧情况。测量前应嘱产妇排尿。每日观察恶露数量、颜色和气味。若子宫复旧不全,恶露增多,红色恶露持续时间长时,应及早给予子宫收缩剂。若合并感染,恶露有臭味且子宫有压痛,应让产妇取半卧位利于恶露排出,同时给予广谱抗生素控制感染。

6.会阴处理　用 2‰苯扎溴铵溶液或 1/5000 高锰酸钾溶液擦洗外阴,每日 2 次,每次便后应再次擦洗。会阴有缝线者,应观察伤口有无红肿、硬结和渗液等。外阴水肿者产后 24 小时内可用 95%酒精湿敷,24 小时后可用 50%硫酸镁湿敷。会阴缝线一般于产后 3～5 日拆线。若会阴伤口感染,应提前拆线、充分引流或行扩创处理,并定时换药。

7.乳房处理　世界卫生组织提倡母乳喂养、母婴同室、早接触、早吸吮,于产后 30 分钟内开始哺乳,尽早刺激乳房,建立泌乳反射。母乳喂养的原则是"按需哺乳"。哺乳前,应用清水把乳头洗净,母亲应洗双手,全身放松,一手拇指放在乳头上方,四指放在乳头下方,将乳头放于新生儿口中,含住乳头和大部分乳晕。出生几日的新生儿每次喂养 2～3 分钟,多数新生儿吸吮 5～10 分钟停止,但有些新生儿吸吮 30 分钟也属正常。一般吸空一侧乳房后,再吸另一侧乳房。在产褥期如出现乳房胀痛,可用热毛巾敷乳房并按摩,促进乳液流畅,必要时可用吸乳器将乳汁吸出。初产妇若出现乳头皲裂,可用少量乳汁涂于乳头和乳晕上,短时间暴露和干燥乳头,因乳汁既具抑菌作用,又具有促进表皮修复的作用。也可涂 10%复方安息香酸酊或抗生素软膏,下次哺乳前将其洗净后再哺乳。如果由于医源性因素不能哺乳应回奶。回奶时首要的是坚持不哺乳,控制液体摄入量。同时可辅以药物,常用的回奶方法可选用:

(1)己烯雌酚,每次 5mg,每日 3 次,连服 3 日,或肌注苯甲酸雌二醇 4mg,每日一次,连用 3～5 日。

（2）生麦芽 60～90g，煎服，连用 3～5 日。

（3）芒硝 250g，分装两纱布袋内，敷于两乳房，湿硬时更换。

（4）针刺足临泣、悬钟等穴位，每日 1 次，两侧交替，7 日为一疗程。

（5）维生素 B_6 200mg 口服，每日 3 次，共 5～7 日。

（6）对已有大量乳汁分泌，需停止哺乳时可用溴隐亭 2.5mg/次，每日 2 次，与食物共服，连用 14 日。

【产后随访】

包括产后随访和产后健康检查。

1.产后随访

（1）了解产妇的饮食起居、睡眠等情况，同时了解产妇的心理状态，对有合并症的产妇要了解原发病及治疗情况；

（2）检测两侧乳房并了解哺乳情况；

（3）检查子宫复旧及恶露情况；

（4）观察会阴伤口或腹部伤口愈合情况；

（5）了解新生儿生长、喂养、预防接种情况，并指导哺乳。

2.产后健康检查　产后 42 日应去分娩医院做产后健康检查，包括：

（1）全身检查：血压、心率、血常规、尿常规；

（2）若有内科合并症或产科并发症，需做相应检查；

（3）妇科检查了解子宫复旧情况，观察恶露并检查乳房；

（4）婴儿全身体格检查；

（5）计划生育指导。

【计划生育指导】

产褥期内不宜性生活，产后 10 周左右恢复排卵，哺乳者应以器具避孕为首选。不哺乳者，可以选用药物避孕。用延长哺乳期的方法避孕效果不可靠。

（方春霞）

第二节　产褥感染

产褥感染是指产褥期内生殖道受病原体侵袭而引起局部或全身的感染。产褥病率是指分娩结束 24 小时以后的 10 日内，每日用口表测 4 次体温，每次间隔 4 小时，其中有 2 次体温达到或超过 38℃。产褥病率多由产褥感染所引起，亦可由泌尿系统感染、呼吸系统感染及乳腺炎等引起。产褥感染是常见的产褥期并发症，其发病率为 6% 左右。至今产褥感染对于产妇仍构成严重威胁。产褥感染、产后出血、妊娠合并心脏病及严重的妊娠期高血压疾病仍是导致孕产妇死亡的四大原因。

【病因】

女性生殖道对细菌的侵入有一定的防御功能，其对入侵病原体的反应与病原体的种类、数量、毒力及机体的免疫力有关。妇女阴道有自净作用，羊水中含有抗菌物质。妊娠和正常分娩通常不会给产妇增加感染机会。只有在机体免疫力、细菌毒力和细菌数量三者之间的平衡失调，才会增加产褥感染的机会，导致感染发生。其发病可能和孕期卫生不良、胎膜早破、严重贫血、产科手术操作、产后出血等因素有关。

【病原体】

正常妇女阴道寄生大量细菌,包括需氧菌、厌氧菌、真菌及支原体、衣原体。细菌可分为致病菌和非致病菌。有些非致病菌在一定条件下可以致病称为条件致病菌。即使致病菌也需要达到一定数量或机体免疫力下降时,才会致病。

1.需氧菌

(1)链球菌:以β-溶血性链球菌致病性最强,能产生多种外毒素和溶组织酶,使病变迅速扩散,引起严重感染。其对青霉素极其敏感。需氧链球菌可以寄生在正常妇女阴道中,也可通过医务人员或产妇其他部位感染而进入生殖道。

(2)杆菌:以大肠杆菌、克雷伯菌属、变性杆菌属多见,这些细菌平时可寄生在阴道内,能产生内毒素,引起菌血症或感染性休克。因此,产褥感染若出现菌血症或感染性休克,则多考虑杆菌感染。

(3)葡萄球菌:主要为金黄色葡萄球菌和表皮葡萄球菌,多为外源性感染。金黄色葡萄球菌引起的感染一般比较严重,且可产生青霉素酶,对青霉素产生耐药性,常引起会阴伤口或剖腹产腹壁伤口感染致伤口裂开。表皮葡萄球菌不产生凝固酶,致病力弱,多见于混合感染。

2.厌氧菌　厌氧菌感染通常为内源性,来源于宿主全身的菌群,厌氧菌感染的主要特征为化脓,有明显的脓肿形成及组织破坏。厌氧菌感染一般始于皮肤粘膜屏障的损害。

(1)球菌:以消化球菌和消化链球菌最常见。当有产道损伤、胎盘胎膜残留、局部组织坏死时,消化球菌和消化链球菌可迅速繁殖而致病,厌氧性链球菌多与需氧菌混合感染。厌氧菌感染时,阴道分泌物可出现恶臭味。

(2)杆菌属:常见的厌氧性杆菌有脆弱类杆菌。这类杆菌多与需氧菌和厌氧性球菌混合感染,形成局部脓肿,产生大量脓液,有恶臭味。其可产生肝素酶,溶解肝素,促进凝血,引起化脓性血栓静脉炎,形成感染血栓,脱落后随血液循环到达全身各器官形成迁徙性脓肿。它的特征之一是能产生破坏青霉素的β-内酰胺酶,对青霉素耐药。

(3)梭状芽孢杆菌:主要是产气荚膜杆菌,可释放出糖溶解酶,分解肌糖原产气;也可形成大量α-外毒素,破坏红细胞,引起溶血。因此产气荚膜杆菌感染,轻者可致子宫内膜炎、腹膜炎、败血症,重者可引起溶血、黄疸、血红蛋白尿、急性肾衰竭、循环衰竭、气性坏疽而死亡。

3.支原体与衣原体　支原体和衣原体均可在女性生殖道内寄生,可引起生殖道的感染。有致病作用的支原体是解脲支原体和人型支原体。衣原体主要为沙眼衣原体,其感染多无明显症状。

【感染途径】

1.内源性感染　寄生于产妇阴道内的细菌,在一定的条件下,细菌繁殖能力增加或机体抵抗力下降,使原本不致病的细菌转化为致病菌引起感染。

2.外源性感染　外界的病原菌进入产道所引起的感染,其细菌可以通过医务人员、消毒不严或被污染的医疗器械及产妇临产前性生活等途径侵入机体。

【临床表现及病理】

1.急性外阴、阴道、宫颈、剖宫产伤口感染　会阴裂伤及后-斜切开部位是会阴感染的最常见部位,会阴部可出现疼痛,局部伤口充血、水肿,并有触痛和波动感,严重者伤口边缘可裂开,产妇活动受限。阴道裂伤处感染多继发于经阴道手术助产或产程延长的病例,可出现阴道部疼痛,严重者可有畏寒、发热,阴道黏膜充血、水肿,甚至出现溃疡坏死。阴道裂伤处缝线脱落若累及血管,可导致晚期产后出血。感染严重者可波及阴道旁结缔组织。宫颈裂伤引起炎症者,症状多不明显,若深部达穹隆部及阔韧带底部,又未及时缝合,则病原体可直接上行或通过淋巴播散引起盆腔结缔组织炎。剖宫产腹部伤口感染一般发生于手术后 4～7 天,抗生素治疗体温仍往往持续不退,伤口局部红肿或有炎症浸润硬结,伤口疼痛且触痛明显,伤口敷料常被渗液浸湿。严重者组织坏死,伤口全层裂开。

2.子宫感染　产后子宫感染包括急性子宫内膜炎、子宫肌炎。产褥期感染时子宫内膜是最常受累的部位。细菌经胎盘剥离面侵入,先扩散到蜕膜层引起急性子宫内膜炎,之后可继续侵犯浅肌层、深肌层乃至浆膜层,导致子宫肌炎。由于子宫内膜充血、坏死,阴道内有大量脓性分泌物且有臭味。若为子宫肌炎,则子宫复旧不良。体检腹部尤其宫底部有压痛,还可伴有高热、头痛、白细胞增多等感染征象。

3.急性盆腔结缔组织炎和急性附件炎　感染沿淋巴管播散引起盆腔结缔组织炎和腹膜炎,可波及输卵管、卵巢,形成附件炎。如未能有效地控制炎症,炎症可继续沿阔韧带扩散,直达侧盆壁、髂窝、直肠阴道隔。患者可出现持续高热、寒战、腹痛、腹胀、肛门坠胀及里急后重感。检查下腹部有明显压痛、反跳痛及腹肌紧张,宫旁组织增厚,有时可触及肿块,肠鸣音减弱甚至消失;患者白细胞持续升高,中性粒细胞明显增加。

4.急性盆腔腹膜炎及弥漫性腹膜炎　炎症扩散至子宫浆膜层,形成急性盆腔腹膜炎,继而发展为弥漫性腹膜炎,后者是产褥期感染中引起死亡的主要原因。弥漫性腹膜炎全身中毒症状明显,全腹持续性疼痛且伴有呕吐,体温稽留于 40℃,呼吸急促,脉搏细弱,腹部膨隆,有压痛及反跳痛,肠蠕动减弱甚至消失,病情危重。

5.血栓静脉炎　多由厌氧性链球菌引起。炎症向上蔓延可引起盆腔内血栓静脉炎,可累及子宫静脉、卵巢静脉、髂内静脉、髂总静脉,盆腔静脉炎向下扩散可形成下肢深静脉炎。早期表现为下腹痛,尔后向腹股沟放射。当下肢血栓静脉炎影响静脉回流时,可出现肢体疼痛、肿胀,局部皮肤温度上升,皮肤发白,习称"股白肿"。若小腿深静脉有栓塞,可有腓肠肌和足底部压痛。小腿浅静脉炎症时,可出现水肿和压痛。若患侧踝部、腓肠肌部和大腿中部的周径大于健侧 2cm 时,则可作出诊断。血栓静脉炎可表现为反复高热、寒战、下肢持续性疼痛。

6.脓毒血症和败血症　感染血栓脱落进入血液循环,可引起脓毒血症。若细菌大量进入血液循环并繁殖形成败血症,可危及生命。

【诊断及鉴别诊断】

1.病史　详细询问病史及分娩经过,对产后发热者,应首先考虑为产褥感染。

2.全身及局部检查　仔细检查腹部、盆腔及会阴伤口,可基本确定感染部位及严重程度。辅助检查如 B 型超声、CT、磁共振成像等检测手段,能够了解由感染形成的炎性包块、脓肿的位置及性状。

3.实验室检查　宫腔分泌物、脓肿穿刺物、后穹隆穿刺物做细菌培养和药敏试验,确定病原体。必要时,需做血培养和厌氧菌培养。

4.鉴别诊断　主要应与上呼吸道感染、急性乳腺炎、泌尿系统感染相鉴别。

【治疗】

1.一般治疗　加强营养,给予足够的维生素,若有严重贫血或患者虚弱可输血或人血白蛋白,以增强抵抗力。产妇宜取半卧位,有利于恶露引流和使炎症局限于盆腔内。保持外阴清洁,每日给予 2‰ 苯扎溴铵溶液或 1/5000 高锰酸钾溶液擦洗外阴或坐浴 2 次。

2.抗生素治疗　开始根据临床表现及临床经验选用抗生素,待细菌培养和药敏试验结果再做调整。抗生素应用原则:应选用广谱抗生素,能同时作用于革兰阳性菌和阴性菌、需氧菌和厌氧菌;给药时间和途径要恰当;给药剂量充足,要保持血药有效浓度。中毒症状严重者,同时短期给予肾上腺皮质激素,提高机体应激能力。

3.局部病灶处理　局部热敷可促进炎症吸收。外阴或腹部伤口局部中药热敷或红外线照射,可使早期炎症消散。若伤口已化脓,应及时拆除伤口缝线扩创引流。每日至少坐浴 2 次。若经抗生素治疗 48～72 小时,体温仍持续不退,腹部症状、体征无改善,应考虑感染扩散或脓肿形成。如疑腹盆腔脓肿,应做妇科检查和 B 超检查明确诊断。常见脓肿包括膈下脓肿、肠曲间脓肿及子宫直肠窝脓肿,以子宫直肠窝脓肿多见。根据脓肿部位高低可经腹或阴道后穹隆切开引流。

4.血栓静脉炎的治疗　①肝素 1mg/(kg·d)加入 5％葡萄糖液 500ml,静脉滴注,每 6 小时一次,连用 4～7 日;②尿激酶 40 万 U 加入 0.9％氯化钠液或 5％葡萄糖液 500ml 中,静脉滴注 10 日。用药期间监测凝血功能。

手术仅用于少数患者,手术范围包括下腔静脉结扎和双侧卵巢静脉结扎。其适应证为:①药物治疗无效;②脓毒性血栓继续扩散;③禁忌使用抗凝治疗者。

【预防】

1.加强孕期保健及卫生宣传工作　临产前 2 个月内避免盆浴和性生活,积极治疗贫血等内科合并症。

2.待产室、产房及各种器械均应定期消毒　严格无菌操作,减少不必要的阴道检查及手术操作,认真观察并处理好产程,避免产程过长及产后出血。产后仔细检查软产道,及时发现和处理异常情况。产褥期应保持会阴清洁,每日擦洗 2 次。加强对孕产妇的管理,避免交叉感染。

3.预防性应用抗生素　对于阴道助产及剖宫产者,产后预防性应用抗生素。对于产程长、阴道操作次数多及胎膜早破、贫血者,也应预防性应用抗生素。

【临床特殊情况的思考和建议】

1.产后发热是否系感染引起的思考　产后发热往往是首先引起注意的临床症状。很多因素可导致产后发热。正常产妇在产后 24 小时内可有轻度体温升高,一般不超过 38℃,可能与产妇失水或恶露积滞有关。产后 3～4 天又可因乳房充血、淋巴管肿胀引起发热,体温突然升高,维持数小时至十余小时后恢复正常。如果产后 24 小时内体温达到或超过 38℃或持续不恢复正常,多系感染引起。据 Filker 和 Molif 报道,产后 24 小时内体温达到或超过 38℃者,以后出现临床感染的占 93％。需特别强调的是,产后 24 小时内高热(体温≥39℃)可能与严重的盆腔 A 族或 B 族链球菌感染有关。因此,发热是最有实用意义的临床指标,再结合详细询问病史和全身体格检查,并有白细胞显著增高和左移,典型的病例不难作出诊断。

2.感染病灶部位的思考　产褥期最常见的感染是生殖道感染,但泌尿道、乳腺以及呼吸道感染也是产褥期常见的并发症,首先应予以排除。尿路感染时出现高热、肋脊角叩痛、脓尿和菌尿,一般不难作出诊断。乳腺内乳汁淤积引起的发热,一般不超过 24 小时,如有炎症并发,则体温持续增高,局部出现炎症或脓肿体征,诊断多不困难。呼吸道感染时,也可根据症状、体征作出诊断,胸部 X 线检查亦有助诊断。如果未能证实发热是由其他原因所引起,均应诊断为产褥感染。炎症局限在子宫内膜和(或)肌层时,以下腹痛为主。炎症扩散至子宫及其附件(输卵管、卵巢)以及其周围组织,形成盆腔腹膜炎时,除下腹痛外,还出现压痛和反跳痛。有盆腔脓肿形成时,更能触到有压痛的肿块。但是,约有 1/3～1/2 产褥感染首先出现的症状并不是发热。因此,全面的体格检查包括盆腔检查是必要的,心动过速,下腹、子宫、附件压痛,恶露混浊、有臭味或呈脓性,以及盆腔包块等都是产褥感染常见的体征,往往是临床诊断的依据。

3.产褥感染的病原菌的思考　病原菌的鉴定是产褥感染重要的诊断手段之一,并为选用最恰当抗菌治疗提供依据。主要是做宫腔分泌物培养并做药敏试验。体温超过 39℃时,应做血培养除外菌血症。当产褥感染出现下列临床表现时应多考虑厌氧菌感染:

(1)恶露或脓液具有特殊的腐败臭味。

(2)感染病灶有坏死组织和假膜形成。

(3)深部脓肿。

（4）病变组织及渗出物中有气体形成。

（5）血栓性静脉炎或多发性迁徙性脓肿。

4.产褥感染抗菌药物治疗的建议　最好是根据细菌培养结果和药敏试验选择适当抗生素,然而治疗往往需在得到细菌培养结果之前即开始,因此必须根据经验选用抗菌药物。阴道分娩后的产褥感染无须广谱抗生素治疗,青霉素和氨基糖苷类抗生素联合治疗对 90％的感染有效。青霉素对革兰阳性细菌和除脆弱类杆菌以外的厌氧菌有效。氨基糖苷类抗生素对大多数革兰阴性杆菌有效。如果经大剂量青霉素和氨基糖苷类抗生素治疗 24～48 小时,体温仍持续不降,则需考虑致病菌大多为对青霉素耐药的脆弱类杆菌,应加用对厌氧菌感染包括脆弱类杆菌最有效的林可霉素或甲硝唑。相反,剖宫产后的产褥感染需加用针对厌氧菌的抗生素,因为采用氨苄西林加庆大霉素只对 60％～70％的妇女有效。β内酰胺类抗生素的抗菌谱包括许多厌氧菌属,一些头孢菌素（头孢噻吩、头替呋坦、头孢噻肟等）及广谱的青霉素类如哌拉西林、替卡西林及美洛西林。β内酰胺类抗生素除过敏反应外无其他毒性作用,且可单药使用,安全、经济、有效。

5.产褥感染易感因素的思考及其预防的建议　分娩方式是产褥期子宫感染的最重要的危险因素。其他易感因素需考虑贫血、下生殖道的病原菌如 B 族链球菌、沙眼支原体、人型支原体和阴道加德纳菌感染。相对于剖宫产,阴道分娩的子宫感染并不常见,发病率仅 1.3％。合并高危因素的产妇如胎膜早破时间长、产程延长、多次的阴道检查和胎儿内监护其发病率为 6％,如产时有绒毛膜羊膜炎,则产褥期子宫感染率上升至 13％。因此,对于有以上产褥感染高危因素的产妇,应予预防性应用抗生素。由于剖宫产率的不断上升,而剖宫产后感染率又高,因此,剖宫产围术期抗生素应用预防感染的问题引起人们的关注。Chelmow 等报道,预防性应用抗生素可减少选择性剖宫产及非选择性剖宫产患者产后子宫内膜炎 70％～80％,并减少剖宫产切口感染。2003 年 ACOG 推荐围术期单剂使用氨苄西林或第一代头孢菌素。应用广谱抗生素或多次使用并无益处。于剖宫产术前半小时或切皮时应用,也有人主张在断脐时开始用药,以减少药物对新生儿的影响。

（王成爱）

第三节　产褥期抑郁症

产褥期抑郁症是指产妇在产褥期出现抑郁症状,是产褥期精神综合征中最常见的一种类型。通常在分娩后 2 周内发病,产后 4～6 周症状明显。有关其发病率,国内报道为 3.8％～16.7％,国外报道为 3.5％～33.0％。临床上表现为易激惹、恐怖、焦虑,沮丧和对自身及婴儿健康过度担忧,常失去生活自理及照料婴儿的能力,有时还会陷入错乱或嗜睡状态。

【病因与发病机制】

产后抑郁症的病因不明,目前认为主要是由于妊娠分娩过程中及分娩后所造成的神经内分泌的改变,以及心理社会等方面的因素所致。

1.生物学因素

（1）内分泌因素:在妊娠、分娩过程中,体内内分泌环境发生了很大变化,尤其在产后 24 小时内,体内激素水平的急剧变化是产后抑郁症发生的生物学基础。妊娠后,母血中雌、孕激素浓度逐渐升高,孕晚期达高峰。随着分娩胎盘剥离后,雌、孕激素水平急剧下降,至产后 1 周左右降至正常,哺乳则可降至低于正常值。雌激素具有多种神经调节功能,包括直接作用和递质调节,可增强神经生长因子及其受体的表达,并通过调节 5-羟色胺及其一些信息而发挥抗抑郁作用。产后雌激素撤退过快导致多巴胺受体的出现超敏状态,增加了多巴胺转运体在脑部的表达,随即带来神经递质的改变可能促发某些个体发生心境障碍。怀孕期间雌激素水平的增加,使甲状腺结合球蛋白水平增加了150%,导致孕妇体内游离甲状腺浓度下降。同时,孕期进行性升高的母体血浆皮质醇浓度在分娩后迅速下降。在易感妇女,这些激素水平的变化均是产褥期抑郁症发生的基础。

(2)遗传因素:有情感障碍的家族史,特别是有家族抑郁症病史的产妇产后抑郁症发病率高,表明家族遗传可能影响产妇对抑郁症的易感性。

(3)产科因素:新生儿畸形、使用辅助生育技术、第一产程时间、分娩方式、阴道助产是产后抑郁症的危险因素。

2.社会心理因素　婚姻不合、社会经济地位低下、缺乏家庭和社会的支持与帮助,尤其是缺乏来自丈夫和长辈的帮助,是产后抑郁症发生的危险因素。另外,个人的成长经历和心理防御方式、人格特征、精神病史(个体焦虑、抑郁史等)或精神病家族史,特别是有家族抑郁症病史的产妇也是产后抑郁症的易患因素。产褥期抑郁症的发生与妇女的教育水平、婴儿性别、是否母乳喂养及是否计划受孕相关。

【临床表现】

产褥期抑郁症的主要表现是抑郁,多在产后2周内发病,产后4～6周症状明显,产妇主要表现有:

1.情绪改变　心情压抑、沮丧、感情淡漠、不愿与人交流,甚至焦虑、恐惧、易怒,夜间加重;有时表现为孤独或伤心、流泪。

2.自我评价降低　自暴自弃、自罪感,对身边的人充满敌意,与家人、丈夫关系不协调。

3.创造性思维受损　主动性降低。

4.对生活、家庭缺乏信心　流露出对生活的厌倦,出现厌食、睡眠障碍、易疲倦,食欲、性欲均明显减退。严重者甚至绝望,出现自杀或杀婴倾向,有时陷于错乱或昏睡状态。

【诊断】

本病至今尚无统一的诊断标准,以下方法可供参考。

1.产褥期抑郁症的诊断标准　目前国内外对于产褥期抑郁症尚无特异的实验室指标和统一的诊断标准,多依据各种症状自评量表以相应的评分结果作出判定。现多采用美国《精神疾病的诊断与统计手册》(1994版)制定产褥期抑郁症诊断标准(表24-1)。在产后4周内出现下表中5项或5项以上的症状,其中必须具备情绪抑郁及对全部或多数活动缺乏兴趣或愉悦。这些症状持续了两周或更长时间且每天中的多数时间均存在,反映了生理调节障碍(包括睡眠障碍、食欲缺乏和认知障碍)。

表 24-1　产褥期抑郁症的诊断标准

在产后4周内出现下表中5项或5项以上的症状,其中必须具备下列(1)(2)两项:
(1)情绪抑郁
(2)对全部或多数活动明显缺乏兴趣或愉悦
(3)体重显著下降或增加
(4)失眠或睡眠过度
(5)精神运动性兴奋或阻滞
(6)疲劳或乏力
(7)遇事皆感毫无意义或自罪感
(8)思维力减退或注意力涣散
(9)反复出现死亡想法

2.筛选

(1)爱丁堡产后抑郁量表(EPDS):是目前多采用的自评量表,该表包括 10 项内容,于产后 6 周进行调查,每项内容分 4 级评分(0~3)分,总分相加≥13 分者可诊断为产褥期抑郁症,9 或 10 分也提示可能有抑郁障碍。这一调查问卷易于管理、简便、可靠,是目前普遍采用的一种有效的初级保健筛查工具,但不能评估病情的严重程度。

(2)Zung 抑郁自评量表(SDS):为短程自评量表,操作方便,容易掌握,不受年龄、经济状况等因素影响,适于综合医院早期发现抑郁患者、衡量抑郁状态的轻重度及治疗中的变化。这是一个 20 道题的自评调查表,将抑郁程度分为 4 个等级;中国常模 SDS 标准分为(41.88±10)分,分界值标准为 53 分,即将 SDS >53 分者定为阳性(抑郁症状存在)。

(3)贝克抑郁问卷(BDI):也是一种常见抑郁筛查工具,BDI 是一个 21 道题的问卷,包括认知、情感和身体因素,被证实对诊断产后抑郁临床患者和非临床患者均具有较好的一致性和重复性;但是 BDI 问卷中包含了身体状况方面的内容,对于身体处于不适状态的孕妇和产妇来说,BDI 问卷结果会比其他方法偏高。

(4)汉密顿抑郁量表(HAMD):是经典的抑郁评定量表,也是临床上评定抑郁状态时应用得最为普遍的量表,本量表有 17 项、21 项和 24 项 3 种版本,简单、准确、便于掌握,但有时与焦虑不易鉴别。

(5)症状自评量表(SCL90):是当前使用最为广泛的精神障碍和心理疾病门诊检查量表,对于有心理症状(即有可能处于心理障碍或心理障碍边缘)的人有良好的区分能力,适用于检测是否有心理障碍、有何种心理障碍及其严重程度如何。

【鉴别诊断】

1.产后心绪不良　产后心绪不良又称产院抑郁,指产后数日内发生的一过性易激惹和轻度的心绪不良改变。这一综合征常常发生于新母亲,可以表现为哭泣、悲伤、易怒、焦虑及思维混乱,产后 4 天左右达高峰,一般 10~14 天内消失。这一短暂的情感障碍并非始终影响妇女的功能。

2.产褥期精神病　是产后发生的各种精神障碍的总称,临床特征为伴发精神症状的躁狂症或抑郁症、急性幻觉妄想和一时性精神病性障碍、分裂情感性障碍。因为有杀害婴儿和自杀的风险,产后精神病是一种需要立即干预的精神病学的急症,常常在产后头两个星期发病,可有思想极端混乱、行为怪异、不寻常的幻觉(可能是嗅觉、视觉或触觉)和妄想,主要发生于高龄初产妇、多子女、低社会经济阶层妇女。对上述患者应请精神科医师会诊协助诊治,还应做全身检查和实验室检查,排除和严重躯体及脑部疾病有关的精神障碍。

【治疗】

主要包括心理治疗和药物治疗。首先要预防和减少产后抑郁症的发生,并做到早检测、早发现,对高危妇女进行早诊断、早治疗。

1.心理治疗　是产褥期抑郁症非常重要的治疗手段,其关键是:通过心理咨询,增强患者的自信心,提高患者的自我价值意识;根据患者的个性特征、心理状态、发病原因给予个体化的心理辅导,解除致病的心理因素(如婚姻关系紧张、想生男孩却生女孩、既往有精神障碍史等)。对产褥期妇女多加关心和无微不至地照顾,尽量调整好家庭关系,指导其养成良好的睡眠习惯。

2.药物治疗　选用抑郁症的药物以不进入乳汁为佳,并在医生指导下用药为宜。所有的抗抑郁药均从母乳中排出,因此在哺乳期母亲的抗抑郁药使用最低有效剂量,逐步递增至足量、足疗程(>4~6 周)。临床常用药物如下:

(1)5-羟色胺再吸收抑制剂:①氟西汀:选择性地抑制中枢神经系统 5-羟色胺的再摄取,延长和增加 5-羟色胺的作用,从而产生抗抑郁作用,每日 20mg,分 1~2 次口服,根据病情可增加至每日 80mg。②帕罗西汀:通过阻止 5-羟色胺的再吸收而提高神经突触间隙内 5-羟色胺的浓度,从而产生抗抑郁作用。每日 20mg,1 次口服,连续用药 3 周后,根据病情增减剂量,1 次增减 10mg,间隔不得少于 1 周。③舍曲林:作用机理同帕罗西汀,每日 50mg,一次口服,数周后可增加至每日 100～200mg。

(2)三环类抗抑郁药:阿米替林:起始口服剂量为每日 50mg,分 2 次口服,渐增至 150～300mg,分 2～3 次服。维持量每日 50～150mg。此类药在体内起效慢及代谢存在个体差异,使用时应严密监测血药浓度及对乳汁的影响。

(3)单胺氧化酶类抗抑郁药:这种药具有非选择性、非可逆性的特点,起效快、副作用大,一般不作为首选药。

(4)雌激素治疗:已被广泛应用,雌激素有多种神经调节功能,包括直接的细胞内效用和作用于 5-HT 系统间接效用,在特定女性人群中,这些效用可能共同发挥抗抑郁作用。但目前不支持雌激素作为产后抑郁症的一线治疗,且雌激素预防产后抑郁症的效果差,单独给予雌激素的作用仍然不明确。

【预防】

针对产褥期抑郁症的发病因素,做好预防工作。

1.加强围产期保健　利用孕妇学校等多种渠道对孕妇及家人普及有关妊娠、分娩常识,减轻孕妇对妊娠、分娩的紧张、恐惧心情,完善自我保健,促进家庭成员间的相互支持。

2.密切观察　对于有精神疾病家族史尤其是抑郁症家族史的孕妇,应定期密切观察,避免一切不良刺激,给予更多关爱、指导。

3.充分关注　对分娩过程给予充分关注,医护人员要充满爱心和耐心,并在生理及心理上全力支持,如开展陪伴分娩及分娩镇痛。

4.心理咨询与疏导　对于有高危因素(不良分娩史、孕前情绪异常、手术产、滞产等)者进行干预,及早进行心理咨询与疏导。

【预后】

产后抑郁症预后良好,约 70% 患者可于 1 年内治愈,仅极少数患者持续 1 年以上。但再次妊娠则有 25% 左右的复发率。产后抑郁症对母亲本身、新生儿的生长发育及家庭其他成员有潜在的不良影响。

【临床特殊情况的思考和建议】

应该预测到 8 个新母亲中将有一个患产后抑郁症,有产后抑郁症病史的妇女复发的风险为 25%。尽管产褥期抑郁症可得到有效的治疗,但仅有不到一半的病例获得诊断,因此我们第一步首先要识别产褥期抑郁症,建议采用 EPDS,这是一种简单、可接受性强并且可靠的筛选产后抑郁症的方法。一旦诊断为抑郁症,立即给予适当的治疗,在妊娠期患抑郁或既往有抑郁症病史者,产后立刻给予预防性抗抑郁药是有益的。当询问到抑郁妇女有任何伤害自己或其子女的意图时,必须立即转精神病科治疗。

5-羟色胺再吸收抑制剂是一线药物,因为这类制剂一旦过量其毒性作用低,易于管理,并且常常可用于哺乳妇女。任何药物通常从起始剂量的一半开始,为防止复发,我们常常在症状完全缓解后继续药物治疗至少 6 个月,对于有 3 次或更多次的发作或症状严重导致劳动力丧失的妇女应考虑长期维持治疗,并进行良好的心理疏导。产后管理应包括对复发的监测。一般情况不推荐 2 种以上抗抑郁药联合应用,但对于某些难治性抑郁症可采用联合用药以增强疗效,减少不良反应。治疗的目标是情绪、生理和社会功能完全正常化。

(刘　芳)

第四节　晚期产后出血

产后出血发生在分娩 24 小时后至产褥期末称为晚期产后出血。多发生于产后 1～2 周内,发生率在 1%。阴道流血可以持续少量出血,然后大出血,亦可以一次性的急剧大量出血。大多发生在家中,可因失血过多导致严重贫血或休克,对出血量很难作出准确的估计。

【病因与诊断】

1.胎盘异常　是引起晚期产后出血最常见的病因,多发生于产后 10 天左右。主要可能由子宫胎盘附着面下血管不能及时退化引起子宫胎盘附着面复旧不良。或由于残留于宫腔内的胎盘胎膜组织,产时未被发现,影响子宫复旧。残存组织逐渐发生坏死,感染,如胎盘残留一周以上,残留的胎盘组织发生变性,坏死,机化形成胎盘息肉。当坏死组织脱落时,暴露基底血管,引起大出血。在之前妊娠时患有影响母胎滋养细胞异常相互作用的并发症,如前置胎盘、胎儿生长受限、自然流产或胎盘滞留时,晚期产后出血的发生率增加。

临床表现为少量持续性出血,恶露,可以反复出血,也可以一次性大出血。检查时子宫复旧不全,宫口松弛,有时在宫颈口可触到残留组织,宫腔刮出物,病理为胎盘绒毛组织即可诊断。

2.感染　子宫内膜炎是晚期产后出血的另外一个原因。患者如存在子宫压痛、发热及恶露异味时,首先考虑子宫内膜炎。少量出血可通过抗生素有效治疗,而不一定需要扩张宫口行刮宫(以避免 Asherman 综合征)。如因出血多需紧急刮宫,在刮宫前 6～12 小时应用抗生素,控制感染后给予刮宫。晚期产后出血患者,不宜应用纯孕激素避孕药,因为孕激素不利于子宫内膜恢复,也不利胎盘部位恢复。剖宫产患者感染会引起剖宫产后子宫切口裂开,多发生于术后 2～3 周。常见于子宫下段横切口两侧端,由于切口两侧靠近血管,血管丰富,用手作钝性分离时,可能伤及动脉分支,术中盲目反复缝合止血,活动性出血,血管未缝合,形成局部血肿,组织坏死,伤口不愈合,肠线溶解脱落,血管开放。另一方面,切口两侧角缝线过多过密,影响血液供应,而使切口感染,愈合不良。或者切口过低,宫颈部组织主要由结缔组织构成,含有少量平滑肌纤维;缝合伤口时,将子宫内膜或宫颈内膜一并缝合。会阴切开缝合术后感染裂开,极为少见,但由于检查不仔细易误诊。多发生在分娩后 5～7 天。由于阴道壁伤口感染,局部坏死,肠线松弛脱落,使阴道壁血管内血栓脱落而出现阴道大量流血。应用双叶阴道拉钩仔细检查阴道壁切口,寻找出血点,用肠线缝扎止血。

3.既往存在的子宫疾病　子宫肌瘤或宫颈肌瘤,影响产褥期子宫复旧。

4.血液病　少见情况下,较早期的产后出血(产后一周内)与凝血功能异常有关。由于 von Willebrand 因子在妊娠时生理性增加,von Willebrand 病患者可能在妊娠期处于正常状态,但产后如Ⅷ因子轻微下降,就可能发生无法估计的大出血。所有 von Willebrand 病患者均可能出现产时及产后出血。轻型的疾病不需要任何治疗,特别是Ⅷ因子水平正常者,严重病例(Ⅷ因子水平小于 5%)出血的风险明显。

5.产后首次月经　主要根据临床排除其他原因后诊断,表现为产后 14～28 天突然大量出血(大于总血量的 10%),这种出血可能是产后首次月经出血,通常由不排卵月经周期引起,月经量多、伴疼痛及持续时间长。

【处理】

1.产后流血　若少量或中等量流血,持续不净,B超提示子宫腔无凝血块及残留内时,可给予子宫收缩剂和抗生素,促使子宫收缩,控制感染。不要常规给予清宫术。

2.胎盘和胎膜残留 患者入院时,出血量多,休克时,应先积极抢救失血性休克,输血、输液补充血容量。B超提示子宫内有大块物时,在应用抗生素及子宫收缩剂的同时,进行吸宫术。术中有时见胎盘及胎膜堵塞宫颈口,或有大量血块潴留宫腔内。应立即用卵圆钳钳夹后,尽量吸宫,或用大刮勺清宫,有条件时应在B超监视下清宫。动作应轻柔,不要过多伤及子宫组织,以免感染扩散或引起更多的出血。刮出物送病理检查可排除滋养细胞疾病,但由于在所有产后清宫所得标本都可能找到变性绒毛及蜕膜,所以不能完全根据病理结果诊断胎盘残留。

3.剖宫产后伤口裂开 如患者一般情况尚好,出血不多时,可暂卧床休息,予抗生素、宫缩剂和止血药治疗。放置导尿管。对于伤口不大者可期待自愈。

若出血多,或已处于失血性休克状态,在积极补充血容量,快速输血,抢救休克,给予抗生素治疗的同时,立即剖腹探查,术中发现切口裂口,作子宫全切或次全子宫切除。在宫腔感染存在的情况下,如果裂口修补,不易愈合有再度裂开的可能。对此类患者不能采用纱布填塞止血,以免扩大裂口,引起更多的出血。

【预防】

1.预防胎盘残留 引起晚期产后大出血的主要原因是胎盘及胎膜残留,因此对产后2小时内阴道流血较多或怀疑胎盘残留时,应仔细检查胎盘、胎膜。如有残缺,应立即探查取出,必要时用大刮勺刮宫,产后给子宫收缩剂及抗生素,避免产褥感染及影响子宫复旧。

2.预防严重并发症发生 剖宫产引起产后大出血是最严重并发症之一。因此术中应注意:

(1)剖宫产时子宫下段横切口不宜过低。因宫颈处纤维组织多,血供相对较少,切口愈合能力较子宫下段差,切口越接近子宫颈外口感染机会越大。

(2)术中避免横切口向两侧角部撕裂,切口可先行钝性分离,长度视胎儿大小而定,一般10~12cm。当胎儿过大时,可在横切口两侧角略向上剪开,使切口呈弧形,以免切口撕裂损伤子宫动脉。

(3)缝合切口时注意检查两侧角,有时外侧肌层完整,而内侧黏膜肌层有撕裂,应仔细检查按解剖关系缝合。如有活动性出血时,可先钳夹后用丝线单独缝扎止血,避免多次缝扎,缝合不宜过紧、过密。尽量不穿透蜕膜层,以免影响血运导致伤口愈合不良。

(4)缝线缝合不宜太多,因随着子宫的复旧,切口在短期内迅速缩短,而这时的缝线尚未溶解,缝线太多易致组织缺血,坏死及感染。

(5)术后及时纠正贫血,控制感染。

(方春霞)

第五节 产褥期中暑

中暑是一组在高温环境中发生的急性疾病,它包括热射病、热痉挛及热衰竭三型。其中以热射病最为常见。产妇在高温闷热环境下体内积热不能散发引起中枢性体温调节功能障碍的急性热病,表现为高热、水、电解质紊乱、循环衰竭和神经系统功能损害等而发生中暑表现者为产褥期中暑。

【病因及发病机理】

产后,产妇在妊娠期内积存的大量液体需排出,部分通过尿液,部分通过汗腺排出;在产褥期,体内的代谢旺盛,必然产热,汗的排出及挥发也是一种散热方式,因此,产妇在产后的数日内都有多尿、多汗的表现。夏日里产妇更是大汗淋漓,衣服常为汗液浸湿。所以在产褥期,对产妇的科学调养方式应该是将产妇安置在房间宽大,通风良好的环境中,衣着短而薄,以利汗液的挥发。当外界气温超过35℃时,机体靠汗液蒸发散热。而汗液蒸发需要空气流通才能实现。但旧风俗习惯怕产妇"受风"而要求关门闭窗,妇女在分娩后,即将头部缠上白布,身着长袖、长裤衣服,并全身覆以棉被,门窗紧闭,俗称"避风寒",以免以后留下风湿疾病,如时值夏日,高温季节,湿度大,而住房狭小,室内气温极高,则产妇体表汗液无由散发,体温急骤升高,体温调节中枢失控,心功能减退,心输出量减少,中心静脉压升高,汗腺功能衰竭,水和电解质紊乱,体温更进一步升高,而成为恶性循环,当体液高达 42℃ 以上时可使蛋白变性,时间一长病变常趋于不可逆性,即使经抢救存活,常留有神经系统的后遗症。

【临床表现】

1.先驱症状　全身软弱、疲乏、头昏、头痛、恶心、胸闷、心悸、出汗较多。

2.典型症状　面色潮红、剧烈头痛、恶心、呕吐、胸闷加重、脉搏细数、血压下降。严重者体温继续上升常在 40℃ 以上,有时高达 42℃,甚至超越常规体温表的最高水平。继而谵妄、昏迷、抽搐。皮肤温度极高,但干燥无汗。如不及时抢救,数小时即可因呼吸循环衰竭死亡。

3.诊断　发病时间常在极端高温季节,患者家庭环境及衣着情况均有助于诊断,其高热、谵妄及昏迷、无汗为产褥期中暑的典型表现。本病须与产后子痫、产褥感染作鉴别诊断,而且产褥感染的产妇可以发生产褥中暑,产褥中暑的患者又可以并发产褥感染。

4.预防及治疗　预防产前宣教时应告诉孕妇,产后的居室宜宽大、通风良好,有一定的降温设备,其衣着宜宽松,气温高时要多饮水,产褥期中暑是完全可以预防的。

【治疗】

产褥期中暑治疗原则是迅速降温、纠正水、电解质与酸碱紊乱、积极防治休克。

1.先兆及轻症　如有头昏、头痛、口渴、多汗、疲乏,或面色潮红、脉率快、出汗多、体温升高至 38℃,首先应迅速降温,置患者于室温 25℃ 或以下的房间中,同时采用物理降温,在额部、二侧颈、腋窝、腹股沟、腘窝部有浅表大血管经过处置冰袋,全身可用酒精擦浴、散风,同时注意水和电解质的平衡,适时补液及给予镇静剂。

2.重症

(1)体温 40℃ 或以上,出现痉挛、谵妄、昏迷、无汗的患者,为达到迅速降温的目的,可将患者躺在恒温毯上,按摩四肢皮肤、使皮肤血管扩张、加速血液循环以散热,降温过程中以肛表测体温,为肛温已降至 38.5℃,即将患者置于室温 25℃ 的房间内,用冰袋置于前面以述的颈、腋窝、腹股沟部继续降温。

(2)药物降温:氯丙嗪是首选的良药,它有调节体温中枢、扩张血管、加速散热、松弛肌肉、减少震颤、降低器官的代谢和氧消耗量的功能,防止身体产热过多。剂量为 25～50mg 加入生理盐水 500ml 补液中静脉滴注 1～2 小时,用药时需动态观察血压,情况紧急时可将氯丙嗪 25mg 或异丙嗪 25mg 溶于 5‰ 生理盐水 100～200ml 中于 10～20 分钟滴入。若在 2 小时内体温并无下降趋势,可重复用药。降温过程中应加强护理,注意体温、血压、心脏情况,一待肛温降至 38℃ 左右时,应即停止降温。

(3)对症治疗

1)积极纠正水、电解质紊乱,24 小时补液量控制在 2000～3000ml,并注意补充钾、钠盐。

2)抽搐者可用安定。

3)血压下降者用升压药物,一般用多巴胺及阿拉明。

4)疑有脑水肿者,用甘露醇脱水。

5)有心力衰竭者,可用快速洋地黄类药物,如毛花苷丙。

6)有急性肾衰竭者,在适度时机用血透。

7)肾上腺皮质激素有助于治疗脑水肿及肺水肿,并可减轻热辐射对机体的应激和组织反应,但用量不宜过大。

8）预防感染：患者在产褥期易有产褥感染，同时易并发肺部其他感染，可用抗生素预防。

9）重症产褥期中暑抢救时间可以长达1～2个月或更多，有时需用辅助呼吸，故需有长期抢救的思想准备。

（4）预后　有先兆症状及轻症者、预后良好，重症者则有可能死亡，特别是体温达42℃以上伴有昏迷者，存活后亦可能伴有神经系统损害的后遗症。

（王成爱）

保健篇

第二十五章　女性各期保健

第一节　围生期保健

围生期保健是在近代围生医学发展的基础上建立起来的新兴学科。围生期保健是指一次妊娠从妊娠前、妊娠期、分娩期、产褥期（哺乳期）到新生儿期，为孕母和胎婴儿的健康所进行的一系列保健措施。

一、围生期保健

（一）孕前期保健

孕前期保健是为了选择最佳的受孕时机。通过孕前期保健能减少许多危险因素和高危妊娠。

通过婚前咨询和医学检查可以筛查出遗传性疾病，以及对子代有影响的疾病。对双方为三代以内旁系血亲或更近的亲戚关系或患有医学上认为不宜结婚的疾病，应"建议不宜结婚"；对患有医学上认为不易生育的疾病者应"建议不宜生育"；指定传染病在传染期内、有关精神病在发作期内或患有其他医学上认为应暂缓结婚的疾病时，应"建议暂缓结婚"；对于婚检发现的可能会终生传染的不在发病期的传染病患者或病原体携带者，若受检者坚持结婚，应充分尊重受检双方的意愿，提出预防、治疗及采取医学措施的意见。

选择适当的生育年龄有利于生育健康。小于 18 岁或大于 35 岁的女性，妊娠的危险因素增加，易造成难产及产科其他合并症，以及胎儿的染色体疾病。女性生育年龄在 21～29 岁为佳，男性生育年龄在 23～30 岁为好。在这段年龄中，选择工作学习不是特别紧张、收入相对稳定的时期受孕，最有利于母儿身心健康。妊娠前应避免接触对妊娠有害的物质，如化学毒物及放射线等，必要时应调换工作，以免影响胚胎胎儿发育，或致畸。使用长效避孕药避孕者，停药后最好隔 6 个月后再怀孕，以免避孕药对胎儿造成影响。若前次有不良孕产史，应及时针对造成不良孕产史原因进行诊治，尽量减少类似情况再次发生。同时，应积极治疗对妊娠有不良影响的疾病，如病毒性肝炎、肺结核、糖尿病、甲状腺功能亢进、心脏病、高血压等，待疾病痊愈或好转后再选择适当的时间妊娠。

妊娠前，妇女尽量保持良好的精神状态。饮食营养丰富，生活有规律，工作适度，在生理上和精神上都不要过于紧张，睡眠充足。身体保持健康，不易患病，特别是在孕早期不易患感冒等疾病。若有烟酒不良嗜好，最好在妊娠前戒除。孕前应作一次 TORCH 检查，明确没有对胎儿有影响的病原微生物感染。

（二）早孕期保健

早孕期是胚胎、胎儿分化发育阶段，易受生物、物理、化学等因素的影响，导致胎儿畸形或发生流产，应注意防病防畸。早孕期保健的主要内容有：①确诊早孕，登记早孕保健卡；②确定基础血压，基础体重；③进行高危妊娠的初筛，了解有无高血压、心脏病、糖尿病、肝肾疾病等病史，以及有无不良孕产史；④询问家族成员有无遗传病史;⑤保持室内空气清新,避免接触空气污浊环境,避免病毒感染,戒烟酒;⑥患病用药要遵医嘱,以防药物致畸;⑦了解有无接触过有害的化学制剂及长期放射线接触史;⑧早孕期避免精神刺激,保持心情舒畅,注意营养,提供足够热量、蛋白质,多吃蔬菜水果;⑨生活起居要有规律,避免过劳,保证睡眠时间,每日有适当活动。

(三)中孕期保健

中孕期是胎儿生长发育较快的阶段。胎盘已形成不易发生流产,晚孕期并发症尚未出现。此阶段应仔细检查早孕期各种影响因素是否对胎儿造成损伤,进行中孕期产前诊断,晚孕期并发症也应从中孕期开始预防。该期应注意加强营养,适当补充铁剂、钙剂,监测胎儿生长发育的各项指标(如宫高、腹围、体重、胎儿双顶径等)。继续预防胎儿发育异常,进行胎儿开放型神经管畸形和唐氏综合征的遗传筛查,对疑有畸形或遗传病及高龄孕妇的胎儿要进一步做产前诊断。预防妊娠并发症如妊娠期高血压疾病等,并预防及治疗生殖道感染,做好高危妊娠的各项筛查工作。

(四)晚孕期保健

晚孕期胎儿生长发育最快,胎儿体重明显增加。此时营养补充及胎儿生长发育监测极为重要。补充营养时应注意热量、蛋白质、维生素、微量元素、矿物质等既要增加又要平衡。定期检测胎儿生长发育的各项指标,注意防治妊娠并发症(妊娠期高血压疾病、胎膜早破、早产、胎位异常、产前出血等)。晚孕期还应特别重视监测胎盘功能,及时发现且及时纠正胎儿宫内缺氧;做好分娩前的心理准备。举办孕妇学校让孕妇及家属了解妊娠生理、心理变化及身心保健内容及方法。做好乳房准备以利于产后哺乳。

(五)产时保健

产时保健是指分娩时的保健,这段时间虽是分娩的一瞬间却是整个妊娠安全的关键。提倡住院分娩,高危孕妇应提前入院。要抓好"五防、一加强"。

1.“五防”　①防感染(应严格执行无菌操作规程,防产褥感染及新生儿破伤风等);②防滞产(注意产妇精神状态,给予安慰和鼓励,密切注意宫缩,定时了解宫颈口扩张情况和胎先露下降,及时识别头位难产);③防产伤(及时发现和正确处理各种难产,提高接产技术是关键);④防出血(及时纠正宫缩乏力,及时娩出胎盘,产后出血仍是我国农村孕产妇第一位死因);⑤防窒息(及时处理胎儿窘迫,接产时做好新生儿抢救工作)。

2.“一加强”　指加强对高危妊娠的产时监护和产程处理。

(六)产褥期保健

产褥期保健通常在初级保健单位进行。产后访视时,访视者应认真观察产妇子宫复旧情况、手术伤口情况、有无乳腺感染及生殖道感染等。产前有并发症者尽量争取在产褥期内治愈。注意心理护理,关心产妇的休养环境,饮食营养丰富,注意外阴清洁,产褥期间产妇应哺育婴儿。

经阴道自然分娩的产妇产后6~12小时内即可起床做轻微活动,产后第2日可在室内随意活动,再按时做产后健身操。行会阴后一侧切或剖宫产的产妇,可适当推迟活动时间。产后健身操的运动量应由小到大,循序渐进。产褥期内忌性交。产后42天起应采用避孕措施。

哺乳期是指产后产妇用自己的乳汁喂养婴儿的时期,通常为10个月。母乳喂养的好处:母乳是婴儿必需的和理想的营养食品,营养丰富,营养物质搭配最合理,适合婴儿消化吸收;母乳喂育婴儿省时、省力、经济、方便;母乳含多种免疫物质,能增加婴儿的抗病能力,预防疾病;通过母乳喂养,母婴皮肤频繁接触能增强母子感情。

二、孕期保健咨询的具体内容

（一）孕前保健咨询内容

孕前保健非常重要，尤其对于一些糖尿病、高血压患者，尽早干预可减少出生缺陷的发生。普通人群发生重大出生缺陷（伴有或不伴有染色体异常）的风险为3%。受精后第17天开始为胎儿器官形成期，是胚胎发育的关键时期，提供最佳的受孕环境对胚胎发育非常重要。孕前咨询具体内容有：

【生育史】

孕前对一些生殖系统疾病进行诊断和治疗，如子宫畸形、母亲自身免疫性疾病、生殖器感染等，可降低重复妊娠丢失的风险。孕前回顾其生育史，可以帮助准备怀孕的夫妇双方解除疑虑。根据其月经周期情况，指导计划妊娠。

【家族史】

孕前对一些家族遗传病进行风险评估。

1.携带者筛查　对于有家族和（或）种族遗传疾病背景的夫妇孕前进行携带状况筛查，可使夫妇双方在不受妊娠情绪影响的前提下了解有关常染色体隐性遗传的风险，了解可能的携带状态，也使夫妇双方有机会考虑是否妊娠，以及一旦妊娠后所需的相关检查。例如：Tay-Sachs病，主要见于北欧犹太教徒和法国—加拿大血统家庭；Canavan病（中枢神经系统海绵状变性），见于犹太人血统的家庭；β地中海贫血主要见于地中海、东南亚、印度、巴基斯坦和非洲血统家庭；囊性纤维病家族史者都应进行筛查，最新指南建议所有白人和犹太女性都应进行此病携带状况筛查。

2.其他遗传病　家族史也可提示发生其他遗传病的风险，如肌营养不良、脆性X综合征或唐氏综合征，应进行相关的遗传咨询；同时应提供相关的产前诊断方法，如绒毛活检（CVS）、羊膜腔穿刺术等。通过遗传咨询，可以使部分高危人群放弃妊娠，或采用辅助生殖技术以避免风险。

【医学评估】

对有严重医学问题的妇女，孕前保健内容不仅应包括对胎儿潜在风险的评估，还应包括对孕妇潜在风险的评估，甚至有时孕前保健需多学科专家共同完成。医学评估包括的实验室检查，见表25-1、表25-2。

表25-1　孕前风险评估：推荐对所有妇女进行的实验室检查

血红蛋白水平或红细胞压积

RH因子、风疹因子

尿常规测定尿糖及尿蛋白

宫颈涂片（宫颈癌筛查）

淋球菌/衣原体筛查

梅毒检查

乙型肝炎病毒筛查（HBV）

人类免疫缺陷病毒筛查（HIV）

违禁药物筛查结核病筛查、风疹IgG筛查、水痘IgG筛查、巨细胞病毒IgG筛查

细小病毒B_{19}IgG筛查

（IgG：免疫球蛋白）

表 25-2 孕前风险评估:推荐对部分妇女进行的实验室检查

结核病筛查

风疹 IgG 筛查

水痘 IgG 筛查

弓形虫 IgG 筛查

巨细胞病毒 IgG 筛查

细小病毒 B_{19} IgG 筛查

对血红蛋白病、TayPSachs 病、Canavan 病或其他病携带者的筛查

有习惯性流产的夫妇进行染色体核型分析

(IgG:免疫球蛋白)

1.感染性疾病的筛查

(1)孕前筛查可以识别哪些妇女对风疹无免疫力,对该人群进行疫苗接种可预防先天性风疹综合征。在受孕前或受孕后三个月进行风疹病毒免疫者,至今尚无发生先天性风疹综合征的病例报道。

(2)自 1998 年起,美国疾病控制和预防中心(CDC)建议所有孕妇都需行乙型肝炎病毒(HBV)筛查。有公共或职业暴露 HBV 的妇女都应该进行咨询和疫苗接种。

(3)对有结核病感染风险者,若没有按计划进行卡介苗接种或预防性治疗者,应进行相应检测。

(4)在新生儿重症监护病房、育儿机构及血液透析中心的妇女在孕前应进行巨细胞病毒(CMV)筛查。

(5)学校老师及儿童看护教师应提供细小病毒 B_{19} 抗体注射。

(6)养猫、食用生肉或接触生肉的人应高度警惕弓形虫感染。孕前常规进行弓形虫筛查,可以确定体内有无抗体,已有免疫力者则不必担心。患者的猫也可进行检测。对无危险因素者,孕期不建议进行常规测试。

(7)未患过水痘者,应进行水痘病毒抗体的筛查。在美国,推荐所有未免疫的成人都应进行水痘带状疱疹病毒的疫苗接种。

(8)所有妇女都应进行人类免疫缺陷病毒(HIV)的咨询和检测,但应坚持保密性和自愿性原则。

(9)性生活活跃的患者应常规检查淋病奈瑟菌、沙眼衣原体和梅毒螺旋体。

2.药物暴露评 包括处方药和非处方药的评估。遗传咨询对安全用药应有所帮助。

(1)异维 A 酸是一种口服药,美国食品和药品管理局已批准可用于治疗严重囊性痤疮,孕前应避免使用。该药有高度致畸性,可导致颅面部缺陷(小耳畸形、无耳畸形)。

(2)华法林是一种抗凝剂,其衍生物可导致华法林胚胎病。由于肝素不通过胎盘,需要抗凝治疗的妇女在孕前最好改用肝素。

(3)服用抗惊厥药物的癫痫妇女,其子代患先天性畸形的风险增加。但畸形的发生是疾病本身进展、还是药物作用所致、或者是两者的协同作用,一直存在争议。神经学专家研究认为,两年内无癫痫发作的妇女可以尝试停药。若病情不允许,则采用致畸作用最小的用药方案。

(4)目前没有证据表明口服避孕药或植入型避孕药有致畸性。

(5)在使用杀精剂或刚停止使用杀精剂时即受孕者,杀精剂的使用对子代没有致畸作用。

【营养评估】

1.体重指数(BMI) 是指体重(kg),身高²(m²),是目前应用较多的评估营养状况的指标。体重过重或过轻的妇女都有发生不良妊娠结局的风险。

2.饮食习惯　诸如禁食、异食症、进食障碍和大剂量补充维生素等问题。过度补充维生素 A，如人类每天摄入大于 20000～50000IU 时就会有致畸作用。

3.受孕前后补充叶酸　可以减少神经管缺陷（NTDs）的发生风险。美国公共卫生服务机构推荐可能怀孕的妇女每天补充叶酸 0.4mg。对于曾经分娩过 NTDs 胎儿的妇女，除目前患有恶性贫血者，其余都应每天补充叶酸 4mg。

4.母亲孕前不良嗜好　母亲孕前吸烟、饮酒及服用控制情绪药物都可能对胎儿有害。酒精是已知的致畸原，且饮酒量与胎儿缺陷存在明显的量—效关系。可卡因可致畸，并可导致早产、胎盘早剥以及其他并发症。烟草被证实为导致低出生体重、可预防的原因。虽然许多妇女了解暴露于这些物质对妊娠的影响，但可能不了解早早孕期暴露于这些物质的风险。若妇女存在上述不良嗜好，则需制订康复计划，并力争付诸行动。对所有就诊的妇女都应询问是否饮酒、吸烟及毒品使用情况。定期孕前咨询、教育，可以帮助使用成瘾物质的妇女制订计划，并对其进行干预。

5.家庭暴力　在西方国家，家庭暴力是孕前咨询的内容之一。家庭暴力可致孕妇胎盘早剥、产前出血、胎儿骨折、子宫破裂、肝脾破裂和早产。孕前咨询的内容应包括引导这些妇女寻求社区、社会及法律援助，并制定对受害者伴侣对策。

6.保险项目　孕前咨询还应包括保险项目和经济补助等内容。许多家庭对如何参加保险、有哪些经济补助项目并不了解。有些妇女不了解所在单位有关高危妊娠、非高危妊娠及产褥期的福利优惠政策。协助计划怀孕的妇女了解相关内容应成为孕前保健的内容之一。

（二）产前诊断常用方法

对于年龄小于 35 岁的低风险孕妇或仅为年龄过大而拒绝行有创性产前检查的孕妇可做以下检查。

1.早孕期筛查　一般在孕 11～14 周进行，包括母亲年龄、颈项透明层厚度、母血清游离 β-人绒毛促性腺激素（β-HCG）和妊娠相关血浆蛋白-A（PAPP-A）。唐氏综合征的检出率为 78%，18 三体的检出率为 95%，假阳性率为 5%。但此时期不进行开放性 NTDs 的筛查。

2.中孕期四连筛查　在孕 15～20 周进行，确定唐氏综合征、开放性 NTDs 和 18 三体综合征的患病风险检查可测定母亲血清甲胎蛋白（AFP）、hCG、游离雌三醇（uE3）/二聚体抑制素 A（DIA）的水平，并与孕妇年龄相结合。其中 21-三体的检出率为 76%。另外，筛查的异常结果与围产期并发症的发生风险增加有关。

（三）产前咨询内容

【计算孕周】

1.临床计算

（1）从末次月经（LMP）的第一天起到分娩，平均为 280 天。40 周指停经周数（而不是受孕周数），而且假定月经周期为 28 天，排卵和受孕时间在第 14 天。

（2）临床上孕周的推算多依据 LMP。根据内格勒规律，预产期推算方法为末次月经第一天所在的月份数减 3 或加 9，天数加 7。

（3）孕 11～12 周时使用超声多普勒仪从腹部能听到胎心音。

（4）孕 19～20 周用胎心听诊器可听到胎心。

（5）初产妇大约在 19 周能感到胎动，而经产妇通常提前大约两周。

（6）孕 20 周宫底达到脐部。

2.超声计算　孕 7～11$^{6/7}$ 周时超声检查推算预产期是最准确的。如果通过 LMP 推算的预产期与超声检查推算的一致，而且超声推算结果的误差在超声检查允许的范围内，则可以根据 LMP 来推算预产期。

在孕 22 周前如果以 LMP 推算的预产期超出了准确范围,则需通过超声波检查来推算预产期。

【营养和体重】

1.营养平衡

(1)孕妇有感染弓形虫的风险,应避免食生肉;与非孕期相比,孕妇每天需增加 15％ 的热量。根据孕妇的体重和活动量,每天需要增加 300～500kcal。

(2)孕期对矿物质和维生素的摄入量大都增加。除铁之外,均可以通过均衡饮食保证供应。当母血容量增加时,母亲和胎儿对铁的需求量均增加。因此,应鼓励孕妇多进食富含铁的食物,如动物肝脏、红肉、蛋类、干豆、绿叶蔬菜、全麦面包和谷类、干果。有些医生建议孕妇每天补充 30mg 的二价铁元素。每 150mg 硫酸亚铁、300mg 的葡萄糖酸亚铁或 100mg 富马酸亚铁中都含有 30mg 的铁剂。在两餐之间空腹服用或混在果汁里服用有助于铁的吸收。孕期钙的吸收量为 1200mg。

2.根据不同孕前体重指数　孕期推荐的体重增加总量有所不同。

(1)若孕前体重在正常范围,则建议孕期体重增加总量为 11.3～15.9kg。

(2)体重过轻者孕期可增重 18.1kg 或以上;孕前体重超重者孕期增加体重应限制在 11.3kg 以下。

(3)早孕期体重增加 1.4～2.7kg,孕中晚期每周体重增加 0.2～0.5kg。

(4)若至中孕期孕妇体重未达到 4.5kg,应认真评估其营养状况。

(5)孕期体重增加与低出生体重儿的风险相关,孕前体重不足或正常的孕妇,如孕期增重不足,最容易发生低出生体重儿。

(6)孕妇在孕期体重减轻应引起警惕。肥胖妇女孕期体重增加可降低至 6.8kg,但如果少于 6.8kg,则可能与孕妇血容量不足和 IUGR 发生风险相关。

3.恶心呕吐　妊娠剧吐的定义为恶心、呕吐导致脱水、体重下降和代谢异常。其发生率为 0.5～10/1000 次妊娠,孕 8～12 周时最为严重。其原因尚不清楚,目前认为与激素、神经、代谢、毒素和精神因素的相互作用有关。实验室检查可出现尿酮体、尿比重增加、红细胞压积和尿素氮升高、低血钠、低血钾、低血氯和代谢性碱中毒。同时应进行超声及甲状腺功能检测。因葡萄胎及甲状腺功能亢进也可导致妊娠剧吐。有些妊娠剧吐患者合并一过性甲亢,随妊娠进展可自行缓解。

治疗可根据症状的严重程度进行静脉补液和止吐。顽固呕吐、电解质紊乱者和出现低血容量者需住院治疗。病情严重者可能需要长期静脉补液可予胃肠道外营养和补充维生素(包括维生素 B_1),以预防 Wernicke 脑病。

(1)孕早期非药物治疗恶心、呕吐的方法包括以下几点:

1)避免食用油腻、辛辣食物。

2)少量多餐,保证胃内一直有食物。

3)含蛋白质的零食应在夜间吃,而薄脆饼干应放在床边早晨起床吃。

(2)以下为治疗有效药物(美国食品与药品管理局没有批准任何一种药物用于治疗孕期恶心、呕吐)

1)维生素 B_6 10～15mg,每日 3 次,口服;

2)灭吐灵 5～10mg,每日,3 次,口服或静脉使用;

3)非那根 12.5～25mg,每日 4 次,口服或静脉,或肌内注射;

4)氯丙嗪 10～25mg,口服或肌内注射,隔日一次;

5)枢复宁 4～8mg,口服,每日三次;

6)甲泼尼龙(美卓乐)48mg,口服三天后逐渐减量,在确定无糖代谢疾病后才可逐渐减量。

【体育锻炼】

若无产科合并症的情况下,孕期适度的体育锻炼有助于在孕期和产褥期使心血管系统和肌肉系统保持健康状态。适度的有氧运动可对孕妇和胎儿均有益。孕前进行无负重锻炼(如骑脚踏车或游泳)的妇女孕期多能坚持锻炼。

1.锻炼可采用以下方式

(1)鼓励孕妇常规进行轻至中等量的运动。有规律的锻炼(至少每周三次)比间断性锻炼好。

(2)孕中、晚期孕妇应避免仰卧位姿势的运动。仰卧位运动会导致大多数孕妇的心排量减少,且剧烈运动时也可导致心量下降,首先引起重要脏器的血液供应(包括子宫)减少,故应避免。孕期还应避免长时间站立。

(3)由于孕期进行有氧运动时可利用氧减少,孕妇若出现缺氧症状,如气短,应调整运动强度。如感到疲劳,应停止运动,不宜锻炼至筋疲力尽。

(4)孕期应禁止进行导致身体失衡的运动以及所有可能导致外伤的运动。

(5)孕期每天需额外增加 300kcal 的能量维持代谢稳定,因此体育锻炼时要保证充足的膳食摄入。

(6)孕妇锻炼时应保持饮水充足,衣着舒适,环境舒适以保证身体散热。

(7)妊娠引起的生理学和形态学改变会持续到产后 4~6 周。因此,产后应根据产妇的个人能力,逐渐恢复到孕前的运动习惯。

2.以下为孕期体育锻炼的禁忌证

(1)妊娠期高血压。

(2)未足月胎膜早破。

(3)既往有早产史或此次妊娠有先兆早产。

(4)宫颈机能不全或宫颈环扎术后。

(5)孕中、晚期持续阴道流血。

(6)宫内生长受限。

(7)若孕妇合并其他内科疾病,如慢性高血压或甲状腺功能亢进、心血管疾病或肺病,应仔细评估后决定是否适合进行锻炼。

【吸烟】

1.烟草中主要成分一氧化碳和尼古丁都对胎儿有不良影响。与非吸烟者相比,吸烟可增加以下疾病的发生率:

(1)自然流产(风险为非吸烟者的 1.2~1.8 倍以上)。

(2)染色体正常胎儿发生流产(较非吸烟者相比,染色体正常胎儿的流产率增加 39%)。

(3)胎盘早剥、前置胎盘和胎膜早破。

(4)早产(是非吸烟者的 1.2~1.5 倍以上)。

(5)低出生体重儿。

(6)婴儿猝死综合征。

2.孕妇戒烟可改善新生儿体重,尤其在孕 16 周之前停止吸烟者效果更明显。如果所有孕妇都能在孕期停止吸烟,估计可能将胎婴儿的死亡率降低至 10%。

3.有研究表明,实施减少吸烟项目,可帮助孕妇戒烟,并使新生儿体重增加。成功戒烟的干预重点在于强调戒烟的方法,而不仅仅是提供戒烟的建议。

4.尼古丁替代疗法尼古丁是唯一能被吸收的毒素,用尼古丁替代戒烟,可减少胎儿在一氧化碳和其他毒素中的暴露。每天吸烟多于 20 支的妇女,如果不能减少吸烟量,孕期咨询时可以建议使用尼古丁替代疗法。

【饮酒】

1.乙醇可以自由通过胎盘和胎儿血脑屏障,也是一种已知的致畸物。乙醇对胎儿的毒性与剂量有关。乙醇暴露对胎儿最危险的阶段为早孕三个月,但整个孕周任何时候的乙醇暴露对胎儿的脑发育均有影响。虽然孕周偶尔饮酒未显示出对胎儿的影响,但还是应该告诉孕妇,目前可对胎儿造成不良影响的饮酒量阈值还不清楚。

2.胎儿酒精综合征表现为生长迟缓(出生前和或出生后)、面部畸形和中枢神经系统(CNS)功能异常。面部畸形包括眼睑裂变短、低位耳、面中部发育不良、人中不明显、上唇薄等。CNS 功能异常包括小头畸形、智力发育迟缓和行为异常,如注意力缺陷障碍。孕期嗜酒的孕妇分娩的儿童比未嗜酒者的子代更多发生骨骼异常和心脏畸形。最常见的心脏结构畸形为室间隔缺损。

【免疫接种】

为预防子代疾病,与孕期相比最好是孕前进行免疫接种;只有活的病毒疫苗才会给胎儿带来危险。

1.通过儿童期的自然免疫或接种疫苗获得免疫,所有孕育妇女都应具有对麻疹、风疹、流行性腮腺炎、破伤风、白喉、脊髓灰质炎和水痘的免疫力。

2.孕期风疹感染可引起胎儿先天性感染;麻疹感染会增加自然流产、早产和孕妇疾病的发生风险;破伤风毒素可通过胎盘运转,引起胎儿破伤风,水痘感染科导致胎儿 CNS 及肢体缺陷和孕妇严重肺炎。

3.所有孕妇都应进行乙肝表面抗原筛查,妊娠不是接种 HBV 疫苗和注射乙肝免疫球蛋白的禁忌证。有以下病史的女性,为 HBV 感染的高危人群且需要在孕期进行 HBV 免疫接种:静脉吸毒史、任何性传播疾病的急性发作、多个性伴侣、家庭中接触 HBV 携带者、职业暴露、居住在发育异常所致残疾的机构、在血液透析中心工作或因出血性疾病接受凝血因子浓缩剂治疗的患者。

4.破伤风和白喉类毒素的联合毒素是唯一常规适用于乙肝孕妇的免疫生化制剂。

5.没有证据表明无活性的病毒疫苗、细菌疫苗或破伤风免疫球蛋白对胎儿有危害,因此如果需要,可以使用。

6.麻疹、流行性腮腺炎和风疹的单一抗原疫苗与联合疫苗,都可在孕前或产后随访时接种。尽管理论上有风险,但还没有因孕期不小心接种了风疹疫苗而导致婴儿患先天性风疹综合征的报道,不过还是应建议接受免疫接种的妇女至少在四周后再尝试怀孕。因为没有证据表明麻疹、流行性腮腺炎、风疹病毒可以通过最近免疫的人进行传播,所以孩子的母亲再次妊娠时可接受这几种疫苗的接种。

7.到疫区或疾病流行地区的旅游者,可能需要进行小儿麻痹症、黄热病、伤寒或肝炎的免疫球蛋白或疫苗接种。

8.存在某些特殊疾病而具有感染高危因素的妇女,应建议其接种流行性感冒疫苗和肺炎球菌疫苗。在流感流行季节,孕中、晚期的孕妇应行流感疫苗接种,特别是那些在慢性内科疾病患者的长期护理中心工作的妇女或者自身患有心肺疾病的妇女(包括哮喘)(因为这些妇女的免疫力受到抑制),或患有糖尿病的妇女。已进行脾切除的妇女应该接受肺炎球菌疫苗的接种。

9.接触麻疹、甲肝、乙肝、破伤风、水痘或狂犬病毒之后,应注射苗裔球蛋白和特异的免疫球蛋白。

10.母亲在分娩前 5 天至分娩后 2 天之内如果出现水痘。则其分娩的新生儿应接受水痘-带状疱疹免疫球蛋白(VZIG)治疗。先天水痘综合征很罕见,但没有证据表明母亲使用 VZIG 可减少其发生率。VZIG 对孕妇有治疗作用,可防止孕妇本身发生水痘并发症。

【性交】

1.孕妇一般不必限制性生活。

2.应告知孕妇妊娠期可能改变性生活的躯体感觉和性欲。

3.性交后出现宫缩很正常。

4.孕妇有早产风险、胎盘或血管前置，或既往有妊娠丢失史时，应建议避免性生活。

【工作】

1.大多数孕妇在整个孕期均可参加工作。

2.孕妇应避免提重物或过重体力劳动。

3.一般不需要调整工作性质，除非工作对身体不利。

4.告知孕妇一旦感觉不适，应停止活动。

如果工作强度过大，或需要长时间站立，或在工业机械前工作，或存在其他不利环境因素，则可按需调整工作。

【旅行】

1.由于孕期长时间坐位会增加静脉血栓形成和血栓静脉炎风险，应该避免。

2.孕妇每天开车不应该超过6小时，每开车两小时应该停下来行走10分钟。

3.准备长时间乘坐汽车或飞机时应穿弹力袜。

4.一定要系安全带，随着月份增大，安全带应置于腹部之下。

【腕管综合征】

孕期体重增加和水肿可压迫正中神经，导致腕管综合征。腕管综合征表现为拇指、食指、中指和无名指掌桡侧的疼痛、麻木或者刺痛感。压迫正中神经和用反射锤叩击腕关节（Tinel手法）和前臂可加剧疼痛。腕管综合征通常在孕晚期发生于年龄大于30岁的初孕妇，一般在分娩后2周消失。保守治疗即可，即夜班用夹板固定腕关节。如果病情严重，可在局部注射糖皮质激素。

【背部疼痛】

1.体重增加过多可加剧背部疼痛。

2.通过锻炼加强背部肌肉和放松腘绳肌腱可以减轻背部疼痛。

3.孕妇应该保持良好的身体姿势，穿低跟鞋。

【圆韧带疼痛】

是运动引起圆韧带痉挛而导致的腹股沟剧烈锐痛。痉挛一般为单侧，因为孕期子宫通常右旋，所以右侧发生的比左侧多。孕妇在夜间睡眠时忽然翻身后，可因圆韧带疼痛而清醒。

【痔】

1.因为用力排便可加重痔疮，所以痔疮患者应避免便秘。

2.饮水充足，多食用李子和杏等水果可以软化大便。

3.应避免长时间坐位。

4.分娩后痔疮可缩回，但一般不能完全消退。

（李焕香）

第二节　围绝经期保健和绝经后期保健

人的一生是一个循序渐进、不断发展变化的过程,历经五个主要时期:幼年期,青春期,生育期,更年期和老年期。更年期可大致分为绝经过渡期、绝经期和绝经后期。绝经过渡期指自开始有内分泌变化和临床表现起,至最后一次月经止的一段时期;绝经期指最后一次月经之后的 1 年时间;绝经后期指绝经 1 年以后至进入老年期的一段时期。从绝经过渡期开始到绝经期,又被定义为围绝经期,是女性卵巢功能从旺盛走向衰退的生理时期,是更年期中更值得关注的时期。在此时期,妇女的生理和心理将经历重大变化,保健的重点就在于帮助妇女实现平稳过渡,降低疾病的风险。

据统计,2008 年我国 60 岁以上人口约有 1.6 亿,占总人口 12%;预计到 2009 年年底中国更年期女性将达到 1.6 亿。重视并做好围绝经期保健,是预防老年性疾病和提高生命质量的关键和基础,对个人、家庭和社会都有着十分重要的意义。

一、围绝经期妇女的生理特点

妇女围绝经期的生理变化,都与卵巢的衰老密切相关。卵巢的衰老主要表现在两个方面:①卵泡的减少,卵巢形态老化,体积缩小;②卵巢功能衰退。这使妇女在生理上发生一系列变化。

(一)内分泌的变化

1.生殖激素　女性的生殖内分泌变化主要是卵巢和下丘脑垂体功能的改变。经历 30 多年的生育期,卵巢内的卵泡一批批地被消耗,卵巢的皮质变薄,卵泡稀少。绝经期妇女的卵巢中仅有少数卵泡,偶尔可能有卵泡生长和闭锁过程。卵巢不再能合成足够的雌激素,因此,下丘脑-垂体激素明显上升,加强对卵巢的刺激。但卵巢对 FSH 已不能反应,没有卵泡能够发育成熟,雌激素维持于低水平状态,也不能合成孕激素和雄激素。

(1)雌激素:在绝经过渡期,与卵泡的减少和不规则发育相应,雌二醇水平急剧下降,直至绝经 1 年,以后再缓慢下降至绝经后 4 年,此后维持在很低水平。绝经后妇女体内的雌激素主要是由雄烯二醇、睾酮等转化而来的雌酮,50 岁以上妇女的转化率比年轻妇女高 2~4 倍,转化部位主要在脂肪与肌肉组织。绝经后雌酮水平亦下降,但比雌二醇轻。

(2)孕激素:当卵巢开始衰退,卵泡发育程度不足,首先明显变化的是孕激素的相对不足;卵泡发育不充分的程度增强,以致无排卵,发生黄体酮绝对不足。绝经后黄体酮水平进一步降低,约为年轻妇女卵泡期的 1/3。

(3)雄激素:绝经后雄烯二醇血中含量仅为育龄妇女的一半,主要来自肾上腺(85%),来自卵巢的只有15%。睾酮在绝经后略有下降。

垂体促性腺激素:围绝经期 FSH 和 LH 均有升高,以 FSH 值的升高较为明显,可为原来的 10 倍以上,LH 值仅上升 3 倍。绝经后 5 年左右达峰值,10 年后不再上升,轻度下降到最高值的一半。

2.其他内分泌激素

(1)肾上腺皮质激素:氢化可的松及醛固酮的分泌在绝经前后不发生变化,可是肾上腺分泌的脱氢表雄酮及其硫酸盐在绝经后急剧下降。

(2)甲状腺:绝经后血总 T_4 水平无改变;T_3 随年龄的增长而下降 25%~40%,但并不存在甲低。

（3）甲状旁腺激素：随年龄增长而增加，有促进骨吸收，加速骨质消融的作用。

（4）降钙素：绝经后减少，其抑制骨消融的作用减弱，使骨质易丢失。

（5）β-内啡肽：绝经后明显降低，导致潮热与情绪波动。

（6）胰腺 β 细胞：绝经影响胰腺 β 细胞功能，胰岛素分泌与糖耐量均有轻度降低。

（二）月经的改变

进入围绝经期后，随着卵巢机能的衰退，先是黄体功能不足，孕激素相对不足；随后雌激素下降，经常无排卵。因而绝经过渡期相应的临床表现，开始为月经周期缩短，一段时间后周期不规则，出血量时多时少，可 2～3 个月来潮 1 次或 1 个月来潮 2 次，持续 2～3 天或 10 多天。此时期的功能失调性子宫出血病属于绝经相关疾病。当卵巢分泌的性激素减少到不能促使子宫内膜生长时，子宫内膜菲薄，就表现为绝经。确认绝经是回顾性的，当月经停止 12 个月以后，才可以认为是真正绝经，1 年前的那次月经才能够定义为最终月经。

绝经年龄可受遗传、营养、居住地区的海拔高度、嗜烟等因素的影响。自然绝经的年龄一般在 45 岁至 55 岁间，个体差异较大。平均绝经年龄的统计数据显示，亚欧美洲国家为 49～51 岁。1990 年北京地区调查 5000 人，平均自然绝经年龄为 48.4 岁；1996 年上海地区调查 2000 人，平均自然绝经年龄为 48.9 岁。

（三）生殖器官和泌尿生殖道萎缩

生殖器官由于缺乏雌激素而逐渐萎缩，大小阴唇萎缩，阴道黏膜变薄失去弹性，阴道穹隆狭窄变浅，宫颈及子宫体积萎缩。阴道上皮萎缩，分泌物减少，糖原消失，阴道酸度不足，可出现老年性阴道炎。同时宫颈管内膜萎缩，无黏液塞保护，子宫内膜变薄，可出现老年性子宫内膜炎，甚至形成宫腔积脓。骨盆底肌肉、韧带和筋膜也同时出现退化，可能导致子宫脱垂、膀胱膨出和直肠膨出。由于生殖道的萎缩，女性会发生性交痛，以致厌恶性生活。

泌尿道与生殖道有组织同源性，尿道黏膜萎缩，变薄，可能出现尿道黏膜脱垂。由于阴道的萎缩，使尿道与耻骨联合的角度从 90°变为 180°，开口接近阴道口，任何阴道操作或性行为可能增加对尿道的压力，而容易发生排尿不适、尿频和感染，单用抗感染治疗，效果不易巩固，常会反复发作。由于尿道位置和膀胱尿道后角发生改变，常常使小便不能控制，有溢尿现象，直立时更甚，称为压力性尿失禁。

（四）第二性征

由于雌激素的作用广泛，雌激素的下降还可以导致第二性征及其他方面的变化。妇女进入围绝经期，乳房松弛下垂，声音变得低沉；体型也发生变化，腰围增大，常呈向心性肥胖。

（五）心血管系统

雌激素水平降低，对心血管的保护作用消失，心血管的机能渐渐减退，自主神经系统功能不稳定，体温调节中枢受影响，对血压的反射性调整能力减退，也容易出现血压不稳定，容易出现体位性低血压，下蹲之后突然站立时，可出现头晕、眼前发黑，以至晕倒的现象。动脉血管壁出现脂质沉积，逐渐发生血管腔狭窄、动脉硬化，60 岁以后冠心病、脑卒中的风险增加。

（六）呼吸、消化与代谢

人的肺泡和小支气管的口径随年龄的增长而扩大，同时肺血管数目又有所减少，均不利于气体交换。加之，肺泡间质纤维量增加，肺的可扩张能力下降，肺活量减小，最大通气量减小，都使呼吸功能低于年轻妇女。

消化和代谢率明显下降。进入 50 岁以后，因消化液的下降，其消化能力比年轻时下降 2/3；基础代谢率 30 岁以后平均每年以 0.5% 的速度下降。由于代谢能力下降，胰岛素的分泌减少，2 型糖尿病的发病危险升高。血脂的调节能力下降，如不注意控制饮食，易出现高血脂。高血糖和高血脂都是心血管疾病的危险因素。

骨代谢从 35 岁后开始进入负平衡,40 岁即可出现骨量丢失,主要与雌激素水平下降有关。绝经后雌激素水平急剧下降,骨转换增加,骨吸收大于骨形成,其结果是骨量丢失。骨量减少的程度与雌激素在体内的水平有关,丢失的速度在绝经早期快于晚期,松质骨快于皮质骨。绝经后妇女骨质疏松的发病率明显高于男性,容易发生骨折及出现身材变矮,驼背、圆背等情况。

(七)神经系统

围绝经期妇女因处在一个分泌改变的转折期,由于多种内分泌的相互影响,会出现或轻或重的自主神经系统功能失调的现象。最明显的是潮热、出汗、心悸、晕眩等。会感到自胸部向颈部及面部扩散的阵阵热浪上升,同时上述部位皮肤有弥散性或片状发红,往往伴有出汗,出汗后热有皮肤散发后,又有畏寒感。有时单有热感而无潮热及出汗,白天黑夜任何时候都可能发生。每次持续数秒钟至数分钟不等。这是血管舒张和收缩失调的一系列表现。

自主神经系统功能失调的症状还可以表现为疲乏、注意力不集中、抑郁、紧张、情绪不稳、易激动、头昏、耳鸣、心悸、心慌等。这些表现因人而异、轻重不一、发作频率亦不相同。

(八)其他

进入围绝经期,皮肤、毛发、眼、耳、鼻、齿等也开始出现相应的变化。

皮肤:表皮细胞增殖减少,失去弹性,皮肤显得干燥、粗糙、多屑,甚至有瘙痒感。

毛发:毛发由于髓质和角质的退化而变软,头发脱落和稀疏开始出现,而毛发颜色的变化尚不明显。常因雌激素水平降低而雄激素作用相对明显,出现雄性化特征,包括男性型双侧颞部脱发,下颌及上唇长出胡须。

眼:由于晶状体弹性逐渐减弱和睫状肌作用的减弱,屈光调节力降低,出现视物模糊的“老花眼”现象。

耳:听力减退,在进入围绝经期后加速。随着年龄的增长,耳蜗中高调音频感受器功能首先减退,因此高音调比低音调听力减退更为明显。此外,进入围绝经期平衡功能也有所减退,尤其是乘飞机、轮船时容易发生晕眩。

鼻:由于鼻黏膜变薄,腺体细胞退化,鼻腔易感干燥,亦易发生鼻出血。

牙:围绝经期妇女牙齿开始松动。牙齿松动以致脱落提示骨骼骨质的健康状况不佳,两者有明显的相关性。

二、围绝经期妇女的心理特点

神经系统和内分泌系统密切相关,相互影响,由于脑垂体与卵巢间的内分泌平衡失调,神经系统出现不稳定现象,使围绝经期妇女心理上发生一些变化。最大变化是感到自己从此衰老了,尤其是在这阶段常有生活和工作环境的改变,对思维、情绪的影响很大。可能产生悲观、忧郁、烦躁、失眠与神经质等表现,甚至出现情绪低落、性格及行为的改变。常见的心理特点有:

(一)情绪和性格

情绪不稳定的表现最多样化,典型的为易激动、激怒、紧张、焦虑、恐惧,还爱哭。年轻时健谈开朗,对环境适应能力强的妇女,到了围绝经期,有的沉默寡言,倔脾气,独自郁闷;有的絮絮叨叨,爱抱怨;有的感情丰富,易笑也易哭;有的心神不定,做事不顺就发火,烦躁;有的缺乏自信,无端的胆怯,害怕独自出门。在一些特殊情形如中年丧偶、子女远离、工作不称心、意外事故和生病等,可能诱发围绝经期抑郁症。

（二）记忆和思维

记忆力常减弱，以近时记忆减退为特点；注意力也常不能集中，不易集中思想，有时思维不连贯或思维中断；有时做事也中断，不知该干什么。思维迟钝或喜欢灰色的回忆即回忆生活中一些不愉快的事。

（三）心理敏感性

对待事物可能变得多疑、猜忌，一点小事可以产生许多联想，甚至不着边际的猜想。比如身体不舒适时，会设想患了重病甚至绝症，增加焦虑或抑郁情绪。有的怕看病，怕听到心里害怕的结果；有的反复就诊，疑心医生对她隐瞒病情。在人际交流中也容易引起误会，影响社会适应能力。

（四）性心理障碍

许多围绝经期妇女在围绝经期遇到了月经紊乱、阴道炎、性交疼痛等麻烦，对性生活产生了消极心理，误认为女性的围绝经期就是性能力和性生活的中止期。有些妇女误将"绝经"与"绝欲"等同起来。这种心理障碍，压抑了自己性生理需求，加重了性功能障碍，不但使性生活过早终止，还容易造成夫妻间相互冷漠，疏远，妇女情绪变坏。

（五）认知能力

知觉迟钝，动作缓慢，认知能力减退，定向能力减退。老年性痴呆是老年期常见病。阿尔茨海默病和血管性痴呆是老年期痴呆中最常见的疾病。老年痴呆病是指在老年期发生的各种病因所致的痴呆症。痴呆可以由动脉粥样硬化、肿瘤或其他未知的原因造成。

上述种种围绝经期所可能出现的心理变化，并不会在一位围绝经期妇女的身上集中出现。正确认识围绝经期出现的生理与心理变化，不必惊恐不安。保持精神乐观和情绪稳定，是顺利度过围绝经期最重要的心理条件。

三、围绝经期的健康问题

随着卵巢功能的逐渐衰退与雌激素水平的下降，妇女在围绝经期内可出现一系列的症状，一般不很明显，常常能逐渐适应，不必作特殊的治疗。但有一些妇女由于种种因素，如健康情况不良、家庭或社会关系不很和谐、工作事业不很顺利、或经常独居而缺乏亲情的关怀、或因病作双侧卵巢切除或经受盆腔放射治疗而引起绝经等，以及某些不明的因素，所发生的症状比较明显，可能诱发各种健康问题，影响身心健康。常见的健康问题简述如下。

（一）围绝经期综合征

妇女在围绝经期的生理变化可能导致一些症状如前所述，部分妇女出现频繁发作的多种症状以致干扰日常生活与睡眠，称为围绝经期综合征。这些症状中尤以自主神经功能失调的症状与精神神经方面的症状最为突出，因此这两类症状也是须作病因治疗与对症治疗的重点。

广东4489名绝经妇女调查发现，围绝经期综合征的发生率为68.5%，其中轻度占57.7%，中度9.8%，重度1.0%。据我国10省2市6474名41～60岁妇女的调查资料，血管舒缩症状的发生率为50.9%，神经精神症状的发生率为75.1%，关节疼痛腰背痛的发生率为48.0%，皮肤感觉异常的发生率为13.2%。这些数据与以往国内外的报道相接近。

总之，并不是所有的围绝经期妇女都出现症状，症状严重者也较少见。如能使妇女掌握围绝经期综合征的有关知识，给予心理卫生的指导，辅以一定的药物治疗，以乐观而积极的态度对待，可以使妇女顺利摆脱困扰，平稳渡过围绝经期。

(二)慢性疲劳和心理障碍

疲劳有两层含义,身体疲劳和心理疲劳。心理疲劳的大部分症状是通过身体疲劳表现出来,所以往往被人忽视。在围绝经期,心理疲劳的症状与围绝经期自主神经系统功能失调的表现有不少相似处,更易被忽视。心理疲劳会加重围绝经期心理变化引起的心理异常,会诱发心身疾病,如不及时消除,最后导致心理障碍如焦虑症和抑郁症。

(三)代谢综合征

代谢综合征是指超重或肥胖、糖代谢异常或糖尿病、高血压与血脂紊乱之四项中具有任何三项的病症。妇女进入围绝经期后,如不注意根据自身生理变化的特点及时合理调整营养,培养良好的饮食习惯,不重视适当运动和进行体格锻炼,极容易发胖。代谢综合征的基本病因是胰岛素不敏感(即胰岛素抵抗)和高胰岛素血症,而肥胖、运动量减少以及体内雌激素缺乏也会引起或加重胰岛素不敏感和高胰岛素血症。近年来围绝经期妇女的代谢综合征的发病率有增高趋势,因而心血管病的发病率也增加。

(四)功能失调性子宫出血

由于卵巢排卵功能逐渐丧失,体内雌激素水平不稳定,又缺乏孕激素作用,使子宫内膜呈现各种类型的增生期或增生过长变化,以致引起不规则子宫出血,经期延长,经血量增多。功血不及时治疗还可导致贫血,影响健康。据统计,围绝经期妇女约有50%发生功血。

(五)老年性阴道炎及尿路感染

体内雌激素水平的降低,阴道黏膜和尿道黏膜的防御能力减弱,很容易发生阴道炎及尿路感染,若仅采用一般消炎治疗,常会反复发作。治疗中应重视雌激素的补充,以改善黏膜情况,提高疗效,减少复发。

(六)肿瘤

围绝经期妇女有多种内分泌失调,且由于暴露于细菌病毒、污染的环境与致癌因素的时间较长,加上有的妇女有多坐少动、营养不平衡、吸烟及酗酒等不良生活习惯,因而是各种肿瘤的好发时期。生殖系统的良性肿瘤,常见者为子宫肌瘤与卵巢良性肿瘤。恶性肿瘤常见者为宫颈癌、子宫内膜癌与卵巢癌。近年来,乳腺癌的发病率有增多趋势。必须提高警惕,做到恶性肿瘤的"三早",即早发现、早诊断、早治疗。

(七)骨质疏松症

骨质疏松症是绝经妇女容易发生的骨质代谢异常的疾病。雌激素量减少,骨转换增加,骨吸收大于骨形成,因而骨量逐渐减少。本病的主要病理变化包括骨膜下皮质变薄,内层松质骨的骨小梁变细断裂,使骨小梁间的孔隙增多,以致使骨骼变为疏松而容易发生骨折。如在跌跤后或受外伤后常可引起股骨颈、腕骨或肱骨等部位骨折,或引起脊柱压缩性骨折。围绝经期妇女每年骨质的平均丢失率达1%～3%或更多,使骨折的发生率增加,骨折的并发症可危及老年妇女生命,也是致残的重要原因之一。药物治疗能阻止骨质的进一步丢失,但不能使已断裂的骨小梁结构恢复正常,故预防比治疗更为重要。

(八)性功能障碍

由于生理上的变化和心理、社会因素的影响,很容易发生性功能障碍,多数以性欲减退为主。如:围绝经期综合征的出现,往往使妇女不易控制自我的情绪,烦躁,易怒,神经过敏加上潮热、出汗、失眠等症状,容易产生对性生活的厌恶,甚至反感,因而会抗拒丈夫的要求。再则由于阴道分泌减少,干涩不滑润,阴道炎等,会造成性交困难和疼痛,还可能出血、损伤,故而有抗拒、抵制等动作。此外,由于缺乏对性生活的科学理解,加上社会上错误观念的误导,洪认为"绝经即绝欲"、"老则无性",谈性色变,把"性"认为是羞耻的事,错误地、有意识地避开或抑制性活动,久而久之造成性器官失用性的萎缩,逐步趋向和加重性欲低下。其他因素如工作繁忙、疲劳影响精力和体力;婚姻关系不佳、夫妻经常冲突在心理上影响性功能。

极少数妇女进入围绝经期后,身体健康,但担心自己变老,怕丧失性功能而出现"性紧迫感",对性的要求增多而产生性欲亢进。

性功能障碍不仅影响妇女本人的身心健康,影响夫妻生活和感情,甚至还可能影响家庭的稳定。

四、围绝经期保健要点

围绝经期保健应以促进围绝经期妇女身心健康为目标,使她们能顺利地渡过这一"多事"的过渡时期。围绝经期保健的工作内容要针对围绝经期妇女的生理、心理、社会特点和围绝经期常见的健康问题,采取有效的防治措施和排除不良的社会、环境因素的干扰。主要是通过健康教育和咨询服务提高这一特殊人群的自我保健能力,包括建立健康的生活方式,定期监测自身健康状况和学会自我查病。正确、科学地使用激素治疗,不仅有利于缓解围绝经期各种症状,还能预防低雌激素相关疾病,也是围绝经期保健的主要内容之一。

随着社会的老龄化,围绝经期妇女的人数亦相应增长,围绝经期保健的服务对象面广量大。妇幼保健机构及各级医院除开设围绝经期保健门诊以适应围绝经期妇女的保健需求外,还应重视深入社区,开展社区妇女围绝经期保健服务。

(一)建立健康的生活方式

由于在生活中会有各种有害的精神的或物质的因素危害人们的身心健康,建立健康的生活方式,远离这些有害的因素,就能维护健康。妇女到了围绝经期,更易受各种不良因素的影响,因此建立健康的生活方式更加重要,特别要注意以下七方面:

1.合理调整营养和培养良好的饮食习惯　平衡饮食有利于代谢平衡,预防代谢综合征。妇女到了围绝经期,新陈代谢需求降低,雌激素水平下降对体内脂代谢、糖代谢等产生影响,饮食安排要注意低热能、低脂肪、低盐、低糖、多饮水,并注意增加钙的摄入量和补充抗氧化剂。主食要粗细搭配,副食要荤素搭配。饮食习惯上要改变早餐马虎、晚餐丰盛的习惯,一日三餐要定时,少吃零食。妇女要防止专心照顾丈夫和孩子,自己"吃在最后",疏忽自己的做法。

2.适当运动　保持生命活力有利于预防骨质疏松。妇女到了围绝经期,好静不好动,是导致肥胖、心脑血管病、糖尿病和骨质疏松症的危险因素。所以要坚持经常的体育锻炼,如户外散步、慢跑、打太极拳或做健身操,多接受阳光,以加快全身的血液循环,增强体质与增加机体合成维生素 D 的能力,每天半小时至 1 小时为宜。

3.充分睡眠　睡眠除了有消除疲劳,使人体产生新的活力外,还有提高免疫力,增强抵御疾病的能力有关。晚上 10 时至凌晨 2 时是人体细胞坏死与新生最活跃的时期,此时不睡足,细胞的新陈代谢会受到影响,人体就会加速衰老。所以,应当尽量做到起居有定时,劳逸要结合。尽量减少夜生活,早睡早起,保证较充足的睡眠,以加强身体的防病功能。围绝经期妇女更应避免经常睡得过晚,为了赶任务而开夜车,保证每晚睡眠 7~8 小时。

4.维持心理平衡　注意心理平衡,维持心理健康,不要把弦绷得太紧,有利于使人精力充沛,提高生活质量。围绝经期妇女容易焦虑、紧张,要注意劳逸结合,做到有张有弛;要学会正确对待各种矛盾冲突;要以乐观的态度对待身体上出现的暂时性的不适;自感烦躁、抑郁时,要进行自我调节、自我疏导。有明显的围绝经期综合征的症状与思想顾虑较多者,必须接受心理卫生咨询,及早排除心理障碍。在业余多参加一些有益的社交活动,多接受新事物,多培养各方面的兴趣与爱好(如欣赏音乐和戏剧、学一些琴棋书画以及参加旅游等活动),以充实文化生活与陶冶性情,有利于解除思想顾虑,树立自信心,提高生活质量。

5.维持正常体重,保持正常体态　　人到中年,体重增加、腰围增粗是符合一般规律的,但在到达标准体重后,应及时注意饮食,控制体重的继续增长。围绝经期妇女如热量摄入过多,脂肪沉积在腹部、腰臀部、背肩、臀部、乳房等处,形成"发福"体型。这样不仅使体态显得臃肿,行动迟缓,提早出现老态,而且脂肪在某些器官中堆积和能量过剩会造成器官功能及代谢障碍。

6.注意个人卫生　　特别是保持外阴清洁,勤换内裤,有利于预防老年性阴道炎及尿路感染。

7.和谐性生活　　国内外许多学者性医学研究都证实,美满和谐的性生活,是围绝经期妇女愉快渡过这片"沼泽地"的最有效的方法,是对心灵最好的"按摩"和调节。不仅对夫妻双方身心健康极有帮助,而且是健康长寿不可缺少的一剂良方。围绝经期妇女常因生理上和心理上的性功能障碍,影响性生活,应及早就医,予以排除。

(二)自我监测

掌握健康的标准和常见病的早期症状,提高自我监测和自我查病能力,定期进行监测和记录,能及时发现自己身心健康的偏异和及早发现疾病,及早进行矫治,维护健康,这是自我保健的另一重要内容。围绝经期妇女自我监测的内容包括以下五方面:

1.健康的自我评定　　近年,世界卫生组织具体提出了身体健康和心理健康的衡量标准,即"五快"和"三良好"。"五快"即:食得快,指胃口好、吃得迅速、不挑食;便得快,指大小便轻松自如,感觉良好;睡得快,指入睡迅速,睡眠较深,醒后头脑清、精神爽;说得快,指说话流利,表达正确,合乎逻辑;走得快,指步伐轻快,转体敏捷,行动自如。"三良好"即:良好的个性,指性格温和,意志坚强,感情丰富,胸怀坦荡,心境达观;良好的处世能力,指沉浮自如,观察问题客观,有自控能力,能应付复杂环境,对事物的变迁保持良好的情绪,有知足感;良好的人际关系,指待人宽厚,珍惜友情,不吹毛求疵,不过分计较,能助人为乐,与人为善。

2.定期测量体重和腰围　　出现体重超过标准体重,就应调整饮食,增加运动。不明原因的消瘦和体重减轻亦必须引起重视。

3.记录月经卡　　围绝经期妇女无排卵的月经较多,经期、周期以及经血量都可能发生变化,按时做好记录,既可及时发现异常,又可作为医生诊治及用药的参考。

4.围绝经期常见妇科病早期症状的识别　　除了围绝经期综合征的症状外,白带异常、绝经后出血都是妇科病的症状,应及时诊治。妇女进入围绝经期后应主动地定期地参加妇科普查,或1～2年去妇科门诊作一次常规检查,包括宫颈细胞学检查,有利于早发现妇科疾病。

5.乳房自我检查　　自查方法:一望二触。

望:在三个不同的姿势下观察皮肤、乳头、乳晕的任何外表改变。

触:四指并拢伸平触摸,而不是用手指尖;以乳头为中心按外上、内上、内下及外下顺序轻轻移动抚摸;最后检查乳头、乳晕区。乳房组织应当是柔软、均匀的,如果扪及肿块,请尽快找医生进一步检查。

(三)激素治疗(HT)

围绝经期妇女因卵巢功能衰退性激素缺乏而导致的健康问题,在保持健康生活方式和调整心理状态的同时,HT是针对病因的治疗,因此是最有效的治疗方法。有绝经相关症状、泌尿生殖道萎缩相关的问题、有骨质疏松症的危险因素(低骨量)及绝经后骨质疏松症的妇女适宜接受HT。

1.激素治疗的利弊分析　　关于HT的利益/风险分析与讨论已经有70年历史,随着科学的发展与进步,目前国内外妇女健康研究领域的专家意见基本一致。针对利益/风险分析,已形成了日臻完善的临床应用指南。国际绝经学会于2008年7月更新了绝经后HT建议,认为HT是维持绝经后妇女健康的总体预防措施中的一部分。最新资料支持在围绝经期开始HT以治疗绝经相关症状,治疗或降低骨质疏松与骨折的风险。从绝经早期开始应用,可利用保护心脏和大脑的窗口期。50岁左右的更年期妇女,相对年轻而健康,是疾病的低危人群,应用 HT 的利益/风险比是有利的,HT 的利益/风险比随年龄增长而降低,小于 60 岁的妇女,规范使用 HT,基本不用考虑安全性问题。

合理补充雌激素将延缓衰老,提高生活质量,推迟骨质疏松和心血管疾病等老年慢性疾病的发生,从而极大地减轻国家的负担,促进家庭与社会的和谐。但是,我国目前仅有约 1% 的绝经女性在接受 HT,应当充分认识 HT 的益处,指导妇女正确使用,以提高我国妇女的健康水平。

目前认为,HT 的利益是缓解绝经相关症状与防治绝经相关疾病,如泌尿生殖道萎缩、绝经后骨质疏松、降低结肠癌风险。HT 的风险是乳腺癌与血栓病。卒中的风险是比较肯定的,但它并不是一个很大的风险;乳腺癌还不是一个肯定的风险。

2.激素治疗的原则　绝经妇女 HT 的要点是早期应用,低剂量应用,规范应用,HT 的个体化应用是获得最大利益和最低风险的关键。在预防窗口期的早期应用 HT,利益/风险比值最大。预防窗口期是指从绝经过渡期开始直至 60 岁以前,或者在绝经的 10 年之内。此阶段由于雌激素水平降低时间尚短,在组织器官功能尚健全、骨质丢失尚少、血管内皮形态尚完整时应用 HT,具有预防绝经后骨质疏松和心血管保护作用。

(1)早启动:围绝经期妇女与年老的妇女使用 HT 的风险和获益不同。从预防窗口期开始治疗,在雌激素缺乏的时间尚短,出现绝经相关症状,但尚未导致疾病发生时启动应用,可以获得最大利益和最小风险。WHI 研究结果显示,50~59 岁妇女应用 HT,心血管疾病风险降低,冠心病的风险为 0.56,而 70~79 岁妇女应用 HT,冠心病风险为 1.04。提示在动脉内皮保持完整时应用 HT 具有心血管保护作用,老年妇女已经出现动脉粥样硬化、附壁血栓形成时应用 HT 无保护作用,反而有害。

(2)个体化:使用 HT 必须个体化,包括年龄、治疗时间与剂量。45 岁以前(尤其是 40 岁以前)出现绝经的妇女,在治疗绝经相关症状时,应考虑到患心血管疾病及骨质疏松症的风险较高,可以从 HT 获益,至少持续治疗至正常绝经年龄或更久。而且,没有理由对 HT 期限作强行限制,应每年作利弊评估,做好咨询、知情、个体化用药,逐步确定个体所需的最低有效剂量。小剂量 HT 就是指最低有效剂量,既有效又可降低潜在风险。

(3)药物与给药途径:HT 主要是补充雌激素,为了保护子宫内膜需使用孕激素,经阴道用低剂量雌激素治疗时或子宫已切除的妇女不需要同时给孕激素。

雌激素的给药途径,口服比较方便,非口服途径如经皮肤、阴道给药避免肝脏首过效应,静脉血栓的风险可能低于口服给药。孕激素的给药途径,也是口服为主,宫腔内释放给药可起到对子宫内膜的局部保护作用,而对全身的作用较小。

(4)规范化:中华医学会妇产科学分会绝经学组于 2003 年 8 月年订立《性激素补充疗法临床应用指南》,于 2006 年 5 月进行了修订。应当按照 HT 临床应用指南,掌握适应证和禁忌证,做好应用 HT 前的评估、知情选择咨询与利弊分析、个体化用药与随访监测,以保证临床用药安全,保护更年期妇女的健康。

3.常用药物及用法　常用的药物以口服为主,雌激素类药物国产的有尼尔雌醇、戊酸雌二醇;进口的有结合雌激素、戊酸雌二醇。其中尼尔雌醇服用简便,而且经济。孕激素类药物常用的是国产的醋酸甲羟黄体酮,进口的还有环丙黄体酮、地屈黄体酮。其他非雌激素类的有 7-甲基异炔诺酮。非口服的药物目前仅有阴道霜剂,有雌三醇软膏、结合雌激素软膏。过去曾经有阴道片剂、皮肤贴片,均已退出中国市场。目前尚无足够证据表明,植物雌激素可以作为 HT 的替代物。

(1)尼尔雌醇片:有 1mg 与 2mg 两种规格。每次 2mg 口服,每 2 周一次。在有效控制症状后,可逐步减量到每次 1mg,每 2 周一次。

由于其对子宫内膜的促增殖作用较弱,不必每月加服孕激素保护子宫内膜。最好能够做到 B 超随访子宫内膜厚度,发现>5mm 时可以考虑用孕激素,如在 5mm 以内则每年用 1 次孕激素即可。如无 B 超随访条件,每 3~6 个月末加用一次孕激素,如无撤退性出血,改为每年 1 次。

(2)戊酸雌二醇:每片 1mg。用法为每次 1 片,每日 1 次。

(3)结合雌激素:有 0.625mg 与 0.3mg 两种规格。每次 1 片,每日 1 次。

(4)甲羟黄体酮:有 2mg 与 4mg 两种规格。与雌激素配伍使用。

周期序贯法:无论 21 日、28 日或更长时间的周期,都在周期的最后 10 日加服甲羟黄体酮 8mg/d。

连续联合法:与雌激素同步服用,每日 2mg。

(5)复方制剂:戊酸雌二醇/雌二醇环丙黄体酮片,雌二醇/雌二醇地屈黄体酮片,为雌、孕激素复方制剂,由 11 片雌激素和 10 片雌孕激素组成,供周期性序贯用药者选用。每日 1 片服用方便。

(6)7-甲基异炔诺酮:每片 2.5mg。每次 1.25~2.5mg,每日 1 次。不必加用孕激素。适用于绝经后妇女。

(四)心理保健

围绝经期妇女的心理保健很重要,重视心理保健,维护心理健康有利于减轻围绝经期常出现的各种症状;如果经常处于焦虑与悲观的心态之中,则会加重这些症状并延迟其消退。围绝经期心理保健的方法有:

1.保持良好的情绪　围绝经期妇女要战胜心理异常最重要的是学会调整情绪。运动是最有效的改变坏情绪的方法;聆听音乐也是已证实能改善情绪的方法。另外要学会转移注意力;学会幽默,善于从生活中揭示和升华其中的喜剧成分,淡化甚至驱除不利情绪,化消极为积极情绪。

2.保持心理平衡

(1)要顺应变化的形势,适应环境,适应生活。

(2)要维持心理的适度紧张,对自己愿意做而又力所能及的事,争取多做,在生活中寻找乐趣。

(3)要做情绪的主人,学会摆脱消极情绪的纠缠,善于"转念冰解"。

(4)要学会积极暗示,遇事都往好处想,不自寻烦恼。

(5)要心胸宽阔,不要钻牛角尖,不可过分自重;尽量糊涂点,可减少很多不必要的忧虑。

(6)要保持与社会多接触,多参加同事亲朋聚会,不要把自己禁锢在家中。

(7)要使生活充满情趣,有节律、有兴趣。

(8)要克服自我中心,有话就讲出来,对别人多理解。

(9)要创造和睦家庭气氛,无论是儿女之间,还是儿媳、女婿之间都要公平,以礼相待,夫妻相亲相爱。

(10)要学会放松,以解身心疲劳。每天做二至三次。

(五)性保健

性生活是围绝经期妇女生命活动的一个组成部分。我国妇女由于封建社会性禁锢的影响,对自身的性问题缺乏正确的认识。据上海市妇女保健所的调查,认为夫妻过性生活见不得人的占 10.5%,性知识一知半解的占 56.5%,不了解的占 26.5%。绝经以后生殖能力的丧失,更加重了妇女的性冷淡。北京医科大学(现北京大学医学部)的调查表明,我国妇女 40 岁后开始有性兴趣下降情况,并随年龄增加,绝经后无性生活的达 80%。男性在体力、性兴趣及性功能的消退一般比女性晚十余年。围绝经期妇女过早地终止性生活,不仅对本人的身心健康有影响,而且会影响夫妻感情和关系,影响家庭的幸福与和谐。因此围绝经期妇女的性保健很重要,要通过各种健康形式向围绝经期妇女普及性知识,使她们了解这一时期的性生理、性心理、性功能变化,接受性技巧指导,扫除性心理障碍,及时对性功能障碍予以治疗。

1.咨询疏导　夫妇共同咨询,分析可能产生的因素;畅言守密、解除顾虑,排除心理障碍;了解性生活不仅仅是性交,性敏感区的抚摸、亲吻、身体的接触等都属于性活动;随着年龄的增大,体力下降,有时不一定要求完成性交的全过程,以其他的性活动,通过夫妇间相互坦诚交换感受、相互支持提高兴趣,都会改进性功能。

2.加强体格锻炼　围绝经期妇女尽可能进行适应自己的体格锻炼,每天除全身锻炼外,需要进行肛提肌运动,每天2～3回,每回30次左右;调整生活规律;适当饮食调理,保持合理营养。

3.积极治疗现有的疾病。

4.药物治疗　针对性激素水平低下,可选用激素治疗。口服尼尔雌醇、替勃龙、雌激素软膏阴道给药等均可改善局部症状,也可在性交时外阴用少量润滑剂。性功能亢进者可适当应用孕激素。

（王成爱）

第二十六章　儿童保健适宜技术

一、母乳喂养

（一）概念

1.母乳喂养　指婴儿只吃母乳,不加任何其他食品,但允许有医学指证的情况下,加药物、维生素和矿物质。

2.混合喂养　指婴儿在喂母乳同时,喂过其他乳类及乳制品。

3.人工喂养　指无母乳,完全喂其他乳类及代乳品。

（二）新生儿期的母乳喂养

1.了解母乳喂养情况,以婴儿需要为准指导母亲喂养的时间和次数。24 小时不应少于 8 次。

2.亲自观察一次母亲哺乳的全过程,观察哺喂姿势是否正确。正确的姿势是孩子的胸赔母亲的胸,腹贴母亲的腹,鼻子对母亲的乳房。观察纠正其错误和不适宜的行为。

3.根据婴儿体重增长和小便次数客观地判断哺乳量是否充足,不能依据母亲的主观感觉。以下两点表示哺乳充足:首先,体重每周增长 150 克及以上,或每月增长 600 克及以上;另外,每日排尿 6～8 次以上,尿液无色或淡黄色,无异味。及时估计婴儿哺乳量是否充分,及时了解母亲对哺乳的疑惑,热情鼓励,减少焦虑。当母亲感到奶水不足时,应耐心传授促进乳汁分泌的方法,即让婴儿有力地吸吮,吸空乳房,保证婴儿吸到富含脂肪的后奶,以利于体重的增长。

4.告诉母亲喂奶前必须洗手,清洁乳房,不要给婴儿吸吮橡皮奶头,也不要给婴儿吸吮假奶头。

5.及时发现母亲乳头异常(乳头凹陷、平坦、皲裂等),并给予妥善处理。

6.帮助母亲寻找母乳不足的原因,不要轻易添加其他奶品。

7.指导母亲哺乳期的营养、睡眠,嘱其丈夫及家庭成员关心和支持母乳喂养,不要让母亲过度疲劳、紧张和心情不畅,以保证乳汁分泌充足。

8.教育哺乳期母亲不要穿化纤类的内衣和胸罩,并注意勤换洗。

9.哺乳期母亲在饮食上要注意:饮食上要营养均衡,可适当多喝汤类,注意进食含有 B 族维生素和维生素 C 较多的食物,多吃鱼、肉、鸡蛋、核桃、蔬菜、水果等食物,忌过荤饮食,不宜吃辛辣及燥热性食物,戒烟、戒酒,如果母亲患病需要服药,一定要在医生指导下使用。

（三）婴儿期母乳喂养

1.婴儿满月转入系统管理。每次体检时均需询问母乳情况,了解婴儿精神状态,哺乳后睡眠时间长短、大小便次数、体重增长情况,母亲是否有乳房胀满或阵阵下奶感,以估计婴儿哺乳量是否充足。

2.及时发现和帮助母亲解决喂养过程中遇到的问题和困难。

3.母乳喂养满 6 个月时,必须适时地添加辅助食品,补充婴儿热能需求及营养素的不足。由泥状食品向成人固体食物过度,期间应适时提供可咀嚼的食物,以促进其咀嚼功能的发育。

4.在合理添加辅食的情况下,母乳喂养可坚持到 2 岁。

二、婴儿辅食添加

婴儿到 6 个月,无论母乳或人工喂养的婴儿,都应按时添加辅食,主要目的是补充营养素的不足以及锻炼胃肠道消化能力,促进咀嚼能力,为断奶打好基础。婴儿添加辅食应按照由一种到多种、由少到多、由稀到稠、由细到粗的原则。

添加辅食时,应先尝试一种,并从小量开始,待婴儿愿意接受、大便正常后,辅食量方可逐渐增多。如婴儿拒绝接受,或接受后大便异常(指腹泻而不是正常大便中有食物残渣),应暂时停加辅食,等大便恢复正常后,再从原量或更小量开始尝试;若能适应,辅食量方可逐渐增加,待一种辅食完全适应后,再试下一种。食物由稀到稠,由细到粗。如蔬菜、水果可先喂果汁、菜水到果泥、菜泥,然后碎果肉、碎菜;大米可由米汤、稀粥到软饭等。需要注意的是,蔬菜一定要加上,因为菜中含较多粗纤维,可近似成人饮食,并刺激肠蠕动。

如果孩子正患病、消化不良或天气炎热,应暂缓添加新的辅食,以免发生或加重消化不良。

说明:

1.菜水、果汁:适量水煮沸后,加入洗净切碎的新鲜蔬菜水果,再煮 2~3 分钟晾凉后喂食。含硝酸盐高的蔬菜,如胡萝卜、菠菜应延到 4 个月后使用。

2.馒头片:宜用干馒头片,增加磨牙效果,以助牙齿的发育。

3.婴儿辅食中应尽量少放糖或不放糖,盐也尽量少放或不放。

4.婴儿周岁前尽量以母乳或配方乳喂养,不要直接喂鲜牛奶,以防止过敏。周岁后不能将牛奶作为主食,但仍需要每日喂 200~500 毫升。

三、儿童生长发育监测

(一)目的

1.儿童生长监测是对个体儿童的体重进行连续测量与评价的一种方法。它可以动态观察婴幼儿生长发育趋势,利于儿保工作者和家长及时发现体重增长不良儿,并及时采取干预措施。

2.生长监测的关键在于对家长进行健康教育,提高家长的自我保健能力。通过教会家长使用监测图,由家长亲自参与监测,及时发现异常,主动找儿童保健医生咨询,力求使家长早期获得科学育儿的知识,促进儿童健康成长。

3.通过实施生长监测可把工作重点放在筛出的体弱儿身上,对他们实行重点管理。

(二)对象

本辖区内 3 岁以下的儿童。

(三)方法和要求

【测量次数】

6 个月内的儿童每月测量体重一次;7~12 个月的儿童,每 2 月测量体重一次;13 个月~3 岁的儿童,每 3 个月测量体重一次。

【测量日期】

根据各医疗单位的具体情况及监测儿的多少进行安排,一般可按周或按月规定测量日。对于每个儿童,两次测量间隔最好为 1 个或几个整月,便于评价和比较。

【监测程序】

1.称重　减去衣服和包被重量,取得净重。

2.画点　填写测查时间,按测量的年龄找到体重的位置。

3.连线　与上次的点相连成直线。

4.评价　评价儿童生长曲线与参考曲线的关系。

5.询问　询问儿童近日来的喂养和疾病情况及神经发育状况,并记录在相应的栏目内。

6.指导　向家长宣传防病知识,交谈儿童的健康状况和今后注意事项。如发现体重曲线偏离(不增、下降或低偏)时,转保健医生进行检查,寻找原因并给予指导;如发现有神经发育异常者,转上级保健机构做进一步的诊断。

【要求】

1.儿童体重的测量应力求准确,测量要求见"儿童定期健康检查"。

2.医务人员应教会家长使用监测图,并妥善保管。

3.对测量体重连续出现两次低偏、不增或下降者应列入体弱儿专案管理。

4.对接受生长监测的儿童,应在每年"儿童节"前后做一次全面检查,包括测查血红蛋白。按大体检常规执行,有条件的单位可规定在孩子的某特定月龄或年龄做此项体检。

(四)注意事项

1.量具最好固定,不宜常换,便于前后比较。

2.每天测量前必须校正"零"点,大批测量中间应检查"零"点一次。

3.测量必须脱鞋、帽、棉衣裤。

4.监测图中的内容要如实填写,不能漏项,字迹要清楚,一律用圆珠笔。连线的颜色最好与参考曲线有所区别。

(五)生长监测图上曲线的注释

1.正常曲线　儿童生长曲线与邻近参考曲线走向相平行。

2.体重不增　即本次体重减上次体重等于零,儿童曲线走向不与参考曲线平行而与横轴平行。

3.体重下降　即本次体重减上次体重等于负数,儿童曲线走向与参考曲线走向相反。

4.体重低偏　即本次体重减上次体重为正数,但其增长值低于该月龄增长的最低值。

四、婴幼儿腹泻指导

(一)腹泻原因可分为感染原因和非感染原因

1.感染因素引发的腹泻　细菌感染引起的痢疾、霍乱等腹泻必须及时使用抗生素。病毒感染引起的腹泻(如"秋季腹泻"等),抗生素治疗无效时,会引起肠道功能紊乱。正确的方法是服用微生态制剂(如乳酸菌制剂、思密达等),同时补充糖盐水,预防脱水。

2.非感染因素引发的腹泻　孩子发育较快,身体需要更多的营养素,但孩子的咀嚼功能较弱,消化系统负担较重,加之神经系统调节不成熟,容易因饮食不当导致腹泻。一般腹泻不需要限制进食,可照常喂食。如果患儿腹泻比较重,有脱水、发烧、情绪不好等情况,应尽快找医生诊疗。

3.特别要注意肠套叠导致的腹泻(有血便)。

(二)腹泻的预防

1.合理喂养,提倡母乳喂养。及时添加辅食,每次限一种,而后逐步增加。避免夏季断奶。人工喂养者应根据具体情况选择合适的代乳品。

2.养成良好的卫生习惯,注意乳品的保存和奶具、食具的定期消毒。

3.食欲缺乏和发热初期应减少奶或其他食品的摄入量,并用水代替,但最好用盐补液配成饮料。

4.居室要通风,气候变化时,避免过热或受凉。

五、婴幼儿喂养常见问题处理

(一)母乳喂养常见问题

1.如何判断母乳是否充足

(1)母乳充足。一般新生儿每日哺乳 8～12 次,每次至少吸空一侧乳房,在节律吸吮的同时听到吞咽声;生后 3 天起,每 24 小时排尿 6～8 次;大便每天至少 3～4 次,呈黄色糊状,每次大便量多于一汤勺;体重增长每周大于 125 克,满月后体重每周增加大于 600 克。

(2)母乳不足。每日排尿少于 6 次,排便少于 3 次;喂养次数少于 8 次,或次数不少但婴儿总是哭闹和不安;孩子吃奶时听不到吞咽声;婴儿过于安静,连续睡眠 4～6 小时,极少哭闹(与低血糖有关);生后 5 天内,每日体重增长少于 15～30 克;生后 10 天,体重仍未恢复到出生时的水平(生理性体重下降应小于 7%,5 天后上长)。

(3)孩子一次吃奶不应超过 20 分钟,但也不应少于 10 分钟。如果吃奶时间过短,或一侧乳房未吃完就吃另一侧,又会出现孩子总吃不饱的现象。这是因为母亲分泌的乳汁有前奶和后奶区别。前奶中含蛋白质和乳糖较多,后奶含脂肪较多,是让孩子能吃饱的重要因素。

2.母乳喂养是否需要加水　母乳中的水分足以保证孩子的需求,不需要额外加水。

每 100 毫升母乳中含 88 毫升水,不同年龄段的孩子每天每千克体重的需水量:

0～1 岁　120～160 毫升/千克·天

2～3 岁　100～140 毫升/千克·天

4～7 岁　90～110 毫升/千克·天

以 5 千克婴儿为例:每日水需求量为 5 千克×150 毫升,即 750 毫升。以每日可以吃到的母乳 800 毫升计算,每 100 毫升母乳中含水 88 毫升,可以获得 704 毫升水,加上食物代谢产生的内生水 69 毫升,共 773 毫升,足以满足婴儿对水的全部需求。

3.胃-结肠反射　孩子往往吃完奶就排便,更有甚者,边吃奶边想排便。这是因为每当人的胃中装满食物时会对肠道从上至下产生刺激,这种刺激到达结肠便会产生排便感。在婴儿期的前几个月,这种反射最为活跃。对于边吃奶边用力想排便的孩子,可以让他先休息 15 分钟,待肠道刺激减轻后,排便感不强烈时再喂奶。

4.攒肚　有的喂母乳的孩子在 2～3 个月时,2～5 天不排大便。这种几天不排便,但排出的大便为黄色软便的现象称为攒肚。这种现象不影响孩子的生长发育,无须特殊处理。

5.便秘　表现为大便干燥、坚硬、排出困难,大便次数减少,孩子感觉不舒服,用力排便后可见粪块外有血丝或黏液,大而硬的粪块会造成肛裂、肛门疼痛。

(1)预防:让孩子养成定时大便的习惯,可以满月后定时把孩子大便,或在孩子会坐后,可以在早晨进餐后定时让孩子练习坐盆。

多喝水,可以给孩子喝白开水、煮菜水、果汁水。

当孩子已经能够吃泥糊状食品或幼儿固体食物时,按时给孩子添加果泥、菜泥、碎菜等较大颗粒的食物;1岁以上的孩子可以适当添加粗粮,补充粗纤维的摄入。

(2)治疗:胎粪性便秘是非器质性病变,主要是黏稠的胎粪秘结,难以排除。可以用生理盐水15～30毫升灌肠,或用开塞露5毫升注入肛门,保留几分钟。一旦胎粪大量排除,症状缓解,一般不会复发。

用消毒好的棉签蘸消毒的植物油或肥皂条轻轻刺激肛门,或开塞露塞肛,此法不能常用,以避免形成依赖。

大便前围绕肚脐顺时针按摩腹部,刺激肠蠕动。

因为便秘形成的肛裂,轻症可以用加黄连素的温水坐浴,坐浴后肛门涂上少量红霉素软膏,保持局部清洁。重症者请肛肠外科医生治疗。

因为长时间便秘造成脱肛,需要积极治疗引起脱肛的原发病。养成良好的生活习惯,加强营养,做到定时大便。出现脱肛的患儿尽量避免蹲位排便,最好是坐高盆排便。如果已经脱肛,及时采取手法复位。如果复位后反复脱垂,应请肛肠外科医生处理。

6.绿便和生理性腹泻　绿便多半与喂养有关,其次可能与孩子受凉或对牛奶过敏等因素有关。婴儿的喂养不当多发生于人工喂养时配制奶过稠、量过大、糖太多;1～3个月的婴儿有时可见大便次数略增多、性状变稀,但同时孩子的体重增长正常,精神食欲良好,这种腹泻称之为生理性腹泻,无须药物治疗。

7.母乳性黄疸如何坚持母乳喂养　母乳性黄疸发生在纯母乳喂养的新生儿,黄疸时间延长,有时可达月余。但这种黄疸多为轻、中度,很少引起严重的后果。

减轻母乳性黄疸的简单方法:用2～3天时间在每次喂奶前把吸出的母乳放在奶瓶中,外面用一个较大的容器盛56℃的水浸泡15分钟,之后再喂孩子吃。随着母乳中的β-葡萄糖醛酸苷酶活性的破坏,结合胆红素通过肝肠循环回吸收减少,黄疸必然会减轻。3天后继续原来的母乳喂养即可。

8.乳母感冒应继续喂奶　一般感冒多为上呼吸道感染,且多为病毒所致。鉴于乳母与婴儿密切接触的事实,当母亲有明显的感冒症状时,孩子实际上已通过空气和接触被传染了,这时候不再给孩子喂奶已经起不到减少感染的作用,而此时患感冒的母亲自身抵抗力不断形成,母乳中也会形成针对性的抗体,哺乳可提供抗体,可增强孩子的抵抗力。

9.母亲患乳腺炎怎么办　患乳腺炎是由于乳腺导管不通造成的,处理的原则是恢复乳腺导管的通畅。最有效的方法是让孩子继续吃奶,通过吸吮使乳腺导管恢复通畅。如果患乳腺脓肿,应该去医院或请保健医生到家来帮助处理,并停止哺乳。

(二)人工喂养及混合喂养常见问题

1.母亲不必为不得已选择人工喂养而内疚　有些母亲因生病或其他原因不得已而选择了人工喂养,歉疚感使她对育儿缺乏信心,甚至产生焦虑情绪。这种焦虑和不安对孩子的生长十分不利,因为孩子对母亲的情绪十分敏感,他会表现得十分不安。遇到这种情况,建议母亲接受现实,用您的爱心去补偿无法喂母乳的缺憾。

2.孩子对牛奶过敏怎么办　有些孩子对牛奶过敏,表现吃奶后烦躁、哭闹、起皮疹(类似荨麻疹)、腹胀、腹泻、呕吐,严重者还会有呼吸困难。牛奶过敏的主要原因是牛奶中的蛋白质作为异种蛋白在孩子体内起了过敏源的作用,引起了变态反应。新生儿在母乳喂养前仅仅喂过30毫升牛奶都会使孩子体内产生抗体,从而导致日后对牛奶中的β-乳球蛋白过敏。因此,喂养方式的选择是减少过敏的关键。一般纯母乳喂养的孩子很少发生过敏。已发生牛奶过敏的孩子可以改吃豆奶,而有些孩子属于乳糖酶缺乏,这种孩子可选择无乳糖的豆奶。

3.什么情况下可以选择混合喂养　婴儿出生 2 周后母乳仍不足,每 10 天体重增长不到 300 克,可选用补授法,在每次喂母乳后加喂配方奶。混合喂养时,不要减少母乳喂养的次数,以给母亲足够的吸吮刺激,有利于母乳分泌量的增加。

4.母亲上班如何坚持母乳喂养　希望母亲上班后仍能坚持母乳喂养,并将母乳喂养坚持到 1 岁半到 2岁。首先,要有坚持将母乳喂下去的决心,并要获得家人和工作单位同事的支持;其次,为保持母乳分泌量,每日哺乳应不少于三次。上班地点离家较近者,中午可回家哺乳;上班离家较远,且连续工作时间超过6 小时,期间一定要挤一次奶,并把奶放在干净的容器中。一般在普通室温下 8 小时不会变质。

(三)食物添加期喂养

1.婴儿食物添加期的概念:婴儿食物添加期是指婴儿由液体食物喂养为主向固体食物喂养为主过渡的一段时期。在这一时期,液体食物(母乳和配方奶)仍是婴儿每日营养的主要来源,而泥糊状食物则是过渡的载体,是必须添加的食物。

2.判断婴儿进入食物添加期的时间。当孩子体重比出生时增加 1 倍、5 个月左右、基本会坐时,请注意以下几点来判断孩子是否进入食物添加期:

(1)对大人吃饭感兴趣。

(2)6 个月是学吃的关键期。

(3)会用小勺进食。

(4)会顺利吞咽泥糊状食物。

(5)哺乳已成规律,喂养间隔大约 4 小时,每日喂奶 5 次左右。

3.咀嚼练习的重要性。7～9 个月虽然进入咀嚼期,是孩子开始长牙和开始做咀嚼练习的时期,因此不能再沿用很细腻的稀糊状食物。此期注意食物由稀变稠,颗粒由细变粗,每餐食物由单一变成各类搭配。其重要性有以下几点:

(1)有利于消化吸收功能的进一步完善。通过咀嚼唾液腺分泌明显增加,淀粉酶的活性得到刺激,有利于食物的消化。

(2)咀嚼有利于出牙。

(3)通过反复咀嚼食物,有利于头面部骨骼、肌肉的发育和强化,而且利于日后的语言发育,还可以使孩子更漂亮。

(4)通过让孩子拿着食物自己吃的练习还可以提高孩子对吃的兴趣,不仅提高了他的食欲,同时将食物送入口中还有一种他人无法替代的成就感。

六、营养计算

营养计算就是根据儿童年龄、性别、各种营养素的需要量及各种食物的营养成分含量,计算每天需摄入的各种食物品种和数量,以保证儿童生长发育需要。儿童保健工作者应学会简单营养计算,并在儿童保健工作中灵活运用,指导家长进行科学喂养。

(一)热能需求与分配

1.我国营养学会在 2000 年的会议上建议:婴儿每天每千克体重能量摄入为 399 千焦;1 岁男童每天能量摄入为 4620 千焦,女童为 4410 千焦;4 岁男童每天能量摄入为 5670 千焦,女童为 5460 千焦。

2.产能营养素的需求比例：

蛋白质	脂肪	碳水化合物
8%～15%	35%～50%	35%～65%

3.一日三餐热量分配：

早餐	中餐	午点	晚餐
20%～25%	35%～40%	10%～15%	25%～30%

（二）儿童营养需求

1.产能营养素需求

蛋白质：<1岁,3.5～4克/千克·天；1～3岁,3.5克/千克·天；4～6岁,2～3克/千克·天。

脂肪：<1岁,4克/千克·天；6岁,3克/千克·天。

碳水化合物：<1岁,12克/千克·天；>2岁,10克/千克·天。

2.非产能营养素需求

（1）水

婴幼儿：120～150毫升/千克·天　3～7岁:90～110毫升/千克·天

（2）膳食纤维

儿童：年龄+5克

成人：20～35克

（三）简单营养计算举例说明

1.出生时3千克的新生儿

3千克×252千焦/千克·天=756千焦/天

母乳：281.4千焦/100毫升,756千焦÷281.4千焦/100毫升=269毫升

269毫升÷8次/日=34毫升/次

牛乳：277.2千焦/100毫升+糖8克=420千焦/100毫升

180毫升÷8次/日=22.5毫升/次

180毫升÷6次/日=30毫升/次

注:新生儿胃容量为30～60毫升

胃排空时间:

水：1.5小时

母乳：2～3小时

牛乳：3～4小时

2.6个月的婴儿（体重约7千克）

7千克×504千焦/千克=3528千焦（折合母乳1254毫升）

按每天750毫升母乳量计算,合2112.6千焦

3528千焦－2112.6千焦=1415.4千焦

则1415.4千焦热能应来自添加食物,其中：

蛋白质15%	脂肪35%	碳水化合物50%
212.3千焦	495.39千焦	707.7千焦
12克（212.3÷16.8）	13克（495.39÷37.8）	42克（707.7÷16.8）

3.1 岁的儿童（体重约 10 千克）

10 千克×462 千焦/千克＝4620 千焦

母乳：750 毫升为 2112.6 千焦

4620 千焦－2112 千焦＝2508 千焦

热量中 2508 千焦来自非乳制品，其中：

蛋白质 15％	脂肪 35％	碳水化合物 50％
376.11 千焦	877.59 千焦	1253.7 千焦
22 克（376.11÷16.8）	23 克（877.59÷37.8）	74 克（1253.7÷16.8）

　　根据食物的营养成分表，我们大体知道 1 个鸡蛋含 7 克蛋白质，100 克瘦猪肉含 20 克蛋白质。例（3）中 1 岁儿童所需的 22 克蛋白质可转化为 1 个鸡蛋和 75 克肉，23 克脂肪可转化为 1 勺半油（1 汤勺约 14 毫升），74 克碳水化合物约为 75 克粮食。当熟悉以上知识后，在门诊时就可以针对每个孩子的不同情况给予个性化指导。

（刘　芳）

第二十七章　儿童早期综合发展指导

一、儿童早期发展概念

（一）儿童早期发展的基本概念

早期发展指导就是为0～6岁的儿童,特别是0～3岁的儿童,根据他们不同年龄、不同生理阶段的发育特点和需求提供有组织、有目的、丰富的环境信息和人际交流的活动,从而促进儿童脑神经、心理行为和智力情感的健康发展。另外,发挥儿童的大脑神经代偿功能,减少伤残和严重后果,使其达到自身可以达到的最佳水平,提高儿童整体素质。

早期发展指导是包括营养、智力、社会适应能力等方面的综合发展指导,因有关营养方面的指导在前面章节中已涉及,本章主要介绍智力和社会适应能力方面的发展指导。

（二）儿童早期发展的理论基础

1.大脑发育的可塑性　生后头2年脑重量增加最快,6个月时脑重量是出生时的2倍,2岁时是出生时的3倍。人脑细胞有惊人的增生能力,大多数神经元的增殖在妊娠头3个月,以后一直延续到生后1岁或再长一些,而维持神经元营养、传导等的神经胶质细胞的增殖是从妊娠后期延续到生后2岁。儿童大脑具有很强的可塑性,外界的刺激越频繁、越强烈,则脑细胞发育的速度越快。

2.儿童大脑发育的代偿功能　大脑具有很强的代偿功能,在发育的某一时期,局部脑细胞的损伤或丧失,可由临近脑细胞通过轴突绕道投射、树突出现不寻常的分叉或产生新的神经突触等形式达到代偿目的。神经学家研究发现,发育早期受损伤到成人后较少受到影响,而发育晚期受损伤引起的功能障碍将永久存在。

3.学习的关键期　学习的关键期是指某种知识或行为经验,在某一特定时期最易获得和形成,过了这时期,就不能获得或达不到最高水平。脑研究表明,出生头几年是儿童智力、个性和社会行为发育的关键期,尤其是3岁前环境、教育、营养等因素不仅直接影响儿童的身心发育,而且形成的后果将对儿童的一生都产生重要影响。如8～12个月是母子依恋形成的关键期,这个时期对于儿童个性的形成具有重要影响;0～2岁为听力与语言的关键期,如果在这个时期完全脱离人类语言环境,婴幼儿以后很难再学会说话;0～4岁是儿童形状知觉的关键期,对孩子手眼协调、空间感觉和书写绘画能力的发展至为重要。

（三）促进儿童早期发展的方法

1.促进儿童早期发展应因人而异　由于婴幼儿神经心理的发展存在阶段性和个体差异性。因此,要对孩子进行潜能开发和智力干预,最好先了解一个孩子的发育水平,做到有的放矢。一般先进行"0～6岁儿童智力发展筛查"来评估儿童智力水平,然后根据孩子智力水平和特点,对其主要感觉器官给予早期附加刺激或环境变更刺激,包括听觉、视觉、触觉、立体觉和前庭运动觉的刺激,进行针对性的干预训练,包括粗大运动、精细动作、语言能力、认知能力和社会适应能力等。此外,还要通过亲子互动、日常游戏、人际交往等方式,塑造儿童性格,调适儿童情绪,培养儿童良好行为习惯等非智力因素的培育。另外,比较适合中国国情的早期潜能开发应是在专业机构的指导下,立足家庭,充分发挥家长的积极性,采取"评估-指导-发展-再评估",不断循环、递进、互动,具有个性化和针对性的运行模式。

2.早期干预的模式　早期干预模式多以家庭指导为主,即专业工作者与家长进行有计划或有组织的专业辅导,宣传在社区及家庭水平的防治方法,为儿童制定一个系统的干预计划,指导家长在家中对孩子进行干预。同时,可结合中心式干预模式,家长、儿童参加小组活动,便于家长间交流。训练计划要以儿童现有水平为起点,小步子、程序化训练,多次重复,及时强化,并且注意儿童的兴趣,尊重儿童个性。中国优生优育协会儿童发育专业委员会建议,对高危儿所做的系统的、有目的早期干预,应从 1～2 个月开始,至少每 3 个月指导家长 1 次,定期智力测验,有效防止智力低下儿童的发生。

3.提供丰富的环境刺激　儿童的早期发展并不是知识的灌输,而是提供或创造一种丰富和适宜的环境,进行触觉、听觉、嗅觉、视觉、味觉等全方位刺激,鼓励儿童游戏和探索新鲜事物,促使儿童的整个大脑全面发展。

4.充分发挥家庭在早期发展中的特殊作用　家庭是孩子最基本、最重要的生存与发展环境,父母是孩子的第一任教师。父母亲和孩子关系上的亲近感和密切性决定了家庭对儿童影响的渗透性、长期性和深刻性,可以说,父母是年幼孩子潜力最重要的开发者。早期开发首先要从开发家长做起,包括家长观念、知识和技巧的提高。家庭环境的好坏和训练方式对儿童的早期发展具有重要的作用,即使孩子上了托儿所、幼儿园,父母家庭的教育责任依然重大。

(四)儿童早期发展遵循原则

1.为儿童大脑发育提供充足的营养　充足的营养是大脑发育物质基础,全面均衡的营养供给可促进大脑正常发育和智力发展。如营养过多或缺乏,可导致脑结构及脑功能异常,影响胎儿及婴幼儿智能发展,引起异常行为。因此,在儿童喂养和营养方面要做到自然食物保证供应,平衡膳食按需添加。婴儿出生后 6 个月内,应采用纯母乳喂养,母乳喂养应坚持到婴儿 2 岁或更晚,6 个月后适时、恰当地添加辅食,这样可以给婴儿提供足够的营养,会有利于他们的健康,并能让他们感受到看护人的关爱。

2.按照儿童的年龄特点和生理、心理发展规律进行干预　随着年龄的增长,儿童的心理和生理也在不断地发展,而这种发展遵循着一定规律。早期干预应按照儿童年龄的特点,遵循生理和心理发展的规律实施。

3.循序渐进和经常性　早期良好环境的刺激就是提供脑细胞趋于发育成熟的条件。环境的提供应该是经常性的,如果环境刺激的提供是偶然的,脑细胞则不能很好地发育,儿童智力潜力的开发将会受到影响。

4.因地制宜采取措施　良好的环境并不取决于家庭经济状况,对于儿童来说,家中的一些日常用品常引起他们兴趣,并能使他们乐此不疲地玩耍,如小勺、筷子、竹篮等。充分利用家中的一切物品让孩子玩耍,并且可以因地制宜地制作一些玩具,儿童将在其中受益无穷。

5.尊重儿童个性,注意趣味性和灵活性　由于儿童的个性特点不同,他们的兴趣所在也就不同,在给予环境刺激和训练时需要灵活掌握这一点,要尊重儿童的个性特点。另外,婴幼儿的学习过程缺乏明确的目的,主要是凭兴趣进行,随着他们探索行动的进行,感兴趣的就记住了,不感兴趣的就不屑一顾。

二、丹佛发育筛查测验(DDST)

丹佛发育筛查测验(DDST)的特点是方法简单、快速,测查时间仅为 5～15 分钟,并能将智力发育可能有问题的儿童筛选出来,因此适合基层 0～6 岁高危儿智力发育的监测。

(一)丹佛发育筛查测验(DDST)的实用价值

能筛查出一些发育上可能有问题、但临床上尚无症状的儿童;对认为有问题的儿童可用 DDST 检查予以证实或否定;对高危的婴儿可进行发育的监测。

(二)筛查试验用的工具

红色绒线团(直径约 10 厘米)1 个;葡萄干若干粒(或类似葡萄干大小的糖丸);细柄拨浪鼓;8 块正方木块,每块边长 2.5 厘米(红色 5 块、蓝色、黄色、绿色各 1 块);无色透明玻璃瓶 1 个,瓶口直径为 1.5 厘米;小铃 1 只;花皮球 2 个(直径分别为 7 厘米及 10 厘米);红铅笔 1 支。

(三)本试验的项目

共 104 项测试项目,分布于 4 个能区,即个人-社会、精细动作-适应性、语言、大运动。每个项目用一横条作为代表,横条安排在一定的年龄范围之间。每一横条上有四个点,分别代表 25%、50%、75% 及 90% 的正常儿童通过该项目的百分比数。横条内有"R"者表示这个项目允许向家长询问而得到结果(当然尽可能通过检查而得出结果)。横条内注有 1、2……28 是注解,测试时按注解进行。表的顶线与底线均有年龄标记。

(四)测试前准备

1.向陪同来的家长说明本测验是发育筛查,而不是求得智商。测试的目的不要求儿童全部正确地完成,如果有些项目不能正确地完成,家长不必紧张,更不应该协助儿童来完成。对询问的项目要求家长实事求是地反映。

2.测试成功与否,与儿童能否合作密切相关。测试前应让儿童吃饱,排空大小便,精神处于饱满状态。测试时,让儿童坐得舒服些,双手能接触到检查的工具。

3.根据儿童出生年、月、日,正确计算出被试者的年龄。如为早产儿,要减去早产周数,在测试表上划出年龄线,在表格顶线上写明检查日期。

(五)测试程序

每个能区先自年龄线左侧开始,至少先做 3 个项目,然后再向右,把切年龄线的所有项目都要检查;然后再进行检测另一个能区的项目。开始时,挑选每个能区中最容易完成的项目,使儿童树立信心。每个项目可重复 3 次以决定成败。对询问的项目,检查者不能暗示。每个项目的评分记录在横条的 50% 处。以"P"表示通过,"F"表示失败,"R"表示儿童不肯表演,"NO"表示儿童无机会或无条件表演。总评时"NO"不予考虑。试验过程中检查者要观察儿童的行为、注意力、自信心、有无神经质、异常活动、与家长的关系等等,并作出记录。

(六)结果评定步骤

在年龄线左侧的 3 个项目,如果不通过,除用"F"表示外,还应该用红笔醒目地标记出,认为该项目为发育延迟。切年龄线的项目不能通过时,仅仅用"F"表示即可,不能认为发育延迟,不必用红色笔标记。测试结果有异常、可疑、正常及无法解释四种。

【异常有两种情况】

1.两个或更多的能区,每个能区有 2 项或更多的延迟;

2.一个能区有 2 项或更多的发育延迟,加上一个能区或更多的能区有 1 项发育延迟和该能区切年龄线的项目均为"F"。

【可疑有两种情况】

1.一个能区有 2 项或更多的发育延迟;

2.一个能区或更多的能区有 1 项发育延迟和该能区切年龄线的项目均为"F"。

【无法解释】

评为"NO"的项目太多,以致最后结果无法评定。

【正常】

无上述情况。如果 1 次为异常、可疑或无法解释时,2～3 个周后应予以复查;如果复查结果仍为异常、可疑、无法解释时,而且家长认为测查的结果与儿童的日常表现一致,应转至有关单位进一步检查。

三、高危儿管理

(一)目的

1.早期发现脑损伤,预防残障,保护儿童身心健康。

2.早期进行康复治疗,提高残疾儿童的康复率。

(二)管理的范围

所谓高危儿是指在胎儿期和新生儿期以及以后的发育期中存在对胎儿和婴幼儿身心发育有危险因素的儿童。凡具有以下高危儿因素之一者应归为高危儿管理范围。

【母体因素】

1.16 岁以下和 40 岁以上分娩,35 岁以上初产。

2.妊娠 3 个月以内的致畸因素(如高热、感染风疹、巨细胞病毒等)。

3.孕母早期先兆流产。

4.妊娠中患感染性疾病(如弓形体、结核等)。

5.糖尿病等代谢性疾病。

6.妊娠高血压综合征。

7.妊娠中患心脏病、肾病、营养不良、贫血或出血者。

8.孕妇曾服用可能使胎儿受影响的药物。

9.孕妇有情绪异常、严重意外或经全身麻醉后分娩者。

10.妊娠期放射线照射者。

11.孕期吸烟、饮酒者。

12.有习惯性流产史,有未成熟儿、畸形儿及巨大儿娩出史,以前娩出同胞中有死产或新生儿死亡的。

【分娩因素】

1.产时缺氧与窒息。

2.产程延长(初产 24 小时以上、经产 12 小时以上、第二产程 2 小时以上)。

3.胎膜早破(分娩前 24 小时)或产时感染。

4.胎盘异常(胎盘早剥、前置胎盘、胎盘老化等)。

5.羊水异常(过多或过少、污染)。

6.脐带异常(脐带粗短、扭转、打结,脐带绕体或绕颈、脐带脱垂等)。

7.胎位异常(胎头位置异常、臀位、横位和复杂先露等)。

8.胎儿宫内窘迫者(宫内缺氧)。

9.双胎或多胎。

10.胎头吸引或用产钳者。

【新生儿因素】

1.早产儿与小于胎龄儿、低出生体重儿(出生体重低于 2500 克)。

2.过期产儿与大于胎龄儿。

3.新生儿窒息。

4.缺氧缺血性脑病。

5.颅内出血。

6.心肺异常、呼吸障碍、新生儿呼吸窘迫综合征。

7.中枢神经系统感染(脑膜炎、脑炎等)。

8.新生儿其他感染。

9.新生儿溶血病。

10.严重先天畸形或先天性遗传性、代谢性缺陷的。

11.产伤。

12.黄疸持续不退甚至核黄疸。

13.新生儿低血糖。

14.头颅外伤。

(三)管理方法和内容

对发现的高危儿,在常规儿童保健的基础上重点进行定期智能发育筛查。1～2 月监测 1 次,一般采取 DDST 筛查技术。发现智能发育监测可疑或异常者,智力发育迟缓,精神行为、情绪、社会适应能力等偏离者,及时给予早期干预指导,必要时转上级医院治疗康复。

(四)转诊指征

1.正常儿或高危儿智能发育筛查(DDST)发现可疑或异常者。

2.新生儿喂养困难,如吸吮困难,吞咽不协调、频繁吐沫、体重不增等。

3.婴儿早期有过度激惹,如持续哭闹或哭声尖叫,入睡异常困难或一直嗜睡,对外界刺激很容易出现"惊吓"甚至"抽动"。

4.婴儿护理困难。有些婴儿换尿布困难或穿衣困难、手掰不开,有些甚至出现角弓反张等肌张力增强表现;有些出现单个肢体或全身瘫软等肌张力低下的表现。

5.智能发展危险信号

遇有下列情况应高度怀疑患儿发育异常,应及时转诊:

(1)1～3 个月时异常信号:对很大声音没有反应,2～3 个月不注视人脸,不注视自己的手;3 个月面对面逗引不会笑,俯卧位不能抬头 45 度以上,不会咿呀发声,仰卧位头眼不能水平追视移动的玩具转动 180 度。

(2)4～6 个月时异常信号:身体僵硬,肌肉发紧,双腿站立呈剪刀样;身体柔软,像一个布娃娃;坐位时,头后仰;4 个月时,不会转头向声源;5 个月时,不会翻身;6 个月时,不会大笑;6 个月时,不会主动拿物体;对照顾他的人,漠不关心;难以将物品送进口中。

(3)7～9 个月时异常信号:不会独坐、不会翻身,不能伸手拿东西,不认识生人和熟人,呼叫名字没有反应。

(4)10～12 个月时异常信号:不会爬、扶站、扶走,不会用拇食指对抓捏小物品,不能用摆手表示再见或拍手表示欢迎,不能有意或无意发"爸爸"和"妈妈"声。

四、婴儿动作发展训练

婴儿动作的发育是神经发育的一个重要体现,由最初全身性的、不精确的、散漫的状态,逐渐发展到局部的、精确的、专一的状态。训练身体的动作,发展各种活动能力是婴儿期智能培养的中心任务,婴儿的动作和各种活动能力也是这个时期智能发育的重要标志之一。

(一)1周岁内是婴儿动作发展的关键时期

1周岁以内的婴儿是动作发展最迅速的年龄时期,特别是作为人类特有的动作——双手和行走的运动,都是在人生第一年有重大的发展。身体从出生后的躺卧状态,逐渐发展到抬头、翻身、坐、爬、站走;手的动作从握、抓发展到拇指和食指的捏拿及用手做复杂动作,这些都是在人生的第一年取得重大的进展。各种动作的发展是活动的前提,活动是由动作组成的,婴儿动作的不断发育使活动范围不断扩大,接触事物和认识事物更加丰富,由此提高了交往能力,促进了大脑的更快发育,婴儿的感知、注意、记忆、思维能力也得到更快发展。因此,1岁内的婴儿动作训练有非常重要的意义,年轻的父母和儿童保健工作者都应该给予高度重视。

(二)儿童动作发育规律

婴儿的动作发育遵循着一定规律和顺序,是由易而难,由简而繁,由低级向高级发展。婴儿动作的发育主要遵循以下规律:

1.从上至下的发展　婴儿最早的动作是头部动作,其次是躯体动作,最后是脚的动作。婴儿最先学会的是抬头和转头,然后是翻身和坐、爬,最后才是站和走。

2.从近而远的发展　婴儿的动作发展是从身体中部开始,越接近躯体部位的动作发育越早,然后逐渐向远离躯体的肢端发展。先出现躯体近端臂和腿大肌肉的动作,以后才是远端手部灵巧的小肌肉动作。

3.从泛化到精细的发展　婴儿最初的动作是全身性、不精确、散漫的,以后逐渐分化为局部、精确、精细、专一的动作。从大肌肉大幅度的粗动作先发育,然后是小肌肉精细动作的随后发育,由不协调到协调统一的发展。

婴儿动作的发展在不同月龄阶段出现不同的动作行为,它的发展遵循着一定的规律和顺序,但同时却与父母的及时训练有很大关系。父母在不同的时期根据婴儿动作发展的具体情况给婴儿创造条件,给予及时的训练和训练的机会,那么婴儿各种动作发育进度肯定会快一些,如果不给婴儿锻炼的机会,动作发育就要慢一些。因此,早期训练要根据动作的发展规律进行,它对婴儿动作的发育是非常必要的。

五、大运动的训练

(一)头部控制动作训练

头部控制动作是指婴儿能对头部的转动控制自如,头部的动作发展与婴儿的颈部和身体上部肌肉的发育有直接关系。头部的动作发展是先仰后竖,所以头部的控制动作训练就应是先抬头,而后进行头部竖直、转动训练。

【抬头动作训练】

婴儿抬头动作就是俯卧时,能抬起头来,使头部颜面抬起的角度大于45度角。根据婴儿动作发展规律和抬头动作发展程度的不同,抬头动作的训练分为辅助抬头和独自抬头。

1.辅助抬头训练　婴儿呈俯卧位时,自己抬不起头来,需要成人用手辅助婴儿把头抬起来。这适合于

1个月左右还不能抬起头的小婴儿训练。

训练方法:婴儿俯卧于床上,两臂向前上方伸出,成人站在婴儿身后,用两手从婴儿两腋下托住婴儿的胸上部轻轻向上抬举,使婴儿头部与胸上部离开床面,借此让小婴儿抬起头来,向前方观看。这一动作的训练可根据婴儿的具体情况反复进行。抬头训练时注意,成人用手向上抬举婴儿时,婴儿的前胸上部与床面呈30~45度角。婴儿俯卧时,颜面部侧向一侧,避免口鼻贴于床面而影响呼吸;成人辅助时,要慢要轻。新生儿后期,可以进行这一动作的训练。

2.独自抬头训练 就是使婴儿俯卧时自己能够把头抬起来,根据头颜面抬起高的程度可以分为稍微抬头和抬头自如两个阶段的训练。

(1)稍微抬头训练:让婴儿俯卧于床上,颜面侧歪,两臂向前上方伸出;成人用带响声的色彩鲜艳玩具在婴儿头部前上方,引诱婴儿自己用力抬起头来观看。但此时婴儿头抬不高,抬头的时间也很短,头颜面抬起角度小于45度。婴儿2个月时,即可进行稍微抬头的动作训练;婴儿3个月时,如果仍达不到训练标准,即为稍微抬头动作发育迟缓,则应加强训练。

(2)抬头自如训练:婴儿自己用两手臂肘支撑着能挺起头,肩与前胸上部、头颜面抬起角度大于45度,并能转动头部。抬头的时间也逐渐延长,这时候就需要让婴儿每天反复多次地进行趴卧锻炼。婴儿5个月时,如果仍做不到抬头自如的动作,就说明这一动作发育迟缓,应该加强趴卧抬头动作的训练。

【头部竖直转动自如动作训练】

把婴儿抱成直立位,使婴儿颈部挺直,头部能转动自如。

1.头部竖直动作训练 婴儿2个多月时,颈部无力,支持不住头部的重量,导致头部向前,向后和左右歪斜。这个时期,在婴儿喂奶后,成人就要用手托住婴儿的头部竖起抱着,练习头部竖直,逐渐地使婴儿的头部能竖直。

2.头部转动自如动作训练 抱起婴儿时,婴儿的头部能竖直以后,成人就可以把两手伸入到婴儿的两腋下,把婴儿抱成直立位,观察婴儿能不能自己挺直颈部,支持头部竖直而不歪不倒。婴儿被抱成直立位,能做到头部竖直以后,成人就要有意识地引诱婴儿向前和左右方向观看。训练时间长了,婴儿就会自然而然地做颈部挺直动作,头部能转动自如,并可以向各个方向观察周围的环境了。婴儿4个月时,头部仍不会转动自如说明这一动作发育迟缓,应该经常抱起婴儿,进行头部竖直和转动自如的训练。

(二)翻身动作训练

婴儿翻身动作发展有一定的规律,从不能翻身到会翻身,从翻身呈侧卧位到翻过身去,由仰卧翻身呈俯卧位,再由俯卧翻身呈仰卧位。进行翻身动作训练时,要遵照婴儿翻身动作的发展规律,由易到难进行训练。先从辅助婴儿翻身动作训练做起,逐渐使婴儿自己会翻身。翻身动作有仰卧翻身和俯卧翻身两种。根据调查,仰卧翻身动作发展略早于俯卧翻身动作的发展,因而在翻身动作训练的顺序上,应先开始仰卧翻身动作的训练,后是俯卧翻身动作的训练。进行翻身训练时应注意安全,尤其是要注意婴儿手和臂的安全。

【辅助翻身动作训练】

1.辅助仰卧翻身动作训练 让婴儿呈仰卧位,先训练仰卧翻身的动作。成人用一只手伸到婴儿身后托住婴儿后背,另一只手贴敷于婴儿胸腹部,托婴儿后背的手轻轻用力辅助婴儿先翻身呈侧卧位,稍停一会儿,然后再帮助翻身呈俯卧位。仰卧翻身动作可以向左右侧交替进行,每天应进行多次训练。婴儿2个多月时即可开始这一动作的训练。

2.辅助俯卧翻身动作训练 婴儿能做仰卧翻身的动作后,就要让婴儿呈俯卧位,头抬起,两臂伸向前方,以训练俯卧翻身的动作。成人用一只手托住婴儿的胸腹部,另一只手扶住婴儿的腰臀部,托胸腹部的手轻轻用力帮助婴儿从俯卧先翻身呈侧卧位,稍停片刻,然后再帮助翻身呈仰卧位。俯卧翻身动作也可以向左右侧交替进行,同时也可由仰卧位翻身呈俯卧位,由俯卧位翻身呈仰卧位,每天应反复多次进行训练。

训练婴儿做翻身动作时,应该注意安全。成人辅助婴儿翻身时,应尽量让婴儿自己用力做翻身动作,发挥婴儿的主动性,促进婴儿运动神经的发育。婴儿实在不能翻身,成人再帮助婴儿完成翻身动作。

【独自翻身动作训练】

在婴儿整个独自翻身动作的训练过程中,不是单一孤立的由仰卧位翻身呈俯卧位,或由俯卧位翻身呈仰卧位,必须把仰卧翻身和俯卧翻身连接起来同时进行,这样才会更好地促进翻身动作的发展。

1.独自仰卧翻身动作训练　婴儿呈仰卧位,用色彩鲜艳带有响声的玩具引诱婴儿自己用力做翻身动作,由仰卧位翻身呈俯卧位。婴儿 3 个月时,即可开始这一动作的训练,也可根据婴儿翻身呈侧卧位动作的发展情况而定。训练时,一定要尽量让婴儿自己用力翻身,让婴儿独自去完成这一仰卧翻身动作,实在有困难时再辅助其完成。

2.独自俯卧翻身动作训练　婴儿呈俯卧位,头抬起,两手臂伸向前方,引诱婴儿独自完成俯卧位翻身呈侧卧位、仰卧位的动作,应注意尽量让婴儿自己用力做翻身动作。一般婴儿 4 个月时,就开始训练俯卧翻身动作,也可根据婴儿独自仰卧翻身动作训练的进展情况来开始这一动作。

在婴儿独自仰卧位翻身和俯卧位翻身这两项动作的训练过程中,应根据婴儿动作发展的具体情况,把仰卧位翻身和俯卧位翻身结合在一起,连接起来交替进行训练,这样会取得更好的效果。如果婴儿长到 6 个多月时,还不能独自完成这一翻身动作,说明独自翻身动作的发育迟缓,应加强翻身动作的训练。

（三）坐动作训练

坐动作的训练也是根据婴儿坐动作的发展规律和顺序,由初级向高级动作发展而进行,即从扶坐到独坐的动作训练。根据婴儿坐动作的发展规律可把坐动作训练分为四个阶段。

1.扶坐竖直动作训练　婴儿呈仰卧位,成人用双手紧握住婴儿双臂上端,把婴儿拉坐起来;然后,用双手扶住婴儿的两上臂,使婴儿坐直。刚开始训练时,婴儿坐不好,成人要注意扶持,每次训练时间不能过长,可以试着反复扶坐,逐渐让婴儿完成扶坐竖直这一动作。婴儿 4 个多月时,开始扶坐竖直这一动作的训练。

2.独坐前倾动作训练　婴儿呈仰卧位,成人用双手抓握住婴儿的双手,把婴儿从仰卧位拉起,婴儿勉强能坐,但是坐不直,躯体前倾,小于 45 度角。这时要在婴儿的脚前放有玩具,让婴儿自己坐着抓弄玩具。刚开始训练时,成人要稍微扶助让婴儿坐稳,坐的时间一定要短,锻炼一段时间后,婴儿坐着时躯体向前倾斜的角度会逐渐大于 45 度角。婴儿能独坐片刻时,独坐时间可以逐渐延长。

独坐前倾的动作训练,仅仅是在训练时让婴儿独坐,平时决不能在婴儿身体周围围上东西,因为那样坐时间太久,婴儿会坐不直、坐不稳,很容易造成婴儿的脊柱弯曲。独坐前倾动作开始训练的年龄大约在 5 个月时,也可根据婴儿"扶坐竖直"的动作发展情况来决定开始这一动作的起始训练年龄。

3.独坐自如动作训练　婴儿经过独坐前倾动作的训练后,坐的能力逐渐加强,坐着时身体也逐渐由前倾变成竖直。但是,婴儿坐姿保持能力有限,不能维持很长时间,坐一会儿就坐不直。因此,一次不要让婴儿独坐太长时间,每天可以反复多次训练。训练时,在婴儿腿脚前摆放着玩具,让婴儿自己坐着玩,以防止婴儿厌烦独坐训练。锻炼数天后,婴儿就可以独坐自如,并可拿起摆在腿脚前的玩具玩弄。这时,成人可有意识地设法引逗婴儿摆转身体,使他左顾右看,这样可以训练婴儿身体坐姿稳妥,独坐的时间会逐渐延长,会进一步锻炼婴儿坐立平衡和身体的自由转动能力。婴儿 6 个月时,可以开始独坐自如的动作训练。婴儿长到 8 个月时,仍不能独坐自如,说明坐动作的发育迟缓,应加强坐动作的训练。

4.卧位坐起动作训练　婴儿呈仰卧位或俯卧位,成人用婴儿喜爱的玩具引诱婴儿自己爬起来,成为坐着姿势,然后把玩具递给婴儿玩弄。婴儿7个多月时,开始训练从卧位坐起这项动作,也可根据婴儿坐动作的发展情况而定。如果婴儿长到11个月时还不能完成从卧位坐起的动作,说明这一动作发育迟缓,应加强卧位坐起的动作训练。

(四)爬行动作训练

根据婴儿爬行动作的发展规律,把爬行动作的训练分为助力爬行和独自爬行两个阶段来进行训练。

1.助力爬行训练　婴儿呈俯卧位,两臂伸向前方,头前方不远处摆放着玩具,成人用玩具引诱婴儿向前爬行,婴儿不会爬、爬不动,就会挣扎着在原处全身蠕动、打转或者向后退。这时,要让婴儿自己活动一会儿,成人再用两手分别顶住婴儿的脚,推动婴儿向前爬行,使婴儿能拿到玩具,满足婴儿拿到玩具的愿望。训练几天后,成人就不要再推婴儿的脚向前,而是让婴儿自己用脚用力蹬成人的手掌向前爬行。成人的手可以随着婴儿向前爬行而向前移动,让婴儿用脚蹬着手掌一点一点地向前爬动,最后能拿到玩具,让婴儿开心。

做助力爬行训练时,注意婴儿头前方不远处摆放玩具的距离,一定要根据婴儿爬行的能力而定,最后一定要让婴儿拿到玩具,使他得到心理满足。在婴儿6个月时,开始训练助力爬行,也可以根据婴儿动作发育的具体情况而定。

2.独自爬行训练　婴儿在助力爬行的训练中,自己已经学会向前爬行,成人就不要再用手帮助婴儿爬行,尽量让婴儿自己独自向前爬行到放玩具的地方,让他能拿取玩具。注意婴儿爬行时,要培养训练婴儿双手都用力,双手都能拿取玩具,训练手眼协调能力。婴儿能独自爬行后,每天就应该设法让婴儿多爬行,进行四肢协调能力的锻炼,以促进婴儿四肢配合性运动能力的逐步增强,促进大脑神经行为的发展。

7个多月时,训练婴儿独自爬行,并可根据每个婴儿"助力爬行"的动作发育情况制定训练计划。婴儿长到11个月时,还不能自己独自向前爬行则是爬行动作发育迟缓,应该加强爬行动作训练。

(五)站立动作训练

根据婴儿站立动作的发展规律,把站立动作的训练分成扶站动作和独站动作两个阶段来进行。

【扶站动作训练】

扶站动作即婴儿扶着人和物能够站立的动作。扶站动作分为扶腋下站立和扶手站立两项动作训练。

1.扶腋下站立动作训练　成人将双手伸入婴儿的两腋下,扶婴儿呈站立位,婴儿两腿伸直,两脚平放站立好以后,成人可以试着稍微放松扶婴儿两腋下的双手,试着让婴儿自己能站立,使婴儿的躯体能得到双腿的支持和持重。婴儿此时不会站立,应注意保护,成人决不能完全放松扶婴儿两腋下的双手,以免婴儿失去成人双手的扶持而摔伤。婴儿5个月时,可以开始扶站这一动作的训练。

2.扶手站立动作训练　成人用双手紧握住婴儿的双手,把婴儿从坐着拉起呈站立位。这时,让婴儿两臂向前平伸,两腿站直,两脚平放,保持身体平衡,尽量让婴儿的双手用力扶着成人站好,而不是成人用力去扶着婴儿站好。婴儿刚开始扶手站立时,时间不能太长,次数也不要太多。随着年龄的增长,扶手站立的动作发展了,就可以增加锻炼的时间和次数,同时婴儿的双手扶站训练也可以改为单手扶站训练。经过扶手站立的训练后,就可以让婴儿经常用双手或单手扶人或扶物站立玩耍,也可以让婴儿扶着栏杆站立。如果婴儿长到1周岁还不能做扶站动作,则是动作发育迟缓,就应该加强扶站动作的训练。

【独站动作训练】

独站就是婴儿不用任何帮助、不扶任何物件完全能自己站立的动作。在训练婴儿扶手站立动作的过程中,成人要试着让婴儿自己松开扶着人或物的手,练习独自站立动作。最初,由于婴儿独自站立动作不成熟,独站不稳,很容易摔倒,成人要注意保护,不要摔伤婴儿。婴儿长到10个月时,一般能独自站立片刻,在此基础上可以每天让婴儿坚持锻炼。随着婴儿年龄的增长,婴儿会渐渐站立稳固,独自站立的时间也会逐渐延长,并可以站着玩弄玩具,左右转身,站立的动作也非常自如,可以站着任意转动自己的身体观看周围的环境和事物。

(六)走步动作训练

根据婴儿走步动作的发展规律,走步训练可分为扶着走步和独自走步两个阶段。

【扶着走步动作训练】

让婴儿先用双手扶着人或物向前走步。开始训练扶着走步时,成人可以让婴儿的双手紧握着自己的手,尽量让婴儿自己用力一步一步地向前走,成人可随婴儿的向前行走逐渐向后退步。婴儿刚开始时走不好、走不稳,锻炼日期久了,走步的动作自然就稳妥了,走的距离也渐渐远了。

扶走训练应注意让婴儿的双臂向前伸展,让婴儿的双手用力扶着成人的手一步一步地向前,成人不要用两只手拉着婴儿向前行走,更不能用双手提拉着婴儿的双手向前走步。成人应该坚持每天对婴儿做扶走训练,决不能因为怕婴儿摔伤而不进行训练,从而影响婴儿的走步发育和发展。

经过扶着双手走步训练后,婴儿向前行走的动作稳妥了。成人可以试着让婴儿改成一只手扶着向前行走的训练。婴儿长到 12 个月还不能扶着走步,则是这一动作发育迟缓,则应加强这方面的训练。

【独自走步动作训练】

在婴儿一只手扶人或扶物能走步的基础上,成人试着让婴儿松开手练习独自走步。经过扶着走步的锻炼后,婴儿自己走步的能力加强了,走姿也稳妥了,让婴儿练习独自走步训练。婴儿刚开始时,行走距离很短,只能走几步,但只要让婴儿每天坚持训练,就能行走自如,行走的距离也会逐渐远了。可以在屋里和院子里走走,想去那里就去那里,自己玩耍,他会很高兴、很开心,而且能让婴儿接触更多的事物和周围的环境,可以获得更多的知识。

婴儿能独自行走后,则完成了人生第一年行走动作的发展,取得运动能力发育的重大成就。这是婴儿神经发育与智能发育的一个重要体现,对婴儿的运动功能来说有着非常重要的意义。

婴儿 12 个月时,可以进行独自走步的训练,也可根据婴儿"扶着走步"动作的发展而决定开始独自走步训练。幼儿长到 1 岁半时,如果仍不能行走自如则是动作发育迟缓,则应加强行走动作的训练。

(七)蹲动作训练

对于婴幼儿蹲动作的训练,应先培养较容易的扶人、扶物能蹲,然后逐渐学较难的独蹲动作。

在进行蹲动作训练前,在婴幼儿的脚前可摆放上婴幼儿比较喜爱的玩具。成人用手紧握着婴幼儿的一只手,逗引婴幼儿去注意脚前的玩具。婴幼儿想拿到心爱的玩具,就要主动要求蹲下拾取,但此时他的下蹲能力还很差、蹲不好。这时成人可以让婴幼儿扶着自己的手或者物体,让他慢慢地往下蹲,直到蹲下能拿到玩具。然后,让婴幼儿再扶着成人的手或物站起来,自己玩弄玩具。这样每天坚持反复训练,并发挥婴幼儿的主动性,尽量让他自己去努力完成下蹲动作。

婴幼儿经过数天的下蹲动作训练,婴幼儿的下蹲能力加强了,不用扶持就可以做下蹲动作,可以随时任意蹲下拾取到脚前的玩具再站起来。这样婴幼儿独蹲的动作做得很稳妥、很随意,可以任意蹲下或站起来,可以自由地玩耍。训练下蹲动作可以在婴儿期 11 个月左右时开始。

六、精细动作的训练

婴儿的精细动作主要是手部动作,开始是从无意识地抚摸物体,而后发展到有意识随意抓握,最后发展到做任何简单的动作。这些都是手部动作的质的变化。婴儿刚出生时,还不会什么手部动作,但过不了多久可以用整个手掌大把抓,即五指并抓,到后来发展到拇指与四指对立抓握。拇指与其余四指对立抓握动作是手指的精细运动,是人类特有操作物体的典型方式,这为今后用手做各种复杂化的动作奠定了基础。婴儿抓握物品的方式最初是用手掌的尺侧,进而用全掌抓握,然后发展到桡侧掌抓握,最后用拇指与食指对指取物。

婴儿的手精细动作基本包括抓握、捏拿、搓揉、翻揭、撕扯、折叠等,这些动作是婴儿手指摆脱紧张状态和有了手眼协调能力之后有意识用双手做出的,是手精细动作的发展,显示了手眼协调操作物体的能力。手精细动作的发育关系到婴儿智力的发展,是促进婴儿智能发展的重要因素之一。手动作从无意识到有意识,从不随意到随意的动作发展都与大脑的功能有关。手是认识事物特征的重要器官,婴儿的手动作不断发育,使婴儿接触物体和认识事物更加丰富,从而促进了大脑的发育。随着婴儿的年龄增长,手精细动作水平的提高,婴儿双侧肢体的配合性动作和手眼协调能力显得越来越重要,并贯穿于精细动作之中,促进着婴儿双手的灵巧性发展。因此,发展婴儿手部动作,训练手的功能,对婴儿的动作发育和智能发展是非常重要的。对婴儿手部动作的训练,应该积极进行,促进良好发展,这是早期教育的重要内容,对早期智能开发非常关键,也为孩子将来用手做更复杂的动作和各项技巧活动打下基础。

1岁以内的婴儿手动作发展有它的连续性和内在联系,有一定的规律和顺序。所以,在对婴儿进行手动作的训练时,应该系统地遵循手动作的发展规律和顺序,针对婴儿手动作发展的实际水平,持之以恒,循序渐进地进行训练,这样才能发挥好的作用,获得好的结果。

(一)手动作发育顺序

对婴儿进行手动作训练时,应该根据手动作发展规律和顺序,注意不同的月龄会有不同的动作能力。

1.新生儿期　所有的新生儿手指都紧张,总是握着拳头,手部有抓握反射,手臂常呈旋转式,这是新生儿普遍存在的屈曲过度的原因。如果用一只手指触及一下婴儿的手掌时,他的四指和拇指立刻会攥紧你的手指,会持续握着。婴儿一直到4周以后,手指才处于放松状态,手才会张开。新生儿期可以给婴儿做手和手指的按摩,从而减轻手的紧张性。

2.2个月婴儿　手指紧张消失,两手张开或轻轻地握拳,手指或手掌偶然碰到东西会做些简单的动作。对周围环境的好奇使婴儿手舞足蹈,对物体有极大的兴趣,但还不能抓握。这时,可将色彩鲜艳的玩具悬挂在适当的位置,便于婴儿用手碰触。父母也要经常用手和玩具去碰触婴儿的手,练习他的手触摸能力,让他逐步学会用手触摸玩具和物品。

3.3个月婴儿　3个月时,握紧反射消失,婴儿的手可有意识地张开,试着用手抓握东西。两手紧挨着放在胸前,合在一起,会玩弄自己的手和手指。对这个年龄的婴儿,由于手眼不协调,看到而拿不到玩具,父母要经常把玩具放在他手中,帮助他学会抓握物品。这时的婴儿特别喜欢看鲜艳的玩具,要经常在他的前方悬挂一些彩色的、易摇响、易抓弄的玩具,多让他练习抓握和玩弄悬挂的玩具,训练他的手抓握能力和培养手眼协调的能力。

4.4个月婴儿　开始有目的地抓向玩具,一种以触觉和视觉为线索的自觉抓握,这种抓握有赖于手眼的协调。如果从侧面递给婴儿一个响圈,他会把半张开的手朝玩具方向运动,抓取玩具后放到自己面前,另一只手也会伸向玩具。这时,婴儿两手会自然接触,并时常玩弄手指。玩具碰到手指时会出现主动抓握,并能将玩具在手中留握。这个阶段要在婴儿的面前经常放些小玩具,如花铃环、花铃棒,训练他伸手去抓,使他手眼协调起来。也可以把玩具碰触他的手指,训练他主动地去抓握玩具,并能较长久地摆弄玩具,把玩具摇出响声。

5.5个月婴儿　抓握能力有了提高,仰卧时能自如地用手抓自己的脚,可以把奶瓶放进嘴里,并能把拿到的东西往嘴里放。这时双手都能抓取玩具,并能模仿敲打和摇动玩具。要训练婴儿准确抓握,在婴儿面前放不同形状、不同大小的物品,让婴儿练习能够准确地抓握。也可以把玩具放在不同的距离,让婴儿凭自己的努力去抓取玩具。成人手里拿着发响有趣的玩具,玩弄给婴儿看,吸引婴儿的注视。教他从成人的手中拿取玩具,并模仿着玩弄玩具。教会婴儿用两只手都能拿住东西,并摇动带响声的玩具和用手对敲玩具。

6.6 个月婴儿　两手能交替玩玩具和木块,初次能在身体中心前用一只手将玩具传递到另一只手中。这说明婴儿的两个大脑半球已能协调配合,使物体在两手之间交替玩耍。此时还应训练玩具倒手,即成人在与婴儿玩玩具时,要有意识地连续向一只手递玩具,训练婴儿将手中的玩具倒换到另一只手中。这种最初的双手配合活动是很重要的,它可以早期观察出双手的活动是否正常,并训练发展双手共同的活动。

7.7~8 个月婴儿　给婴儿一块积木块时,婴儿会用伸直的拇指和其他手指拿积木块,重要的是拇指参与了运动,以桡掌或桡指去抓握。这时的婴儿会用多种方法玩玩具,如双手传递、摇晃、敲打玩具,在摇动和传递中不易掉落。喜欢摆弄玩具和物体,对自己拍拍打打动作很高兴,这时要经常让婴儿拿拿、敲打敲打、摇晃摇晃玩具,教会婴儿复杂的摆弄物体动作。在这些动作中,注意发挥婴儿感知、注意、记忆的能力。

对这时的婴儿,还要经常给他一些小物品,训练他对小物品的注意,练习捏取。刚开始婴儿可能较笨拙,训练久了,他就会慢慢用拇指和食指相对准确地将小物品捏起,从而迈出手精细动作的重要一步。一定注意,要防止婴儿把捏起的小物品投入口中。

8.9~10 个月婴儿　能随意伸开手,这种伸开手能力会使婴儿笨拙地放下或扔掉手中的玩具,婴儿对丢弃每一个玩具都感到特别高兴,他会全神贯注地注意跌落的玩具。玩具从婴儿手中掉下后,婴儿会再去拿取,他的手部动作会不厌其烦地重复着,经常把拿到手里的东西扔掉,而后拾起又扔,扔了再拿,这需要父母耐心反复地训练婴儿丢弃和抓取玩具。

这时的婴儿对任何小东西、小物体都会感兴趣,能用拇指和食指将小物品捏起来,这一切均用伸开的食指完成,手指运动会变得愈来愈精细。这个时期主要是培养和训练婴儿用手指捏拿小物品,并把小物品放进盒里和装进瓶子里,提高他的手眼协调能力。也可以给婴儿选择一些带孔洞的玩具,让他把一些小物品从孔洞中投入,训练婴儿的手控制能力。

此时的婴儿模仿能力已比较强,对各种玩具越来越感兴趣,并模仿着玩出一些花样。如果教给他相互敲击两个木块,他会模仿去做,木块的敲击声使婴儿十分开心。也可以让婴儿拿两个小套桶往一起对套。如果此时婴儿的两只手仍不能对在一起就要引起重视。

9.11~12 个月婴儿　手精细动作的灵活性逐步增强,食指和拇指像钳子一样捏起珠子和小丸。在捏取时,食指弯曲,拇指伸开,达到了相当熟练的程度。随着手指的灵活性发展,肌肉细化达到了很高的程度,婴儿用拇指和食指有目的地抓取并捏紧小物品,再伸直两个指头,松开小物品。为了完成这一动作,手指伸肌和屈肌的控制必须十分精细,两种肌群的力量必须配合得相当完善。

这时出现机能动作,可以主动地、随心所欲地摆弄各种物品。不仅能把小球放进盒子里,还能从盒子里把小球拿出来。还可以用一只手同时抓握两个积木块,能把环形物套在小棍子上,能将一块积木放在另一块积木上。对这个年龄段的婴儿,父母要多提供些相关联的玩具。例如,把盖扣到瓶子上,把环套在棍子上,把两块方木叠在一起,使婴儿在玩耍中发现物体间的关系,在反复动作中学会对不同物体要用不同动作。

此时的婴儿具有很强的模仿能力,成人要利用玩具与婴儿做简单的游戏,逗引婴儿模仿成人的简单动作,练习手的灵活性。有意识的和婴儿一起玩多种玩具,做多种游戏,鼓励他模仿。用游戏指导训练婴儿推、滚、扔小球和转动玩具,打开和盖好盒盖,用小棍子够玩具,叠放积木块。在游戏中发展提高双手的配合性动作和手眼协调的能力,进一步培养婴儿的抓握、捏拿、搓揉、翻揭、撕扯、折叠等灵活性,逐步发展用手做复杂的动作,用手完成一些独立的生活。

（二）婴儿精细动作训练

1.抓握动作训练　让婴儿用手抓住玩具,自己用力不松手。

准备工作:准备几个婴儿用手容易抓握的带把柄的或环形圆圈玩具,这些玩具色彩鲜艳、有响声,容易引起婴儿的注意,并容易洗涤和消毒。

训练方法:婴儿仰卧位,成人拿一个玩具,在他面前逗引,使他注意到玩具,然后把玩具的把柄或环形圆圈玩具的环送到他的手边,用玩具触及他的手,让他将玩具抓住,练习抓握动作。这一动作要反复训练。也可以在婴儿的床上方悬挂易抓带响的玩具,这些玩具要悬挂在婴儿胸部上方,使他能够用手容易碰抓到的地方。在婴儿醒的时候,手舞足蹈时可以随时触及玩具,抓住玩具玩。悬挂玩具的细绳最好能够松紧,便于婴儿任意抓着玩具玩耍。

2.抓取动作训练　让婴儿凭自己的努力去抓取摆在面前的玩具。

准备工作:要在婴儿的面前经常放些鲜艳的小玩具,如花铃环、花铃棒,小花鼓等,训练婴儿伸手去抓住这些小玩具,使婴儿手眼协调起来。

训练方法:成人手里拿着发响有趣的玩具,玩弄给婴儿看,吸引他的注视,引诱他自己用手去主动抓住成人手中的玩具,并能够把玩具抓起来。也可以在婴儿面前放不同形状、不同大小的物品,让婴儿练习准确的抓握;也可以把玩具放在不同的距离,让婴儿凭自己的努力去抓取玩具。

3.传递动作训练　让婴儿能把自己一只手里的玩具传递到另一只手里。

准备工作:在婴儿的面前摆放些鲜艳的各种各样的小玩具,以利于他抓握和传递。

训练方法:成人手里拿着一个鲜艳有趣的玩具,让婴儿看着成人把手中的玩具传递到另一只手中。然后成人把一个玩具递到婴儿的一只手中,再帮助婴儿把这只手里的玩具送到另一只手中。成人又拿一个婴儿更喜爱的玩具,接近婴儿拿玩具的手,婴儿要想拿到这一个玩具,成人就诱导帮助婴儿把原来手中的玩具传递到另一只手中,而用这只手再拿成人手中的玩具。这一动作可在日常生活中反复训练,不久,这个传递动作就熟练了。

4.捏拿动作训练　婴儿能用手的拇指和食指相对准确地将小物品捏拿起来,迈出手精细动作的重要一步。

准备工作:婴儿取坐位,在其前面放一些小积木和小球等小物品,以利于他用拇指和食指捏拿。

训练方法:成人先将小积木或小球指给婴儿看,让婴儿看着成人用拇指和食指把小积木或小球捏拿起来,再把小积木或小球放下。然后成人就教婴儿自己用拇指和食指试捏这些物品。刚开始时,婴儿是用拇指和其他四个手指抓拿,经过反复训练,他会发展成为用拇指和食指捏拿。要经常给婴儿一些容易捏拿的小物品,练习捏取,训练婴儿拇指和食指准确地将小物品捏起。务必注意不要让婴儿将小物品送入口中,以免发生意外。

5.对敲动作训练　婴儿两只手各拿着一个小玩具对着敲打。

准备工作:婴儿取坐位,在婴儿面前放着几块小积木。

训练方法:成人先用两只手各拿一块积木,让婴儿看着成人两只手对在一起敲打积木,然后把两只手分开,再敲打再分开。积木的敲击声会使他很高兴。然后让婴儿用两只手各拿一块积木,让他模仿去做,教给他相互敲击两个木块,木块的敲击声会使他十分开心。

6.丢弃动作训练　让婴儿自己能松开手,放下手中玩具。

准备工作:婴儿取坐位,其身旁放着好看的玩具。

训练方法:成人用一只手拿起一个玩具,让婴儿看着成人松开手放下手中的玩具。然后让婴儿拿一个玩具,让他玩弄一会儿,成人伸出一只手,放在他拿玩具的手下面,示意诱导他自己松开拿玩具的手,使玩具弃落到成人的手中。

7.捏珠子动作训练　婴儿的食指和拇指捏珠子和小丸,在捏取时食指弯曲,拇指伸开,进一步达到精细熟练的程度。

准备工作:婴儿取坐位,其面前摆放着小丸、珠子和一个塑料碗。

训练方法:成人先捏取一个小丸或一个珠子装入碗里,连续放几个,然后再把小丸、珠子捏出来。随着婴儿的手指灵活性发展,他的模仿能力会增强,也会用拇指和食指有目的地捏取并捏紧小丸或珠子,而后再伸直两个指头,把小丸和珠子放进碗里,而且还能从碗里把小丸和珠子拿出来。

七、婴儿认知、语言能力训练

认知能力的训练主要是为了提高幼儿的数算能力、想象能力以及对自然的观察辨识能力,语言能力训练主要训练儿童对语言的理解及表达能力。训练的主要方法有:

(一)通过眼睛启发孩子说话

眼睛是心灵的窗户,爸爸妈妈与孩子沟通时,首先要进行目光交流。而孩子通过爸爸妈妈的目光,聆听爸爸妈妈的声音,熟悉爸爸妈妈的表情,即可奠定对"说话"的了解和这种交流方式的认识。

(二)生活中的语言教材

生活中出现的小鸟叫声、水流的哗哗声、汽车的嘟嘟声等广泛的语言题材,都可以让孩子接触和感受。另外,父母还可以一边做家务一边和孩子说话,不要让孩子生活的环境太过于安静,因为生活中的一切声音,对于孩子来说都是最好的语言教材。

(三)每次和孩子接触,都要与孩子说话

父母在与孩子每一次身体接触中,一定要与孩子进行有声的交流,因为这样会让孩子的注意力更加集中,听觉也会变得更加敏锐。父母在给孩子喂饭、喂奶、换尿布、哄睡觉的过程中,都要养成积极和孩子对话的习惯,这对于提高孩子的语言意识将有很大的益处。

(四)积极响应孩子的呀呀自语

孩子牙牙学语,表明孩子在尝试着表达自己的感觉。此时,父母一定要积极地响应孩子的这种声音,使孩子更加积极地表达自己的感觉。另外,父母在响应孩子的这种声音时,可以一边和孩子说话、一边抚摸着孩子,以达到与孩子交流的目的。

(五)鼓励孩子进行模仿

孩子通常喜欢模仿大人的动作,如说鼓掌、挥挥手说"再见"等,父母可以利用孩子这种爱模仿的特性,趁机教孩子各种配合手势的单字,并经常练习,这样孩子就可以马上记住了。

(六)让孩子与父母一起寻找目标

孩子对于父母在做什么、说什么总是觉得很好奇。因此,父母可以让孩子和自己往同样的方向去寻找目标,以达到让孩子亲眼、亲耳确认从父母口中说出和看到相同的事物。这样可以训练孩子的辨识与联想能力。

八、婴儿皮肤按摩技巧

（一）头面部按摩要领（婴儿呈仰卧位）

【头腮部按摩】

1.头部按摩　双手掌面放在婴儿前额的上方,双手食指与前发际齐乎。用双手同时向上向后滑动按摩,经过头顶,滑动到后发际,再向前按摩停止于两耳后的乳突处,用双手的食指和中指轻轻按压一下。重复操作6遍。

2.腮部按摩　双手掌从婴儿的两耳下部沿腮部轻轻按摩至下颌中部(下巴),完成腮部按摩。重复操作6遍。

【面部按摩】

1.前额太阳穴按摩　双手拇指紧贴一起,按在婴儿前额中部前发际的下方,分别成直线向外按摩,轻柔而平稳地滑至太阳穴处,而后用双手拇指转动按压一次。然后,双手拇指放回前额中部的原位后下移1厘米,同样向外按摩至太阳穴处,用双拇指再转动按压一次。再次放回下移1厘米,重复上述动作,直到双手拇指放在眉弓中间,轻柔地滑向太阳穴处,再转动按压。整个前额太阳穴按摩操作进行4遍。

2.面颊部按摩　双手拇指分别放在婴儿鼻梁两侧的面颊上部,同时沿上颊面部向外轻轻按摩,逐步滑向面部两侧的双耳前停止。然后,双手拇指放回鼻梁两侧的面颊部,位置稍低一些,重复以上动作按摩到双耳前,再把双手拇指放回鼻梁两侧,位置再低一些,重复以上动作,将整个面颊部皮肤都按摩到。面颊部按摩操作进行4遍。

3.上下颌按摩　双手拇指紧贴一起,按婴儿上嘴唇的人中处,原位轻揉按压。然后,向外滑动少许,再轻揉按压,直到上口角处,沿上颌部向外轻轻滑动按摩到两耳下方。而后,双手拇指紧贴一起,放在婴儿下嘴唇的下方正中间,原位轻揉按压。然后向外滑动少许,再原位轻揉按压,直到下口角处,沿下颌部向外轻轻滑动按摩到两耳下方,完成上下颌的按摩。上下颌按揉操作进行4遍。

4.下颌边缘捏揉　先用一只手的拇指和食指捏住婴儿下颌中间底部边缘的肌肉轻轻捏揉,沿着下颌边缘边滑动、边轻轻捏揉至耳下。然后换另一只手的拇指和食指也从下颌中间底部开始,捏着下颌边缘的肌肉,轻轻捏揉到另一边的耳下。两边下颌边缘捏揉各进行6遍。

【耳朵边缘的捏揉】

用一只手的拇指和食指捏住婴儿外耳上部外侧的边缘位置,沿耳郭外侧边缘用手转揉并向下滑动,逐步捏揉按摩到耳垂。两耳捏揉各重复操作6遍。

【头面部按摩结束动作】

重复做头腮部按摩动作两遍,以结束头面部的按摩。

（二）身体正面按摩要领（婴儿呈仰卧位）

【胸部按摩】

1.前胸部按摩　双手放在婴儿的胸下部,先用一只手朝对侧胸上部滑动按摩到肩膀,然后再用另一只手也朝对侧胸上部滑动按摩到肩膀。双手在前胸部交替按摩操作6遍。

2.围绕乳头滑动按摩　双手食指和中指并拢放在婴儿的两乳头中间,右手按顺时针方向,左手按逆时针方向,同时在乳头周围滑动按摩。围绕乳头滑动按摩操作进行6遍。

【腹部按摩】

1.腹部向下按摩　先用一只手横放在婴儿的腹上部,小手指外侧紧靠在胸部下方,用整个手掌从上腹部按摩至下腹部;在这只手未抬起前,另一只手紧接着放在上腹部,从上往下按摩。双手交替按摩腹部各6遍。

2.脐旁小回旋按摩　右手的食指和中指并拢,放在婴儿脐旁的右上部,原位转动轻轻按压一下,而后松开,手指按顺时针方向滑动少许,再转动轻轻按压一下;围绕脐部做小回旋按摩,而后回到脐旁右上部。脐旁小回旋按摩操作进行4遍。

3.腹部大回旋按摩　右手指腹(四个手指肚)从婴儿的右上腹滑向右下腹按摩,然后右手指腹放回右上腹,从右上腹横滑向左上腹,再向下滑动按摩到左下腹,而后抬起右手指腹,放到右下腹部滑向右上腹,再横滑向左上腹,再向下滑动按摩到左下腹,完成腹部大回旋按摩。腹部大回旋按摩操作进行6遍。

【双上肢按摩】

1.手臂按摩　先用一只手轻轻握住婴儿一只手臂,从最上端轻轻地滑向手指,再从手指尖慢慢地滑出;在滑出之前,用另一只手握住婴儿这只手臂的最上端,也轻轻地滑向手指,并从婴儿手指尖慢慢地滑出。这样双手交替按摩婴儿手臂进行6遍后,再换婴儿的另一只手臂按同样的按摩手法重复操作6遍。

2.手臂捏揉　用双手的食指和拇指弯曲成圆圈状套在婴儿一只手臂的最上端,双手同时朝相反的方向捏揉,边捏揉边滑向手腕处停止。这只手臂捏揉6遍后,再换婴儿另一只手的手臂按同样的捏揉手法重复操作6遍。

3.手掌伸展　先用一只手托握住婴儿的一只手腕,使婴儿手掌心朝上。再将另一只手的拇指放在婴儿手掌面的根部,其他手指放在婴儿手掌背的根部,从手掌根部向指尖轻轻按摩。按摩到手尖时,用手握住婴儿的手尖,然后用托握手腕的另一只手用同样的手法,也从手掌根部向指尖滑动按摩。两手交替操作6遍后,再换婴儿的另一只手掌伸展按摩6遍。

如果难以打开婴儿的手掌,可以用一只手握住婴儿的手腕,使婴儿手掌心朝下,用另一只手的拇指按在婴儿手腕边的掌背上,其他手指伸进手掌心。手在婴儿的手掌心稍微施压,然后从掌心向指尖滑动按摩。

4.手指揉提　用一只手握住婴儿的一侧手腕,使婴儿手掌心朝上,再用另一只手拇指和食指的指腹,轻轻捏住婴儿手指的根部,沿着手指向手指尖捏揉,捏揉到手指尖时轻轻捏提手指关节一下。把各个手指都揉提3遍后,然后换另一只手的手指重复以上操作进行揉提3遍。

5.拇指按摩(脾经按摩)　一只手握住婴儿的拇指,用另一只手的拇指指腹,从婴儿拇指尖的掌外侧向拇指根部推按。推按操作6遍后,换婴儿另一只手的拇指按摩6遍。

6.小手指按摩(肾经按摩)　一只手握住婴儿的小手指,用另一只手的拇指指腹,从婴儿小手指尖的掌外侧向指根部推按。推按操作6遍后,换婴儿另一只手的小手指也按摩6遍。

【双下肢按摩】

1.腿部按摩　用一只手握住婴儿一只腿的踝关节(脚腕)处,用另外一只手抓住婴儿大腿上端,从大腿上部向下按摩滑行到踝关节时,用手握住踝关节。这时用握住婴儿踝关节的那一只手抓住大腿上端,也从大腿上部向下按摩滑行到踝关节。重复按摩6遍后,换另一条腿按以上操作按摩6遍。

2.腿部捏揉　用双手抓握住婴儿一条大腿的上端,双手同时朝相反的方向轻轻捏揉,从大腿上部向下滑动捏揉按摩到踝关节。一条腿捏揉按摩6遍后,换另一条腿按以上捏揉按摩6遍。

3.足心按摩　双手拇指从婴儿前脚掌心正中凹陷处的涌泉穴开始,向大小脚趾方向,双手交替按摩滑出。按摩6遍后,再换另一只脚按摩6遍。

4.足底边缘按摩　用一只手握住婴儿的踝关节,使婴儿脚趾朝上。用另一只手的拇指按在婴儿小脚趾根部正下方的脚底处,食指和中指按住脚背相对应的位置,沿足底边缘以滑动螺旋状进行按摩,到脚跟底部停止。然后,换另一只手的拇指在婴儿大脚趾根部正下方的脚底处,食指和中指按住脚背相对应的位置,也以滑动螺旋状进行按摩,到脚跟底部停止。双手交替按摩6遍后换另一只脚底按摩6遍。

5.足背按摩　用一只手握住婴儿的踝关节,另一只手的拇指按在足背上,其他手指位于足底正中,从足背轻轻按摩滑向脚趾。每只脚按摩6遍。

6.脚趾揉提　用一只手握住婴儿的踝关节,另一只手的拇指和食指的指腹,轻轻捏住脚趾的根部,沿着脚趾捏揉到脚尖,并提捏脚趾一下。每个脚趾揉提3遍后,换另一只脚趾也揉提3遍。

7.足跟腱按摩　用一只手托起婴儿的小腿,用另一只手的拇指和食指分别抓握住婴儿踝关节后部两侧的肌肉,轻轻沿脚后跟按摩滑出。按摩6遍后,换另一只脚进行足跟腱按摩。

(三)身体背面按摩要领(婴儿呈俯卧位)

【背部按摩】

1.背部从上到下按摩　一只手横放在婴儿的背上,轻微加压,整个手掌向下滑动按摩到臀部停止,停止前再将另一只手也横放在背部,从上往下按摩到臀部。背部按摩6遍。

2.脊柱旁按摩　双手拇指放在婴儿颈部下方的脊柱两旁,右手按顺时针方向,左手按逆时针方向,双手同时滑动按螺旋状往下按摩,一直轻轻按摩到臀部停止。注意拇指不要离开皮肤,不要按摩在脊柱上。脊柱旁按摩6遍。

3.背部肌肉推拉按摩　双手交叉斜放在婴儿的背部两侧,右手滑向婴儿身体的左外侧,左手滑向婴儿身体的右外侧,成交叉状按摩到婴儿身体两侧边缘后接着拉回双手,把双手朝脊柱方向收回的同时,轻轻带起躯干两侧的肌肉,然后再向两侧推出。这样重复推出拉回,从上往下移动双手,将整个躯干部位都按摩到。背部肌肉推拉按摩6遍。

4.骶骨部按摩

(1)一只手的手掌根部放在婴儿骶骨凹陷处,轻轻按压。按顺时针方向旋转按摩6遍,而后再按逆时针方向旋转按摩6遍。

(2)臀部旋揉:双手掌分别放在婴儿的臀部上,同时旋转双手掌,右手按顺时针方向、左手按逆时针方向旋转画圈按摩。旋转按摩时,双手在臀部上稍微移动,把整个臀部都按摩到。按摩6遍。

(3)腿后部按摩:一只手放在婴儿的大腿上端,整个手掌稍微施压,稳稳向下滑行按摩到踝关节处。当按摩到踝关节处时,另一只手放在婴儿另一条大腿的上端,从上往下也按摩到踝关节处。双腿交替按摩各6遍。

(4)背部按摩结束动作:左手放在婴儿的右肩处,整个手掌面与婴儿的肌肤接触,成对角线朝下按摩到左臀部,然后继续向下滑行到左腿,最后按摩到左脚跟。当手按摩到婴儿的脚跟时,再将右手放在婴儿的左肩处,也成对角线朝下按摩到右臀部,然后滑行按摩到右腿和右脚跟。注意,按摩的手法要轻柔稳妥,重复按摩6遍。

(四)身体按摩结束动作(婴儿呈仰卧位)

右手放在婴儿的右肩处,用整个手掌往下成对角线按摩滑行到胸部、左下腹部;继续往下按摩滑行到左大腿上端时,拇指放在大腿的前面,其他手指要滑向大腿的后面,整个手掌稍微施压,继续往下滑行按摩到踝关节。一直到左脚趾处停止,在右手按摩动作结束之前,将左手放在婴儿的左肩处,也用整个手掌往下成对角线按摩滑行到胸部、右下腹部,再向下按摩滑行到右大腿时,拇指放在大腿前面,其他手指也滑向大腿后面,整个手掌稍微施压往下按摩到踝关节和右脚趾处。在整个按摩过程中,手法要稳,手掌不要离开婴儿的身体;动作要连贯,始终保持有一只手与婴儿的身体接触。身体按摩结束动作进行6遍。

九、儿童玩具、图书选择

孩子在玩玩具和看画书的过程中,不仅要学会观察、思考和操作,而且他的感觉、动作、情绪、情感、语言、智力会得到发展。儿童保健工作者和家长应根据孩子不同年龄段为其选择适合的玩具。

(一)玩具选购和使用注意事项

【根据孩子的年龄、兴趣及能力选择适合玩具】

玩具包装所标示的适用年龄是最基本的参考依据,但是还必须参考和判断每个孩子的个别差异,切合实际地考虑孩子的智力发育及体能发展的程度,以此来选购合适的玩具。

【注意查看使用说明】

1.看适用年龄范围　一般的玩具在使用说明中都会标明该玩具的适用年龄范围,可以根据适用年龄进行选购。这主要有两重意义:第一,玩具本身是为该年龄段的儿童设计的;第二,不在此年龄段的儿童使用该产品存在危险性。

2.看安全警示语　玩具隐含的一些危险性生产厂会通过警示语做出提醒。如"打开包装后,请立即将包装塑料袋弃置";"非救生用品,只能在浅水中使用";"不适用于3岁以下儿童"等。购买及使用玩具时,一定要仔细阅读警示语,可避免误用玩具造成危险。

3.看有效日期　有些产品是指定在有效期内使用的,可避免使用过期产品。

4.看使用方法　复杂的玩具,如儿童自行车、学步车、电脑学习机等,应有详细的使用方法及注意事项。

【定期维护保养】

1.定期清洗消毒　婴儿玩具应注意是否有清洁或消毒的方法,例如是否可以水洗或高温消毒等。

2.定期进行检查　对3岁以下儿童使用的玩具,应特别注意进行定期检查,检查内容包括紧固件(如螺丝钉)是否松动、毛绒玩具上的小零件(如眼睛、鼻子等)是否松脱、塑料玩具的外壳是否破裂等。

3.定期保养　充电玩具应注意过量充电导致的寿命减少及过热爆炸危险,干电池用完应及时取出;童车应定期进行加润滑油防锈等保养工作;毛绒玩具应定期清洗,以减少细菌滋生等。

【拒绝"三无"产品】

根据《质量法》的规定,所有国内生产和销售的产品都应标明厂名、厂址及合格证,并应用规范汉字标明。进口玩具也应有中文的玩具使用说明。玩具的使用说明上面提供了许多有关产品的信息,应该仔细阅读。在选购玩具时,应注意玩具使用说明是否规范齐全,拒绝使用"三无"产品。

(二)玩具种类

【促进孩子语言发展的玩具】

1.图书、图片色彩鲜艳,孩子既可看到图片中的画面,又可认识色彩,学说词语。妈妈还可利用图片给孩子讲简短的故事,念短小的儿歌。

2.镜子。妈妈抱着孩子一起照镜子,并教孩子说出五官和身体的某个部位,如手、脚、头等;也可由妈妈指出五官和身体的部位,让孩子指认出名称。

3.录音磁带。孩子收听磁带中的儿歌、故事和歌曲,可以发展他的语言和乐感。

【促进孩子认识能力的玩具】

1.各种娃娃和餐具玩具,如孩子抱娃娃,摆弄锅、碗、勺、盆,可认识常见物品及其玩法。

2.沙水玩具,如铲子、筛子、瓶子,孩子随意玩耍,可从中获得感性经验。

3.套叠玩具,如套碗、套盒、套杯、大小瓶盖等。孩子在摆弄中获得对大小概念的感性认识。

4.促进孩子动作发展的玩具

(1)促进手部动作发展的构建玩具,如积木、塑胶拼搭玩具。孩子把玩具摞高、接长,会使手动作更加灵巧。

(2)皮球可以用手掷、滚,或脚踢。

(3)串珠可训练手眼协调。

(4)运动器具,如滑梯、摇船、攀登架等。爸爸和妈妈可带孩子到儿童乐园去玩运动器具,既可锻炼胆量又可发展动作。

(三)不同年龄儿童玩具的选择

【1~6个月的玩具】

1.玩具的选择原则

(1)颜色鲜艳纯正。

(2)形态大小适合小手抓握摆弄,不宜太小,以免吞食。

(3)玩具带有悦耳的响声,质地光滑,没有坚硬的锋利棱角,无毒性,易于清洗。

2.玩具的选择类型

(1)必备玩具有拨浪鼓、吹塑彩环或彩球(直径约15厘米)、塑料小动物、带铃的环、橡皮玩具(6×4厘米)、软塑料捏响玩具、不会破的小镜子等。

(2)参考玩具有八音盒、音乐旋转玩具、音乐不倒翁、音乐拉响玩具、发条启动的小动物和吊拿玩具等。

(3)家中有些东西可充当玩具,如清洗后的塑料小药瓶、硬纸小盒、光滑的小塑料汤匙、花手绢、红布条、纸花等,这些都是儿童感兴趣的物品。

3.玩具的玩教方法　将2~3种玩具挂在床栏上方,用手摆动,引起宝宝的注意。摇动拨浪鼓,让宝宝用眼睛去寻找铃声。将玩具在宝宝面前逗引,使他手舞足蹈,想去够取。如不会拿可放进他的手内,帮助他摇动。允许宝宝将玩具放进嘴巴里,用嘴去探索。

【7~12个月的玩具】

1.选择原则同上。

2.选择类型

(1)必备玩具有指拔玩具、小人和小动物、声响不倒翁、各种形象的动物、有图积木、软硬球。

(2)参考玩具有敲响玩具、拖拉玩具、小推车、大蜡笔、滚筒、小娃娃等。

(3)家中可充当玩具的实物,如塑料碗、匙、各种小型餐具、厨房用品,各种瓜果蔬菜,如茄、小西红柿、黄瓜,各种清洁用布料物品等。

3.玩教方法

(1)将玩具放在平面上或硬板床上,让婴儿翻滚、爬行或扶行去取。

(2)让婴儿坐着,由大人把住婴儿的食指,教他摆弄玩具,并使玩具转动。在他不觉察时,将玩具放在他的身后,引导他寻找。

(3)教给孩子认识家用实物的名称、动物的名称,模仿动物的动作、叫声,指认玩具娃娃的五官等。

【1~2岁的玩具】

到了1岁左右,着重训练婴儿的手脚配合。可选些组合式的玩具,如积木、砌图之类;训练手脚则可用学行车。幼儿1岁半时,可以选些体积较大、较复杂的积木或模型。而此时的孩子,已开始看图书及懂得自己翻阅书籍。可以买些画册让他们自己看,可训练孩子的手指灵活性。

【2～3 岁的玩具】

2 岁以后,幼儿除了能随心所欲地坐、站之外,还能步行,对外在世界的探索更热切,对于动感的玩具(如玩具车之类)尤为喜欢。另外,可以选择能让他们发挥组织力的积木,或者选择讲究技巧性、训练手眼配合的串珠链;如果想促进大肌肉的发展,可以提供球类玩具。此时期的幼儿,适合玩耍启发性高、培养创造力的玩具;更要开始训练小孩的注意力,例如教他们看书、绘画等。智力方块等益智玩具可以帮助孩子学习归类、建立空间概念,并通过搭积木,扩大对数字、图形和小动物的认识。

【3～4 岁的玩具】

到 3 岁左右,喜欢组合性的玩具(例如拼图、积木等),也喜欢吹气玩具。他们懂得把相同的物品放置一堆,所以在砌积木时,他们会砌出与图案相同的实物。此期孩子的手、眼、脑的协调更趋成熟,所选择的玩具要能锻炼大肌肉运动、刺激想象力、培养同情心、满足模仿欲、发展语言表达能力,如动作类玩具、智力类玩具、语言类玩具、美工和音乐类玩具、情绪类玩具等。

(四)儿童图书选择

让幼儿尽早接触图书,并培养幼儿阅读习惯。不同年龄阶段的孩子随着智力和语言能力发展程度不同,在阅读方面表现出来的兴趣也不同,在选购图书时要根据幼儿的不同阶段给幼儿选购合适的图书。

【1 岁以内】

婴儿的视觉能力还没有发展完全,能接受单幅、不连贯的图片,但对所看到的东西还没有分析能力。这个年龄阶段的婴儿,对周围环境抱有好奇心,对彩色明亮、画面生动的图片会令婴儿觉得兴奋,所以应选择彩色的图片。每张图片的内容要吸引他们的注意力,有利于认识不同的事物,如一条狗、一个苹果、一只杯子等。利用画片让他们认识一些眼前看不到的东西。在看画片或图书时,家长可告诉孩子画面上物体的名称,或看小动物画片时模仿动物的叫声,让孩子跟着学好发音。

【1～2 岁】

应选择有大幅图画的书,内容能反映他们比较熟悉的事物,如房屋、日常生活用品、动物、玩具等。画面应简单,色彩要鲜艳,以后逐渐增加画片中的物品或景色(如树、花等)。儿歌要有重复的句子,最好能押韵,能适应他们的听与学。

【2～3 岁】

应选择反映事物细节较多、包含较多故事内容的画书,简短有趣的内容能反映他们所熟悉的事物或简单虚构的小故事书;选择一些含韵律的儿歌,并教他们跟着念;这个年龄段的孩子还喜欢有声响的,特别是表现各种动物和车辆的故事书。成人在讲解时,可以将故事简化,使一幅画只用不多的语言就能讲清楚。在讲述的过程中,让孩子看着图书并找出图中的事物,或让他们重复自己喜爱、熟悉的句子。

【3～4 岁】

应选择能反映新鲜事物、有更多细节和动作的书,反映家庭以外的故事,尤其是具有游戏性质和动物故事以及能表现和他一样大的孩子生活的故事。由于一本故事书可以反复讲述,他们每次都会从中学到一些新的东西。还应鼓励孩子在成人讲述的过程中插话和复述,提问故事内容。

(刘　芳)

参 考 文 献

1.兰丽坤,王雪莉.妇产科学(第四版).北京:科学出版社,2016

2.曹泽毅.中华妇产科学.北京:人民卫生出版社,2014

3.郑勤田,刘慧姝.妇产科手册.北京:人民卫生出版社,2015

4.魏丽惠.妇产科诊疗常规.北京:中国医药科技出版社,2012

5.黄艳仪.妇产科危急重症救治.北京:人民卫生出版社,2011

6.马丁.妇产科疾病诊疗指南(第三版).北京:科学出版社,2013

7.车虹彩.现代产科急危重症诊疗学.河北:河北科学技术出版社,2013

8.郝敏.子宫内膜异位症诊疗新进展.北京:人民军医出版社,2014

9.冯琼,廖灿.妇产科疾病诊疗流程.北京:人民军医出版社,2014

10.张方林.产科速查(第三版).北京:人民卫生出版社,2015

11.贺晶.产科临床工作手册.北京:人民军医出版社,2013

12.李荷莲,韩丽英,赵淑华.妇产科医嘱速查手册.北京:人民军医出版社,2011

13.冯莉,曹丽华,崔文华,张雪莲.妇产科临床诊疗思维.河北:河北科学技术出版社,2013

14.薛敏.实用妇科内分泌诊疗手册(第三版).北京:人民卫生出版社,2015

15.华克勤,丰有吉.实用妇产科学.北京:人民卫生出版社,2013

16.刘琦.妇科肿瘤诊疗新进展(第二版).北京:人民军医出版社,2015

17.尚丽新.妇产科急诊诊疗常规与禁忌.北京:人民军医出版社,2011

18.张庆悦,施丽洁,韩书勤.中西医结合妇产科疾病诊疗学.西安:西安交通大学出版社,2014

19.朱晶萍.实用妇产科疾病诊疗常规.西安:西安交通大学出版社,2014

20.林寒梅,李善霞.妇产科中西医结合诊疗手册.北京:化学工业出版社,2015

21.陈子江,刘嘉茵.不孕不育专家推荐诊疗方案.北京:人民军医出版社,2013

22.徐杰,蔡昱.妇科病中西医实用手册.北京:人民军医出版社,2014

23.张晓东,王德权.性病诊断与防治.北京:人民军医出版社,2012

24.赵粉琴.不孕不育症.北京:化学工业出版社,2013

25.关怀,尚丽新.妊娠期糖尿病流行现状.中国实用妇科与产科杂志,2015,31(01):91-94

26.田一梅,郭静娟,丁树荣,王立群.女性不孕不育的相关因素及针对性健康教育研究进展.临床合理用药杂志,2015,8(04):179-180

27.陈霞,许剑.孕期保健对高龄产妇并发症及妊娠结局的影响.中国妇幼保健,2015,30(04):536-538

28.吴建发,吴素勤,柳洲,徐慧,张丽.新的妊娠期糖尿病诊断标准对围产儿结局的影响.公共卫生与预防医学,2015,26(03):121-124

29.仇翠平.当前妇产科肿瘤临床治疗中存在的问题及对策研究.临床医药文献电子杂志,2015,2(16):3356+3358

30.徐志芳,杨昱,陈丽莉,周亚茹.妊娠期糖尿病发病机制及其对母婴的影响.中国临床医生杂志,2015,

43(08):26-29

31.冯飞.妇科内分泌失调临床分析及治疗的疗效.实用妇科内分泌电子杂志,2015,2(05):45+48

32.杨东辉.中医辩证治疗妇科内分泌失调的疗效观察.实用妇科内分泌电子杂志,2015,2(06):42-43

33.罗静,常青,王延洲,王琳,胡群英.新妊娠期糖尿病诊断标准与围生期母儿结局分析.实用妇产科杂志,2012,28(09):755-758

34.张依妮,郭洪花.不同分娩体位在第二产程应用的研究进展.中华护理杂志,2013,48(03):281-283

35.张娅,徐先明.妊娠期糖尿病病因学研究进展.中国实用妇科与产科杂志,2013,29(04):299-302

36.吴德慧,华金凤,黄华民.不同手术方式治疗子宫肌瘤对妇科内分泌状态的影响.中国妇幼保健,2013,28(19):3169-3172

37.段莲花.妇产科肿瘤患者术后血栓性疾病的治疗分析.中国实用医药,2013,8(23):261-262

38.吴彩林,陈新,邱伟修,肖小敏.瘢痕子宫试产结局与分娩间隔及子宫下段厚度的关系.实用妇产科杂志,2013,29(11):826-829

39.查文婷,胡平成,孙振球.未婚人工流产女性生殖健康知识、态度、行为及影响因素研究.中国计划生育学杂志,2010,18(06):348-351

40.罗颂平.中医妇科学研究现状与展望.环球中医药,2010,3(05):321-324

41.黄华,魏振铃.女性不孕与生殖道衣原体属和支原体属感染相关研究分析.中华医院感染学杂志,2014,24(04):991-992+995

42.王亚茹,张洁,吴隆琦,邵小光.甲状腺疾病与女性生殖.生殖与避孕,2014,34(03):232-236

43.陆宣平,陈友国,韩冰,沈宗姬.剖宫产术后瘢痕子宫再次妊娠分娩方式的研究进展.实用妇产科杂志,2014,30(04):260-262

44.陈菁,王彤.中医妇科常用药物归经分析.湖北中医杂志,2014,36(06):19-21

45.胡俊,李玉平,朱欢迎.孕产妇孕前、孕期保健情况及影响因素分析.中国妇幼保健,2014,29(22):3544-3546

46.金敏丽.140例剖宫产后疤痕子宫再次妊娠分娩方式的临床分析.中华全科医学,2014,12(10):1614-1616

47.黄瑞华.妇科内分泌失调的临床治疗效果观察.中国医药导刊,2014,16(06):1068-1069

48.张岱,米兰.支原体在女性生殖道感染中的定位.中国实用妇科与产科杂志,2014,30(09):670-672

49.周一帆,王睿,董熙远,熊婷,章汉旺.育龄女性下生殖道感染病原体的分布、危险因素及健康教育需求分析.中华医院感染学杂志,2017,27(02):404-407

50.贾桂芝.探讨妇产科常见恶性肿瘤的临床治疗方法及疗效.世界复合医学,2016,2(04):80-82